王宗堂 ／ 编著

中药学守正与创新

——常用中药新解与临床应用

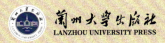

兰州大学出版社
LANZHOU UNIVERSITY PRESS

图书在版编目（CIP）数据

中药学守正与创新 ： 常用中药新解与临床应用 / 王宗堂编著. -- 兰州 ： 兰州大学出版社，2025. 3.

ISBN 978-7-311-06832-5

Ⅰ．R28

中国国家版本馆 CIP 数据核字第 2025XP4422 号

责任编辑　梁建萍
封面设计　汪如祥

书　　名　**中药学守正与创新——**常用中药新解与临床应用
　　　　　ZHONGYAOXUE SHOUZHENG YU CHUANGXIN
　　　　　——CHANGYONG ZHONGYAO XINJIE YU LINCHUANG YINGYONG
作　　者　王宗堂　编著
出版发行　兰州大学出版社　（地址:兰州市天水南路222号　730000）
电　　话　0931-8912613(总编办公室)　0931-8617156(营销中心)
网　　址　http://press.lzu.edu.cn
电子信箱　press@lzu.edu.cn
印　　刷　广西昭泰子隆彩印有限责任公司
开　　本　787 mm×1092 mm　1/16
成品尺寸　185 mm×260 mm
印　　张　32.5(插页4)
字　　数　766千
版　　次　2025年3月第1版
印　　次　2025年3月第1次印刷
书　　号　ISBN 978-7-311-06832-5
定　　价　180.00元

（图书若有破损、缺页、掉页,可随时与本社联系）

编写说明

本书首次明确提出"归经与趋势"概念，并指导中药的功效和应用；以中药药理为基础，对"功效"做了大幅度调整，因为传统功效特别简明，已经无法覆盖中药现有的作用；在"药理概括"中，以临床应用为依托，参考多部药理学著作，互相印证，去伪存真，尽可能吸收现代科研成果；"辨证施治提纲"中的"证"与"病"，参照互补，处方、用药详情见于《中医散剂兵阵》；为确保处方、用药万无一失，"剂量与用法"和"注意事项"，亦须细研，此知其然，并知其所以然；"论述"部分，主要阐发该药最常用的药理，次要的简略带过。

中医学理论，肾为先天，先天是一种机能状态，脾为后天，后天是一种供养状态；先天、后天，均由多个脏器协同完成；为了归属，肾被指认为先天，脾被指认为后天；先天为体质，后天主运化；所以凡是能增强体质的，就在"功效"中显示"补肾"，而对解剖学中定义的、具有抗肾损害、改善肾功能的，就叫作"护肾"，凡是能促进消化、吸收的，就在"功效"中显示"运脾"。

因肝主疏泄，故将具有抗肝损伤、改善肝功能、促进肝功能恢复作用的，就在"功效"中显示"疏肝"；对具有抗抑郁作用的，就称为"解郁"；具有抑制中枢、镇静、催眠作用的，就在"功效"中显示"安神"；对具有抗惊厥作用的，就在"功效"中显示"镇惊"；对具有抗心律失常作用的，就在"功效"中显示"宁心"；凡具有强心、升压、抗休克作用的，就在"功效"中显示"回阳救逆"；火毒内逼、阴液耗伤、气机乖逆等均可导致亡阳，故有泻火回阳、养阴回阳、理气回阳的疗法等。

对免疫功能有明显增强或促进作用的，就在"功效"中显示"扶正"；对免疫功能有抑制作用或具有抗过敏作用的，就在"功效"中显示"祛风止痒"；能松弛平滑肌的，就在"功效"中显示"解痉"；能升高血压的，就在"功效"中显示"升阳"；能收缩子宫的，就在"功效"中显示"收宫"；能收缩肛周肌肉的，就在"功效"中显示"提肛"；能减少排尿次数的，就在"功效"中显示"缩尿"；能兴奋中枢神经系统的，就在"功效"中显示"提神醒脑"；能保护胃黏膜的，就在"功效"中显示"护胃"或"养胃"；对胰腺有治疗作用的，就在"功效"中显示"理胰"；能抗炎镇痛的，就在"功效"中显示"通痹止痛"。

血糖高、血压高、血脂高和尿酸高，还有半胱氨酸高等，均被视为体内湿浊壅滞所导致，所以中药能够降低"四高"的，就在"功效"中显示"化浊"；如果湿邪未达到壅滞或阻塞的程度，则称为"祛湿"；凡是具有兴奋作用的，比如兴奋中枢、强心、兴奋骨骼肌等，就在"功效"中显示"补气"。

自然界中，凡有生命的个体，为了生存，必须自我调节，以此来增强适应性，所以，大部分中草药，都有以下共同特征：第一，许多中药，都有抗病原微生物的作用，包括抗菌、抑真菌、抗病毒等，只是抗菌谱宽、窄与抗菌力强、弱的不同，因为是共性，所以在"功效"中不做重点描述。比如，在毒蛇经常出入的场所，肯定会有抗蛇毒的植物在生长，这就是"为了生存、必须适应"的道理。第二，大多数中药都有活血、祛瘀、通络作用，这也是生物的一种自我调节。比如五脏中的"君不受邪"，临床发现"心脏无癌"，因为在人体中，心脏是高速运转的，痰湿、瘀血等代谢产物是无法停留积聚的，正所谓中医讲的"流水不腐，户枢不蠹"，加之流经心脏的血液纯净无刺激性，无产生癌症的机理，故有"心脏无癌"的说法。第三，许多中药有降血糖、降血压、降血脂等作用，这也是生物自身的一种调节方式。第四，许多中药有免疫调节作用，包括增强免疫、抑制免疫、双向调节免疫、抗过敏等。第五，大多数中药有散结、消肿、抗肿瘤作用。第六，大多数中药，特别是补益药，都有抗氧化、抗衰老的作用。

本书在编写过程中，保留了很多医古文言简意赅和古汉语成分省略的表述习惯，还有中医学界众所周知、仍在使用的专业词汇，如"进伤""羞明""整肠"等等，这些也正是中药学的学习研究和临床实践基于哲学理论的思考。

序 言

自神农尝百草，中医药便走进大众视野，开始为人们的防病治病服务。

中医经过几千年的发展，针法仍然遵循《黄帝内经》，辨证施治还在仰望《伤寒杂病论》，我们站在新时代，持有高科技手段，更应该传承和创新中医精华，否则就愧对广大患者对我们的期盼与信赖。

最崇拜王清任的《医林改错》，敢于质疑传统和权威，大胆立论，细心求证，重启中医的人体解剖学，贡献了"血瘀致病"学说，重点是给后人留下了"补阳还五汤"等名方。

中医药理论由"三位一体"组成，呈现典型的"三合一"：古典哲学框架，文字底蕴修饰，中医药知识填充。中医药理论为什么能用哲学来指导，正是因为中药的广泛性，一味中药往往有几种甚至十几种成分和作用，有无数种配伍，组合成复方后，会产生多种功效与可能，所以才会出现像"木生火""培土生金""壮水之主以制阳光"等理论。由于中药成分和功效的广泛性，中医临床诊疗还必须要整体观念结合辨证施治。

本人酷爱研究中药药理与临床，几十年如一日，始终坚持在辨证施治原则指导下，紧密结合现代研究成果，打破常规，组建新方，专攻中医散剂，取得了满意的临床效果。实践证明，中药药理对中药的探索和发展是有肯定作用的，可有效指导中医临床用药。基于此，本人耗时五年，编写这本《中药学守正与创新——常用中药新解与临床应用》。

《中药学守正与创新——常用中药新解与临床应用》的编排以《中药学》教材为蓝本，并参考了《本草纲目》《本草拾遗》《本草纲目拾遗》《本草经集注》《本草正义》《本草图经》《神农本草经》《名医别录》《新华本草纲要》《嘉祐本草》《开宝本草》《滇南本草》《救荒本草》《新修本草》《岭南采药录》《药性论》《外科正宗》《雷公炮炙论》《中国药典》《东北药用植物志》《蜀本草》等大量的中药学经典书籍，共收录了临床常用中药453味，阐释了其药理等方面的知识，旨在顺应中医改革，突破中医药发展的瓶颈，为中医临床工作者提供一种新思路。

中药学的创新工程量巨大，非一己之力所能完善，谨希望这本著作能抛砖引玉，有更多的中医学者加入到振兴中医事业的行动中来。

王宗堂

2024年4月18日于平川区润景园

目　录

第一章　解表药

凡以发散表邪为主要功效，常用以治疗表证的药物，称解表药，又称发表药。根据解表药的药性及功效主治差异，可分为发散风寒药和发散风热药两类，也称辛温解表药与辛凉解表药。

本类药物大多辛散轻扬，主入肺、膀胱经，偏行肌表，能促进肌体发汗，使表邪由汗出而解，从而达到治愈表证，防止疾病转变的目的。此即《黄帝内经》所谓："其在皮者，汗而发之。"此外，部分解表药兼能利水消肿、止咳平喘、透疹、止痛、消疮等。

解表药主要用于恶寒发热、头身疼痛、无汗或有汗不畅、脉浮之外感表证。部分解表药又可用于水肿、咳喘、麻疹、风疹、风湿痹痛、疮疡初起等兼有表证者。

使用解表药时应针对外感风寒、风热表邪不同，相应选择长于发散风寒或风热的药物。由于冬季多风寒，春季多风热，夏季多夹暑湿，秋季多兼燥邪，故应根据四时气候变化的不同而恰当地配伍祛暑、化湿、润燥药。若虚人外感，正虚邪实，难以祛散表邪者，又应根据体质不同，分别与益气、助阳、养阴、补血药配伍，以扶正祛邪。温病初起，邪在卫分，除选用发散风热药物外，应同时配伍清热解毒药。

使用发汗力较强的解表药时，用量不宜过大，以免发汗太过，耗伤阳气，损及津液，造成"亡阳""伤阴"的弊端。又"汗为心之液""汗血同源""津血同源"，故表虚自汗、阴虚盗汗以及疮疡日久、淋证、失血患者，虽有表证，也应慎用解表药。同时，使用解表药还应注意因时因地而异。如春夏腠理疏松，容易出汗，解表药用量宜轻；冬季腠理致密，不易汗出，解表药用量宜重；北方严寒地区用药宜重；南方炎热地区用药宜轻。另外，解表药多为辛散轻扬之品，入汤剂不宜久煎，以免有效成分挥发而降低药效。

现代药理研究证明，解表药一般具有不同程度的发汗、解热、镇痛、抑菌、抗病毒及祛痰镇咳、平喘、利尿等作用，部分药物还有降压、改善心脑血液循环等作用。

第一节　发散风寒药

本类药物性味多属辛温，辛以发散，温可祛寒，故以发散肌表风寒邪气为主要作用。主治风寒表证，症见恶寒发热、无汗或汗出不畅、头身疼痛、鼻塞流涕、口不渴、舌苔薄白、脉浮紧等。部分发散风寒药分别兼有祛风止痒、止痛、止咳平喘、利水消肿、消疮等功效，又可用治风疹瘙痒、风湿痹证、咳喘以及水肿、疮疡初起等兼有风寒表证者。

麻黄（《神农本草经》）

【来源】本品为麻黄科植物草麻黄、中麻黄或木贼麻黄的干燥草质茎。主产于山西、河北、甘肃、内蒙古、新疆等。秋季采割绿色的草质茎，晒干，除去木质茎、残根及杂质，切段。生用、蜜炙或捣绒用。本品气微香，味涩、微苦。以干燥，茎粗，淡绿色，内心充实，味苦涩者为佳。

【别名】麻黄草，海麻黄，净麻黄，炙麻黄。

【性味】味辛、微苦，性温。

【归经与趋势】归肺、卫、皮肤，心、脑、血管，肝、胆，胃、肠，肾、膀胱；麻黄辛散、苦泄、温通，趋势呈向上、向外，四散敷布，八方疏通；固涩下焦：缩尿、止泻、提肛、收宫，疏通中焦：利胆、解痉、促进新陈代谢，宣发上焦：发汗解表、宣肺平喘、利水消肿、温通血脉、强心养心，启开脑府：补气升阳、提神醒脑；麻黄辛散、苦泄、温通宣畅，主入肺经，为发汗解表、宣肺平喘之要药。

【化学成分】本品主要含生物碱，其中主要成分为麻黄碱，其次为伪麻黄碱及微量的去甲基伪麻黄碱、甲基麻黄碱、甲基伪麻黄碱以及麻黄副碱等，还含挥发油、有机酸、鞣质等。糖类有麻黄多糖A、B、C、D等。

【功效】发汗解表，宣肺平喘，止咳祛痰，利水消肿，补气升阳，提神醒脑，强心养心，祛风止痒，燥湿舒筋，通痹止痛，活血散结，促进代谢，利胆解痉，收宫缩尿，涩肠提肛。

【药理概括】发汗，解热，平喘，镇咳，祛痰，利尿，抗肾衰，抗炎，抗过敏，镇痛，兴奋心脏，增加冠脉血流，升高血压，兴奋中枢神经，松弛平滑肌，止遗尿，收缩输精管，对抗骨骼肌疲劳，抗凝血，抑制血小板聚集，提高代谢率，促胆汁分泌，抑制胃肠道、止泻，保护皮损，抗肿瘤，胰岛素样活性，促进脂肪分解，抑菌，抗病毒。

【辨证施治提纲】（一）证：风寒感冒，胸闷喘咳，风水浮肿，风寒湿痹，阴疽痰核，神疲乏力，脱肛泄泻。（二）病：感冒，上呼吸道感染，肺炎，支气管炎，支气管哮喘，百日咳，低血压，心脏疾病，皮肤黏膜疾病，神经系统疾病，肾炎，水肿，关节肌肉疾病，腹泻，酒糟鼻，乳腺炎，痔疮，肥胖症，重症肌无力，顽固性呃逆，不射精症。

【剂量与用法】药典剂量：2～9 g。常规剂量：3～10 g。不宜大剂量使用。水煎服。研末或入丸散吞服时酌减。浸酒内服、外用适量。蜜麻黄润肺止咳，多用于表证已解、气喘咳嗽者。麻黄蜜炙后挥发油减少52%，清炒后减少33%～43%。但蜜炙后止咳平喘与抗菌抗病毒成分的含量有所增高。

麻黄无毒，剂量宜小不宜大，最大不超过12 g，而且有效即停，不宜久服，久服能产生耐药性，效果会逐渐降低；剂量稍大或长期服用，能使人心动过速和血压升高，使人兴奋不易入睡。

桂枝与麻黄配伍，对发汗有协同作用。黄芩与麻黄同用，能增效减毒；能使麻黄增加疗效，减少副作用，但不能消除副作用。

关于麻黄去节：一是由于麻黄节生物碱含量低，仅为节间部分的1/3，麻黄碱主要存在于节间部位；二是由于麻黄节的毒性较节间部分大，能产生惊厥。现代由于去节很费时，又由于节的重量很轻，仅为全草的3%，故都不去节。

【注意事项】本品发汗宣肺力强，凡表虚自汗、阴虚盗汗及肺肾虚喘者当慎用。有高血压、心动过速以及肺动脉高压的患者，应禁用。

麻黄兴奋中枢，可致失眠、心悸、烦躁、震颤。麻黄能减退食欲。麻黄兴奋交感神经而使血糖升高，可能引起血压升高、中风、肝炎、谷丙转氨酶升高，腹泻，皮炎，乏力。去甲麻黄碱的不良反应有头痛，心悸，胸闷，胃疼。

口服大量麻黄碱可致急性中毒，症状有头痛，震颤，焦虑不安，失眠，心悸，胸闷，心前区疼痛，大汗，体温和血压升高，及上腹部不适，疼痛，恶心，呕吐等消化道症状。

麻黄碱有快速耐受性，反复使用后作用会迅速减弱，最后可以完全无效，所以，麻黄不能长期使用，只能用于急性病。

【论述】麻黄碱对汗腺有显著兴奋作用，呈剂量依赖性发汗与解热作用，麻黄是通过发汗而达到解热。也有认为麻黄挥发油有解热作用，但麻黄生物碱不能诱发出汗，麻黄与桂枝同用才能发汗。麻黄对正常人不引起发汗，但对已经出汗的人，能增加出汗。

麻黄碱对心脏有兴奋作用，能使心肌收缩力加强，心率加快，心排血量增加；使冠状动脉、脑、肌肉血管扩张，血流增加；使脾、肾等内脏和皮肤、黏膜血管收缩，血流量降低；使收缩压和舒张压上升，脉压增大。

麻黄碱对支气管平滑肌有明显的松弛作用，有显著平喘作用，麻黄碱有中枢性镇咳作用，挥发油能祛痰。麻黄能使胃肠平滑肌松弛，抑制蠕动，延长胃肠道内容物的推进和排空，因而麻黄能影响食欲，麻黄抑制胃肠道分泌而止泻；兴奋幽门括约肌；麻黄对人的子宫平滑肌有抑制作用，因而能缓解痛经，而对动物的子宫能增加张力和振幅。麻黄碱对支气管、胃肠道、子宫平滑肌有松弛作用，但使膀胱三角肌和括约肌张力增强、能增加尿量但减少排尿次数，因而也能治疗遗尿症。

麻黄碱的中枢兴奋作用较肾上腺素强，大剂量能兴奋大脑皮质、脑干、延髓，引起失眠、神经过敏、不安、震颤等。对呼吸及血管运动中枢也有兴奋作用。

麻黄能改善肾功能而起到抗肾衰的作用，麻黄能使肾衰患者血液中肌酐、尿素氮下降，血钙上升。这是由于抑制了肌酐和氧自由基的产生，明显地抑制甲基胍的形成，从而改善了肾功能。

麻黄能引起光敏感，服用时间较长才会产生，对白癜风、银屑病有利；对已经患有光敏性皮炎、光敏性红斑者不宜使用。

麻黄碱能增加肌肉的紧张度，使疲劳的肌肉恢复张力，因而麻黄被列为肌肉兴奋剂。麻黄碱能促进脂肪分解，有减肥作用。麻黄能抑制血小板聚集，降低血液黏稠度。麻黄碱对输精管有收缩作用，还能使肛尾肌收缩。麻黄有抗过敏作用，能抑制致敏物质的释放。麻黄在脂肪细胞的脂质代谢中显示出胰岛素样的活性。

麻黄对糖、蛋白质和脂类代谢以及基础代谢均有一定促进作用。麻黄因有强而持久的鼻黏膜血管收缩作用，局部用药可止鼻衄。麻黄有广谱抑菌作用，对流感等多种病毒有抑制作用。麻黄有很强的利尿作用，还有利胆、抗肿瘤等作用。

麻黄的传统功效是发汗解表，宣肺平喘，利水消肿；主治风寒感冒，胸闷喘咳，风水浮肿，风寒湿痹，阴疽痰核。药理研究发现其许多新功效：抗炎，抗过敏，兴奋心、脑、血管，对抗骨骼肌疲劳，抗利尿，止泻，抑制血小板聚集、抗凝血，促进新陈代谢等；开发了心、脑、血管，对抗骨骼肌疲劳，抗利尿，止泻，促进新陈代谢等方面的治疗前景。

桂枝（《名医别录》）

【来源】本品为樟科植物肉桂的干燥嫩枝。主产于广东、广西。春夏二季采收，除去叶，晒干或切片晒干。生用。本品有特异香气，味甜，微辛，皮部味较浓。以质嫩、色红棕、香气浓者为佳。

【别名】桂枝木，桂枝尖，柳桂。

【性味】味辛、甘，性温。

【归经与趋势】归肺、卫、皮肤，心、脑、血管，胆，胃，肠，肾、膀胱。桂枝辛散、甘缓、温通，趋势向外、向上，全身分布，以温通为主。在下焦：助阳化气、升清降浊；疏运中焦：运脾健胃、利胆解痉；温通宣发上焦：发汗解肌、调和营卫、温通经脉、强心养心，清阳入脑、安神镇惊。桂枝辛甘化阳，疏解内外，温通三焦，乃风药中之珍品。

【化学成分】本品主要含：挥发油，油中主要成分为桂皮醛及桂皮酸等，并含有少量乙酸桂皮酯、乙酸苯丙酯；尚含鞣质、黏液质及树脂等。

【功效】发汗解肌，调和营卫，温通经脉，助阳化气，平冲降逆，祛风止痒，通痹止痛，安神镇惊，强心养心，活血散结，运脾健胃，整肠止泻，利胆解痉，祛痰止咳，温肾利尿。

【药理概括】解热，发汗，双向调节汗腺分泌，抗炎，镇痛，镇静，抗惊厥，增加冠脉流量，改善心功能，扩张血管，改善微循环，抗凝血，抗过敏，抗氧化、延缓衰老，健胃、抗溃疡，调整胃肠功能，止泻，利胆，广谱抑菌，抗真菌，抗病毒，防辐射，升白，免疫抑制作用，祛痰，止咳，利尿，抗肿瘤。

【辨证施治提纲】（一）证：风寒感冒，脘腹冷痛，经闭痛经，关节痹痛等寒凝血滞诸痛证，痰饮，水肿，心悸，奔豚。（二）病：感冒，流感，呼吸道感染，支气管哮喘，心血管病，神经系统疾病，妇科病，骨关节疾病，皮肤病，口腔疾病，慢性肾炎，早泄，男性不育症，冻疮，多发性肌炎。

【剂量与用法】药典剂量：3～9 g。常规剂量：3～9 g。一般不大剂量使用，特殊情况使用15～30 g。水煎服。研末或入丸散吞服时酌减。浸酒内服、外用适量。桂枝无毒，在常规剂量内没有不适反应，长期服用也没有不良反应。在一般情况下，桂枝9 g，不会发汗，但能上火；但在持续高热状态下，白虎汤中加用桂枝却能发汗，并且会迅速退热。

桂枝与芍药配伍在抗炎方面有协同作用。对顽固的病症，在清热的基础上，有时加用桂枝辅助，会增效。

【注意事项】本品辛温助热，易伤阴动血，凡外感热病、阴虚火旺、血热妄行等证，均当忌用。桂枝的不良反应是对中枢神经系统具有明显的抑制作用。中毒症状：小剂量时运动抑制，眼睑下垂；大剂量时引起头晕、目眩、烦躁，食欲不振，干渴，脉洪大，强烈痉挛，运动失调，呼吸急迫，最终麻痹死亡。肉桂过量会产生血尿，引起肾功能损害。

桂枝既有抗过敏的一面，又有引起过敏的一面，这就是中药的两面性，还有许多这样的中药。

桂枝内服能快速产生虚火内热，一两天内就有温热的感觉，剂量越大内火越重，对正常人和有热象的患者，服桂枝一二剂汤药，即会产生齿浮、牙疼、咽痛、便秘、小便短赤甚至出血的情况，应立即停药，并用石膏等寒性药清火。所以，用桂枝必须辨证，不宜随意使用；辨证有寒象的，不论虚寒、实寒都能使用。

【论述】桂枝所含桂皮油能扩张血管，改善血液循环，促使血液流向体表，从而有利于发汗和散热；桂枝有促进麻黄发汗的作用，但是对汗腺分泌亢进的患者，却能抑制其发汗，使之恢复正常水平，所以桂枝能双向调节人体汗腺分泌。桂枝中的桂皮油吸收后，经肺排泄时可稀释分泌液，降低黏稠度，从而表现出祛痰作用。

桂皮醛有抑制中枢的作用，故能镇静，抗惊厥；桂枝作用于大脑感觉中枢，能提高痛阈而有解肌镇痛效果，如头部血管痉挛而引起头痛时，可使血管舒张而缓解，并能解除内脏平滑肌痉挛和缓解腹痛。桂枝具有抗氧化自由基的作用，可延缓衰老。桂枝有使精子制动的作用。

桂枝对心脏有正心肌力作用，能增强心肌营养性血流量，改善心功能，并可提高外周白细胞及血小板数；桂皮醛能抑制血小板聚集，有抗凝血酶作用。桂枝有扩张毛细血管和扩张冠状动脉，增加微小血管和冠状血管的血流量的作用，扩张肾血管而有利尿作用，增加子宫血流而有通经作用。

桂皮油系芳香性健胃祛风剂，能刺激嗅觉，促进胃肠平滑肌蠕动、促进唾液及胃液分泌、增强消化机能，解除平滑肌痉挛，并有利胆作用；桂枝能够增加胃黏膜血流量，改善微循环，对溃疡的形成具有抑制作用，尚有调整胃肠道紊乱和止泻作用。

桂枝对急性、亚急性、慢性炎症均有抑制作用，其机理是，桂枝对体内炎性介质的释放，毛细血管通透性增加，渗出、水肿以及肉芽组织增生等环节起直接对抗作用有关。

桂枝对嗜异性抗体显示出抗补体活性，有免疫抑制和较强的抗过敏作用。桂枝有利尿作用，若单用则更显著。此外，桂枝还有广谱抑菌、抗真菌、抗流感病毒、抗肿瘤等作用。

桂枝的传统功效是发汗解肌，温通经脉，助阳化气，平冲降逆；主治风寒感冒，脘腹冷痛、经闭痛经、关节痹痛等寒凝血滞诸痛证，痰饮，水肿，心悸，奔豚。药理研究发现其许多新功效：双向调节汗腺分泌，增加冠脉流量，改善心功能，扩张中枢和外周血管，改善微循环，抗凝血，抗过敏，抗氧化，健胃、抗溃疡，调整胃肠功能，止泻，利胆，抗惊厥，祛痰，止咳等作用；开发了双向调节汗腺分泌、心脑血管，抗过敏，抗衰老，止泻，利胆等方面的治疗前景。

紫苏叶 (《名医别录》)

【来源】本品为唇形科植物紫苏的干燥叶（或带嫩枝）。主产于江苏、浙江、河北。夏季枝叶茂盛时采收。除去杂质，晒干，生用。本品气清香，味微辛。以色紫、香气浓者为佳。

【别名】紫苏，苏梗，苏叶，家苏叶，香苏叶。

【性味】味辛，性温。

【归经与趋势】归肺、卫、皮肤，脾、胃、肠，脑、血管，肾。紫苏辛散、温通，趋势呈全身分布，以中焦脾胃，上焦肺、卫皮肤为主。

【化学成分】本品主要含挥发油：油中主要成分为紫苏醛，为紫苏油所具有的香气成分。另含柠檬烯、紫苏醇、二氢紫苏醇等。尚含萜类和甾醇、苷类、酚酸类和桂皮酸衍生物、黄酮类等。

【功效】解表散寒，运脾健胃，安神止呕，宣肺平喘，止咳祛痰，活血止血，祛风止痒，通痹止痛，护肾保胎，解毒散结。

【药理概括】发汗解热，抑制神经兴奋、镇静，抗炎，镇痛，促进消化液分泌，增强胃肠运动，止呕，止咳，祛痰，平喘，止血，抗凝血，升高血糖，升高胆固醇，抑制肾小球膜细胞增殖，抗过敏，双向调节免疫功能，抗诱变，抗癌，抑菌，抗真菌，抗病毒，光敏作用，保护皮肤损害，抗氧化，孕酮活性。

【辨证施治提纲】（一）证：风寒感冒、咳嗽呕恶，脾胃气滞、妊娠呕吐，鱼蟹中毒。（二）病：上呼吸道感染，出血性疾病，特异反应性皮炎，寻常疣，妊娠恶阻，肾病，眩晕，不寐，尿结石，胃腹疼痛，鱼胆中毒，脚癣。

【剂量与用法】药典剂量：5~9 g。常规剂量：6~12 g。药材质地轻，不宜大剂量使用。水煎服，不宜久煎。研末或入丸散吞服时酌减。浸酒内服、外用适量。紫苏在常规剂量内没有不适反应，长期服用也没有明显不良反应。但因含有毒性成分，故不宜大剂量使用。

【注意事项】紫苏含有毒性成分单体丁香油酚和紫苏酮，但毒性较小；紫苏所含丁香油酚大量服用可致瘫痪，循环衰竭而死亡。紫苏酮大量服用可致肺水肿和腹腔渗出物增加。紫苏醇有刺激性和致敏作用。

紫苏有升高血糖和升高胆固醇的作用，所以，糖尿病和高脂血症患者不宜多用、常用。紫苏能引起光敏感，对光敏性皮炎和红斑狼疮不宜大剂量或经常使用。

【论述】紫苏叶能扩张皮肤血管，刺激汗腺分泌，有缓和的发汗解热作用。紫苏叶能减少支气管分泌，缓解支气管平滑肌痉挛，有平喘、镇咳、祛痰作用。紫苏叶有促进消化液分泌、增进胃肠蠕动的作用。

紫苏叶有止血和抗凝血双重作用，局部创面用药能使微血管收缩，起到收敛止血作用。紫苏叶有镇静、镇痛作用。紫苏叶有抑制肾小球膜细胞增殖作用，可预防肾小球硬化。紫苏叶有增强免疫和抑制免疫的双重作用。紫苏有显著的抗促癌活性，有抑制肿瘤转移的作用。紫苏油可使血糖上升，胆固醇升高。紫苏梗能提高子宫内膜酶的活性，与孕酮相似，且随剂量增大而增高。紫苏叶有抗炎、抗过敏作用，薄荷醇有局部止痒、局麻、防腐和祛风作用。紫苏能引起光敏感，可治疗白癜风和银屑病。紫苏叶有抑菌、抗真菌、抗病毒作用。

紫苏叶的传统功效是解表散寒，行气和胃；主治风寒感冒、咳嗽呕恶，脾胃气滞、妊娠呕吐，鱼蟹中毒。药理研究发现其许多新功效：抑制神经兴奋、镇静、镇痛，促进消化液分泌，增强胃肠运动，止呕，止咳、祛痰、平喘，止血、抗凝血，抗过敏等作用；开发了脑、血管，抗过敏，护肾等方面的治疗前景。

生姜（《名医别录》）

【来源】本品为姜科植物姜的新鲜根茎。主产于四川、贵州、湖北、广东、广西。秋冬二季采挖，除去须根和泥沙。切厚片，生用。本品气香特异，味辛辣。以质嫩者为佳。

【别名】姜，鲜姜。

【性味】味辛，性微温。

【归经与趋势】归肺、卫、皮肤，脾、胃、肠，心、脑、血管，子宫，肝、胆。生姜辛散、温通，趋势向上、向外；坐镇中焦：运脾健胃、疏肝利胆、升清降浊，温运上焦：宣通肺卫皮肤、活血养心。生姜辛散温通，升清降浊，散寒和中，素有"呕家圣药"之称，又为食疗佳品。

【化学成分】本品主要含挥发油：油中主要为姜醇、α-姜烯、β-檀香帖醇、β-水芹烯、6-姜辣素、3-姜辣素、4-姜辣素、5-姜辣素、8-姜辣素、生姜酚、姜烯酮、姜酮等。还含天冬氨酸，谷氨酸，丝氨酸等氨基酸。

【功效】解表散寒，扶正祛邪，运脾健胃，温中止呕，平喘止咳，解鱼蟹毒，祛风止痒，通痹止痛，安神镇惊，活血强心，疏肝利胆，化浊散结。

【药理概括】解热，镇痛，抗炎，抗过敏，镇静，催眠，抗惊厥，兴奋心脏，兴奋血管运动中枢和呼吸中枢，抗溃疡，止吐，促进胃液分泌、保护胃黏膜，保肝，利胆，抗血小板聚集，抗氧化，抗菌，抗真菌，抗原虫，抗病毒，抑制亚硝酸胺合成，抗肿瘤，降血糖，降血脂，松弛子宫平滑肌，镇咳，平喘，促进免疫功能。

【辨证施治提纲】（一）证：风寒感冒，脾胃寒证，胃寒呕吐，寒痰咳嗽，鱼蟹中毒。（二）病：呕吐，溃疡病，慢性胃炎，腹泻，菌痢，蛔虫性肠梗阻，胆道蛔虫病，风湿痛，腰腿痛，局部感染，灼伤，冻疮，皮肤病。

【剂量与用法】药典剂量：3～9 g。常规剂量：3～10 g。不宜大剂量使用。水煎服。直接食用。研末或入丸散吞服时酌减。浸酒内服、外用适量。生姜无毒，在常规剂量内没有不适反应，长期服用也没有不良反应。

【注意事项】本品助火伤阴，故热盛及阴虚内热者忌服。进食生姜可激发炎症。生姜的毒性很低，但生姜含致癌物质黄樟醚，入汤煎煮后可使之降低，腐烂霉变的生姜尤甚。

【论述】生姜能促进胃液及游离酸分泌增加，脂肪分解酶的作用增强，胃蛋白酶的作用下降，具有保护胃黏膜、抗溃疡作用；生姜有镇吐作用；生姜有抗肝损伤、利胆作用，并能抑制胆结石的形成。生姜有强心作用，其醇提物能兴奋血管运动中枢、呼吸中枢、心脏。

生姜有抗炎、抗过敏作用。生姜能降低胆固醇，对免疫功能有促进作用。生姜具有对中枢神经系统的抑制作用，能松弛气管平滑肌，有镇咳、平喘作用。生姜对多种细菌有抑制作用，能抗乙型肝炎病毒，具有很强的抗真菌活性。生姜还有抗肿瘤、抗氧化、解热、镇痛、发汗、抗惊厥、抗血小板聚集、降血糖等作用。正常人咀嚼生姜，可升高血压。

生姜的传统功效是解表散寒，温中止呕，化痰止咳，解鱼蟹毒；主治风寒感冒，脾胃寒证，胃寒呕吐，寒痰咳嗽，鱼蟹中毒。药理研究发现其许多新的作用：镇痛，抗炎，抗过敏，镇静，催眠，抗惊厥，兴奋心脏，兴奋血管运动中枢和呼吸中枢，抗溃疡，止吐，促进胃液分泌、保护胃黏膜，保肝，利胆，抗血小板聚集，抗氧化等作用；开发了心、脑血管，健胃止吐，保肝利胆，抗氧化等方面的治疗前景。

香薷（《名医别录》）

【来源】本品为唇形科植物石香薷及江香薷的干燥地上部分。前者习称青香薷，后者习称江香薷。青香薷主产于广东、广西、福建；江香薷主产于江西。夏季叶茂盛、花盛开时择晴天采割，除去杂质，阴干。切段，生用。本品气清香而浓，味微辛而凉。以穗多、质嫩、叶青绿色、香气浓者为佳。

【别名】青香薷，江香薷，细叶香薷，石香薷，香荠。

【性味】味辛，性微温。

【归经与趋势】归肺、卫、皮肤，胃、肠。香薷辛散、温通，趋势呈专走肺、卫、皮肤。

【化学成分】主要有效成分为挥发油：油中主要有香荆芥酚、百里香酚、对聚伞花素、香薷二醇和香薷酮等；还有黄酮类、香豆素类、木质素类、萜类和脂肪酸等成分。

【功效】发汗解表，化湿和中，利水消肿，扶正安神，止咳祛痰，通痹止痛。

【药理概括】广谱强效抑菌，抗真菌，抗病毒，抗炎，解热，镇痛，催眠，增强免疫，利尿，镇咳，祛痰，抑制回肠痉挛性收缩。

【辨证施治提纲】（一）证：外感风寒，内伤暑湿，恶寒发热，头痛无汗，腹痛吐泻；水肿，小便不利，脚气浮肿。（二）病：感冒，流感，感染性疾病，牙周病，皮肤消毒，高脂血症。

【剂量与用法】药典剂量：3～9 g。常规剂量：3～9 g。香薷药质很轻，一般不大剂量使用。水煎服。研末或入丸散吞服时酌减。浸酒内服、外用适量。香薷无毒，在常规剂量内没有不适反应，长期服用也没有不良反应。

【注意事项】本品辛温发汗之力较强，表虚有汗及暑热证者当忌用。

【论述】香薷有抗炎及解热作用。香薷有镇咳、祛痰作用。香薷有广谱强效抑菌作用，对淋球菌也有效，有抗流感病毒作用，可预防流感。香薷有镇静、镇痛作用，香薷用治牙周病时，有抑菌、止血和镇痛作用。

香薷具有增强特异性和非特异性免疫应答，提高机体防御机制的作用。香薷可调节血脂代谢，对预防和治疗动脉硬化有良好的作用。香薷经过肾脏排泄时，能促进肾血管扩张充血，滤过压增大，而有利尿作用。香薷能抑制回肠痉挛性收缩。

香薷的传统功效是发汗解表，化湿和中，利水消肿；主治外感风寒，内伤暑湿，恶寒发热，头痛无汗，腹痛吐泻；水肿，小便不利，脚气浮肿。药理研究发现其有强大的抗病原微生物作用，又能增强免疫功能，所以，多用于治疗外感病。

荆芥（《神农本草经》）

【来源】本品为唇形科植物荆芥的干燥地上部分。主产于江苏、浙江、江西、河北、湖北。多为栽培。夏、秋两季花开到顶、穗绿时采割，除去杂质，晒干。切段，生用。本品气芳香，味微涩而辛凉。以茎细、色紫、穗多、香气浓者为佳。

【别名】香荆芥，姜芥，浅芥。

【性味】味辛，性微温。

【归经与趋势】归肺、卫、皮肤，肠，子宫，心、血管。荆芥辛散、温通，质轻透散，趋势向上、向外，专走肺、卫、皮肤。

【化学成分】本品主要含挥发油：胡薄荷酮等；单萜类成分：荆芥苷，荆芥醇，荆芥二醇等。还含黄酮类等。

【功效】疏风解表，通痹止痛，透疹止痒，消疮散结，温经止血，祛痰平喘，养心安神，延缓衰老，祛湿生发。

【药理概括】解热，镇痛，镇静，抗炎，止血，祛痰，平喘，抑制十二指肠平滑肌，兴奋子宫，抑制免疫，抗过敏，抗糖尿病，抗氧化，抑菌，抗流感病毒，促毛囊生长，抗肿瘤。

【辨证施治提纲】（一）证：感冒、头痛，麻疹不透，咳喘痰多，风湿痹痛，疮疡初期。（二）病：流感，头痛，出血性疾病，急性上呼吸道感染，哮喘，皮肤病，腱鞘囊肿，肛门疾病，口周皮炎，高血压鼻出血，消化道黏膜疾病，痔疮。

【剂量与用法】药典剂量：4.5～9 g。常规剂量：5～10 g。药材质地很轻，不宜大剂量使用。水煎服，不宜久煎。研末或入丸散吞服时酌减。浸酒内服、外用适量。荆芥无毒，药力比较平和，在常规剂量内没有不适反应，长期服用也没有不良反应。

【注意事项】妊娠禁忌。荆芥可引起过敏反应，表现为上腹不适，腹痛，恶心，呕吐，胸闷，皮肤疼痛，瘙痒，瘀血及皮疹等；口服荆芥后食鱼、虾也可致过敏反应。

【论述】荆芥可增强皮肤血液循环，增加汗腺分泌，有微弱解热作用，荆芥也有降温作用，可降低正常体温。荆芥能松弛气管平滑肌，有祛痰、平喘作用。荆芥有抗变态反应，抗过敏，抗补体作用。荆芥有一定的镇静、镇痛作用。荆芥对醋酸引起的炎症有明显的抗炎作用，可用于治疗炎症和心肌病。荆芥有抑制肠肌收缩的作用。荆芥有抑菌作用，也能抗流感病毒。

荆芥有抑制过氧化酶的作用，使生物膜脂质过氧化产生的氧自由基减少，因而能抗衰老、防治心血管、肿瘤等老年常见病。

荆芥有止血作用，炒炭后作用增强；生品荆芥不能明显缩短出血时间，仅能缩短凝血时间约30%，荆芥炭则使出血时间缩短72.6%，使凝血时间缩短在70%以上；荆芥炭挥发油亦有止血作用，荆芥炭止血作用以散剂口服为好，水煎剂则止血作用不明显。

荆芥的传统功效是解表散风，透疹，消疮；主治感冒、头痛，麻疹不透，疮疡初期。药理研究发现其有解热、镇痛、镇静、抗炎、止血、祛痰、平喘、兴奋子宫、抗过敏、抗衰老等作用；开发了抗炎镇痛、祛痰平喘、抗过敏、抗衰老等方面的治疗前景。

防风（《神农本草经》）

【来源】本品为伞形科植物防风的干燥根。主产于黑龙江、内蒙古、吉林、辽宁。春、秋二季采挖未抽花茎植株的根，除去须根及泥沙，晒干。切厚片。生用。本品气特异，味微甘。以切面皮部色浅棕，木部色黄者为佳。

【别名】屏风，山芹菜，白毛草。

【性味】味辛、甘，性微温。

【归经与趋势】归肺、卫、皮肤，胃、肠，脑。防风辛散、甘缓、温通，以发散为主，气味俱升，趋势偏于中、上焦。

【化学成分】本品主要含色酮类成分：防风色酮醇，5-0-甲基维斯阿米醇苷，升麻素，升麻素苷；香豆素类成分：香柑内酯。还含酸性多糖、挥发油等。

【功效】扶正解表，祛风止痒，通痹止痛，安神镇惊，活血散结，健胃理气，宣肺平喘。

【药理概括】解热，镇痛，抗炎，抗过敏，增强免疫功能，抑菌，抑制流感病毒，抑真菌，抗凝血，抗肿瘤，镇静，抗惊厥，抑制肠蠕动、解痉，保护胃黏膜、抗溃疡，降血压，抗脑缺氧，抗氧化，平喘。

【辨证施治提纲】（一）证：感冒，头痛，风湿痹痛，脘腹疼痛，风疹瘙痒，破伤风。（二）病：流感，皮肤病，眼病，呼吸系统疾病，消化系统疾病，肥胖症，泌尿系统疾病，面瘫，口腔疾病，脑血管疾病。

【剂量与用法】药典剂量：4.5～9 g。常规剂量：4.5～9 g。大剂量：12～30 g。水煎服。研末或入丸散吞服时酌减。浸酒内服、外用适量。防风无毒，在常规剂量内没有不适反应，长期服用或大剂量使用也没有不良反应。

【注意事项】本品药性偏温，阴血亏虚、热病动风者不宜使用。

【论述】防风有解热、抗炎、镇静、镇痛、抗惊厥、抗过敏的作用。防风对小肠蠕动有抑制作用，能解痉；对应激性溃疡及胃黏膜损伤有抑制作用。防风有抑菌作用，也能抗流感病毒。防风能促进免疫功能，有一定的抗凝血作用。防风对支气管平滑肌有松弛作用进而具有平喘效果。

防风的传统功效是祛风解表，胜湿止痛，止痉；主治感冒、头痛，风湿痹痛，风疹瘙痒，破伤风。药理研究发现其有抗过敏，抗凝血，抗惊厥，抗炎，镇痛，解热，保护胃黏膜、抗溃疡、降血压等作用；开发了增强免疫功能、抗溃疡、解痉、平喘、抗过敏等方面的治疗价值。

羌活（《神农本草经》）

【来源】本品为伞形科植物羌活或宽叶羌活的干燥根茎及根。主产于四川、甘肃、青海。春、秋二季采挖，除去须根及泥沙，晒干。切片，生用。本品气香，味微苦而辛。以外表皮色棕褐、切面油点多、气味浓者为佳。

【别名】护羌使者，胡王使者，羌滑。

【性味】味辛、苦，性温。

【归经与趋势】归肺、卫、皮肤，心、脑、血管，胃、肠。羌活辛温发散，气味雄烈，善于升发，向上、向外，趋势呈心、脑，肺、卫、皮肤。

【化学成分】本品主要含挥发油、香豆素，除此之外还含有糖类、氨基酸、有机酸等。

【功效】散寒解表，祛风止痒，通痹止痛，活血祛瘀，宁心养心，通络健脑，安神镇惊，温中止泻，延缓衰老。

【药理概括】解热，镇痛，抗炎，抗过敏，抗急性心肌缺血，抗心律失常，抗休克，催眠，抗癫痫，增加脑血流量，抗血栓形成，抗凝血，抗溃疡，促进免疫，止泻，抑制骨吸收钙，抗氧化，抗肿瘤，促透皮作用，抑菌。

【辨证施治提纲】（一）证：风寒感冒，头痛项强，风寒湿痹，肩背酸痛，心悸眩晕。（二）病：心律失常，感冒发热，癫痫，外伤止血，过敏性紫癜，角膜溃疡，颞颌关节综合征，银屑病。

【剂量与用法】药典剂量：3～9 g。常规剂量：3～9 g。大剂量：12～30 g。水煎服。研末或入丸散吞服时酌减。浸酒内服、外用适量。羌活无毒，在常规剂量内没有不适反应，长期服用或大剂量使用也没有不良反应。羌活30 g煎服，对关节炎患者一般无明显不适反应，部分患者有上火和出汗反应；对感冒发热患者能发汗退热，但并不增加内热；对原有内热升火和体虚自汗的人用12 g煎服，就有上火和增加出汗的反应。

【注意事项】本品辛香温燥之性较烈，故阴血亏虚者慎用。用量过多，易致呕吐，脾胃虚弱者不宜服用。

【论述】羌活有明显的抗炎、镇痛、解热作用；羌活大剂量有发汗作用，全身出汗后，僵硬不适的感觉会得到缓解。羌活有抗血小板聚集、降低血黏度、抑制纤维蛋白血栓形成的作用，与中医认为其具有温通血脉的作用相吻合；其挥发油能对抗垂体后叶素引起的心肌缺血和增加心肌营养性血流量，尚有明显的抗心律失常和一定的抗休克作用。羌活水溶部分有抗实验性心律失常作用。羌活在不加快心率和不升高血压的情况下，有选择性地增加脑血流量的作用。

羌活对迟发性过敏反应有抑制作用。羌活有中度和强度抗腹泻作用。羌活具有糖吸收抑制活性。羌活能显著用量依赖性地抑制钙离子的作用。羌活挥发油有较强的促透皮作用。

羌活的传统功效是解表散寒，祛风除湿，止痛；主治风寒感冒、头痛项强，风寒湿痹、肩背酸痛。药理研究主要发现其在心脑血管方面有如下作用：抗急性心肌缺血，抗心律失常，抗休克，催眠，抗癫痫，增加脑血流量，抗血栓形成，抗凝血。

白芷（《神农本草经》）

【来源】本品为伞形科植物白芷或杭白芷的干燥根。主产于浙江、四川、河南、河北。夏、秋间叶黄时采挖，除去须根及泥沙，晒干或低温干燥。切厚片，生用。本品气芳香，味辛，微苦。以粉性足、棕色油点多、香气浓郁者佳。

【别名】香白芷，杭白芷，川白芷。

【性味】味辛，性温。

【归经与趋势】归肺、卫、皮肤、心、脑、血管，肝，胃，大肠，子宫。白芷辛散、温通，趋势呈向上、向外，偏于中焦、上焦。

【化学成分】本品主要含香豆素类成分：欧前胡素，异欧前胡素，别欧前胡素，别异欧前胡素，氧化前胡素，水合氧化前胡素。还含挥发油等。

【功效】解表散寒，祛风止痛，护肤止痒，宣通鼻窍，提神醒脑，升阳生发，宁心养心，止咳平喘，燥湿止带，消肿排脓，理气解痉，温经止血。

【药理概括】解热，镇痛，抗炎，抑心，扩张冠脉，止血，抑制宫缩，促进脂肪分解，提高皮肤光敏性，抑制黑色素形成，抗白内障，抗氧化，抑菌，抑真菌，兴奋中枢，升高血压，镇咳，平喘，促毛囊生长，抗促癌，保护皮损，抑制肝药物代谢酶，松弛肠管、解痉止痛。

【辨证施治提纲】（一）证：风寒感冒，头痛、眉棱骨痛、牙痛，风湿痹痛，鼻衄、鼻渊、鼻塞流涕，带下，疮疡肿痛，皮肤瘙痒。（二）病：疼痛症，银屑病，白癜风，痤疮，黄褐斑，手足皲裂，皮炎，湿疹，烧伤，鼻窦炎，溃疡病，结肠炎，毒蛇咬伤。

【剂量与用法】药典剂量：3～9 g。常规剂量：3～12 g。不宜大剂量使用。水煎服。研末或入丸散吞服时酌减。浸酒内服、外用适量。白芷无毒，在常规剂量内水煎服就可能有胃部不适反应，长期服用却没有不良反应。白芷虽然毒性很小，但药性温燥，剂量稍大即有不适反应；在15 g以上，有内热、口干、目糊、胃难过等不适反应，剂量越大越不舒服。

【注意事项】白芷辛香温燥，阴虚血热者忌服。不良反应有接触性皮炎，结膜充血水肿，头晕，恶心，上腹不适，皮肤瘙痒，转氨酶升高。白芷有兴奋中枢神经、升高血压作用，并能引起流涎呕吐；量大会引起烦躁、强直性痉挛，继以全身麻痹、呼吸中枢麻痹而死亡。

白芷有光敏感性，对有光敏性皮炎和红斑狼疮光敏感者不宜使用。

【论述】白芷有明显的解热、抗炎、镇痛作用。白芷香气浓烈，直冲鼻腔，有很好的通鼻窍作用。白芷小剂量能兴奋延髓血管运动中枢、呼吸中枢、迷走神经及脊髓，能使血压升高，脉搏变慢，呼吸加深，并能引起流涎呕吐；大剂量能引起强直间歇性痉挛，继则全身麻痹。白芷有降压成分，但又能兴奋血管中枢导致血压升高，用时须注意。

白芷能抑制小肠自发性运动，对抗强直性收缩，故有解痉止痛作用，对胆、胃等多种疼痛有效。白芷有明显的止血作用。白芷有"光活性物质"，可提高皮肤对光的敏感性，加强紫外线对皮肤的作用，可用以治疗白癜风及银屑病。白芷对黑色素形成有显著抑制作用。白芷对醛糖还原酶有强大抑制作用，可预防和治疗白内障。白芷能松弛支气管平滑肌，有平喘作用，与剂量成正比。白芷还有抗肿瘤和保肝作用。

白芷的传统功效是解表散寒，祛风止痛，宣通鼻窍，燥湿止带，消肿排脓；主治风寒感冒、头痛、眉棱骨痛、牙痛、风湿痹痛、鼻衄、鼻渊、鼻塞流涕，带下，疮疡肿痛，皮肤瘙痒。药理研究主要发现其有抑心，扩张冠脉，止血，抑制宫缩，促进脂肪分解，提高皮肤光敏性，抑制黑色素形成，抗白内障，抗氧化，兴奋中枢，升高血压，镇咳，平喘等作用。

细辛（《神农本草经》）

【来源】本品为马兜铃科植物北细辛、汉城细辛或华细辛的干燥根和根茎。前两种习称辽细辛，主产于辽宁、吉林、黑龙江；后一种习称华细辛，主产于陕西。夏季果熟期或初秋采挖，除净地上部分和泥沙，阴干。切段，生用。本品气辛香，味辛辣、麻舌。均以根灰黄，干燥，味辛辣而麻舌者为佳。

【别名】小辛，细草，辽细辛。

【性味】味辛，性温。

【归经与趋势】归心、脑、血管，肺、卫、皮肤。细辛以温通为主，趋势呈向上、向外。

【化学成分】本品主要含木脂类成分：细辛脂素；挥发油：α-蒎烯，莰烯、香叶烯，柠檬烯，细辛醚，甲基丁香酚，榄香素，黄樟醚等。

【功效】解表散寒，祛风止痒，通痹止痛，升阳通窍，温肺化饮，延缓衰老，强心养心，止咳平喘，燥湿散结，理气解痉。

【药理概括】镇静，镇痛，解热，抗炎，神经传导阻滞，松弛气管痉挛，抗过敏，抗免疫样作用，兴奋心脏，升高血压，增加冠脉流量，扩张血管，增强脂质代谢，升高血糖，松弛平滑肌，抑制子宫，解痉，镇咳，平喘，抑菌，抑真菌，抗结节，抑制肾病变，抗氧化，抗衰老。

【辨证施治提纲】（一）证：风寒感冒，头痛、牙痛，风湿痹痛，鼻衄、鼻渊、鼻塞流涕，寒痰停饮、气逆咳喘。（二）病：上呼吸道感染，头痛，口腔炎，肠梗阻，鼓膜炎，阳痿，心脏疾病，局部麻醉，外敷治疗肌注所致皮炎。

【剂量与用法】药典剂量：1～3 g。常规剂量：1～3 g。大剂量：10～15 g。一般不宜大剂量使用。水煎服。研末或入丸散吞服时酌减。浸酒内服、外用适量。细辛有小毒，在常规剂量内水煎服没有不适反应，剂量过大有恶心反应，挥发油中之黄樟醚有肝肾毒性，并是致癌物质，不宜长期服用或大剂量服用，也不宜制成中成药长期服用。

细辛用量不宜过大，素有"细辛用量不过钱"之说，《本草别说》谓"细辛若单用末，不可过半钱匕，多则气闷塞，不通者死"，细辛"不过钱"之说，是指研末吞服。

【注意事项】本品辛香温散，故气虚多汗、阴虚阳亢头痛、阴虚燥咳或肺热咳嗽者忌用。不宜与藜芦同用。

细辛对肾脏有一定毒性，故肾功能不全者慎用。过量可引起呕吐、出汗、烦躁、头痛、面赤、呼吸急促，甚至心律失常和心力衰竭。重度急性中毒，主要表现为呼吸中枢麻痹，椎体外系的可逆性抑制或麻痹以及急性肝、肾功能损害。

细辛的毒性与所含的黄樟醚等挥发油有关，经久煎煮后，黄樟醚等挥发油逐渐挥发而减少，毒性大减；但剂量稍大，会有恶心、呕吐等副反应，长期服用或许有肝肾毒性。为了治疗需要，临床上也有大剂量使用细辛的，但只能用于肝肾功能正常的关节炎和呼吸道疾病，并且是短期使用，还需加一些和胃药，以减少恶心反应。对于原来已经患有慢性肝肾疾病的患者，不宜长期或大剂量使用，即使常规剂量也宜谨慎。

细辛所含黄樟醚有肝肾毒性，并且是致癌物质；黄樟醚是一种挥发油，煎煮后绝大多数已挥发，短期服用，尚不至于产生不良后果；但如果研末制成中成药长期服用就不一样了，所含黄樟醚，就有可能成为致癌因子，所以，细辛以短期服用为好。

细辛属于马兜铃科植物，含有少量马兜铃酸，如果大剂量长期使用，也有损害肾脏的可能。

细辛既能扩张血管降压，又能强心升压；细辛有抗肾炎作用，又具有肾毒性。这就是中药的复杂性。

【论述】细辛具有解热、镇静、镇痛、抗炎、表面麻醉的作用。细辛有神经传导阻滞作用，可能是局部止痛作用的基础。细辛兴奋心肌，使心排出量增加，心率加快，血压升高，抗休克。细辛对心脏小剂量兴奋，大剂量抑制，并停搏在舒张期。

细辛可抑制肾病变尿蛋白的排泄，并改善血清生化指标。细辛对细胞免疫、体液免疫均有抑制作用。细辛水及醚提取物可使速发型变态反应过敏介质释放量减少40%以上，显示抗过敏活性。细辛具有抗结节作用。

细辛所含之消旋去甲乌药碱具有肾上腺能β兴奋剂样的广泛的生理作用，有强心、扩张血管、松弛平滑肌、增强脂质代谢、升高血糖等多方面作用。

细辛能有效地减少脂质过氧化作用，降低LPO的含量，能避免有害物质对组织细胞结构和功能的破坏作用，也能提高SOD活性，增强机体对自由基的清除能力，减少自由基对机体的损伤，显示抗氧化、抗衰老作用。

细辛的传统功效是解表散寒，祛风止痛，通窍，温肺化饮；主治风寒感冒，头痛、牙痛、风湿痹痛、鼻衄、鼻渊、鼻塞流涕、寒痰停饮、气逆咳喘。药理研究主要发现其有心、血管，抗过敏，护肾，抗结节等方面的作用。

藁本（《神农本草经》）

【来源】本品为伞形科植物藁本或辽藁本的干燥根茎和根。藁本主产于四川、湖北、陕西。辽藁本主产于辽宁。秋季茎叶枯萎或次春出苗时采挖，除去泥沙，晒干或烘干。切厚片，生用。本品气浓香，味辛、苦、微麻。以外表皮色棕褐、切面黄色、香气浓者为佳。

【别名】香藁本，西芎，辽藁本，藁板。

【性味】味辛，性温。

【归经与趋势】归肺、卫、皮肤，心、血管，胃，胆。藁本辛温升散，趋势向上、向外。

【化学成分】本品主要含苯酞类成分：3-丁基苯肽，蛇床肽内酯等；有机酸类成分：阿魏酸等。还含铁类、烯丙基苯类、香豆素、挥发油等。

【功效】祛风散寒，除湿止痛，宁心养心，活血祛瘀，利胆解痉，温中止泻，宣肺平喘。

【药理概括】抗炎，抑制免疫，抑制平滑肌，止泻，解热，镇痛，镇静，降压，抑心，改善心肌缺血，抗血栓形成，利胆，抗溃疡，平喘，抗真菌，抑制皮肤黑色素增加。

【辨证施治提纲】（一）证：风寒感冒，巅顶疼痛，风寒湿痹，胸闷心悸，湿盛泄泻。（二）病：头痛，神经性皮炎，疥癣，胃痉挛，妇科炎症。

【剂量与用法】药典剂量：3～9 g。常规剂量：6～12 g。一般不大剂量使用。水煎服。研末或入丸散吞服时酌减。浸酒内服、外用适量。藁本无毒，在常规剂量内没有不适反应，长期服用也没有明显不良反应。剂量过大有胃部不适、恶心反应。

【注意事项】本品辛温香燥，凡阴血亏虚、肝阳上亢、火热内盛之头痛者忌服。偶发过敏性荨麻疹。

【论述】藁本挥发油有抗炎、镇静、镇痛及显著的解热作用。藁本对心脏有抑制作用，使心率减慢，收缩力减弱。藁本能明显减慢耗氧速度，延长存活时间，增加组织耐缺氧能力，对抗由垂体后叶激素所致的心肌缺血。藁本醇提取物有降压作用。藁本能延缓颈动脉血栓形成时间，也有抗凝血酶作用。

藁本能抑制肠和子宫平滑肌，抑制胃肠推进运动，发挥止泻作用；藁本有显著的利胆和抗溃疡作用。藁本内酯、苯及其衍生物能使气管平滑肌松弛，有较明显的平喘作用。

藁本的传统功效是祛风散寒，除湿止痛；主治风寒感冒，巅顶疼痛，风寒湿痹。药理研究主要发现其有抑制免疫，抑制平滑肌，止泻，解热，镇痛，镇静，降压，抑心，改善心肌缺血，抗血栓形成，利胆，抗溃疡，平喘等作用。

苍耳子（《神农本草经》）

【来源】本品为菊科植物苍耳的干燥成熟带总苞的果实。主产于山东、江苏、湖北。秋季果实成熟时采收，干燥，除去梗、叶等杂质。生用，或炒去刺用。本品气微，味微苦。以粒大、饱满、色黄绿者为佳。

【别名】苍耳，胡苍子，苍郎种，苍棵子，苍耳蒺藜。

【性味】味辛、苦，性温；有毒。

【归经与趋势】归肺、卫、皮肤，心、脑、血管，肝、胆。苍耳子辛温宣散，苦燥湿浊，趋势呈向上、向外，升中有降。

【化学成分】本品主要含脂肪酸类成分：棕榈酸、硬脂酸、油酸、亚油酸。还含有苍术苷、绿原酸、蜡醇等。

【功效】散寒燥湿，宣通鼻窍，祛风止痒，通痹散结，化浊润燥，益肺止咳，宁心利胆。

【药理概括】降血糖，抗炎，镇痛，抑菌，抗真菌，抑心，降压，镇咳，利胆，抑制细胞免疫、抗过敏，降低白细胞，抗癌，抑制脊髓反应，抗病毒，抗氧化。

【辨证施治提纲】（一）证：风寒感冒、头痛，鼻衄、鼻渊、鼻塞流涕，风疹瘙痒，湿痹拘挛。（二）病：鼻炎，腰腿痛，尿路感染，皮肤病，慢性气管炎，下肢溃疡，腮腺炎，扁平疣。

【剂量与用法】药典剂量：3～9 g。常规剂量：3～12 g。不宜大剂量使用。水煎服。研末或入丸散吞服时酌减。浸酒内服、外用适量。苍耳子有毒，在常规剂量内水煎服部分患者有胃部不适反应，剂量稍大有恶心反应，长期服用有肝肾毒性，故不宜大剂量使用，并且煎煮时间需长一些。成人用量超过100 g可致急性中毒。内服过量易引起呕吐，腹痛，腹泻。原有慢性肝肾疾病者不宜使用。

【注意事项】苍耳全株有毒，以果实为最，且毒性鲜叶大于干叶，嫩枝大于老枝；含毒成分为苍耳苷及其他生物碱或毒蛋白，毒性物质可溶于水，经高温处理后（如炒炭焦化）可破坏其毒性。过量服用易致中毒，可出现神经系统症状，消化道症状，肝、肾损害，严重者昏迷、惊厥甚至呼吸循环衰竭而死亡；死亡原因主要是脑水肿和肝细胞坏死。

【论述】苍耳子有抗炎、镇痛作用。苍耳子有显著的降血糖作用。苍耳子小剂量兴奋呼吸运动，大剂量则抑制呼吸运动；苍耳子有止咳作用。苍耳子有降血压作用，对心脏出现短暂抑制作用。苍耳子抑制细胞免疫、抗过敏，能降低白细胞数。苍耳子可抑制单纯疱疹病毒。

苍耳子具有明显的抗氧化作用，能有效地减少脂质过氧化作用，降低LPO的含量，能避免有害物质对组织细胞结构和功能的破坏作用，也能提高SOD活性，增强机体对自由基的清除能力，减少自由基对机体的损伤，显示抗氧化、抗衰老作用。

苍耳子的传统功效是散风寒，通鼻窍，祛风湿，止痛；主治风寒感冒、头痛，鼻衄、鼻渊、鼻塞流涕，风疹瘙痒，湿痹拘挛。药理研究主要发现其有降血糖、抗炎、镇痛、抑心、降压、镇咳、利胆、抑制细胞免疫、抗过敏、降低白细胞数、抗癌、抑制脊髓反应等作用。

辛夷（《神农本草经》）

【来源】本品为木兰科植物望春花、玉兰或武当玉兰的干燥花蕾。主产于河南、四川、陕西、湖北、安徽。玉兰多为庭院栽培。冬末春初花未开放时采收，除去枝梗，阴干。生用。本品气芳香，味辛凉而稍苦。以完整、花蕾未开放、色黄绿者为佳。

【别名】迎春，木笔花，毛辛夷，辛夷花。

【性味】味辛，性温。

【归经与趋势】归肺、卫、皮肤。辛夷辛散、温通，趋势呈专走肺、卫、皮肤，头面。

【化学成分】本品主要含木脂类成分：木兰脂素，松脂素二甲醚；黄酮类成分：芦丁，槲皮素-7-0-葡萄糖苷；生物碱成分：柳叶木兰碱，木兰箭毒碱；挥发油：乙酸龙脑酯，反式丁香烯等。

【功效】散寒燥湿，宣通鼻窍，祛风止痒，止咳平喘，通痹止痛，活血散结。

【药理概括】局部收敛和保护鼻黏膜，抗过敏，止咳，平喘，抗炎，镇痛，有抗多巴胺作用和扩血管、降血压、肌松作用，兴奋子宫，抗凝血，抑菌，广谱抗真菌，抗病毒，兴奋呼吸，局麻，拮抗钙离子，抗癌，抑制昆虫生长，灭蚊。

【辨证施治提纲】（一）证：风寒感冒、头痛，鼻衄、鼻渊、鼻塞流涕。（二）病：鼻炎，副鼻窦炎，感冒头疼，湿疹，脓疱疮，腋臭，痱子。

【剂量与用法】药典剂量：3～9 g。常规剂量：3～9 g。一般不大剂量使用。水煎服，包煎。研末或入丸散吞服时酌减。浸酒内服、外用适量。辛夷无毒，在常规剂量下短期水煎服没有明显不适反应，多用久用有头晕目赤的反应。

【注意事项】妊娠禁忌。阴虚火旺者忌服。辛夷局部外用有一定刺激性，能引起鼻酸喷嚏。辛夷可引起过敏反应，表现为头晕、心慌、胸闷、恶心、全身瘙痒。

【论述】辛夷局部外用有收缩鼻黏膜血管的作用，能保护鼻黏膜，并促进黏膜分泌物的吸收，减轻炎症，使鼻腔通畅。辛夷显示多方面抗过敏活性，抗组胺，抗慢反应物，抗被动皮肤过敏反应，抗卵白蛋白过敏作用，抗补体活性。

辛夷有抗多巴胺作用，明显抑制运动兴奋。辛夷浸剂或煎剂对动物有局部麻醉作用。辛夷水或醇提取物有降压作用。辛夷水煎剂对横纹肌有乙酰胆碱样作用。辛夷能兴奋子宫平滑肌。辛夷对多种致病菌有抑制作用，能抗流感病毒。

辛夷的传统功效是散风寒，通鼻窍；主治风寒感冒、头痛，鼻衄、鼻渊、鼻塞流涕。药理研究主要发现其有局部收敛和保护鼻黏膜，抗过敏，止咳，平喘，抗炎，镇痛，抗多巴胺作用，扩血管，降血压，肌松作用，兴奋子宫，抗凝血等作用。

鹅不食草（《本草纲目》）

【来源】本品为菊科植物鹅不食草的干燥全草。我国各地均有种植。夏、秋二季花开时采收，洗去泥沙，晒干。生用。本品缠结成团，须根纤细，淡黄色，气微香，久嗅有刺激感。

【别名】石胡荽，地胡椒，通天窍，地芫荽。

【性味】味辛，性温。

【归经与趋势】归肺、卫、皮肤，肝、胆。鹅不食草辛散、温通，趋势向上、向外，作用于中、上焦；温通中焦：疏肝利胆、解毒散结；宣泄肺卫：发散风寒、温通鼻窍、宣肺平喘、止咳祛痰。

【化学成分】全草含三萜类成分、蒲公英赛醇、蒲公英甾醇、山金车烯二醇、三萜二醇；还含豆甾醇、谷甾醇、黄酮类、挥发油等成分。

【功效】发散风寒，护肤止痒，温通鼻窍，宣肺平喘，止咳祛痰，疏肝利胆，解毒散结。

【药理概括】抗过敏，抗炎，抑制血小板聚集，抗诱变、抗肿瘤，止咳，祛痰，平喘，抗寄生虫，保肝，利胆，抑菌，抗病毒。

【辨证施治提纲】（一）证：风寒头痛，咳嗽痰多，鼻塞不通，鼻渊流涕，湿疹瘙痒。（二）病：鼻炎、鼻窦炎，呼吸道疾病，面神经麻痹，病毒性感染，软组织扭挫伤，百日咳，疟疾，胆石症。

【剂量与用法】药典剂量：5～9 g。常规剂量：1～6 g。不宜大剂量使用。水煎服。研末或入丸散吞服时酌减。浸酒内服、外用适量。鹅不食草无毒，但3 g以上就有可能出现恶心、胃痛反应。剂量应控制在6 g以内，最好在饭后1小时服用，有胃病者慎用。

【注意事项】内服可致急性腹痛，常伴烧灼感，可能因剂量大，直接刺激引起。

【论述】鹅不食草对皮肤超敏反应有显著抑制作用。鹅不食草能抑制血小板活性因子与血小板的结合。鹅不食草有抗诱变、抗肿瘤作用。鹅不食草有良好的镇咳和祛痰作用，也有平喘作用。鹅不食草对肝损伤有明显的保护作用，对胆囊收缩素有明显抑制作用。鹅不食草有抗炎、抑菌作用，鲜草外敷对皮肤感染有显著抑制作用，能抑制流感病毒、抗阿米巴原虫和恶性疟原虫。

鹅不食草的传统功效是发散风寒，通鼻窍，止咳，解毒；主治风寒头痛，咳嗽痰多，鼻塞不通，鼻渊流涕。药理研究主要发现其有抗过敏，抗炎，抗肿瘤，止咳，祛痰，平喘，保肝，利胆，抗病毒等作用；开发了抗过敏，抗炎，抗肿瘤，止咳，祛痰，平喘等方面的治疗价值。

葱白（《神农本草经》）

【来源】本品为百合科植物葱的近根部鳞茎。我国各地均有种植。随时可采，采挖后，切去须根及叶，剥去外膜。鲜用。本品有葱臭气，味辛辣。

【别名】香葱，小葱头，葱根头，白头。

【性味】味辛，性温。

【归经与趋势】归肺、卫、皮肤，胃、肠，肾、膀胱。葱白辛温发散，趋势呈四散敷布，上、下通调。

【化学成分】本品主要含挥发油，油中主要成分为蒜素，还含有二烯丙基硫醚、苹果酸、维生素B1、维生素B2、维生素C、维生素A类物质、烟酸、黏液质、草酸钙、铁盐等成分。

【功效】发汗解表，祛寒散结，温肾兴阳，健胃消食，祛痰利咽，通痹止痛，泻下利尿。

【药理概括】抑菌，广谱抑真菌，抑胆固醇合成，抗氧化，抑制唾液淀粉酶，促进消化液分泌，抗癌，壮阳，保护皮肤黏膜，缓下，驱虫，祛痰，发汗，利尿，镇静，镇痛，保护血管内皮细胞。

【辨证施治提纲】（一）证：风寒感冒，肾虚阳痿，脘腹胀痛，阴盛格阳，二便不利。（二）病：感冒，外用治疗疔、痈、乳腺炎等感染性疾病，腹痛胀，蛔虫性急腹痛，蛲虫病，荨麻疹，高脂血症，尿潴留，眼底病，糖尿病。

【剂量与用法】药典剂量：3～9 g。常规剂量：3～9 g。大剂量15～30 g。水煎服。直接食用。研末或入丸散吞服时酌减。浸酒内服、外用适量。葱白无毒，为药食两用之品，在常规剂量内没有不适反应，长期服用也没有不良反应。

【注意事项】本品具有刺激性，避免空腹食用。

【论述】葱白明显增加雄性激素含量，有壮阳作用。葱白能促进消化液的分泌，其黏液质有保护胃黏膜和皮肤的作用，葱白因含硫化物，通过胃肠道时，有轻度局部刺激作用，从而导致缓泻和驱虫；其挥发油成分由呼吸道、汗腺和尿道排出时，能刺激分泌，而有发汗、利尿、祛痰作用。葱白对宫颈癌细胞有抑制作用。

葱白的传统功效是发汗解表，散寒通阳；主治风寒感冒，阴盛格阳。药理研究主要发现其有广谱抑真菌、抑胆固醇合成、抗氧化、抑制唾液淀粉酶、促进消化液分泌、抗癌、壮阳、保护皮肤黏膜、缓下、驱虫、祛痰、发汗、利尿、镇静、镇痛、保护血管内皮细胞等作用。

胡荽（《食疗本草》）

【来源】本品为伞形科植物芫荽的全草。我国各地均有种植。八月果实成熟时连根挖起，去净泥土。鲜用或晒干切段生用。本品具浓烈的特殊香味。以色带青、香气浓厚者为佳。

【别名】芫荽，香菜，园荽。

【性味】味辛，性温。

【归经与趋势】归肺、卫、皮肤，心、血管，胆，胃。胡荽辛温香散，趋势偏于中、上焦。

【化学成分】本品主要含挥发油、苹果酸钾、维生素C、正癸醛、芳樟醇等。

【功效】发表透疹，开胃消食，宁心安神，利胆解痉。

【药理概括】抗氧化，抗淋巴细胞增生，降血糖，抗维生素A缺乏，抗菌，抗真菌，抗病毒，促进毛囊上皮细胞增殖，扩张外周血管，抑制呼吸，减慢心率，拟胆碱作用，促胃肠腺体分泌，利胆，镇静。

【辨证施治提纲】（一）证：麻疹不透，饮食不消、纳食不佳。（二）病：麻疹，新生儿硬肿症，化脓性感染，胆道蛔虫，消化不良，胃肠痉挛，牙痛，熏洗治痔疮脱肛。

【剂量与用法】药典剂量：3～6 g。常规剂量：3～9 g。大剂量：9～15 g。不推荐大剂量使用。水煎服。直接食用。研末或入丸散吞服时酌减。浸酒内服、外用适量。胡荽无毒，为药食两用之品，在常规剂量内没有不适反应，长期服用也没有不良反应。

【注意事项】胡荽辛温发散，热毒壅盛而疹出不畅者忌服。

【论述】胡荽有促进外周血液循环的作用。采用人中穴、太阳穴外涂给药，对心、肺功能有轻度抑制作用，可减慢心率和呼吸频率。胡荽子能增进胃肠腺体分泌和胆汁分泌。挥发油有抗病毒、抗真菌作用。

胡荽的传统功效是发表透疹，开胃消食；主治麻疹不透，饮食不消、纳食不佳。药理研究主要发现其有抗氧化，抗淋巴细胞增生，降血糖，抗维生素A缺乏，促进毛囊上皮细胞增殖，扩张外周血管，抑制呼吸，减慢心率，促胃肠腺体分泌，利胆等作用。

西河柳 (《开宝本草》)

【来源】本品为柽柳科植物柽柳的干燥细嫩枝叶。全国大部分地区均产。5～6月花未开时割取细嫩枝叶，阴干。切段，生用。本品气微，味淡。以色绿、枝叶细嫩者为佳。

【别名】柽柳，山川柳，垂丝柳，三春柳，观音柳。

【性味】味甘、辛，性平。

【归经与趋势】归肺、卫、皮肤，肝。西河柳辛散透发，趋势偏于中、上焦。

【化学成分】本品主要含萜类成分：柽柳酚，柽柳酮，柽柳醇；黄酮类成分：槲皮素，异鼠李素，槲皮素-3′，4′-二甲醚等。还含甾醇等。

【功效】发表透疹，祛风除湿，通痹止痛，理气疏肝，宣肺止咳。

【药理概括】解热，抗炎，镇痛，抗组胺作用，抗菌，镇咳，保肝。

【辨证施治提纲】（一）证：麻疹不透，风疹瘙痒，风湿痹痛，外感咳嗽，胸胁疼痛。（二）病：慢性气管炎，类风湿关节炎，肾炎，小儿寻常疣，感冒，麻疹不透。

【剂量与用法】药典剂量：3～6 g。常规剂量：3～9 g。大剂量9～15 g。不宜更大剂量服用。水煎服。水煎熏洗30～60 g。研末或入丸散吞服时酌减。浸酒内服、外用适量。西河柳无毒，在常规剂量内水煎服没有不适反应，剂量过大有恶心不适反应。

【注意事项】本品用量过大易致心烦、呕吐；过量服用能使血压下降，呼吸困难，中枢麻痹而虚脱。

【论述】西河柳有明显的止咳作用。西河柳能减轻肝组织变性，有保肝作用。西河柳有明显的镇痛、抗炎和一定的解热作用。

西河柳的传统功效是发表透疹，祛风除湿；主治麻疹不透，风疹瘙痒，风湿痹痛。药理研究主要发现其有抗过敏，镇咳，保肝。西河柳作用比较单纯，古今差别不大。

第二节　发散风热药

本类药物性味多辛苦而偏寒凉，辛以发散，凉可祛热，故以发散风热为主要作用，发汗解表作用较发散风寒药缓和。主要适用于风热感冒以及温病初起邪在卫分，症见发热、微恶风寒、咽干口渴、头痛目赤、舌边尖红、苔薄黄、脉浮数等。部分发散风热药分别兼有清头目、利咽喉、透疹、止痒、止咳的作用，又可用治风热所致目赤多泪、咽喉肿痛、麻疹不透、风疹瘙痒以及风热咳嗽等证。

薄荷 (《新修本草》)

【来源】本品为唇形科植物薄荷的干燥地上部分。主产于江苏、浙江。夏、秋二季茎叶茂盛或花开至三轮时，选晴天，分次采割，晒干或阴干。切段，生用。本品揉搓后有特殊清凉香气，味辛凉。以叶多、色绿、气味浓者为佳。

【别名】南薄荷，龙脑薄荷，苏薄荷。

【性味】味辛，性凉。

【归经与趋势】归肺、卫、皮肤，肝、胆，胃、肠，脑，子宫。薄荷辛凉轻宣，趋势呈四散通透，偏行于中、上焦，皮肤。

【化学成分】本品主要含挥发油：薄荷脑（薄荷醇），薄荷酮，异薄荷酮，胡薄荷酮，α-蒎烯，柠檬烯等。

【功效】疏散风热，清利头目，提神醒脑，利咽祛痰，透疹止痒，通痹止痛，疏肝散结，利胆溶石，理气健胃。

【药理概括】抗病毒，广谱抑菌，兴奋中枢神经系统，发汗散热，抑肠解痉，利胆溶石，保肝，抗溃疡，健胃，兴奋子宫抗着床、抗早孕，促进药物透皮吸收，祛痰，抗炎，止痛，保护皮肤，抗癌，抗氧化，抑制高血糖，驱蛔虫，抑制阴道滴虫，抗肿瘤。

【辨证施治提纲】（一）证：风热感冒，温病初起，风热上攻、头痛眩晕、目赤多泪、喉痹、咽喉肿痛、口舌生疮，麻疹不透，风疹瘙痒，肝郁气滞、胸胁胀闷。（二）病：感冒，呼吸系统疾病，急性乳腺炎，眼疾，皮肤病，妇科疾病，肛门疾患，流脑，头痛，高血压，缓解乌头碱中毒。

【剂量与用法】药典剂量：3～6 g。常规剂量：3～9 g。不宜大剂量使用。水煎服，宜后下。研末或入丸散吞服时酌减。浸酒内服、外用适量。薄荷无毒，在常规剂量内没有不适反应，长期服用也没有不良反应。

【注意事项】妊娠禁忌。偶有过敏现象。用量过大会有毒副作用，出现兴奋、震颤、多动、烦躁、定向障碍、呼吸急促、俯卧等症状，或呈深度醉酒状，严重者可出现死亡。

【论述】薄荷油内服通过兴奋中枢神经系统，使皮肤毛细血管扩张，促进汗腺分泌，增加散热，而起到发汗解热作用。薄荷油能抑制胃肠平滑肌收缩，能对抗乙酰胆碱而呈现解痉作用；薄荷油有健胃作用，对胃溃疡有治疗作用。薄荷醇有利胆溶石作用，薄荷油的含量越多，溶石能力越强。薄荷醇的促渗作用，可使柴胡的生物利用度明显增加。薄荷醇能增加呼吸道黏液的分泌而有祛痰作用，由于其促进分泌，使黏稠液体稀释，对喉炎有明显的缓解作用。薄荷油外用，能刺激神经末梢的冷感受器而产生冷感，并反射性地造成深部组织血管的变化而起到消炎、止痛、止痒、局部麻醉作用。薄荷尚有抗早孕、抗着床、抗血管扩张、保肝和抗肿瘤作用。

薄荷的传统功效是疏散风热，清利头目，利咽，透疹，疏肝行气；主治风热感冒，温病初起，风热上攻、头痛眩晕、目赤多泪、喉痹、咽喉肿痛、口舌生疮，麻疹不透，风疹瘙痒，肝郁气滞、胸胁胀闷。药理研究发现其许多新作用：兴奋中枢神经系统，抑肠解痉，利胆溶石，保肝，抗溃疡，健胃，兴奋子宫抗着床、抗早孕，促进药物透皮吸收，祛痰，抗炎，止痛，保护皮肤，抗癌，抗氧化，抑制高血糖，等等。

牛蒡子（《名医别录》）

【来源】本品为菊科植物牛蒡的干燥成熟果实。主产于河北、吉林、辽宁、浙江。秋季果实成熟时采收果序，晒干，打下果实，除去杂质，再晒干。生用或炒用，用时捣碎。本品气微，味苦后微辛而稍麻舌。以粒大、饱满、色灰褐者为佳。

【别名】恶实，鼠粘子，大力子，牛子。

【性味】味辛、苦，性寒。

【归经与趋势】归肺、卫、皮肤，心、血管，肾，肠。牛蒡子辛散、苦泄、寒能清热，趋势自上而下，呈清降之势，能解毒、散结、活血、化浊。

【化学成分】本品主要含木脂素类成分：牛蒡苷，牛蒡醇 A～F 及 H；脂肪酸类成分：花生酸，硬脂酸；挥发油：（S）–胡薄荷酮等。

【功效】疏散风热，祛痰利咽，透疹止痒，解毒消肿，泻下通便，化浊护肾，活血散结。

【药理概括】抑心，扩张血管，钙拮抗剂活性，降压，抑制平滑肌，麻痹运动神经和骨骼肌，泻下，降血糖，抗肾炎，增强免疫功能，抗癌，抗诱变，抑菌，抗流感病毒，广谱抗真菌，降眼压，抗凝，抗氧化。

【辨证施治提纲】（一）证：风热感冒，温病初起，咳嗽痰多，麻疹不透，风疹瘙痒，痈肿疮毒，丹毒，痄腮，咽喉肿痛，眩晕头痛。（二）病：麻疹不透，预防猩红热，感冒，流感，百日咳，炎症性疾病，肾脏疾病，糖尿病，神经系统疾病，头痛，扁平疣。

【剂量与用法】药典剂量：6～12 g。常规剂量：3～9 g。大剂量 18～30 g。水煎服。研末或入丸散吞服时酌减。浸酒内服、外用适量。炒用可使其苦寒及滑肠之性略减。牛蒡子无毒，在常规剂量内水煎服没有不适反应；剂量过大有胃不舒服、便稀次多的反应。

牛蒡子的主要成分牛蒡苷有神经系统强直和麻痹作用，牛蒡子在常规剂量内水煎服没有发现这种神经反应，如果大剂量或长期服用是否会对神经系统产生影响，应以注意观察。

【注意事项】牛蒡子苷可引起强直性惊厥，呼吸细弱，随意运动消失，而进入麻痹状态。对运动神经和骨骼肌亦有麻痹作用。

牛蒡子偶发过敏反应：突然胸闷气急，并有喉头阻塞感，随即头晕，呕吐，皮肤出现皮疹，瘙痒难忍，血压下降等。

【论述】牛蒡子有持久的降压作用，有显著而持久的降血糖作用，并使碳水化合物耐量增高。牛蒡子有轻度泻下作用。牛蒡子有广泛的平滑肌抑制作用，可能是由于阻滞电压依赖性钙通道和内钙释放所致。牛蒡子苷有抗肾病变作用，对肾病可抑制尿蛋白排泄，并能改善血清生化指标。牛蒡子有抑菌、抗流感病毒、广谱抗真菌作用。

牛蒡子的传统功效是疏散风热，宣肺祛痰，利咽透疹，解毒消肿；主治风热感冒，温病初起，咳嗽痰多，麻疹不透，风疹瘙痒，痈肿疮毒，丹毒，痄腮，咽喉肿痛。药理研究主要发现其有许多新作用，主要是降血压，降血糖，抗肾炎，增强免疫功能，抗癌，降眼压，抗凝，抗氧化等；开发了降血糖，抗肾炎，降眼压，抗肿瘤等方面的治疗前景。

蝉蜕（《名医别录》）

【来源】本品为蝉科昆虫黑蚱若虫羽化时脱落的皮壳。主产于山东、河北、河南、江苏、浙江。夏、秋二季采集，除去泥沙，晒干。生用。本品气微，味淡。以体轻、色黄亮者为佳。

【别名】蝉衣，蝉退，蝉壳。

【性味】味甘，性寒。

【归经与趋势】归肺、卫、皮肤，脑。蝉蜕轻浮升散，甘寒清热，趋势呈向上、向外，专司肺、咽、皮肤之疾。

【化学成分】本品主要含甲壳质，壳聚糖，蛋白质，组胺，氨基酸及微量元素等。

【功效】疏散风热，利咽开音，透疹止痒，明目退翳，息风止痉，安神镇惊，止咳祛痰，宣肺平喘，通痹止痛，解毒散结。

【药理概括】抗惊厥，镇静，解热，镇痛，抑制免疫，抗过敏，抗肿瘤，抗病毒，红细胞膜保护作用，诱生干扰素，阻断颈上交感神经节传导，镇咳，祛痰，平喘，增强宫缩，可逆性影响肾功能。

【辨证施治提纲】（一）证：风热感冒，温病初起，咽痛音哑，麻疹不透，风疹瘙痒，目赤翳障，惊风抽搐，破伤风。（二）病：破伤风，神经系统疾病，眼科疾病，儿科疾病，皮肤病，肾炎，尿潴留，外涂治小儿脱肛，过敏性结肠炎，功能性腹泻，喉痒咳嗽。

【剂量与用法】药典剂量：3～6 g。常规剂量：6～12 g。饮片质地很轻，不宜大剂量使用。水煎服。研末或入丸散吞服时酌减。浸酒内服、外用适量。蝉蜕无毒，在常规剂量内没有不适反应，长期服用也没有不良反应。

【注意事项】妊娠禁忌。蝉蜕不良反应有上腹部疼痛，腹胀，肠鸣，失音，停药后消失。

【论述】蝉蜕具有抗惊厥作用，也有明显的镇静作用。蝉蜕有解热、镇痛作用。蝉蜕对机体免疫功能和变态反应有明显抑制作用，对皮肤过敏反应有明显的抑制作用；蝉蜕治疗皮肤病，与其具有抗炎、解热、抗过敏和免疫抑制等有关。

蝉蜕有红细胞膜保护作用。蝉蜕对肾功能有一定影响，表现为血尿素氮下降，肌酐升高，停药后逐步恢复正常，具有可逆性。蝉蜕能增强子宫平滑肌的收缩。蝉蜕在体内能诱生干扰素，有阻断颈上神经节传导的作用。蝉蜕还有镇咳、祛痰、平喘作用。

蝉蜕的传统功效是疏散风热，利咽开音，透疹，明目退翳，息风止痉；主治风热感冒，温病初起，咽痛音哑，麻疹不透，风疹瘙痒，目赤翳障，惊风抽搐，破伤风。药理研究发现其有抗惊厥、镇静、解热、镇痛、抑制免疫、抗过敏、抗肿瘤、诱生干扰素、镇咳、祛痰、平喘、增强宫缩等作用。

桑叶（《神农本草经》）

【来源】本品为桑科植物桑的干燥叶。全国大部分地区均产。初霜后采收，除去杂质，晒干。生用或蜜炙用。本品气微，味淡，微苦涩。以色黄绿者为佳。

【别名】铁扇子，霜桑叶，冬桑叶。

【性味】味甘、苦，性寒。

【归经与趋势】归肺、卫、皮肤，心、血管，胃、肠，肝，肾。桑叶甘寒质轻，清凉疏泄，趋势呈四散敷布，内外通调，上下润泽，升清降浊；桑叶甘寒养阴，清爽凉润，为清补之佳品。

【化学成分】本品主要含黄酮类成分：芦丁、芸香苷、槲皮素、异槲皮苷、桑苷等；甾体类成分：牛膝甾酮、羟基促脱皮甾酮、油菜甾酮、豆甾酮等；香豆素类成分：伞形花内酯、东莨菪素、东莨菪苷等。还含挥发油、生物碱、萜类等。

【功效】养阴补肾，增强体质，促进代谢，延缓衰老，疏散风热，润肺止咳，益气强心，宁心养心，清肝明目，化浊散结，活血通络，利尿通便，护肤美容。

【药理概括】降血糖，降血脂，抗凝，抑制动脉粥样硬化，抗炎，抗衰老，抗氧化，抗肿瘤，抗应激，抗疲劳，抑制肠平滑肌、解痉，抗溃疡，兴奋子宫，强心，减慢心率，扩冠、改善心肌循环，降血压，促进表皮细胞生长，促进蛋白质合成，利尿，通便，镇咳，抗菌，抑真菌，抗病毒，抗丝虫病，抑制黑色素生物合成，减肥。

【辨证施治提纲】（一）证：风热感冒，温病初起，肺热咳嗽，燥热咳嗽，肝阳上亢、头痛眩晕，目赤肿痛、目暗昏花，血热出血。（二）病：感冒，上呼吸道感染，百日咳，丝虫病，崩漏，眼疾，皮肤病，黄褐斑，护肤，美发，减肥，失音，支气管扩张，咯血，胃溃疡，食道炎，萎缩性胃炎，慢性胆囊炎，异常出汗，便秘。

【剂量与用法】药典剂量：5～9 g。常规剂量：6～12 g。大剂量：15～60 g。水煎服。研末或入丸散吞服时酌减。浸酒内服、外用适量。桑叶蜜炙能增强润肺止咳的作用，故肺燥咳嗽宜蜜炙用。桑叶无毒，为药食两用之品，在常规剂量内没有不适反应，长期服用或大剂量60 g以下水煎服也没有不良反应。

【注意事项】妊娠禁忌。桑叶超大量使用，则对肝、肾、肺有一定的损害。

【论述】桑叶对多种原因引起的高血糖症均有明显的降糖作用，所含脱皮固酮能促进葡萄糖转化为糖原，刺激胰岛素分泌，但不影响正常的血糖水平。脱皮激素还能降低血脂水平，抑制动脉粥样硬化。桑叶对毛细血管壁有保护作用，使毛细血管致密，抑制渗出，显示有抗炎作用。

桑叶具有类似人参的补益与抗衰老、稳定神经系统功能的作用，具有中度抗氧化作用。桑叶含丰富的纤维素，因此具有导泻通便、保护肠黏膜和减肥的作用；桑叶能抑肠解痉，抗溃疡。桑叶能强心、降压、减慢心率、扩张冠脉、改善心肌循环，对血管呈非内皮依赖性的双重作用，其舒张效应大于收缩效应。

桑叶中的蜕皮甾酮属皮质激素类成分，能使昆虫蜕皮，并能促进人体蛋白质的合成，促进细胞生长，刺激真皮细胞分裂，产生新的表皮，可用于皮肤美容。桑叶对黑色素生物合成有抑制作用，可作皮肤增白剂。桑叶还有兴奋子宫和利尿的作用。

桑叶的传统功效是疏散风热，清肺润燥，平抑肝阳，清肝明目，凉血止血；主治风热感冒，温病初起，肺热咳嗽，燥热咳嗽，肝阳上亢、头痛眩晕，目赤肿痛、目暗昏花，血热出血。药理研究发现其许多新功效：降血糖，降血脂，抗凝，抑制动脉粥样硬化，抗炎，抗衰老，抗应激，抗疲劳，抑制肠平滑肌、解痉，抗溃疡，兴奋子宫，强心，减慢心率、扩冠、改善心肌循环，降血压，利尿，通便，镇咳等；开发了抗应激，抗疲劳，抗衰老，心血管，降血糖等方面的治疗前景。

菊花（《神农本草经》）

【来源】本品为菊科植物菊的干燥头状花序。主产于浙江、安徽、河南、四川。9—11月花盛开时分批采收，阴干或焙干，或熏、蒸后晒干。生用。药材按产地和加工方法的不同，分为亳菊、滁菊、贡菊、杭菊，以亳菊和滁菊品质最优。由于花的颜色不同，又有黄菊花和白菊花之分。本品气清香，味甘、微苦。以花朵完整、色鲜艳、香气浓郁者为佳。

【别名】白菊花，甘菊花。

【性味】味甘、苦，性微寒。

【归经与趋势】归肺、卫、皮肤、心、脑、血管，肾，肝。菊花体轻达表，气清上浮，甘寒清热，趋势呈向上、向外，又能清降疏通，偏走心、脑、血管。

【化学成分】本品主要含挥发油：龙脑，乙酸龙脑酯，樟脑，菊花酮，棉花皮素五甲醚等；黄酮类成分：木犀草苷，刺槐苷等；有机酸类成分：绿原酸，3，5-0-二咖啡酰基奎宁酸。此外，尚含有菊苷、腺嘌呤、胆碱、黄酮、水苏碱、微量维生素A、维生素B1、维生素E、氨基酸及刺槐素等。

【功效】疏散风热，清肝明目，解毒散结，宁心养心，通络健脑，通痹止痛，清热止血，升清降浊，养阴补肾，增强体质，延缓衰老。

【药理概括】扩冠增流，减慢心率，降血压，增加脑部血流，抗疲劳，耐缺氧，降血脂，解热，抗炎，镇痛，抗白内障，抗衰老，抗氧化，抗诱变，抗癌，抑菌，抗真菌，广谱抗病毒，抗疟原虫，止血，钙离子拮抗剂样作用，驱铅。

【辨证施治提纲】（一）证：风热感冒，温病初起，肝阳上亢、头痛眩晕，目赤肿痛、眼目昏花，心悸胸闷，疮痈肿毒。（二）病：高血压病，冠心病，脑部疾病，感染性疾病，糖尿病，溃疡性结肠炎，眼科疾病，寻常疣，痤疮，三叉神经痛，荨麻疹。

【剂量与用法】药典剂量：5～9 g。常规剂量：9～15 g。大剂量：15～30 g。水煎服。泡茶饮服。研末或入丸散吞服时酌减。浸酒内服、外用适量。黄菊花偏于疏散风热，白菊花偏于平肝、清肝明目。菊花无毒，为药食两用之品，在常规剂量内没有不适反应，长期服用或大剂量服用也没有不良反应。

【注意事项】菊花大量服用偶尔出现食欲下降、体重减轻、腹泻；也有过敏反应，表现为全身瘙痒，红色丘疹。

【论述】菊花有扩张冠状动脉、增加冠脉血流量、减慢心率、提高心肌耗氧量的作用，有明显改善冠脉循环和心肌状态的作用，超过同剂量丹参的作用；并有显著降血压作用。菊花有明显的降血脂作用。菊花有较强的抗氧化活性。菊花可以扩张脑血管，增加脑部血液灌流量；菊花还含有许多挥发性物质，可以提高脑细胞的活性。因此它不但可以防止脑血管意外的发生，还可以延缓大脑功能的减退。

菊花有解热作用，并对中枢神经有镇静、镇痛作用，可使毛细血管抵抗力增强，血管通透性抑制，有抗炎作用。菊花对醛糖还原酶有强大抑制作用，可预防和治疗白内障。菊花有止血作用，炒炭后作用增强。菊花对流感病毒 PR_3 和钩端螺旋体也有抑制作用。

菊花的传统功效是疏散风热，平抑肝阳，清肝明目，清热解毒；主治风热感冒，温病初起，肝阳上亢、头痛眩晕、目赤肿痛、眼目昏花、疮痈肿毒。药理研究发现其许多新功效：扩冠增流，减慢心率，降血压，增加脑部血流，抗疲劳，耐缺氧，降血脂，解热，抗炎，镇痛，抗白内障，抗衰老；主要突出了心、脑、血管方面的治疗价值。

蔓荆子（《神农本草经》）

【来源】本品为马鞭草科植物单叶蔓荆或蔓荆的干燥成熟果实。主产于山东、浙江、福建、江西。秋季果实成熟时采收，除去杂质，晒干。生用或炒用。本品气特异而芳香，味淡、微辛。以粒大、饱满、气味浓者为佳。

【别名】蔓荆实，蔓青子，万京子。

【性味】味辛、苦，性微寒。

【归经与趋势】归肺，脑、血管，肾，肠。蔓荆子辛能散风，微寒清热，轻浮上行，趋势呈脑府、上、中、下三焦直通，清补疏降，降中有升。

【化学成分】本品主要含黄酮类成分：蔓荆子黄素，紫花牡荆素，蔓荆子蒿素，木犀草素，牡荆素等；脂肪酸类：棕榈酸，硬脂酸，油酸，亚麻酸。还含挥发油等。

【功效】疏散风热，清利头目，通痹止痛，活血安神，解毒散结，祛痰平喘，养阴补肾，增强体质，延缓衰老。

【药理概括】降血压，扩血管，解热，镇痛，催眠，抗炎，抗凝，抗突变，抗癌，抑制淋巴细胞增生，抗白内障，抑制黑色素形成，抗缓激肽，抗脂氧合酶，抗氧化，平喘，祛痰，抑制肠平滑肌，耐缺氧，增强体质、耐疲劳，抗菌，抗病毒。

【辨证施治提纲】（一）证：风热感冒，头痛眩晕，目赤多泪，齿龈肿痛，心烦失眠，咳喘痰多，风湿痹痛。（二）病：头痛，神经痛，上呼吸道感染，支气管炎，中耳炎，鼻炎，急性乳腺炎，胃炎，眩晕，白内障，失眠，便秘，流行性结膜炎，牙周炎。

【剂量与用法】药典剂量：5～9 g。常规剂量：3～9 g。大剂量：12～30 g。水煎服。研末或入丸散吞服时酌减。浸酒内服、外用适量。蔓荆子无毒，在常规剂量内没有不适反应，长期服用或大剂量30 g以下水煎服也没有不良反应。

【注意事项】蔓荆子毒性小，安全范围大。

【论述】蔓荆子有明显的镇痛作用，有明显的降压作用，对神经性头痛、高血压头痛也有较好的疗效。蔓荆子有明显的祛痰、平喘作用。蔓荆子有增强体质的作用，也具有抗氧化、清除氧自由基作用，显示延缓衰老活性。蔓荆子有一定的镇静、退热、抗炎、抗突变、抗癌作用。蔓荆子抑制醛糖还原酶，抗白内障。

蔓荆子的传统功效是疏散风热，清利头目；主治风热感冒头痛，目赤多泪，目暗不明，齿龈肿痛，头晕目眩。药理研究主要发现其有降血压、扩血管、解热、镇痛、催眠、抗炎、抗凝、抗氧化、平喘、祛痰、抑制肠平滑肌、耐缺氧、增强体质、耐疲劳等作用；开发了心、脑、血管，催眠，抗炎镇痛，平喘祛痰，抗疲劳等方面的治疗前景。

柴胡（《神农本草经》）

【来源】本品为伞形科植物柴胡或狭叶柴胡的干燥根。按性状不同，分别习称北柴胡和南柴胡。北柴胡主产于河北、河南、辽宁；南柴胡主产于湖北、江苏、四川。春、秋二季采挖，除去茎叶及泥沙，干燥。切段，生用或醋炙用。本品气微香，味微苦。以外表皮黑褐、切面黄白色者为佳。

【别名】茈胡，北柴胡，南柴胡。

【性味】味辛、苦，性微寒。

【归经与趋势】归肝、胆、肺、卫、皮肤、心、脑、血管，胃、胰、肠，肾、膀胱、子宫。柴胡辛散苦泄，微寒退热，趋势在半表半里、兼具升发之性；柴胡缩尿、提肛、举宫，升发阳气，稳固下极；又能通活心、脑、血管，皮腠；重点是疏理中焦之肝、胆、胰、脾、胃。

【化学成分】本品主要含皂苷类成分：柴胡皂苷a、b、d.f等；挥发油：2-甲基环戊酮，柠檬烯，月桂烯，香芹酮，戊酸，己酸，庚酸，辛酸，2-辛烯酸，壬酸，γ-庚烯酸等。还含多糖、有机酸、植物甾醇及黄酮类等。

【功效】祛邪退热，和解少阳，通痹止痛，疏肝解郁，调畅情志，促进代谢，安神镇惊，止咳平喘，活血宁心，解毒散结，化浊护肾，利胆解痉，理胰整肠，升举阳气，缩尿收宫。

【药理概括】抗炎，解热，镇静，抗惊厥，镇痛，镇咳，平喘，抗肝损害，促胆汁排泄，增加血浆皮质酮水平，抗细胞黏附性，有溶血作用，抑制血小板聚集，保护血小板减少，降血压，减慢心率，降血脂，抗过敏，抗肾病变，抗溃疡，促进胰酶分泌，增强小肠收缩，解痉，降低胆碱酯酶活性，升高血糖，抑制脂肪分解，调节免疫，抗肿瘤，抗诱变，抗氧化，抗辐射，抑菌，抗内毒素，广谱抗病毒，兴奋子宫，促进基础代谢，抗抑郁，减轻蛋白尿，抗利尿，缩瞳。

【辨证施治提纲】（一）证：感冒发热、寒热往来，肝郁气滞、胸胁胀痛、月经不调，气虚下陷、胃下垂、肾下垂、子宫脱垂、久泻脱肛。（二）病：退热，肝胆疾病，炎症性疾病，神经系统疾病，心血管病，肾脏疾病，内分泌疾病，妇科疾病，皮肤病，眼科疾病。

【剂量与用法】药典剂量：3～9 g。常规剂量：3～12 g。不宜大剂量使用。水煎服。研末或入丸散吞服时酌减。浸酒内服、外用适量。柴胡无毒，在常规剂量内没有不适反应，长期服用也没有不良反应。剂量稍大时有些患者会产生食欲减退、恶心、腹胀、倦怠的反应。

疏散退热宜生用，疏肝解郁宜醋炙，升举阳气可生用或酒炙。柴胡与升麻配用后，对子宫兴奋作用的强度、时间远较单用为显著。

【注意事项】妊娠禁忌。柴胡对局部有刺激作用及溶血作用。不良反应有倦怠感，食欲下降，腹胀；也有过敏现象，症状有头痛、乏力、心悸、身体疼痛、皮疹瘙痒、晕厥、呼吸困难，严重者会出现休克。

【论述】柴胡有明显的解热作用，并且可使正常体温降低。柴胡抑制中枢，有明显的镇静、催眠、抗惊厥作用，镇痛作用。柴胡及其有效成分柴胡皂苷有抗炎作用，其抗炎作用与促进肾上腺皮质系统功能等有关，其抗增生作用比抗渗出作用更强。

柴胡皂苷有抑制肝和心肌中的脂质过氧化，增加肝内蛋白质合成，而降低肝转氨酶，减少血凝，抗肝损伤，能减轻肝细胞变性、坏死，具有促进肝细胞再生，修复损伤的能力，对肝脏缺血性损伤有保护作用；并能抑制纤维增生，促进纤维吸收，减少了肝硬化的发生。

柴胡能促进肾上腺皮质激素分泌，同时增加血浆皮质酮水平。柴胡对生物膜有低浓度时稳定、高浓度时溶解的双向作用。柴胡对免疫功能有双向调节作用，但以增强免疫为主。柴胡对多种过敏反应均有抑制作用，也能对抗过敏性哮喘。柴胡有抗溃疡作用，能促进肠道内物质的移动，能对抗肠道痉挛。

柴胡皂苷具有极强的促酶分泌作用，能显著促进胰腺腺泡消化酶的分泌，可防止或减轻由于分泌受阻而引发的细胞自消化。柴胡皂苷有显著抗细胞黏附活性，并有较强的溶血作用；柴胡皂苷的抗细胞黏附作用与其溶血作用有关。柴胡有抗内毒素活性。

柴胡皂苷对肾脏病变有保护作用，能使尿蛋白明显减少，血清总蛋白、白蛋白的下降均有明显改善，小剂量能抑制利尿，大剂量能促进利尿；柴胡皂苷作用于细胞膜，使之稳定性加强，以细胞膜的变化为媒介，使细胞性质和功能发生变化，进而使机体对各种病因反应性改变。柴胡可抑心、降压；抑制血小板聚集。柴胡对造血干细胞和血小板减少有防护作用。柴胡可使降低的基础代谢恢复到正常状态。柴胡能升高血糖。柴胡对流感病毒有强烈抑制作用。柴胡小剂量有缩瞳作用，大剂量有散瞳作用。

柴胡的传统功效是疏散退热，疏肝解郁，升举阳气；主治感冒发热、寒热往来，肝郁气滞、胸胁胀痛、月经不调，气虚下陷、胃下垂、肾下垂、子宫脱垂、久泻脱肛。药理研究发现其许多新功效：抗炎，解热，镇静，抗惊厥，镇痛，镇咳，平喘，抗肝损害，促胆汁排泄，抑制血小板聚集，降血压，减慢心率，降血脂，抗过敏，抗肾病变，抗溃疡，促进胰酶分泌，增强小肠收缩，解痉，降低胆碱酯酶活性，升高血糖，抑制脂肪分解，调节免疫，抗肿瘤，抗氧化，兴奋子宫，促进基础代谢，抗抑郁，抗利尿，缩瞳等；开发了心、脑、血管，保肝利胆，抗抑郁，促进胰酶分泌，抗肾病变等多方面的治疗前景。

升麻（《神农本草经》）

【来源】本品为毛茛科植物大三叶升麻、兴安升麻或升麻的干燥根茎。主产于辽宁、黑龙江、河北、山西、四川。秋季采挖，除去泥沙，晒至须根干时，燎去或除去须根，晒干。切片，生用或蜜炙用。本品气微，味微苦而涩。以外表皮色黑褐、切面黄绿色者为佳。

【别名】绿升麻，空升麻，鸡骨升麻。

【性味】味辛、微甘，性微寒。

【归经与趋势】归肺、卫、皮肤、心、脑、血管、肾、骨、膀胱、子宫、肝、肠。升麻甘寒清热，辛能发散，趋势呈向上、向外，升提之中兼具沉降之性。

【化学成分】本品主要含酚酸类成分：异阿魏酸，升麻酸A，B，C，D，E；三萜及苷类成分：兴安升麻醇，25-O-羟升麻环氧醇-3-0-β-D木糖苷；色酮类：降升麻素。

【功效】发表退热，透疹止痒，清热解毒，升举阳气，安神镇惊，疏肝散结，祛湿宁心，凉血止血，舒筋壮骨，理气解痉。

【药理概括】解热，镇痛，镇静，抗惊厥，抗炎，抗肝损害，降血压，减慢心率，止血，降血脂，解痉，抗骨质疏松，调节免疫诱生干扰素，抗变态反应，抗癌，兴奋子宫，抑菌，抑真菌，抗病毒，抗突变，抗氧化。

【辨证施治提纲】（一）证：风热感冒、发热头痛，麻疹不透，齿痛，口疮，咽喉肿痛，阳毒发斑，气虚下陷、胃下垂、肾下垂、子宫脱垂、久泻脱肛、崩漏下血。（二）病：传染病，妇产科疾病，口腔疾病，皮肤病，腹泻，脱肛，便血，慢性肝炎，帕金森病，尿潴留，鼻窦炎。

【剂量与用法】药典剂量：3～9 g。常规剂量：3～9 g。不宜大剂量使用。水煎服。研末或入丸散吞服时酌减。浸酒内服、外用适量。升麻无毒，在常规剂量内没有不适反应，长期服用也没有不良反应。升麻剂量稍大，有恶心、呕吐、头晕、乏力等不适反应。发表透疹、清热解毒宜生用，升阳举陷宜炙用。

【注意事项】升麻口服对胃有刺激性，常引起呕吐，可致胃肠炎；过量可引起乏力、眩晕，剧烈头痛，震颤，脉缓，虚脱，严重者出现谵妄、惊厥、呼吸困难，中毒可因心脏抑制、血压下降、呼吸麻痹而死亡。

【论述】升麻具有解热，抗炎，镇痛，抗惊厥作用。升麻对肠管痉挛有一定的抑制作用。升麻具有抗过敏、抑制心脏、减慢心率、降低血压、降血脂、保肝、抗癌、抗氧化等作用。升麻有止血作用，其生药与炭药均能缩短凝血时间。升麻对膀胱和未孕子宫呈兴奋作用，但对肠管和妊娠子宫呈抑制作用。升麻具有明显的骨吸收亢进作用，对骨密度降低具有预防作用。升麻有雌激素样作用。升麻能抑制艾滋病病毒。

升麻的传统功效是发表透疹，清热解毒，升举阳气；主治风热感冒、发热头痛，麻疹不透、齿痛，口疮，咽喉肿痛，阳毒发斑，气虚下陷、胃下垂、肾下垂、子宫脱垂、久泻脱肛、崩漏下血。药理研究发现其有解热、镇痛、镇静、抗惊厥、抗炎、抗肝损害、抑心、降血压、减慢心率、止血、降血脂、解痉、抗骨质疏松、抗变态反应、抗癌、兴奋子宫等作用；开发了心、脑、血管，保肝，抗骨质疏松，抗变态反应，兴奋子宫等方面的治疗前景。

葛根（《神农本草经》）

【来源】本品为豆科植物野葛或甘葛藤的干燥根。前者习称野葛，后者习称粉葛。野葛主产于河南、湖南、浙江、四川；甘葛藤主产于广西、广东。野葛在秋、冬二季采挖，多趁鲜切成厚片或者小块，干燥；甘葛藤在秋、冬二季采挖，多除去外皮，稍干，截段或再纵切两半或斜切成厚片，干燥。生用或煨用。野葛以质疏松、切面纤维性强者为佳；粉葛以块大，质坚实，色白，粉性足，纤维少者为佳。

【别名】野葛根，粉葛，干葛。

【性味】味甘、辛，性凉。

【归经与趋势】归心、脑、血管，肝，肾，肺、卫、皮肤。葛根轻扬升散，趋势呈向上、向外；启动中焦：疏肝散结、升清降浊；疏通上焦：助肺宣发、解肌退热、透疹止痒，入心宫活血、化浊、宁心养心，清气蒸腾；洞开脑府：舒颈通痹、聪耳明目，健脑益智。葛根通络散结，升清降浊，专主心、脑、血管，乃调理养生药阵中之仙品。

【化学成分】本品主要含黄酮类成分：葛根素，黄豆苷元，黄豆苷，黄豆苷元8-0-芹菜糖（1-6）葡萄糖苷等；香豆素类：6，7-二甲基香豆素，6-牻牛儿基-7.4 ' -二羟基香豆素等。

【功效】解肌退热，生津止渴，透疹止痒，升清聪耳，疏肝明目，通痹止痛，活血祛瘀，化浊通络，解毒散结，宁心养心，健脑益智，延缓衰老，解痉醒酒。

【药理概括】调节心脏功能，抗心肌缺血，扩张血管，改善微循环障碍，抗高血压，抗心律失常，β-受体阻断作用，降血糖，降血脂，解热，解痉，抗癌，解毒，抗氧化，解酒，耐缺氧，抑制血小板聚集，保肝，抗白内障，抗炎，雌激素样作用，改善脑循环，对抗记忆障碍，神经保护作用，增强免疫，抗过敏。

【辨证施治提纲】（一）证：外感发热头痛，项背强痛，热病口渴，消渴，麻疹不透，热泻热痢，脾虚泄泻，中风偏瘫，胸痹心痛，眩晕头痛，酒毒伤中。（二）病：冠心病心绞痛，高血压病，心肌梗死，心律失常，小儿病毒性心肌炎，急性脑梗死，早期突发性耳聋，偏头痛，视网膜中央动脉阻塞，拟菊酯类农药中毒，高脂血症，高黏血症，防治乙醇中毒，骨关节和肌肉疾病，神经性疾病，感染性和炎症性疾病，皮肤病，糖尿病，嗅觉丧失症。

【剂量与用法】药典剂量：9～15 g。常规剂量：9～15 g。大剂量：15～30 g。水煎服。研末或入丸散吞服时酌减。浸酒内服、外用适量。葛根无毒，在常规剂量内没有不适反应，长期服用或大剂量使用也没有明显不良反应。但对低血压和心动过缓的患者，还宜谨慎使用。解肌退热、生津止渴、透疹、通经活络、解酒毒宜生用，升阳止泻宜煨用。

【注意事项】本品的不良反应，个别有头胀感；也有皮疹，瘙痒等过敏反应。

【论述】葛根能扩张冠脉血管和脑血管，增加冠脉血流量和脑血流量，有温和地改善脑血循环的作用，对损伤的神经细胞有保护作用，可提高学习记忆能力。葛根能调节心脏功能，减慢心率，改善心肌代谢，对抗急性心肌缺血，降低心肌耗氧量，提高心肌工作效率。

葛根有较为广泛的β-受体阻断作用，能直接扩张血管，使外周阻力下降，增加血流量，对周围微血管和脑血管障碍的血流量具有明显的改善作用，从而有明显降压作用，也有降血脂作用，能较好缓解高血压患者的"项紧"、头痛、头晕、耳鸣等症状。葛根素能改善微循环，提高局部微血流量，抑制血小板凝集，抗血栓形成；葛根素能使血管内壁糖和氨基酸代谢减慢，胶原纤维相对减少，有益于防治动脉粥样硬化、血小板黏附和血栓形成。

葛根有明显的解热作用。葛根所含不同成分分别具有收缩与舒张内脏平滑肌的作用，缓解平滑肌痉挛。葛根有降血糖、治疗糖尿病并发症的作用。葛根能有效地拮抗酒精引起的肝和睾丸组织脂质过氧化损害，具有解酒和预防酒精中毒作用。葛根能显著抑制氧化损伤引起的红细胞溶血，对过氧化脂质的生成有抑制作用。葛根能抑制醛糖还原酶，抗白内障。葛根具有雌激素样作用，能使子宫重量增加。

葛根的传统功效是解肌退热，生津止渴，透疹，升阳止泻，通经活络，解酒毒；主治外感发热头痛，项背强痛，热病口渴，消渴，麻疹不透，热泻热痢，脾虚泄泻，中风偏瘫，胸痹心痛，眩晕头痛，酒毒伤中。药理研究发现其许多新功效：调节心脏功能，抗心肌缺血，扩张血管，改善微循环障碍，抗高血压，抗心律失常，降血糖，降血脂，解热，解痉，抗癌，解毒，抗氧化，解酒，耐缺氧，抑制血小板聚集，保肝，抗白内障，抗炎，雌激素样作用，对抗记忆障碍，神经保护作用，增强免疫力等作用；主要开发了心、脑、血管方面的巨大潜力。

淡豆豉（《名医别录》）

【来源】本品为豆科植物黑大豆的成熟种子的发酵加工品。全国大部分地区均产。生用。本品气香，味微甘。以色黑、质柔、气香者为佳。

【别名】香豆豉，香豉，豆豉，炒豆豉。

【性味】味苦、辛，性凉。

【归经与趋势】归肺、卫，心、血管，肝、胆，骨。淡豆豉辛散轻浮，趋势呈向上、向外，偏走中、上焦。

【化学成分】本品主要含异黄酮类成分：大豆苷，黄豆苷，大豆素，黄豆素等。还含维生素、淡豆豉多糖及微量元素等。

【功效】解表除烦，健胃消食，宣发郁热，活血祛瘀，化浊通络，宁心养心，疏肝散结，利胆溶石，舒筋壮骨，延缓衰老。

【药理概括】发汗，健胃消食，防治动脉硬化，降脂，溶解胆固醇结石，保肝，抗脂肪肝，扩冠增流，减慢心率，抗心肌缺血，调节脂代谢，降血糖，抗凝溶栓，降血压，抗骨质疏松，抗氧化，抗衰老，增强免疫，抗肿瘤，广谱抗病毒。

【辨证施治提纲】（一）证：感冒、寒热头痛，胁痛口苦，烦躁胸闷、虚烦不眠。（二）病：肺炎，高脂血症，冠心病，骨质疏松症，阳痿。

【剂量与用法】药典剂量：6～12 g。常规剂量：9～15 g。大剂量：15～30 g。水煎服。研末或入丸散吞服时酌减。浸酒内服、外用适量。淡豆豉无毒，药食两用，在常规剂量内没有不适反应，长期服用或大剂量使用也没有明显不良反应。

【注意事项】本品毒性小，安全范围大。

【论述】淡豆豉的药理作用实际上是黑大豆的作用。淡豆豉有降脂、抗动脉硬化和减肥作用，对早期动脉硬化血管损伤有保护作用，能显著扩张冠脉、增加心肌营养性血流量，同时可见冠脉阻力降低、心率减慢、心肌收缩力减弱、血压下降等现象，大豆苷元有明显抗心律失常作用，大豆皂苷对心肌具有钙通道阻滞作用，淡豆豉对心肌缺血有一定保护作用。淡豆豉能明显增加脑血流量，降低血管阻力，还能提高耐常压缺氧能力。

淡豆豉有明显的保肝作用，可使转氨酶和游离脂肪酸明显降低，可使肝内脂肪蓄积减少，用于防治脂肪肝。大豆磷脂能改善胆结石患者胆汁中磷脂/胆固醇比值，增加胆汁溶解胆固醇的能力。淡豆豉能明显加强和延长胰岛素的降血糖效果，对血糖升高有明显的降低作用，并改善糖耐量。

淡豆豉有微弱的发汗作用，并有健胃、助消化作用。淡豆豉具有明显的抗凝溶栓作用。淡豆豉有抗氧化、抗衰老作用。大豆磷脂是脂质体的主要成分，脂质体可显著促进巨噬细胞吞噬活性，增强人淋巴细胞DNA的合成和免疫中介的抗肿瘤作用。淡豆豉有抗肿瘤作用。淡豆豉对多种病毒有抑制作用。

我国人喜喝豆浆，吃豆腐等豆制品，长期食用，不但营养丰富，补充了蛋白质、不饱和脂肪酸、雌激素样物质等，而且能起到上述的药理作用，包括抗动脉硬化、扩冠、抗凝、保肝、抗氧化、抗衰老、抗病毒、抗肿瘤等。

淡豆豉的传统功效是解表，除烦，宣发郁热；主治感冒、寒热头痛，热病烦躁胸闷、虚烦不眠。药理研究发现其许多新功效：防治动脉硬化，降脂，溶解胆固醇结石，保肝，抗脂肪肝，扩冠增流，减慢心率，抗心肌缺血，调节脂代谢，降血糖，抗凝溶栓，降血压，抗骨质疏松，抗衰老，广谱抗病毒；重点开发了心、血管方面的作用。

浮萍 （《神农本草经》）

【来源】本品为浮萍科植物紫萍的干燥全草。全国大部分地区均产。6—9月采收，洗净，除去杂质，晒干。生用。本品气微，味淡。以色绿、背紫者为佳。

【别名】水萍，紫背浮萍。

【性味】味辛，性寒。

【归经与趋势】归肺、卫，心、血管，肝。浮萍味辛质轻上浮，趋势呈向上、向外，性寒，升中有降。

【化学成分】本品主要含黄酮类成分：荭草素，异荭草素，木犀草素–7–单糖苷，芹菜素–7–单糖苷，芦丁等；有机酸类成分：5-对香豆酰奎宁酸，5 –咖啡酰奎宁酸等。还含鞣质及类脂化合物等。

【功效】宣散风热，透疹止痒，强心利尿，活血消肿。

【药理概括】解热，强心，收缩血管，升高血压，抗感染，利尿，抗凝，抑菌，促进黑素细胞生长，诱导肝癌细胞凋亡。

【辨证施治提纲】（一）证：风热感冒，麻疹不透，风疹瘙痒，水肿尿少。（二）病：荨麻疹，痤疮，湿疹，肾炎，麻疹透发不畅，感冒，过敏性紫癜，心功能不全。

【剂量与用法】药典剂量：3～9 g。常规剂量：3～9 g。药材质地轻，不适宜大剂量使用。水煎服。研末或入丸散吞服时酌减。浸酒内服、外用适量。浮萍无毒，在常规剂量内没有不适反应，长期服用也没有明显不良反应。

【注意事项】浮萍有升高血压作用，大剂量可使心脏停止在舒张期，所以不宜大剂量使用。

【论述】浮萍有微弱的解热作用。浮萍有利尿作用。浮萍对衰弱的心脏有显著的强心作用，其作用因钙盐的存在而增强，本品直接作用于心肌，大剂量可使心脏停止在舒张期，并能收缩血管、血压上升。浮萍对黑素细胞促生长作用明显，且呈剂量依赖关系。浮萍有抗肝癌作用。

浮萍的传统功效是宣散风热，透疹止痒，利尿消肿；主治风热感冒，麻疹不透，风疹瘙痒，水肿尿少。药理研究发现其有解热，强心，收缩血管，升高血压，抗感染，利尿，抗凝等作用。

木贼（《嘉祐本草》）

【来源】本品为木贼科植物木贼的干燥地上部分。主产于黑龙江、吉林、辽宁、陕西、湖北。夏、秋二季采割，除去杂质，晒干或阴干。切段，生用。本品气微，味甘淡、微涩，嚼之有沙粒感。以茎粗长、色绿、质厚、不脱节者为佳。

【别名】木贼草，节节草，锉草，节骨草，擦草。

【性味】味甘、苦，性平。

【归经与趋势】归肺、卫，心、血管，肠。木贼轻清疏散，向上、向外，味苦，升散中有沉降之性。

【化学成分】本品主要含黄酮类成分：山奈素（山奈酚），山奈酚-3.7-双葡萄糖苷；有机酸类：琥珀酸，延胡索酸，阿魏酸；生物碱类成分：犬问荆碱，烟碱。还含挥发油等。

【功效】疏散风热，平肝明目，化浊通络，活血祛瘀，安神养心，收敛止血，利尿祛湿，延缓衰老。

【药理概括】扩张血管，增加冠脉流量，降低血压，镇静，镇痛，抗高脂血症，抗蛇毒，抗氧化、抗衰老，降血糖，抗组织胺，抑菌，抗病毒，抗凝、抗血栓，抑制肠肌收缩，利尿，止血与收敛。

【辨证施治提纲】（一）证：风热目赤、迎风流泪、目生云翳，出血证。（二）病：高血压病，传染性肝炎，眼病，扁平疣，皮肤病，尖锐湿疣，小儿疳积，食管癌，化脓性骨髓炎，外伤出血。

【剂量与用法】药典剂量：3～9 g。常规剂量：3～9 g。药材质地轻，不适宜大剂量使用。水煎服。研末或入丸散吞服时酌减。浸酒内服、外用适量。木贼无毒，在常规剂量内没有不适反应，长期服用也没有明显不良反应。

【注意事项】本品大量内服可致口干，肠鸣，额面色素沉着，肝功能损害等。

【论述】木贼能降低血清总胆固醇、甘油三酯，对高血脂有防治作用，可预防动脉粥样硬化斑块形成。木贼有抗血小板聚集、抗血栓作用，能减轻血栓的重量。木贼可扩张血管，并能对抗组织胺，增加心脏冠脉流量，有明显而持久的降压作用。

木贼中所含的咖啡酸有止血作用，能缩短血凝及出血时间；木贼所含硅酸盐和鞣质有收敛作用；木贼也有降低毛细血管通透性，保护血管渗透压的作用。木贼还有降血糖、镇静、镇痛、抗蛇毒等作用。

木贼的传统功效是疏散风热，明目退翳；主治风热目赤、迎风流泪、目生云翳，出血证。药理研究发现其有扩张血管，降低血压，镇静，镇痛，抗高脂血症，抗衰老，降血糖，抗凝、抗血栓，利尿，止血等作用。

谷精草（《开宝本草》）

【来源】本品为谷精草科植物谷精草的干燥带花茎的头状花序。主产于江苏、浙江、湖北。秋季采收，将花序连同花茎拔出，晒干。切段，生用。本品气微，味淡。以花序大而紧密、色灰白、花茎短者为佳。

【别名】戴星草，文星草，流星草，移星草，珍珠草。

【性味】味辛、甘，性平。

【归经与趋势】归肺、卫、肝、目。谷精草味辛质轻升散，趋势专走头面。

【化学成分】本品主要含谷精草素。

【功效】疏散风热，明目退翳，活血通络。

【药理概括】抑菌，抗真菌，改善微循环，调控晶状体上皮细胞凋亡基因，防治白内障。

【辨证施治提纲】（一）证：风热目赤、肿痛羞明、目生翳膜，风热头痛。（二）病：眼科疾病，鼻炎，厌食症，偏头痛。

【剂量与用法】药典剂量：3～9 g。常规剂量：3～9 g。药材质地轻，不适宜大剂量使用。水煎服。研末或入丸散吞服时酌减。浸酒内服、外用适量。谷精草无毒，在常规剂量内没有不适反应，长期服用也没有明显不良反应。

【注意事项】本品毒性小，安全范围大。

【论述】谷精草能扩张血管，降低血黏度，改善微循环。谷精草有调控晶状体上皮细胞凋亡基因的作用，可用于防治白内障。谷精草有抑菌、抗真菌作用。

谷精草的传统功效是疏散风热，明目退翳；主治风热目赤、肿痛羞明、目生翳膜，风热头痛。谷精草的作用比较单纯，古今差别不大。

第二章　清热药

凡以清解里热为主要功效，常用以治疗里热证的药物，称为清热药。本类药物药性寒凉，沉降入里，通过清热泻火、清热燥湿、清热解毒、清热凉血及清虚热等不同作用，使里热得以清解，即《黄帝内经》"热者寒之"、《神农本草经》"疗热以寒药"的用药原则。

清热药主要用治温热病高热烦渴，肺、胃、心、肝等脏腑实热证，湿热泻痢，湿热黄疸，温毒发斑，痈疮肿毒及阴虚发热等里热证。由于里热证的致病因素、疾病表现阶段，以及脏腑、病位的不同，里热证有多种证型，有热在气分、血分之分，有实热、虚热之别，需选择不同的清热药进行治疗。

使用清热药时应辨别热证的虚实。实热证有气分实热、营血分热及气血两燔之别，应分别予以清热泻火、清热凉血、气血两清。虚热证则以养阴清热、凉血除蒸为主。若里热兼有表证，当先解表后清里，或与解表药同用，以表里双解。若里热兼有积滞者，宜配通腑泻下药。

本类药物药性大多寒凉，易伤脾胃，故脾胃虚弱，食少便溏者慎用。苦寒药物易化燥伤阴热病伤阴或阴虚津亏者慎用。清热药禁用于阴盛格阳或真寒假热之证。根据清热药的药性、功效及其主治证的差异，清热药可分为清热泻火药、清热燥湿药、清热解毒药、清热凉血药、清虚热药五类。

现代药理研究证明，清热药一般具有抗病原微生物和解热作用，部分药物有增强机体特异性或非特异性功能、抗肿瘤、抗变态反应及镇静、降血压等作用。

第一节　清热泻火药

本类药物性味多苦寒或甘寒，以清泄气分邪热为主要作用，主治温热病邪入气分，高热、口渴、汗出、烦躁，甚至神昏谵语、脉洪大等气分实热证。部分清热泻火药能清脏腑火热，故也可用于治肺热、胃热、心火、肝火等脏腑火热证。使用清热泻火药时，若里热炽盛而正气已虚，则宜选配补虚药，以扶正祛邪。

石膏（《神农本草经》）

【来源】本品为硫酸盐类矿物硬石膏族石膏，主含含水硫酸钙。主产于湖北、安徽、山东，以湖北应城产者最佳。全年可采。采挖后，除去泥沙及杂石。打碎生用或煅用。本品气微，味淡。以白色、块大、半透明、纵断面如丝者为佳。

【别名】细石，细理石，软石膏，寒水石，白虎。

【性味】味甘、辛，性大寒。

【归经与趋势】归肺、卫、皮肤，心、脑、血管、胆、胃、肠、骨、膀胱。生石膏辛甘大寒，秉沉降之性，趋势呈向内、向下，功专清透泻火。

【化学成分】本品主要含含水硫酸钙，含量不少于95%，尚含有机物、硫化物及微量元素钛、铝、硅等。

【功效】生用：清热泻火，除烦止渴，解痉止痛，安神镇惊，宁心止汗，凉血止血，舒筋壮骨，增液利尿；煅用：收湿，生肌，敛疮，止血。

【药理概括】解热，抑制汗腺分泌，增强机体免疫功能，止渴，镇痛，镇静，解痉，抑心，扩张血管，降低骨骼肌兴奋性，双向调节平滑肌，止血，利尿，抑制胆汁排泄，补钙作用，协同降血糖。

【辨证施治提纲】（一）证：外感热病、高热烦渴，肺热喘咳，胃火亢盛、头痛牙痛、内热消渴。煅用：收湿，生肌，敛疮，止血；主治溃疡不敛，湿疹瘙痒，水火烫伤，外伤出血。（二）病：发热，病毒感染，小儿肺门淋巴结结核，牙槽脓肿，大骨节病，咳痰喘。

【剂量与用法】药典剂量：15～60 g。常规剂量：15～30 g。大剂量：30～90 g。水煎服，打碎先煎。研末或入丸散吞服时酌减。煅石膏外用适量，研末外撒患处。石膏无毒，在常规剂量内没有不适反应，长期服用或大剂量使用也没有明显不良反应。

石膏久煎，钙溶出率并不增加，因此治疗发热病时可以先煎，其他用途同煮即可。

【注意事项】生石膏有一些轻的不适反应，当低热、内热清退后，继续服用生石膏，会有食欲减退、恶心、大便稀薄、体温低下、畏寒怕冷、月经延期等不适反应。

生石膏能诱发痛风，是由于血液中尿酸与钙结合，形成了尿酸钙，刺激了血管壁而诱发了血管炎；痛风发作的直接原因是尿酸盐对于血管的刺激，而并非血液中的游离尿酸所引起，游离尿酸虽高，但痛风不一定会发作。因此，补钙和使用生石膏还需要考虑到尿酸问题。

【论述】天然石膏有明显的解热作用，纯品石膏无解热作用；生石膏可抑制发热时过度兴奋的体温调节中枢，有强而快的减热作用，但不持久；石膏与知母同用，两药取长补短，产生了协同作用，能起到退热快作用强而持久的效果；生石膏可抑制汗腺分泌，故退热而不发汗。石膏上清液能明显减少口渴的饮水量。

生石膏为硫酸钙的结晶，在煎煮过程中，分解为硫酸根离子和钙离子，钙离子与其他中药的有机酸结合成为有机钙，容易吸收，在体内分布合理，成为最佳的钙剂。石膏能促进血液凝固，降低毛细血管通透性，缩短血凝时间，有止血作用。石膏能增强机体免疫功能。石膏对人参、知母的降血糖功效有协同作用。石膏对心脏，小剂量时兴奋，大剂量则抑制。

石膏有抑制神经应激能力、减轻骨骼肌兴奋性的作用。生石膏内服，经胃酸作用，一部分变为可溶性钙盐而被吸收，使血钙浓度增加，而抑制肌肉的兴奋性，起到一定的镇静、镇痉作用。石膏对小肠和子宫平滑肌有双向作用，小量使其收缩振幅加大，大剂量则使之紧张性降低，收缩振幅减小。煅石膏粉的清热力弱，主要外用，能收敛黏膜，减少分泌，降低血管通透性而起消炎作用，外敷可见创口成纤维细胞数、肉芽组织中毛细血管数和毛细血管面积明显增加。

石膏的传统功效是生用：清热泻火，除烦止渴；主治外感热病、高热烦渴，肺热喘咳，胃火亢盛、头痛牙痛、内热消渴。煅用：收湿，生肌，敛疮，止血；主治溃疡不敛，湿疹瘙痒，水火烫伤，外伤出血。药理研究发现其有解热，抑制汗腺分泌，增强机体免疫功能，止渴，镇痛，镇静，解痉，抑心，扩张血管，降低骨骼肌兴奋性，利尿，补钙等作用。

寒水石（《神农本草经》）

【来源】本品为碳酸盐类矿物方解石族方解石，主含碳酸钙，或硫酸盐类矿物硬石膏族红石膏，主含含水硫酸钙。方解石称南寒水石，主产于河南、安徽、江苏，红石膏称北寒水石，主产于辽宁、吉林、内蒙古。全年可采，采挖后，除去泥沙及杂石。打碎生用，或煅用。南寒水石无臭、无味，以色白、有光泽、击碎后呈方形、具棱角者佳；北寒水石气微、味淡，以纯净、片状、肉红色、有细丝纹、具光泽者为佳。

【别名】凝水石，白水石，凌水石，水石，冰石。

【性味】味辛、咸，性寒。

【归经与趋势】归肺、皮肤，心，胃、肠。寒水石秉沉降之性，寒能清热，趋势呈自上而下，善清心、胃之火。

【化学成分】方解石主含碳酸钙，红石膏主含含水硫酸钙，尚含铁、铝等。

【功效】清热泻火，通痹止痛，滑肠泻下。

【药理概括】解热，抗菌，提高免疫功能，抗炎，止痛，泻下。

【辨证施治提纲】（一）证：热病烦渴、癫狂，口舌生疮，热毒疮肿，丹毒，烧烫伤。（二）病：消化性溃疡，急性细菌性痢疾，小儿尿路结石。

【剂量与用法】药典剂量：15～30 g。常规剂量：15～30 g。大剂量：30～60 g。水煎服，打碎先煎。研末或入丸散吞服时酌减。外用适量，研细粉调敷患处。寒水石无毒，在常规剂量内没有不适反应，大剂量30 g以上水煎服能滑肠。

【注意事项】本品大剂量服用会引起腹泻，故脾胃虚寒者慎用。

【论述】寒水石有解热作用。寒水石能提高免疫功能。寒水石有抗炎、止痛作用。寒水石有泻下作用，对常见致病菌有较强的抗菌力。

寒水石的传统功效是清热泻火；主治热病烦渴、癫狂，口舌生疮，热毒疮肿，丹毒，烧烫伤。药理研究发现其有解热，提高免疫功能，抗炎，止痛，泻下等作用。

知母（《神农本草经》）

【来源】本品为百合科植物知母的干燥根茎。主产于河北、山西、陕西、内蒙古。春、秋二季采挖，除去须根及泥沙，晒干，习称"毛知母"；或除去外皮，晒干。切片入药，生用，或盐水炙用。本品气微，味微甜、略苦，嚼之带黏性。以切面色黄白者为佳。

【别名】毛知母，光知母，知母肉。

【性味】味苦、甘，性寒。

【归经与趋势】归肺、卫、皮肤，心、脑、血管，肝、胆，肾、膀胱。知母味苦甘，性寒质润，甘寒养阴，苦寒清热，属于清补之品；趋势呈上、下通调之势，降中有升，升中有降；知母似夏日之甘露，自清空而下，滋润万物，又使清阳之气升腾向上，温养生化。

【化学成分】本品主要含皂苷，其主要成分为知母皂苷A- I、A-II等。尚含知母多糖、芒果苷、异芒果苷、生物碱及有机酸等。

【功效】清热泻火，滋阴润燥，潜阳明目，活血通络，健脑益智，解郁镇惊，延缓衰老，疏肝利胆，强心利尿，止咳祛痰，化浊散结。

【药理概括】广谱抗菌，抑真菌，解热，降血糖，抑制醛糖还原酶抗白内障，降低血浆皮质酮，清除氧自由基，抗肿瘤，耐缺氧，抗血小板聚集，改善脑循环，减轻脑缺血再灌注损伤，保护神经元，促学习记忆，抗衰老、益智，抗癫痫，抗精神抑郁，抗炎，滋阴作用，增强免疫，增加体重，抑制呼吸中枢，降血压，强心，利尿，利胆，镇咳，祛痰，抑制溃疡，抑制睾酮5α-还原酶，减轻糖皮质激素副作用。

【辨证施治提纲】（一）证：外感热病、高热烦渴，眩晕，心悸，水肿，肺热咳嗽、阴虚燥咳，骨蒸潮热，内热消渴，阴虚肠燥便秘。（二）病：尿路感染，外感高热，前列腺肥大，急性视网膜色素上皮炎，糖尿病，冠心病，心衰。

【剂量与用法】药典剂量：$6 \sim 12\, g$。常规剂量：$6 \sim 12\, g$。不宜大剂量使用。水煎服。研末或入丸散吞服时酌减。浸酒内服、外用适量。知母无毒，在常规剂量内没有不适反应，长期服用也没有明显不良反应。知母剂量过大，对消化系统正常的人，影响不明显，对已经患有胃痛和容易便溏的患者，知母会加重症状，有恶心、滑肠便稀反应。知母清热泻火宜生用，滋阴降火宜盐水炙用。

【注意事项】本品性寒质润，有滑肠作用，故脾虚便溏者慎用。静注知母浸膏可使呼吸中枢抑制，血压下降，大剂量导致呼吸、心跳停止。

【论述】知母有较弱的解热作用，能增强生石膏的退热效果，且作用持久，其有效成分为芒果苷。知母能使血糖及肝糖原含量明显降低。知母有明显抑制血小板聚集作用。知母能增强体液免疫和细胞免疫功能。

知母所含皂苷能明显降低甲状腺素造成的耗氧率增高，抑制Na^+，K^+-ATP酶活性；还能调整β-肾上腺受体及M-胆碱能受体的相互关系。知母皂苷能减轻糖皮质激素的副作用，糖皮质激素本身的治疗和药理作用则未见明显影响。

知母有改善脑功能作用，通过改善脑循环、减轻脑缺血再灌注损伤、保护神经元、促学习记忆、抗衰老、益智、抗癫痫、抗精神抑郁，对痴呆有明显的治疗作用；对学习、记忆功能及脑M受体密度均有明显提高，且有量效相关性；知母皂苷能剂量依赖性地增加衰老大脑N受体的数目，有抗衰老和促智作用。

知母能抑制交感神经—肾上腺系统，使心率减慢，肾上腺重量减轻，血清、肾上腺内和脑内多巴胺-β-羟化酶的活性降低，从而临床表现与寒证相似的表现。

知母可使呼吸中枢抑制，血压下降，大剂量导致呼吸、心跳停止。知母所含芒果苷有强心、利尿、利胆、抗精神抑郁、镇咳、祛痰作用。知母大剂量使用有抗溃疡作用。知母有抗癌作用。知母有抑制睾酮5α-还原酶作用。

知母的传统功效是清热泻火，滋阴润燥；主治外感热病、高热烦渴，肺热咳嗽、阴虚燥咳，骨蒸潮热，内热消渴，阴虚肠燥便秘。药理研究发现其许多新功效：降血糖，抑制醛糖还原酶抗白内障，清除氧自由基，耐缺氧，抗血小板聚集，改善脑循环、减轻脑缺血再灌注损伤、保护神经元、促学习记忆、抗衰老、益智，抗精神抑郁，滋阴作用，增强免疫，降血压，强心，利尿，利胆，镇咳，祛痰；主要是开发了心、脑、血管方面的治疗前景。

芦根（《名医别录》）

【来源】本品为禾本科植物芦苇的新鲜或干燥根茎。全国大部分地区均产。全年均可采挖，除去芽、须根及膜状叶。除去杂质，洗净，切段，鲜用或晒干用。本品气微，味甘。以条粗均匀、色黄白、有光泽、无须根者为佳。

【别名】芦茅根，苇根。

【性味】味甘，性寒。

【归经与趋势】归肺、卫、皮肤，肝、胆，胃、肠，膀胱。芦根甘寒，能生津、清热，趋势呈养阴兼敷布，泻火并降逆。

【化学成分】本品主要含酚酸类成分：咖啡酸、龙胆酸；维生素类成分：维生素B_1、B_2、C等，还含天冬酰胺及蛋白质、脂肪、多糖等。

【功效】清热泻火，生津止渴，除烦止呕，增液利尿，安神定志，疏肝散结，利胆溶石，通痹止痛。

【药理概括】抑制骨骼肌作用，镇痛，解热，促进腺体分泌，中枢抑制作用，松弛肠管平滑肌、减慢肠蠕动，抑菌，保肝，增高血中甲状腺素，抗氧化，镇吐，抗癌，解毒，溶解胆结石。

【辨证施治提纲】（一）证：热病烦渴，肺热咳嗽，肺痈吐脓，胃热呕哕，热淋涩痛。（二）病：感冒，慢性支气管炎，卵巢囊肿，痉咳。

【剂量与用法】药典剂量：15～30 g。常规剂量：15～30 g。大剂量：15～30 g。鲜品用量加倍，或捣汁用。水煎服。研末或入丸散吞服时酌减。外用适量。芦根无毒，在常规剂量内没有不适反应，长期服用或大剂量使用也没有明显不良反应。

【注意事项】芦根所含黏液质对脾虚泄泻者不利，可能使人大便更稀，故脾胃虚寒者慎用。

【论述】芦根有镇痛、解热作用。芦根所含黏多糖能促进腺体分泌，因而能增加唾液、胃液、肠液，故能缓解口渴症状。芦根能抑制中枢，有镇静作用。芦根能抑制肌动蛋白——三磷酸腺苷系统的反应，显示抑制骨骼肌的作用。

芦根有良好的保肝作用，可通过抗氧化、保护肝细胞、抑制胶原沉积等途径来抑制肝纤维化。芦根能松弛肠管平滑肌、减慢肠蠕动，有止泻作用。芦根有提高免疫作用。芦根有镇吐、抗癌作用。芦根可使血中甲状腺素显著增高，并有轻度抗氧化作用，可防止肾上腺素的氧化。芦根还能溶解胆结石，并解食蟹、河豚中毒。

芦根的传统功效是清热泻火，生津止渴，除烦，止呕，利尿；主治热病烦渴，肺热咳嗽，肺痈吐脓，胃热呕哕，热淋涩痛。药理研究发现其有镇痛，解热，促进腺体分泌，抑制中枢，松弛肠管平滑肌、减慢肠蠕动，保肝，增高血中甲状腺素，抗氧化，镇吐，溶解胆结石等作用。

天花粉（《神农本草经》）

【来源】本品为葫芦科植物栝楼或双边栝楼的干燥根。主产于山东、河南、安徽、四川。秋、冬二季采挖，洗净，除去外皮，切厚片，干燥。生用，本品气微，味微苦。以块大、色白、粉性足、质坚细腻、筋脉少者为佳。

【别名】栝楼根。

【性味】味甘、微苦，性微寒。

【归经与趋势】归肺，胃，子宫。天花粉味甘微苦微寒，生津敷布之中，兼散结通络，并泻火降气，趋势由上而下。

【化学成分】本品主要含天花粉蛋白，天冬氨酸，核糖，木糖，还含 α 和 β 苦瓜素、葫芦苦素等。

【功效】清热泻火，生津止渴，消肿排脓，解毒散结，下气堕胎。

【药理概括】增强免疫，广谱抗肿瘤，抗艾滋病病毒，抗早孕及致流产作用，抗溃疡，抑菌，抗病毒，抑真菌，促进肝素合成。

【辨证施治提纲】（一）证：热病烦渴，肺热燥咳，内热消渴，疮疡肿毒。（二）病：恶性滋养叶肿瘤，宫内死胎和过期流产，异位妊娠，葡萄胎，消渴症，宫颈糜烂，免疫缺陷病。

【剂量与用法】药典剂量：10～15 g。常规剂量：10～15 g。大剂量：30～60 g。水煎服。研末或入丸散吞服时酌减。外用适量。天花粉无毒，一般情况下没有明显的不良反应，剂量过大有胃部不适和恶心反应。高敏状态的患者，可能会引起过敏反应，出现皮疹。

天花粉作为中药饮片是整体使用的，没有明显的毒副反应；天花粉单体之蛋白制剂有明显的毒副反应和过敏反应。

【注意事项】妊娠禁忌。不宜与川乌、草乌、附子同用。天花粉常见的副反应有发热、头痛、皮疹、咽喉痛、颈项活动不利等；个别患者可出现血管神经性水肿，鼻出血，肝脾肿大，甚至休克和脑水肿。

天花粉由于其抗原性，不适宜用于自身免疫病和过敏性疾病；对已经处于高敏状态的患者更不宜使用。

【论述】天花粉蛋白具有免疫原性，能促进免疫球蛋白产生，有较强的抗原性，能引起过敏反应，天花粉蛋白是一种非特异性免疫增强剂，适用于免疫功能低下、免疫缺陷病、肿瘤和一些慢性感染性疾病。

天花粉蛋白皮下或肌肉注射，有引产和终止妊娠的作用；可使胚泡坏死、液化，并通过增强子宫平滑肌的兴奋作用而导致流产。天花粉可以促进输卵管组织中肥大细胞的增多，促进肝素合成，使细胞趋向成熟。天花粉可使在饥饿状态下的肝糖原和肌糖原含量增加，对于正常人未见有降血糖作用。天花粉蛋白对于绒毛膜上皮癌有独特的疗效，因此对多种癌症都有抑杀作用。天花粉有显著的抗溃疡作用。

天花粉的传统功效是清热泻火，生津止渴，消肿排脓；主治热病烦渴，肺热燥咳，内热消渴，疮疡肿毒。药理研究发现其有增强免疫，广谱抗肿瘤，抗艾滋病毒，抗早孕及致流产等作用。

淡竹叶（《神农本草经》）

【来源】本品为禾本科植物淡竹叶的干燥茎叶。主产于浙江、江苏。夏季未抽花穗前采割，晒干。除去杂质，切段，生用。本品气微，味淡。以叶多、色绿者为佳。

【别名】竹叶，山鸡米。

【性味】味甘、淡，性寒。

【归经与趋势】归心，胃、小肠，膀胱。淡竹叶寒能清火，甘淡渗湿，质地虽轻，趋势却是降渗、向下。

【化学成分】本品主要含芦竹素、白茅素等三萜类化合物，以及β-谷甾醇、豆甾醇、菜油甾醇、蒲公英甾醇等甾类物质。

【功效】清热泻火，除烦止渴，利尿通淋，消肿散结。

【药理概括】解热作用，利尿，增强免疫，抗肿瘤，抑菌，升高血糖。

【辨证施治提纲】（一）证：热病烦渴，口舌生疮，小便短赤涩痛。（二）病：特发性水肿，多发性骨髓瘤，病毒性心肌炎，阴道炎，呕吐。

【剂量与用法】药典剂量：6～9 g。常规剂量：9～12 g。大剂量：15～30 g。质很轻，不宜更大剂量使用。水煎服。研末或入丸散吞服时酌减。外用适量。淡竹叶无毒，在常规剂量内水煎服没有不适反应，长期服用或大剂量 30 g 以下水煎服也没有明显不良反应。

【注意事项】竹叶有淡竹叶和鲜竹叶，竹叶最早记载于《名医别录》，淡竹叶最早记载于《本草纲目》，现今中药房只有淡竹叶的干品供配方。

【论述】淡竹叶有利尿作用，能增加尿中氯化物的排泄；淡竹叶有解热作用；淡竹叶能升高血糖；淡竹叶还有增强免疫、抗肿瘤和抑菌等作用。

淡竹叶的传统功效是清热泻火、除烦止渴、利尿通淋；主治热病烦渴、口舌生疮、小便短赤涩痛。药理研究发现其有解热、利尿、增强免疫、抗肿瘤、升高血糖等作用。淡竹叶的功效，古今差别不大。

鸭跖草 （《本草拾遗》）

【来源】本品为鸭跖草科植物鸭跖草的干燥地上部分。全国大部分地区均产。夏、秋二季采收，晒干。切段，生用。本品气微，味淡。以色黄绿者为佳。

【别名】鸭舌草，鸭食草。

【性味】味甘、淡，性寒。

【归经与趋势】归肺，肝，胃、肠。鸭跖草寒能清火，甘淡渗湿，趋势呈降渗、向下。

【化学成分】本品主要含当药素、异荭草素、水仙苷、当药素－2"－L－鼠李糖苷、芦丁等。还含左旋黑麦草内酯、哈尔满、去甲哈尔满、丙二酸单酰基对香豆酰飞燕草苷等。

【功效】清热泻火，疏肝解毒，利水消肿，通痹止痛，除湿涩肠。

【药理概括】解热，镇痛，抗炎，保肝，抗腹泻，降血糖，抑菌，抗细菌内毒素，抗病毒。

【辨证施治提纲】（一）证：热病烦渴，风热感冒，咽喉肿痛，痈肿疔毒，水肿尿少，热淋涩痛。（二）病：水痘，睑腺炎，盆腔炎，小儿上感高热，急性尿路感染，痱子热疖，急性扁桃体炎，急性病毒性肝炎。

【剂量与用法】药典剂量：15～30 g。常规剂量：15～30 g。大剂量：30～60 g。水煎服。研末或入丸散吞服时酌减。外用适量。鸭跖草无毒，在常规剂量内没有不适反应，长期服用或大剂量使用也没有明显不良反应。

【注意事项】脾胃虚弱者用量宜少。

【论述】鸭跖草有明显的解热作用。鸭跖草有抑菌和抗流感病毒的作用。鸭跖草有保肝作用，可降低谷丙转氨酶和谷草转氨酶。鸭跖草有降血糖作用。

鸭跖草的传统功效是清热泻火、解毒、利水消肿；主治热病烦渴、风热感冒、咽喉肿痛、痈肿疔毒、水肿尿少、热淋涩痛。药理研究发现其有解热、镇痛、抗炎、抗腹泻、降血糖等作用。鸭跖草的功效，古今差别不大。

栀子（《神农本草经》）

【来源】本品为茜草科植物栀子的干燥成熟果实。主产于江西、湖南、湖北、浙江。9—11月果实成熟呈红黄色时采收，除去果梗及杂质，蒸至上气或置沸水中略烫，取出，干燥。生用或炒焦用。本品气微，味微酸而苦。以皮薄、饱满、色黄、完整者为佳。

【别名】山栀子，黄栀子。

【性味】味苦，性寒。

【归经与趋势】归心、脑、血管，肺、皮肤，肝、胆、胃、胰、肠。栀子苦寒，能泻三焦火邪，并清热燥湿，趋势呈从脑府、达心宫、过三焦、至下极，一派清降之势。

【化学成分】本品主要含栀子苷，羟异栀子苷，栀子素，西红花素，西红花酸，栀子花甲酸，栀子花乙酸，绿原酸。还含挥发油、多糖、胆碱及多种微量元素。

【功效】疏肝利胆，泻火除烦，清热利湿，凉血解毒，宁心安神，养护脑府，通痹止痛，抑胃理胰，滑肠泻下；外用消肿止痛。

【药理概括】解热，保肝，利胆，稳定胰腺细胞，抗炎，抗血吸虫，镇静，催眠，降温，镇痛，抑心、减慢心率，扩张血管，降血压，降血糖，保护脑缺血损伤，促凝血，抑制胃肠蠕动，抑制胃酸，保护胃黏膜，泻下，抗迟发型超敏反应，加速愈合作用。

【辨证施治提纲】（一）证：热病烦闷，胁痛，眩晕，湿热黄疸，淋证涩痛，血热吐衄，目赤肿痛，热毒疮疡；外用治疗扭挫伤痛。（二）病：黄疸，胸闷烦热，外用治关节扭伤、软组织损伤、慢性腱鞘炎，带状疱疹后遗神经痛，口腔溃疡。

【剂量与用法】药典剂量：6～9 g。常规剂量：3～12 g。不宜大剂量使用。水煎服。研末或入丸散吞服时酌减。外用适量。栀子无毒，在常规剂量内没有不适反应，长期服用也没有明显不良反应。生栀子一次9 g以上煎汤内服，可能会有恶心、呕吐反应，焦栀子在15 g以上，有消化道反应。所以，栀子用量不宜过大。

【注意事项】栀子含有泻下成分，能滑肠，故脾虚便溏者慎用。

【论述】栀子有解热作用，以生栀子的作用最强，炒制品解热作用减弱。栀子能改善肝脏内微循环，保护肝组织损伤，减轻肝细胞的变性及坏死，肝细胞内蓄积的糖原及核糖核酸含量也有所恢复。栀子有明显的利胆作用，能促进胆汁分泌及胆红素排泄、降低血中胆红素。栀子对胰腺细胞膜，线粒体膜，溶酶体膜均有稳定作用；并能恢复胰腺血流，抑制胰蛋白酶活性，保护和治疗胰腺炎。栀子可抑制胃肠蠕动，抑制胃酸，减少胃液分泌；炒焦后对胃抑制作用明显减弱。

栀子能抑制中枢，有镇静、镇痛作用。栀子有抑心作用，可减慢心率、扩张血管、降低血压。栀子对脑缺血损伤有明显的抑制作用，改善脑循环，增强抗氧化能力，从而减轻脑水肿。焦栀子有明显的凝血作用。栀子外敷，可加速软组织愈合。此外，栀子还具有解热、镇痛、泻下、抗菌、抗炎、降血糖等作用。

栀子的传统功效是泻火除烦，清热利湿，凉血解毒；外用消肿止痛。主治热病烦闷，湿热黄疸，淋证涩痛，血热吐衄，目赤肿痛，热毒疮疡；外用治疗扭挫伤痛。药理研究发现其许多新功效：解热，保肝，利胆，稳定胰腺细胞，抗炎，镇痛，减慢心率，扩张血管，降血压，降血糖，保护脑缺血损伤，保护胃黏膜，泻下，加速愈合等作用；开发了保肝，利胆，稳定胰腺细胞，心、脑、血管等方面的治疗前景。

夏枯草（《神农本草经》）

【来源】本品为唇形科植物夏枯草的干燥果穗。主产于江苏、浙江、安徽、河南、湖北。夏季果穗呈棕红色时采收，除去杂质，晒干，生用。本品气微，味淡。以穗大、色棕红者为佳。

【别名】夏枯球，棒槌草，牛枯草。

【性味】味辛、苦，性寒。

【归经与趋势】归肝、胆，心、血管，肾、膀胱。夏枯草味辛能散，苦寒降泄，趋势以消、散、疏通为主。

【化学成分】本品主要含迷迭香酸等有机酸、齐墩果酸、熊果酸等三萜类成分，芸香苷、木犀草素等黄酮类。还含甾类、香豆素类、挥发油等。

【功效】清肝泻火，潜阳明目，解毒散结，祛风止痒，养心安神，活血祛瘀，化浊通络，疏肝利胆，利尿消肿。

【药理概括】降血压，兴奋心脏，抗心肌缺血、缩小心梗面积，抗心律失常，改善血液流变性，抗凝、提高纤溶功能，抗炎，免疫抑制，降血糖，降血脂，广谱抗菌，抑真菌，抗病毒，兴奋子宫平滑肌，增强肠运动，利尿，抗肿瘤，保肝，利胆，增强肾上腺皮质功能。

【辨证施治提纲】（一）证：目赤肿痛，目珠夜痛，头痛眩晕，瘿瘤，瘰疬，乳痈，乳癖，乳房胀痛。（二）病：高血压病，急性黄疸性传染性肝炎，菌痢，毛囊炎，失眠症，流行性腮腺炎。

【剂量与用法】药典剂量：9～15 g。常规剂量：9～15 g。大剂量：15～30 g。质很轻，一般不大剂量使用。水煎服。研末或入丸散吞服时酌减。外用适量。夏枯草无毒，在常规剂量内水煎服没有不适反应，长期服用或大剂量使用也没有明显不良反应。

【注意事项】妊娠禁忌。夏枯草久服对胃有刺激，脾胃虚弱者慎用。夏枯草单用有过敏现象，周身红色丘疹，瘙痒，气喘；或有恶心、呕吐、眩晕、心悸、腹泻等。

【论述】夏枯草有降低血压作用。夏枯草对心脏的作用表现为低浓度时兴奋，高浓度时抑制，能抗心律失常；对血管亦表现为双向作用。夏枯草总皂苷可降低急性心肌梗死的范围，降低早期死亡率及抗凝血作用。夏枯草有保肝作用，有显著的利胆作用。夏枯草有显著降血糖作用，能显著对抗肾上腺素的升糖作用，促进肝糖原含量增加；降糖机制与促进胰岛素分泌或增加组织对糖的转化利用有关。夏枯草可使子宫产生持久而强直的收缩。夏枯草具有抗凝、提高纤溶功能的作用，能显著改善血液流变性的异常，是夏枯草活血化瘀、软坚散结作用的药理基础。夏枯草还有抗炎、利尿、抗肿瘤、免疫抑制等作用。

夏枯草的传统功效是清肝泻火，明目，散结消肿；主治目赤肿痛，目珠夜痛，头痛眩晕，瘿瘤，瘰疬，乳痈，乳癖，乳房胀痛。药理研究发现其许多新功效：降血压，兴奋心脏，抗心肌缺血，抗心律失常，抗凝，免疫抑制，降血糖，降血脂，兴奋子宫平滑肌，增强肠运动，利尿，抗肿瘤，保肝，利胆，增强肾上腺皮质功能等作用；主要开发了心血管和肝胆方面的治疗作用。

决明子（《神农本草经》）

【来源】本品为豆科植物决明或小决明的干燥成熟种子。主产于安徽、广西、四川。秋季采收成熟果实，晒干，打下种子，除去杂质。生用，或炒用。本品气微，味微苦。以颗粒均匀、饱满、色绿棕者为佳。

【别名】草决明，马蹄决明，狗屎豆，假绿豆。

【性味】味甘、苦、咸，性微寒。

【归经与趋势】归心、脑、血管，肝，肠，膀胱。决明子苦咸，性寒，秉沉降之性，趋势由心宫、通三焦、至下极，以清、通、利为主。

【化学成分】本品主要含大黄酚、大黄素、大黄素甲醚、芦荟大黄素、大黄酸、决明素、美决明子素等蒽醌类化合物。并含决明苷、甾醇类及硬脂酸、棕榈酸、油酸、亚油酸等。

【功效】清热明目，化浊通络，活血散结，祛风止痒，疏肝潜阳，促进代谢，延缓衰老，通便利尿。

【药理概括】降血压，利尿，抑心，收缩心血管，降血脂，抑制动脉粥样斑块，抗血小板聚集，抑制cAMP磷酸二酯酶，抑菌，抗真菌，抑制免疫，保肝，泻下，抗过敏，减肥，抗氧化、抗衰老，明目，抗癌，抗诱变，抑菌，抑真菌。

【辨证施治提纲】（一）证：目赤涩痛，羞明多泪，目暗不明，头痛眩晕，肠燥便秘。（二）病：高脂血症，高血压，初期乳痈，霉菌性阴道炎，便秘，改善小儿消化功能。

【剂量与用法】药典剂量：9～15 g。常规剂量：9～15 g。大剂量：15～30 g。水煎服。泡茶饮。研末或入丸散吞服时酌减。外用适量。决明子无毒，在常规剂量内水煎服没有不适反应，长期服用也没有明显不良反应。但是过量使用对睾丸和骨髓有一定的毒性，会引起精子数目减少，骨髓减轻。

【注意事项】决明子有滑肠作用，气虚便溏者不宜用，炒制后泻下作用明显减弱。决明子也有过敏反应。决明子可影响肌肉线粒体功能，使血浆肌酸激酶轻微升高，因此，对于肌酸激酶已经升高的患者，如多肌炎、心肌炎、心肌梗死，则不宜使用。

【论述】决明子具有降血脂和抗动脉粥样硬化作用，可降低总胆固醇和甘油三酯，抑制血小板聚集，抑制动脉粥样硬化斑块形成。决明子有降血压作用，对收缩压、舒张压都有明显的降压作用。决明子具有增强肠蠕动和缓泻作用。决明子具有保肝作用。决明子具有减肥作用，能抑制营养性肥胖体质者体重的增加，改善胰岛素抵抗，但不影响食欲。决明子具有明显的抗氧化作用。决明子有激活眼组织中LDH的功能，从而防治近视，达到明目的作用，决明子含有的较丰富的微量元素锌和维生素A也与明目作用有关。决明子可影响肌肉线粒体激酶的功能。决明子对前列腺素合成有抑制作用。

决明子的传统功效是清热明目，润肠通便；主治目赤涩痛，羞明多泪，目暗不明，头痛眩晕，肠燥便秘。药理研究发现其许多新功效：降血压，利尿，抑心，降血脂，抑制动脉粥样斑块，抗血小板聚集，抑制免疫，保肝，泻下，抗过敏，减肥，抗氧化，明目，抗癌等；主要开发了心血管方面的治疗前景。

密蒙花（《开宝本草》）

【来源】本品为马钱科植物密蒙花的干燥花蕾及花序。主产于湖北、四川、陕西、河南。春季花未开放时采收，除去杂质，干燥。生用。本品气微香，味微苦、辛。以色灰黄、花蕾密集、茸毛多者为佳。

【别名】蒙花，蒙花珠，鸡骨头花。

【性味】味甘，性微寒。

【归经与趋势】归肝、胆，心、血管，肠，膀胱。密蒙花甘寒，养阴泻火，趋势呈凉润降下，功专养肝明目。

【化学成分】本品含蒙花苷、芹菜苷、刺槐苷、木犀草苷、密蒙花新苷、木犀草素-7-0-葡萄糖苷等。

【功效】清热泻火，生津明目，养肝退翳，疏肝利胆，宁心安神，增液利尿。

【药理概括】抑制晶体醛糖还原酶，抗炎，抑菌，调节免疫，抗氧化，抑制新生血管发生，利胆，保肝，抗眼干燥症，对抗小肠张力增加、解痉，利尿，催眠，抑心。

【辨证施治提纲】（一）证：目赤肿痛、羞明多泪、目生翳膜、肝虚目暗、视物昏花，胁痛口苦。（二）病：眼干燥症，白内障。

【剂量与用法】药典剂量：3～9 g。常规剂量：3～12 g。一般不大剂量使用。水煎服。研末或入丸散吞服时酌减。外用适量。密蒙花无毒，在常规剂量内水煎服没有不适反应，长期服用也没有明显不良反应。

【注意事项】本品毒性小，安全范围大。

【论述】密蒙花有抗炎作用，能降低皮肤及小肠血管的通透性及脆性；并且能对抗小肠张力增加，有一定的解痉作用。密蒙花醇提取物有降血糖作用。密蒙花提取物中主要是黄酮类化合物，具有与雄激素类似的结构，可起到拟雄激素效应，从而调节泪腺局部炎症反应，达到抗眼干燥症效应；密蒙花还能抑制晶体醛糖还原酶，对白内障有治疗作用。密蒙花可使胆汁分泌有短暂、轻度增加，并可松弛胆管平滑肌；密蒙花有一定的保肝作用。密蒙花提取物体外对金黄色葡萄球菌、乙型溶血性链球菌有抑菌作用。此外，密蒙花尚有抗血管内皮细胞增生、抑制泪腺细胞凋亡、抗氧化、解痉、催眠、抑心、利尿等作用。

密蒙花的传统功效是清热泻火，养肝明目，退翳；主治目赤肿痛，羞明多泪，目生翳膜，肝虚目暗，视物昏花。药理研究发现其有抑制晶体醛糖还原酶，抗炎，抗氧化，抑制新生血管发生，利胆，保肝，抗眼干燥症，解痉，利尿，催眠，抑心等作用。密蒙花的功效，古今差别不大。

青葙子（《神农本草经》）

【来源】本品为苋科植物青葙的干燥成熟种子。全国大部分地区均产。秋季果实成熟时采割植株或摘取果穗，晒干，收集种子，除去杂质。生用。本品气微香，味淡。以粒饱满、色黑、光亮者为佳。

【别名】草决明，野鸡冠花子，狗尾巴子，牛尾巴花子。

【性味】味苦，性微寒。

【归经与趋势】归肝、血管。青葙子苦寒泻火，趋势呈清降向下。

【化学成分】本品主要含棕榈酸、硬脂酸、油酸、亚油酸及青葙子苷A、B等。还含多种氨基酸。

【功效】清肝泻火，明目退翳，化浊通络。

【药理概括】降眼压，扩瞳作用，降血糖，保肝，降血压，缩短血浆再钙化时间，抑菌。

【辨证施治提纲】（一）证：肝热目赤，目生翳膜，视物昏花，肝火眩晕。（二）病：白内障，糖尿病，高血压。

【剂量与用法】药典剂量：6～12 g。常规剂量：6～15 g。大剂量：15～30 g。水煎服。研末或入丸散吞服时酌减。外用适量。青葙子无毒，在常规剂量内没有不适反应，长期服用或大剂量使用也没有明显不良反应。

【注意事项】青葙子有扩散瞳孔作用，青光眼患者禁用。青葙子含有较多的脂肪油，对原有脾虚泄泻的患者，大剂量服用会滑肠，使大便更加稀溏，次数增多。

【论述】青葙子水提物有显著的降血糖和保肝作用。青葙子提取物有降眼压、降低血压作用，其所含油脂有扩瞳作用。青葙子水煎液对绿脓杆菌有抑制作用。

青葙子的传统功效是清肝泻火，明目退翳；主治肝热目赤，目生翳膜，视物昏花，肝火眩晕。药理研究发现其有扩瞳作用，降血糖，降血压，缩短血浆再钙化时间等作用。青葙子的功效，古今差别不大。

第二节　清热燥湿药

本类药物性味苦寒，苦能燥湿，寒能清热，以清热燥湿为主要作用，主要用治湿热证。湿热内蕴，多见发热、苔腻、尿少等症状，但因湿热所侵机体部位的不同，临床症状各有所异。如湿温或暑湿的身热不扬、胸膈痞闷、小便短赤；湿热蕴结脾胃所致的脘腹痞满、恶心呕吐；湿热壅滞大肠所致的泄泻、痢疾、痔疮肿痛；湿热蕴蒸肝胆所致的胁肋疼痛、黄疸、耳肿流脓；下焦湿热之小便淋漓涩痛、带下黄臭；湿热流注关节所致的关节红肿热痛以及湿热浸淫肌肤之湿疹、湿疮等。此外，本类药物多具有清热泻火、解毒作用，亦可用治脏腑火热证及热毒疮痈。

本类药物苦寒性大，燥湿力强，过服易伐胃伤阴，故用量不宜过大。凡脾胃虚寒、津伤阴亏者当慎用，必要时可与健胃药或养阴药同用。用本类药物治疗脏腑火热证及痈肿疮疡时，可分别配伍清热泻火药、清热解毒药。

黄芩（《神农本草经》）

【来源】本品为唇形科植物黄芩的干燥根。主产于河北、山西、内蒙古、陕西。春、秋二季采挖，除去须根和泥沙，晒干后撞去粗皮，晒干。生用或酒炒用。本品气微，味苦。以外表皮棕黄色、切面色黄者为佳。

【别名】元芩，枯芩，条芩。

【性味】味苦，性寒。

【归经与趋势】归肺、卫、皮肤，心、脑、血管，肝、胆，肠，肾、膀胱、子宫。黄芩味苦燥湿，性寒泻火，趋势从脑府、入心宫、过三焦、通皮腠、达脏腑、至下极，一派清降之势。

【化学成分】主要含黄芩苷、黄芩素（黄芩苷元）、汉黄芩素、汉黄芩苷、黄芩新素等黄酮类成分。此外，尚含苯乙酮、棕榈酸、油酸等挥发油成分、β-谷甾醇、黄芩酶等。

【功效】清热燥湿，泻火回阳，解毒散结，凉血止血，祛风止痒，宁心养心，健脑安神，化浊通络，聪耳明目，活血祛瘀，解痉止痛，疏肝利胆，增液利尿，护肾安胎，延缓衰老。

【药理概括】广谱抗菌，广谱抑真菌，抗炎，增强免疫，抗过敏，镇静，催眠，解热，保护脑组织缺血缺氧，降血脂，抗血栓形成，抗自由基，抑制醛糖还原酶抗白内障，收缩血管平滑肌，抗心肌缺血，抗休克，抗心律失常，降血压，促凝血，抗乙酰胆碱作用，抑肠解痉，抑制子宫平滑肌收缩，抗儿茶酚胺作用，抗缺氧，保肝解毒，利胆，保护肾脏，防辐射，抗毒素，抗氧化，利尿，抗肿瘤，光保护作用，诱导骨髓干细胞分化，减轻药物对肾和耳的毒性。

【辨证施治提纲】（一）证：湿温暑湿、胸闷呕恶，湿热痞满、泻痢、黄疸，肺热咳嗽，高热烦渴，痈肿疮毒，血热出血，胎热不安。（二）病：小儿呼吸道感染，急性菌痢，病毒性肝炎，化脓性疮口，驱铅，急性胰腺炎，烧伤，口腔疾病，妇科疾病，腹部厌氧菌感染，皮肤病。

【剂量与用法】药典剂量：3～9 g。常规剂量：3～12 g。大剂量：15～30 g。水煎服。研末或入丸散吞服时酌减。外用适量。黄芩无毒，在常规剂量内没有不适反应，长期服用或大剂量使用也没有明显不良反应。清热泻火、解毒宜生用，安胎多炒用，清上焦热宜酒炙用，止血宜炒炭用。

【注意事项】黄芩的苦味与寒性比黄连、苦参为轻，对胃肠功能正常的患者，30 g煎服，基本没有胃肠道副反应；对于脾胃虚寒的患者，在15～30 g以下，并不引起滑肠和加重胃痛。

【论述】黄芩有广谱抗菌作用，对革兰阳性和阴性菌及多种致病性真菌都有抑制作用。黄芩具有显著的解热降温作用。黄芩对急、慢性炎症均有抑制作用，对关节炎继发性骨损害有保护作用，能抑制骨质的退化和破坏。

黄芩能降低毛细血管的通透性，减少过敏介质的释放，具有显著抗过敏作用；对各型变态反应均有不同程度的抑制作用，对过敏性哮喘有明显的缓解作用，并且与麻黄碱有协同作用。

黄芩有显著的降血脂作用，对高脂血症有显著的预防和治疗作用。黄芩多种成分均可抑制血小板聚集，降低血黏度，有抗血栓形成和防治动脉粥样硬化的功效。黄芩可增加冠脉流量，抗心肌缺血，抗心律失常，降低心肌耗氧量，保护心肌细胞，抗休克。

黄芩对肝损害有明显的防治作用，它能使肝糖原含量增加，转氨酶降低；黄芩还有解毒作用。黄芩有利胆作用，可促进胆汁分泌，使血中高胆红素含量降低。黄芩有抗乙酰胆碱作用，能显著抑制回肠平滑肌强直性收缩。黄芩可防治脑水肿、对脑组织缺血缺氧有明显的保护作用；黄芩能抑制中枢，有镇静、催眠作用。

黄芩苷具有明显抑制醛糖还原酶（AR）活性作用，并可有效地改善糖尿病患者周围神经传导速度，减少尿蛋白，对糖尿病肾病及神经病变具有改善和延缓作用。黄芩具有光保护性能，可减轻紫外线对皮肤细胞的损伤作用。黄芩有明显的抗肿瘤活性，尤其是抗肿瘤转移作用。黄芩有显著的抗氧化、清除超氧自由基的作用。

黄芩苷可以定向诱导骨髓基质细胞、人脐血充质干细胞分化为神经细胞，而且黄芩苷诱导骨髓基质细胞分化的细胞多数是较为成熟的神经细胞。黄芩能减轻庆大霉素对肾脏、耳的毒性及损害。黄芩对晶状体醛糖还原酶有较强的抑制作用，从而减少醇糖的形成，对白内障有防治作用。此外，还具有增强免疫、抗氧化、防治牙周病、抗放射损伤、利尿等作用。

黄芩的传统功效是清热燥湿，泻火解毒，止血，安胎；主治湿温暑湿、胸闷呕恶，湿热痞满、泻痢、黄疸，肺热咳嗽，高热烦渴，痈肿疮毒，血热出血，胎热不安。药理研究发现其许多新功效：增强免疫，抗过敏，催眠，保护脑组织缺血缺氧，降血脂，抗血栓形成，抗自由基，抗心肌缺血，促凝血，抑肠解痉，抑制子宫平滑肌收缩，保肝解毒、利胆，保护肾脏等作用。

黄连（《神农本草经》）

【来源】本品为毛茛科植物黄连、三角叶黄连或云连的干燥根茎。以上三种分别习称味连、雅连、云连。味连、雅连主产于四川、湖北，云连主产于云南。秋季采挖，除去须根和泥沙，干燥，撞去残留须根。生用或清炒、姜汁炙、酒炙、吴茱萸水炙。本品气微，味极苦。以切面鲜黄，味极苦者为佳。

【别名】味连，川连，鸡爪连，雅连，云连。

【性味】味苦，性寒。

【归经与趋势】归心、脑、血管，胃、肠，肝、胆，肾、膀胱、子宫。黄连大苦大寒，物极必反，过降则升，趋势呈清理心、脑、血管，使上焦降、中焦通、下焦固。

【化学成分】主要含小檗碱、黄连碱、药根碱、巴马亭（掌叶防己碱）、棕榈碱、非洲防己碱、木兰碱、表小檗碱等异喹啉类生物碱。尚含黄柏酮、黄柏内酯、阿魏酸、绿原酸等。

【功效】清热燥湿，泻火解毒，通痹止痛，强心养心，宁心安神，安胃止吐，健脑益智，化浊通络，活血散结，延缓衰老，润燥护肾，疏肝利胆，整肠止泻，收宫缩尿。

【药理概括】广谱高效抗病原菌，抗病毒，解热，抗炎，镇痛，中枢抑制作用，镇吐，增强心肌收缩力，抑制心脏传导系统，减慢心率，抗心律失常，抗心肌缺血，保护心脏，抗心肌肥厚，降血压，抗脑缺血，益智，降血脂，抗血小板聚集，钙拮抗作用，降血糖，保护糖尿病肾损害，防治糖尿病并发症，抗溃疡，抑制胃液分泌，抗腹泻，利胆，调节肠道菌群失调，抗癌，增强免疫，升高白细胞，抗缺氧，抗内毒素，兴奋子宫，清除氧自由基，抗利尿，刺激肾上腺皮质激素分泌，诱导骨髓间质干细胞分化为神经元样细胞。

【辨证施治提纲】（一）证：湿热痞满，呕吐，泻痢，高热神昏，心火亢盛，心烦不寐，心悸不宁，血热吐衄，胃热呕吐吞酸、消渴，胃火牙痛，痈肿疔疮，目赤肿痛，口舌生疮，湿疹湿疮，耳道流脓。（二）病：细菌性痢疾，局部化脓性感染，治疗非淋菌性尿道炎，烧伤，焦虑症，失眠，心律失常，高血压，糖尿病，血栓性疾病，胃及十二指肠溃疡，萎缩性胃炎，慢性胆囊炎，皮肤病，高脂血症，精神类疾病。

【剂量与用法】药典剂量：2～5 g。常规剂量：2～5 g。大剂量：6～12 g。一般不大剂量使用。水煎服。研末或入丸散吞服时酌减。外用适量。黄连无毒，在常规剂量内没有不适反应，长期服用或大剂量使用也没有明显不良反应。

黄连生用功能清热燥湿，泻火解毒；酒黄连善清上焦火热，多用于目赤肿痛、口舌生疮；姜黄连善清胃和胃止呕，多用治寒热互结，湿热中阻，痞满呕吐；萸黄连功善舒肝和胃止呕，多用于治肝胃不和之呕吐吞酸。

【注意事项】妊娠禁忌。黄连大苦大寒，过量久服易伤脾胃，会出现不良反应，如食欲减退、胃痛、恶心、腹胀、腹泻等。苦燥易伤阴津，阴虚津伤者慎用。可出现上腹部不适，便秘或腹泻等胃肠道症状；亦有过敏反应者，表现为药疹、皮炎、血小板减少症等；大剂量可致低血压及呼吸抑制，急性心源性脑缺氧综合征，甚至死亡。

【论述】黄连最主要成分为小檗碱，有高效广谱抗菌作用，小檗碱对各型流感病毒均有明显抑制作用，对皮肤真菌也有显著抑制作用。黄连小檗碱，黄连碱，药根碱等均有显著抗炎作用，也有镇痛作用。黄连及小檗碱均有解热作用。

黄连及小檗碱对胃肠平滑肌有兴奋与抑制双向调节的作用，低浓度对平滑肌有兴奋作用，高浓度有解痉作用；黄连有抗胃溃疡、抑制胃液分泌、保护胃黏膜的作用。黄连对多种细菌毒素有明显拮抗作用，黄连也有止泻作用，能对抗多种毒素引起的肠分泌亢进和腹泻。黄连有显著的利胆作用，能促进胆汁形成，促进结合型胆红素排泄。

黄连水煎液、小檗碱均能抗糖尿病，具有降血糖作用，对糖尿病肾病有保护作用，改善糖尿病脂代谢异常，改善糖尿病神经病变的传导速度。

黄连具有强心作用，降低心肌耗氧量，抗心肌缺血，抗心律失常，抗心肌肥厚，对心脏有保护作用；也有抑制血小板聚集，降血压的作用。黄连能扩张脑血管，增加局部血流量，抗脑缺血再灌注损伤，对脑组织有一定的保护作用，尚可改善记忆障碍。

黄连双向调节免疫功能，可增强非特异性免疫，抑制细胞和体液免疫功能。小檗碱除对血管平滑肌起松弛作用外，对子宫、膀胱、胃肠道、支气管平滑肌具有兴奋作用。黄连中的阿魏酸是一种抗氧化剂，能抑制氧化反应和自由基反应，产生抗动脉粥样硬化效应。黄连还有升高白细胞、抗肿瘤、降脂、镇静、镇吐、增加唾液分泌、降低眼内压、抗利尿、调节菌群失调、刺激肾上腺皮质激素分泌、诱导骨髓间质干细胞分化为神经元样细胞等作用。

黄连的传统功效是清热燥湿，泻火解毒；主治湿热痞满，呕吐，泻痢，高热神昏，心火亢盛，心烦不寐，心悸不宁，血热吐衄，胃热呕吐吞酸、消渴，胃火牙痛，痈肿疔疮，目赤肿痛，口舌生疮，湿疹湿疮，耳道流脓。药理研究发现其许多新功效：广谱高效抗病原菌，抗病毒，中枢抑制作用，镇吐，增强心肌收缩力，减慢心率，抗心肌缺血，降血压，抗脑缺血，降血脂，抗血小板聚集，降血糖，抗腹泻，利胆，调节肠道菌群失调，抗癌，增强免疫，兴奋子宫，抗利尿，刺激肾上腺皮质激素分泌等作用。

黄柏（《神农本草经》）

【来源】本品为芸香科植物黄皮树或黄檗的干燥树皮。前者习称川黄柏，后者习称关黄柏。川黄柏主产于四川、贵州，关黄柏主产于辽宁、吉林、河北。剥取树皮，除去粗皮，晒干；润透，切片或切丝。生用或盐水炙、炒炭用。本品气微，味极苦，嚼之有黏性。以皮厚、色鲜黄、味极苦者为佳。

【别名】黄檗，关黄柏，川黄柏。

【性味】味苦，性寒。

【归经与趋势】归心、血管，肾、膀胱，胆、胃、胰、肠。黄柏苦寒，趋势以清降为主，偏于中、下焦。

【化学成分】主要含小檗碱、木兰花碱、黄柏碱、药根碱、掌叶防己碱等多种生物碱。此外，尚含黄柏内酯、黄柏酮、黄柏酮酸等苦味质成分及7-脱氢豆甾醇、β-谷甾醇、菜油甾醇等甾体成分。

【功效】清热燥湿，泻火解毒，除骨蒸退潮热，祛风止痒，宁心安神，化浊散结，通痹止痛，疏肝利胆，护胃理胰。

【药理概括】广谱抑菌，广谱抗真菌，抗病毒，抑制免疫，调整阴道菌群失调，抗炎，抗过敏，抗溃疡，兴奋肠管平滑肌，降血压，抗心律失常，抑制中枢，抗乙酰胆碱作用，促进胰腺分泌，利胆，降血糖，光敏作用，抗癌，抗氧化，抗痛风，杀虫。

【辨证施治提纲】（一）证：湿热泻痢，黄疸尿赤，带下阴痒，热淋涩痛，脚气痿躄，骨蒸劳热，盗汗，遗精，疮疡肿毒，湿疹湿疮。（二）病：中耳炎，皮肤感染，妇科疾病，烧伤，慢性前列腺炎，心律失常。

【剂量与用法】药典剂量：3～12 g。常规剂量：3～9 g。不宜大剂量使用。水煎服。研末或入丸散吞服时酌减。外用适量。黄柏有小毒，在常规剂量内水煎服可能会有胃不适反应，剂量稍大，或使用较久，会引起食欲减退、胃痛、恶心等消化道反应。清热燥湿、泻火解毒宜生用，滋阴降火宜盐灸用。

【注意事项】本品苦寒伤胃，脾胃虚寒者忌用。黄柏有肾毒性，对有慢性肾病的患者，长期使用可能会影响肾功能，男性不育症也不宜使用；用治痛风时也须注意。黄柏剂量过大可中毒，表现为兴奋，强直性收缩，各种反射被抑制，继而出现间歇性阵挛并死亡。长期使用黄柏清火的后果会使人出现软弱、乏力、食欲不振、腰酸畏冷、性功能减退等不良反应。

【论述】黄柏所含的小檗碱、药根碱、掌叶防己碱等生物碱，有广谱抑菌、广谱抗真菌、抗病毒作用，对皮肤致病性真菌具有较强的抑制作用；对流感病毒、乙肝表面抗原也有抑制作用；黄柏抑菌强度及抗菌谱仅次于黄连。

黄柏能调整阴道菌群失调，促进阴道乳杆菌生长，对阴道黏膜具有一定的修复功能。黄柏有免疫抑制作用，产生抗过敏效应。黄柏及含小檗碱有显著抗炎性增生作用，可使炎症局部血管收缩，减少局部充血或渗血，对血小板使其不易破碎而发挥保护作用，能减少局部炎症反应。黄柏有显著的降压效果。

黄柏有抗溃疡作用，尚有利胆作用，能促进胆汁和胰液分泌，促进胆红素排出；黄柏对胰蛋白酶活性有显著的抑制作用。黄柏可抑制中枢，有轻度的箭毒样作用，能抑制由乙酰胆碱引起的肌肉收缩反应。黄柏有杀伤精子的作用，能影响男性性功能。此外，黄柏还具有抗心律失常、抗癌、抗痛风、降血糖、抗氧化等作用。

黄柏的传统功效是清热燥湿，泻火解毒，除骨蒸；主治湿热泻痢，黄疸尿赤，带下阴痒，热淋涩痛，脚气痿躄，骨蒸劳热，盗汗，遗精，疮疡肿毒，湿疹湿疮。药理研究发现其许多新功效：广谱抑菌，广谱抗真菌，抗病毒，抑制免疫，调整阴道菌群失调，抗炎，抗溃疡，降血压，抗心律失常，促进胰腺分泌，利胆，降血糖，抗痛风等；开发了调整阴道菌群失调、促进胰腺分泌、利胆、降血糖、抗痛风等方面的治疗前景。

龙胆（《神农本草经》）

【来源】本品为龙胆科植物条叶龙胆、龙胆、三花龙胆或滇龙胆的干燥根及根茎。前三种习称龙胆，后一种习称坚龙胆。龙胆主产于吉林、辽宁、黑龙江、内蒙古，因以东北产量最大，故习称关龙胆。坚龙胆主产于云南。春、秋二季采挖，洗净，干燥，切段。生用。本品气微，味甚苦。以色黄或黄棕色为佳。

【别名】龙胆草，胆草。

【性味】味苦，性寒。

【归经与趋势】归肝、胆，胃，膀胱。龙胆草苦寒，燥湿泻火，趋势呈守而不走，专司中、下焦之湿热。

【化学成分】主要含龙胆苦苷、当药苷、三叶苷、苦龙苷、苦樟苷等环烯醚萜苷类以及龙胆黄碱、龙胆碱、秦艽甲素、乙素、丙素等生物碱。此外，尚含龙胆三糖、β-谷甾醇等。

【功效】清热燥湿，泻肝胆火，健胃消食，解毒利尿。

【药理概括】抑菌，抑真菌，抗疟作用，抗炎，增强免疫功能，保肝，利胆，健胃，利尿，降血压，镇静，解热，松弛骨骼肌，抗杀猪蛔虫。

【辨证施治提纲】（一）证：湿热黄疸，阴肿阴痒，带下，湿疹瘙痒，肝火头痛，目赤肿痛，耳鸣耳聋，胁痛口苦，强中，惊风抽搐。（二）病：中耳炎，急性睾丸炎，前列腺炎，慢性宫颈炎，神经精神系统疾病，皮肤病，红细胞增多症，气管—支气管炎。

【剂量与用法】药典剂量：3～6 g。常规剂量：3～9 g。不宜大剂量使用。水煎服。饭前服，研末或入丸散吞服时酌减。外用适量。龙胆草无毒，在常规剂量内水煎服对湿热患者没有不适反应，对无湿热之症患者常规剂量内水煎服即有食欲减退，恶心，多尿等不良反应。

【注意事项】脾胃虚寒者忌用，阴虚津伤者慎用。龙胆草饭后服用或大量服用可妨碍消化，时有头痛、头晕、颜面潮红、昏睡等副反应。

【论述】龙胆草有显著的抗炎作用。龙胆草对肝损害有保护作用，能减轻肝组织细胞变性和坏死，有降低转氨酶的作用。龙胆草能收缩胆囊，具有明显的促进胆汁分泌的作用。

龙胆草作为苦味健胃剂用于食欲不振等，少量服用能刺激胃液和胃酸分泌，有健胃作用，大量服用能抑制分泌，减少食欲，阻碍消化。龙胆草有微弱的降血压作用。龙胆草有镇静作用，可使活动能力降低，肌肉松弛；还有解热作用。龙胆草有明显的利尿作用。龙胆草对真菌有抑制作用。

龙胆草的传统功效是清热燥湿，泻肝胆火；主治湿热黄疸，阴肿阴痒、带下，湿疹瘙痒，肝火头痛，目赤肿痛，耳鸣耳聋，胁痛口苦，强中，惊风抽搐。药理研究发现其有抗疟作用，有抗炎、增强免疫功能、保肝、利胆、健胃、利尿、降血压、镇静、解热等作用。

秦皮（《神农本草经》）

【来源】本品为木犀科植物苦枥白蜡树、白蜡树、尖叶白蜡树或宿柱白蜡树的干燥枝皮或干皮。主产于陕西、河北、吉林、辽宁。春、秋二季剥取，晒干。生用。本品气微，味苦。以外表皮色灰白、味苦者为佳。

【别名】梣皮，苦枥皮，蜡树皮。

【性味】味苦、涩，性寒。

【归经与趋势】归肝、胆，脑、血管，肺，皮肤，肠，膀胱，目。秦皮苦寒带涩，趋势呈升清降浊。

【化学成分】主要含秦皮素、秦皮苷、七叶素、七叶苷（其苷元即秦皮乙素）等香豆素类成分及鞣质等。

【功效】清热燥湿，养肝明目，通痹止痛，安神镇惊，活血通络，护肤止痒，解毒散结，化浊利尿，宣肺平喘，止咳祛痰，止痢止带。

【药理概括】抗炎，镇痛，广谱抑菌，抗病毒，抗过敏，镇静，抗惊厥，抑制血小板聚集，抗血凝、促进血循环，利尿，促进尿酸排泄，抗肿瘤，抑制肠平滑肌，镇咳，祛痰，平喘，抑制醛糖还原酶、抗白内障，抑制子宫，收缩血管、升高血压，防紫外线、保护皮肤。

【辨证施治提纲】（一）证：湿热泻痢，赤白带下，肝热目赤肿痛、目生翳障，关节痹痛。（二）病：菌痢，慢性气管炎，眼科疾病，痛风。

【剂量与用法】药典剂量：6～12 g。常规剂量：6～12 g。大剂量：15～30 g。水煎服。研末或入丸散吞服时酌减。外用适量。秦皮无毒，在常规剂量内水煎服没有不适反应，长期服用或大剂量服用也没有明显不良反应。

【注意事项】脾胃虚寒者忌用。

【论述】秦皮有明显的抗炎作用，也有镇痛、镇静、抗惊厥作用。秦皮有利尿、促进尿酸排泄，对痛风有治疗作用。秦皮有明显的止咳、化痰、平喘作用。秦皮有抗血凝及抗血小板聚集作用，能抑制组织胺引起的毛细血管通透性改变，并可使血管收缩，血压上升。

秦皮可抑制肠蠕动、抑制子宫收缩。秦皮可吸收紫外线，可保护皮肤免受损伤，对紫外线红斑有明显的抑制作用。秦皮能抑制晶状体的醛糖还原酶的作用，因而有抗白内障的作用。秦皮抑制多种致病菌，也有抗流感病毒和疱疹病毒作用。

秦皮的传统功效是清热燥湿，收涩止痢，止带，明目；主治湿热泻痢，赤白带下，肝热目赤肿痛、目生翳障。药理研究发现其有抗炎，镇痛，抗过敏，镇静，抗惊厥，抗血凝、促进血循环，利尿，促进尿酸排泄，镇咳，祛痰，平喘，抗白内障等作用；开发了促进尿酸排泄等方面的治疗前景。

苦参（《神农本草经》）

【来源】本品为豆科植物苦参的干燥根。我国大部分地区均产。春、秋二季采挖，除去根头及小支根，洗净，干燥；或趁鲜切片，干燥。生用。本品气微，味极苦。以切面色黄白、味极苦者为佳。

【别名】野槐根，苦骨。

【性味】味苦，性寒。

【归经与趋势】归肺、卫、皮肤，心、脑、血管，肝、胆，胃、肠，肾、膀胱。苦参秉清热、燥湿、散结、疏通之性，趋势自脑府、经肺卫、透皮肤、入心宫、通血管、过三焦、达脏腑、至下极，四散敷布。

【化学成分】主要含苦参碱、氧化苦参碱、异苦参碱、槐果碱、异槐果碱、氧化槐果碱、槐胺碱等生物碱。此外，尚含苦参醇、新苦参醇、苦参酮、异苦参酮等黄酮类化合物。

【功效】清热燥湿，杀虫止痒，祛风护肤，解毒散结，宁心养心，活血健脑，安神镇惊，化浊通络，疏肝利胆，平喘祛痰，泻火益胃，护肾利尿。

【药理概括】抑菌，抑制多种皮肤真菌，抗病毒，抗炎，抑制免疫，抗过敏，抗肿瘤，抑心，抗心律失常，抗心肌缺血，抑制心肌纤维化，解热，降血脂，改善血液流变性，降血压，促胆汁分泌，保肝，抗肝纤维化，平喘，祛痰，保护胃黏膜损伤、抗溃疡，兴奋平滑肌，升高白细胞，抗生育，保肾，驱虫，保护脑组织病理损伤，降血糖，抗皮肤纤维化，利尿，抑制中枢，抗癫痫。

【辨证施治提纲】（一）证：湿热泻痢，便血，黄疸，赤白带下，阴肿阴痒，湿疹湿疮，皮肤瘙痒，疥癣麻风，滴虫性阴道炎，湿热淋痛、尿闭不通。（二）病：急性胃肠炎，滴虫性阴道炎，皮肤病，心律失常，肿瘤，肝病，支气管哮喘，慢性尿路感染，痔疮，手足癣。

【剂量与用法】药典剂量：3～9 g。常规剂量：3～9 g。大剂量：12～30 g。水煎服。研末或入丸散吞服时酌减。外用适量。苦参无毒，在常规剂量内水煎服没有不适反应，长期服用也没有明显不良反应。苦参味太苦，剂量稍大有消化道反应、食欲减退、恶心等。

【注意事项】脾胃虚寒者忌用。不宜与藜芦同用。苦参急性中毒的主要表现是对中枢神经系统的影响，出现间歇性抖动和痉挛，进而出现呼吸抑制，心跳停止。

【论述】苦参具有抗炎、抑制免疫、抗过敏作用。苦参碱可抑制心肌纤维化，减慢心率，抗心律失常，并有明显的祛痰、平喘作用。苦参降血脂、降低血黏度、改善血液流变性。苦参对胃黏膜有直接保护作用，产生抗溃疡作用。苦参碱对多种平滑肌有作用：加强乳头肌收缩，心房正性肌力作用，增强输精管张力，抑制气管平滑肌和肠平滑肌。苦参促胆汁分泌，保护肝损伤，抗肝纤维化。苦参有保护脑组织病理损伤的作用。苦参可延缓肾小管间质纤维化的进程。苦参有显著利尿作用。苦参溶液在体外有杀精子作用。

苦参有抗癌作用，苦参碱可抑制肿瘤细胞的增生和转移，在诱导肿瘤细胞分化、促进肿瘤细胞凋亡以及对分化和凋亡基因的调控上也表现出一定的作用。苦参碱能抑制血小板衍生生长因子诱导的皮肤成纤维细胞增殖，提示苦参对皮肤纤维化疾病有预防和治疗作用。苦参具有抗菌、抑真菌、抗病毒的作用，苦参也有抗滴虫作用。

苦参的传统功效是清热燥湿，杀虫止痒，利尿；主治湿热泻痢，便血，黄疸，赤白带下，阴肿阴痒，湿疹湿疮，皮肤瘙痒，疥癣麻风，滴虫性阴道炎，湿热淋痛、尿闭不通。药理研究发现其许多新功效：抑制多种皮肤真菌，抗炎，抑制免疫，抗肿瘤，抗心律失常，抗心肌缺血，解热，降血脂，改善血液流变性，降血压，促胆汁分泌，保肝，平喘，祛痰，保护胃黏膜损伤，抗溃疡，驱虫，保护脑组织免受病理损伤，降血糖，抗皮肤纤维化，利尿，抑制中枢等。

白鲜皮（《神农本草经》）

【来源】本品为芸香科植物白鲜干燥根皮。主产于辽宁、河北、四川、江苏。春、秋二季采挖根部，除去泥沙及粗皮，剥取根皮，切片，干燥。生用。本品有羊膻气，味微苦。以皮厚、色灰白、羊膻气浓者为佳。

【别名】北鲜皮。

【性味】味苦，性寒。

【归经与趋势】归心、血管，肝，胃，肠，皮肤。白鲜皮虽苦寒，但泻中有补，降中有升，趋势呈向上、向外。

【化学成分】本品主要含白鲜碱、异白鲜碱等生物碱及梣酮、黄柏酮、黄柏酮酸等柠檬苦素类化合物。此外，尚含粗多糖、谷甾醇等。

【功效】清热燥湿，祛风止痒，解毒散结，通痹止痛，强心宁心，补气升阳，疏肝护胃，驱虫堕胎。

【药理概括】抗炎，镇痛，解热，抑制免疫，抗过敏，抗癌，抑菌，广谱抑制皮肤真菌，驱蛔虫，兴奋心脏，抗心律失常，收缩血管，升高血压，强力收缩子宫平滑肌，抗生育，抑制肠运动，耐缺氧，抗疲劳，抗溃疡，降血糖，镇静，促凝血，改善肝损伤，杀虫。

【辨证施治提纲】（一）证：湿热疮毒、黄水淋漓，湿疹，风疹，疥癣疮癞，湿热黄疸、尿赤，风湿热痹。（二）病：疮疡，肿瘤，口腔感染，皮肤化脓性溃疡，接触性皮炎，银屑病。

【剂量与用法】药典剂量：4.5～9 g。常规剂量：3～12 g。大剂量：15～30 g。水煎服。研末或入丸散吞服时酌减。外用适量。白鲜皮无毒，在常规剂量内水煎服没有不适反应，长期服用也没有明显不良反应。

【注意事项】妊娠禁忌。脾胃虚寒者慎用。白鲜皮有特殊的药香气，剂量过大时会有胃不适反应。

【论述】白鲜皮有显著的抗炎作用，并有解热作用。白鲜皮能兴奋心脏，增加心肌收缩力，有抗心律失常作用；白鲜皮所含菌芋碱有麻黄碱样作用，能使血管收缩，血压上升，冠脉扩张。白鲜皮对血管和子宫平滑肌有明显的收缩作用。

白鲜皮具有耐缺氧、抗疲劳作用，能提高机体对环境的适应能力。白鲜皮能提高横纹肌张力，增强脊髓反射的兴奋性。白鲜皮有改善肝损伤作用。白鲜皮有抗溃疡作用，能明显地抑制胃蛋白酶活性，增加胃壁黏液分泌量，而对胃液量及胃酸度无影响。白鲜皮有抑制免疫功能的作用。白鲜皮有抗癌作用，能抑制肿瘤细胞的核酸代谢。白鲜皮对多种皮肤真菌有抑制作用。白鲜皮还有缩短血凝时间、抗生育、杀虫等作用。

白鲜皮的传统功效是清热燥湿，祛风解毒；主治湿热疮毒、黄水淋漓，湿疹，风疹，疥癣疮癞，湿热黄疸、尿赤，风湿热痹。药理研究发现其有抗炎，解热，抑制免疫，抗过敏，广谱抑皮肤真菌，兴奋心脏，抗心律失常，升高血压，强力收缩子宫平滑肌，耐缺氧，抗疲劳，抗溃疡，降血糖，保肝，杀虫等。白鲜皮的功效，古今差别较大。

第三节　清热解毒药

本类药物性味多苦寒，以清热解毒为主要作用。主治各种热毒证，如疮痈疔疖、丹毒、温毒发斑、咽喉肿痛、痄腮、热毒下痢及虫蛇咬伤、癌肿、烧烫伤等。在临床用药时，应根据各种证候的不同表现及兼证，结合具体药物的特点，有针对性地选择，并作相应配伍。如火热炽盛者，可配伍清热泻火药；热毒在血分者，可配伍清热凉血药；疮痈肿毒、咽喉肿痛者，可配伍活血消肿药；热毒血痢、里急后重者，可配伍活血行气药等。本类药物药性寒凉，易伤脾胃，中病即止，不可过服。

金银花（《新修本草》）

【来源】本品为忍冬科植物忍冬的干燥花蕾或带初开的花。主产于河南、山东。夏初花开放前采收，干燥。生用，炒用或制成露剂使用。本品气清香，味淡、微苦。以花蕾多、色黄白、气清香者为佳。

【别名】忍冬花，二花，银花。

【性味】味甘，性寒。

【归经与趋势】归肺、卫、皮肤、心、脑、血管、肝、胆、胃、肠、子宫。金银花甘寒质轻，芳香疏透，清凉而有通达之力，趋势呈内、外、上、下敷布，功专清热、解毒、散结。

【化学成分】本品主要含有机酸类成分：绿原酸、异绿原酸、咖啡酸等；黄酮类成分：木犀草苷，忍冬苷，金丝桃苷，槲皮素等。还含挥发油、环烯醚萜苷、三萜皂苷等。

【功效】清热解毒，疏散风热，化浊散结，凉血止血，疏肝利胆，提神醒脑，泻火止痒，运脾健胃，收宫堕胎。

【药理概括】广谱抗菌，抗病毒，抗细菌毒素，解热，抗炎，利胆，保肝，促进免疫功能，降脂减肥，抗过敏，降血糖，止血，增强子宫张力，抗生育，抑制血管平滑肌细胞生长和贴壁，抗癌，抗溃疡，促胃肠运动，兴奋中枢神经，轻微升高血压。

【辨证施治提纲】（一）证：痈肿疔疮，喉痹，丹毒，风热感冒，温病发热，热毒血痢。（二）病：感冒，流感，上呼吸道感染，肺部感染，急性菌痢，钩端螺旋体病，皮肤化脓性感染，五官科感染性疾病及炎症，皮肤病，妇产科病，肛肠疾病，胃溃疡，风湿性心肌炎，急性骨髓炎，百日咳，梅核气，高脂血症，甲状腺结节。

【剂量与用法】药典剂量：6～15 g。常规剂量：6～15 g。大剂量：15～60 g。水煎服。泡茶饮。研末或入丸散吞服时酌减。外用适量。金银花无毒，在常规剂量内水煎服没有不适反应，长期服用或大剂量使用也没有明显不良反应。疏散风热、清泄里热以生品为佳；炒炭宜用于热毒血痢；露剂多用于暑热烦渴。

【注意事项】妊娠禁忌。脾胃虚寒及气虚疮疡脓清者忌用。绿原酸有致敏原作用，偶有过敏反应。

【论述】金银花抗菌范围较广，并有抗病毒、抗细菌毒素作用。金银花有显著的抗炎、退热、抗过敏的作用。绿原酸类化合物有显著利胆作用，皂苷有保肝作用；可刺激胃肠蠕动，使胃液分泌增加。银花炭有显著止血作用。有降低胆固醇的作用。金银花可促进胃肠运动，促进胃液、胆汁分泌。金银花有明显的促进免疫功能的作用。金银花能降血糖、降血脂。金银花有抗早孕、抗生育的作用，可使血浆孕酮明显下降。金银花有兴奋中枢、轻微升高血压的作用。

金银花的传统功效是清热解毒，疏散风热；主治痈肿疔疮，喉痹，丹毒，风热感冒，温病发热，热毒血痢。药理研究发现其有广谱抗菌、抗病毒，抗细菌毒素，解热，抗炎，利胆，保肝，促进免疫功能，降脂减肥，抗过敏，降血糖，止血，抗生育，抑制血管平滑肌细胞生长和贴壁，抗癌，抗溃疡，促胃肠运动，兴奋中枢神经等作用；开发了保肝利胆，促胃肠运动，兴奋中枢神经等方面的治疗前景。

连翘（《神农本草经》）

【来源】本品为木犀科植物连翘的干燥果实。主产于山西、河南、陕西、湖北、山东。秋季果实初熟尚带绿色时采收，除去杂质，蒸熟，晒干，习称青翘；果实熟透时采收，晒干，除去杂质，习称老翘或黄翘。青翘采得后即蒸熟晒干，筛取籽实作连翘心用。生用。本品气微香，味苦。青翘以色较绿、不开裂者为佳；老翘以色较黄、瓣大、壳厚者为佳。

【别名】旱莲子，大翘子，空壳。

【性味】味苦，性微寒。

【归经与趋势】归肺、卫、皮肤，心、血管，肝、胆，胃、肠，膀胱。连翘苦微寒，为清降、疏通之品，可外散风热，内清火毒，趋势呈向外、向下，肃清三焦之热毒，使得清升浊降。

【化学成分】本品主要含烃类、醛酮类、醇酯醚类化合物等挥发油，连翘酯苷A、C、D等苯乙醇苷类，连翘苷等木脂素，齐墩果酸等三萜，咖啡酸等有机酸。

【功效】清热解毒，消肿散结，疏散风热，化浊通络，疏肝利胆，祛风止痒，泻火回阳，和中止吐，利尿祛湿，延缓衰老。

【药理概括】广谱强效抗菌，抗真菌，抗病毒，抗感染，解热，抗炎，抗休克，调节血压，保肝，利胆，抗过敏，镇吐，利尿，清除自由基、抗氧化、抗衰老，降脂减肥，抑肠，抑制血管平滑肌细胞生长和贴壁，抑制磷酸二酯酶，促进细胞免疫，抗肿瘤。

【辨证施治提纲】（一）证：痈疽，瘰疬，乳痈，丹毒，风热感冒，温病初期，热入营血，高热烦渴，神昏发斑，热淋涩痛。（二）病：感冒，流感，上呼吸道感染，急性扁桃体炎，肺脓疡，急性皮肤化脓性感染，瘰疬，胆道感染，急性传染性肝炎，内毒素血症，急性肾炎，止呕吐，视网膜动静脉阻塞。

【剂量与用法】药典剂量：6～15 g。常规剂量：6～15 g。大剂量：15～30 g。水煎服。研末或入丸散吞服时酌减。外用适量。连翘无毒，在常规剂量内水煎服没有不适反应，长期服用或大剂量使用也没有明显不良反应。连翘有青翘、老翘及连翘心之分。青翘清热解毒之力较强，老翘长于透热达表，疏散风热；连翘心长于清心泻火，常用治邪入心包，高热烦躁，神昏谵语。

【注意事项】连翘药理有镇吐作用，但因含有多量皂苷，能刺激胃黏膜，引起恶心，对于没有胃肠疾病的人，大剂量服用一般没有不良反应，对患有慢性胃炎的患者，剂量稍大可能有恶心反应，所以，连翘一般很少用于胃肠道疾病的止吐。

【论述】连翘有广谱抗菌作用，有显著的抗病毒作用。连翘有显著的抗炎、解热作用。连翘有显著的镇吐作用。连翘有显著的抗过敏作用。连翘有利胆作用，能松弛胆囊平滑肌而减轻疼痛。连翘有调节血压作用，对高血压有显著的降压作用，对低血压又有显著的升压作用，因而有稳定血压的作用；连翘对中毒性休克有强心与升压作用，表现为增强心肌收缩力，增加心排血量，扩张血管，改善毛细血管功能及微循环。连翘有明显的抗氧化、抗衰老作用。连翘能保护肝损伤，使血清转氨酶明显降低，并能减轻肝的变性、坏死，促进肝细胞内肝糖原、核糖核酸含量恢复正常。连翘有降脂减肥作用。

连翘的传统功效是清热解毒，消肿散结，疏散风热；主治痈疽，瘰疬，乳痈，丹毒，风热感冒，温病初期，热入营血，高热烦渴，神昏发斑，热淋涩痛。药理研究发现其有广谱强效抗菌，解热，抗炎，抗休克，保肝，利胆，抗过敏，镇吐，利尿，抗衰老，降脂减肥，抑制血管平滑肌细胞生长和贴壁，抗肿瘤等作用；开发了保肝利胆、镇吐、降脂减肥、抗肿瘤等方面的治疗前景。

穿心莲（《岭南采药录》）

【来源】本品为爵床科植物穿心莲的干燥地上部分。主产于广东、广西。秋初茎叶茂盛时采割，晒干。生用。本品气微，味极苦。以色绿叶多者为佳。

【别名】一见喜。

【性味】味苦，性寒。

【归经与趋势】归心、血管，肺、皮肤，肝、胆，肠，子宫。穿心莲大苦大寒，有宣泄、疏通之力，趋势呈向外、向下。

【化学成分】主要含二萜内酯类：穿心莲内酯、新穿心莲内酯、脱氧穿心莲内酯、脱氧穿心莲内酯等，还含黄酮类，穿心莲烷，穿心莲酮，穿心莲甾醇等。

【功效】清热解毒，泻火凉血，消肿散结，化浊通络，疏肝利胆，活血祛瘀，养心安神，宣肺止咳，下气堕胎。

【药理概括】抑菌，抗病毒，解热，抗炎，增强免疫功能，扩张血管，抑制血小板聚集，抗心肌缺血，抗血栓，保护血管内皮细胞，调脂，抗动脉粥样硬化，改善血液流变性，保肝，利胆，抑肠，抗癌，抗蛇毒，终止妊娠，降血压，镇静，抗红细胞膜氧化损伤，镇咳。

【辨证施治提纲】（一）证：风热感冒，温病初期，咽喉肿痛，口舌生疮，顿咳劳嗽，肺痈吐脓，痈肿疮疡，蛇虫咬伤，湿热泻痢，热淋涩痛，湿疹瘙痒。（二）病：肠道感染，呼吸道感染，肿瘤，皮肤疾病，五官科炎症，脑动脉硬化，恶性葡萄胎。

【剂量与用法】药典剂量：6～9 g。常规剂量：3～9 g。不宜大剂量使用。水煎服。研末或入丸散吞服时酌减。外用适量。穿心莲无毒，在常规剂量内水煎服常有胃部不适反应，长期服用没有明显不良反应。因其味甚苦，入煎剂易致恶心呕吐，胃脘不适，食欲减退；故多作丸、片剂服用。

【注意事项】妊娠禁忌。不宜多服久服；脾胃虚寒者不宜用。穿心莲制剂有过敏反应，可引起药疹，上腹痛，过敏性休克。

【论述】穿心莲有明显的抗炎和一定的解热作用。穿心莲对人体免疫有双向调节作用，既可增强免疫，又是广谱免疫抑制剂。穿心莲有终止妊娠、抗生育作用。穿心莲能抑制血小板聚集，抗血栓，抗动脉粥样硬化，抗心肌缺血，抗缺血—再灌注损伤，保护血管内皮损伤，预防粥样硬化血管狭窄，调脂，降血压，改善血液流变性。穿心莲有显著的抗肝损伤和利胆作用，可使胆汁流量明显增加。

穿心莲的传统功效是清热解毒，凉血，消肿，燥湿；主治风热感冒，温病初期，咽喉肿痛，口舌生疮，顿咳劳嗽，肺痈吐脓，痈肿疮疡，蛇虫咬伤，湿热泻痢，热淋涩痛，湿疹瘙痒。药理研究发现其有抗病毒，解热，抗炎，增强免疫功能，抑制血小板聚集，抗心肌缺血，抗血栓，保护血管内皮细胞，调脂，抗动脉粥样硬化，保肝，利胆，抗癌，降血压，镇咳等作用；主要是开发了心、血管和肝、胆内科方面的治疗价值。

大青叶（《名医别录》）

【来源】本品为十字花科植物菘蓝的干燥叶。主产于江苏、河北、安徽、河南。夏、秋二季分2～3次采收，除去杂质，晒干。生用。本品气微，味微酸、苦、涩。以叶大完整、色暗灰绿者为佳。

【别名】菘蓝叶，蓝靛叶。

【性味】味苦、性寒。

【归经与趋势】归肺、卫、皮肤，心、血管，肠，子宫。大青叶苦寒，以清热解毒为主，趋势呈向外、向下。

【化学成分】主要含靛玉红、靛蓝等吲哚类生物碱，水杨酸、丁香酸等有机酸，菘蓝苷等苷类，铁、钛、锰、锌等无机元素，甾醇，挥发性成分等。

【功效】清热解毒，凉血消斑，利胆解痉，泻火宁心，收宫利尿。

【药理概括】广谱抑菌，抗真菌，抗多种病毒，抗内毒素，抗炎，解热，增强免疫，抑制肠蠕动，兴奋子宫，抑制心脏，扩张下肢血管，利尿，降血压，抗白血病，利胆。

【辨证施治提纲】（一）证：温病高热，神昏，发斑发疹，痄腮，喉痹，口疮，丹毒，痈肿。（二）病：流感，扁桃体炎，流行性腮腺炎，麻疹，肺部急性感染，肺脓疡，病毒性上呼吸道感染，流行性乙型脑炎，急性传染性肝炎，男性尖锐湿疣，单纯疱疹性角膜炎，扁平疣，湿疹性感染性疾病。

【剂量与用法】药典剂量：9～15 g。常规剂量：9～15 g。大剂量：15～30 g。水煎服。研末或入丸散吞服时酌减。外用适量。大青叶无毒，在常规剂量内没有不适反应，长期服用或大剂量使用也没有明显不良反应。

【注意事项】妊娠禁忌。脾胃虚寒者忌用。大青叶注射液也有过敏反应，表现为皮炎、药疹、呼吸困难、血尿，偶见肢体及下颌不自主颤动，过敏性休克等。

【论述】大青叶煎剂等有广谱抑菌作用；有抗内毒素作用。大青叶对流感病毒、腮腺炎病毒等有抑制作用。大青叶有明显的解热、抗炎作用，也有增强免疫作用。靛玉红有显著的抗白血病作用。大青叶可兴奋子宫，随浓度加大可呈强直性收缩，持续时间也较久。大青叶可抑制心脏，剂量过大可致停搏。大青叶能促使胆汁排出，并缓解疼痛，有利胆作用。

大青叶的传统功效是清热解毒，凉血消斑；主治温病高热，神昏，发斑发疹，痄腮，喉痹，口疮，丹毒，痈肿。药理研究发现其有广谱抑菌，抗真菌，抗多种病毒，抗内毒素，抗炎，解热，增强免疫，抑制肠蠕动，兴奋子宫，抑制心脏，利尿，降血压，抗白血病，利胆等作用。

板蓝根 (《新修本草》)

【来源】本品为十字花科植物菘蓝的干燥根。主产于江苏、河北。秋季采挖，除去泥沙，晒干。切片，生用。本品气微，味微甜后苦涩。以片大均匀、体实、粉性大者为佳。

【别名】蓝根。

【性味】味苦，性寒。

【归经与趋势】归肺、皮肤，心、血管，肝，肠。板蓝根苦寒，以清热、解毒、散结为主，趋势呈向外、向下。

【化学成分】主要含靛苷、β-谷甾醇、靛红、糖类、氨基酸、芥子苷等成分。

【功效】清热解毒，泻火利咽，疏肝散结，凉血养心，止咳祛痰。

【药理概括】广谱抗病毒，抑菌，抑真菌，抗内毒素，增强免疫，抗癌，抗血小板聚集，抗氧化，改善肠系膜循环，降血压，保肝，降低心肌耗氧量，抗白血病作用，解毒，减少毛细血管通透性，保护病毒性心肌炎，镇咳，祛痰。

【辨证施治提纲】（一）证：瘟疫时毒，发热咽痛，温毒发斑，痄腮，烂喉丹痧，大头瘟疫，丹毒，痈肿。（二）病：上呼吸道感染，流感，腮腺炎，慢性咽炎，急性传染性肝炎，流行性乙型脑炎，皮肤科疾病，五官科疾病，狐惑病，痛风。

【剂量与用法】药典剂量：9～15 g。常规剂量：9～15 g。大剂量：30～60 g。水煎服。研末或入丸散吞服时酌减。外用适量。板蓝根无毒，在常规剂量内没有不适反应，长期服用或大剂量使用也没有明显不良反应。

【注意事项】妊娠禁忌。体虚而无实火热毒者忌服。过大剂量可引起消化道症状，脾胃虚寒者慎用。

【论述】板蓝根对流感病毒、肝炎病毒等多种病毒有抑制作用。板蓝根能使下肢灌流量增加，改善肠系膜循环，降低血压，减少毛细血管通透性，并使心肌耗氧量下降。板蓝根为清热解毒要药，有解毒作用。靛玉红有显著的抗白血病作用。板蓝根能兴奋网状内皮系统，增加白细胞吞噬能力，提高机体防御性能，并对各型肝炎有改善症状或软缩肝脾的作用。

板蓝根的传统功效是清热解毒，凉血，利咽；主治瘟疫时毒，发热咽痛，温毒发斑，痄腮，烂喉丹痧，大头瘟疫，丹毒，痈肿。药理研究发现其有广谱抗病毒，抗内毒素，增强免疫，抗癌，抗血小板聚集，保肝，降低心肌耗氧量，镇咳、祛痰等作用。

青黛 (《药性论》)

【来源】本品为爵床科植物马蓝、蓼科植物蓼蓝或十字花科植物菘蓝的叶或茎叶经加工制得的干燥粉末、团块或颗粒。主产于福建、广东、江苏、河北。福建所产品质最优，称"建青黛"。秋季采收以上植物的落叶，加水浸泡，至叶腐烂，叶落蜕皮时，捞去落叶，加适量石灰乳，充分搅拌至浸液由乌绿色转为深红色时，捞取液面泡沫，晒干而成。研细用。本品微有草腥气，味淡。以粉细、色蓝、质轻而松、能浮于水面，以火烧之呈紫红色火焰者为佳。

【别名】靛花，青蛤粉，青缸花。

【性味】味咸，性寒。

【归经与趋势】归肝，心、血管，胃、肠。青黛咸寒，以解毒、凉血为主，趋势呈向内、向下。

【化学成分】主要含靛玉红、靛蓝等吲哚类生物碱，色胺酮、喹唑二酮、水杨酸等有机酸，菘蓝苷等苷类及铁、锰、锌等无机元素。

【功效】清热解毒，疏肝散结，凉血消斑，泻火护胃，通痹止痛。

【药理概括】抗炎，镇痛，抗溃疡，促进免疫，抗氧化，抗肿瘤，抗白血病，改善血液流变性，抑制小肠推进运动，降低噬银蛋白含量，促进角质形成细胞分化，抗肝损害，抑菌，抑真菌。

【辨证施治提纲】（一）证：温毒发斑，血热吐衄，喉痹口疮，痄腮，火毒疮疡，肝火犯肺、胸痛咳血，小儿惊痫。（二）病：银屑病，湿疹，带状疱疹，糖尿病皮肤感染，白血病，静脉炎，外感发热，急性放射性食管炎，晚期非小细胞肺癌。

【剂量与用法】药典剂量：1.5～3 g。常规剂量：1～3 g。一般不大剂量使用。吞服。入丸散用。外用适量。青黛无毒，在常规剂量内没有不适反应，长期服用也没有明显不良反应。

【注意事项】胃寒者慎用。大剂量内服青黛及靛玉红可出现消化系统的反应，如恶心、呕吐、腹痛、腹泻、便血等，其次是骨髓抑制引起血小板减少。长期服用靛玉红，少数患者出现肺动脉高压及心功能不全症状，停药后可逐渐恢复。

【论述】青黛对胃溃疡有减小溃疡面积，抑制胃蛋白酶活性，降低胃液酸度等作用；对溃疡性结肠炎也有显著的治疗作用，对病变组织中的主要致炎症因子、氧化自由基的清除等有一定影响。本品对金黄色葡萄球菌、炭疽杆菌、志贺氏痢疾杆菌、霍乱弧菌有抗菌作用。具有抗癌作用，其有效成分靛玉红，对动物移植性肿瘤有中等强度的抑制作用；青黛及靛玉红对治疗慢性粒细胞白血病有效。青黛有促进角质形成细胞分化的作用，对银屑病的治疗提供了依据。

青黛的传统功效是清热解毒，凉血消斑，泻火定惊；主治温毒发斑，血热吐衄，喉痹口疮，痄腮，火毒疮疡，肝火犯肺，咳嗽胸痛，痰中带血，小儿惊痫。药理研究发现其有抗炎、镇痛、抗溃疡、抗肿瘤、抗白血病、改善血液流变性、抗肝损害、抑真菌等作用。

贯众 （《神农本草经》）

【来源】本品为鳞毛蕨科植物粗茎鳞毛蕨的干燥根基和叶柄残基。主产于黑龙江、辽宁、吉林，习称东北贯众或绵马贯众。秋季采挖，削去叶柄，须根，除去泥沙，晒干。切片，生用，或炒炭用。本品气特异，味初淡而微涩，后渐苦、辛。以切面棕色、须根少者为佳。

【别名】绵马鳞毛蕨，粗茎鳞毛蕨，东北贯众，绵马贯众。

【性味】味苦，性微寒；有小毒。

【归经与趋势】归肺、卫、皮肤，心、血管，肝，子宫。贯众苦寒，以清热解毒为主，趋势呈向外、向下。

【化学成分】主要含间苯三酚类衍生物黄绵马酸、绵马素、白绵马素、新绵马素，黄酮，三萜，挥发油，树脂等。

【功效】清热解毒，发表透疹，凉血止血，疏肝散结，杀虫祛邪，下气堕胎。

【药理概括】抗疟疾，驱虫，广谱抗病毒，广谱抑菌，抑真菌，止血，兴奋子宫平滑肌，抗早孕，雌激素样活性，抗肿瘤，保肝降酶，抑心，抗白血病。

【辨证施治提纲】（一）证：时疫感冒，风热头痛，温毒发斑，痄腮，疮疡肿毒，虫积腹痛，崩漏下血。（二）病：驱虫，感冒，乙型肝炎，缩宫止血，睾丸炎及睾丸肿痛，抗癌，带下症，乳糜尿，嗜酸性粒细胞增多症，荨麻疹。

【剂量与用法】药典剂量：4.5～9 g。常规剂量：9～15 g。大剂量：15～30 g。水煎服。研末或入丸散吞服时酌减。外用适量。贯众有小毒。在常规剂量内水煎服没有不适反应，贯众不适宜长期服用。东北贯众剂量稍大15～30 g，水煎服，有厌食、恶心，甚至有胃痛反应。贯众炭大剂量使用没有不适反应。杀虫、清热解毒宜生用；止血宜炒炭用。

【注意事项】妊娠禁忌。脾胃虚寒者慎用。贯众有毒，用量不宜过大。贯众有两种，东北贯众有小毒，紫萁贯众无毒；欧绵马的毒性很大。绵马酸对胃肠道黏膜有强烈刺激作用，可致恶心、呕吐、腹泻、便血等，孕妇服用可引起流产。用量过大可致中毒，神经系统表现有头痛、呕吐、腹痛腹泻、失明、惊厥、昏迷、严重者死亡。对心肝也有一定损害。孕妇、小儿禁用。因脂肪可加速有毒成分的吸收而使毒性增大，故服用本品时忌油腻。

【论述】贯众有广谱抗病毒作用，对流感病毒有强烈抑制作用；尚有抗菌、抗肿瘤作用。绵马素对无脊椎动物平滑肌有毒性，能使绦虫、钩虫麻痹变硬，而达到驱肠虫效用。东北贯众素有抗血吸虫作用。贯众提取物有较强的收缩子宫、抗早孕及堕胎作用。

贯众的传统功效是清热解毒，止血，驱虫；主治时疫感冒，风热头痛，温毒发斑，痄腮，疮疡肿毒，虫积腹痛，崩漏下血。药理研究发现其有抗疟疾，驱虫，广谱抗病毒，广谱抑菌，抑真菌，止血，抗早孕，保肝降酶，抗白血病等作用。

蒲公英（《新修本草》）

【来源】本品为菊科植物蒲公英、碱地蒲公英或同属数种植物的干燥全草。全国大部分地区均产。春至秋季花初开时采挖，除去杂质，洗净，晒干。鲜用或生用。本品气微，味微苦。以叶多、色灰绿、带根者为佳。

【别名】黄花地丁，奶汁草，婆婆丁。

【性味】味苦、甘，性寒。

【归经与趋势】归肺、皮肤，肝、胆，胃、肠，膀胱。蒲公英苦甘寒，趋势自肺、皮肤，直下三焦，功专解毒、散结、通利。

【化学成分】主要含有机酸类成分：咖啡酸，绿原酸，伪蒲公英甾醇棕榈酸等；挥发油：正己醇，樟脑，正辛醇，反式石竹烯等；黄酮类成分：槲皮素-3-0-葡萄糖苷，槲皮素-3-0-β-半乳糖苷，槲皮素，木犀草素-7-0-葡萄糖苷，木犀草素，香叶木素，芹菜素等。

【功效】清热解毒，消肿散结，利湿通淋，运脾健胃，疏肝利胆，强心养心，滑肠催乳。

【药理概括】抗菌，抗病毒，抗内毒素，抗胃溃疡，利胆，保肝，抗肿瘤，增强免疫，抗自由基，抗突变，抗胃损伤，轻泻，增强十二指肠收缩，促进肠推进功能，利尿，强心，保护心肌细胞，促进乳汁分泌。

【辨证施治提纲】（一）证：痈肿疔疮，乳痈，肺痈，肠痈，瘰疬，湿热黄疸，热淋涩痛。（二）病：急性上呼吸道感染，扁桃体炎，腮腺炎，急性乳腺炎，皮肤化脓性感染，五官科炎症，胃炎，胃溃疡，肛肠疾病，前列腺疾病，痔疮，阑尾炎，小儿热性便秘，蛇伤。

【剂量与用法】药典剂量：9～15 g。常规剂量：9～30 g。大剂量：30～60 g。水煎服。研末或入丸散吞服时酌减。外用适量。蒲公英无毒，在常规剂量内没有不适反应，长期服用或大剂量使用也没有明显不良反应。

【注意事项】偶见胃肠道反应，如恶心，呕吐，腹部不适，轻泻，胃部发热感。也有过敏反应者。蒲公英大剂量长期服用对肾脏有影响，尿中有少量管型，肾小管上皮细胞混浊等。

【论述】蒲公英煎剂或浸剂，对金黄色葡萄球菌、溶血性链球菌及卡他球菌有较强的抑制作用，对肺炎双球菌、脑膜炎双球菌、白喉杆菌、福氏痢疾杆菌、绿脓杆菌及钩端螺旋体等也有一定的抑制作用，和TMP（磺胺增效剂）之间有增效作用。蒲公英地上部分水提取物能活化巨噬细胞，有抗肿瘤作用。

蒲公英能使胆囊收缩，奥狄氏括约肌松弛，有利于胆汁排入肠中，能保护肝损伤，有显著降低血清谷丙转氨酶和减轻肝脂肪变性的作用。蒲公英对胃溃疡有显著的保护作用，能提高十二指肠的紧张性，临床有健胃和轻泻作用。蒲公英能激发机体的免疫功能。蒲公英小剂量兴奋心脏，大剂量则成抑制作用；蒲公英尚有与人参相似的保护缺氧缺糖的心肌细胞的作用。蒲公英可促进乳汁分泌。

蒲公英的传统功效是清热解毒，消肿散结，利湿通淋；主治痈肿疔疮，乳痈，肺痈，肠痈，瘰疬，湿热黄疸，热淋涩痛。药理研究发现其有抗病毒，抗内毒素，抗胃溃疡，利胆，保肝，抗肿瘤，增强免疫、促进肠推进功能，利尿，促进乳汁分泌等作用；开发了保肝利胆、抗胃溃疡、促进乳汁分泌等方面的治疗前景。

水飞蓟（《新华本草纲要》）

【来源】本品为菊科植物水飞蓟的干燥成熟果实。主产于黑龙江北部黑河及大兴安岭。秋季果实成熟时采收果序，晒干，打下果实，除去杂质，晒干。气微，味淡，破开后可见子叶2片，浅黄白色，富油性，以质硬、椭圆形者为佳。

【别名】水飞雉，奶蓟。

【性味】味苦，性凉。

【归经与趋势】归肝、胆，心、脑、血管，胃，肾。水飞蓟苦泄、凉清热，趋势向外、向下，解毒、祛湿、散结，以中焦肝胆为主。

【化学成分】主要成分为黄酮类、脂肪酸类、萜类等。

【功效】清热解毒，化浊散结，疏肝利胆，通络健脑，活血养心，泻火健胃，祛湿护肾。

【药理概括】保肝作用，抗肿瘤，降血脂，抑制血管内膜增生，保护心肌细胞，脑保护作用，抗脑缺血损伤，抗糖尿病作用，保护胃黏膜，预防肾毒性，降血压，利胆，抗X射线作用，抑制免疫性关节炎。

【辨证施治提纲】（一）证：肝胆湿热，胁痛，黄疸。（二）病：肝炎，高脂血症，结核。

【剂量与用法】药典剂量：6～15 g。常规剂量：6～15 g。大剂量：15～30 g。水煎服。研末或入丸散吞服时酌减。外用适量。水飞蓟无毒，在常规剂量内没有不适反应，长期服用或大剂量使用也没有明显不良反应。

【注意事项】水飞蓟药性苦凉，脾胃虚寒者慎用。

【论述】水飞蓟能对抗肝损伤，对多种肝脏毒物有明显的对抗作用，有促进肝再生的能力，稳定肝细胞膜，降低转氨酶；机理有抗自由基活性、抗脂质过氧化作用、抑制一氧化氮的产生、抗还原型谷胱甘肽（GSH）排空作用、抗炎症损伤、保护肝细胞膜、促进肝细胞修复与再生、抗肝纤维化作用、免疫调节作用。

水飞蓟素有显著的抗肿瘤作用，抗肿瘤活性为对化学致癌剂诱导的肿瘤的保护作用、对紫外线所致皮肤癌的保护作用、与抗肿瘤制剂的协同增效作用。水飞蓟有明显的降血脂作用，对阻止或清除肝组织中脂质的沉积、浸润，均有一定作用。

水飞蓟能抑制血管内膜增生，有可能用于防治再狭窄。水飞蓟对心肌细胞有明显的保护作用，显著减轻病毒对心肌的毒性。水飞蓟有满意的脑保护作用和抗脑缺血损伤作用。水飞蓟长期应用，能有效防止糖尿病神经损伤。水飞蓟对胃黏膜损伤有保护作用。水飞蓟对肾毒性有预防作用。水飞蓟有抗X射线作用。

水飞蓟的传统功效是清热解毒，疏肝利胆；主治肝胆湿热，胁痛，黄疸。药理研究发现其有保肝，抗肿瘤，降血脂，抑制血管内膜增生，保护心肌细胞，脑保护作用，抗糖尿病作用，保护胃黏膜损伤，预防肾毒性，利胆等作用；开发了保肝利胆，抗肿瘤，心、脑、血管，预防肾毒性等方面的治疗前景。

紫花地丁（《本草纲目》）

【来源】本品为堇菜科植物紫花地丁的干燥全草。主产于江苏、浙江、安徽、福建、河南。春、秋二季采收，除去杂质，晒干。生用。本品气微，味微苦而稍黏。以完整、主根圆锥形，叶黄绿色，叶柄具明显狭翅，花紫色者为佳。

【别名】箭头草，堇菜地丁，地丁。

【性味】味苦、辛，性寒。

【归经与趋势】归心、脑、血管。紫花地丁苦寒带辛，清降之中有升散之性，趋势呈向上、向外。

【化学成分】主要含黄酮及其苷类，香豆素及其苷类，甾醇，生物碱，内酯，挥发油，钙、钠、钾、锰等微量元素，有机酸等。

【功效】清热解毒，泻火消肿，凉血宁心，通络健脑。

【药理概括】抑菌，抗内毒素，抑真菌，抗钩端螺旋体，抗病毒，抑心，降压，扩张血管，增加脑血流量，抗氧化，调节免疫，清热，抗炎，抗蛇毒。

【辨证施治提纲】（一）证：疔疮肿毒，痈疽发背，丹毒，乳痈，肠痈，毒蛇咬伤。（二）病：霉菌性外阴阴道炎，急性热毒症，隐性软组织炎性疾病，静脉炎，扁桃体炎，流行性腮腺炎，脓疱疮，早期疖肿，肛门疾患，红丝疔。

【剂量与用法】药典剂量：15～30 g。常规剂量：15～30 g。大剂量：30～60 g。水煎服。研末或入丸散吞服时酌减。外用适量。紫花地丁无毒，在常规剂量内没有不适反应，长期服用或大剂量使用也没有明显不良反应。

【注意事项】剂量过大，会有恶心反应。体质虚寒者忌服。

【论述】紫花地丁有抑菌作用，抗病毒作用，有抑心，降压，扩张血管，增加脑血流量等作用。紫花地丁有清热，消肿和消炎的作用；尚有抗蛇毒、细菌内毒素及抗氧化和抗HIV病毒作用。

紫花地丁的传统功效是清热解毒，凉血消肿；主治疔疮肿毒，痈疽发背，丹毒，乳痛，肠痈，毒蛇咬伤。药理研究发现其有抗内毒素，抑真菌，抗病毒，抑心，降压，增加脑血流量，清热，抗炎，抗蛇毒等作用；主要开发了心、脑、血管方面的治疗意义。

野菊花（《本草正义》）

【来源】本品为菊科植物野菊的干燥头状花序。主产于广西、湖南、江苏。秋、冬二季花初开放时采摘，晒干，或蒸后晒干。生用。本品气芳香，味苦。以完整、色黄、香气浓者为佳。

【别名】野黄菊，苦薏，野菊。

【性味】味苦、辛，性微寒。

【归经与趋势】归肺、卫、皮肤，心、血管，肠。野菊花苦寒带辛，降中有升，趋势呈向上、向外，偏于上焦及皮肤。

【化学成分】主要含萜类和挥发油，黄酮，维生素，叶绿素，微量元素等。

【功效】清热解毒，泻火平肝，祛风止痒，活血通络，消肿散结，宁心养心，通痹止痛，延缓衰老。

【药理概括】广谱抗菌，抑真菌，抗病毒，抗毒素，抗炎，增强免疫，解热，抑制血小板聚集，减慢心率，扩张冠脉、抗心肌缺血，降压，抗过敏，抗氧化，镇痛，广谱抗肿瘤，解痉，抗蛇毒。

【辨证施治提纲】（一）证：疔疮痈肿，咽喉肿痛，目赤肿痛，头痛眩晕。（二）病：急性皮肤化脓性感染，感冒，流感，扁桃体炎，口腔炎，腮腺炎，肠炎，阑尾炎，五官科炎症，慢性前列腺炎，盆腔炎，高血压，冠心病，高脂血症，湿疹，脂溢性皮炎。

【剂量与用法】药典剂量：9～15 g。常规剂量：6～12 g。不宜大剂量使用。水煎服。研末或入丸散吞服时酌减。外用适量。野菊花无毒。剂量超过10 g，水煎服，可能出现胃不适反应；超过15 g和大剂量使用，常有食欲减退、胃痛、恶心、呕吐、腹泻等不良反应。

【注意事项】偶有胃部不适，胃纳欠佳，肠鸣便溏；脾胃虚寒者慎用。

【论述】野菊花有抗病原微生物作用，对金黄色葡萄球菌、白喉杆菌、痢疾杆菌、流感病毒、疱疹病毒以及钩端螺旋体均有抑制作用。野菊花有显著的抗炎、解热作用，但其所含抗炎成分及机理不同，其挥发油对化学性致炎因子引起的炎症作用强，而其水提物则对异性蛋白致炎因子引起的炎症作用较好。野菊花有明显的抗过敏作用。

野菊花尚有明显的降血压和抑制血小板聚集作用。野菊花能减慢心率，扩张冠脉、抗心肌缺血。野菊花的抗氧化作用是近年的一个新发现，野菊花多糖具有清除活性氧自由基的作用。野菊花对多种肿瘤的生长都有抑制作用。

野菊花的传统功效是清热解毒，泻火平肝；主治疔疮痈肿，咽喉肿痛，目赤肿痛，头痛眩晕。药理研究发现其有广谱抗菌，抑真菌，抗病毒，抗毒素，抗炎，增强免疫，解热，抑制血小板聚集，扩张冠脉、抗心肌缺血，抗过敏，抗氧化，镇痛，广谱抗肿瘤等作用；主要开发了心、血管及抗肿瘤方面的治疗价值。

重楼（《神农本草经》）

【来源】本品为百合科植物云南重楼或七叶一枝花的干燥根茎。主产于云南、广西。秋季采挖，除去须根，洗净，晒干。切片，生用。本品气微，味微苦、麻。以片大、坚实、断面色白、粉性足者为佳。

【别名】蚤休、七叶一枝花。

【性味】味苦，性微寒；有小毒。

【归经与趋势】归肺、皮肤，心、血管，肾、子宫。重楼苦寒，趋势以疏通、散结为主。

【化学成分】主要含甾体皂苷类成分：重楼皂苷Ⅰ、Ⅱ、Ⅳ、Ⅶ等；还含甾醇、蜕皮激素、黄酮类等。

【功效】清热解毒，散结消肿，通痹止痛，凉肝定惊，活血止血，养心安神，止咳平喘。

【药理概括】调节细胞因子，广泛抗肿瘤作用，抗炎，镇痛，镇静，抗血小板聚集，溶血，杀虫，收缩子宫，止血，平喘，镇咳，杀灭精子，增加心率、增加心肌细胞钙离子摄入，促肾上腺功能，雌激素活性，抗蛇毒，抗氧化。

【辨证施治提纲】（一）证：疔疮痈肿，咽喉肿痛，蛇虫咬伤，惊风抽搐，跌扑伤痛。（二）病：外科感染，胃溃疡、胃炎，流行性腮腺炎，乳腺小叶增生。

【剂量与用法】药典剂量：3～9 g。常规剂量：9～15 g。大剂量：15～30 g。水煎服。研末或入丸散吞服时酌减。外用适量。重楼无毒。在常规剂量内没有不适反应，长期服用或大剂量服用也没有明显不良反应。

【注意事项】妊娠禁忌。体虚、无实火热毒者及患阴证疮疡者均不宜服用。重楼有小毒，中毒反应有恶心、呕吐、头痛，严重的引起痉挛。

草河车又名红蚤休，其饮片带有淡红色。七叶一枝花又名白蚤休，其饮片白色。二药不宜混淆。

【论述】重楼对多种肿瘤都有抑杀作用，皂苷类单体对癌细胞有较强的抑制作用；抗癌机制是直接杀伤肿瘤细胞、调节机体免疫功能、抑制RNA癌瘤病毒逆转录酶。重楼有明显的抗炎作用，也可镇静、镇痛。重楼有对大脑与肾脏的保护作用。重楼有兴奋子宫的作用，使节律加强，幅度加大，肌肉张力增高，作用持久，与剂量成正比。重楼体外有杀灭精子作用。重楼总皂苷粗提物有清除活性氧及抗氧化作用。重楼甾体总皂苷有止血作用。此外，重楼尚有抗菌、平喘、镇咳、促肾上腺功能、雌激素样活性、抗蛇毒、抗氧化、血管内皮细胞保护作用等。

重楼的传统功效是清热解毒，消肿止痛，凉肝定惊；主治疔疮痈肿，咽喉肿痛，蛇虫咬伤，跌仆伤痛，惊风抽搐。药理研究发现其有广泛抗肿瘤作用，抗炎，镇痛，抗血小板聚集，收缩子宫，止血，平喘，镇咳，雌激素活性，抗蛇毒等。

拳参（《图经本草》）

【来源】本品为蓼科植物拳参的干燥根茎。主产于河北、山西、甘肃、山东、江苏。春初发芽时或秋季茎叶将枯萎时采挖，除去泥沙，晒干，去须根。切片，生用。本品气微，味苦、涩。以个大、质硬、断面浅红棕色者为佳。

【别名】草河车，紫参，红蚤休。

【性味】味苦、涩，性微寒。

【归经与趋势】归肺、皮肤，心、脑、血管，肠。拳参趋势呈固涩下焦，疏通上焦。

【化学成分】主要含鞣质，多糖，果酸，蒽醌类生物，树脂等。

【功效】清热解毒，消肿止痛，息风定惊，凉血止血，通络强心，宁心养心，安神健脑，涩肠止泻。

【药理概括】扩冠增流，减慢心率，抗心律失常，增强心肌收缩力，保护心肌缺血再灌注损伤，抗心肌肥厚，收缩主动脉，抗脑缺血，抑制中枢，抗氧化，止泻，抑菌，镇痛，止血。

【辨证施治提纲】（一）证：痈肿瘰疬，蛇虫咬伤，口舌生疮，热病神昏，惊痫抽搐，赤痢热泻，血热出血，痔疮出血，肺热咳嗽。（二）病：婴幼儿腹泻，胃十二指肠炎及溃疡。

【剂量与用法】药典剂量：4.5～9 g。常规剂量：6～12 g。大剂量：15～30 g。水煎服。研末或入丸散吞服时酌减。外用适量。拳参无毒。在常规剂量内没有不适反应，长期服用或大剂量使用也没有明显不良反应。

【注意事项】无实火热毒者不宜使用。阴证疮疡患者忌服。过大剂量服用可能有滑肠便溏反应。

【论述】拳参能扩冠增流，减慢心率，增强心肌收缩力，保护心肌缺血再灌注损伤，抗心肌肥厚，抗心律失常，收缩主动脉，抗脑缺血作用。拳参能抑制移植性肿瘤的生长。拳参外用有一定的消炎止血作用。拳参所含鞣质有明显的止泻作用。拳参能抑制中枢，有镇静、镇痛作用。拳参提取物对金黄色葡萄球菌、绿脓杆菌、枯草杆菌、大肠杆菌、痢疾杆菌、脑膜炎双球菌、溶血性链球菌等均有抑制作用。

拳参的传统功效是清热解毒，消肿，息风定惊，止血；主治痈肿瘰疬，蛇虫咬伤，口舌生疮，热病神昏，惊风抽搐，赤痢热泻，血热出血，痔疮出血，肺热咳嗽。药理研究发现其有扩冠增流，减慢心率，增强心肌收缩力，抗心肌肥厚，抗脑缺血，抑制中枢，抗氧化，止泻，镇痛，止血等作用；主要开发了心、脑、血管方面的治疗价值。

漏芦（《神农本草经》）

【来源】本品为菊科植物祁州漏芦的干燥根。主产于河北、山东、陕西。春、秋二季采挖，除去须根和泥沙，晒干。切片，生用。本品气特异，味微苦。以切面具裂隙、色灰黑者为佳。

【别名】和尚头，祁州漏芦。

【性味】味苦，性寒。

【归经与趋势】归心、脑、血管，肝，肾。漏芦虽苦寒，趋势却是升清降浊，补气提阴，呈向上、向外，依次补肾、疏肝、强心、健脑。

【化学成分】主要含蜕皮甾酮类、黄酮类、三萜皂苷、挥发油和有机酸等。

【功效】清热解毒，消痈散结，通经下乳，健脑益智，延缓衰老，补气强心，疏肝养筋，促进代谢，祛湿护肾，化浊通络。

【药理概括】促进学习记忆，抗氧化、抗衰老，保护肝脏，抗炎，抗疲劳，增强免疫，保护肾脏、改善生化指标，抗肿瘤、逆转耐药株，抗动脉粥样硬化，强心，降压，抑真菌，促进核酸和蛋白质合成，降血糖，兴奋神经肌肉装置。

【辨证施治提纲】（一）证：乳痈肿痛，痈疽发背，瘰疬疮毒，乳汁不通，湿痹拘挛。（二）病：慢性肾衰，肝癌，高血压，痤疮，冠心病。

【剂量与用法】药典剂量：4.5～9 g。常规剂量：3～12 g。一般不大剂量使用。水煎服。研末或入丸散吞服时酌减。外用适量。漏芦无毒。在常规剂量内没有不适反应，长期服用没有明显不良反应。剂量15 g以上，会有恶心、便溏反应。

【注意事项】漏芦能兴奋神经肌肉装置，大剂量则引起痉挛，所以，须使用常规剂量。

【论述】漏芦能显著抑制血清及心、脑、肝、肾组织中过氧化脂质的生成，从而保护机体组织，减少损伤，延缓衰老及预防老年病；尚可促进学习记忆。漏芦小剂量能兴奋神经肌肉装置，促进周围神经的恢复，大剂量则引起痉挛，以后出现全身抑制，类似于士的宁作用。

漏芦能增强心肌收缩力，高浓度可使心脏停止于收缩期。祁州漏芦具有显著的降脂作用，可以改善肾病综合征患者脂质代谢紊乱，其具有的抗氧化作用可有效地减轻脂质对肾脏的损伤。漏芦所含漏芦蜕皮甾醇能显著增强巨噬细胞的吞噬作用，提高细胞的免疫功能。

漏芦具有促进核酸和蛋白质合成，降低高血糖引起的高血糖症，抑制肝胆固醇合成，缓解疼痛、抗疲劳等作用。漏芦有显著的抗炎，抗氧化、抗动脉粥样硬化作用。漏芦对多种皮肤真菌有抑制作用。

漏芦的传统功效是清热解毒，消痈散结，通经下乳，舒筋通脉；主治乳痈肿痛，痈疽发背，瘰疬疮毒，乳汁不通，湿痹拘挛。药理研究发现其许多新功效：促进学习记忆，抗氧化、抗衰老，保护肝脏，抗炎，抗疲劳，增强免疫，保护肾脏、改善生化指标，抗肿瘤，抗动脉粥样硬化，强心，促进核酸和蛋白质合成，降血糖，兴奋神经肌肉装置等；药理开发了心脑血管、肝、肾等重要脏器的治疗作用，是一味很有潜力的补益药。漏芦的功效，古今差异较大。

土茯苓（《本草纲目》）

【来源】本品为百合科植物光叶菝葜的干燥根茎。主产于广东、湖南、湖北、浙江、安徽。夏、秋二季采挖，除去须根，洗净，干燥；或趁鲜切成薄片，干燥，生用。本品气微，味微甘、涩。以粉性大、筋脉少、切面淡棕色者为佳。

【别名】禹余粮，白余粮，仙遗粮。

【性味】味甘、淡，性平。

【归经与趋势】归心、血管，肝，肾。土茯苓甘淡，渗湿通络，趋势呈向内、向下。

【化学成分】本品主要含琥珀酸、棕榈酸等有机酸，多糖，落新妇苷、异黄杞苷等黄酮及其苷类，薯蓣皂苷、提果皂苷等皂苷，甾醇，挥发油等。

【功效】解毒散结，通痹止痛，化浊护肾，疏肝通络，宁心养心，利尿祛湿。

【药理概括】肾保护作用，保肝，抑心，抗心律失常，降低动脉粥样硬化斑块形成，抗急性心肌缺血，保护心肌损伤，抗炎，抗肿瘤，解汞中毒，利尿，镇痛，抑制免疫，抑菌。

【辨证施治提纲】（一）证：梅毒及汞中毒所致的肢体拘挛、筋骨疼痛，湿热淋浊，带下，疥癣，湿疹瘙痒，痈肿，瘰疬。（二）病：肾盂肾炎，前列腺炎，慢性膀胱炎，关节炎，肝炎，白塞氏病。

【剂量与用法】药典剂量：15～60 g。常规剂量：15～60 g。大剂量：60～90 g。水煎服。研末或入丸散吞服时酌减。外用适量。土茯苓无毒。在常规剂量内没有不适反应，长期服用或大剂量使用也没有明显不良反应。

【注意事项】肝肾阴虚者慎服。服药时忌茶。

【论述】土茯苓能使汞中毒患者症状减轻，血汞含量降低，具有解毒作用。土茯苓降低尿蛋白，提高肌酐清除率，延缓肾小球硬化，具有改善肾功能，延缓糖尿病肾病进一步发展的作用。土茯苓有抑心、抗心律失常，降低动脉粥样硬化斑块形成，抗急性心肌缺血，保护心肌损伤等作用。土茯苓有明显的利尿、镇痛作用。土茯苓对金黄色葡萄球菌、溶血性链球菌、大肠杆菌、绿脓杆菌、伤寒杆菌、福氏痢疾杆菌、白喉杆菌和炭疽杆菌均有抑制作用。土茯苓对肝癌及移植性肿瘤有一定抑制作用。土茯苓可通过影响T淋巴细胞释放淋巴因子的炎症过程而选择性地抑制细胞免疫反应。土茯苓能明显拮抗棉酚毒性。

土茯苓的传统功效是解毒，除湿，通利关节；主治梅毒及汞中毒所致的肢体拘挛、筋骨疼痛，湿热淋浊，带下，疥癣，湿疹瘙痒，痈肿，瘰疬。药理研究发现其有肾保护作用，保肝，抗心律失常，降低动脉粥样硬化斑块形成，抗急性心肌缺血，抗炎，抗肿瘤，解汞中毒，利尿，镇痛，抑制免疫等作用；主要开发了心、血管，护肾，保肝方面的治疗价值。

鱼腥草（《名医别录》）

【来源】本品为三白草科植物蕺菜的新鲜全草或干燥地上部分。主产于浙江、江苏、安徽、湖北。鲜品全年均可采割；干品夏季茎叶茂盛花穗多时采割，除去杂质，晒干。生用。本品具鱼腥气，味涩。以叶多、色灰绿、有花穗、鱼腥气浓者为佳。

【别名】蕺菜，侧耳根，臭草。

【性味】味辛，性微寒。

【归经与趋势】归肺、卫、皮肤，心、血管，肠，膀胱。鱼腥草辛能发散，寒可清热，趋势呈升清降浊，解毒散结，去腐生新。

【化学成分】本品主要含挥发油，黄酮类，多糖，生物碱，酚类化合物，有机酸，蛋白质，氨基酸等。

【功效】清热解毒，化浊散结，消痈排脓，通痹止痛，去腐生新，祛痰止咳，宣肺平喘，祛风止痒，安神镇惊，通络养心，利尿通淋，止泻止血。

【药理概括】广谱抑菌，抑真菌，广谱抗病毒，抗炎，抗内毒素，增强免疫功能，抗过敏，抗癌，镇痛，抗氧化，抗辐射，改善肠溃疡动力异常，止泻，利尿，祛痰，止咳，平喘，镇静，抗惊厥，降血压，降血脂，扩张冠脉，止血，抑制浆液分泌、促进组织再生，营养毛发。

【辨证施治提纲】（一）证：肺痈吐脓，痰热喘咳，疮痈肿毒，热淋，热痢。（二）病：急性呼吸道感染，五官科炎症，外科炎症，皮肤科感染，钩端螺旋体病，腮腺炎性脑膜脑炎，妊娠期急性肾盂肾炎，淋菌性尿道炎，前后阴疾病，生殖系疾病，肛门疾病，支气管扩张咯血，癌性胸水，慢性肾炎，肾病综合征，黄疸型肝炎。

【剂量与用法】药典剂量：15～25 g。常规剂量：9～30 g。大剂量：30～60 g。水煎服。鲜品捣汁服。研末或入丸散吞服时酌减。外用适量。鱼腥草无毒。在常规剂量内没有不适反应，长期服用或大剂量服用也没有明显不良反应。

【注意事项】虚寒证及阴性疮疡忌服。鱼腥草有过敏反应：紫癜，剥脱性皮炎，肺水肿，过敏性休克。

【论述】鱼腥草素对金黄色葡萄球菌、肺炎双球菌、甲型链球菌、流感杆菌、卡他球菌、伤寒杆菌以及结核分枝杆菌等多种革兰阳性及阴性细菌，均有不同程度的抑制作用；其用乙醚提取的非挥发物，还对多种病毒有作用。

鱼腥草具有抑制和杀灭Ｈｐ的作用，由此推测鱼腥草对胃、十二指肠溃疡有治疗作用，同时，鱼腥草所具有的去腐生新的作用，使其溃疡部位能加快愈合，促进胃黏膜修复。

鱼腥草有较好的祛痰、止咳、平喘作用。鱼腥草能提高机体免疫力，并有抗炎、镇痛作用。鱼腥草能扩张肾动脉，增加肾动脉血流量，因而有较强的利尿作用。鱼腥草具有显著的抗过敏作用。鱼腥草能扩张冠脉，增加冠脉血流量，并能降血脂、降血压。鱼腥草能降低血清转氨酶。鱼腥草有轻度的镇静、抗惊厥作用。鱼腥草还有止血，抑制浆液分泌、促进组织再生，即去腐生新的作用。鱼腥草尚有抗脂质过氧化，营养毛发和抗癌作用。

鱼腥草的传统功效是清热解毒，消痈排脓，利尿通淋；主治肺痈吐脓，痰热喘咳，疮痈肿毒，热淋，热痢。药理研究发现其有广谱抑菌、抑真菌，广谱抗病毒，抗炎，增强免疫功能，抗过敏，抗癌，镇痛，止泻，利尿，祛痰，止咳，平喘，降血脂，扩张冠脉，止血，促进组织再生等作用。

金荞麦（《新修本草》）

【来源】本品为蓼科植物金荞麦的干燥根茎。主产于陕西、江苏、江西、浙江。冬季采挖，除去茎和须根，洗净，晒干。切成厚片，生用。本品气微，味微涩。以片大、断面黄白或黄棕色、质坚硬者为佳。

【别名】赤地利，开金锁，苦荞麦根，金锁银开。

【性味】味微辛、涩，性凉。

【归经与趋势】归肺、卫、皮肤。金荞麦辛可散结，涩能止咳，凉则清解，趋势呈辛凉疏通之品，功专解毒、散结、祛瘀排脓。

【化学成分】主要含木犀草素等黄酮类，甾体类化合物，阿魏酸等有机酸，萜类，苷类等。

【功效】清热解毒，排脓祛瘀，祛痰止咳，消肿散结，祛风止痒。

【药理概括】抗炎，解热，祛痰，镇咳，抑制血小板聚集，抗肿瘤，抗过敏，促进免疫，抑菌。

【辨证施治提纲】（一）证：肺痈吐脓，肺热喘咳，瘰疬疮疖，乳蛾肿痛。（二）病：肺脓肿，菌痢，上消化道出血，肺癌，支气管炎，肺炎，盆腔炎，胆道感染，肺心病，原发性痛经，甲状腺功能亢进。

【剂量与用法】药典剂量：15～30 g。常规剂量：15～30 g。大剂量：30～60 g。水煎服。研末或入丸散吞服时酌减。外用适量。金荞麦无毒。在常规剂量内没有不适反应，长期服用或大剂量使用也没有明显不良反应。

【注意事项】金荞麦毒性甚小，但非口给药则有一定毒性。

【论述】金荞麦有解热、抗炎作用，也有抗过敏作用。金荞麦有祛痰作用，也有轻微的镇咳作用。金荞麦还有抗肿瘤、免疫调节、抗血小板聚集等作用。

金荞麦的传统功效是清热解毒，排脓祛瘀；主治肺痈吐脓，肺热喘咳，瘰疬疮疖，乳蛾肿痛。药理研究发现其有抗炎，解热，祛痰，镇咳，抑制血小板聚集，抗肿瘤，抗过敏，促进免疫，抑菌等作用。

大血藤（《本草图经》）

【来源】本品为木通科植物大血藤的干燥藤茎，又称红藤。主产于江西、湖北、湖南、江苏。秋、冬二季采收，除去侧枝，截段，干燥。切厚片，生用。本品气微，味微涩。以片大、质坚、纹理清晰者为佳。

【别名】血藤，过山龙，红藤，血通，山红藤。

【性味】味苦，性平。

【归经与趋势】归心、血管，肠。红藤苦平，趋势以清热解毒，活血疏通为主。

【化学成分】主要含蒽醌类成分大黄素、大黄素甲醚、大黄酚，三萜类，木脂素类，甾醇类及多种酚及酚苷。

【功效】清热解毒，通痹止痛，活血通络，宁心养心。

【药理概括】抗前列腺炎，抑心，减慢心率，保护心肌缺血，缩小心梗面积，抑制肠蠕动，抑菌，耐缺氧，抑制炎症细胞增生、调节免疫功能，改善血液流变性，改善微循环，预防术后粘连。

【辨证施治提纲】（一）证：肠痈腹痛，热毒疮疡，血滞经闭痛经，跌仆肿痛，风湿痹痛。（二）病：急性乳腺炎，阑尾脓肿，术后肠粘连，盆腔炎，热毒疮疡，经闭痛经，跌扑肿痛，风湿痹痛。

【剂量与用法】药典剂量：9～15 g。常规剂量：9～15 g。大剂量：15～60 g。水煎服。研末或入丸散吞服时酌减。外用适量。大血藤无毒。在常规剂量内没有不适反应，长期服用或大剂量使用也没有明显不良反应。

【注意事项】孕妇慎服。大血藤较苦，大剂量服用有胃部不适反应。

【论述】红藤煎剂对金黄色葡萄球菌及乙型链球菌均有较强的抑制作用，对大肠杆菌、白色葡萄球菌、卡他球菌、甲型链球菌及绿脓杆菌，亦有一定的抑制作用。红藤水溶提取物能抑制血小板聚集，增加冠脉流量，抑制血栓形成，提高血浆 cAMP 水平.提高耐缺氧能力，扩张冠状动脉，缩小心肌梗死范围。大血藤能抑制慢性炎症细胞的增生，促进组织修复。大血藤有显著预防术后腹腔粘连的作用。

红藤的传统功效是清热解毒，活血，祛风止痛；主治肠痈腹痛，热毒疮疡，血滞经闭痛经，跌仆肿痛，风湿痹痛。药理研究发现其有保护心肌缺血，缩小心梗面积，改善血液流变性，改善微循环等作用；主要开发了心、血管方面的治疗价值。

败酱草（《神农本草经》）

【来源】本品为败酱科植物黄花败酱、白花败酱的干燥全草。全国大部分地区均产。夏、秋二季采收，全株拔起，除去泥沙，洗净，阴干或晒干。切段，生用。本品气特异，味微苦。以叶多色绿、气浓者为佳。

【别名】黄花败酱，败酱，野黄花。

【性味】味辛、苦，性微寒。

【归经与趋势】归心，胃、肠，肝、胆，膀胱、子宫。败酱草辛散、苦降、寒清热，趋势呈疏理三焦、升清降浊。

【化学成分】黄花败酱主要含香豆素，环烯醚萜，皂苷，甾醇等。白花败酱主要含挥发油，莫罗忍冬苷，番木鳖苷，白花败酱苷等。

【功效】安神定志，清热解毒，泻火散结，消痈排脓，祛瘀止痛，疏肝利胆，强心利尿，运脾健胃，凉血止血。

【药理概括】镇静催眠，镇痛，抑菌，抗内毒素，抗病毒，抗白血病，止血，促进免疫功能，保肝，利胆，抗肿瘤，兴奋子宫，强心，利尿，调理胃肠功能、促进溃疡愈合。

【辨证施治提纲】（一）证：肠痈肺痈，痈肿疮毒，产后瘀阻腹痛。（二）病：流行性腮腺炎，急性细菌性炎症，感冒，肠粘连，慢性前列腺炎，神经衰弱，克山病，扁平疣。

【剂量与用法】药典剂量：6～15 g。常规剂量：6～15 g。大剂量：15～30 g。水煎服。研末或入丸散吞服时酌减。外用适量。败酱草无毒。在常规剂量内没有不适反应，长期服用或大剂量使用也没有明显不良反应。

【注意事项】妊娠禁忌。败酱草有轻度呼吸抑制和致泻作用。脾胃虚弱，食少泄泻者不宜服用。偶有口干，胃部不适。

【论述】败酱草有抗肝炎病毒作用，能促进肝细胞再生，防止肝细胞变性，改善肝功能。败酱草有抗肿瘤作用。败酱草有明显的镇静催眠作用，较缬草强。败酱草有明显的止血作用，其作用强度与云南白药相当。败酱草对胃肠道有明显的作用，能消除局部炎症，改善病变微循环，促进溃疡面的修复；可促进小肠蠕动，又能减少排便次数，对便秘和腹泻有双向治疗作用。败酱草有抗呼吸道合胞病毒作用，且存在明显的量效关系。

败酱草的传统功效是清热解毒，消痈排脓，祛瘀止痛；主治肠痈肺痈，痈肿疮毒，产后瘀阻腹痛。药理研究发现其许多新功效：镇静催眠，镇痛，抗内毒素，抗病毒，止血，促进免疫功能，保肝，利胆，抗肿瘤，兴奋子宫，强心利尿，调理胃肠功能、促进溃疡愈合等；开发了镇静催眠，强心利尿，调理胃肠功能、促进溃疡愈合等方面的治疗前景。

射干（《神农本草经》）

【来源】本品为鸢尾科植物射干的干燥根茎。主产于湖北、江苏、河南、安徽。春初刚发芽或秋末茎叶枯萎时采挖，除去须根和泥沙，干燥，切片，生用。本品气微，味苦、微辛。以断面色黄、苦味浓者为佳。

【别名】寸干，乌扇。

【性味】味苦，性寒。

【归经与趋势】归肺、卫、皮肤，胃、肠、胆，膀胱。射干苦寒，趋势以清降、疏通为主。

【化学成分】本品含鸢尾黄酮、鸢尾黄酮苷、鸢尾苷、射干酮、紫檀素等。

【功效】清热解毒，宣肺平喘，消痰止咳，生津利咽，通痹止痛，利胆护胃，止泻利尿，祛瘀通络。

【药理概括】抗炎，解热，止痛，抑菌，抗真菌，抗病毒，促唾液分泌，抗溃疡，利胆，抗腹泻，有雌激素样作用，平喘，祛痰，止咳，降血压，抗血栓，清除自由基，利尿，抗过敏。

【辨证施治提纲】（一）证：热毒痰火郁结，咽喉肿痛，痰涎壅盛，咳嗽气喘。（二）病：支气管炎，哮喘，肺炎，耳鼻咽喉科疾病，乳糜尿，喉癌。

【剂量与用法】药典剂量：3～9 g。常规剂量：3～12 g。大剂量：15～30 g。水煎服。研末或入丸散吞服时酌减。外用适量。射干无毒。在常规剂量内没有不适反应，长期服用也没有明显不良反应。不宜大剂量使用，使用15 g以上可能会出现大便次数增多，使用30 g以上，有胃痛腹痛反应。

【注意事项】射干苦寒，不良反应主要是致泻，脾虚便溏者不宜使用。孕妇慎用。

【论述】射干能抑制流感病毒、疱疹病毒，对致病性皮肤真菌有较强的抑制作用。射干有一定的解热作用。射干有雌激素样作用，能消除上呼吸道的炎性渗出物，并有解热、止痛作用。射干具有明显的抗凝血、抗血栓作用和兴奋咽喉黏膜作用。射干有一定抗过敏作用。射干有镇痛及止咳祛痰作用；还可促进唾液分泌。射干还可降低毛细血管通透性，抑制棉球肉芽组织增生而有显著的抗炎作用。射干的抗血栓作用较强。射干具有弱的抗溃疡作用，而利胆作用持久，且有持久的抗腹泻作用。射干有显著的利尿作用。

射干的传统功效是清热解毒，消痰，利咽；主治热毒痰火郁结，咽喉肿痛，痰涎壅盛，咳嗽气喘。药理研究发现其许多新功效：抗炎，解热，止痛，促唾液分泌，抗溃疡，利胆，抗腹泻，平喘，祛痰，止咳，抗血栓，利尿，抗过敏等作用。

山豆根（《开宝本草》）

【来源】本品为豆科植物越南槐的干燥根及根茎。主产于广西，又名广豆根；北方许多地区用的山豆根为防己科植物蝙蝠葛的根茎，处方名为北豆根。秋季采挖。除去杂质，洗净，干燥。切片，生用。本品有豆腥气，味极苦。以味苦者为佳。

【别名】广豆根，柔枝槐。

【性味】味苦，性寒；有毒。

【归经与趋势】归肺、卫、皮肤，心、脑、血管，肝，胃、肠，膀胱。山豆根苦寒，趋势自脑府、过心宫、下三焦，以清降、疏通为主。

【化学成分】主要含生物碱，其主要有苦参碱、氧化苦参碱、臭豆碱和甲基司巴丁等；尚含柔枝槐酮、柔枝槐素、柔枝槐酮色烯、柔枝槐素色烯等黄酮类。

【功效】清热解毒，泻火散结，消肿利咽，活血祛瘀，通络强心，安神健脑，宁心养心，祛风止痒，疏肝轻身，护胃解痉，平喘止咳，利尿祛湿。

【药理概括】抗炎，解热，抑菌，抗真菌，抗病毒，抗肿瘤，抗心律失常，增强心肌收缩力，扩冠增流，抗血栓形成，降血脂，抑制免疫，抗过敏，升白，抑制中枢，抗脑缺血再灌注损伤，保肝，解痉，抗溃疡，利尿，抗氧化，兴奋呼吸，镇咳，平喘。

【辨证施治提纲】（一）证：火毒蕴结，乳蛾喉痹，咽喉肿痛，齿龈肿痛，口舌生疮。（二）病：咽喉疾病，肝炎，乙脑，痢疾，钩端螺旋体病，肿瘤，心律失常，哮喘，宫颈糜烂，白细胞减少症。

【剂量与用法】药典剂量：广豆根3～6 g；北豆根3～9 g。常规剂量：广豆根3～15 g；北豆根3～9 g。均不宜大剂量或者长期使用。水煎服。研末或入丸散吞服时酌减。外用适量。广豆根无毒，在常规剂量内没有不适反应，北豆根有毒，9 g以上有厌食、恶心的症状，重者有胃痛、剧烈的呕吐反应。

【注意事项】北豆根有毒，超过10 g易致毒性反应，引起呕吐、腹泻、胸闷、心悸、头晕、颤抖、昏迷、休克等副作用，严重者可死亡。故用量不宜过大。脾胃虚寒者慎用。

【论述】山豆根所含苦参碱对金黄色葡萄球菌、痢疾杆菌、大肠杆菌、结核分枝杆菌、霍乱弧菌、麻风杆菌、絮状表皮癣菌、白念珠菌以及钩端螺旋体均有抑制作用。山豆根所含总碱能增加心肌收缩力，显著增加冠脉流量、抗血栓形成及抗心律失常作用。山豆根对脑缺血再灌注损伤有明显的保护作用。山豆根对网状内皮系统功能具有兴奋作用。山豆根对多种肿瘤有抑制作用。山豆根有强烈的兴奋呼吸作用，其平喘作用较氨茶碱强。山豆根有抑制免疫和抗过敏作用。山豆根能抑制胃酸分泌，有明显的抗溃疡作用，也有保肝降酶作用。此外，山豆根还有升高白细胞、抗炎、利尿、抑制中枢及保肝等作用。

山豆根的传统功效是清热解毒，消肿利咽；主治火毒蕴结，乳蛾喉痹，咽喉肿痛，齿龈肿痛，口舌生疮。药理研究发现其许多新功效：抗炎，解热，抗肿瘤，抗心律失常，增强心肌收缩力，扩冠增流，抗血栓形成，降血脂，抑制免疫，抑制中枢，抗脑缺血再灌注损伤，保肝，解痉，抗溃疡，利尿，镇咳，平喘等；主要开发了心、脑、血管方面的治疗价值。

马勃（《名医别录》）

【来源】本品为灰包科真菌脱皮马勃、大马勃或紫色马勃的干燥子实体。主产于内蒙古、甘肃、吉林、湖北。夏、秋二季子实体成熟时采收，除去泥沙，干燥，除去外层硬皮，切成方块，或研成粉末，生用。本品臭似尘土，无味。以皮薄、饱满、松泡有弹性者为佳。

【别名】灰包，马粪包。

【性味】味辛，性平。

【归经与趋势】归肺、卫、皮肤。马勃辛平，质轻，趋势以宣发、疏解为主。

【化学成分】本品含紫颓马勃酸、马勃素、马勃素葡萄糖苷、尿素、麦角甾醇、亮氨酸、酪氨酸、磷酸钠等。

【功效】清肺止咳，利咽开音，解毒散结，压迫止血。

【药理概括】抗炎，解热，机械性止血作用，止咳，抑菌，抗肿瘤，抗增殖和抗细胞分裂。

【辨证施治提纲】（一）证：风热郁肺，咽痛音哑，咳嗽，衄血，创伤出血。（二）病：鼻出血，臁疮，胃溃疡，褥疮，足癣。

【剂量与用法】药典剂量：1.5～6 g。常规剂量：1～1.5 g。药质很轻，不宜大剂量使用。水煎服。研末或入丸散吞服。外用适量。马勃无毒。在常规剂量内没有不适反应，长期服用也没有明显不良反应。

【注意事项】马勃不良反应极少见，临床上仅有引起过敏者，但过敏反应出现较晚，于服药后1小时，始感头晕、胸闷、咽喉痛并有堵塞感，继则全身皮肤潮红，出现块状丘疹、瘙痒等。

【论述】马勃外用有机械性止血作用，对口腔及鼻出血有明显的止血效果。马勃对金黄色葡萄球菌、绿脓杆菌、变形杆菌及肺炎双球菌均有抑制作用，对少数致病真菌也有抑制作用。马勃有较强的抗增殖活性，能减少乳腺癌细胞的生存能力，有抗肿瘤作用。马勃有抗炎、止咳作用。

马勃的传统功效是清肺，解毒利咽，止血；主治风热郁肺，咽痛音哑，咳嗽，衄血，创伤出血。药理研究发现其有抗炎、解热、机械性止血作用，止咳、抑菌、抗肿瘤等作用。马勃的功效，古今差别不大。

青果（《日华子本草》）

【来源】本品为橄榄科植物橄榄的干燥成熟果实。我国南方及西南各地多有出产，主产于广东、广西、福建、四川。秋季果实成熟时采收，干燥。用时打碎，生用。本品气微，果肉味涩，久嚼微甜。以肉厚、灰绿色、味先涩后甜者为佳。

【别名】橄榄子，忠果，青子，青橄榄，白榄。

【性味】味甘、酸，性平。

【归经与趋势】归肺，肝，脑。青果甘平，趋势呈升清降浊。

【化学成分】本品主要含挥发油，多酚类，三萜类，氨基酸，脂肪酸，鞣质等。

【功效】清热解毒，生津利咽，化浊通络，健脑益智。

【药理概括】调节血脂，抗炎，抑菌，抗乙肝病毒，增强免疫功能，提高学习记忆能力。

【辨证施治提纲】（一）证：咽喉肿痛，咳嗽痰稠，烦热口渴，鱼蟹中毒。（二）病：急、慢性气管炎，咽炎。

【剂量与用法】药典剂量：5～10 g。常规剂量：5～10 g。大剂量：15～30 g。水煎服。研末或入丸散吞服时酌减。外用适量。青果无毒。在常规剂量内没有不适反应，长期服用或大剂量服用也没有明显不良反应。

【注意事项】本品毒性小，安全范围大。

【论述】青果能兴奋唾液腺，使唾液分泌增加。青果有一定的降血脂作用。青果提取物对半乳糖胺引起的肝细胞中毒有保护作用，亦能缓解四氯化碳对肝脏的损害。青果有抗炎、增强免疫的作用。青果能提高学习记忆能力。

青果的传统功效是清热解毒，利咽，生津；主治咽喉肿痛，咳嗽痰稠，烦热口渴，鱼蟹中毒。药理研究发现其有调节血脂，抗炎，抗乙肝病毒，增强免疫功能，提高学习记忆能力等作用。青果的功效，古今差别不大。

冬凌草（《神农本草经》）

【来源】本品为唇形科植物碎米桠的干燥地上部分。全国大部分地区均产。秋季采收，除去杂质，干燥，生用。以褐色或带紫红色者为佳。

【别名】冰凌草，碎米桠。

【性味】味苦、甘，性微寒。

【归经与趋势】归肺，胃，心。冬凌草甘苦微寒，趋势以活血、解毒、散结为主，偏于中、上焦。

【化学成分】本品含有单萜、倍半萜、二萜、三萜等一系列萜类物质，并含有挥发油、黄酮及有机酸类物质。其中冬凌草甲素及乙素为该植物的抗癌有效成分。

【功效】清热解毒，利咽宽胸，消肿散结，通痹止痛。

【药理概括】广泛强效抗肿瘤作用，兴奋免疫，抑心，降压，减慢心率，抑菌，抑制食管痉挛，镇痛，抗炎。

【辨证施治提纲】（一）证：咽喉肿痛，咳痰不利，噎嗝证，蛇虫咬伤。（二）病：食管癌，肝癌，急性化脓性扁桃体炎，腺性膀胱炎，咽炎，支气管炎，慢性盆腔炎。

【剂量与用法】药典剂量：9～30 g。常规剂量：9～30 g。大剂量：30～60 g。水煎服。研末或入丸散吞服时酌减。浸酒内服、外用适量。冬凌草无毒，在常规剂量内没有不适反应，长期服用或大剂量服用也没有明显不良反应。

【注意事项】少数人服药后有轻度腹胀、腹痛、肠鸣、溏泻、偶有恶心。

【论述】冬凌草对多种肿瘤细胞均有显著抑制或杀伤作用，与抗癌药物同用有抗癌增效作用，对肿瘤患者的疼痛也有缓解作用；其抗癌活性与诱导肿瘤细胞凋亡和兴奋体液免疫、细胞免疫有关。冬凌草对食管平滑肌张力有轻度抑制作用，对食管痉挛有解痉作用；但对食物的蠕动无影响。冬凌草对心脏呈负性肌力作用，使心率减慢，能扩张血管，显著降血压。

冬凌草的传统功效是清热解毒，散结止痛；主治咽喉肿痛，咳痰不利，噎嗝证，蛇虫咬伤。药理研究发现其有广泛强效抗肿瘤作用，兴奋免疫，降压，减慢心率，抑制食管痉挛，镇痛，抗炎等作用；主要开发了抗肿瘤方面的治疗价值。

木蝴蝶（《本草纲目拾遗》）

【来源】本品为紫葳科植物木蝴蝶的干燥成熟种子。主产于云南、贵州。秋、冬二季采收成熟果实，暴晒至果实开裂，取出种子，晒干。生用。本品气微，味微苦。以张大、色白、翘柔软如绢者为佳。

【别名】千张纸，大刀树，玉蝴蝶，云故纸。

【性味】味苦、甘，性凉。

【归经与趋势】归肺，肝，胆，胃。木蝴蝶苦甘性凉，趋势呈清降、散结、疏通。

【化学成分】本品主要含脂肪油，黄芩苷元，特土苷，木蝴蝶苷，白杨素等。

【功效】清肺利咽，解毒散结，疏肝明目，利胆和胃，祛风止痒，利尿祛湿。

【药理概括】抗菌，抑真菌，抗病毒，抗白内障，促进胃黏膜细胞增殖，抗诱变，抗癌，抗炎，抗变态反应，利尿，利胆，降血脂。

【辨证施治提纲】（一）证：肺热咳嗽，喉痹音哑，肝胃气痛。（二）病：咳嗽，咽炎，扁平疣，声带小结，喑哑。

【剂量与用法】药典剂量：1～3 g。常规剂量：1～3 g。药质很轻，不宜大剂量使用。水煎服。研末或入丸散吞服。浸酒内服、外用适量。木蝴蝶无毒，在常规剂量内没有不适反应，长期服用也没有明显不良反应。

【注意事项】偶有头痛的不良反应。

【论述】木蝴蝶对肺炎双球菌引起的肺炎有预防与治疗作用。本品对白内障的形成过程中的代谢紊乱有阻止和纠正作用。木蝴蝶含黄芩苷元，有抗诱变、抗癌、抗炎、抗变态反应、利尿、利胆、降胆固醇作用。

木蝴蝶的传统功效是清肺利咽、疏肝和胃；主治肺热咳嗽，喉痹音哑，肝胃气痛。药理研究发现其有抗菌，抑真菌，抗病毒，抗白内障，促进胃黏膜细胞增殖，抗癌，抗炎，抗变态反应，利尿、利胆、降血脂等作用。

白头翁（《神农本草经》）

【来源】本品为毛茛科植物白头翁的干燥根。全国大部分地区均产。春、秋二季采挖，除去泥沙，干燥。切薄片，生用。本品气微，味微苦涩。以切面色淡黄、根头部有白色茸毛者为佳。

【别名】老公花，野丈人。

【性味】味苦，性寒。

【归经与趋势】归肺、卫、皮肤，心，肝，肠，子宫。白头翁苦寒，趋势呈疏通上、中焦，清理、固涩下焦。

【化学成分】本品主要含三萜皂苷，白头翁素，23-羟基白桦酸、胡萝卜素等。

【功效】清热解毒，凉血止血，杀虫止痢，通痹止痛，消肿散结，祛风止痒，疏肝强心，整肠解痉。

【药理概括】抗阿米巴原虫，抑菌，抑真菌，抑病毒，抗滴虫，体外杀精子，抗肿瘤，增强免疫功能，抗溃疡性结肠炎，镇静，抗炎，镇痛，强心，保肝，抗氧化，抗突变，抑肠，扩张支气管，收缩子宫，抗组织胺作用。

【辨证施治提纲】（一）证：热毒血痢，阴痒带下，风湿痹痛，崩漏下血。（二）病：阿米巴痢疾，细菌性痢疾，肺炎，消化性溃疡，疮疖脓肿，牙痛，颈淋巴结结核，腮腺炎，功能性子宫出血，神经性皮炎，淋证，尿路感染，慢性结肠炎，癌症，胆囊炎，慢性盆腔炎，湿疹，急性结膜炎，湿热带下，肠易激综合征。

【剂量与用法】药典剂量：9～15 g。常规剂量：9～15 g。大剂量15～30 g。水煎服。研末或入丸散吞服时酌减。外用适量。白头翁无毒，在常规剂量内没有不适反应，长期服用也没有明显不良反应。大剂量使用能引起食欲减退、滑肠便稀次多的反应。

【注意事项】妊娠禁忌。虚寒泻痢忌服。白头翁对皮肤黏膜具有强烈刺激作用，鲜品捣烂时，接触眼结膜引起流泪，接触皮肤引起皮炎、发泡，吸入引起喷嚏、咳嗽，内服引起流涎、胃肠炎、呕吐、肾炎、血尿及心衰，严重者呼吸衰竭而死亡；如因加热或久贮时，原白头翁素聚合为白头翁素，其局部刺激作用大为降低，甚至消失，故白头翁煎剂毒副作用较低，一般用量无明显毒副作用。

【论述】白头翁鲜汁、煎剂、乙醇提取物在体外对金黄色葡萄球菌、绿脓杆菌、痢疾杆菌、枯草杆菌、伤寒杆菌、沙门氏杆菌以及一些皮肤真菌等均有显著的抑制作用。白头翁有显著的抗阿米巴原虫、杀灭阴道滴虫作用。白头翁在体外具有较强的杀灭精子作用。

白头翁有较高的抑瘤和提高免疫功能的作用，对多种癌瘤有效。白头翁具有类似洋地黄的强心作用。白头翁有明显的抗氧化作用。白头翁对血清谷丙转氨酶升高有对抗作用，且能对抗肝毒性造成的肝细胞死亡，具有保肝作用。

白头翁对结肠炎有明显的抑制作用，可使结肠黏膜糜烂、溃疡显著减轻，炎性细胞浸润明显减少，毛细血管、小血管扩张明显减弱。白头翁有镇静、镇痛及抗痉挛作用。白头翁有抗组胺作用。

白头翁的传统功效是清热解毒，凉血止痢；主治热毒血痢，阴痒带下。药理研究发现其许多新功效：抗阿米巴原虫，抑菌，抑真菌，抑病毒，抗滴虫，抗肿瘤，增强免疫功能，抗炎，抗溃疡性结肠炎，强心，保肝，收缩子宫，抗组织胺等。

马齿苋（《本草经集注》）

【来源】本品为马齿苋科植物马齿苋的干燥地上部分。全国大部分地区均产。夏、秋二季采收，除去残根和杂质，洗净，或略蒸或烫后晒干。切段，生用。本品气微，味微酸。以质嫩、叶多、色青绿者为佳。

【别名】马苋，五行草，酱瓣草，耐旱菜。

【性味】味酸，性寒。

【归经与趋势】归心、血管，肠，子宫。马齿苋酸寒，趋势呈升清降浊，治理下焦、疏通管道；以活血、通络为主。

【化学成分】本品主要含三萜醇类，其主要为β-番树脂醇、丁基醚帕醇、帕克醇等，黄酮类，氨基酸，有机酸及其盐，还有钙、磷、铁、硒、钾等微量元素及其无机盐，以及硫胺素、核黄素，维生素B1，A，β-胡萝卜素、蔗糖、葡萄糖、果糖等。本品尚含有大量的L-去甲基肾上腺素和多巴胺及少量的多巴。

【功效】清热解毒，凉血止痢，消肿散结，化浊通络，活血止血，延缓衰老，利尿祛湿。

【药理概括】抗菌，抗真菌，抗病毒，抗氧化、抗衰老，抗肿瘤，增强免疫，降血脂，降血糖，松弛骨骼肌，兴奋子宫，增加回肠紧张度，改善血液流变性，降低胆固醇、抑制动脉粥样硬化，预防血小板聚集、抗血栓形成，抑制亚硝胺合成，升高血钾，抗溃疡，利尿。

【辨证施治提纲】（一）证：热毒血痢，痈肿疔疮，丹毒，蛇虫咬伤，湿疹，便血，痔血，崩漏下血。（二）病：细菌性痢疾，肠炎，带状疱疹，扁平疣，银屑病，荨麻疹，痤疮，黄蜂蜇伤，白癜风，皲裂性手足癣，百日咳，急性尿路感染，肛门疾病，糖尿病。

【剂量与用法】药典剂量：9～15 g。常规剂量：9～15 g。大剂量：15～30 g。鲜品，30～120 g。水煎服。研末或入丸散吞服时酌减。外用适量。马齿苋无毒，在常规剂量内没有不适反应，长期服用或大剂量使用也没有明显不良反应。

【注意事项】妊娠禁忌。马齿苋有滑肠反应，脾胃虚寒、肠滑作泻者慎用。

【论述】马齿苋乙醇提取物及水煎液对痢疾杆菌有显著的抑制作用，对大肠杆菌、伤寒杆菌、金黄色葡萄球菌、杜盎氏小芽孢癣菌也均有一定抑制作用。马齿苋对心血管有清除氧自由基，改善血液流变性，降低胆固醇、抑制动脉粥样硬化，预防血小板聚集、抗血栓形成的作用。马齿苋有降血糖作用。马齿苋能增强回肠的收缩。马齿苋口服或腹腔注射其水提物，可使骨骼肌松弛。马齿苋对子宫平滑肌有兴奋作用。马齿苋能升高血钾浓度；对心肌收缩力呈剂量依赖性的双向调节。马齿苋有促进上皮细胞生长，促进溃疡愈合作用，可能与其所含大量维生素 A 有关。马齿苋有抗氧化、防衰老的作用。

马齿苋的传统功效是清热解毒，凉血止血，止痢；主治热毒血痢，痈肿疔疮，丹毒，蛇虫咬伤，湿疹，便血，痔血，崩漏下血。药理研究发现其许多新功效：抗菌，抗真菌，抗病毒，抗衰老，抗肿瘤，增强免疫，降血糖，改善血液流变性，降低胆固醇，抑制动脉粥样硬化，预防血小板聚集、抗血栓形成，抗溃疡，利尿等；主要开发了抗衰老、增强免疫和疏通血管功能方面的治疗价值。

鸦胆子（《本草纲目拾遗》）

【来源】本品为苦木科植物鸦胆子的干燥成熟果实。主产于广东、广西。秋季果实成熟时采收，除去杂质，晒干，除去果壳，取仁。生用。本品气微，味极苦。以粒大、饱满、种仁色白、油性足者为佳。

【别名】鸭胆子，苦参子。

【性味】味苦，性寒；有小毒。

【归经与趋势】归心，肺，皮肤，肠，骨，子宫。鸦胆子苦寒峻烈，趋势以解毒、散结、腐蚀、疏通为主。

【化学成分】本品主要含苦木苦味素类，生物碱（鸦胆子碱、鸦胆宁等），苷类（鸦胆灵、鸦胆子苷等），酚性成分，黄酮类成分，香草酸，鸦胆子甲素以及鸦胆子油等。

【功效】清热解毒，散结消肿，祛风止痒，化浊通络，杀虫截疟，凉血止痢，通痹止痛；外用腐蚀赘疣。

【药理概括】强力抗癌活性，抗阿米巴，抗疟原虫，抗其他寄生虫，抗幽门螺杆菌，促进免疫，促进骨髓干细胞形成，抑制脂质过氧化，降低颅内压，抗胃溃疡，抑制成纤维细胞增殖，抑心，降压，兴奋子宫，兴奋小肠，抗尖锐湿疣，镇痛，止痒，抗炎，降血脂。

【辨证施治提纲】（一）证：热毒血痢，冷积久痢，疟疾，赘疣鸡眼。（二）病：多种癌瘤，阿米巴痢疾，胃溃疡，溃疡性结肠炎，痔疮，疟疾，滴虫性阴道炎，阿米巴原虫性阴道炎，血吸虫病，赘疣，灰指甲，鸡眼，痤疮，银屑病。

【剂量与用法】药典剂量：0.5～2 g。常规剂量：内服，0.5～2 g，即 7 粒～15 粒。不可超量使用。用龙眼肉包裹或装入胶囊吞服，亦可压去油制成丸剂、片剂服，不宜入煎剂，外用适量。鸦胆子油的毒性较小。

【注意事项】妊娠禁忌。鸦胆子有毒，对胃肠道及肝肾均有损害，内服需严格控制剂量，不宜多服。外用注意用胶布保护好周围正常皮肤，以防止对正常皮肤的刺激。鸦胆子有显著的局部刺激作用，口服可引起强烈胃肠道症状，如恶心、呕吐、腹泻、便血、胃肠道充血出血、肝脏充血和脂肪变性、肾脏充血变性，严重时昏睡、惊厥以至死亡。胃肠出血及肝肾病患者不宜使用。

【论述】鸦胆子仁及其有效成分对阿米巴原虫有杀灭作用，对其他寄生虫如鞭虫、绦虫及阴道滴虫等也有驱杀作用。本品煎剂及氯仿提取物体外实验能抗疟原虫，对流感病毒有抑制作用。鸦胆子所含的多种成分均有显著的抗癌、抗白血病作用。鸦胆子对赘疣细胞可使细胞核固缩，细胞坏死，脱落。鸦胆子抑制成纤维细胞增殖，可治疗瘢痕症。鸦胆子有免疫增强作用。鸦胆子有降血脂作用。鸦胆子油能有效抑制幽门螺杆菌，增强胃黏膜的SOD活性，从而减少氧自由基对胃黏膜的损害而发挥抗溃疡作用。鸦胆子能兴奋子宫和小肠。

鸦胆子的传统功效是清热解毒，截疟，止痢；外用腐蚀赘疣。主治热毒血痢，冷积久痢，疟疾，赘疣鸡眼。药理研究发现其有强力抗癌活性，抗阿米巴，抗疟原虫，抗其他寄生虫，促进骨髓干细胞形成，降低颅内压，兴奋子宫，抗尖锐湿疣，镇痛，止痒，抗炎等作用；但因毒性较大，多以外用为主。

地锦草（《嘉祐本草》）

【来源】本品为大戟科植物地锦或斑地锦的干燥全草。全国大部分地区均产。夏、秋二季采收，除去杂质，晒干。切段，生用。本品气微，味微涩。以叶色绿、茎色紫红者为佳。

【别名】铺地锦，铺地红，血见愁，草血竭。

【性味】味辛，性平。

【归经与趋势】归肝，肾，肠。地锦草辛平，趋势呈疏肝、祛湿，升清降浊。

【化学成分】本品主要含黄酮类：槲皮素、异槲皮苷、黄芪苷等；香豆素类：东莨菪素、伞形花内酯、泽兰内酯；有机酸类：没食子酸及棕榈酸等。

【功效】清热解毒，凉血止血，疏肝退黄，利湿护肾。

【药理概括】止血，广谱抑菌，抗病毒，中和毒素，抗氧化，保肝，保护肾功能损伤，抗寄生虫。

【辨证施治提纲】（一）证：热泻热痢，血热出血，湿热黄疸，疮疖痈肿，蛇虫咬伤。（二）病：出血性疾病，菌痢，肠炎，消化不良，消化性溃疡，上呼吸道感染，支气管炎，肺结核，急性尿路感染，乳糜尿，糖尿病。

【剂量与用法】药典剂量：9～20 g。常规剂量：15～30 g。大剂量：30～60 g。水煎服。研末或入丸散吞服时酌减。外用适量。地锦草无毒，在常规剂量内没有不适反应，长期服用或大剂量使用也没有明显不良反应。

【注意事项】本品毒性小，常用量无不良反应。

【论述】地锦草广谱抑菌，同时具有中和毒素作用，有明显的止血作用，有明显改善肝功能及保肝作用。地锦草对肠道感染具有良好治疗效果。地锦草能保护肾免受缺血再灌注引起的肾功能损伤。

地锦草的传统功效是清热解毒，凉血止血，利湿退黄；主治热泻热痢，血热出血，湿热黄疸，疮疖痈肿，蛇虫咬伤。药理研究发现其有止血，广谱抑菌，抗病毒，中和毒素，保肝，护肾，抗寄生虫等作用。地锦草的功效，古今差别不大。

半边莲（《本草纲目》）

【来源】本品为桔梗科植物半边莲的干燥全草。主产于安徽、江苏、浙江。夏季采收，除去泥沙，洗净，晒干。切段，生用。本品气微特异，味微甘而辛。以叶色绿者为佳。

【别名】急解索，蛇利草，细米草，半边菊。

【性味】味辛，性平。

【归经与趋势】归心、血管、肝、胆、胃、肠、肺、膀胱。半边莲辛平，能清解、疏散，趋势呈降中有升。

【化学成分】本品含生物碱，主要有山梗菜碱、山梗菜酮碱、山梗菜醇碱和异山梗菜酮碱，去甲山梗菜酮碱等。尚含黄酮苷、皂苷、氨基酸、延胡索酸、琥珀酸、对羟基苯甲酸、葡萄糖和果糖等成分。

【功效】清热解毒，消肿散结，强心利胆，凉血止血，利尿滑肠。

【药理概括】利尿，兴奋呼吸中枢，降血压，兴奋心肌，利胆，抗蛇毒，抗乙肝病毒，轻泻，抑制食欲，抑菌，抑真菌，止血，抗癌，抑制血管平滑肌细胞增殖，提高细胞内游离钙浓度。

【辨证施治提纲】（一）证：痈肿疔疮，蛇虫咬伤，鼓胀水肿，湿热黄疸，湿疹湿疮。（二）病：晚期血吸虫腹水，急性肾小球肾炎，小儿夏季热，蛇咬伤，甲沟炎，松毛虫所致过敏性皮炎。

【剂量与用法】药典剂量：9～15 g。常规剂量：9～15 g。大剂量15～30 g。鲜品：30～60 g。水煎服。研末或入丸散吞服时酌减。外用适量。半边莲无毒，在常规剂量内没有不适反应，长期服用或大剂量使用也没有明显不良反应。

【注意事项】虚证水肿忌用。半边莲过大剂量会引起滑肠便溏和食欲减退。

【论述】半边莲口服有显著而持久的降血压、利尿作用，其尿量、氯化物和钠排出量均显著增加。半边莲碱吸入有扩张支气管作用，肌注有催吐作用，对神经系统有先兴奋后抑制的作用。半边莲生物碱有抑制血管平滑肌细胞增殖的作用。半边莲有一定的抗蛇毒作用。山梗菜碱口服有抑制食欲和轻泻作用；对肠张力和蠕动，小剂量兴奋、大剂量则抑制。半边莲有利胆作用。

半边莲的传统功效是清热解毒，利尿消肿；主治痈肿疔疮，蛇虫咬伤，鼓胀水肿，湿热黄疸，湿疹湿疮。药理研究发现其有利尿，降血压，兴奋心肌，利胆，轻泻，止血，抗癌等作用。

半枝莲（《外科正宗》）

【来源】本品为唇形科植物半枝莲的干燥全草。全国大部分地区均产。夏季采收，除去杂质，晒干。切段，生用。气微，味苦涩；以色绿，味苦者为佳。

【别名】半面花，偏头草，并头草，狭叶韩信草，牙刷草。

【性味】味辛、苦，性寒。

【归经与趋势】归肺、卫、皮肤、肝、胃、肾、膀胱。半枝莲辛散、苦泄、寒清热，趋势向外、向下，以解毒、散结、通络为主，为疮家要药。

【化学成分】本品含黄酮类黄芩素，生物碱，酚类，甾体，有机酸，氨基酸等。

【功效】清热解毒，散结消肿，祛瘀通络，延缓衰老，宣肺平喘，止咳祛痰，疏肝明目，健胃整肠，利尿祛湿。

【药理概括】广谱抗癌，利尿，解热，抗炎，降压，平喘，镇咳，祛痰，抗衰老，抑制晶体醛糖还原酶，促进胃肠推进运动，保肝、抗肝纤维化，调节药物代谢酶，抑制血管形成，抑菌，抗病毒。

【辨证施治提纲】（一）证：疔疮肿毒，咽喉肿痛，毒蛇咬伤，跌仆伤痛，水肿，黄疸。（二）病：癌瘤，恶性肿瘤，肺痈，毒蛇咬伤，痈肿，痔疮，血尿，鼻疔，急性肾炎，慢性肾功能衰竭，病毒性角膜炎。

【剂量与用法】药典剂量：15～30 g。常规剂量：15～30 g。大剂量：30～60 g。水煎服。研末或入丸散吞服时酌减。外用适量。半枝莲无毒，在常规剂量内没有不适反应，长期服用或大剂量使用也没有明显不良反应。

【注意事项】本品毒性小，安全范围大。

【论述】半枝莲具有良好的抗肿瘤活性，通过增强机体免疫力、抑制细胞增殖、诱导细胞凋亡、抗致突变作用、抑制端粒酶活性、抗氧化作用、抑制肿瘤血管生成等多途径作用，发挥广泛抗癌活性。半枝莲有显著的利尿作用。半枝莲有平喘、镇咳、祛痰作用。半枝莲有抗衰老、抗脂质过氧化作用。半枝莲有抑菌、抗病毒作用，对乙型肝炎病毒有明显抑制作用。

半枝莲能抑制晶体醛糖还原酶，可用于治疗糖尿病性白内障。半枝莲有解热、抗炎作用。半枝莲可明显促进胃肠推进运动。半枝莲对肝损伤有保护作用，并可抑制转氨酶升高，既能保护肝细胞、减少其坏死、减少纤维形成、又能促进已形成的肝纤维降解，从而起到减轻肝脏炎症及抗肝纤维化的作用。半枝莲能有效抑制肿瘤内血管生成。

半枝莲的传统功效是清热解毒，散瘀止血，利尿消肿；主治疗疮肿毒，咽喉肿痛，毒蛇咬伤，跌仆伤痛，水肿，黄疸。药理研究发现其有广谱抗癌，利尿，解热抗炎，平喘，镇咳祛痰，抗衰老，促进胃肠推进运动，保肝，抗病毒等作用；开发了抗癌，解热抗炎，平喘，镇咳，祛痰，抗衰老，促进胃肠推进运动，保肝等方面的治疗前景。

白花蛇舌草（《广西中药志》）

【来源】本品为茜草科植物白花蛇舌草的干燥全草。主产于云南、广东、广西、福建。夏、秋二季采收，洗净，或晒干，切段，生用。本品味苦。以叶多、色灰绿、具花果者为佳。

【别名】蛇舌草，二叶葎。

【性味】味微苦、甘，性寒。

【归经与趋势】归肺、卫、皮肤，肝、胆，肾，胃、肠。白花蛇舌草苦降泄、甘补中、寒清热，趋势呈向外、向下。

【化学成分】本品主要含三十一烷、豆甾醇、熊果酸、齐墩果酸、β-谷甾醇、β-谷甾醇-D-葡萄糖苷、对香豆酸等。

【功效】清热解毒，散结消肿，利湿通淋，疏肝利胆，通痹止痛，安神定志，运脾健胃，止咳祛痰。

【药理概括】增强免疫功能，抗诱变，抗肿瘤，保肝，利胆，抑菌，消炎，镇静，催眠，镇痛，降温，抗氧化，保护胃黏膜，调节胃肠功能，抑制精子生长，镇咳，祛痰，降低胆固醇，增强肾上腺皮质功能。

【辨证施治提纲】（一）证：痈肿疮毒，咽喉肿痛，毒蛇咬伤，热淋涩痛。（二）病：治疗多种癌症，乙型肝炎，胃炎，呼吸系统感染，癌症发热，妇科疾患，甲状腺结节，阑尾炎，外阴湿疹，酒糟鼻，雀斑，黄褐斑，肺结核，肝脓疡，毒蛇咬伤，尿路感染。

【剂量与用法】药典剂量：15～30 g。常规剂量：15～30 g。大剂量：30～60 g。水煎服。研末或入丸散吞服时酌减。外用适量。白花蛇舌草无毒，在常规剂量内没有不适反应，长期服用或大剂量使用也没有明显不良反应。

【注意事项】白花蛇舌草在药理上有杀伤精子的作用，男性不育症不宜使用。

【论述】白花蛇舌草的促进免疫作用和抗诱变作用提示其有抗肿瘤活性。白花蛇舌草具有抗炎作用。白花蛇舌草具有增强免疫功能的作用，能提高抗感染能力。白花蛇舌草有保护胃黏膜，调节胃肠功能的作用。白花蛇舌草尚有抑制生精能力和保肝、利胆，增强肾上腺皮质功能的作用。

白花蛇舌草的传统功效是清热解毒，利湿通淋；主治痈肿疮毒，咽喉肿痛，毒蛇咬伤，热淋涩痛。药理研究发现其有许多新功效：增强免疫功能，抗肿瘤，保肝，利胆，镇静，催眠，镇痛，保护胃黏膜，调节胃肠功能，镇咳，祛痰，增强肾上腺皮质功能等；主要开发了增强免疫和抗肿瘤方面的治疗价值。

山慈菇（《本草拾遗》）

【来源】本品为兰科植物杜鹃兰、独蒜兰或云南独蒜兰的干燥假鳞茎。前者习称"毛慈菇"，后二者习称"冰球子"。主产于四川、贵州。夏、秋二季采挖，除去地上部分及泥沙，分开大小置沸水锅中蒸煮至透心，干燥，切薄片或捣碎，生用。本品气微，味淡，带黏性。以质坚、半透明者为佳。

【别名】金灯花，山茨菇，毛慈菇，冰球子，算盘七。

【性味】味甘、微辛，性凉。

【归经与趋势】归肝，血管，皮肤。山慈菇辛甘凉，趋势以解毒、散结、疏通为主。

【化学成分】山慈菇杜鹃兰根茎含黏液质、葡配甘露聚糖及甘露糖等。

【功效】清热解毒，化痰散结，通痹止痛，养血安神，疏肝通络。

【药理概括】广泛抗肿瘤作用，抑制诱变作用，抗再生障碍性贫血，升高白细胞，抗炎，止痛，保护中毒性肝坏死，催眠，抑制呼吸中枢，收缩血管、升高血压。

【辨证施治提纲】（一）证：痈肿疔毒，瘰疬痰核，蛇虫咬伤，癥瘕痞块。（二）病：肝硬化，食管贲门癌梗阻，宫颈癌。

【剂量与用法】药典剂量：3～9 g。常规剂量：3～12 g。大剂量：12～30 g。一般不更大剂量使用。水煎服。研末或入丸散吞服时酌减。外用适量。山慈菇有小毒，在常规剂量内没有不适反应，长期服用也没有明显不良反应。大剂量使用可有恶心、呕吐、腹泻等不良反应。

【注意事项】山慈菇具有致突变性，对体细胞及生殖细胞具诱变损伤作用。秋水仙碱对胃肠道的刺激作用可导致充血，甚至发生出血性胃肠炎。偶有轻度骨髓抑制和脱发。

【论述】山慈菇对多种肿瘤有抑制作用，抗癌机理在于可抑制微管蛋白，阻滞有丝分裂，使细胞分裂停止于中期，随之使细胞核结构改变，癌细胞发生畸形和死亡。山慈菇能改善外周微循环，有刺激骨髓造血细胞的作用，使红系、粒系及巨核细胞系增生，有利于损伤机体功能的恢复。山慈菇能抑制精氨酸酶，从而抑制了尿素的形成，秋水仙碱也能抑制氨甲酰谷氨酸的形成。

秋水仙碱可引起胸腺、淋巴结、骨髓、肾上腺和毛发的细胞有丝分裂，并可引起淋巴组织和胸腺组织退化，嗜伊红白细胞减少，肾上腺素释放。山慈菇有抗炎、止痛作用。山慈菇还有保护中毒性肝坏死，催眠，抑制呼吸中枢，收缩血管、升高血压等作用。

山慈菇的传统功效是清热解毒，化痰散结；主治痈肿疔毒，瘰疬痰核，蛇虫咬伤，癥瘕痞块。药理研究发现其有广泛的抗肿瘤作用，抗再生障碍性贫血，升高白细胞，抗炎，止痛，保护中毒性肝损伤，催眠等作用；主要开发了在抗肿瘤方面的治疗价值。

熊胆粉（《新修本草》）

【来源】本品为脊椎动物熊科棕熊、黑熊的干燥胆汁。主产于东北、云南、福建、四川。以人工养殖熊无管造瘘引流取胆汁干燥后入药。

【别名】熊胆。

【性味】味苦，性寒。

【归经与趋势】归肺，肝、胆，心、脑、血管，胃、肠，肾。熊胆苦疏泄，寒清热，趋势从上至下，以清降为主，兼散结、祛湿、通络、开窍。

【化学成分】本品主要含熊去氧胆酸、鹅去氧胆酸、去氧胆酸、牛黄去氧胆酸。牛黄鹅脱氧胆酸，牛黄胆酸、胆固醇、胆红素、无机盐、脂肪、磷质及多种氨基酸等，引流熊胆粉的化学成分与天然熊胆基本一致。

【功效】清热解毒，息风止痉，清肝明目，通痹止痛，利胆溶石，健胃解痉，活血祛瘀，通络养心，化浊散结，祛风止痒，利肺止咳，健脑益智，泻火回阳，补气轻身，延缓衰老。

【药理概括】解热，抗炎，镇静，抗惊厥，镇痛，显著利胆作用、溶解胆石，保肝、预防肝脂肪变性，抑制肠蠕动，解痉，抗胃溃疡，健胃，抑制胰蛋白酶，增加冠脉流量，扩张血管，降血压，抗血栓，降血脂，诱导白细胞分化，抗休克，抑菌，镇咳，降血糖，抗过敏，抗肿瘤，免疫抑制，抗衰老，抗缺氧，抗疲劳，抗记忆障碍。

【辨证施治提纲】（一）证：热毒疮痈，痔疮，咽喉肿痛，热极生风、惊痫抽搐，肝热目赤、目生翳膜。（二）病：肝胆疾病，眼科疾病，百日咳，带状疱疹，胃炎，胃十二指肠溃疡，消化不良，冠心病心绞痛，肾性高血压。

【剂量与用法】药典剂量：0.15～0.3 g。常规剂量：0.15～0.3 g。大剂量：0.5～1 g。入丸、散剂。外用适量，研末或水调涂敷患处。熊胆无毒，在常规剂量内没有不适反应，长期服用也没有明显不良反应。

【注意事项】脾胃虚寒者忌服。虚寒证当禁用。其腥苦味可致少数患者呕吐，可装胶囊服用。

【论述】熊胆有明显的镇静、抗惊厥作用。熊胆所含胆汁酸盐可增加胆汁分泌量，对胆总管括约肌有松弛作用，使胆汁排入十二指肠，从两方面实现利胆作用，而熊去氧胆酸又有溶解胆结石作用；又能抗肝脂肪变性。熊胆所含熊去氧胆酸能降低血中胆固醇和甘油三酯，还可降低糖尿病患者的血糖和尿糖。

熊胆有抑制肠蠕动，有对肠平滑肌解痉作用。熊胆对胃溃疡有显著疗效，可促进溃疡灶的愈合。熊胆有显著的解热和抗炎效果。熊胆的复方制剂有促进角膜上皮细胞的新陈代谢，加快其更新的作用。胆汁酸有强烈的表面活性作用，因而对脂酶促进作用很强；牛黄熊去氧胆酸可抑制胰蛋白酶，且剂量增加抑制作用增强。熊去氧胆酸能促进体内疲劳物质的分解与排泄。

熊胆有抗衰老作用，特别能缓解胃肠道的衰老。熊胆能增加冠脉流量，舒张血管，降血压，降血脂，抗血栓形成。熊胆有镇咳作用。熊胆还有抗缺氧、抗记忆障碍、健胃、镇痛、抗疲劳的作用。

熊胆的传统功效是清热解毒，息风止痉，清肝明目；主治热毒疮痈，痔疮，咽喉肿痛，热极生风、惊痫抽搐，肝热目赤、目生翳膜。药理研究发现其许多新功效：解热，抗炎，镇静，抗惊厥，显著利胆作用，溶解胆石，保肝，预防肝脂肪变性，增加冠脉流量，抗血栓，降血脂，镇咳，降血糖，抗肿瘤，免疫抑制，抗衰老，抗疲劳，抗记忆障碍等；主要开发了在治疗心、脑、血管，肝、胆和抗衰老方面的药用价值。

千里光（《本草图经》）

【来源】本品为菊科植物千里光的干燥地上部分。主产于江苏、浙江、广西、四川。全年均可采收，除去杂质，阴干。生用。本品气微，味苦。以叶多、色绿者为佳。

【别名】千里及，眼明草，九里光。

【性味】味苦，性寒。

【归经与趋势】归肺、皮肤，肝。千里光苦寒，以清降为主，趋势呈向外、向下。

【化学成分】主要含生物碱类成分：千里光宁碱，千里光菲灵碱及痕量的阿多尼菲林碱等；黄酮苷类成分：金丝桃苷等；胡萝卜素类成分：毛茛黄素、菊黄质、β-胡萝卜素；有机酸类成分：对羟基乙酸，香草酸，水杨酸；还含挥发油、鞣质等。

【功效】清热解毒，清肝明目，通痹止痛，利肺止咳，化浊散结。

【药理概括】抗炎，镇痛，强效广谱抑菌，保肝，抗氧化，抗肿瘤，抗钩端螺旋体，抑制阴道滴虫，镇咳，解痉。

【辨证施治提纲】（一）证：痈肿疮毒，感冒发热，目赤肿痛，湿热泻痢，皮肤湿疹。（二）病：烧伤合并绿脓杆菌感染，外科感染，阴道炎，包皮炎，结膜炎，上呼吸道感染，湿疹，菌痢，急性咽喉炎。

【剂量与用法】药典剂量：9～15 g。常规剂量：9～15 g。大剂量：15～30 g。水煎服。研末或入丸散吞服时酌减。外用适量。千里光有小毒，在常规剂量内水煎服没有不适反应。千里光非常苦，剂量稍大煎液内服，会有食欲减退、恶心，甚至有呕吐反应。长期服用或大剂量使用有肝毒性。

【注意事项】千里光个别患者服药后有恶心、呕吐、食欲减退、便次增多等消化道反应，停药后即消失。高剂量使用可引起精子畸形率升高并导致肝损伤。

【论述】千里光有广谱的抗菌作用，对金黄色葡萄球菌、白色葡萄球菌、固紫染色阴性球菌、流感杆菌、伤寒杆菌、痢疾杆菌、绿脓杆菌及钩端螺旋体有较强的抗菌作用。千里光对阴道滴虫具有一定抑制作用，千里光不同提取物体外实验能抗钩端螺旋体。千里光有抗肿瘤作用。千里光对小肠痉挛有解痉作用。千里光有镇痛作用。

千里光的传统功效是清热解毒，清肝明目，利湿；主治痈肿疮毒，感冒发热，目赤肿痛，湿热泻痢，皮肤湿疹。药理研究发现其有抗炎，镇痛，强效广谱抑菌，保肝，抗肿瘤，镇咳等作用。

白蔹 （《神农本草经》）

【来源】本品为葡萄科植物白蔹的干燥块根。主产于河南、湖北。春、秋二季采挖，除去泥沙和细根，切成纵瓣或斜片，晒干。生用。本品气微，味苦。以切面色粉白、粉性足者为佳。

【别名】白根，猫儿卵，见肿消，地老鼠，野番薯。

【性味】味苦，性微寒。

【归经与趋势】归心，肝，肺、皮肤。白蔹苦疏泄，寒清热，趋势呈清解、散结。

【化学成分】本品主要含黏液质和淀粉，酒石酸，龙脑酸及其糖苷，脂肪酸和酚性化合物等。

【功效】清热解毒，消痈散结，敛疮生肌，宁心疏肝。

【药理概括】抑菌，抗真菌，抗肝毒素，抗氧化，抗癌，抑心，增强免疫，抗感染，抑制毛囊生长。

【辨证施治提纲】（一）证：痈疽发背，疔疮，瘰疬，烧烫伤，手足皲裂。（二）病：皮肤化脓性感染，菌痢。

【剂量与用法】药典剂量：4.5～9 g。常规剂量：9～15 g。大剂量：15～30 g。水煎服。研末或入丸散吞服时酌减。外用适量。白蔹无毒，在常规剂量内没有不适反应，长期服用也没有明显不良反应。大剂量使用，有滑肠便溏反应。

【注意事项】不宜与川乌、草乌、附子同用。乌头能使白蔹的抗菌作用成倍减弱，白蔹能使附片的强心作用减弱。

【论述】白蔹有很强的抑菌作用，并有较强的抗真菌效果。白蔹有强的抗肝毒素作用。白蔹有很强的抗脂质过氧化活性。白蔹有抗肿瘤活性。白蔹还有抑心、增强免疫、抗感染、抑制毛囊生长作用。

白蔹的传统功效是清热解毒，消痈散结，敛疮生肌；主治痈疽发背，疔疮，瘰疬，烧烫伤，手足皲裂。药理研究发现其有抑菌、抗真菌、抗肝毒素、抗癌、增强免疫、抗感染等作用。白蔹的功效，古今差别不大。

四季青（《本草拾遗》）

【来源】本品为冬青科植物冬青的干燥叶。主产于安徽、贵州。秋、冬季采收，除去杂质，晒干。生用。本品气味清香，味苦、涩。以色绿、味苦者为佳。

【别名】冬青叶，四季青叶，一口血。

【性味】味苦、涩，性凉。

【归经与趋势】归肺、皮肤，心、血管，大肠。四季青苦、涩、凉，趋势呈外用收敛、内服解毒、散结、疏通。

【化学成分】本品主要含原儿茶酸，原儿茶醛，马索酸，缩合型鞣质，黄酮类化合物及挥发油等。

【功效】清热解毒，散结消肿，活血祛瘀，凉血止血，敛疮生肌，宁心养心，安神镇惊，祛痰平喘。

【药理概括】广谱抗菌，抗炎，扩冠增流，抗心律失常，抑制血小板聚集，促进烫伤创面恢复，抑瘤，祛痰，平喘，镇静，抗惊，降温。

【辨证施治提纲】（一）证：烧烫伤，皮肤溃疡，肺热咳嗽，咽喉肿痛，痢疾，热淋，胁痛，外伤出血。（二）病：感染性疾病，冠心病心绞痛，溃疡性皮肤病，血栓闭塞性脉管炎。

【剂量与用法】药典剂量：15～30 g。常规剂量：15～30 g。大剂量30～60 g。水煎服。研末或入丸散吞服时酌减。外用适量。四季青有小毒，在常规剂量内没有不适反应，长期服用也没有明显不良反应。四季青很苦，剂量15 g以上可能有食欲减退、恶心，甚至呕吐的反应。

【注意事项】四季青大剂量使用偶尔会出现毒副反应，中毒症状为呼吸短促，四肢抽搐，大小便失禁，肝细胞损伤，死亡。

【论述】四季青具有广谱抗菌作用，尤其对金黄色葡萄球菌的抑菌作用最强。四季青鲜汁外用能减少烫伤的渗出，可促进烫伤皮肤的愈合速度。四季青具有较强的收敛，抗菌等作用，治疗溃疡性皮肤病有较好疗效。四季青有扩冠增流，抗心律失常，抑制血小板聚集作用。四季青还有祛痰、平喘、镇静、抗惊、降温、抗炎及抗肿瘤作用。

四季青的传统功效是清热解毒，消肿祛瘀，凉血止血，敛疮；主治烧烫伤，皮肤溃疡，肺热咳嗽，咽喉肿痛，痢疾，热淋，胁痛，外伤出血。药理研究发现其有广谱抗菌，抗炎，扩冠增流，抑制血小板聚集，促进烫伤创面恢复，抑瘤，祛痰、平喘，抗惊等作用；主要开发了心、血管方面的治疗价值。

绿豆（《日华子本草》）

【来源】本品为豆科植物绿豆的干燥种子。全国大部分地区均产。秋后种子成熟时采收，簸净杂质，洗净，晒干。打碎入药或研粉用。本品味甘。以粒大、饱满、色绿者为佳。

【别名】青小豆。

【性味】味甘，性寒。

【归经与趋势】归心、血管，肺、卫、皮肤，肝，肾，胃、肠。绿豆甘寒，趋势柔润滋养，向外、向下，清凉爽快，功专清热、消暑、化浊、通络、健胃，又善解热毒，为食疗佳品。

【化学成分】本品含蛋白质、脂肪、糖类、胡萝卜素、维生素 A、B、烟酸和磷脂等。

【功效】解毒泻火，散结消肿，清热消暑，增液利尿，化浊通络，疏肝护肾，健胃整肠，延缓衰老。

【药理概括】降血脂，抗动脉粥样硬化，抗肿瘤，抑菌，解毒作用，缓解乐果的雄性生殖毒性，增强机体免疫功能，排铅作用，缓解酒精中毒，利尿，保肝，护肾，清热解暑，增强食欲，改善肠道菌群，抗衰老，抑菌，局部止血、促进创面修复、治疗烧伤。

【辨证施治提纲】（一）证：痈肿疮毒，药食中毒，暑热烦渴，水肿，小便不利。（二）病：蕈中毒幻视，湿疹痱子，下肢慢性溃疡，烫伤，血小板减少性紫癜。

【剂量与用法】药典剂量：15～30 g。常规剂量：15～30 g。大剂量：30～120 g。水煎服。研末或入丸散吞服时酌减。外用适量。绿豆无毒，为食药两用之品。在常规剂量内没有不适反应，长期服用或大剂量使用也没有明显不良反应。

【注意事项】脾胃虚寒，肠滑泄泻者忌用。

【论述】绿豆粉及发芽绿豆粉有显著降脂作用，能使血管病变减轻，表现为主动脉病变深度、面积及脂质含量减小，冠脉病变斑块数及管腔阻塞程度明显减轻，尤以对冠脉主支的作用为著。

绿豆中含有丰富的蛋白质，生绿豆豆浆蛋白含量更高，内服可保护胃肠黏膜。绿豆蛋白、鞣质和黄酮类化合物可与有机磷农药、汞、砷、铅化合物形成沉淀物，使之减少或失去毒性，并不易被胃肠道吸收。绿豆善解热毒，也是药物与食物中毒的解毒良药。

绿豆含丰富的胰蛋白酶抑制剂，可以保护肝脏，减少蛋白分解，减少氮质血症，促进肌酐排泄，增加尿量，从而保护肾脏。

高温出汗可使机体因丢失大量的矿物质和维生素而导致内环境紊乱，绿豆含有丰富无机盐、维生素，在高温环境中以绿豆汤为饮料，可以及时补充丢失的营养物质，以达到清热解暑的治疗效果。

绿豆淀粉中含有相当数量的低聚糖，这些低聚糖因人体胃肠道没有相应的水解酶系统而很难被消化吸收，所以绿豆提供的能量值比其他谷物低，对于肥胖者和糖尿病患者有辅助治疗的作用；而且低聚糖是人体肠道内有益菌——双歧杆菌的增殖因子，经常食用绿豆可改善肠道菌群，减少有害物质吸收，预防某些癌症。

绿豆的传统功效是清热解毒，消暑，利水；主治痈肿疮毒，药食中毒，暑热烦渴，水肿，小便不利。药理研究发现其许多新功效：降血脂，抗动脉粥样硬化，抗肿瘤，解毒作用，增强机体免疫功能，利尿，保肝，护肾，清热解暑，增强食欲，改善肠道菌群，抗衰老等；开发了抗动脉粥样硬化，抗肿瘤，解毒，保肝，护肾等方面的治疗前景。

第四节　清热凉血药

本类药物性味多为甘苦寒或咸寒，偏入血分以清热，多归心、肝经，具有清解营分、血分热邪的作用。主要用于营分、血分等实热证。如温热病热入营分，热灼营阴，心神被扰，症见舌绛、身热夜甚、心烦不寐、脉细数，甚则神昏谵语、斑疹隐隐；邪陷心包，神昏谵语、舌謇足厥、舌质红绛；热入血分，热盛迫血，心神扰乱，症见舌色深绛、吐血衄血、尿血便血、斑疹紫暗、躁扰不安、甚或昏狂。亦可用于内伤杂病中的血热出血证。若气血两燔者，可与清热泻火药同用，使气血两清。

生地黄（《神农本草经》）

【来源】本品为玄参科植物地黄的干燥块根。主产于河南。秋季采挖，去除芦头、须根及泥沙，缓缓烘焙至约八成干。生用。本品气微，味微甜。以切面乌黑者为佳。

【别名】地黄，干地黄。

【性味】味甘，性寒。

【归经与趋势】归肺，心、脑、血管，肝，肾，胃。生地黄甘寒滋润，见热能清，遇燥必润，趋势自脑府、过心宫、经肺、肝，下三焦，如酷暑逢雨露之敷布，清凉爽快。

【化学成分】主要含梓醇、二轻梓醇、乙酰梓醇、地黄苷、桃叶珊瑚苷、密力特苷、单密力特苷、去羟栀子苷、筋骨草苷等环萜烯苷类。此外，尚含β-谷甾醇、多种氨基酸和糖类等。

【功效】清热凉血，养阴润肺，延缓衰老，强心养心，通络健脑，生津护胃，补血止血，疏肝散结，增液利尿。

【药理概括】保护垂体—肾上腺皮质系统，调节机体环苷酸系统反应性，强心，利尿，防止脑组织缺血损伤和耗能，抑制胃液量和总酸度，抗溃疡，降血糖，抗炎，增强免疫，促进造血功能，止血，抗肿瘤，升白，抑菌，双向调节血压，保护线粒体呼吸功能，保护心肌，滋阴作用，保肝，抗缺氧，抗放射性损伤，抗氧化、抗衰老，抑制肺纤维化。

【辨证施治提纲】（一）证：热入营血，温毒发斑，血热出血，热病伤阴、舌绛烦渴、内热消渴，阴虚发热，骨蒸劳热，津伤便秘。（二）病：免疫性疾病，皮肤病，骨质疏松症，便血，老年性便秘，紫癜，肾盂积水，糖尿病，低热。

【剂量与用法】药典剂量：9～15 g。常规剂量：9～12 g；鲜地黄12～30 g。大剂量：12～30 g；鲜地黄：60～90 g。水煎服。研末或入丸散吞服时酌减。外用适量。生地黄无毒，为食药两用之品。在常规剂量内没有不适反应，长期服用也没有明显不良反应。大剂量使用会有食欲不振、腹微痛、便溏等症状。

【注意事项】脾虚湿滞、腹满便溏者不宜使用。不良反应有头晕、疲乏、心悸等。

【论述】生地黄能抑制大剂量甲状腺素所致的β-肾上腺素受体兴奋，增强M-胆碱受体-cCMP系统功能，提高血浆cAMP含量水平，并显著拮抗地塞米松造成的肾上腺皮质萎缩及功能下降，提高血浆皮质酮水平。生地黄小剂量对心脏收缩力无明显影响，中等剂量（1%）显示强心作用，对衰竭心脏作用尤为显著，大剂量可致心脏中毒。地黄有降血糖作用。地黄可增强体液免疫和细胞免疫功能。

地黄可刺激造血干细胞、祖细胞的增殖分化，具有促进造血功能的作用。地黄可促进血液凝固而有止血作用，生地还能增加血小板数量和升高白细胞；生地也有抗凝作用。地黄有保护线粒体呼吸功能的作用，对缺氧心、脑、肾线粒体有明显的保护作用。地黄有抑制脂质过氧化及抗衰老作用。地黄还具有护肝、抗缺氧、对肾上腺皮质激素的离解作用、抗放射性损伤、抗肿瘤、抑制肺纤维化形成、抗胃溃疡、降压等作用。

生地黄的传统功效是清热凉血，养阴生津；主治热入营血，温毒发斑，血热出血，热病伤阴、舌绛烦渴、内热消渴，阴虚发热，骨蒸劳热，津伤便秘。药理研究发现其许多新功效：保护垂体—肾上腺皮质系统，强心，利尿，防止脑组织缺血损伤和耗能，抗溃疡，降血糖，抗炎，增强免疫，促进造血功能，止血，抗肿瘤，保护心肌，保肝，抗衰老等；主要开发了心、脑、血管，抗衰老及内分泌方面的治疗价值。

玄参（《神农本草经》）

【来源】本品为玄参科植物玄参的干燥根。主产于浙江。冬季茎叶枯萎时采挖，除去根茎、幼芽、须根及泥沙，晒或烘至半干，堆放3～6天，反复数次至干燥。生用。本品气特异似焦糖，味甘、微苦。以切面黑色者为佳。

【别名】元参，黑参。

【性味】味甘、苦、咸，性微寒。

【归经与趋势】归心、脑、血管，肝、胆。玄参甘寒养阴，苦咸泻火，趋势以清降滋润、散结通络，偏于中、上焦。

【化学成分】本品主要含哈巴苷、哈巴酯苷、哈巴俄苷、桃叶珊瑚苷、甲氧基玄参苷等环烯醚萜类化合物及斩龙剑苷A、安格洛苷等苯丙素苷类。此外，尚含生物碱、植物甾醇、挥发油等。

【功效】清热凉血，滋阴降火，解毒散结，强心养心，活血祛瘀，通络健脑，安神镇惊，疏肝解郁，利胆祛湿。

【药理概括】降血压，降低毛细血管通透性，强心，扩冠增流，抗菌，解热，降血糖，抗氧化，抗炎，抗血小板聚集、抗血栓，提高脑血流量、保护脑缺血损伤，保护肝损伤，利胆，降低血尿酸，镇静，抗惊厥，抗抑郁，缓解主动脉痉挛，抗白细胞减少，中和白喉外毒素。

【辨证施治提纲】（一）证：热入营血，温毒发斑，热病伤阴、舌绛烦渴，津伤便秘，骨蒸劳嗽，目赤肿痛，咽喉肿痛，白喉，瘰疬，痈肿疮毒。（二）病：高血压，血栓病，咽喉疾患，慢性前列腺炎，甲状腺腺瘤。

【剂量与用法】药典剂量：9～15 g。常规剂量：9～15 g。大剂量：15～30 g。水煎服。研末或入丸散吞服时酌减。外用适量。玄参无毒。在常规剂量内没有不适反应，长期服用也没有明显不良反应。大剂量使用会有食欲不振、便溏等。

【注意事项】脾胃虚寒，食少便溏者不宜服用。不宜与藜芦同用。中毒表现有安静、消瘦、反应迟钝、腹泻、黑色稀便等。

【论述】玄参有脑保护作用，能提高脑血流量，保护脑缺血组织的损伤，改善神经功能。玄参小剂量有强心作用，大剂量则呈现中毒现象；玄参有抗血栓作用，尚能扩张冠状动脉，增加心肌营养性血流量，并增强其耐缺氧能力。玄参能缓解主动脉痉挛。玄参有较好的抗抑郁作用，尚能镇静、抗惊厥。玄参中苯丙素苷能显著降低高尿酸血症的尿酸水平。玄参对多种炎症反应均有抑制作用。玄参还有降压，保肝，利胆，抗氧化，降低毛细血管通透性等作用。

玄参的传统功效是清热凉血，滋阴降火，解毒散结；主治热入营血，温毒发斑，热病伤阴、舌绛烦渴，津伤便秘，骨蒸劳嗽，目赤肿痛，咽喉肿痛，白喉，瘰疬，痈肿疮毒。药理研究发现其许多新功效：强心，扩冠增流，降血糖，抗炎，抗血小板聚集、抗血栓，提高脑血流量、保护脑缺血损伤，保护肝损伤，利胆，降低血尿酸，抗抑郁等作用；主要开发了心、脑、血管，肝、胆及抗抑郁方面的治疗价值。

牡丹皮（《神农本草经》）

【来源】本品为毛茛科植物牡丹的干燥根皮。主产于安徽、四川、湖南、湖北、陕西。秋季采挖根部，除去细根，剥取根皮，晒干或刮去粗皮，除去木心，晒干。前者习称连丹皮，后者习称刮丹皮。生用或酒炙用。本品气芳香，味微苦而涩。以皮厚、切面粉白色、粉性足、香气浓者为佳。

【别名】丹皮。

【性味】味苦、辛，性微寒。

【归经与趋势】归心、脑、血管、肺、皮肤，肝，胃，肾。丹皮辛散，苦寒清热，趋势呈清降、疏通，自脑达心，直至下极。

【化学成分】本品含牡丹酚（丹皮酚）、牡丹酚苷、牡丹酚原苷、牡丹酚新苷、芍药苷、氧化芍药苷、苯甲酰芍药苷、苯甲酰氧化芍药苷等。此外，还含没食子酸、挥发油等。

【功效】清热凉血，活血祛瘀，通痹止痛，祛风止痒，化浊散结，宁心养心，通络健脑，安神镇惊，疏肝养胃，利尿祛湿，下气堕胎。

【药理概括】抗肿胀型炎症，抗迟发型过敏反应，抗皮肤血管炎，抑制补体溶血活性，降低毛细血管通透性，抗凝及抗血栓，抗动脉粥样硬化，抗心肌缺血，抗心律失常，降血压，抗脑缺血，镇静催眠，抗惊厥，抗癫痫，镇痛，解热，促进免疫功能，抑菌，抑真菌，利尿，抗早孕，抗肿瘤，保肝，降血糖，抗脂质过氧化，抑制脂肪分解，降低尿毒素，抑制胃液分泌、防止应激性溃疡。

【辨证施治提纲】（一）证：热入营血，温毒发斑，血热吐衄，温邪伤阴，阴虚发热，夜热早凉，无汗骨蒸，血滞经闭痛经，跌仆伤痛，痈肿疮毒。（二）病：多种皮肤病，紫癜，妇科病，外伤性血肿，肠痈，高血压。

【剂量与用法】药典剂量：6～12 g。常规剂量：6～12 g。大剂量：15～30 g。水煎服。研末或入丸散吞服时酌减。浸酒内服、外用适量。丹皮无毒，在常规剂量内没有不适反应，长期服用或大剂量使用也没有明显不良反应。清热凉血宜生用，活血化瘀宜酒炙用。

【注意事项】妊娠禁忌。血虚有寒、月经过多者不宜使用。过量可致中毒。

【论述】丹皮对多种炎症有显著的抑制作用，有免疫抑制和抗变态反应作用，且能镇痛。丹皮有解热作用，并具有镇静催眠作用，丹皮还具有显著的抗惊厥作用。牡丹皮提取物、丹皮能抑制血小板聚集，具有抗血栓形成，抗动脉粥样硬化，抗心肌缺血，抗心律失常的作用；丹皮的不同成分，既能抗凝血，又能促凝血，即中医的化瘀止血的双重作用。

丹皮对脂肪分解有抑制作用，能增加脂肪细胞中葡萄糖生成脂肪，而且明显增加胰岛素所致的葡萄糖生成脂肪，有显著降血糖作用。丹皮所含芍药苷对肠道平滑肌有显著的解痉作用。丹皮有通经、抗早孕作用。丹皮还具有降压、调节免疫、保肝、抗氧化、利尿、抗溃疡等作用。

丹皮的传统功效是清热凉血，活血化瘀；主治热入营血，温毒发斑，血热吐衄，温邪伤阴，阴虚发热，夜热早凉，无汗骨蒸，血滞经闭痛经，跌仆伤痛，痈肿疮毒。药理研究发现其许多新功效：抗肿胀型炎症，抗迟发型过敏反应，抗皮肤血管炎，抗血栓，抗动脉粥样硬化，抗心肌缺血，降血压，抗脑缺血，镇静催眠，抗惊厥，促进免疫功能，利尿，抗早孕，抗肿瘤，保肝，降血糖等；主要开发了心、脑、血管及抗炎等方面的治疗价值。

赤芍（《开宝本草》）

【来源】本品为毛茛科植物芍药或川赤芍的干燥根。主产于内蒙古、辽宁、河北、四川。春、秋二季采挖，除去根茎、须根及泥沙，晒干。切厚片，生用。本品气微香，味微苦、微涩。以切面粉白色者为佳。

【别名】木芍药，赤芍药，红芍药，草芍药。

【性味】味苦、性微寒。

【归经与趋势】归心、脑、血管，肝，肾，肠。赤芍苦泄，趋势自脑府而下心宫、血管及肺、肝，升清降浊，散瘀开结，以通为补，偏于中、上焦。

【化学成分】主要含芍药苷、羟基芍药苷、苯甲酰芍药苷、苯甲酰羟基芍药苷等单萜苷类及没食子酸葡萄糖、丹皮酚等多元酚类化合物。

【功效】清热凉血，活血祛瘀，通痹散结，解痉止痛，化浊通络，养心利肺，健脑益智，安神镇惊，疏肝解郁，补肾强体，延缓衰老。

【药理概括】抗血栓形成，抑制血小板聚集，促进凝血—纤溶系统酶活性，稳定红细胞膜结构，改变血液流变性，降血脂，消动脉粥样硬化斑块，保护心脏，增加冠脉流量，降低肺动脉压，改善心肺功能，抗脑缺血损伤，促进学习记忆，镇静催眠，抗炎，镇痛，抗惊厥，降温，缓解内脏平滑肌痉挛，抗肿瘤，保肝，抗抑郁，抗自由基，强壮作用，抗过敏，降血糖。

【辨证施治提纲】（一）证：热入营血，温毒发斑，血热吐衄，目赤肿痛，痈肿疮疡，肝郁胁痛，经闭痛经，癥瘕腹痛，跌打损伤。（二）病：冠心病，肺心病，血栓性深静脉炎，黄疸型肝炎，急性外科感染。

【剂量与用法】药典剂量：6～12 g。常规剂量：6～12 g。大剂量：15～30 g。水煎服。研末或入丸散吞服时酌减。浸酒内服、外用适量。赤芍无毒，在常规剂量内没有不适反应，长期服用或大剂量使用也没有明显不良反应。

【注意事项】血寒经闭不宜用。不宜与藜芦同用。

【论述】赤芍对心血管系统有广泛作用，降血脂，消动脉粥样硬化斑块，保护心脏，增加冠脉流量，降低肺动脉压，改善心肺功能，抗血小板聚集，抗凝，抗血栓形成，抗心肌缺血，改善微循环，稳定红细胞膜结构，减少缺血性脑血管损伤等。赤芍对关节炎有显著的抑制作用；芍药苷有解热镇痛、镇静等作用。

赤芍归肝经，对肝脏有广泛的药理作用，能促进肝细胞DNA合成，刺激产生血浆纤维连接蛋白，进而促进网状内皮系统功能，保护肝细胞，改善肝脏生化指标。赤芍具有清除活性氧自由基的作用，赤芍还有滋补强壮作用。赤芍有明显的降血糖作用。赤芍能缓解内脏平滑肌痉挛。赤芍还具有保护肺损伤、抗过敏、抗胃溃疡、调节免疫、抗氧化、抗肿瘤、抗抑郁等作用。

赤芍的传统功效是清热凉血，散瘀止痛；主治热入营血，温毒发斑，血热吐衄，目赤肿痛，痈肿疮疡，肝郁胁痛，经闭痛经，癥瘕腹痛，跌打损伤。药理研究发现其许多新功效：抗血栓形成，促进凝血—纤溶系统酶活性，改变血液流变性，降血脂，消动脉粥样硬化斑块，增加冠脉流量，改善心肺功能，抗脑缺血损伤，促进学习记忆，镇静催眠，抗惊厥，抗肿瘤，抗炎，保肝，抗自由基，强壮作用，降血糖等；主要开发了心、脑、血管及强壮作用方面的治疗价值。

紫草（《神农本草经》）

【来源】本品为紫草科植物新疆紫草或内蒙古紫草的干燥根。主产于新疆、内蒙古。春、秋二季采挖，除去泥沙，干燥，生用。本品气味特异，味微苦、涩。以色紫、质松软者为佳。

【别名】紫草根，软紫草。

【性味】味甘、咸，性寒。

【归经与趋势】归心、血管，肝，皮肤。紫草咸寒，趋势为血分药，能凉血、解毒、散结，心主血、肝藏血，故偏于心、肝。

【化学成分】主要含紫草素（紫草醌）、乙酰紫草素、去氧紫草素、异丁酰紫草素、二甲基戊烯酰紫草素、二甲基丙烯酰紫草素等萘醌类化合物及软脂酸、油酸及亚油酸等脂肪酸。

【功效】清热凉血，解毒散结，透疹消斑，祛风止痒，疏肝强心，收宫堕胎。

【药理概括】抗菌，抗病毒，抑真菌，抗炎，抗变态反应，抗肿瘤，解热，兴奋子宫，抗生育，止血，降血糖，保肝，镇静，强心，增强免疫，调控皮肤血管内皮细胞生成过程，有血管平滑肌解痉作用，抑制上皮细胞生长，抑制甲状腺功能，光敏性。

【辨证施治提纲】（一）证：血热毒盛，斑疹紫黑，麻疹不透，疮疡，湿疹，水火烫伤。（二）病：单孢病毒性角膜炎，口腔黏膜病，烧伤，皮肤病，避孕，骨科疾病。

【剂量与用法】药典剂量：5~9 g。常规剂量：6~12 g。大剂量：15~30 g。水煎服。研末或入丸散吞服时酌减。外用适量。紫草有小毒，在常规剂量内没有不适反应。紫草的特殊气味，剂量稍大可引起恶心和便溏，大剂量使用需严格掌握适应证和禁忌证。

【注意事项】妊娠禁忌。紫草有肾毒性，过量会有中毒反应，表现为尿色深紫，尿蛋白和红细胞，腹泻等，停药后会消失。紫草具有光敏性，不能用于红斑狼疮和血管炎。紫草能促进血管内凝血，促进血栓形成，心脑血管疾病不宜使用。

【论述】紫草具有明显的抗炎及缓和的退热作用。紫草提取物对特异性过敏反应具有抑制作用。紫草调控皮肤血管内皮细胞生成过程，因此对银屑病有治疗作用。紫草能兴奋心脏，使收缩力加强，振幅增大，心率减慢。紫草对血管平滑肌细胞具有明确的抗增殖、促凋亡、阻滞细胞周期进展的作用，也有较强的血管平滑肌解痉作用。

紫草有较强的补体活性，有抑制前列腺素生物合成及抑制甲状腺功能的作用。紫草对阴道上皮细胞过度增殖有抑制作用。紫草有抗肿瘤作用。紫草能拮抗凝血抑制因子，促进血栓形成，可引起蛋白血尿。紫草具有帮助吸收紫外线的作用，能引起光敏感。

紫草有抑制内分泌的作用，能阻断垂体—卵巢轴的联系，能抑制垂体前叶分泌促甲状腺素和促性腺激素，抑制黄体生成素的分泌，抑制卵泡发育与成熟，又可使胎盘出现坏死、液化吸收，或者出现子宫充血，并有胎仔排出或吸收的胎盘痕迹，妊娠终止，呈现抗早孕作用，停药后可恢复生育力，所以，紫草可用于临床女性避孕。

紫草的传统功效是清热凉血，活血解毒，透疹消斑；主治血热毒盛，斑疹紫黑，麻疹不透，疮疡，湿疹，水火烫伤。药理研究发现其有抗菌，抗病毒，抑真菌，抗炎，抗变态反应，抗肿瘤，抗生育，止血，降血糖，保肝，强心，增强免疫等作用。

水牛角（《名医别录》）

【来源】本品为水牛科动物水牛的角。主产于华南、华东地区。取角后，水煮，除去角塞，干燥。镑片或锉成粗粉，生用，或制为浓缩粉用。本品气微腥，味淡。以色灰褐色者为佳。

【别名】家牛角，青牛角。

【性味】味苦，性寒。

【归经与趋势】归心、脑、血管，肝。水牛角苦寒，趋势入心、肝血分，能凉血、泻火、定惊。

【化学成分】主要含胆固醇，肽类及多种氨基酸、多种微量元素等。

【功效】清热解毒，凉血止血，安神镇惊，宁心强心。

【药理概括】强心，减慢心率，降血压，降低白细胞，升高血小板数，促凝血，止血，降血脂，兴奋肠道平滑肌，抗感染，抗内毒素，增强免疫，抗炎，兴奋垂体—肾上腺皮质系统，镇静，抗惊厥。

【辨证施治提纲】（一）证：温病高热，神昏谵语，惊风，癫狂，血热毒盛，发斑发疹，吐血衄血，痈肿疮疡，咽喉肿痛。（二）病：紫癜，精神分裂症，肝炎，小儿暑热症，颅骨缺损。

【剂量与用法】药典剂量：15～30 g。常规剂量：3～12 g。大剂量：15～30 g。水煎服，宜先煎3小时以上。研末或入丸散吞服时酌减，水牛角浓缩粉冲服，每次1.5～3 g，每日2次。浸酒内服、外用适量。水牛角无毒，在常规剂量内没有不适反应，长期服用或大剂量使用也没有明显不良反应。

【注意事项】脾胃虚寒者忌用。

【论述】水牛角粉及提液均有明显的解热、镇静、抗惊厥作用。水牛角具有显著的抗感染作用。水牛角有抗内毒素作用。水牛角水解物能缩短出血时间，降低毛细血管通透性，升高血小板而呈现明显的止血作用。水牛角能增强吞噬功能与抗感染作用。水牛角能增强肾上腺皮质系统功能，具有抗炎和解毒作用。水牛角还具有强心、降血压、兴奋垂体肾上腺皮质系统等作用。

水牛角的传统功效是清热凉血，解毒，定惊；主治温病高热，神昏谵语，惊风，癫狂，血热毒盛，发斑发疹，吐血衄血，痈肿疮疡，咽喉肿痛。药理研究发现其有强心，降血压，止血，抗感染，抗内毒素，增强免疫，抗炎，兴奋垂体—肾上腺皮质系统，抗惊厥等作用。

第五节　清虚热药

本类药物性寒凉，多归肝、肾经，主入阴分，以清虚热、退骨蒸为主要作用。主治肝肾阴虚所致的骨蒸潮热、午后发热、手足心热、虚烦不眠、遗精盗汗、舌红少苔、脉细数等，及热病后期，余热未清，伤阴劫液，而致夜热早凉、热退无汗、舌质红绛、脉细数等。部分药物又能清实热，亦可用于实热证。使用本类药常配伍清热凉血及清热养阴之品，以期标本兼顾。

青蒿（《神农本草经》）

【来源】本品为菊科植物黄花蒿的干燥地上部分。全国大部分地区均产。秋季花盛开时采割，除去老茎，阴干。切段，生用。本品气香特异，味微苦。以色绿、质嫩、叶多、香气浓郁者为佳。

【别名】香蒿，臭蒿，草蒿子，细叶蒿，黄花蒿。

【性味】味苦、辛，性寒。

【归经与趋势】归肺、卫、皮肤，心，肝，子宫。青蒿苦寒清降、辛可发散，趋势呈向外、向下。

【化学成分】主要含萜类成分：青蒿素、青蒿酸等；挥发油：蒿酸甲酯，青蒿醇，蒿酮等。还含多糖。

【功效】清虚热，除骨蒸，解暑热，杀虫截疟，利湿退黄，解毒散结，宁心平喘，祛风止痒。

【药理概括】抗疟作用，抗血吸虫，抗心律失常，平喘，抗系统性红斑狼疮，抗炎，抗内毒素，抗变态反应，调节免疫，广泛抗癌活性，抗免疫性肌炎，广谱抗菌，抗病毒，抑真菌，解热，抗孕。

【辨证施治提纲】（一）证：温邪伤阴、夜热早凉，阴虚发热，骨蒸劳热，外感暑热，发热烦渴，疟疾寒热，湿热黄疸。（二）病：恶性疟疾，发热，顽固性盗汗，阵发性室上性心动过速，月经先期，血吸虫病，盘状红斑狼疮，口腔黏膜扁平苔藓。

【剂量与用法】药典剂量：6～12 g。常规剂量：6～12 g。大剂量：15～30 g。水煎服。研末或入丸散吞服时酌减。外用适量。青蒿无毒，在常规剂量内没有不适反应，长期服用或大剂量使用也没有明显不良反应。

【注意事项】妊娠禁忌，因有造血细胞抑制和胚胎毒性。青蒿苦寒，脾胃虚弱，肠滑泻者忌用。偶有轻度恶心、呕吐、腹泻、头痛、头晕及肝功能异常等不良反应。

【论述】青蒿素有显著抗疟作用，青蒿素具有明显的抑制恶性疟原虫无性体的生长，有直接的杀伤作用。青蒿素对血吸虫成虫有明显的杀灭作用。青蒿对多种肿瘤具有抑杀作用；尚能增加放化疗敏感性。青蒿有明显的退热降温作用，也有显著的抗炎、镇痛作用。

青蒿水煎剂对表皮葡萄球菌、卡他球菌、炭疽杆菌、白喉杆菌等有较强的抑菌作用，对金黄色葡萄球菌、绿脓杆菌、痢疾杆菌、结核分枝杆菌等也有一定的抑制作用。挥发油对皮肤癣菌有抑制和杀灭作用。乙醇提取物对钩端螺旋体有抑制作用。青蒿有抗病毒作用。

青蒿对免疫功能有调节作用，对非特异性免疫有增强作用，对细胞免疫功能起着双向调节作用，对体液免疫功能起着抑制作用。青蒿素对胚胎有相当高的选择性毒性，较低剂量即可致胚胎死亡而引起流产，对母体子宫及卵巢影响却不明显。青蒿有抗心律失常作用。青蒿有降压、抗内毒素、抑制免疫等作用，挥发油有平喘作用。

青蒿的传统功效是清虚热，除骨蒸，解暑热，截疟，退黄；主治温邪伤阴、夜热早凉，阴虚发热，骨蒸劳热，外感暑热，发热烦渴，疟疾寒热，湿热黄疸。药理研究发现其有抗疟作用，抗心律失常，平喘，抗系统性红斑狼疮，抗炎，抗内毒素，抗变态反应，广泛抗癌活性，抗免疫性肌炎，广谱抗菌，抗病毒，抑真菌，解热，抗孕等作用。

白薇 （《神农本草经》）

【来源】本品为萝藦科植物白薇或蔓生白薇的干燥根和根茎。主产于安徽、河北、辽宁。春、秋二季采挖，洗净，干燥。切段，生用。本品气微，味微苦。以根细长、心实、色淡黄者为佳。

【别名】龙胆白薇，老君须，白马尾。

【性味】味苦、咸，性寒。

【归经与趋势】归肺，心。白薇苦咸性寒，趋势呈善入血分，清热、解毒、散结，专主上焦心、肺。

【化学成分】主要含挥发油、强心苷等成分。挥发油中主要为白薇素，强心苷中主要为甾体多糖苷。还含有糖类及脂肪酸类成分。

【功效】清热凉血，利尿通淋，解毒疗疮，祛痰平喘，宁心强心。

【药理概括】解热，抗炎，祛痰，平喘，抗癌，强心，减慢心率。

【辨证施治提纲】（一）证：阴虚发热，骨蒸劳热，产后血虚发热，温邪伤营发热，热淋，血淋，痈疽肿毒，蛇虫咬伤，咽喉肿痛，阴虚外感。（二）病：外感热病，血管抑制性晕厥，淋巴管炎，脑梗死后遗症，低血压。

【剂量与用法】药典剂量：4.5～9 g。常规剂量：6～12 g。大剂量：15～30 g。水煎服。研末或入丸散吞服时酌减。外用适量。白薇无毒，在常规剂量内水煎服没有不适反应，长期服用或大剂量使用也没有明显不良反应。

【注意事项】白薇苦寒，脾胃虚寒、食少便溏者不宜服用。白薇含有强心苷类成分，内服过量，易引起强心苷样中毒反应，表现为心悸、恶心、头晕、头痛、腹泻、流涎等症状，中毒剂量为30～45 g。

【论述】白薇有抗炎、解热作用。白薇水提取物有祛痰、平喘作用。所含白薇苷有明显的抗肿瘤作用。白薇有强心作用，能增强心肌收缩力，减慢心率。

白薇的传统功效是清热凉血，利尿通淋，解毒疗疮；主治阴虚发热，骨蒸劳热，产后血虚发热，温邪伤营发热，热淋，血淋，痈疽肿毒，蛇虫咬伤，咽喉肿痛，阴虚外感。药理研究发现其有解热、抗炎、祛痰、平喘、抗癌、强心等作用。白薇的功效，古今差别不大。

地骨皮（《神农本草经》）

【来源】本品为茄科植物枸杞的干燥根皮。全国大部分地区均产。春初或秋后采挖根部，洗净，剥取根皮，晒干。切段，生用。本品气微，味微甘而后苦。以块大、肉厚、无木心、色黄者为佳。

【别名】枸杞根皮，狗奶子根皮。

【性味】味甘，性寒。

【归经与趋势】归肺、皮肤，肝，肾。地骨皮甘寒清润，趋势入肺、肝、肾，凉血养阴。

【化学成分】主要含生物碱、有机酸、酚类及甾醇。

【功效】凉血除蒸，清肺降火，祛风止痒，化浊通络，通痹止痛，舒筋壮骨。

【药理概括】解热，镇痛，降血糖，降血脂，降血压，抑菌，抗病毒，兴奋子宫，抑制免疫，抗过敏，促进成骨样细胞增殖。

【辨证施治提纲】（一）证：阴虚潮热，骨蒸盗汗，肺热咳嗽，血热咳血衄血，内热消渴。（二）病：高血压病，糖尿病，发热，出血，疟疾，外阴瘙痒症，化脓性溃疡，过敏性疾病，扁平疣，手癣，鸡眼。

【剂量与用法】药典剂量：9～15 g。常规剂量：9～15 g。大剂量：15～30 g。水煎服。研末或入丸散吞服时酌减。浸酒内服、外用适量。地骨皮无毒，在常规剂量内没有不适反应，长期服用或大剂量使用也没有明显不良反应。

【注意事项】妊娠禁忌。本品性寒，外感风寒发热或脾虚便溏者不宜用。

【论述】地骨皮有显著的解热作用。地骨皮有降血压、降血糖、降血脂作用。对子宫有兴奋作用。地骨皮因能抑制免疫球蛋白E的产生，故有抗过敏作用。地骨皮有促进成骨样细胞增殖的作用。

地骨皮的传统功效是凉血除蒸，清肺降火；主治阴虚潮热，骨蒸盗汗，肺热咳嗽，血热咳血衄血，内热消渴。药理研究发现其有解热、镇痛、降血糖、降血脂、降血压、抑制免疫、促进成骨样细胞增殖等作用；主要开发了降血糖、降血脂、降血压、壮骨、抗过敏等方面的治疗价值。

银柴胡（《本草纲目》）

【来源】本品为石竹科植物银柴胡的干燥根。主产于宁夏、甘肃、内蒙古等地。春、夏间植株萌发或秋后茎叶枯萎时采挖；栽培品于种植后第三年9月中旬或第四年4月中旬采挖，除去残茎、须根及泥沙，晒干。切片，生用。本品气微，味甘。以根长、外皮棕黄色、切面黄白色者为佳。

【别名】银夏柴胡，银胡，牛肚根，沙参儿，土参。

【性味】味甘，性微寒。

【归经与趋势】归肺，肝，胃。银柴胡甘寒，趋势养阴，退虚热。

【化学成分】本品主要含α-菠菜甾醇、豆甾醇等甾醇类、黄酮类及挥发性成分。

【功效】清虚热，除疳热，祛湿通络。

【药理概括】解热，抗炎，抑菌，抗动脉粥样硬化，杀精子。

【辨证施治提纲】（一）证：阴虚发热，骨蒸劳热，小儿疳热。（二）病：小儿外感高热，过敏，更年期综合征。

【剂量与用法】药典剂量：3～9 g。常规剂量：6～12 g。一般不大剂量使用。水煎服。研末或入丸散吞服时酌减。外用适量。银柴胡无毒，在常规剂量内没有不适反应，长期服用也没有明显不良反应。

【注意事项】外感风寒、血虚无热者不宜使用。

【论述】银柴胡有解热作用。银柴胡能降低主动脉类脂质的含量，有抗动脉粥样硬化作用。

银柴胡的传统功效是清虚热，除疳热；主治阴虚发热，骨蒸劳热，小儿疳积发热。药理研究发现其有解热，抗炎，抗动脉粥样硬化等作用。银柴胡的功效，古今差别不大。

胡黄连（《新修本草》）

【来源】本品为玄参科植物胡黄连的干燥根茎。主产于印度、印度尼西亚。我国主产于西藏。秋季采挖，除去须根和泥沙，晒干。切薄片或用时捣碎，生用。本品气微，味极苦。以根茎粗大、切面灰黑色、味苦者为佳。

【别名】胡连，假黄连。

【性味】味苦，性寒。

【归经与趋势】归肝、胆、肺、皮肤、心、血管，胃、肠，子宫。胡黄连苦寒，能清热、祛湿、散结、通络，趋势以疏泄中焦为主，兼理上、下焦。

【化学成分】主要含胡黄连苷，胡黄连素，梓醇等环烯醚萜类成分；少量生物碱，酚酸，甾醇等。

【功效】疏肝利胆，清热燥湿，除蒸退潮，宣肺平喘，化浊散结，活血养心，泻火护胃。

【药理概括】利胆，保肝，抑真菌，平喘，收缩子宫，抗炎，降血脂，抗糖尿病活性，抗溃疡，抗肿瘤，保护心脏，抑制血小板聚集，抗氧化。

【辨证施治提纲】（一）证：阴虚发热，骨蒸潮热，小儿疳积发热，湿热泻痢，黄疸尿赤，痔疮肿痛。（二）病：虹膜睫状体炎，小儿厌食，肝炎，胆囊炎，尿路感染，鼻出血。

【剂量与用法】药典剂量：1.5～9 g。常规剂量：3～9 g。一般不大剂量使用。水煎服。研末或入丸散吞服时酌减。外用适量。胡黄连无毒，在常规剂量内没有不适反应，长期服用也没有明显不良反应。胡黄连很苦，剂量稍大，部分患者有恶心、腹痛、滑肠便溏反应。

【注意事项】本品苦寒，脾胃虚寒者慎用。

【论述】胡黄连有显著的利胆作用，增加胆汁流量，抗胆汁郁结。提取物有保肝作用。胡黄连能抑制支气管阻塞，有平喘作用。胡黄连能引起回肠及子宫收缩，对痉挛又有拮抗作用。胡黄连有显著的抗炎作用。胡黄连有降血脂与抗糖尿病活性。胡黄连有抗溃疡作用。胡黄连对自由基的产生有抑制作用。胡黄连有抑制血小板聚集作用，对心脏有保护作用。

胡黄连的传统功效是退虚热，除疳热，清湿热；主治阴虚发热，骨蒸潮热，小儿疳积发热，湿热泻痢，黄疸尿赤，痔疮肿痛。药理研究发现其许多新功效：利胆，保肝，抑真菌，平喘，收缩子宫，抗炎，降血脂，抗糖尿病活性，抗溃疡，抗肿瘤，保护心脏，抑制血小板聚集，抗氧化等作用；主要开发了肝、胆，心、血管方面的治疗价值。

第三章 泻下药

凡能引起腹泻，或润滑大肠，以泻下通便为主要功效，常用以治疗里实积滞证的药物，称为泻下药。根据泻下药作用强弱的不同，可分为攻下药、润下药及峻下逐水药。

本类药为沉降之品，主归大肠经。主要具有泻下通便作用，以排除胃肠积滞和燥屎等，正如《素问·灵兰秘典论》所云："大肠者，传道之官，变化出焉。"或有清热泻火，使实热壅滞之邪通过泻下而清解，起到"上病治下""釜底抽薪"的作用；或有逐水退肿，使水湿停饮随大小便排出，达到祛除停饮、消退水肿的目的。部分药还兼有解毒、活血祛瘀等作用。

泻下药主要适用于大便秘结、胃肠积滞、实热内结及水肿停饮等利实证。部分药还可用于疮痈肿毒及瘀血证。

使用泻下药应根据里实证的兼证及患者的体质，进行适当配伍。里实兼表邪者，当先解表后攻里，必要时可与解表药同用，表里双解，以免表邪内陷；里实而正虚者，应与补益药同用，攻补兼施，使攻邪而不伤正。本类药亦常配伍行气药，以加强泻下导滞作用。若属热积者还应配伍清热药；属寒积者应与温里药同用。

使用泻下药中的攻下药、峻下逐水药时，因其作用峻猛，或具有毒性，易伤正气及脾胃，故年老体虚、脾胃虚弱者当慎用；妇女胎前产后及月经期应当忌用。应用作用较强的泻下药时，当奏效即止，切勿过剂，以免损伤胃气。应用作用峻猛而有毒性的泻下药时，一定要严格炮制法度，控制用量，避免中毒现象发生，确保用药安全。

现代研究证明，泻下药主要通过不同的作用机理刺激肠道黏膜使蠕动增加而致泻。另外大多药物具有利胆、抗菌、抗炎、抗肿瘤作用及增强机体免疫功能。

第一节 攻下药

本类药大多苦寒沉降，主入胃、大肠经，既有较强的攻下通便作用，又有清热泻火之效。主要适用于实热积滞，大便秘结，燥屎坚结者。应用时常辅以行气药，以加强泻下及消除胀满的作用。若治冷积便秘者，须配伍温里药。

具有较强清热泻火作用的攻下药，又可用于热病高热神昏，谵语发狂；火热上炎所致的头痛、目赤、咽喉肿痛、牙龈肿痛以及火热炽盛所致的吐血、衄血、咯血等上部出血证。上述病症，无论有无便秘，应用本类药物，以清除实热，或导热下行，起到"釜底抽薪"的作用。此外，对湿热积滞，痢疾初起，下痢后重，或饮食积滞，泻而不畅之证，可适当配用本类药物，以攻逐积滞，消除病因。对肠道寄生虫病，本类药与驱虫药同用，可促进虫体的排出。

根据"六腑以通为用""不通则痛""通则不痛"的理论，以攻下药为主，配伍清热解毒药、活血化瘀药等，用于治疗胆石症、胆道蛔虫病、胆囊炎、急性胰腺炎、阑尾炎、肠梗阻等急腹症，取得了较好的效果。

大黄（《神农本草经》）

【来源】本品为蓼科植物掌叶大黄、唐古特大黄或药用大黄的干燥根和根茎。掌叶大黄和唐古特大黄药材称北大黄，主产于青海、甘肃。药用大黄药材称南大黄，主产于四川。秋末茎叶枯萎或次春发芽前采挖，除去细根，刮去外皮，切瓣或段，绳穿成串，干燥，或直接干燥。生用，或酒炙（饮片称酒大黄），酒炖或蒸（饮片称熟大黄），炒炭（饮片称大黄炭）。本品气清香，味苦而微涩。以切面锦纹明显、气清香、味苦而微涩者为佳。

【别名】锦纹，川军，将军。

【性味】味苦，性寒。

【归经与趋势】归肺、皮肤，脾、胃、胰、肠，肝、胆，心、脑、血管，肾、膀胱。大黄苦疏泄、寒清热，趋势自脑府，经心、血管，下三焦，主中宫、疏木培土、分理肝、胆、胰、脾、胃、肠，入肾救驾，一派清降、祛邪、疏通之势，以通为补。

【化学成分】主要为蒽醌衍生物，主要包括蒽醌苷和双蒽醌苷。双蒽醌苷中有番泻苷A、B、C、D、E、F；游离型的苷元有大黄酸、大黄酚、大黄素、芦荟大黄素、大黄素甲醚等。另含鞣质类物质、有机酸和雌激素样物质等。

【功效】泻下攻积，清热泻火，凉血解毒，活血止血，逐瘀通经，利胆退黄，疏肝散结，护胃理胰，通络健脑，安神益智，宁心养心，强心利尿，降浊护肾。

【药理概括】泻下作用，利胆，保肝，抗急性胰腺炎作用，保护胃黏膜，止血，活血，降血脂，广谱抗菌，抗感染，抑真菌，抗病毒，抑病原虫，解热，抗炎，抗氧化，抗内毒素，双向调节免疫功能，双向调节血液流变性，抗脑缺血损伤，降低高氮质血症，改善肾功能，防治糖尿病肾病变，利尿，镇静，促智活性，强心，减慢心率，保护心肌。

【辨证施治提纲】（一）证：实热积滞便秘，血热吐衄，目赤咽肿，牙龈肿痛，痈肿疔疮，肠痈腹痛，瘀血经闭，产后瘀阻，跌打损伤，湿热痢疾，黄疸尿赤，淋证，水肿，烧烫伤。（二）病：急性肠梗阻，各种急性农药中毒，急性胰腺炎高热，上消化道出血，小儿外感发热，胆道出血，慢性肾功能衰竭，糖尿病肾病，减肥作用，银屑病，消化性溃疡，消化不良，便秘，胆道蛔虫，高脂血症，出血，血小板减少症。

【剂量与用法】药典剂量：3～30 g。常规剂量：3～12 g。大剂量：15～30 g。水煎服，用于泻下不宜久煎。研末或入丸散吞服时酌减。浸酒内服、外用适量。大黄无毒，在常规剂量内水煎服有部分患者有腹痛反应，长期服用有人发生大肠黑变病、性功能减退和阳痿，停药后可恢复。

大黄小剂量（0.3 g以下）有健胃作用，中等剂量（1～2 g）有缓泻作用，大剂量则可引起大肠痉挛性收缩和肠绞痛。酒大黄善清上焦血分热毒，用于目赤咽肿、齿龈肿痛等症状；熟大黄泻下力缓，泻火解毒，用于火毒疮疡；大黄炭凉血化瘀止血，用于血热有瘀出血证。

【注意事项】孕期及月经期、哺乳期慎用。又本品苦寒，易伤胃气，脾胃虚弱者亦应慎用。大剂量使用会有毒性反应，大黄中毒的临床症状为恶心、呕吐、头昏、腹胀痛、黄疸等。

【论述】大黄煎剂有明显的泻下作用，这种作用受加热温度和时间的影响，泻下作用随加热时间的延长而减弱，以煎沸30～60分钟最理想，如果沸腾3小时后，其泻下作用几乎消失。大黄的泻下通过两个途径，首先是由小肠吸收后，刺激神经，使肠运动亢进，引起泻下；其次是抑制水分的吸收，产生容积性致泻作用。大黄可减轻肠黏膜屏障破坏，并进一步对炎症反应所介导的器官损伤起保护作用。因大黄致泻部位在大肠，不影响小肠对营养物质的吸收，故有大黄"除邪而不伤正气"的说法。大黄因含鞣质较多，小剂量或久煎后不仅不引起泻下，且呈现收敛止泻作用，停药后也常表现有继发性便秘。

大黄能促进胆汁分泌，改善胆小管内胆汁淤积，增加胆汁中胆汁酸、胆红素含量；利胆作用与大黄能疏通肝内毛细胆管，促进胆囊收缩，并使奥狄括约肌舒张有关。大黄能降低黄疸指数，生大黄利胆作用比熟大黄强，出现时间早，煎煮时后下比久煎作用强。

大黄能抑制胰酶的分泌，特别是对与急性胰腺炎发病直接相关的酶类有明显的抑制作用，并使胰淀粉酶活性降低，可减弱胰酶对胰腺细胞的自我消化作用，从而起到抗急性胰腺炎的作用。

大黄能促进胃黏膜PGS生成，增强胃黏膜屏障功能。大黄鞣质对胃溃疡可减少胃液分泌，降低胃酸，还可拮抗缺氧所致肠黏膜对内毒素屏障作用的损伤，并促进肠道内毒素排出，具有通腑泻毒作用。

大黄对血液流变性具有双向调节作用，故具有活血与止血作用。大黄有显著的止血作用，其特点是止血速度快，止血作用可靠，止血时其他症状如腹胀、纳差、瘀热等症状消失快。其止血机理是，大黄可促进循环血小板聚集，还能使受损伤的局部血管收缩，从而有助于止血。大黄可提高血浆渗透压，使组织水分向血管内转移，以补充因大失血而丢失的血容量，降低血细胞比容和血液黏度，有利于解除微循环障碍。大黄的血液稀释作用正是其活血化瘀的药理基础。

大黄对高氮质血症确能使血中尿素氮和肌酐明显降低，机理是因大黄的泻下作用使肠道吸收氨基酸减少，血中氨基酸合成蛋白质增加，大黄抑制体蛋白，特别是肌蛋白的分解，大黄能促进尿素和肌酐排出体外，大黄可降低胍类毒素的蓄积。

大黄是一种作用很强的自由基清除剂和脂质过氧化抑制剂，对多种自由基有广谱清除作用，能够利用其抗氧化和清除自由基的能力抑制疾病的发生和发展，并能起到延缓衰老的作用。大黄对学习记忆障碍有保护作用。大黄对流感病毒有较强的抑制作用。大黄对多种炎症有明显的抑制作用。

大黄的传统功效是泻下攻积，清热泻火，凉血解毒，止血，逐瘀通经，利湿退黄；主治实热积滞便秘，血热吐衄，目赤咽肿，牙龈肿痛，痈肿疔疮，肠痈腹痛，瘀血经闭，产后瘀阻，跌打损伤，湿热痢疾，黄疸尿赤，淋证，水肿，烧烫伤。药理研究发现其许多新功效：泻下作用，利胆，保肝，抗急性胰腺炎作用，保护胃黏膜，止血，活血，降血脂，广谱抗菌，抗感染，解热，抗炎，抗氧化，双向调节免疫功能，抗脑缺血损伤，改善肾功能，利尿，促智，强心，保护心肌缺血等；主要开发了心、脑、血管，肝、胆、胰，胃、肠，肾等重要脏器的治疗前景。

芒硝（《名医别录》）

【来源】本品为硫酸盐类矿物芒硝族芒硝，经加工精制而成的结晶体。主含含水硫酸钠。主产于沿海各产盐区及四川、内蒙古、新疆等内陆盐湖。将天然芒硝（朴硝）用热水溶解，滤过，放冷析出结晶，通称皮硝。取适量鲜萝卜，洗净，切成片，置锅中，加适量水煮透，捞出萝卜，再投入适量天然芒硝共煮，至全部溶化，取出过滤或澄清以后取上清液，放冷，待结晶大部分析出，取出置避风处适当干燥，即为芒硝，其结晶母液经浓缩后可继续析出结晶，直至不再有新出结晶为止。芒硝经风化失去结晶水而成白色粉末称玄明粉（元明粉）。本品味咸，微苦。以类白色、透明、呈结晶块状者为佳。

【别名】盆消。

【性味】味咸、苦，性寒。

【归经与趋势】归胃、肠，胆，膀胱。芒硝苦咸寒，趋势呈内服以清理肠道，外用可清火消肿。

【化学成分】主要含硫酸钠，尚含少量氯化钠、硫酸镁、硫酸钙等无机盐。

【功效】泻下通便，润燥软坚，消肿散结，利胆清火，利尿祛湿。

【药理概括】泻下，利尿，抗炎，利胆，外用有抗感染及消炎作用，抗肿瘤。

【辨证施治提纲】（一）证：实热积滞，腹满胀痛，大便燥结，肠痈腹痛，乳痈，痔疮肿痛，咽痛口疮，目赤肿痛。（二）病：肠道清洁，胆绞痛，重症胰腺炎，肾功能衰竭，肾结石，肝硬化腹水，脓肿，骨伤肿胀，尿潴留，便秘，阑尾炎，小儿中毒性肠麻痹，异位妊娠，乳腺病，输卵管不通，水肿，静脉炎，急性湿疹，五官科病，痔疮肿痛，弹响指，癫狂，精神分裂症，脚鸡眼，脚癣。

【剂量与用法】药典剂量：$6\sim12\,g$。常规剂量：$6\sim12\,g$。一般不大剂量使用。不入煎剂，待汤剂煎好后，溶入汤液中服用。或开水中溶化后内服。外用适量。芒硝无毒，在常规剂量内服用，不会有腹痛不适反应。

【注意事项】芒硝属于容积性泻药，服后须大量饮水。不宜与硫黄、三棱同用。

【论述】芒硝所含的主要成分硫酸钠，其硫酸根离子不易被肠壁吸收，存留肠内形成高渗溶液，阻止肠内水分吸收，使肠内容积增大，引起机械刺激，促进肠蠕动而致泻。此外，芒硝本身对肠黏膜也有直接的化学刺激作用，使其蠕动增加。芒硝泻下速度与饮水量多少有关，饮水量多，则泻下作用快，一般于服药后4～6小时排便。无肠绞痛等副作用。

少量多次口服芒硝，可刺激小肠壶腹部，反射性地引起胆囊收缩，胆囊括约肌松弛，利于胆汁排出。芒硝外用有抗感染及消炎作用。玄明粉可使致癌剂促癌和诱癌率明显下降，可能与酸化肠内环境，减少脱氧胆酸含量，抑制细胞DNA合成，降低对致癌物的敏感性有关。

芒硝的传统功效是泻下通便，润燥软坚，清火消肿；主治实热积滞，腹满胀痛，大便燥结，肠痈腹痛，乳痈，痔疮肿痛，咽痛口疮，目赤肿痛。药理研究发现其内服泻下有利尿，抗炎，利胆，抗肿瘤的作用；外用有抗感染及消炎作用。芒硝的功效比较单纯，古今差别不大。

番泻叶（《饮片新参》）

【来源】本品为豆科植物狭叶番泻或尖叶番泻的干燥小叶。主产于印度，我国广东、广西、云南亦有栽培。通常于9月采收，晒干。生用。本品气微弱而特异，味微苦，稍有黏性。以完整、叶形狭尖、色绿者为佳。

【别名】泻叶，泡竹叶。

【性味】味甘、苦，性寒。

【归经与趋势】归心、血管，胃、肠。番泻叶苦寒，趋势以降泄、通腑为主。

【化学成分】主要含番泻苷、芦荟大黄素葡萄糖苷、大黄酸葡萄糖苷以及芦荟大黄素、大黄酸、山柰酚、植物甾醇及其苷等。

【功效】泻热通便，清肠护胃，凉血止血，强心利水，利胆解痉。

【药理概括】泻下，抗菌，止血，肌肉松弛作用，降血糖，强心，保护胃黏膜损伤，利胆，解痉，促进骨质钙化，雌激素样作用。

【辨证施治提纲】（一）证：实热积滞，便秘腹痛，水肿胀满。（二）病：清洁肠道，便秘，回乳，消化道溃疡出血，肠梗阻，肠道、胆道蛔虫病，胆囊炎、胆石症，胰腺炎，尿石症，流行性出血热，急性结膜炎。

【剂量与用法】药典剂量：2～6 g。常规剂量：3～9 g。大剂量：9～15 g。不宜更大剂量使用。水煎服，后下。开水泡服。研末或入丸散吞服时酌减。外用适量。番泻叶无毒，在常规剂量内水煎服或开水泡服，有腹痛甚至腹绞痛反应。长期服用，会引起肠功能紊乱、便秘加重的反应；也有人会发生大肠黑变病、性功能减退和阳痿。

【注意事项】孕妇及哺乳期、月经期慎用。不良反应有头痛、呕吐、血压升高、癫痫样发作、过敏、肠穿孔、消化道出血、黄疸、尿急、尿潴留、休克。长期应用番泻叶可损伤肠肌丛神经元，使结肠痉挛，致便秘。

【论述】番泻叶中含蒽醌衍生物，其泻下作用及刺激性比含蒽醌类之其他泻药更强，由于刺激性强，促使肠蠕动，因而泻下时可伴有腹痛，服后约3小时泻下数次；因作用强烈，多用于急性便秘。番泻叶可用于手术前后清理肠道，因其在增强胃肠蠕动、促进胃肠排空的同时，可降低上消化道内压，促使胰胆管排泌。番泻叶中某些羟基蒽醌类有一定解痉作用，能松弛胆管。

番泻叶粉口服可增加血小板和纤维蛋白原数量，缩短凝血时间、复钙时间、凝血活酶时间和血块收缩时间，具有明显的止血作用。

番泻叶有箭毒样作用，能在运动神经末梢和骨骼肌接头处阻断乙酰胆碱，从而使肌肉松弛。番泻叶能降低血糖，因含强心苷，故有强心作用。番泻叶对胃黏膜损伤有保护作用。番泻叶有雌激素样促进子宫增生和骨质钙化的作用。

番泻叶的传统功效是泻热行滞，通便，利水；主治实热积滞，便秘腹痛，水肿胀满。药理研究发现其有泻下，止血，肌肉松弛作用，降血糖，强心，保护胃黏膜损伤，促进骨质钙化，雌激素样作用等。

芦荟（《药性论》）

【来源】本品为百合科肉质植物库拉索芦荟、好望角芦荟或其他同属近缘植物叶的汁液浓缩干燥物。前者习称"老芦荟"，后者习称"新芦荟"。主产于南美洲北岸附近的库拉索，我国云南、广东、广西等地亦有栽培。后者主产于南非的开普州，我国海南等地亦有栽培。全年可采，割取植物的叶片，收集流出的液质，置锅内熬成稠膏，倾入容器，冷却凝固，即得。砸成小块用。本品有特殊臭气，味极苦。以色墨绿、质脆、有光泽、苦味浓者为佳。

【别名】讷会，象胆，奴荟。

【性味】味苦，性寒。

【归经与趋势】归肝，皮肤，胃、肠。芦荟苦寒，趋势以泻下、降浊、疏通为主。

【化学成分】主要含蒽醌类成分：芦荟苷，芦荟大黄素苷，异芦荟大黄素苷，7-羟基芦荟大黄素苷；还含多糖、甾醇及脂肪酸类等。

【功效】泻下通便，清肝泻火，杀虫疗疳，通痹止痛，健胃消食，解毒散结，化浊通络，祛风护肤。

【药理概括】泻下，促进创口愈合，护肝，抑菌，抗病毒，抗炎，镇痛，促进免疫功能，抗胃溃疡，抗肿瘤，降血糖，溶血，降血脂，阻断黑色素形成，抗辐射，解毒，兴奋肾上腺皮质。

【辨证施治提纲】（一）证：热结便秘，惊痫抽搐，小儿疳积，癣疮。（二）病：肝炎，出血性疾病，牙痛，烧烫伤，擦伤，痔疮，脱肛，黄褐斑，脚癣，风湿，神经痛，胃十二指肠溃疡。

【剂量与用法】药典剂量：2～5 g。常规剂量：1～6 g。不宜大剂量使用。宜入丸散。外用适量，研末敷患处。芦荟无毒，但副作用较大。芦荟在常规剂量内口服即有腹痛反应，水样便，甚至腹绞痛、恶心。芦荟不宜长期或大剂量使用。

【注意事项】孕妇慎用。

【论述】芦荟少量能健胃，增进食欲，大量则引起泻下作用；蒽醌苷要在肠管中放出大黄素等才能发挥泻下作用，蒽醌衍生物具有刺激性泻下作用，在所有大黄苷类泻药中，芦荟的刺激性最强，泻下时伴有显著腹痛和盆腔充血，严重时可引起肾炎。

芦荟中多聚糖醛酸酯具有促进肉芽生长的作用，用于皮肤创伤与烧伤，能加速伤口收缩，中和抗菌药物对成纤维细胞和角质细胞的毒性；芦荟所含大黄素对烧伤还有止痛作用。芦荟有抗癌作用。芦荟能降血糖、降血脂。芦荟有抗炎、镇痛作用。芦荟能促进免疫功能。芦荟能抑制胃黏膜损伤，有抗溃疡作用。芦荟对肝损伤有保护作用，作用强度接近于联苯双酯。芦荟可降低士的宁、双香豆素、毒毛花苷的毒性。芦荟对多种皮肤真菌有抑制作用。

芦荟的传统功效是泻下通便，清肝泻火，杀虫疗疳；主治热结便秘，惊痫抽搐，小儿疳积，癣疮。药理研究发现其有泻下，护肝，抗炎，镇痛，促进免疫功能，抗胃溃疡，抗肿瘤，降血糖，降血脂，阻断黑色素形成，解毒，兴奋肾上腺皮质等作用。

第二节　润下药

本类药物多为植物种子和种仁，富含油脂，味甘质润，多入脾、大肠经，能润滑大肠，促使排便而不致峻泻。适用于年老津枯、产后血虚、热病伤津及失血等所致的肠燥便秘。使用时还应根据不同病情，配伍其他药物。若热盛津伤而便秘者，配清热养阴药；兼气滞者，配伍行气药；因血虚引起便秘者，可配伍补血药。

火麻仁（《神农本草经》）

【来源】本品为桑科植物大麻的干燥成熟种子。主产于山东、河北、黑龙江、吉林、辽宁。秋季果实成熟时采收，除去杂质，晒干。生用或炒用。本品气微，味淡。以种仁色乳白者为佳。

【别名】大麻仁，麻仁。

【性味】味甘，性平。

【归经与趋势】归脾、胃、大肠，胆，子宫。火麻仁甘平质润，趋势以润下、降浊、疏通为主。

【化学成分】主要含脂肪油约30%，油中含主要饱和脂肪酸、油酸、亚油酸及亚麻酸等。

【功效】润肠通便，通痹止痛，利胆护胃，化浊散结，活血祛瘀，通络健脑，延缓衰老。

【药理概括】缓泻，镇痛，抗炎，抗血栓，降血压，降血脂，利胆，抗溃疡，抗衰老，改善记忆，抗生育，抗癌。

【辨证施治提纲】（一）证：血虚津亏、肠燥便秘。（二）病：肠粘连，肺气肿，胆石症，胆道蛔虫，高血压。

【剂量与用法】药典剂量：9～15 g。常规剂量：9～15 g。大剂量：15～30 g。不宜更大剂量使用。水煎服。研末或入丸散吞服时酌减。外用适量。火麻仁有小毒，在常规剂量内水煎服没有不适反应，但便溏者不宜服用。火麻仁有一定毒性，不宜大剂量和长期使用。

【注意事项】妊娠禁忌。火麻仁含有毒蕈碱和胆碱等，如大量服用（60～120 g）可致中毒，表现为恶心，呕吐，腹泻，麻木，失去方向感，抽搐及昏迷，瞳孔散大，血压下降等。

【论述】火麻仁在肠中遇碱性肠液后产生脂肪酸，刺激肠壁，使蠕动增强，促进分泌，减少大肠的水分吸收而致泻，从而达到通便作用。本品还能降低血压以及阻止血脂上升。火麻仁有提高免疫力、抗氧化、抗衰老及改善学习记忆能力的作用。

火麻仁可降低血清睾酮水平，并能减少精液中精子的密度，有一定抗生育作用。大麻的石油醚提取物，能引起妊娠安全期体重降低，阻碍生长，并使四肢畸形。

火麻仁的传统功效是润肠通便，主治血虚津亏、肠燥便秘。药理研究发现其有缓泻，镇痛，抗炎，抗血栓，降血压、血脂，利胆，抗溃疡，抗衰老，抗癌等作用。

郁李仁（《神农本草经》）

【来源】本品为蔷薇科植物欧李、郁李或长柄扁桃的干燥成熟种子。前二种习称小李仁，后一种习称大李仁。主产于辽宁、吉林、黑龙江、内蒙古、河北。夏、秋二季采收成熟果实，除去果肉及核壳，取出种子，干燥。生用，用时捣碎。本品气微，味微苦。以粒饱满、色黄白、不泛油者为佳。

【别名】郁李子，李仁。

【性味】味辛、苦、甘，性平。

【归经与趋势】归肺，脾、大肠、小肠，膀胱。郁李仁甘平质润，趋势呈下降、通利。

【化学成分】本品主要含黄酮类成分：阿佛则林，山奈苷，郁李仁苷等；有机酸成分：香草酸，原儿茶酸等；三萜类成分：熊果酸等；氰苷类成分：苦杏仁苷等；还含有脂肪油、皂苷、纤维素等。

【功效】润肠通便，下气利水，通痹止痛，祛痰止咳，镇惊解痉。

【药理概括】泻下，促进小肠运动，抗炎，镇痛，利尿，降压，镇咳，祛痰，增强细胞同化作用，解痉，抗惊厥。

【辨证施治提纲】（一）证：津枯肠燥，食积气滞，腹胀便秘，水肿，脚气浮肿，小便不利。（二）病：习惯性便秘，幽门梗阻，肠梗阻，头痛。

【剂量与用法】药典剂量：6～9 g。常规剂量：6～12 g。大剂量：15～30 g。水煎服。研末或入丸散吞服时酌减。外用适量。郁李仁无毒，在常规剂量内水煎服对便秘者个别有腹痛不适反应。

【注意事项】孕妇慎用。郁李仁含苦杏仁苷，遇酶水解产生氢氰酸，能引起窒息而致死。

【论述】郁李仁富含脂肪油，内服后在肠道内分解产生脂肪酸，刺激肠壁，增加肠的分泌与蠕动，减少肠对水分的吸收，而致缓泻，故能润肠通便，属大肠性泻剂。

郁李仁所含的皂苷能增强支气管黏膜的分泌作用，内服有祛痰效果；有机酸有镇咳祛痰效果。郁李仁尚有促进细胞代谢，增强同化作用，预防含氮残留物在血液中积聚，促进肠平滑肌松弛及抗惊厥作用。郁李仁有抗炎、镇痛作用。郁李仁有一定的扩张血管和降血压作用。郁李仁还有一定的利尿作用。

郁李仁的传统功效是润肠通便，下气利水；主治津枯肠燥，食积气滞，腹胀便秘，水肿，脚气浮肿，小便不利。药理研究发现其有泻下，抗炎，镇痛，利尿，降压，镇咳，祛痰，解痉，抗惊厥等作用。

松子仁（《开宝本草》）

【来源】本品为松科乔木红松等的种仁。主产于东北。果实成熟后采收，晒干，去硬壳，取出种子。生用。本品气微，味甘甜。以色白、粒饱满、富油质者为佳。

【别名】海松子，松子。

【性味】味甘，性温。

【归经与趋势】归胆，大肠，肺，血管。松子仁甘温质润，趋势以润下、降浊、通络为主。

【化学成分】含脂肪油74%，主要为油酸酯、亚油酸酯。另含掌叶防己碱、蛋白质、挥发油等。

【功效】润肠通便，润肺止咳，利胆溶石，化浊通络。

【药理概括】防止动脉粥样硬化，溶石。

【辨证施治提纲】（一）证：肠燥便秘，肺燥干咳。（二）病：习惯性便秘，冻疮。

【剂量与用法】药典剂量：5～10 g。常规剂量：5～10 g。大剂量：15～30 g。水煎服。研末或入丸散吞服时酌减。外用适量。松子仁无毒，在常规剂量内没有不适反应，长期服用或大剂量使用也没有不良反应。

【注意事项】脾虚便溏、湿痰者不宜使用。

【论述】松子仁含丰富的不饱和脂肪酸，能促进机体碳脂合成，使胆固醇变成胆汁盐酸，防止在血管壁上沉积形成动脉硬化。松子仁粗提物对胆固醇及含胆固醇较多的混合型结石有较好的溶化和溶解作用，所剩颗粒小而少，对含胆色素的混合型结石则作用不大。

松子仁的传统功效是润肠通便，润肺止咳；主治肠燥便秘，肺燥干咳。药理研究发现其有抗动脉粥样硬化，溶石作用。

第三节　峻下逐水药

　　本类药物大多苦寒有毒，药力峻猛，服药后能引起剧烈腹泻，有的兼能利尿，能使体内潴留的水饮通过二便排出体外，消除肿胀。适用于全身水肿，大腹胀满，以及停饮等正气未衰，邪盛证急之证。

　　本类药有毒，攻伐力强，易伤正气，临床应用中病即止，不可久服。使用时常配伍补益药以保护正气。体虚者慎用，孕妇忌用。同时还要注意本类药物的炮制、剂量、用法及禁忌等，以确保用药安全、有效。

甘遂（《神农本草经》）

　　【来源】本品为大戟科植物甘遂的干燥块根。主产于陕西、河南、山西。春季开花前或秋末茎叶枯萎后采挖，除去外皮，晒干。生用或醋炙用。本品气微，味微甘而辣。以肥大、色白、粉性足者为佳。

　　【别名】甘泽，猫儿眼。

　　【性味】味苦，性寒；有毒。

　　【归经与趋势】归肺，心，肠、胰。甘遂苦寒，趋势峻猛，功专下行。

　　【化学成分】含四环三萜类化合物α-和γ-大戟醇、甘遂醇、大戟二烯醇；此外，尚含棕榈酸、柠檬酸、鞣质、树脂等。

　　【功效】泻水逐饮，消肿散结，祛风止痒，强心利水，活血理胰，下气堕胎。

　　【药理概括】泻下，镇痛，抑制免疫，引产抗生育，抗白血病，抗急性出血性坏死性胰腺炎，抗病毒，强心，促癌作用。

　　【辨证施治提纲】（一）证：水肿胀满，胸腹积水，痰饮积聚，气逆咳喘，二便不利，风痰癫痫，痈肿疮毒。（二）病：腹水，胸腔积液，癫症，中期引产，耳聋，痛风，急性出血性小肠炎，肠梗阻。

　　【剂量与用法】药典剂量：制甘遂0.5～1.5 g。常规剂量：制甘遂0.5～1.5 g。大剂量：制甘遂3～9 g。不宜更大剂量使用。炮制后：水煎服，研末或入丸散吞服。生甘遂只能外用，不可内服。甘遂有毒，是峻泻剂，制甘遂常规剂量煎服，即能引起剧烈腹痛腹泻，甚至恶心、呕吐反应。生甘遂末少量吞服，其反应更为强烈。对肾病患者，有可能加重肾脏病变。

　　【注意事项】妊娠禁忌。不宜与甘草同用。甘遂对皮肤肿瘤的发生有促进作用。不良反应有引产后发热、头痛、出汗、寒战、恶心，腹痛腹泻，接触性皮炎。

　　【论述】甘遂能引起胃肠剧烈收缩，其泻下活性成分对肠黏膜有强烈刺激作用，引起炎症性充血及肠蠕动增加，造成峻泻，生甘遂作用较强，毒性亦较大，醋制后其泻下作用和毒性均有减轻。甘遂有镇痛作用。甘遂能引产抗生育，可损害胎盘，使胎盘膜发生变性、坏死；并使子宫平滑肌收缩，导致流产。甘遂的粗制剂对免疫系统的功能表现为明显的抑制作用。甘遂具有抗流感病毒作用。所含甘遂素 A、B 有抗白血病的作用。甘遂小剂量显示强心作用，大剂量则抑心。

甘遂的传统功效是泻水逐饮，消肿散结；主治水肿胀满，胸腹积水，痰饮积聚，气逆咳喘，二便不利，风痰癫痫，痈肿疮毒。药理研究发现其有泻下，镇痛，抑制免疫，引产抗生育，抗急性出血性坏死性胰腺炎，强心等作用。

京大戟（《神农本草经》）

【来源】本品为大戟科植物大戟的干燥根。主产于河北、山西、甘肃、山东、江苏。秋、冬二季采挖，洗净，晒干。生用或醋煮用。本品气微，味微苦涩。以切面白色者为佳。

【别名】龙虎草，膨胀草，大戟。

【性味】味苦，性寒；有毒。

【归经与趋势】归肺，肠，心，子宫。大戟苦寒，趋势峻猛，功专下行。

【化学成分】含大戟苷、生物碱、树胶、树脂等。

【功效】泻水逐饮，消肿散结，宁心祛痰。

【药理概括】泻下，利尿，抑心，降压，祛痰，兴奋子宫，杀虫，抗菌。

【辨证施治提纲】（一）证：水肿胀满，胸腹积水，痰饮积聚，气逆咳喘，二便不利，痈肿疮毒，瘰疬痰核。（二）病：慢性咽喉炎，淋巴结核，肝硬化腹水，狂躁性精神分裂症，肾性水肿，鹤膝风。

【剂量与用法】药典剂量：1.5～3 g。常规剂量：1.5～3 g。不宜大剂量使用。水煎服。研末或入丸散吞服。外用适量，生用。每次1 g，内服醋制用。生大戟有毒，在常规剂量内水煎服即有较重的腹痛、腹泻、恶心、呕吐反应，醋制后毒性降低，峻下作用减弱，与大枣同用，其不良反应有所减轻，但依然有明显的反应。

红芽大戟药力不强，常规剂量，9～15 g，水煎服。能使大便增多，其腹痛、腹泻反应较轻。

【注意事项】妊娠禁忌。不宜与甘草同用。大戟有强烈的刺激性，接触皮肤引起皮炎、口服对口腔、咽喉黏膜以及胃肠黏膜引起充血、肿胀甚至糜烂，导致腹痛、泻下、脱水、虚脱、呼吸麻痹而死亡。

【论述】大戟服后能刺激肠管，引起肠蠕动增强，减少内容物在肠内的停留时间及对水分的吸收而产生泻下作用；京大戟泻下作用比红大戟强。大戟能抑制心脏，扩张毛细血管，对抗肾上腺素的升压作用。大戟有兴奋子宫作用，特别是对妊娠子宫。

大戟的传统功效是泻水逐饮，消肿散结；主治水肿胀满，胸腹积水，痰饮积聚，气逆咳喘，二便不利，痈肿疮毒，瘰疬痰核。药理研究发现其有泻下，利尿，抑心，降压，祛痰，兴奋子宫等作用。

芫花（《神农本草经》）

【来源】本品为瑞香科植物芫花的干燥花蕾，主产于安徽、江苏、浙江、山东、福建。春季花未开放时采收，除去杂质，干燥。生用或醋炙用。本品气微，味甘，微辛。以花蕾多而整齐、色淡紫者为佳。

【别名】败花，赤芫，药鱼草，头痛花，闷头花。

【性味】味苦、辛，性温；有毒。

【归经与趋势】归肺，心，脾、胃、肠，肝，肾，子宫。芫花苦辛温，趋势呈开凿通泄，既能泻下，又可上逆，以中宫为主。

【化学成分】本品含芫花酯甲、乙、丙、丁、戊，芫花素，羟基芫花素，芹菜素及谷甾醇；另含苯甲酸及刺激性油状物。

【功效】泻水逐饮，祛痰止咳，宁心养心，安神镇惊，疏肝散结，护胃解痉，收宫堕胎；外用杀虫疗疮。

【药理概括】兴奋小肠，致吐致泻，扩冠增流，降压，抗心律失常，利尿，促尿酸排泄，抗癌，镇痛，镇静，抗惊厥，镇咳，祛痰，抑菌，抑真菌，收缩子宫、抗生育，抗白血病作用，平滑肌解痉作用，抗溃疡，保肝降酶。

【辨证施治提纲】（一）证：水肿胀满，胸腹积水，痰饮积聚，气逆咳喘，二便不利，疥癣秃疮，痈肿，冻疮。（二）病：肿瘤，冻疮，淋巴结肿大，抗早孕，引产，牙痛，秃疮，风湿性关节炎，慢性支气管炎，肝炎，闭经。

【剂量与用法】药典剂量：1.5～3 g。常规剂量：1.5～3 g。不宜大剂量使用。水煎服。醋芫花研末吞服，1次0.6～0.9 g。1日1次。外用适量，生用。芫花有毒，在常规剂量内水煎服即有明显的腹痛、腹泻、恶心、呕吐反应，不宜长期服用和大剂量使用。

【注意事项】妊娠禁忌。不宜与甘草同用。芫花毒性较烈，其中毒表现，轻则头痛、头晕、四肢疼痛、耳鸣眼花等神经系统症状，口干、胃灼痛、恶心、呕吐、腹痛、腹泻等消化道症状，重者痉挛、抽搐甚至昏迷及呼吸衰竭。

【论述】芫花能刺激肠黏膜引起剧烈的水泻和腹痛。口服芫花煎剂可引起尿量增加，排钠量亦有增加。芫花有明显的镇痛、镇静及抗惊厥作用。醋制芫花的醇水提取物，对肺炎杆菌、溶血性链球菌、流行性感冒杆菌有抑制作用，水浸液对黄癣菌、大芽孢菌、铁锈色小芽孢菌、星状皮癣菌等皮肤真菌有抑制作用。芫花素能明显引起子宫收缩，能使孕妇引起流产，有抗生育作用。芫花对平滑肌有轻度解痉作用，并有一定抗溃疡作用。芫花对黄嘌呤氧化酶有抑制作用。芫花能抑心、扩冠增流、降压，并增进呼吸。芫花有保肝降酶作用。

芫花的传统功效是泻水逐饮，祛痰止咳，外用杀虫疗疮；主治水肿胀满，胸腹积水，痰饮积聚，气逆咳喘，二便不利，疥癣秃疮，痈肿，冻疮。药理研究发现其有兴奋小肠，扩冠增流，利尿，促尿酸排泄，抗惊厥，镇咳，祛痰，抗生育，平滑肌解痉，抗溃疡，保肝降酶等作用。

商陆（《神农本草经》）

【来源】本品为商陆科植物商陆或垂序商陆的干燥根。我国大部分地区均产，主产于河南、安徽、湖北。秋季至次春采挖，除去须根和泥沙，切成块或片，晒干或阴干。生用或醋炙用。本品气微，味稍甘，久嚼麻舌。以片大、色黄白、有罗盘纹者为佳。

【别名】花商陆，见肿消，山萝卜。

【性味】味苦，性寒；有毒。

【归经与趋势】归肺，脾、胃、肠，肝，肾、膀胱。商陆苦泄寒降，趋势峻猛，既能泻下，又可上逆。

【化学成分】含商陆碱、三萜皂苷、加利果酸、甾族化合物、生物碱和大量硝酸钾。

【功效】逐水消肿，通利二便，祛痰止咳，宣肺平喘，祛风止痒；外用解毒散结。

【药理概括】祛痰，镇咳，平喘，抗过敏，利尿，抗炎，增强免疫，抗菌，抑真菌，抗病毒、杀靶细胞，抗肿瘤，抗白血病作用，促进代谢，抗生育，抗溃疡，抗辐射，降压，催吐、致泻，杀钉螺。

【辨证施治提纲】（一）证：水肿胀满，二便不利，痈肿疮毒。（二）病：肾性水肿，血小板减少性紫癜，肝炎，肝硬化腹水，乳腺增生病，白带病，慢性支气管炎，银屑病。

【剂量与用法】药典剂量：3～9 g。常规剂量：3～9 g。大剂量：10～30 g。水煎服。研末或入丸散吞服时酌减。外用适量。商陆有毒，在常规剂量内水煎服既有腹痛、腹泻反应，也有恶心、呕吐反应。商陆煎煮时间长，其毒性可减弱。用大剂量时，应从小量开始，采取逐渐递增的办法。

【注意事项】妊娠禁忌。商陆中毒反应有恶心、呕吐、腹泻、肠绞痛，重者言语不清甚至血压下降、心跳减慢、呼吸减弱、神志昏迷，因心肌麻痹而死亡。

【论述】商陆有促肾上腺皮质功能和抗炎作用，对多种急慢性炎症有明显抑制作用。商陆有明显的祛痰作用，小量煎剂直接注入气管内，祛痰作用最强；生物碱部分有明显的镇咳作用；接近中毒量时有一定的平喘作用，所以不作为平喘药用。其根提取物有利尿作用，有研究表明，商陆的利尿作用与其剂量有关，小剂量利尿，而大剂量反使尿量减少。商陆对痢疾杆菌、流感杆菌、肺炎双球菌及部分皮肤真菌有不同程度的抑制作用。商陆能保证核苷酸正常代谢，使DNA正常生物合成；有抗寒冷，增加体重作用。商陆可终止人精液中全部精子活性；对早孕人绒毛膜性腺激素的分泌有明显抑制作用，可起到终止妊娠的作用。商陆具有抗原性，能增强细胞免疫功能，诱生干扰素。

商陆的传统功效是逐水消肿，通利二便；外用解毒散结。主治水肿胀满，二便不利，痈肿疮毒。药理研究发现其有祛痰、镇咳、平喘、抗过敏、利尿、抗炎、抗肿瘤、促进代谢、催吐、致泻等作用。

牵牛子（《名医别录》）

【来源】本品为旋花科植物裂叶牵牛或圆叶牵牛的干燥成熟种子。全国大部分地区均产。秋末果实成熟、果壳未开裂时采割植株，晒干，打下种子，除去杂质。生用或炒用，用时捣碎。本品气微，味辛、苦，有麻感。以粒大、饱满者为佳。

【别名】黑丑，白丑，二丑。

【性味】味苦，性寒；有毒。

【归经与趋势】归肺，肾，大肠。牵牛子苦寒，趋势降泄，通利二便。

【化学成分】含牵牛子苷、牵牛子酸甲、没食子酸及生物碱麦角醇、裸麦角碱、喷尼棒麦角碱、异喷尼棒麦角碱、野麦碱。

【功效】泻水通便，消痰涤饮，健脑益智，杀虫攻积。

【药理概括】泻下，利尿，兴奋肠管及子宫平滑肌，驱虫，激活腺苷酸环化酶，改善记忆。

【辨证施治提纲】（一）证：水肿胀满，二便不通，痰饮积聚，气逆喘咳，虫积腹痛。（二）病：支气管哮喘，胃溃疡疼痛，小儿胃柿石症，小儿高热抽风，小儿夜啼，水肿，癫痫，单纯性肥胖，慢性肾功能衰竭，急性黄疸型肝炎，急性腰扭伤，慢性支气管炎。

【剂量与用法】药典剂量：3～9 g。常规剂量：3～9 g。大剂量：9～15 g。水煎服。研末或入丸散吞服，每次1.5～3.2 g。外用适量。牵牛子有毒，在常规剂量内水煎服即有腹痛、腹泻反应，一般并不会发生肝肾毒性和全身性毒性，大剂量使用可能会发生全身性中毒反应，主要是血尿，甚至于脑中毒昏迷。

【注意事项】妊娠禁忌。不宜与巴豆同用。大量服用对肾脏有刺激性，并可影响脑神经，尤以舌下神经受损为重；用量在30 g以上可引起中毒，出现舌下神经麻痹，语言障碍，昏迷，呕吐，腹痛、腹泻，血便、血尿。

【论述】牵牛子苷在肠内遇胆汁及肠液分解出牵牛子素，刺激肠道，使肠道分泌增多，增进蠕动，导致强烈的泻下，一般服药后3小时即致泻下，量大则泻出水样便；其黑丑、白丑泻下作用无区别，但经煎煮后即失去泻下作用。牵牛子经由肾脏排泄，能增加肾的活动，加速菊糖在肾脏中之排泄，使尿量增加，有一定利尿作用，但大量服用可刺激肾脏，使肾脏充血，产生血尿。牵牛子能兴奋肠管及子宫。牵牛子能激活腺苷酸环化酶，有改善记忆作用。

牵牛子的传统功效是泻水通便，消痰涤饮，杀虫攻积；主治水肿胀满，二便不通，痰饮积聚，气逆喘咳，虫积腹痛。药理研究发现其有泻下，利尿，兴奋肠管及子宫平滑肌，驱虫等作用。牵牛子的功效，古今差别不大。

巴豆霜（《神农本草经》）

【来源】本品为大戟科植物巴豆干燥净仁的炮制加工品。主产于四川、广西、云南。秋季果实成熟时采收，堆置2～3天，摊开，干燥。去皮取净仁，照制霜法制霜，或取仁研细后，测定脂肪油含量，加适量的淀粉，使脂肪油含量符合规定（应为18.0%～20.0%），混匀，即得巴豆霜。本品气微，味辛辣。以粒度均匀、疏松、色淡黄粉末者为佳。

【别名】巴果，巴仁，毒鱼子。

【性味】味辛，性热；有大毒。

【归经与趋势】归胃、大肠。巴豆辛热，趋势峻猛，四散疏泄，开关通闭。

【化学成分】含巴豆油，其中含巴豆油酸和甘油酯。油中尚含巴豆醇酯和多种巴豆醇三酯。此外，还含巴豆毒素、巴豆苷、生物碱、β-谷甾醇等。

【功效】峻下冷积，逐水退肿，豁痰利咽，解毒散结，通痹止痛；外用蚀疮。

【药理概括】促进胃肠蠕动、峻泻，诱导细胞分化，抑制细胞增殖，杀伤淋巴细胞，改变蛋白质的空间构象，抑癌，镇痛，抗炎。

【辨证施治提纲】（一）证：寒积便秘，小儿乳食停积，腹水鼓胀，二便不通，喉风，喉痹，痈肿脓成未溃，疥癣恶疮，疣痣。（二）病：胃肠病，胆道病，慢性肺脓疡，肠梗阻，预防术后肠粘连，癌症，五官病，面神经麻痹，骨髓炎，蜂窝织炎，淋巴结核。

【剂量与用法】药典剂量：0.1～0.3 g。常规剂量：0.1～0.3 g。不宜大剂量使用。研末或入丸散吞服。外用适量。巴豆为剧毒中药，须在常规剂量内，严格控制使用。巴豆的毒性成分为巴豆油，可引起严重的呕吐、腹痛、峻泻。巴豆霜含微量的巴豆油，也能引起严重的腹痛、腹泻。巴豆壳不含巴豆油，毒性较小。巴豆和巴豆壳在常规剂量内水煎服，能使排气排便增多，不会引起严重的腹痛腹泻。

【注意事项】妊娠禁忌。不宜与牵牛子同用。巴豆对皮肤肿瘤有促诱作用。巴豆有大毒，人服巴豆油1滴即出现中毒，20滴可致死。中毒的主要表现为口腔、咽喉异常灼热、刺痛、流涎、呕吐、腹泻、剧烈腹痛、便血，甚至引起失水虚脱。对肾脏有刺激性，最后因呼吸循环衰竭而死亡。

【论述】巴豆油外用，对皮肤有强烈刺激作用。口服半滴至1滴，即能产生口腔、咽及胃黏膜的烧灼感及呕吐，短时期内可有多次大量水泻，伴有剧烈腹痛和里急后重；并有催吐作用。巴豆油有镇痛及促血小板凝集作用。巴豆提取物对腹水型与艾氏腹水癌有明显抑制作用。巴豆油、巴豆树脂和巴豆醇脂类有弱性致癌活性。巴豆油主要含有毒性球蛋白，能溶解红细胞，使局部细胞坏死，内服使消化道腐蚀出血，并损坏肾脏。外用过量能引起急性皮炎。

巴豆的传统功效是峻下冷积，逐水退肿，豁痰利咽；外用蚀疮。主治寒积便秘，小儿乳食停积，腹水鼓胀，二便不通，喉风，喉痹，痈肿脓成未溃，疥癣恶疮，疣痣。药理研究发现其有促进胃肠蠕动、峻泻，诱导细胞分化，抑癌，镇痛，抗炎等作用。巴豆的功效，古今差别不大。

千金子（《蜀本草》）

【来源】本品为大戟科植物续随子的干燥成熟种子。主产于河北、浙江、四川。夏、秋二季果实成熟时采收，除去杂质，干燥。生用或制霜用。本品气微，味辛。以色白或淡黄、富油质者为佳。

【别名】续随子。

【性味】味辛，性温；有毒。

【归经与趋势】归肝，肾，大肠。千金子辛温，趋势峻猛，以降泄、通利为主。

【化学成分】含脂肪油40%～50%，油中含毒性成分，油中分离出千金子甾醇、巨大戟萜醇-20棕榈酸酯等，含萜的酯类化合物。又含白瑞香素、续随子素、马栗树皮苷等。

【功效】泻下逐水，破血消症，通痹止痛；外用疗癣蚀疣。

【药理概括】泻下，抗肿瘤，抗炎，镇痛，利尿。

【辨证施治提纲】（一）证：二便不通，水肿，痰饮，积滞胀满，血瘀经闭，癥瘕，顽癣，赘疣。（二）病：风湿痹痛，跌打损伤，肿瘤，胃痛，胆绞痛，口眼歪斜，晚期血吸虫病，毒蛇咬伤。

【剂量与用法】药典剂量：生千金子，1～2 g；千金子霜，0.5～1 g。常规剂量：生千金子，1～2 g。去壳，去油用，多入丸散服；外用适量，捣烂敷患处；千金子霜0.5～1 g，多入丸散服，外用适量。千金子有毒，不宜大剂量使用。

【注意事项】妊娠禁忌。千金子有毒，中毒剂量为9～15 g，有毒成分为千金子甾醇等，对胃肠道有强烈刺激作用，对中枢神经系统也有毒性。中毒后初见头晕、头痛、恶心、剧烈呕吐、心悸、冷汗自出、面色苍白的症状，严重者出现血压下降、大汗淋漓、四肢厥冷、呼吸浅促、脉微欲绝等危症。

【论述】千金子对胃肠有刺激，可产生峻泻，作用强度为蓖麻油的3倍，致泻成分为千金子甾醇。千金子具有增加尿量和促进尿酸从组织中排出的效应，与中医逐水消肿作用一致。千金子也有抗炎、镇痛、镇静作用。

千金子的传统功效是泻下逐水，破血消癥；外用疗癣蚀疣。主治二便不通，水肿，痰饮，积滞胀满，血瘀经闭，癥瘕，顽癣，赘疣。药理研究发现其有泻下，抗肿瘤，抗炎，镇痛，利尿等作用。千金子的功效，古今差别不大。

第四章 祛风湿药

凡以祛除风湿之邪为主，常用以治疗风湿痹证的药物，称为祛风湿药。

本类药物味多辛苦，性温或凉。辛能散能行，既可驱散风湿之邪，又能通达经络之闭阻；苦味燥湿，使风湿之邪无所留着，故本类药物能祛除留着于肌肉、经络、筋骨的风湿之邪。有的还兼有舒筋、活血、通络、止痛或补肝肾、强筋骨等作用。主要用于风湿痹证之肢体疼痛，关节不利、肿大，筋脉拘挛等症。部分药物还适用于腰膝酸软、下肢痿弱等。

祛风湿药根据其药性和功效的不同，分为祛风寒湿药、祛风湿热药、祛风湿强筋骨药三类。分别适用于风寒湿痹，风湿热痹，以及痹证日久、筋骨无力者。

使用祛风湿药时，应根据痹证的类型、邪犯的部位、病程的新久等，选择药物并作适当的配伍。如风邪偏盛的行痹，应选择善能祛风的祛风湿药，佐以活血养营之品；湿邪偏盛的着痹，应选用温燥的祛风湿药，佐以健脾渗湿之品；寒邪偏盛的痛痹，当选用温性较强的祛风湿药，佐以通阳温经之品；若风湿热三气杂至所致的热痹，及外邪入里而从热化或郁久化热者，当选用寒凉的祛风湿药，酌情配伍凉血清热解毒药；感邪初期，病邪在表，当配伍散风胜湿的解表药；病邪入里，须与活血通络药同用；若夹有痰浊、瘀血者，须与祛痰、散瘀药同用；痹证日久，损及肝肾，或肝肾素虚，复感风湿者，应选用强筋骨的祛风湿药，配伍补肝肾、益气血之品，以扶正祛邪。

辛温性燥的祛风湿药，易伤阴耗血，故阴血亏虚者应慎用。

痹证多属慢性疾病，为服用方便，可制成酒剂或丸散剂。酒还能增强祛风湿药的功效。也可制成外敷剂型，直接用于患处。

现代研究证明，祛风湿药一般具有不同程度的抗炎、镇痛、调节机体免疫等作用。部分祛风湿药尚有抗菌、抗肿瘤、镇静、降血压、抑制血小板聚集等作用。常用于风湿性关节炎、类风湿性关节炎、强直性脊柱炎、坐骨神经痛、纤维组织炎、肩周炎、腰肌劳损、骨质增生、半身不遂及某些皮肤病等。

第一节 祛风寒湿药

本节药物味多辛苦，性温，入肝、脾、肾经。辛能行散祛风，苦能燥湿，温通祛寒。具有较好的祛风、除湿、散寒、止痛、通经络等作用，尤以止痛为其特点，主要适用于风寒湿痹，肢体关节疼痛，痛有定处，遇寒加重等。经配伍亦可用于风湿热痹。

独活（《神农本草经》）

【来源】本品为伞形科植物重齿毛当归的干燥根。主产于四川、湖北。春初苗刚发芽或秋末茎叶枯萎时采挖，除去须根和泥沙，摊晾至表皮干燥，烘至半干，堆置2～3天，发软后再烘至全干。切片，生用。本品有特异香气，味苦、辛，微麻舌。以根条粗肥，香气浓郁者为佳。

【别名】香独活，大活，玉活。

【性味】味辛、苦，性微温。

【归经与趋势】归肺、皮肤，心、脑、血管，胃、肠，膀胱。独活辛散、苦泄、温祛寒，趋势呈疏散、温通，向上、向外。

【化学成分】本品含蛇床子素、香柑内酯、花椒毒素、二氢山芹醇当归酸酯等。

【功效】除湿散结，祛风止痒，通痹止痛，宣肺解表，活血祛瘀，通络健脑，安神定志，宁心养心，护胃解痉。

【药理概括】抗血小板聚集，抗血栓，抗凝，抑心，扩张冠脉，增加脑血流量，降压，抗心律失常，抗炎，镇痛，镇静，催眠，抗肿瘤，抗胶原性关节炎，兴奋呼吸，解痉，抗菌，光敏活性，抗胃溃疡，抑制免疫，抗过敏。

【辨证施治提纲】（一）证：风寒湿痹，腰膝疼痛，风寒夹湿头痛，少阴伏风头痛。（二）病：关节炎，骨质增生症，坐骨神经痛，老年腰腿痛，外伤，自身免疫性疾病。

【剂量与用法】药典剂量：3～9 g。常规剂量：6～12 g。一般不宜大剂量使用。水煎服。研末或入丸散吞服时酌减。浸酒内服、外用适量。独活无毒，在常规剂量内没有不适反应，长期服用也没有不良反应。剂量过大有胃部不适甚至有恶心反应。

【注意事项】独活有光敏性，长期使用可能会使人暴露部位的皮肤色素增深；对于光敏性皮炎，红斑狼疮关节炎，皮肌炎关节肌肉酸痛等，则独活不宜使用。

【论述】独活有明显的抗炎，镇痛作用；也有镇静和催眠作用。独活具有光敏活性，进入体内后受日光或紫外线照射，可使照射部位红肿、色素增加或表皮增厚，独活内服可引起日光性皮炎，但也可以此来治疗白癜风。

独活对回肠有明显的解痉作用，对气管痉挛、子宫痉挛也有解痉作用。独活有抗溃疡作用。独活小剂量抑心，大剂量可使心脏停止收缩；对血小板聚集有抑制作用，抗血栓，又有降血压作用。独活能降低脑血管阻力，明显增加脑血流量。独活所含香柑内酯、花椒毒素等有抗肿瘤作用。

独活的传统功效是祛风除湿，通痹止痛，解表；主治风寒湿痹，腰膝疼痛，风寒夹湿头痛，少阴伏风头痛。药理研究发现其许多新功效：抗血小板聚集，抗血栓，扩张冠脉，增加脑血流量，降压，抗心律失常，抗炎，镇痛，镇静，催眠，抗肿瘤，抗胶原性关节炎，光敏活性，抗胃溃疡，抑制免疫等；主要开发了心、脑、血管方面的治疗价值。

威灵仙（《新修本草》）

【来源】本品为毛茛科植物威灵仙、棉团铁线莲或东北铁线莲的干燥根及根茎。主产于辽宁、吉林、黑龙江、山东。秋季采挖，除去泥沙，晒干。切段，生用。本品气微，味辛辣。以条匀、皮黑、肉白、坚实者为佳。

【别名】灵仙，铁脚威灵仙，铁扫帚。

【性味】味辛、咸，性温。

【归经与趋势】归脑，胆，肠，膀胱。威灵仙辛味发散、咸能软坚、温可祛寒，趋势呈疏散、温通，向外、向下。

【化学成分】本品含原齐墩果酸、常春藤皂苷元、原白头翁素等。

【功效】祛风除湿，化浊散结，通痹止痛，软化骨鲠，安神定志，利胆解痉，健胃养心，温经缩尿。

【药理概括】镇痛，镇静，抗疟，抑菌，抗炎，引产，促进胆汁分泌，预防胆结石，松弛胆管及肠道平滑肌，抗利尿，抗心肌缺血，降压，抗肿瘤，降血糖，抗缺氧。

【辨证施治提纲】（一）证：风湿痹痛，心悸失眠，骨鲠咽喉。（二）病：食道骨鲠，肥大性脊柱炎，腰肌劳损，银屑病，食管癌，足跟痛症，胆结石，尿道结石，咽喉炎，牙痛，腮腺炎，哮喘，慢性胆囊炎，风湿热，毒蛇咬伤，小儿龟头炎，偏头痛，外痔，咳嗽，颈椎病，淋病尿道红肿狭窄。

【剂量与用法】药典剂量：6~9 g。常规剂量：6~12 g。一般不宜大剂量使用。水煎服。研末或入丸散吞服时酌减。浸酒内服、外用适量。威灵仙无毒，在常规剂量内没有不适反应，剂量过大有胃部不适、恶心反应。因此，威灵仙不宜大剂量使用和长期使用。

【注意事项】妊娠禁忌。本品辛散走窜，气血虚弱者慎服。威灵仙植株的黏液对皮肤、黏膜有刺激性，接触过久可使皮肤发泡、黏膜充血、内脏血管收缩，末梢血管扩张，内服过量可致口腔黏膜灼热、肿胀、吐泻，甚至便血，严重者血压下降，休克。不良反应有过敏性皮炎，胃出血。附子威灵仙联用会导致中毒。

【论述】威灵仙可使胆汁分泌增加，还能扩张胆总管末端括约肌，有利于胆汁排出。威灵仙有镇痛、抗疟、降血糖、降血压等作用。威灵仙对心肌缺血有保护作用，有较强的抗缺氧作用。

威灵仙煎剂可使食管蠕动节律增强，频率加快，幅度增大，醋浸液对鱼骨刺有一定软化作用，并使咽及食道平滑肌松弛，增强蠕动，促使骨刺松脱。威灵仙醇提取物有引产作用。威灵仙有显著增强葡萄糖同化作用，可降低尿糖。威灵仙有显著的抗利尿作用。

威灵仙的传统功效是祛风湿，通经络，止痛，消骨鲠；主治风湿痹痛，骨鲠咽喉。药理研究发现其许多新功效：镇痛，镇静，抗疟，抗炎，促进胆汁分泌，松弛胆管及肠道平滑肌，抗利尿，降压，抗肿瘤，降血糖，抗缺氧等；主要开发了安神及利胆方面的治疗前景。

徐长卿（《神农本草经》）

【来源】本品为萝藦科植物徐长卿的干燥根或根茎。全国大部分地区均产。秋季采挖，除去杂质，阴干，切段，生用。本品气香，味微辛凉。以香气浓者为佳。

【别名】寮刁竹，逍遥竹。

【性味】味辛，性温。

【归经与趋势】归心、血管，肝，胃。徐长卿辛散温通，趋势以祛湿、通络为主，偏于心、血管。

【化学成分】本品主要含丹皮酚，异丹皮酚，β-谷甾醇，徐长卿苷等。

【功效】解表除湿，通痹止痛，祛风止痒，疏肝散结，化浊通络，养心安神，活血祛瘀。

【药理概括】镇痛，镇静，解热，抗炎，抗变态反应，降血压，抗氧化，阻止钙内流，缓解心肌缺血，降血脂，抗动脉粥样硬化，抗血小板及红细胞聚集，松弛胃肠平滑肌，防治肝癌，抗早孕，抗过敏，杀疟原虫，抑菌，抗病毒。

【辨证施治提纲】（一）证：风湿痹痛，胃痛胀满，牙痛，腰痛，跌仆伤痛，痛经，风疹，湿疹。（二）病：风湿性关节炎，急性腰肌扭伤，腰肌劳损，高脂血症，白塞氏综合征，慢性中耳炎，牙痛，神经衰弱，过敏性鼻炎，慢性疼痛，银屑病，蛇咬伤，疟疾，慢性胃窦炎，肾病综合征，慢性肾炎，胃癌前病变，病毒性心肌炎，高血压病，各种皮肤病。

【剂量与用法】药典剂量：6～12 g。常规剂量：6～12 g。大剂量：15～30 g。水煎服。研末或入丸散吞服时酌减。浸酒内服、外用适量。徐长卿无毒，在常规剂量内没有不适反应，长期服用或大剂量使用也没有明显不良反应。

【注意事项】妊娠禁忌。徐长卿用量过大有口角麻木感、口干、咽干等副作用，停药后会消失。

【论述】徐长卿含有多种镇痛成分，具有明显的镇静、镇痛、抗炎作用。徐长卿有降血脂，抗动脉粥样硬化，抗血小板及红细胞聚集作用，并可降血压，增加冠脉血流量，改善心肌代谢，缓解心肌缺血。徐长卿松弛胃肠道平滑肌，抑制胃肠蠕动，具有一定的解痉作用。徐长卿能抑制病毒复制，提高机体的体液免疫和细胞免疫水平，保护肝细胞，防止癌变。徐长卿有免疫抑制作用，对变态反应有显著的抑制作用，对血管炎，关节炎有显著的抗炎作用。

徐长卿的传统功效是祛风除湿，止痛，止痒；主治风湿痹痛，胃痛胀满，牙痛，腰痛，跌仆伤痛，痛经，风疹，湿疹。药理研究发现其许多新功效：镇痛，解热，抗炎，抗变态反应，降血压，缓解心肌缺血，降血脂，抗动脉粥样硬化，抗血小板及红细胞聚集，松弛胃肠平滑肌，防治肝癌等；主要开发了心、血管方面的治疗前景。

川乌（《神农本草经》）

【来源】本品为毛茛科植物乌头的干燥母根。主产于四川、云南、陕西。6月下旬至8月上旬采挖，除去子根、须根及泥沙，晒干；生用或制后用。本品气微，味辛辣、麻舌。以饱满、质坚实、断面色白、无空心者为佳。

【别名】乌头，川乌头。

【性味】味辛、苦，性热。

【归经与趋势】归心、脑、血管，肺、皮肤。川乌辛散、苦泄、热性膨胀，趋势峻猛，疏通壅滞，温通则达，热胀则麻。

【化学成分】本品含多种生物碱，主要为乌头碱、次乌头碱、新乌头碱等，以及乌头多糖A、B、C、D等。制川乌主含苯甲酰乌头原碱，苯甲酰次乌头原碱，苯甲酰新乌头原碱等。

【功效】祛风除湿，温经止痛，通痹散结，活血安神，强心养心，宣肺平喘。

【药理概括】镇痛，镇静，抗炎，强心，致心律失常，增加冠脉血流量，神经肌肉阻断作用，局麻，抗肿瘤，抑制免疫，降血糖，解痉平喘。

【辨证施治提纲】（一）证：风寒湿痹，关节疼痛，心腹冷痛，寒疝作痛，跌仆伤痛，麻醉止痛。（二）病：类风湿性关节炎，风湿性关节炎，坐骨神经痛，腰痛，腰椎骨质增生，腰椎间盘突出症，肩周炎，增生性脊柱炎，急性软组织损伤，中风后遗症，盆腔炎，外用治新生儿硬肿症，小儿风湿舞蹈症，消化系统肿瘤，慢性胃炎，膜表面麻醉，面神经麻痹，疱疹后神经痛。

【剂量与用法】药典剂量1.5～3 g。常规剂量：3～9 g。大剂量：9～15 g。不宜更大剂量使用。水煎服。制川乌煎服，宜先煎、久煎。生品宜外用，适量。

川乌煎煮时间越长，毒性越低，因为其主要毒性成分乌头碱，加热后可水解成毒性低数百倍甚至数千倍的乌头原碱。可解川乌中毒的中药有绿豆，甘草，蜂蜜，生姜，茶叶等。

生川乌有大毒，炮制后毒性大减。制乌头在常规剂量内，煎煮半小时以上，对多数患者没有反应或仅有口麻、胃不舒、恶心等反应。如果炮制加工不到位，或剂量使用过大，煎煮时间过短，或辨证错误，使用不当，就会发生中毒，尤其是年老体弱之人和原有心脏病的患者更容易中毒。

生乌头研末吞服的中毒概率大为增加，即使在0.5 g左右，吞服或煎煮时间短了，也可能发生中毒。所以，生乌头一般不宜入散剂。

【注意事项】生品内服宜慎，孕妇忌用。不宜与半夏、川贝母、浙贝母、瓜蒌、天花粉、白及、白蔹同用。川乌毒性极强，如应用剂量过大、煎煮时间不够长或患者体质虚弱等，均易发生中毒。中毒主要表现有口舌、四肢及全身发麻，头痛，冷汗，紫绀，抽搐，神志不清，呕吐，腹痛，腹泻，流涎，心律失常，呼吸麻痹，休克，死亡。

【论述】川乌有明显的抗炎、镇痛作用。川乌对心脏的作用表现为两个方面，生川乌冷提取物中乌头碱含量较高，有致心律失常作用，引起心率加快、室性早搏、心室颤动甚至停搏；而川乌久煎后在同样剂量下表现为强心作用，乌头碱本身无强心作用，经长时间水解的乌头碱溶液有微弱的强心作用，但剂量加大则引起心律失常，终致心脏抑制。

川乌有血管舒张作用，但高浓度乌头碱可使血管收缩。乌头碱对免疫器官和体液免疫均呈免疫抑制作用。川乌对支气管痉挛有松弛作用，有平喘效果。乌头可通过增强葡萄糖的利用而降糖。

川乌的传统功效是祛风除湿，温经止痛；主治风寒湿痹，关节疼痛，心腹冷痛，寒疝作痛，跌仆伤痛，麻醉止痛。药理研究发现其许多新功效：镇痛，抗炎，强心，增加冠脉血流量，神经肌肉阻断，局麻，抗肿瘤，抑制免疫，降血糖，解痉平喘等。

草乌（《神农本草经》）

【来源】本品为毛茛科植物北乌头的干燥块根。主产于东北、华北。秋季茎叶枯萎时采挖，除去须根及泥沙，晒干；生用或制后用。

【别名】乌啄、北乌头、华乌头。

【性味】味辛、苦，性热；有大毒。

【归经与趋势】归心、脑、血管，肺、皮肤。草乌辛散、苦泄、热性膨胀，趋势峻猛，疏通壅滞，温通则达，热胀则麻。

【化学成分】主要含乌头碱型生物碱，其中主要为乌头碱、次乌头碱、脱氧乌头碱、北乌头碱及新乌头碱、异乌头碱等。

【功效】祛风除湿，温经止痛，通痹散结，活血安神，强心养心。

【药理概括】镇痛，抗炎，局部麻醉作用，致心律失常，强心，增加冠脉血流量，解热，抗肿瘤，抑制免疫。

【辨证施治提纲】（一）证：风寒湿痹，关节疼痛，心腹冷痛，寒疝作痛，跌仆伤痛，麻醉止痛。（二）病：癌症疼痛，风湿性关节炎、腰腿痛、神经痛，面神经麻痹，神经性耳鸣，腰椎间盘突出症，胃癌，增生性膝关节炎，类风湿性关节炎，骨关节炎。

【剂量与用法】药典剂量1.5～3 g。常规剂量：3～9 g。大剂量：9～15 g。不宜更大剂量使用。水煎服。制草乌煎服，宜先煎、久煎。生品宜外用，适量。

草乌煎煮时间越长，毒性越低，因为其主要毒性成分乌头碱，加热后可水解成毒性低数百倍甚至数千倍的乌头原碱。可解草乌中毒的中药有绿豆、甘草、蜂蜜、生姜、茶叶等。

生草乌有大毒，炮制后毒性大减。制乌头在常规剂量内，煎煮半小时以上，对多数患者没有反应或仅有口麻、胃不舒、恶心等反应。如果炮制加工不到位，或剂量使用过大，煎煮时间过短，或辨证错误，使用不当，就会发生中毒，尤其是年老体弱之人和原有心脏病的患者更容易中毒。

生乌头研末吞服的中毒概率大为增加，即使在 0.5 g 左右，吞服或煎煮时间短了，也可能发生中毒。所以，生乌头一般不宜入散剂。

【注意事项】生品内服宜慎，孕妇忌用。草乌毒性极强，如应用剂量过大、煎煮时间不够长或患者体质虚弱等，均易发生中毒。中毒主要表现有口舌、四肢及全身发麻，头痛，冷汗，紫绀，抽搐，神志不清，呕吐，腹痛，腹泻，流涎，心律失常，呼吸麻痹，休克，死亡。

【论述】草乌有明显的抗炎、镇痛作用。草乌有解热作用。草乌对心脏的作用表现为两个方面，生草乌冷提取物中乌头碱含量较高，有致心律失常作用，引起心率加快，室性早搏，心室颤动，甚至停搏；而草乌久煎后在同样剂量下表现为强心作用，乌头碱本身无强心作用，经长时间水解的乌头碱溶液有微弱的强心作用，但剂量加大则引起心律失常，终致心脏抑制。

草乌有血管舒张作用，但高浓度乌头碱可使血管收缩。乌头碱对免疫器官和体液免疫均呈免疫抑制作用。草乌对支气管痉挛有松弛作用，显示平喘效果。乌头可通过增强葡萄糖的利用而降糖。

草乌的传统功效是祛风除湿，温经止痛；主治风寒湿痹，关节疼痛，心腹冷痛，寒疝作痛，跌仆伤痛，麻醉止痛。药理研究发现其许多新功效：镇痛，抗炎，增加冠脉血流量，神经肌肉阻断，局部麻，抗肿瘤，抑制免疫等。

蕲蛇（《雷公炮炙论》）

【来源】本品为蝰科动物五步蛇的干燥体。主产于浙江、江西、福建等地。多于夏、秋二季捕捉，剖开蛇腹，除去内脏，洗净，用竹片撑开腹部，盘成圆盘状，干燥后拆除竹片。去头、鳞，切成寸段，生用或酒炙用；或去头，用黄酒润透后，去鳞、骨，干燥，制成蕲蛇肉用。本品气腥，味微咸。以头尾齐全、条大、花纹斑块明显、内壁洁净者为佳。

【别名】五步蛇，百步蛇，白花蛇。

【性味】味甘、咸，性温；有毒。

【归经与趋势】归脑，血管，肝。蕲蛇甘缓急、咸软坚、温通达，趋势呈疏散、温通。

【化学成分】本品主要含3种毒蛋白：AaT-Ⅰ、AaT-Ⅱ、AaT-Ⅲ，由18种氨基酸组成。并含透明质酸酶、出血毒素等。

【功效】祛风燥湿，通痹止痛，活血祛瘀，通络散结，安神镇惊。

【药理概括】抗血栓，降血压，增强免疫，镇痛，镇静、催眠，抗炎，抗肿瘤。

【辨证施治提纲】（一）证：风湿顽痹，麻木拘挛，中风口眼歪斜，半身不遂，小儿惊风，破伤风，抽搐痉挛，麻风，疥癣。（二）病：高黏滞综合征，坐骨神经痛，颈椎病，风湿顽痹，半身不遂。

【剂量与用法】药典剂量：6～12 g。常规剂量：6～12 g。大剂量15～30 g。水煎服。熬膏、入丸、散服时酌减。研末吞服，1次1～1.5 g，1日2～3次。浸酒内服、外用适量。蕲蛇、金钱白花蛇蛇肉无毒，在常规剂量内没有不适反应，长期服用也没有明显不良反应。

【注意事项】血虚生风者慎服。蕲蛇蛇毒主要是血循毒，被蕲蛇咬伤后，可出现局部肿痛，瘀斑，溃烂；全身可出现大量溶血，出血，咯血，水与电解质紊乱，严重病例的中毒症状与组胺休克相似，迅速出现血压骤降，导致呼吸停止，死亡，最突出的是血液失凝与广泛出血。

【论述】蕲蛇有防止血栓形成及溶栓作用。蕲蛇有显著降压作用，主要机理为直接扩张血管。蕲蛇有镇痛、镇静、催眠及抗炎作用。

蕲蛇的传统功效是祛风、通络、止痉；主治风湿顽痹，麻木拘挛，中风口眼歪斜，半身不遂，小儿惊风，破伤风，抽搐痉挛，麻风，疥癣。药理研究发现其有抗血栓，降血压，增强免疫，镇痛、镇静、催眠，抗炎，抗肿瘤等作用。

乌梢蛇（《药性论》）

【来源】本品为游蛇科动物乌梢蛇的干燥体。主产于浙江、江苏、安徽、湖北、湖南。多于夏、秋二季捕捉，剖开蛇腹或先剥去蛇皮留头尾，除去内脏，盘成圆盘状，干燥。去头及鳞片，切寸段，生用、酒炙，或黄酒闷透，除去皮骨用。

【别名】剑背乌梢蛇，乌蛇，青蛇。

【性味】味甘，性平。

【归经与趋势】归肝，脑。乌梢蛇趋势呈性走窜，善祛风、利关节、通经络。

【化学成分】本品主要含赖氨酸、亮氨酸、谷氨酸、丙氨酸、胱氨酸等17种氨基酸，并含果糖-1，6-二磷酸酶，原肌球蛋白等。

【功效】祛风燥湿，通痹止痛，安神镇惊。

【药理概括】镇痛，抗炎，抗毒作用，镇静，抗惊厥，升高白细胞，增强免疫功能。

【辨证施治提纲】（一）证：风湿顽痹，麻木拘挛，中风口眼歪斜，半身不遂，小儿惊风，破伤风，抽搐痉挛，麻风，疥癣。（二）病：风湿痛，湿疹，银屑病，皮肤瘙痒，类风湿性关节炎。

【剂量与用法】药典剂量：6～12 g。常规剂量：6～12 g。大剂量：15～30 g。水煎服。研末吞服，每次2～3 g；或入丸剂。酒浸内服、外用适量。乌梢蛇无毒，在常规剂量内没有不适反应，长期服用或大剂量使用也没有明显不良反应。

【注意事项】血虚生风者慎服。

【论述】乌梢蛇水煎液和醇提取液有镇痛、抗炎、镇静、抗惊厥的作用。其血清有对抗五步蛇毒的作用。乌梢蛇血清对机体免疫功能有正向调节作用。

乌梢蛇的传统功效是祛风，通络，止痉；主治风湿顽痹，麻木拘挛，中风口眼歪斜，半身不遂，小儿惊风，破伤风，抽搐痉挛，麻风，疥癣。药理研究发现其有镇痛，抗炎，抗毒，镇静，抗惊厥，升高白细胞，增强免疫功能等作用。

木瓜（《名医别录》）

【来源】本品为蔷薇科植物贴梗海棠的干燥近成熟果实。主产于安徽、湖南、湖北、浙江、四川，安徽宣城产者称宣木瓜，质量较好。夏、秋二季果实绿黄时采收，置沸水中烫至外皮灰白色，对半纵剖，晒干，切片，生用。本品气微清香，味酸。以个大、皮皱、紫红色者为佳。

【别名】木瓜实，铁脚梨，贴梗海棠。

【性味】味酸，性温。

【归经与趋势】归脑、血管，肝，脾。木瓜酸入肝兼温通，趋势呈舒筋活络，祛湿除痹。

【化学成分】本品主要含齐墩果酸，熊果酸，苹果酸，柠檬酸，酒石酸以及皂苷等。

【功效】舒筋活络，通痹止痛，化湿和中，祛风止痒，疏肝散结，活血祛瘀。

【药理概括】镇痛，恢复神经损伤，抗菌，保肝，抗肿瘤，抗炎，抑制免疫，改善微循环，抗凝血。

【辨证施治提纲】（一）证：湿痹拘挛，腰膝关节酸重疼痛，脚气浮肿，暑湿吐泻，转筋挛痛。（二）病：慢性咽炎，急性细菌性痢疾，肝炎，休克，风湿性关节炎，大骨节病。

【剂量与用法】药典剂量：6～9 g。常规剂量：6～12 g。大剂量：12～30 g。水煎服。研末或入丸散吞服时酌减。浸酒内服、外用适量。木瓜无毒，在常规剂量内没有不适反应，长期服用或大剂量使用也没有明显不良反应。

【注意事项】胃酸过多者不宜服用。

【论述】木瓜有明显的抗炎、镇痛作用。木瓜能够提高缺氧损伤神经细胞的抗氧化能力，促进神经细胞功能的恢复。木瓜有抑制免疫作用。木瓜具有扩充血容量、改善微循环、抗失血性休克的作用。木瓜对肝损伤有明显保护作用，能显著降低血清谷丙转氨酶，减轻肝细胞肿胀、变性、坏死程度，促进肝细胞修复。木瓜有较强的抗菌作用，对多种肠道菌和葡萄球菌有明显的抑制作用。木瓜对恙虫病和立克次体有抑制作用。

木瓜的传统功效是舒筋活络，化湿和中；主治湿痹拘挛，腰膝关节酸重疼痛，脚气浮肿，暑湿吐泻，转筋挛痛。药理研究发现其有镇痛，恢复神经损伤，保肝，抗肿瘤，抗炎，抑制免疫，改善微循环，抗凝血等作用。

蚕沙（《名医别录》）

【来源】本品为蚕蛾科昆虫家蚕的干燥粪便。育蚕地区皆产，以江苏、浙江、四川等地产量最多。6—8月收集，以二眠到三眠时的粪便为主，收集后晒干，簸净泥土及桑叶碎屑。生用。本品气微，味淡。以干燥、色黑、坚实、均匀、无杂质者为佳。

【别名】蚕屎，晚蚕沙，马鸣肝。

【性味】味甘、辛，性温。

【归经与趋势】归肝，肾，脾、胃。蚕沙甘补、辛散、温通，趋势呈生发、条达，自下焦萌动，向上、向外。

【化学成分】本品主要含叶绿素，植物醇，β-谷甾醇，胆甾醇，麦角甾醇，蛇麻脂醇，氨基酸，胡萝卜素，维生素B、C等。

【功效】祛风止痒，燥湿和中，补肾温阳，益气养血，催生助长，疏肝散结，光合作用。

【药理概括】促生长作用，抗菌，抗病毒，促进造血，抗辐射，抗肿瘤，抑制免疫，保肝，加速创伤愈合，光动力作用。

【辨证施治提纲】（一）证：风湿痹症，吐泻转筋，风疹、湿疹瘙痒。（二）病：荨麻疹，白细胞减少症，关节炎，急性胃肠炎，闭经，宫血。

【剂量与用法】药典剂量：3～9 g。常规剂量：3～9 g。大剂量：9～15 g。水煎服，宜布包入煎。研末或入丸散吞服时酌减。外用适量。蚕沙无毒，在常规剂量内没有不适反应，长期服用或大剂量使用也没有明显不良反应。

【注意事项】本品毒性小，安全范围大。

【论述】蚕沙所含蛋白质及叶绿素有促进造血功能，对白细胞减少也有防治作用；并含异植物生长激素，对动物的生长有促进作用。蚕沙有较强的免疫抑制活性，可抗补体，延长同种异体移植皮肤的存活期。叶绿素溶液或软膏能促进肉芽组织及上皮细胞生长，加速创伤愈合。

蚕沙的传统功效是祛风除湿，化湿和中；主治风湿痹症，吐泻转筋，风疹、湿疹瘙痒。药理研究发现其有许多新功效：促生长，促进造血，抗辐射，抗肿瘤，抑制免疫，保肝，加速创伤愈合，光动力等；主要开发了促进组织生长和造血方面的治疗前景。

伸筋草（《本草拾遗》）

【来源】本品为石松科植物石松的干燥全草。主产于湖北。夏、秋二季茎叶茂盛时采收，除去杂质，晒干。切段，生用。本品气微，味淡。以茎长、黄绿色者为佳。

【别名】过山龙，穿山藤。

【性味】味微苦、辛，性温。

【归经与趋势】归肝，脾、肠，肾、膀胱、子宫。伸筋草苦泄、辛散、温通，趋势呈四散、疏通。

【化学成分】本品主要含石松碱，棒石松宁碱等生物碱，石松三醇，石松四醇酮等萜类化合物，β-谷甾醇等甾醇，及香草酸、阿魏酸等。

【功效】祛风除湿，舒筋活络，通痹止痛，化浊散结，收宫利尿。

【药理概括】镇痛，抗炎，解热，镇静，兴奋小肠，调节免疫，兴奋子宫，抗矽肺，利尿，促进尿酸排泄。

【辨证施治提纲】（一）证：风寒湿痹，关节酸痛，屈伸不利，跌打损伤。（二）病：骨科疾病，软组织损伤，骨质增生性疼痛，矽肺，急性痛风性关节炎。

【剂量与用法】药典剂量：3～12 g。常规剂量：9～15 g。大剂量：15～30 g。水煎服。研末或入丸散吞服时酌减。浸酒内服、外用适量。伸筋草无毒，在常规剂量内没有不适反应，长期服用或大剂量使用也没有明显不良反应。

【注意事项】妊娠禁忌。不良反应有偶发接触性皮炎。过大剂量使用会中毒，症状有过度活动，强直性阵挛性痉挛，麻痹，窒息。

【论述】伸筋草有明显的镇痛和抗炎作用。伸筋草有解热作用。伸筋草对免疫功能有双向调节作用。伸筋草对小肠及子宫有兴奋作用。伸筋草有利尿和促进尿酸排泄作用。

伸筋草的传统功效是祛风除湿，舒筋活络；主治风寒湿痹，关节酸痛，屈伸不利，跌打损伤。药理研究发现其有镇痛、抗炎，解热，镇静，兴奋小肠，调节免疫，兴奋子宫，抗矽肺，利尿，促进尿酸排泄等作用。

油松节（《名医别录》）

【来源】本品为松科植物油松或马尾松的干燥瘤状节或分枝节。全国大部分地区有产。全年均可采收，锯取后阴干。切片，生用。本品有松节油香气，味微苦辛。以体大、色红棕、油性足者为佳。

【别名】松节。

【性味】味苦、辛，性温。

【归经与趋势】归肝、胆，肺、皮肤。松节苦燥、辛散、温通，趋势呈祛风燥湿，疏散通络。

【化学成分】本品主要含木质素，少量挥发油（松节油）和树脂，尚含熊果酸，异海松酸等。

【功效】祛风除湿，通痹止痛，解毒散结，止咳祛痰，利胆溶石。

【药理概括】抗菌，抗真菌，抗艾滋病病毒作用，抗流感病毒，抗肿瘤，促进免疫，抑制胃肠肌蠕动、解痉止痛，镇咳，祛痰，溶石作用。

【辨证施治提纲】（一）证：风寒湿痹，历节风痛，转筋挛急，跌打伤痛。（二）病：面神经麻痹，骨髓炎，注射后局部硬结，黄水疮，脓疱疮，预防冻疮，小儿暑疖，慢性苔藓样变皮肤损害，银屑病，风湿性关节炎，大骨节病，跌打损伤，牙痛，水田皮炎。

【剂量与用法】药典剂量：9～15 g。常规剂量：9～15 g。不宜大剂量使用。水煎服。浸酒内服、外用适量。松节无毒，在常规剂量内水煎服有胃部不适反应。

【注意事项】松节有浓烈的松香气味，内服会有胃不适反应。松节偶有过敏反应。

【论述】松节有一定的镇痛、抗炎作用；提取的酸性多糖显示抗肿瘤作用；提取的多糖类物质、热水提取物、酸性提取物都具有免疫活性。松节油乳剂能使取自胆石症患者的胆结石溶解，使胆色素型结石在乳剂加入后60小时全部溶解，说明松节油乳剂有良好的溶石效果。松节有抗艾滋病病毒作用，对流感病毒有明显的对抗作用。松节有镇咳、祛痰作用。松节能抑制胃肠肌蠕动、解痉止痛。

松节的传统功效是祛风除湿，通络止痛；主治风寒湿痹，历节风痛，转筋挛急，跌打伤痛。药理研究发现其有抗肿瘤，促进免疫，抑制胃肠肌蠕动、解痉止痛，镇咳、祛痰，溶石等作用。

海风藤（《本草再新》）

【来源】本品为胡椒科植物风藤的干燥藤茎。主产于福建、海南、浙江。夏、秋二季采割，除去根、叶，晒干。切厚片，生用。本品气香，味微苦、辛。以茎条粗壮、均匀、气香者为佳。

【别名】风藤，巴岩香，青蒌藤。

【性味】味辛、苦，性微温。

【归经与趋势】归心、脑、血管，肝。海风藤辛散、苦燥、温通，趋势以燥湿、活血、通络为主，偏于心、脑、血管。

【化学成分】本品主要含细叶青蒌藤素，细叶青蒌藤烯酮，细叶青蒌藤醌醇，细叶青蒌藤酰胺，β-谷甾醇，豆甾醇及挥发油等。

【功效】祛风燥湿，通痹止痛，活血养肝，通络健脑，强心养心。

【药理概括】抗炎，镇痛，抗血小板聚集，保护缺血性脑损伤，保护神经细胞，保护肝脏缺血再灌注损伤，强心，扩冠增流，增加耐缺氧能力，抗氧化，抗胚卵着床，抗血小板活化因子，抗内毒素。

【辨证施治提纲】（一）证：风寒湿痹，肢节疼痛，筋脉拘挛，屈伸不利，跌打损伤。（二）病：冠心病，脑血栓形成，关节炎。

【剂量与用法】药典剂量：6～12 g。常规剂量：6～12 g。大剂量：15～30 g。水煎服。

研末或入丸散吞服时酌减。浸酒内服、外用适量。海风藤无毒，在常规剂量内没有不适反应，长期服用或大剂量使用也没有明显不良反应。

【注意事项】妊娠禁忌。过大剂量会中毒，表现为运动迟缓，重者呼吸抑制，死亡。

【论述】海风藤能对抗内毒素性休克，能增加心肌营养血流量，降低心肌缺血区的侧枝血管阻力。海风藤有扩张脑血管，改善脑血流的作用，对神经细胞有保护作用，可降低脑干缺血区兴奋性氨基酸含量，对脑干缺血损伤具有保护作用。海风藤能明显降低胚卵的着床率。海风藤酮类化合物有抗氧化作用，并可抗血栓形成，延长凝血时间，酚类化合物、醇类化合物有抗血小板聚集作用。

海风藤的传统功效是祛风湿，通经络，止痹痛；主治风寒湿痹，肢节疼痛，筋脉拘挛，屈伸不利，跌打损伤。药理研究发现其有抗炎、镇痛、抗血小板聚集，保护缺血性脑损伤，保护肝脏缺血再灌注损伤，强心，扩冠增流，增加耐缺氧能力，抗内毒素等作用；主要开发了心、脑、血管方面的治疗前景。

青风藤 （《本草纲目》）

【来源】本品为防己科植物青藤及毛青藤的干燥根茎。主产于浙江、江苏、湖北、湖南。秋末冬初采割，扎把或切长段，晒干。切片，生用。本品气微，味苦。以外皮色绿褐、切面放射状纹理明显者为佳。

【别名】青藤，寻风藤。

【性味】味苦、辛，性平。

【归经与趋势】归肺、皮肤，心，肝，脾。青风藤辛散、苦燥，能祛风湿、通经络，趋势呈向外、向下。

【化学成分】本品主要含藤茎及根含青风藤碱，青藤碱，异青藤碱，土藤碱等。

【功效】燥湿通络，祛风止痒，通痹止痛，宁心养心。

【药理概括】镇静，镇痛，镇咳，抗炎，抑制免疫，抗心肌缺血，抑心，抗心律失常，降压，抗过敏性休克，抑制神经节动作电位，增加肠肌张力，释放组胺，降温，增加胃液分泌，催吐，收缩子宫。

【辨证施治提纲】（一）证：风湿痹痛，关节肿胀，麻木不仁，皮肤瘙痒，水肿，脚气肿痛。（二）病：风湿性关节炎，类风湿性关节炎，心律失常。

【剂量与用法】药典剂量：6～12 g。常规剂量：6～15 g。大剂量：15～30 g。水煎服。研末或入丸散吞服时酌减。浸酒内服、外用适量。青风藤无毒，在常规剂量内没有不适反应，长期服用或大剂量使用也没有明显不良反应。剂量过大有恶心、泛酸、胃痛、皮疹等副作用。

【注意事项】妊娠禁忌。青风藤的不良反应有瘙痒，颜面充血，关节灼热感，心慌，恶心。可引起血小板、红细胞、白细胞减少，紫癜，皮疹。少数患者发生肝肾毒性，必须立即停药。

【论述】青藤碱有抗炎、镇痛、镇静作用。青风藤对非特异性免疫、细胞免疫和体液免疫均有抑制作用。青风藤可抑制心肌收缩力，减慢心率，降低血压，心排血量显著下降，青藤碱有抗心肌缺血、保护再灌注损伤的作用，对心律失常有明显的拮抗作用。青风藤能使子宫平滑肌收缩力增强、肌张力增高。

青风藤尚有一定的降温和弱的镇咳作用。青风藤能对抗过敏性休克。青风藤可增加胃液分泌，提高胃液酸度；青风藤也有催吐作用。注射青藤碱，能使血浆中组织胺含量上升。

青风藤的传统功效是祛风湿，通经络，利小便；主治风湿痹痛，关节肿胀，麻木不仁，皮肤瘙痒，水肿，脚气肿痛。药理研究发现其有镇静、镇痛、镇咳，抗炎，抑制免疫，抗心律失常，降压，抑制神经节动作电位，收缩子宫等作用。

丁公藤 （《中国药典》）

【来源】本品为旋花科植物丁公藤或光叶丁公藤的干燥藤茎。主产于广东。全年均可采收，切段或片，晒干。生用。本品气微，味淡。以切面异型维管束呈花朵状者为佳。

【别名】包公藤，南藤。

【性味】味辛，性温；有小毒。

【归经与趋势】归肺、卫、皮肤，心，肝。丁公藤辛散、温通，趋势峻猛，向上、向外。

【化学成分】本品主要含包公藤甲、乙、丙素，东莨菪内酯，微量的咖啡酸及绿原酸等。

【功效】发汗解表，祛风除湿，消肿散结，通痹止痛，强心宁心，平肝明目，祛痰平喘。

【药理概括】缩瞳、降眼压，改善心功能，减慢心率，致颤作用，抗炎，镇痛，强烈发汗，抑制平滑肌、平喘，祛痰，兴奋免疫功能，抗肿瘤。

【辨证施治提纲】（一）证：风湿痹痛，半身不遂，跌仆肿痛。（二）病：青光眼，关节炎，胃肠性腹痛，肾绞痛，坐骨神经痛。

【剂量与用法】药典剂量：3～6 g。常规剂量：3～6 g。水煎服。研末或入丸散吞服时酌减。浸酒内服、外用适量。丁公藤有毒，在常规剂量内没有不适反应；不宜大剂量使用。

【注意事项】本品有毒，服用或注射过量易引起中毒，主要表现为出汗、流涎、气喘、腹痛、腹泻、四肢麻木、瞳孔缩小、血压下降、心率减慢、内脏器官瘀血，偶发剥脱性皮炎。

【论述】丁公藤所含包公藤乙素有明显的抗炎及镇痛作用；丁公藤具有强烈的拟副交

感作用，有显著的缩瞳和降眼压作用，临床用于青光眼的治疗。丁公藤能改善心功能，增强心肌收缩力，减慢心率。丁公藤对细胞免疫和体液免疫均有促进作用。丁公藤有强烈的发汗作用。

丁公藤的传统功效是祛风除湿，消肿止痛；主治风湿痹痛，半身不遂，跌仆肿痛。药理研究发现其有缩瞳、降眼压，改善心功能，抗炎，镇痛，强烈发汗，抑制平滑肌、平喘，祛痰，增强免疫功能，抗肿瘤等作用。

昆明山海棠（《滇南本草》）

【来源】本品为卫矛科植物昆明山海棠的干燥根。主产于浙江、江西、湖南、四川、贵州、云南。秋季采挖，洗净，切片，晒干。本品气微，味涩、苦。以断面皮部棕灰色或淡棕黄色，木部淡棕色或淡黄白色为佳。

【别名】紫金皮，胖关藤，火把花。

【性味】味苦、辛，性微温；有大毒。

【归经与趋势】归肺、皮肤，心、血管，肝，脾，肾。昆明山海棠苦燥、辛散、温通，趋势峻猛，向上、向外。

【化学成分】本品主要含雷公藤碱、雷公藤次碱、雷公藤甲素、丙素，山海棠素，山海棠内酯，黑蔓酮酯甲，雷公藤三萜酸C、A，山海棠萜酸等。

【功效】祛风除湿，活血散结，通痹止痛，续筋接骨，强心护肾。

【药理概括】抗炎，抑制免疫，改善肾功能，强心，抗生育，解热，抗血管平滑肌细胞增殖，镇痛，抗癌，杀疟原虫、抗疟疾，抗真菌。

【辨证施治提纲】（一）证：风湿痹症，跌打损伤，骨折。（二）病：类风湿性关节炎，红斑性狼疮，白塞病，慢性肾炎，变形红斑，麻风反应。

【剂量与用法】药典剂量：6～15 g。常规剂量：6～15 g。水煎服，宜先煎。外用适量，研末敷，或煎水涂，或鲜品捣敷。昆明山海棠有毒，短期内少量水煎服可能没有明显不适反应，剂量稍大或时间稍长可有恶心、闭经等不良反应，长期服用会出现类似雷公藤多苷的各种毒副反应。昆明山海棠的毒性，遇高温煎煮可大为降低。

【注意事项】妊娠禁忌。体弱者不宜使用，小儿及育龄期妇女慎服；不宜过量或久服。昆明山海棠有一定毒性，以枝叶为甚；主要表现是口干、胃痛、恶心、腹泻，肝区痛，月经不调、闭经，心悸，面部色素沉着，皮下出血；除闭经外，其他症状在减量或停药后可恢复。中毒后期还可出现肝肿大，幻觉，肺水肿，严重者循环衰竭、呼吸停止而死亡。

【论述】昆明山海棠有免疫调节作用。有明显的抗炎效果。昆明山海棠能改善心脏收缩功能，降低外周血流阻力，改善微循环障碍。昆明山海棠有抗血管平滑肌细胞增殖的作用，乙醇提取物有非常显著的抗生育作用，停药后可恢复其生育能力。

昆明山海棠可以清除肾小球基底膜免疫复合物的沉积，降低肾小球滤过膜的通透性，抑制系膜细胞增殖，减少间质炎症细胞浸润，从而减少尿蛋白及血尿的排泄，改善肾脏功能，防止肾小球硬化及小管间质纤维化。昆明山海棠有抗癌作用。

昆明山海棠的传统功效是祛风除湿，活血止痛，续筋接骨；主治风湿痹症，跌打损伤，骨折。药理研究发现其有抗炎，抑制免疫，改善肾功能，强心，解热，抗血管平滑肌细胞增生，镇痛，抗癌，杀疟原虫等作用。

路路通（《本草纲目拾遗》）

【来源】本品为金缕梅科植物枫香树的干燥成熟果序。主产于江苏、浙江、安徽、江西、福建。冬季果实成熟后采收，除去杂质，干燥。生用。本品气微，味淡。以色黄、个大者为佳。

【别名】九孔子，枫果，枫树球。

【性味】味苦，性平。

【归经与趋势】归肝，肾。路路通苦平，趋势呈降泄，活络，通经。

【化学成分】本品含路路通酸，齐墩果酮酸，苏合香素丁香烯，白桦脂酮酸等。

【功效】祛风活络，通痹止痛，利水祛湿，疏肝通经。

【药理概括】镇痛，抗炎，保肝。

【辨证施治提纲】（一）证：风湿痹痛，麻木拘挛，中风半身不遂，水肿胀满，跌打损伤，经行不畅，经闭，乳少，乳汁不通。（二）病：瘙痒，风疹，湿疹性皮炎，水肿。

【剂量与用法】药典剂量：5～10 g。常规剂量：5～10 g。大剂量：10～15 g。水煎服。外用适量。路路通无毒，在常规剂量内没有不适反应，长期服用或大剂量使用也没有明显不良反应。

【注意事项】月经过多者不宜；孕妇慎用。

【论述】路路通有明显的镇痛和抗炎作用，镇痛作用优于布洛芬，对关节炎肿胀有抑制作用；有明显的抗肝细胞毒活性。

路路通的传统功效是祛风活络，利水，通经；主治风湿痹痛，麻木拘挛，中风半身不遂，水肿胀满，跌打损伤，经行不畅，经闭，乳少，乳汁不通。药理研究发现其有镇痛，抗炎，保肝等作用。路路通的功效，古今差别不大。

穿山龙（《东北药用植物志》）

【来源】本品为薯蓣科植物穿龙薯蓣的干燥根茎。全国大部分地区均产。春、秋二季采挖，洗净，除去须根和外皮，晒干。切厚片，生用。本品气微，味苦涩。以根茎粗长，土黄色、质坚硬者为佳。

【别名】穿地龙，穿山骨，野山药。

【性味】味甘、苦，性温。

【归经与趋势】归心、血管，肝，肺。穿山龙甘缓、温通、苦降泄，趋势呈向外、向下。

【化学成分】本品主要含薯蓣皂苷，纤细薯蓣皂苷，对羟基苄基酒石酸，氨基酸等。

【功效】祛风除湿，活血散结，通痹止痛，止咳祛痰，宣肺平喘，通络强心，宁心养心。

【药理概括】抑制免疫，强心，减慢心率，增加心肌营养性血流量，镇咳，祛痰，平喘，抗动脉粥样硬化，抗炎，镇痛，抗肿瘤，抑菌，抗流感病毒。

【辨证施治提纲】（一）证：风湿痹病、关节肿胀、疼痛麻木，跌仆损伤，闪腰岔气，咳嗽气喘。（二）病：类风湿性关节炎，冠心病，慢性布鲁氏菌病，支气管哮喘，脂肪瘤。

【剂量与用法】药典剂量：9～15 g。常规剂量：9～15 g。不宜更大剂量使用。水煎服。研末或入丸散吞服时酌减。浸酒内服、外用适量。穿山龙无毒，在常规剂量内没有不适反应，长期服用也没有明显不良反应。

【注意事项】粉碎加工时，注意防护，以免发生过敏反应。不良反应有腹泻、便秘、胃部不适、恶心、呕吐、口腔炎、头晕、视觉模糊、肝功能异常、鼻出血、月经量增多。

【论述】穿山龙有显著的平喘、镇咳、祛痰作用，也有明显的抗炎镇痛作用。其水煎剂对细胞免疫和体液免疫功能均有抑制作用。穿山龙总皂苷能增强心肌收缩力，减慢心率，降低动脉压，改善冠脉血液循环，并能显著降低血胆固醇水平，尤其适用于轻、中度动脉粥样硬化。

穿山龙的传统功效是祛风除湿，舒筋通络，活血止痛，止咳平喘；主治风湿痹病、关节肿胀、疼痛麻木，跌仆损伤，闪腰岔气，咳嗽气喘。药理研究发现其有抑制免疫，强心，增加心肌营养性血流量，镇咳、祛痰、平喘，抗动脉粥样硬化，抗炎，镇痛，抗肿瘤等作用。

第二节　祛风湿热药

本类药物性味多为辛苦寒，入肝、脾、肾经。辛能行散，苦能燥湿，寒能清热。具有良好的祛风除湿，通络止痛，清热消肿之功，主要用于风湿热痹，关节红肿热痛。经配伍亦可用于风寒湿痹。

秦艽（《神农本草经》）

【来源】本品为龙胆科植物秦艽、麻花秦艽、粗茎秦艽或小秦艽的干燥根。前三种按性状不同分别习称秦艽和麻花艽，后一种习称小秦艽。主产于甘肃、青海、内蒙古、陕西、山西。春、秋二季采挖，除去泥沙；秦艽及麻花艽晒软，堆置"发汗"至表面呈红黄色或灰黄色时，摊开晒干，或不经"发汗"直接晒干；小秦艽趁鲜时搓去黑皮，晒干。切厚片，生用。本品气特异，味苦、微涩。以色棕黄、气味浓厚者为佳。

【别名】辫子艽，左秦艽，大艽。

【性味】味辛、苦，性平。

【归经与趋势】归心、脑、血管，肺、皮肤，肠。秦艽辛散苦泄，趋势呈通关节，流行脉络。

【化学成分】本品主要含秦艽碱甲、乙、丙，龙胆苦苷，当药苦苷，马钱苷酸等。

【功效】祛风湿，清湿热，舒经络，止痹痛，退虚热，宁心安神，疏肝止痒，涩肠止泻。

【药理概括】解热，抗炎，镇痛，镇静，抗过敏，抑制中枢神经系统，降血压，减慢心率，升高血糖，保肝，抑菌，抑真菌，抑制肠液分泌，止泻。

【辨证施治提纲】（一）证：风湿痹证，筋脉拘挛，骨节酸痛，中风半身不遂，湿热黄疸，骨蒸潮热，小儿疳积发热。（二）病：风湿性关节炎，类风湿性关节炎，肩周炎，滑膜炎，中风—脑出血，流行性脑脊髓膜炎，肛门肿痛，结肠炎，小儿急性黄疸型传染性肝炎，面神经炎，咳嗽。

【剂量与用法】药典剂量：3～9 g。常规剂量：3～12 g。不宜大剂量使用。水煎服。研末或入丸散吞服时酌减。浸酒内服、外用适量。秦艽无毒，药汁很苦，在常规剂量内水煎服可能会有胃不适反应。剂量过大有恶心、呕吐、腹泻反应，尤其是肾病患者不宜大剂量服用和长期服用。

【注意事项】秦艽不良反应有恶心，呕吐等胃肠道反应；秦艽所含生物碱单体有一定的肾毒性，严重者可出现蛋白尿和肺水肿。

【论述】秦艽小剂量使体温微升，大剂量有解热作用，证实了秦艽能治潮热的说法。秦艽具有镇静，镇痛，抗炎作用。秦艽能明显降低胸腺指数，有抗组胺作用。秦艽能降低血压，减慢心率，升高血糖。龙胆苦苷能抑制 CCL_4 所致转氨酶升高，具有抗肝炎作用。秦艽有抑制肠液分泌的作用，随剂量增大而作用增强。

秦艽的传统功效是祛风湿，清湿热，舒经络，止痹痛，退虚热；主治风湿痹证，筋脉拘挛，骨节酸痛，中风半身不遂，湿热黄疸，骨蒸潮热，小儿疳积发热。药理研究发现其有解热，抗炎，镇痛、镇静，抗过敏，抑制中枢神经系统，降血压，减慢心率，止泻等作用。

防己（《神农本草经》）

【来源】本品为防己科植物粉防己的干燥根。习称汉防己。主产于浙江、江西、安徽、湖北。秋季采挖，洗净，除去粗皮，晒至半干，切段，个大者纵切，干燥。切厚片，生用。本品气微，味苦。以粉性足，纤维少者为佳。

【别名】粉防己，汉防己，石蟾酥，山乌龟。

【性味】味辛、苦，性寒。

【归经与趋势】归肺、卫、皮肤，心、脑、血管，肝、肾、膀胱、肠、胰。防己辛散、苦泄、寒降，趋势呈自脑府，达心宫，经三焦，过肺、肝、脾、肾，四散疏通、全身敷布，向外、向下。

【化学成分】本品主要含粉防己碱、防己诺林碱、轮环藤酚碱、氧防己碱、防己斯任碱等。

【功效】燥湿通络，祛风止痒，舒筋壮骨，通痹止痛，利水消肿，健脑安神，宁心养心，宣肺散结，活血护肾，疏肝理胰。

【药理概括】降低心肌收缩能力，减慢心率，抗心律失常，扩冠增流，抗心肌缺血、缺氧及再灌注损伤，降血压，降低门静脉高压，降低肺动脉高压，抗矽肺，抗自由基，抗脑缺血缺氧，抗缺血再灌注肾损伤，抑制血小板聚集，抗肺纤维化，保肝，抗肝纤维化，改善胰腺病变组织，抗糖尿病，解热，镇痛，镇静，松弛骨骼肌，促进骨骼肌细胞修复作用，松弛平滑肌，抗炎，抗过敏，抑制免疫，抗肿瘤，抗菌，抗原虫。

【辨证施治提纲】（一）证：风湿痹痛，水肿，脚气肿痛，小便不利，湿疹疮毒。（二）病：风湿痹痛，矽肺，高血压，阵发性室上性心动过速，心绞痛，肝硬化，神经性疼痛，阿米巴痢疾，肺癌。

【剂量与用法】药典剂量：4.5～9 g。常规剂量：6～9 g。不宜大剂量使用。水煎服。研末或入丸散吞服时酌减。浸酒内服、外用适量。防己有小毒，汉防己和木防己均有消化道反应和肝肾毒性；防己用量至12 g时，即有可能会出现食欲减退、胃痛、恶心等症状，剂量加大至15～30 g时，会发生恶心、呕吐。防己生物碱有肝、肾毒性，对原有慢性肾病、慢性肝炎的患者，防己常规剂量服用2～3个月后，会加重肝、肾功能损害，肌酐、尿素氮或转氨酶上升，特别是马兜铃科的广防己，既含防己生物碱，又含有马兜铃酸，对肾功能会造成双重损害。

【注意事项】本品苦寒易伤胃气，粉防己碱有致呕作用，胃纳不佳及阴虚体弱者慎服。不良反应有腹胀、食欲下降、腹泻等消化道症状。粉防己丙素小剂量可致呼吸兴奋，反射亢进，中毒剂量可发生阵挛性惊厥，死于呼吸衰竭。

【论述】粉防己碱有镇痛、镇静、抗炎、解热作用。防己能降低心肌收缩能力、减慢心率、抗心律失常、对心肌有保护作用，能扩张冠状血管，增加冠脉流量。防己有显著降压作用。防己能明显抑制血小板聚集，还能促进纤维蛋白溶解，抑制凝血酶引起的血液凝固过程。粉防己碱可促进缺血后再灌流的神经功能恢复，显著提高脑细胞对缺血缺氧的耐受性，对脑缺血损伤有明显的保护作用。

防己降低肺动脉高压，对肺心病有积极意义。防己对子宫收缩有明显的松弛作用，对卵子转运有一定的抑制效应；低浓度的粉防己碱可使肠张力增加，节律性收缩加强，高浓度则降低张力减弱节律性收缩。有抗菌和抗阿米巴原虫的作用。防己可使糖尿病患者的血糖明显降低，血清胰岛素明显升高。防己可直接抗肿瘤，有放疗增敏、逆转多药耐药、诱导细胞凋亡的作用。

防己碱搽剂对软组织挤压伤有显著的抗炎消肿与促进骨骼肌细胞修复作用。防己对免疫有抑制作用，有广泛的抗过敏作用。防己能明显增加排尿量。防己有松弛骨骼肌作用。

另外，马兜铃科植物广防己的根称为"广防己"或"木防己"，过去通称为"防己"，二者常常混用，但由于广防己含有马兜铃酸，具有肾毒性，现已用"粉防己"代之。

防己的传统功效是祛风湿，止痛，利水消肿；主治风湿痹痛，水肿，脚气肿痛，小便不利，湿疹疮毒。药理研究发现其有许多新功效：减慢心率，扩冠增流，抗心肌缺血、缺氧及再灌注损伤，降血压，降低肺动脉高压，抗脑缺血缺氧，抗缺血再灌注肾损伤，抑制血小板聚集，抗肺纤维化，抗肝纤维化，改善胰腺病变组织，抗糖尿病，解热，镇痛，促进骨骼肌细胞修复，松弛平滑肌，抗炎，抗过敏，抗肿瘤等；广泛开发了心、脑、血管及肺、肝、胰、肾等重要脏器的治疗前景。

桑枝（《本草图经》）

【来源】本品为桑科植物桑的干燥嫩枝。主产于江苏、浙江。春末夏初采收，去叶，晒干，或趁鲜切片，晒干。生用或炒用。本品气微，味淡。以质嫩、断面黄白色者为佳。

【别名】桑条。

【性味】味微苦，性平。

【归经与趋势】归肝，肾。桑枝苦平，趋势能升清降浊，疏通关节。

【化学成分】桑枝主要含黄酮类化合物，生物碱，多糖和香豆素等。

【功效】祛风湿，利关节，化浊散结，通络生发。

【药理概括】抗炎，提高淋巴细胞转化率，降血糖，降血脂，滋养毛发。

【辨证施治提纲】（一）证：风湿痹症，肩臂、关节酸痛麻木。（二）病：糖尿病，风湿性关节炎，肢体麻木，肩周炎，脱发。

【剂量与用法】药典剂量：9～15 g。常规剂量：9～15 g。大剂量：15～30 g。水煎服。研末或入丸散吞服时酌减。浸酒内服、外用适量。桑枝无毒，在常规剂量内没有不适反应，长期服用或大剂量使用也没有明显不良反应。

【注意事项】本品毒性小，安全范围大。

【论述】桑枝有较强的抗炎活性。桑枝可提高人体淋巴细胞转化率，具有增强免疫的作用。桑枝具有明显的降低血糖和降低血脂作用。桑枝浸出液外用有很好的滋养毛发的效果，可用于脱发症。

桑枝的传统功效是祛风湿，利关节；主治风湿痹症，肩臂、关节酸痛麻木。药理研究发现其有抗炎，提高淋巴细胞转化率，降血糖，降血脂，养毛发等作用。桑枝的功效比较单纯，古今差别不大。

豨莶草（《新修本草》）

【来源】本品为菊科植物豨莶、腺梗豨莶或毛梗豨莶的干燥地上部分。我国大部分地区均产。夏、秋二季花开前及花期均可采割，除去杂质，晒干。切段，生用或酒蒸制用。本品气微，味微苦。以叶多、质嫩、色灰绿者为佳。

【别名】猪膏草，黏糊菜。

【性味】味辛、苦，性寒。

【归经与趋势】归脑、血管，肝，肾。豨莶草辛散、苦燥、寒清热，趋势能祛筋骨间风湿，通经络；又入血分，能祛瘀通络。

【化学成分】本品含生物碱、酚性成分，豨莶苷、豨莶苷元等。

【功效】祛风湿，利关节，通痹止痛，清热解毒，祛瘀通络。

【药理概括】抗炎，镇痛，抑制免疫，降血压，抑制血栓形成，促进微循环，抗生育，抗风湿，抗疟。

【辨证施治提纲】（一）证：风湿痹痛，筋骨无力，腰膝酸软，四肢麻木，中风半身不遂，风疹，湿疮，痈肿疮毒。（二）病：风湿性关节炎，冠心病，高血压，脑血管意外，脑血栓。

【剂量与用法】药典剂量：9～12 g。常规剂量：9～12 g。大剂量：15～30 g。水煎服。研末或入丸散吞服时酌减。浸酒内服、外用适量。豨莶草无毒，在常规剂量内没有不适反应。剂量过大，有恶心、便稀等不适反应。治风湿痹痛、半身不遂宜制用，治风疹阳疮、痈肿疮毒宜生用。

【注意事项】妊娠禁忌。

【论述】豨莶草有抗炎和较好的镇痛作用。豨莶草有降压作用。豨莶草对细胞免疫、体液免疫及非特异性免疫均有抑制作用。豨莶草对淋巴细胞增殖有促进作用，使炎症关节组织的血管扩张、纤维素渗出、滑膜细胞增生、淋巴细胞浸润等症状减轻，可通过调整机体免疫功能，改善局部病理反应而达到抗风湿作用。豨莶草有扩张血管作用，对血栓形成有明显抑制作用。豨莶草有兴奋子宫和明显的抗早孕作用。

豨莶草的传统功效是祛风湿，利关节，清热解毒；主治风湿痹痛，筋骨无力，腰膝酸软，四肢麻木，中风半身不遂，风疹，湿疮，痈肿疮毒。药理研究发现其有抗炎、镇痛，抑制免疫，降血压，抑制血栓形成，促进微循环，抗疟等作用；开发了心、脑、血管方面的治疗前景。

臭梧桐（《本草图经》）

【来源】本品为马鞭草科植物海州常山的干燥嫩枝和叶。主产于浙江、江苏、江西。夏季尚未开花时采收，晒干，切段。生用。本品有特异臭气，味苦而涩。以色绿者为佳。

【别名】海州常山，臭桐，八角梧桐。

【性味】味辛、苦、甘，性凉。

【归经与趋势】归心、血管，肺，肝，膀胱。臭梧桐辛散、苦降，趋势呈向外、向下。

【化学成分】本品主要含海州常山黄酮苷，臭梧桐素 A、B，海州常山苦素，洋丁香酚苷，植物血凝素及生物碱等。

【功效】祛风止痒，活血燥湿，通痹止痛，平肝潜阳，宁心安神，宣肺平喘，化浊利尿。

【药理概括】降血压，减慢心率，镇静，抑制血栓形成，镇痛，抗炎，抗疟原虫，利尿，驱肠虫，降血脂，平喘，抗组胺。

【辨证施治提纲】（一）证：风湿痹证，中风半身不遂，风疹，湿疮，肝阳上亢，头痛眩晕。（二）病：疟疾，高血压，风湿病，高脂血症，烫伤，银屑病，阳痿，神经衰弱，肌萎缩。

【剂量与用法】药典剂量：5～15 g。常规剂量：9～15 g。大剂量：15～30 g。水煎服。研末或入丸散吞服时酌减。浸酒内服、外用适量。臭梧桐无毒，在常规剂量内没有不适反应，长期服用也没有明显不良反应。大剂量使用可能会有胃部不适、恶心等反应。

【注意事项】臭梧桐水煎服有臭气，会刺激胃。

【论述】臭梧桐有显著的降血压作用，是通过对血管运动中枢的抑制和通过血管内感受器的反射机制参与所致。臭梧桐有镇痛、镇静、抗炎作用，开花前较开花后的镇痛作用为强。臭梧桐有抗过敏、平喘作用。

臭梧桐的传统功效是祛风湿，通经络，平肝；主治风湿痹证，中风半身不遂，风疹，湿疮，肝阳上亢，头痛眩晕。药理研究发现其有降血压，减慢心率，镇静，抑制血栓形成，镇痛，抗炎，利尿，降血脂，平喘，抗组胺等作用。

海桐皮（《海药本草》）

【来源】本品为豆科植物刺桐或乔木刺桐的树皮。刺桐主产于广东、广西、云南、贵州，乔木刺桐主产于云南、四川、贵州。夏、秋剥取树皮，晒干。切丝，生用。本品气微香，味微苦。以钉刺多者为佳。

【别名】刺桐皮，钉铜皮。

【性味】味苦、辛，性平。

【归经与趋势】归心，肝，肠，皮肤。海桐皮辛散、苦燥，趋势呈主入肝经，能祛风湿，行经络，止疼痛，达病所。

【化学成分】本品主要含刺桐文碱、水苏碱等多种生物碱，还含黄酮，氨基酸和有机酸等。

【功效】祛风除湿，通痹止痛，强心安神，理气解痉，护肤止痒。

【药理概括】强心，降压，抗炎，箭毒样作用，肠平滑肌解痉作用，镇静，镇痛，抑菌，抑真菌。

【辨证施治提纲】（一）证：风湿痹证，疥癣，湿疹。（二）病：疼痛性骨萎缩，肢体功能障碍，增生性关节炎，骨质增生，腕关节僵硬，儿童骨盆倾斜症，疥癣。

【剂量与用法】药典剂量：5～15 g。常规剂量：3～12 g。不宜大剂量使用。水煎服。研末或入丸散吞服时酌减。浸酒内服、外用适量。海桐皮无毒，在常规剂量内没有不适反应，剂量稍大有胃不舒、胃痛、恶心等反应。

【注意事项】海桐皮有一种特有的难闻的臭气，小剂量使用，效果不明显，剂量稍大常有胃部不适、胃痛、恶心等反应。

【论述】海桐皮能增强心肌收缩力，也有降血压作用。海桐皮对非感染性、非黏膜性的炎症有显著疗效，说明海桐皮的抗炎作用主要为抗增生作用，也有镇痛、镇静作用。海桐皮对多种皮肤真菌有抑制作用。海桐皮尚有解痉作用，显著对抗肠管收缩。海桐皮有箭毒样作用，对横纹肌有显著的麻痹作用，是一种肌肉松弛剂。

海桐皮的传统功效是祛风湿，通络止痛，杀虫止痒；主治风湿痹证，疥癣，湿疹。药理研究发现其有强心，降压，抗炎，镇静，镇痛，抑真菌等作用。

络石藤（《神农本草经》）

【来源】本品为夹竹桃科植物络石的干燥带叶藤茎。主产于浙江、江苏、湖北、安徽。冬季至次春采割，除去杂质，晒干。切段，生用。本品气微，味微苦。以叶多、色绿者为佳。

【别名】白花藤，吸壁藤，爬墙虎。

【性味】味苦，性微寒。

【归经与趋势】归心、血管，肝，肾。络石藤苦燥湿、寒清热，趋势善祛风通络。

【化学成分】本品主要含藤茎含络石苷，去甲络石苷，牛蒡子苷，罗汉松树脂酚苷，橡胶肌醇等，叶含生物碱、黄酮类化合物等。

【功效】祛风除湿，凉血消肿，化浊通络。

【药理概括】抗炎，扩张血管，降血压，抑肠，抑制子宫，降低尿酸，抑菌。

【辨证施治提纲】（一）证：风湿热痹，筋脉拘挛，腰膝酸痛，喉痹，痈肿，跌仆损伤。（二）病：关节炎，风湿痹痛、筋脉拘挛，痈肿疮毒，小儿腹泻。

【剂量与用法】药典剂量：6～12 g。常规剂量：9～15 g。大剂量：15～30 g。水煎服。研末或入丸散吞服时酌减。浸酒内服、外用适量。络石藤无毒，在常规剂量内没有不适反应，剂量过大有便溏等反应。

【注意事项】络石藤毒性很小，但大量使用亦会出现毒副作用，早期多头晕、头痛、恶心呕吐、烦躁、皮肤发红、心律不齐、视物模糊等，大剂量可产生惊厥，呼吸抑制。

【论述】络石藤有抗炎作用。络石藤可引起血管扩张、血压下降，可使皮肤发红。络石藤对肠及子宫有抑制作用。络石藤有降低尿酸的作用。

络石藤的传统功效是祛风通络，凉血消肿；主治风湿热痹、筋脉拘挛、腰膝酸痛、喉痹、痈肿、跌仆损伤。药理研究发现其有抗炎、扩张血管、降血压、抑制子宫、降低尿酸等作用。

雷公藤（《本草纲目拾遗》）

【来源】本品为卫矛科植物雷公藤的干燥根或根的木质部。主产于浙江、安徽、福建、湖南。秋季挖取根部，去净泥土，晒干，或去皮晒干。切厚片，生用。本品气微、特异，味苦微辛。以块大、断面红棕色者为佳。

【别名】黄藤，水莽草，断肠草，南蛇根，八步倒。

【性味】味苦、辛，性寒；有大毒。

【归经与趋势】归肝，血管，肾。雷公藤辛散、苦燥、寒清热，趋势峻猛，通络、散结，向外、向下。

【化学成分】本品的化学成分有70余种，主要成分有雷公藤碱、雷公藤宁碱、雷公藤春碱、雷公藤甲素、雷公藤乙素、雷公藤酮、雷公藤红素、雷公藤三萜酸、雷公藤内酯等。

【功效】祛风除湿，活血祛瘀，消肿止痛，解毒散结，杀虫止痒，通络护肾。

【药理概括】抑制免疫，抗炎，抗肿瘤，抗生育，降低血黏度，抑菌，杀虫，改善肾功能。

【辨证施治提纲】（一）证：风湿顽痹，麻风病，顽癣，湿疹，疥疮。（二）病：类风湿性关节炎，强直性脊柱炎，肾小球肾炎，系统性红斑狼疮，银屑病，白塞综合征，变态反应性皮肤病，免疫性眼病，肾病综合征大动脉炎活动期。

【剂量与用法】药典剂量：1～3 g。常规剂量：1～3 g。不可大剂量使用。水煎服，去皮根木质部分15～25 g；带皮根10～12 g，均需文火煎1～2小时，也可制成糖浆、浸膏片等。若研粉装胶囊服，0.5～1.5 g，每日3次。外用适量，研粉或捣烂敷，或制成酊剂、软膏涂擦。雷公藤毒性大，须严格控制剂量与使用方法。

【注意事项】妊娠禁忌。雷公藤会产生严重毒性并引起死亡。有多系统不良反应：胃肠道反应有恶心、呕吐、腹痛、腹泻、呕血、便血；血液系统有白血病、血小板减少，粒细胞缺乏；生殖系统有卵巢功能抑制、月经紊乱、闭经，男性少精、无精，睾丸结构退行性变；心血管系统有心悸、胸闷、心律失常、休克、死亡；肝肾损害、急性肾衰死亡；皮肤黏膜反应有色素沉着、疱疹、口腔溃疡、瘙痒、荨麻疹；神经系统有头昏、头晕、脱发、性功能减退、失眠等。凡有心、肝、肾器质性病变及白细胞减少者慎服。

【论述】雷公藤有显著的抗炎、镇痛、抗肿瘤作用。雷公藤有降低血液黏滞性、抗凝、纠正纤溶障碍，改善微循环及降低外周血管阻力的作用。雷公藤对多种肾炎模型有预防和保护作用，可使蛋白尿减少或消失。雷公藤对雄性和雌性的生殖器官和功能均有不同程度的影响，长期应用可致睾丸和附睾重量减轻，精子数量显著减少，且完全失活，血浆睾酮水平显著下降，曲细精管内精子细胞及精母细胞脱落、退化、消失，并累及部分精原细胞；可使雌性减少排卵数量和频率，使子宫重量减轻；雷公藤对生殖系统的影响是可逆的。

雷公藤有促进肾上腺合成皮质激素样作用；对免疫系统主要表现为抑制作用，可减少器官移植后的急性排斥反应；雷公藤红素可有效地诱导肥大细胞、白血病细胞的凋亡，雷公藤甲素能抑制白介素、粒细胞、巨噬细胞集落刺激因子表达，诱导嗜酸性细胞凋亡；提取物对子宫、肠均有兴奋作用。

雷公藤的传统功效是祛风除湿，活血通络，消肿止痛，杀虫解毒；主治风湿顽痹，麻风病，顽癣，湿疹，疥疮。药理研究发现其有抑制免疫，抗炎，抗肿瘤，抗生育，降低血黏度，杀虫，改善肾功能等作用；主要开发了抑制免疫方面的治疗前景。

老鹳草（《救荒本草》）

【来源】本品为牻牛儿苗科植物牻牛儿苗、老鹳草或野老鹳草的干燥地上部分，前者习称长嘴老鹳草，后两者习称短嘴老鹳草。全国大部分地区均产。夏、秋二季果实近成熟时采割，捆成把，晒干。切段，生用。本品气微，味淡。以色灰绿、叶多、果实多者为佳。

【别名】老鸦嘴，鹭嘴草。

【性味】味辛、苦，性平。

【归经与趋势】归肺、卫、皮肤，肝，肾，脾。老鹳草辛散、苦泄，趋势呈固下涩肠，向外疏通。

【化学成分】牻牛儿苗全草含挥发油，油中主要成分为牻牛儿醇；又含槲皮素。老鹳草全草含鞣质及金丝桃苷。

【功效】燥湿舒筋，祛风止痒，通痹止痛，涩肠止泻，清热解毒，宣肺止咳，疏肝散结。

【药理概括】广谱抑菌，抗流感病毒，镇咳，抗肝损伤，抗氧化，止泻，抗诱变及杀伤癌细胞，抗炎，抑制免疫，镇痛，孕激素样作用，促血凝，降血糖。

【辨证施治提纲】（一）证：风湿痹痛，麻木拘挛，筋骨酸痛，泄泻痢疾，疮疡。（二）病：消化道感染，疱疹性角膜炎，类风湿性关节炎，乳腺增生病，急性咽炎，不孕症，痛疮，骨质增生症，带状疱疹。

【剂量与用法】药典剂量：9～15 g。常规剂量：9～15 g。大剂量：15～30 g。水煎服。研末或入丸散吞服时酌减。浸酒内服、外用适量。老鹳草无毒，在常规剂量内没有不适反应，长期服用或大剂量使用也没有明显不良反应。

【注意事项】本品毒性小，安全范围大。

【论述】老鹳草有明显的抗炎、抑制免疫和镇痛作用，对关节炎有明显抑制作用。老鹳草有抗癌、抑制诱变作用和抗氧化作用。老鹳草有广谱抑菌作用，有明显的抗流感病毒作用。老鹳草有明显的镇咳作用。老鹳草能抑制十二指肠和小肠的运动，并促进盲肠的逆蠕动，产生止泻作用，但剂量过大则能促进大肠的蠕动而出现泻下作用。老鹳草具有孕酮样作用或有升高体内孕酮水平的作用，可抑制排卵。

老鹳草的传统功效是祛风湿，通经络，止泻痢，清热解毒；主治风湿痹痛，麻木拘挛，筋骨酸痛，泄泻痢疾，疮疡。药理研究发现其有广谱抑菌，抗流感病毒，镇咳，抗肝损伤，抗氧化，止泻，抗诱变及杀伤癌细胞，抗炎，抑制免疫，镇痛，孕激素样作用等。

丝瓜络（《本草纲目》）

【来源】本品为葫芦科植物丝瓜的干燥成熟果实的维管束，主产于江苏、浙江。夏秋二季果实成熟、果皮变黄、内部干枯时采摘，除去外皮及果肉，洗净，晒干，除去种子。切段，生用。

【别名】丝瓜网，丝瓜筋。

【性味】味甘，性平。

【归经与趋势】归肺，心，肝，子宫。丝瓜络药力平和，趋势呈向外、向下，散结、通络。

【化学成分】本品主要含木聚糖，甘露聚糖，半乳聚糖等。

【功效】祛风止痒，通痹止痛，活血催乳，止咳祛痰，宣肺平喘，养心安神，下气堕胎。

【药理概括】镇咳，祛痰，平喘，减慢心率，保护心肌缺血性损伤，抑菌，降血脂，抗炎，镇痛，镇静，抗乙脑病毒，抑制免疫，溶血，抗早孕。

【辨证施治提纲】（一）证：风湿痹痛，筋脉拘挛，胸胁胀痛，乳汁不通，乳痈肿痛。（二）病：急性乳腺炎，带状疱疹，支气管哮喘，室性早搏，冠心病，痛风。

【剂量与用法】药典剂量：4.5～9 g。常规剂量：3～9 g。大剂量：9～15 g。水煎服。研末或入丸散吞服时酌减。浸酒内服、外用适量。丝瓜络无毒，在常规剂量内没有不适反应，长期服用或大剂量使用也没有明显不良反应。

【注意事项】妊娠禁忌。

【论述】丝瓜络有显著降低内源性胆固醇的效果，而且起效较快。丝瓜络能减慢心率，明显保护心肌缺血性损伤。丝瓜络有抗炎、镇痛、镇静作用。丝瓜络对乙型脑炎病毒感染有预防和保护作用。丝瓜络具有抗孕活性，可终止妊娠。

丝瓜络的传统功效是祛风，通络，活血，下乳；主治风湿痹痛，筋脉拘挛，胸胁胀痛，乳汁不通，乳痈肿痛。药理研究发现其有镇咳，祛痰，平喘，保护心肌缺血性损伤，降血脂，抗炎，镇痛，镇静，抗早孕等作用。

第三节　祛风湿强筋骨药

本节药物主入肝、肾经，除祛风湿外，兼有补肝肾、强筋骨作用，主要用于风湿日久、肝肾虚损、腰膝酸软、脚弱无力等症。风湿日久，易损肝肾，肝肾虚损，风寒湿邪又易犯腰膝部位，故选用本节药物有扶正祛邪、标本兼顾的意义。亦可用于肾虚腰痛、骨痿、软弱无力者。

五加皮 （《神农本草经》）

【来源】本品为五加科植物细柱五加的干燥根皮。习称南五加皮。主产于湖北、湖南、浙江、四川。夏、秋采挖，剥取根皮，晒干。切厚片，生用。本品气微香，味微辣而苦。以皮厚、气香、色淡黄棕者为佳。

【别名】南五加皮，追风使。

【性味】味辛、苦，性温。

【归经与趋势】归肺、卫、皮肤，心、血管，肝，胃，肾、膀胱。五加皮辛散、苦燥、温通，趋势向上、向外，自下焦肝肾、经中焦脾胃、上焦心肺，疏散通达，至筋骨皮肉。

【化学成分】本品主要含丁香苷，刺五加苷B，右旋芝麻素，β-谷甾醇，β-谷甾醇葡萄糖苷，维生素A、B_1挥发油等。

【功效】补肾兴阳，增强体质，延缓衰老，祛风止痒，除湿舒筋，通痹止痛，利水消肿，化浊散结，宁心养心，安神益智，疏肝温胃。

【药理概括】抗炎，解热，镇痛，抑心、抗心律失常，增加冠脉血流量，降血压，促进记忆，抗溃疡，抑制免疫，抗排异，抗过敏，适应原样作用，抗衰老，保肝，雄性激素样作用，降血糖，镇静，减肥，抗肿瘤，利尿，兴奋平滑肌。

【辨证施治提纲】（一）证：风湿痹病，筋骨痿软，小儿行迟，体虚乏力，水肿，脚气肿痛。（二）病：风湿性关节炎，阴囊湿疹，跌打损伤。

【剂量与用法】药典剂量：4.5～9 g。常规剂量：9～15 g。大剂量：15～30 g。水煎服。研末或入丸散吞服时酌减。浸酒内服、外用适量。五加皮无毒，在常规剂量内没有不适反应，长期服用或大剂量使用也没有明显不良反应。

【注意事项】妊娠禁忌。

【论述】五加皮有抗炎、镇痛、镇静作用。五加皮能提高应激能力，具有显著的耐缺氧、抗疲劳、中枢抑制等作用，可增强学习记忆能力，促进肝、脾组织核酸代谢和吞噬等功能，提高肾上腺素内维生素C的含量和睾丸重量。

五加皮能降低血糖，有雄性激素样作用。五加皮抗溃疡，对胃黏膜有良好的保护作用。五加皮能兴奋肠管及子宫平滑肌，且有抗肿瘤，抗诱变作用。五加皮能抑制免疫，有抗过敏、抗排异作用。

五加皮的传统功效是祛风除湿，补益肝肾，强筋壮骨，利水消肿；主治风湿痹痛，筋骨痿软，小儿行迟，体虚乏力，水肿，脚气肿痛。药理研究发现其有许多新功效：抗炎，解热，镇痛，抗心律失常，增加冠脉血流量，降血压，抗溃疡，抑制免疫，适应原样，抗衰老，保肝，雄性激素样，降血糖，镇静，抗肿瘤，利尿，兴奋平滑肌等；开发了心、血管，强壮及抗衰老方面的治疗前景。

桑寄生（《神农本草经》）

【来源】本品为桑寄生科植物桑寄生的干燥带叶茎枝。主产于广西、广东。冬季至次春采割，除去粗茎，切段，干燥，或蒸后干燥。切厚片，生用。本品气微，味涩。以枝细、质嫩、叶多者为佳。

【别名】广寄生，寄生，桑上寄生。

【性味】味苦、甘，性平。

【归经与趋势】归心、血管，肝，肾、膀胱。桑寄生苦燥、甘补，趋势呈补肝肾，固涩下焦，升清降浊。

【化学成分】本品主要含黄酮类化合物：广寄生苷，槲皮素，槲皮苷等；及少量的挥发油。

【功效】祛风除湿，通痹止痛，宁心养心，化浊散结，安神止血，解毒利尿。

【药理概括】降血压，扩冠增流，减慢心率，止血，利尿，抑菌，抗病毒，镇静，镇痛，降血脂，抗氧化，抗肿瘤。

【辨证施治提纲】（一）证：风湿痹痛，腰膝酸软，筋骨无力，崩漏经多，妊娠漏血，胎动不安，头晕目眩。（二）病：冠心病、心绞痛，心律失常，高血压，冻伤，乳腺癌术后。

【剂量与用法】药典剂量：9～15 g。常规剂量：9～15 g。大剂量：15～30 g。水煎服。研末或入丸散吞服时酌减。浸酒内服、外用适量。桑寄生无毒，在常规剂量内没有不适反应，长期服用或大剂量使用也没有明显不良反应。

【注意事项】桑寄生过大剂量使用会中毒，可发生阵挛性惊厥，严重者可致呼吸停止。不良反应有头昏、目眩、全身不适、胃纳减退、腹胀、腹泻、口干等。

【论述】桑寄生有降压作用，对冠状血管有扩张作用，并能减慢心率；其降压机制可能是通过兴奋循环系统内感受器，经迷走神经纤维间接或直接使血管运动中枢和交感神经中枢受到抑制。桑寄生有显著的利尿作用。桑寄生有一定的镇痛和镇静作用；桑寄生对脊髓灰质炎病毒和多种肠道病毒均有明显抑制作用。桑寄生提取物对乙型肝炎病毒表面抗原有抑制活性。

桑寄生的传统功效是祛风湿、补肝肾、强筋骨、安胎元；主治风湿痹痛、腰膝酸软、筋骨无力、崩漏经多、妊娠漏血、胎动不安、头晕目眩。药理研究发现其有降血压，扩冠增流，减慢心率，止血，利尿，抗病毒，镇静，镇痛，降血脂，抗氧化，抗肿瘤等作用。主要开发了心、血管方面的治疗前景。

狗脊（《神农本草经》）

【来源】本品为蚌壳蕨科植物金毛狗脊的干燥根茎。主产于四川、浙江、福建、江西。秋、冬二季采挖，除去泥沙，干燥；或去硬根、叶柄及金黄色绒毛，切厚片，干燥，为"生狗脊片"；蒸后，晒至六、七成干，切厚片，干燥，为"熟狗脊片"。生用或砂烫用。本品无臭，味淡、微涩。以片厚薄均匀、坚实、无毛者为佳。

【别名】金毛狗脊，金狗脊。

【性味】味苦、甘，性温。

【归经与趋势】归心、血管，肝，肾。狗脊甘补、苦燥、温通，趋势呈温补、燥湿、活血、通络。

【化学成分】本品主要含蕨素，金粉蕨素，金粉蕨素-2'-0-葡萄糖苷，金粉蕨素-2'-0-阿洛糖苷，欧藏伊鲁苷，原儿茶酸，5-甲糠醛，β-谷甾醇，胡萝卜素等。

【功效】祛风燥湿，通痹止痛，活血养心，化浊散结；外用止血。

【药理概括】增加心肌营养性血流量，止血，升高血小板，抗癌，抑制血小板聚集，抗炎，降血脂。

【辨证施治提纲】（一）证：风湿痹痛，腰膝酸软，下肢无力，肾虚不固，遗尿尿频，带下清稀。（二）病：风湿性关节痛，骨质疏松症，颈椎病。

【剂量与用法】药典剂量：6～12 g。常规剂量：6～12 g。一般不大剂量使用。水煎服。研末或入丸散吞服时酌减。浸酒内服、外用适量。狗脊无毒，在常规剂量内没有不适反应，长期服用也没有明显不良反应。

【注意事项】狗脊药性温热，容易使人上火，故肾虚有热，小便不利，或短涩黄赤者慎服。

【论述】狗脊有抑制血小板聚集作用，能增加心肌营养性血流量的作用。狗脊绒毛对瘢痕组织、肝脏、脾脏的损害性出血及拔牙等外伤性出血有较好的止血作用，其效果较明胶海绵迅速；同时，狗脊毛绒似能被组织逐渐吸收消化；其还具有升高血小板的作用。狗脊具有抗炎、抗风湿作用，这阐明了狗脊祛风湿止痛的药理学基础。

狗脊的传统功效是祛风湿，补肝肾，强腰膝；主治风湿痹痛，腰膝酸软，下肢无力，肾虚不固，遗尿尿频，带下清稀。药理研究发现其有增加心肌营养性血流量，止血，升高血小板，抗癌，抑制血小板聚集，抗炎等作用。

千年健（《本草纲目拾遗》）

【来源】本品为天南星科植物千年健的干燥根茎。主产于广西、云南。春、秋二季采挖，洗净，除去外皮，晒干。切片，生用。本品气香，微辛，微苦。以切面红棕色、香气浓者为佳。

【别名】千年见，千颗针。

【性味】味苦、辛，性温。

【归经与趋势】归肝，肾。千年健辛散、苦燥、温通，趋势呈入肝肾经，祛风湿，强筋骨，通络止痛。

【化学成分】本品主要含挥发油，主要为α-蒎烯、β-蒎烯、柠檬烯、芳樟醇、α-松油醇、β-松油醇、橙花醇、香叶醇、香叶醛、丁香油酚、异龙脑、广藿香醇等。

【功效】祛风止痒，燥湿舒筋，通痹止痛。

【药理概括】抑菌，抑制单纯疱疹病毒，抗炎，镇痛，抗凝血，抗组胺。

【辨证施治提纲】（一）证：风寒湿痹，腰膝冷痛，拘挛麻木，筋骨痿软。（二）病：硬皮病，中风关节肿痛。

【剂量与用法】药典剂量：4.5～9 g。常规剂量：9～15 g。大剂量：15～30 g。水煎服。研末或入丸散吞服时酌减。浸酒内服、外用适量。千年健无毒，在常规剂量内没有不适反应，长期服用或大剂量使用也没有明显不良反应。

【注意事项】阴虚内热者慎服。

【论述】千年健甲醇提取物有明显的抗炎、镇痛作用，醇提液有抗组胺作用，其水提液具有较强的抗凝血作用，所含挥发油对I型单纯疱疹病毒有抑制作用。

千年健的传统功效是祛风湿、强筋骨，主治风寒湿痹，腰膝冷痛，拘挛麻木，筋骨痿软。药理研究发现其有抗炎，镇痛，抗凝血，抗组胺等作用。千年健的功效，古今差别不大。

雪莲花（《本草纲目拾遗》）

【来源】本品为菊科植物绵头雪莲花、鼠曲雪莲花、水母雪莲花等的带花全株。主产于四川、云南、西藏、新疆、甘肃、青海。6—7月，待花开时拔取全株，除去泥土，晾干。切段，生用。本品气淡，味微苦、涩。以叶多者为佳。

【别名】雪莲。

【性味】味甘、微苦，性温。

【归经与趋势】归心、血管，胃，肠，肝，肾。雪莲甘补、苦燥、温通，趋势呈补肾阳，起于下极之冲任，循三焦而疏散敷布，向上、向外。

【化学成分】本品主要含东莨菪素，伞形花内酯，牛蒡苷，大黄素甲醚，芸香苷等。

【功效】祛风除湿，散寒舒筋，通痹止痛，温阳强心，暖胃解痉，活血安神，收宫堕胎。

【药理概括】抗炎，镇痛，抗氧化，强心，终止妊娠，抗癌，兴奋子宫，抑肠解痉，降低血黏度，抑制中枢神经，保护染色体，促进免疫，抗胃溃疡。

【辨证施治提纲】（一）证：风湿痹证，肾虚阳痿，月经不调，经闭痛经，崩漏带下。（二）病：腰颈痛，风湿病，妇女小腹冷痛，雪盲症，牙痛，外伤出血，糖尿病周围神经病变。

【剂量与用法】药典剂量：6～12 g。常规剂量：3～9 g。不宜大剂量使用。水煎服。研末或入丸散吞服时酌减。浸酒内服、外用适量。雪莲有小毒，在常规剂量内水煎服即有内热上火出汗反应，浸酒服上火反应更大。

【注意事项】妊娠禁忌，经期禁忌。雪莲偶有过敏反应。

【论述】雪莲有显著的抗炎作用，也有较强的镇痛作用。雪莲花通过提高超氧化物歧化酶及谷胱甘肽过氧化物酶活性而发挥抗氧化作用。雪莲对中枢神经系统有明显的抑制作用。

雪莲对子宫有兴奋作用，使子宫收缩振幅、频率和张力都增加，其强度与剂量呈正相关；且可终止妊娠，对早期妊娠有显著而确切的终止作用，效果以宫腔内注射最强，腹腔注射次之，口服也有效。雪莲可增强心脏收缩力，增加心排血量，但对心率无明显影响。雪莲对肠有抑制作用，并能明显对抗肠肌强直性痉挛。

雪莲花的传统功效是祛风湿，强筋骨，补肾阳，调冲任；主治风湿痹证，肾虚阳痿，月经不调，经闭痛经，崩漏带下。药理研究发现其有抗炎、镇痛，抗氧化，强心，抗癌，兴奋子宫，抑肠解痉，降低血黏度，抑制中枢神经，促进免疫，抗胃溃疡等作用。

蚂蚁（《中国动物药志》）

【来源】为蚁科蚁属昆虫黑蚁和拟黑多翅蚁等多种无毒蚂蚁的干燥全体。分布于全国各地，随时可采，晾干。生用。以漆黑、有光泽者为佳。

【别名】玄驹、蚍蜉、黑蚂蚁、山蚂蚁。

【性味】味咸，性平。

【归经与趋势】归肺，肝、肾。蚂蚁咸平，趋势以补肾助阳，祛风湿，通经络，向上、向外。

【化学成分】含有丰富的蚁酸及多种氨基酸、脂肪酸、柠檬醛，还含有维生素A、D、B1、B2，高能磷化物ATP，各种激素，以及20多种人体必需的无机元素。

【功效】补肾兴阳，增强体质，延缓衰老，祛风除湿，通痹止痛，疏肝催乳，温肺平喘，健脑安神。

【药理概括】增强免疫功能，抗炎，镇静，镇痛，雄激素样作用，平喘，保肝，抗衰老，增强垂体—性腺轴和垂体—肾上腺皮质轴功能，催乳，抑制肠管活动，适应原样作用。

【辨证施治提纲】（一）证：风湿痹证，肾虚阳痿。（二）病：风湿性关节炎，类风湿性关节炎，神经衰弱，乙肝，不育症，神经性皮炎，肩周炎，强直性脊柱炎，葡萄膜炎，糖尿病，衰老症状。

【剂量与用法】药典剂量：2～5 g。常规剂量：2～5 g，大剂量：5～10 g。水煎服。研末或入丸散吞服时酌减。浸酒内服、外用适量。蚂蚁无毒，在常规剂量内没有不适反应，长期服用或大剂量使用也没有明显不良反应。

【注意事项】本品毒性小，安全范围大。

【论述】蚂蚁所含柠檬醛可以调节人体免疫功能，促进免疫球蛋白的形成，促进淋巴细胞的转化，提高人体免疫功能。蚂蚁有雄激素样作用，可促进睾丸发育、升高血清中睾酮含量、提高精子数量和质量。蚂蚁体内含有类似性激素和肾上腺皮质激素样的物质，可直接作用于丘脑，增强垂体—性腺轴和垂体—肾上腺皮质轴功能，有直接促皮质激素和性激素的作用。蚂蚁有明显的抗炎、镇痛作用，也有一定的镇静作用。

蚂蚁有与人参相似的抗疲劳、耐低温、耐高温作用，亦有一定的耐缺氧作用。蚂蚁能使血清催乳素含量增加，具有促进乳腺泌乳功能改善的作用。蚂蚁对肝损伤有保护作用，并能对抗乙肝病毒复制。蚂蚁有平滑肌解痉作用，可减轻哮喘和肠痉挛的症状。

蚂蚁的传统功效是祛风湿，益气力；主治风湿痹证，肾虚阳痿。药理研究发现其有许多新功效：增强免疫功能，抗炎，雄激素样作用，平喘，镇静，保肝，抗衰老，增强垂体—性腺轴和垂体—肾上腺皮质轴功能，适应原样等作用；开发了增强免疫，平喘，保肝，催乳，适应原样作用，抗衰老方面的治疗前景。

第五章　化湿药

凡气味芳香，性偏温燥，以化湿运脾为主要作用，常用治湿阻中焦证的药物，称为化湿药，也称芳香化湿药。

脾喜燥而恶湿，"土爱暖而喜芳香"。本类药物辛香温燥，主入脾、胃经，芳香之品能醒脾化湿，温燥之药可燥湿健脾。同时，其辛能行气，香能通气，能行中焦之气机，以解除因湿浊引起的脾胃气滞之病机。此外，部分药还兼有解暑、辟秽等作用。

化湿药主要适用于湿浊内阻、脾胃湿困、运化失常所致的脘腹痞满、呕吐泛酸、大便溏薄、食少体倦、口甘多涎、舌苔白腻等证。此外，部分药物亦可用于湿温、暑湿证。

使用化湿药，应根据湿困的不同情况及兼证而进行适当的配伍应用。如湿阻气滞，脘腹胀满痞闷者，常与行气药物配伍；如湿阻而偏于寒湿，脘腹冷痛者，可配伍温中祛寒药；如脾虚湿阻，脘痞纳呆，神疲乏力者，常配伍补气健脾药同用；如用于湿温、湿热、暑湿者，常与清热燥湿、解暑、利湿之品同用。

化湿药物气味芳香，多含挥发油，一般以作为散剂服用疗效较好，如入汤剂宜后下，且不应久煎，以免其挥发性有效成分逸失而降低疗效；本类药物多属辛温香燥之品，易于耗气伤阴，故阴虚血燥及气虚者慎用。

现代药理研究表明，本类药大多能刺激嗅觉、味觉及胃黏膜，从而促进胃液分泌，兴奋肠管蠕动，使胃肠推进运动加快，以增强食欲，促进消化，排除肠道积气。

广藿香（《名医别录》）

【来源】本品为唇形科植物广藿香的干燥地上部分。主产于广东。枝叶茂盛时采割，日晒夜闷，反复至干。生用。本品气香特异，味微苦。以叶多、香气浓者为佳。

【别名】藿香，枝香。

【性味】味辛，性微温。

【归经与趋势】归脾、胃、肠，肺、卫、皮肤，子宫。藿香辛散、温通，趋势呈主入中宫，醒脾健胃，升清降浊，向上、向外，疏散敷布。

【化学成分】本品主要含挥发油约1.5%，油中主要成分为广藿香醇，其他成分有苯甲醛、丁香油酚、桂皮醛等。另有多种其他倍半萜如竹烯等。尚含生物碱类。

【功效】芳香化湿，和中止呕，发表解暑，运脾健胃，解痉止泻，化痰止咳。

【药理概括】广谱强效抗菌、抑真菌，抗病毒，抑肠、解痉，镇痛，镇吐，促进胃液分泌功能，止泻，抑制子宫收缩，抗癌，止咳，化痰，发汗解表。

【辨证施治提纲】（一）证：湿浊中阻、脘腹痞闷，呕吐，暑湿表证、湿温初起、发热倦怠、胸闷不舒，寒湿闭暑、腹痛吐泻。（二）病：流行性腹泻，急性胃肠炎，婴幼儿急性腹泻，小儿夏令感冒，霉菌性阴道炎，皮肤病，小儿传染性肝炎，小儿急性肾炎。

【剂量与用法】药典剂量：3～9 g。常规剂量：6～12 g。药材质地轻，一般不大剂量使用。水煎服。研末或入丸散吞服时酌减。浸酒内服、外用适量。藿香无毒，在常规剂量内没有不适反应，长期服用也没有明显不良反应。

【注意事项】本品偶有过敏反应。

【论述】藿香挥发油能促进胃液分泌，提高胃蛋白酶活性，促进胰腺分泌淀粉酶，增强消化力，并有明显的镇吐作用。藿香抑制胃肠平滑肌推进功能而有解痉作用，对腹泻有抑制和减少作用。藿香对多种致病性细菌和皮肤真菌有较强的抑制作用，对消化道和上呼吸道鼻病毒也有抑制作用。广藿香挥发油具有明显止咳、化痰作用；能扩张微血管而略有发汗作用。

藿香的传统功效是芳香化湿、和中止呕、发表解暑；主治湿浊中阻、脘腹痞闷，呕吐，暑湿表证、湿温初起、发热倦怠、胸闷不舒，寒湿闭暑、腹痛吐泻。药理研究发现其有许多新功效：广谱强效抗菌、抑真菌，抗病毒，抑肠、解痉，镇痛，镇吐，促进胃液分泌功能，止泻，抑制子宫收缩，抗癌，止咳，化痰，发汗等。

佩兰（《神农本草经》）

【来源】本品为菊科植物佩兰的干燥地上部分。主产于江苏、浙江、河北。夏、秋二季分两次采割，除去杂质，晒干。切段，生用。本品气芳香，味微苦。以叶多、色绿、质嫩、香气浓者为佳。

【别名】香佩兰，大泽兰。

【性味】味辛，性平。

【归经与趋势】归脾、胃，肺、卫、皮肤。佩兰芳香，趋势呈化湿，发散，向上、向外，偏于中、上焦。

【化学成分】全草含挥发油0.5%～2%。油中含聚伞花素（对异丙基甲苯）、乙酸橙花醇酯，叶含香豆精、邻香豆酸、麝香草氢醌。其他尚含有三萜类化合物。

【功效】芳香化湿，醒脾开胃，发表解暑，祛痰催乳。

【药理概括】抑菌，抗流感病毒，抗炎，抗肿瘤，促进胃液分泌，兴奋胃肌条，祛痰，钙拮抗作用，下乳。

【辨证施治提纲】（一）证：湿浊中阻、脘痞呕恶，脾经湿热、口中甜腻、口臭、多涎，暑湿表证、湿温初起、发热倦怠、胸闷不舒。（二）病：流感，腹泻，蛇咬伤，梅尼埃综合征。

【剂量与用法】药典剂量：3～9 g。常规剂量：3～9 g。药材质地轻，一般不大剂量使用。水煎服。研末或入丸散吞服时酌减。浸酒内服、外用适量。佩兰无毒，在常规剂量内没有不适反应，长期服用也没有明显不良反应。

【注意事项】佩兰所含挥发油能引起慢性中毒，侵害肝组织，并引起糖尿病，故糖尿病、肝病患者禁用。

【论述】佩兰对多种致病菌有较强的抑制和杀灭作用，对流感病毒也有抑制作用。佩兰有剂量依赖性的抗炎作用。佩兰有抗肿瘤作用。佩兰可促进胃液分泌增加，对人的唾液淀粉酶活性有增强作用，并兴奋胃肌条。佩兰所含挥发油有祛风健胃和明显的祛痰作用。佩兰有促进子宫复旧、增加乳汁分泌、抑制排卵等作用。

佩兰的传统功效是芳香化湿、醒脾开胃、发表解暑；主治湿浊中阻、脘痞呕恶，脾经湿热、口中甜腻、口臭、多涎，暑湿表证、湿温初起、发热倦怠、胸闷不舒。药理研究发现其有抗流感病毒、抗炎、抗肿瘤，促进胃液分泌，兴奋胃肌条，祛痰，下乳等作用。

苍术（《神农本草经》）

【来源】本品为菊科植物茅苍术或北苍术的干燥根茎。主产于江苏、河南、河北、山西、陕西，以产于江苏茅山一带者质量最好，故又名茅苍术。春、秋二季采挖，除去泥沙，晒干，撞去须根。生用或麸炒用。茅苍术气香特异，味微甘、辛、苦；北苍术香气较淡，味辛、苦。以切面朱砂点多、香气浓者为佳。

【别名】赤术，仙术，茅苍术，北苍术。

【性味】味辛，苦，性温。

【归经与趋势】归脾、胃、肝、胆、肺、皮肤，心，子宫。苍术辛散、苦燥，温通，趋势呈固涩下焦，燥湿行气，疏通者中、上焦，以中焦为主。

【化学成分】本品主要含挥发油，油中主含苍术醇，其他尚含少量苍术酮、维生素 A 样物质、维生素 B 及菊糖。

【功效】运脾燥湿，温中健胃，祛风散寒，化浊明目，安神宁心，疏肝利胆，舒筋壮骨，理气安胎。

【药理概括】抑制腺体分泌，调节水盐代谢，降血糖，抑制中枢神经系统，解肝毒，利胆，双向调节胃肠机能，抗溃疡，促进骨骼钙化，抗心律失常，抗炎，抑制子宫收缩，抗缺氧，广谱抑真菌，抗肿瘤，烟熏消毒作用。

【辨证施治提纲】（一）证：湿阻中焦、脘腹胀满，泄泻，水肿，风湿痹痛，脚气痿躄，风寒感冒，夜盲，眼目昏涩。（二）病：室内空间消毒，防晕车，预防感冒、气管炎、水痘、腮腺炎，夜盲症，皮肤病，小儿脾胃失调症，慢性溃疡性结肠炎，顽固性外阴湿疹，婴幼儿轮状病毒肠炎。

【剂量与用法】药典剂量：3～9 g。常规剂量：3～9 g。大剂量：9～15 g。不宜更大剂量使用。水煎服。研末或入丸散吞服时酌减。浸酒内服、外用适量。苍术无毒，在常规剂量内没有不适反应，长期服用或大剂量使用也没有明显不良反应。

【注意事项】苍术能抑制腺体分泌，如果误用于阴虚或燥热的患者，会出现口腔干燥、大便燥结等伤津症状。苍术用于烟熏消毒时，如果用量过大，个别人会有轻度不适和头晕感觉。

【论述】苍术能抑制腺体分泌，使唾液、胃液、肠液分泌减少。苍术能显著抑制溃疡患者的胃液量、总酸度、总消化能力及胃黏膜损害，具有较强的抗溃疡作用。苍术有明显的抗肠痉挛作用。苍术醇对胃肠运动机能有双向调节作用，即在胃肠运动功能正常或低下时，它能促进胃肠蠕动，而在脾虚泄泻或胃肠功能呈现亢进时，它则显示出明显的抑制作用。

苍术挥发油对中枢神经系统，小剂量是镇静作用，同时使脊髓反射亢进，大剂量则呈抑制作用。苍术有降血糖作用，同时具排钠、排钾作用。苍术中含有与钙磷吸收有关的维生素D，其挥发油具有促进骨骼钙化作用，其维生素A样物质可治疗夜盲及角膜软化症。苍术有保肝、抗毒作用，对肝脏蛋白质合成有明显促进作用，对肝细胞损害有显著的防治作用；苍术对胆汁的分泌也有促进作用。苍术对子宫平滑肌有显著的抑制作用。

苍术的传统功效是燥湿健脾、祛风散寒、明目；主治湿阻中焦、脘腹胀满、泄泻、水肿，风湿痹痛，脚气痿躄，风寒感冒，夜盲，眼目昏涩。药理研究发现其有许多新功效：抑制腺体分泌，降血糖，抑制中枢神经系统，解肝毒，利胆，双向调节胃肠机能，促进骨骼钙化，抗心律失常，抑制子宫收缩，广谱抑真菌，抗肿瘤等。

厚朴（《神农本草经》）

【来源】本品为木兰科植物厚朴或凹叶厚朴的干燥干皮、根皮及枝皮。主产于四川、湖北、浙江。4—6月剥取，根皮及枝皮直接阴干，干皮置沸水中微煮后，堆置阴湿处，"发汗"至内表面变紫褐色或棕褐色时，蒸软，取出，卷成筒状，干燥。切丝，生用或姜汁炙用。本品气香，味辛辣、微苦。以皮厚、油性足、断面紫棕色、有小亮星、气味浓厚者为佳。

【别名】川朴，赤朴，烈朴。

【性味】味苦、辛，性温。

【归经与趋势】归脾、胃、肠，肺、皮肤，心、血管，肝。厚朴辛散、苦燥、温通，趋势呈行气疏通、四散敷布，向下、向外。

【化学成分】本品主要含挥发油约1%，油中主要含β-桉叶醇和厚朴酚。此外，还含有少量的木兰箭毒碱、厚朴碱及鞣质等。

【功效】燥湿行气，消积导滞，通痹止痛，化痰平喘，安神宁心，醒脾健胃，疏肝散结，祛风止痒，活血祛瘀。

【药理概括】中枢抑制作用，肌肉松弛作用，抗溃疡，兴奋胃肠运动，刺激腺体分泌，广谱强力抗菌，抑真菌，抗变态反应，镇痛，抗炎，抑心，降血压，抗血栓、抗凝血，抗肿瘤，抗氧化，保肝，增强纤维蛋白溶解。

【辨证施治提纲】（一）证：湿滞伤中、脘痞吐泻，食积气滞，腹胀便秘，痰饮喘咳，梅核气。（二）病：龋齿，食道及胃肠神经官能症，胃溃疡，术中鼓肠现象，结肠炎，梅核气。

【剂量与用法】药典剂量：3～9 g。常规剂量：3～9 g。不宜大剂量使用。水煎服。研末或入丸散吞服时酌减。浸酒内服、外用适量。厚朴无毒，但厚朴在常规剂量内水煎服可能会即刻出现口干、腹部不舒等不适反应，长期服用或大剂量使用很容易出现不适反应，会加重胃肠道症状。

【注意事项】本品辛苦温燥湿，易耗气伤津，故气虚津亏者及孕妇当慎用。厚朴有显著的箭毒样作用，能松弛横纹肌，久服能耗气，使人乏力。

【论述】厚朴有广谱强力抗菌作用，对多种皮肤真菌有抑制作用，有抗肝炎病毒作用。厚朴有显著的箭毒样作用，有明显的中枢性肌肉松弛作用，能松弛横纹肌，可使握力降低，对痉挛有强烈的抑制作用，能解除肠痉挛、支气管平滑肌收缩。

厚朴对肠管，小剂量出现兴奋，大剂量则为抑制。厚朴对胃溃疡有防治作用。厚朴有一定的抗变态反应作用。厚朴及其挥发油味苦，能刺激味觉，反射性地引起唾液、胃液分泌，使胃肠蠕动加快，有健胃助消化的作用。厚朴有抑心、降压作用，又能抗血栓、抗凝血。厚朴有明显的镇痛、抗炎作用。厚朴有抗氧化作用，能抗肝损伤并防止肝纤维化。

厚朴的传统功效是燥湿，行气，消积，消痰平喘；主治湿滞伤中、脘痞吐泻，食积气滞，腹胀便秘，痰饮喘咳，梅核气。药理研究发现其有许多新功效：中枢抑制，肌肉松弛，抗溃疡，兴奋胃肠运动，刺激腺体分泌，广谱强力抗菌，抗变态反应，镇痛，抗炎，抑心，抗血栓，抗肿瘤，抗氧化，保肝，增强纤维蛋白溶解等。

砂仁（《药性论》）

【来源】本品为姜科植物阳春砂、绿壳砂或海南砂的干燥成熟果实。主产于广东、广西、云南、海南。于夏、秋二季果实成熟时采收，晒干或低温干燥。生用，用时打碎。阳春砂、绿壳砂气芳香而浓烈，味辛凉、微苦；海南砂气味稍淡。以色棕褐、仁饱满、气味浓者为佳。

【别名】春砂仁，缩砂仁。

【性味】味辛，性温。

【归经与趋势】归脾、胃、肠，胆，肾。砂仁辛散、温通，趋势固下、温中，向上、向外。

【化学成分】阳春砂含挥发油，油中主要成分为右旋樟脑、龙脑、乙酸龙脑酯、柠檬烯等，并含皂苷等。

【功效】运脾健胃，温中止呕，利胆解痉，燥湿止泻，理气安胎，通痹止痛，活血通络，醒脑提神。

【药理概括】抗溃疡，促胃肠动力，扩张血管，改善微循环，抑制血小板聚集，调节免疫，抑制抗体生成，兴奋中枢，抗炎，镇痛，抗氧化，止泻，解痉，利胆，抗真菌，局麻作用。

【辨证施治提纲】（一）证：湿浊中阻，脾胃气滞，脘痞不饥，脾胃虚寒，呕吐泄泻，妊娠恶阻，胎动不安。（二）病：胃炎及十二指肠球部溃疡。

【剂量与用法】药典剂量：3～6 g。常规剂量：3～9 g。不宜大剂量使用。水煎服。研末或入丸散吞服时酌减。浸酒内服、外用适量。砂仁无毒，在常规剂量内没有不适反应，长期使用也没有明显不良反应。

【注意事项】砂仁种子主含樟脑，中毒剂量会引起惊厥，大剂量口服有刺激作用；皂苷水溶液大多能破坏红细胞，有溶血作用。口服一般无明显毒副作用。

【论述】砂仁可增强胃的功能，促进消化液的分泌，可增进肠道运动，排出消化管内的积气，可起到帮助消化的作用，消除肠胀气症状。砂仁低浓度对肠管呈兴奋作用，而高浓度时则呈抑制作用；尚能解除肠痉挛，有解痉止痛作用。砂仁具有持久的利胆作用，胆汁分泌量呈剂量依赖性特征。

砂仁可扩张血管，改善微循环，增加胃黏膜血流量，使胃黏膜组织代谢得以加强，从而为胃黏膜损伤的修复与正常功能的发挥创造条件，还有促进胃液分泌作用。砂仁能扩张血管，改善微循环，明显抑制血小板聚集，也有显著的抗炎和镇痛作用。

砂仁的传统功效是化湿开胃，温中止泻，理气安胎；主治湿浊中阻，脾胃气滞，脘痞不饥，脾胃虚寒，呕吐泄泻，妊娠恶阻，胎动不安。药理研究发现其有许多新功效：抗溃疡，促胃肠动力，改善微循环，抑制血小板聚集，调节免疫，兴奋中枢，抗炎，镇痛，止泻，解痉，利胆等。

豆蔻（《名医别录》）

【来源】本品为姜科草本植物白豆蔻或爪哇白豆蔻的干燥成熟果实。又名白豆蔻。按产地不同分为原豆蔻和印尼白蔻。原豆蔻主产于泰国、柬埔寨；印尼白蔻主产于印度尼西亚爪哇，我国云南、广东、广西等地亦有栽培。于秋季果实由绿色转成黄绿色时采收，晒干。生用，用时捣碎。原豆蔻气芳香，味辛凉略似樟脑；印尼白蔻气味较弱。以个大、饱满、果壳完整、气味浓者为佳。

【别名】白豆蔻，壳蔻，白蔻。

【性味】味辛，性温。

【归经与趋势】归肺，脾、胃、肠。白豆蔻辛散、温通，趋势在中焦。

【化学成分】本品主要含挥发油，主要成分为1，8桉叶素，α-樟脑、葎草烯及其环氧化物。

【功效】运脾化湿，健胃消食，行气疏滞，温中止呕，宣肺平喘。

【药理概括】促进胃液分泌，增进胃肠蠕动，止呕，抑菌，平喘。

【辨证施治提纲】（一）证：湿浊中阻，脾胃气滞，不思饮食，胸腹胀满，食积不消，湿温初起，胸闷不饥，寒湿呕逆。（二）病：急性胃炎，小儿胃寒吐乳。

【剂量与用法】药典剂量：3～6 g。常规剂量：3～6 g。一般不大剂量使用。水煎服。研末或入丸散吞服时酌减。浸酒内服、外用适量。白豆蔻无毒，在常规剂量内没有不适反应，长期服用也没有明显不良反应。

【注意事项】阴虚血燥者慎用。

【论述】白豆蔻能促进胃液分泌，增进胃肠蠕动，制止肠内异常发酵，祛除胃肠积气，故有良好的芳香健胃作用，并能止呕。白豆蔻对肠管低浓度呈兴奋作用，高浓度呈抑制作用。白豆蔻有平喘作用。

白豆蔻的传统功效是化湿行气，温中止呕，开胃消食；主治湿浊中阻，脾胃气滞，不思饮食，胸腹胀满，食积不消，湿温初起，胸闷不饥，寒湿呕逆。药理研究发现其有促进胃液分泌，增进胃肠蠕动，止呕，平喘等作用。白豆蔻的功效，古今差别不大。

草豆蔻（《雷公炮炙论》）

【来源】本品为姜科植物草豆蔻的干燥近成熟种子。主产于云南、广西。夏、秋二季采收，晒至九成干，或用水略烫，晒至半干，除去果皮，取出种子团，晒干。生用，用时捣碎。本品气香，味辛、微苦。以个大、饱满、气味浓者为佳。

【别名】豆蔻，大草蔻，偶子。

【性味】味辛，性温。

【归经与趋势】归脾、胃。草豆蔻辛散、温通，趋势在中焦。

【化学成分】本品主要含挥发油和黄酮类物质。

【功效】燥湿行气，运脾健胃，温中止呕。

【药理概括】促进胃液分泌，增加胃蛋白酶活性，抑制幽门螺杆菌，抗氧化，止吐。

【辨证施治提纲】（一）证：寒湿内阻，脾胃气滞，脘腹胀满冷痛，不思饮食，嗳气呕逆。（二）病：胃肠道疾病，脱性唇炎。

【剂量与用法】药典剂量：3～6 g。常规剂量：3～9 g。不宜大剂量使用。水煎服。研末或入丸散吞服时酌减。浸酒内服、外用适量。草豆蔻无毒，在常规剂量内没有不适反应，长期服用也没有明显不良反应。

【注意事项】草豆蔻过大剂量使用会产生内热，故阴虚血燥者慎用。

【论述】草豆蔻可使胃液分泌、胃黏膜血流量、和血清胃泌素增加，并增加胃蛋白酶活性；草豆蔻具有对幽门螺杆菌的抑菌活性，也是其治疗胃部疾病的主要药理学基础之一。草豆蔻有一定的止吐作用。草豆蔻具有显著的抗氧化活性。

草豆蔻的传统功效是燥湿行气，温中止呕；主治寒湿内阻，脾胃气滞，脘腹胀满冷痛，不思饮食，嗳气呕逆。草豆蔻的功效，古今无差异。

草果（《饮膳正要》）

【来源】本品为姜科植物草果的干燥成熟果实。主产于云南、广西、贵州。秋季果实成熟时采收，除去杂质，晒干或低温干燥。清炒去壳取仁用，或姜汁炙用，用时捣碎。本品有特异香气，味辛，微苦。以个大、饱满、色红棕、气味浓者为佳。

【别名】草果仁，草果子，老蔻。

【性味】味辛，性温。

【归经与趋势】归脾、胃、肠，肺，脑。草果辛散、温通，趋势向上、向外，偏于中宫。

【化学成分】本品主要含挥发油，油中含α-蒎烯和β-蒎烯、1，8-桉油素、对-聚伞花素等。此外含淀粉、油脂及多种微量元素。

【功效】燥湿温中，运脾健胃，解痉止痛，疏肝解毒，祛痰止咳，健脑促智。

【药理概括】促进胃液分泌，抗胃溃疡作用，调节肠管紧张度，抗回肠痉挛，镇痛，抗乙肝病毒，抗氧化，抗诱变，抗霉菌作用，镇咳，祛痰，抑菌，抑真菌，改善认知障碍。

【辨证施治提纲】（一）证：寒湿内阻，脘腹胀痛，痞满呕吐，疟疾寒热，瘟疫发热。（二）病：脘腹冷痛，反胃呕吐，乙型肝炎，术后腹胀，急性结膜炎。

【剂量与用法】药典剂量：3～6 g。常规剂量：3～9 g。不宜大剂量使用。水煎服。研末或入丸散吞服时酌减。浸酒内服、外用适量。草豆蔻无毒，在常规剂量内没有不适反应，长期服用也没有明显不良反应。

【注意事项】本品过大剂量使用会产生内热，故阴虚血燥者慎用。

【论述】草果可使胃液分泌、胃黏膜血流量和血清胃泌素增加，使超氧化物歧化酶活性升高，并使黏膜组织过氧化脂质代谢产物丙二醛含量降低；调节肠管紧张度，对胃溃疡有明显的抑制作用；尚可拮抗回肠痉挛，缓解腹痛。草果抗霉菌，有防霉作用。草果具有镇咳祛痰作用。草果有抗氧化作用。

草果的传统功效是燥湿温中，截疟除痰；主治寒湿内阻，脘腹胀痛，痞满呕吐，疟疾寒热，瘟疫发热。药理研究发现其有促进胃液分泌、抗胃溃疡作用，以及调节肠管紧张度，镇痛，抗霉菌，镇咳、祛痰，改善认知障碍等作用。

第六章 利水渗湿药

凡以通利水道，渗泄水湿为主要功效，常用以治疗水湿内停病症的药物，称利水渗湿药。

本类药物味多甘淡或苦，主归膀胱、小肠、肾、脾经，作用趋向偏于下行，淡能渗利，苦能降泄。本类药物具有利水消肿，利尿通淋，利湿退黄等作用。

利水渗湿药主要用治水肿、小便不利、泄泻、痰饮、淋证、黄疸、湿疮、带下、湿温等水湿所致的各种病症。

使用利水渗湿药，需视不同病症，选用相应的药物，并作适当配伍。如水肿骤起有表证者，配宣肺解表药；水肿日久，脾肾阳虚者，配温补脾肾药；湿热合邪者，配清热药；寒湿相并者，配温里祛寒药；热伤血络而尿血者，配凉血止血药；至于泄泻、痰饮、湿温、黄疸等，则常与健脾、芳香化湿、清热燥湿等药物配伍。此外，气行则水行，气滞则水停，故利水渗湿药还常与行气药配伍使用，以提高疗效。

利水渗湿药，易耗伤津液，对阴亏津少、肾虚遗精遗尿者，宜慎用或忌用。有些药物有较强的通利作用，孕妇应慎用。

根据利水渗湿药药性及功效主治差异，分为利水消肿药、利尿通淋药和利湿退黄药三类。

现代药理研究证明，利水渗湿药大多具有不同程度的利尿、抗病原体、利胆、保肝、降压、抗肿瘤等作用。部分药物还有降血糖、降血脂及调节免疫功能的作用。

第一节 利水消肿药

本类药物性味甘淡平或微寒，能渗泄水湿，服药后能使小便畅利，水肿消退，故具有利水消肿作用。用于水湿内停之水肿、小便不利，以及泄泻、痰饮等证。临证时则宜根据不同病症之病因病机，选择适当配伍。

茯苓（《神农本草经》）

【来源】本品为多孔菌科真菌茯苓的干燥菌核。主产于安徽、云南、湖北。多于7—9月采挖。挖出后除去泥沙，堆置"发汗"后，摊开晾至表面干燥，再"发汗"，反复数次至现皱纹、内部水分大部散失后，阴干，称为茯苓个；或将鲜茯苓按不同部位切制，阴干，分别称为茯苓块和茯苓片。生用。本品气微，味淡。以切面白色细腻、黏牙力强者为佳。

【别名】云苓，白茯苓。

【性味】味甘、淡，性平。

【归经与趋势】归心、脑、血管，肺、皮肤，脾、胃、肠、胰，肝，肾、膀胱。茯苓甘补、淡渗，趋势呈专主中宫，升清降浊。

【化学成分】本品主要含 β-茯苓聚糖，占干重约93%，另含茯苓酸、蛋白质、脂肪、卵磷脂、胆碱、组氨酸、麦角甾醇等。

【功效】运脾渗湿，健胃止吐，强心养心，利尿排石，解毒理胰，养血安神，疏肝散结，化浊通络，延年益寿，护肤止痒。

【药理概括】利尿，抑瘤，抗致突变，增强免疫，抗变态反应，抗炎，拮抗尿路结石，镇静，保肝、抗肝硬化，抑菌，清除自由基，抗皮肤色素沉着，促进黑色素细胞增殖，解毒，止吐，增强胰岛素活性、降血糖，促进造血功能，抗溃疡，强心，增加心肌营养性血流量，松弛肠管，杀灭钩端螺旋体。

【辨证施治提纲】（一）证：水肿尿少，痰饮眩悸，脾虚食少，便溏泄泻，心神不安，惊悸失眠。（二）病：精神分裂症，水肿，斑秃，胃潴留，慢性胃炎，呕吐，心悸，腹泻，梅尼埃病，脑血管病，恶性肿瘤，作为膀胱充盈剂。

【剂量与用法】药典剂量：9～15 g。常规剂量：9～15 g。大剂量：15～60 g。水煎服。研末或入丸散吞服时酌减。浸酒内服、外用适量。茯苓无毒，在常规剂量内没有不适反应，长期服用或大剂量使用也没有明显不良反应。

【注意事项】茯苓过大剂量使用会出现过敏现象，临床表现有药疹、哮喘、咽痒、胸闷、呼吸困难、恶心呕吐、剧烈腹泻、腹绞痛等。

【论述】茯苓确有利尿作用。茯苓可促进肝硬化、肝脏胶原蛋白降解，使肝内纤维组织重吸收。茯苓具有镇静、抗肿瘤作用。茯苓多糖有增强免疫功能的作用。茯苓能降低胃液分泌及胃酸含量，对胃溃疡有抑制作用。

茯苓具有很强的抗氧化活性，能延缓衰老。茯苓既能抗皮肤色素沉着、对黄褐斑有效，又可促进黑色素细胞增殖、治疗白癜风。茯苓能增强胰岛素活性、有降血糖作用。茯苓能强心，可增加心肌营养性血流量。

茯苓的传统功效是利水渗湿，健脾，宁心安神；主治水肿尿少，痰饮眩悸，脾虚食少，便溏泄泻，心神不安，惊悸失眠。药理研究发现其有许多新功效：利尿，抑瘤，增强免疫，抗变态反应，抗炎，拮抗尿路结石，镇静，保肝、抗肝硬化，清除自由基，抗皮肤色素沉着，解毒，止吐，增强胰岛素活性、降血糖，促进造血功能，抗溃疡，强心，增加心肌营养性血流量等作用；开发了心、血管，抗肿瘤，保肝，增强胰岛素活性，促进造血、抗衰老等方面的治疗前景。

薏苡仁（《神农本草经》）

【来源】本品为禾本科植物薏苡的干燥成熟种仁。主产于福建、河北、辽宁。秋季果实成熟时采割植株，晒干，打下果实，再晒干，除去外壳、黄褐色种皮和杂质，收集种仁，生用或炒用。本品气微，味微甜。以粒大、饱满、色白者为佳。

【别名】苡仁，苡米，川谷。

【性味】味甘、淡，性凉。

【归经与趋势】归肺、卫、皮肤，脾、胃、胰、肠，肝、胆，膀胱。薏苡仁甘补、淡渗，趋势呈固涩下焦，祛湿，散结，四散疏通。

【化学成分】本品主要含脂肪油、薏苡仁酯、薏苡仁内酯，薏苡仁多糖A、B、C和氨基酸、维生素B_1等。

【功效】补气运脾，健胃化浊，祛风渗湿，除痹止痛，扶正排脓，解毒散结，宁心安神，利胆理胰，缩尿止泻。

【药理概括】兴奋肌肉纤维，抑心，降压，减轻动脉粥样硬化，镇静，抑制多突触反射，解热，镇痛，抗肿瘤，降血糖，增强免疫力，降低血钙，促排卵，抑菌，兴奋呼吸，扩张血管，兴奋子宫，抑制胰蛋白酶，抗溃疡，止泻，利胆。

【辨证施治提纲】（一）证：水肿，脚气浮肿，小便不利，脾虚泄泻，湿痹拘挛，肺痈，肠痈，赘疣，癌肿。（二）病：扁平疣，消化道癌症，鼻咽癌，肺癌，胸腔积液，控制癌痛，骨科疼痛，腰腿疼痛，坐骨神经痛，滑囊炎，膝关节创伤性滑膜炎，卵巢囊肿，睾丸鞘膜积液，小儿传染性肝炎，慢性阑尾炎，慢性肾炎蛋白尿。

【剂量与用法】药典剂量：9～30 g。常规剂量：12～30 g。大剂量：30～60 g。水煎服。煮粥食。研末或入丸散吞服时酌减。浸酒内服、外用适量。薏苡仁无毒，在常规剂量内没有不适反应，长期服用或大剂量使用也没有明显不良反应。

【注意事项】妊娠禁忌。

【论述】薏苡仁对横纹肌和运动神经末梢，低浓度呈兴奋作用，高浓度则使其抑制甚至麻痹；薏苡仁油的饱和脂肪酸能阻止或降低横纹肌的收缩作用，能减少肌肉的挛缩，并缩短疲劳曲线；其作用点不在神经，而在肌肉部位。

薏苡仁对癌细胞进行多渠道抑杀，有广泛的抗癌作用：抑制肿瘤生长，抑制肿瘤细胞的增殖，增效减毒，放射增敏，抑制血管生成。薏苡仁有明显的免疫增强作用。薏苡仁对心脏在低浓度时兴奋，高浓度时抑制，抑制心脏收缩，减慢心率，还有一定的降压和抗动脉粥样硬化作用；其脂肪油能使血清钙下降，并有解热、镇静、镇痛作用；且有抗补体活性的作用。薏苡仁对肠管和子宫低浓度呈兴奋作用，高浓度呈抑制作用。

薏苡仁有显著降血糖作用，其机理是通过影响胰岛素受体后糖代谢的某些环节和抑制肝糖原分解、肌糖原酵解影响糖异生来实现的。薏苡仁内酯对小肠有抑制作用。薏苡仁可以抑制应激性溃疡的形成，具有止泻作用，能缓慢促进胆汁分泌；并有抑制胰蛋白酶的作用。薏苡仁可诱发排卵。薏苡仁油有抗利尿作用。薏苡仁油对呼吸小剂量兴奋，大剂量抑制甚至麻痹。薏苡仁油能使肺血管扩张。

薏苡仁的传统功效是利水渗湿，健脾止泻，除痹，排脓，解毒散结；主治水肿，脚气浮肿，小便不利，脾虚泄泻，湿痹拘挛，肺痈，肠痈，赘疣，癌肿。药理研究发现其有许多新功效：兴奋肌肉纤维，减轻动脉粥样硬化，镇静，解热，镇痛，抗肿瘤，降血糖，增强免疫力，促排卵，兴奋呼吸，扩张血管，兴奋子宫，抑制胰蛋白酶，抗溃疡，止泻，利胆等；开发了心、血管，抗肿瘤，降血糖，增强免疫力，促排卵，兴奋肌肉纤维等方面的治疗前景。

猪苓（《神农本草经》）

【来源】本品为多孔菌科真菌猪苓的干燥菌核。主产于陕西、山西、河北、云南、河南。春、秋二季采挖，除去泥沙，干燥。切厚片，生用。本品气微，味淡。以外皮色黑、切面色白者为佳。

【别名】黑猪苓，猪屎苓。

【性味】味甘、淡，性平。

【归经与趋势】归肝，肾、膀胱。猪苓甘补、淡渗，趋势呈祛湿、散结、通络，向上、向外。

【化学成分】本品主要含猪苓葡聚糖I、甾类化合物、游离及结合型生物素、粗蛋白等。

【功效】解毒散结，利水渗湿，疏肝化浊，护肤增白，通络生发，延缓衰老。

【药理概括】利尿，多环节抗肿瘤，增强免疫，保肝，抗肝炎，放射保护，抑菌，增强血小板聚集，抗诱变，抗皮肤色素沉着，促进毛发再生，抗衰老。

【辨证施治提纲】（一）证：水肿，小便不利，泄泻，淋浊，带下。（二）病：病毒性肝炎，恶性肿瘤，尿路结石，肾积水，急性膀胱炎，乳糜尿，银屑病，婴儿腹泻，感染性炎症，肝硬化腹水，口眼干燥综合征。

【剂量与用法】药典剂量：6～12 g。常规剂量：6～15 g。大剂量：30～60 g。水煎服。研末或入丸散吞服时酌减。浸酒内服、外用适量。猪苓无毒，在常规剂量内没有不适反应，长期服用或大剂量使用也没有明显不良反应。

【注意事项】本品不良反应有过敏性皮炎，气喘，一过性发热，神经血管性水肿，阴道出血，消化道反应，肾脏损伤，关节痛，红斑狼疮，过敏性休克。

【论述】猪苓有明显的利尿作用，利尿机制是抑制肾小管对水及电解质的重吸收。猪苓从多个环节抗肿瘤：抑制肿瘤生长，化疗增效，抗肿瘤转移，抗肿瘤恶病质，防癌。猪苓有防治肝炎的作用，能促进损伤肝的恢复和肝脏的再生能力。猪苓有提高免疫力及抗菌作用。猪苓可使高龄细胞的DNA含量增多，认为其有延缓衰老的作用。

猪苓的传统功效是利水渗湿；主治水肿，小便不利，泄泻，淋浊，带下。药理研究发现其有许多新功效：利尿，多环节抗肿瘤，增强免疫，保肝，增强血小板聚集，抗皮肤色素沉着，促进毛发再生，抗衰老等；开发了抗肿瘤，增强免疫，保肝，护肤、生发，抗衰老方面的治疗前景。

泽泻（《神农本草经》）

【来源】本品为泽泻科植物泽泻的干燥块茎。主产于福建、四川。冬季茎叶开始枯萎时采挖，洗净，干燥，除去须根和粗皮，切厚片，晒干。生用。本品气微，味微苦。以切面色黄白、粉性足者为佳。

【别名】水泻，及泻。

【性味】味甘、淡，性寒。

【归经与趋势】归心、脑、血管，肝，肾、膀胱。泽泻淡渗兼清热，趋势呈祛湿、散结、通络，偏于心、血管，中、下焦。

【化学成分】本品主要含泽泻醇A、B、C，挥发油、生物碱、天门冬素、树脂等。

【功效】利水渗湿，祛风止痒，泄热散结，化浊降脂，疏壅减肥，活血祛瘀，通络养心，疏肝软坚，护肾排石。

【药理概括】利尿，降血脂，抗动脉粥样硬化斑块，增加冠脉血流量，抗脂肪肝，抑制免疫，抗过敏，抗炎，抗肾炎活性，降血糖，降血压，减肥，抗肾结石形成，腹膜孔调控作用，降低肝硬化门静脉高压，植物凝集素样作用，抗血小板聚集，抗血栓形成，促进纤溶酶活性，抑制膀胱平滑肌收缩，抗癌。

【辨证施治提纲】（一）证：水肿胀满，小便不利，泄泻尿少，痰饮眩晕，热淋涩痛，遗精，高脂血症。（二）病：尿路疾病，高脂血症，脂肪肝，单纯性肥胖，眩晕，高血压病，婴幼儿泄泻，糖尿病，肝硬化腹水，男性性功能障碍，前列腺炎，前列腺增生症，产后癃闭，发作性睡病。

【剂量与用法】药典剂量：3～10 g。常规剂量：6～12 g。大剂量：15～30 g。水煎服。研末或入丸散吞服时酌减。浸酒内服、外用适量。泽泻无毒，在常规剂量内没有不适反应，长期服用或大剂量使用也没有明显不良反应。

【注意事项】本品过大剂量长期服用，可致水电解质失衡以及血尿，甚至发生酸中毒，并能引起恶心、呕吐、腹痛及肝脏损害。

【论述】泽泻有利尿作用，能增加尿量，增加尿素与氯化物的排泄，对肾炎患者利尿作用更为明显。泽泻有明显降血脂、减肥作用，又能抗血小板聚集，抗血栓形成，促进纤溶酶活性，抗动脉粥样硬化斑块，增加冠脉血流量。泽泻有降压、降血糖作用。泽泻有抗脂肪肝作用。泽泻有腹膜孔调控作用，有较强的腹水转归作用。泽泻有抑制免疫，抗过敏作用。

泽泻的传统功效是利水渗湿，泄热，化浊降脂；主治水肿胀满，小便不利，泄泻尿少，痰饮眩晕，热淋涩痛，遗精，高脂血症。药理研究发现其有许多新功效：利尿，降血脂，抗动脉粥样硬化斑块，增加冠脉血流量，抗过敏，抗炎，抗肾炎活性，降血糖，降血压，抗肾结石形成，抗血栓形成，抗癌等；开发了心、脑血管，降血压，降血脂，降血糖以及肝、肾病方面的治疗前景。

冬瓜皮（《开宝本草》）

【来源】本品为葫芦科植物冬瓜的干燥外层果皮。全国大部分地区均产。食用冬瓜时，洗净，削去外层果皮，晒干。生用。本品气微，味淡。以片薄、色灰者为佳。

【别名】白瓜皮，白冬瓜皮。

【性味】味甘，性凉。

【归经与趋势】归脾、小肠。冬瓜皮甘淡渗湿，趋势偏于中、下焦。

【化学成分】本品主要含蜡类及树脂类物质、烟酸、胡萝卜素、葡萄糖糖、果糖、蔗糖、有机酸等。

【功效】利尿消肿，祛风止痒，清热解暑，健胃祛湿。

【药理概括】利尿，抗过敏，抑菌，降血糖，调节胃肠运动。

【辨证施治提纲】（一）证：水肿胀满，小便不利，暑热口渴，小便短赤。（二）病：尿路感染，肠功能紊乱，肾炎水肿。

【剂量与用法】药典剂量：9～30 g。常规剂量：15～30 g。大剂量：30～60 g。水煎服。煮食。研末或入丸散吞服时酌减。外用适量。冬瓜皮无毒，在常规剂量内没有不适反应，长期服用或大剂量使用也没有明显不良反应。

【注意事项】因营养不良而致虚肿者慎用。

【论述】冬瓜皮有明显的利尿作用。冬瓜皮有抗过敏作用。冬瓜皮有降血糖和调节胃肠运动的作用。冬瓜皮有抑菌作用。

冬瓜皮的传统功效是利尿消肿、清热解暑；主治水肿胀满、小便不利、暑热口渴、小便短赤。药理研究发现其有利尿、抗过敏、降血糖、调节胃肠运动等作用。冬瓜皮的功效比较单纯，古今差别不大。

玉米须（《滇南本草》）

【来源】本品为禾本科植物玉蜀黍的花柱和柱头。全国大部分地区均产。夏、秋果实成熟时收集，除去杂质。鲜用或晒干生用。本品气无，味淡。以柔软、有光泽者为佳。

【别名】棒子毛，苞米须。

【性味】味甘，性平。

【归经与趋势】归心、脑、血管，肾、膀胱，肝、胆。玉米须甘补、淡渗，趋势呈祛湿、散结、通络，升清降浊。

【化学成分】本品主要含有脂肪油、挥发油、树胶样物质、树脂、苦味糖苷、皂苷、生物碱及谷甾醇、苹果酸、柠檬酸等。

【功效】利水消肿，化浊散结，利胆退黄，补气强心，祛湿通络，宁心养心，安神止血，护肾排石，延缓衰老。

【药理概括】利尿，降血糖，降胆固醇，抗动脉粥样硬化斑，降压，抗心肌缺血缺氧，减慢心率，镇静，抑制肾结石，利胆，止血，抗肿瘤，提高免疫功能，抗疲劳，抗衰老。

【辨证施治提纲】（一）证：水肿，黄疸，心悸胸闷，胁痛口苦。（二）病：尿路结石，尿路感染，急、慢性肾炎，糖尿病。

【剂量与用法】药典剂量：15～30 g。常规剂量：15～30 g。大剂量：30～60 g。水煎服。研末或入丸散吞服时酌减。外用适量。玉米须无毒，在常规剂量内没有不适反应，长期服用或大剂量使用也没有明显不良反应。

【注意事项】本品毒性很小，安全范围大。

【论述】玉米须小剂量有较强的利尿作用，还能抑制蛋白质的排泄，大剂量反而使尿量减少。玉米须具有降低高草酸尿症肾组织草酸含量，抑制肾组织草酸钙结晶形成，有抑制肾结石的作用。玉米须有显著的降血糖作用，也有一定的降血压和降血脂作用。玉米须对心脏小剂量呈兴奋作用，大剂量呈抑制作用。玉米须有显著增加胆汁分泌和促进胆汁排泄的作用，能使胆汁内之有机物和渣质减少，使胆汁黏稠度、比重和胆红素含量降低。玉米须有一定的止血作用，对于维生素 K 缺乏所致凝血功能障碍有效。玉米须对多种肿瘤的生长有抑制作用。玉米须有抗疲劳、抗衰老作用。

玉米须的传统功效是利水消肿，利湿退黄；主治水肿，黄疸。药理研究发现其有许多新功效：利尿，降血糖，降胆固醇，抗动脉粥样硬化斑块，降压，抗心肌缺血缺氧，镇静，抑制肾结石，利胆，止血，抗肿瘤，提高免疫功能，抗疲劳，抗衰老等；开发了心、血管，抗肿瘤，抗疲劳，抗衰老等方面的治疗前景。

葫芦（《日华子本草》）

【来源】本品为葫芦科植物瓢瓜的干燥果皮。全国大部分地区均产。秋季采收成熟果实，打碎，除去果瓤及种子，晒干，生用。本品气微，味微甜。以松软、体轻者为佳。

【别名】药壶芦，葫芦壳。

【性味】味甘，性平。

【归经与趋势】归肺，肝，胃、肠，肾。葫芦祛湿、散结，趋势呈向外、向下。

【化学成分】葫芦含葡萄糖、戊聚糖、木质素等。

【功效】利水消肿，清热通淋，解毒散结，扶正疏肝，滑肠损胎。

【药理概括】体外细胞毒和抗肿瘤作用，提高免疫力，抗肝炎作用，抗化学致癌物的作用，抗炎，避孕作用，刺激肠胃运动、致泻作用，利尿。

【辨证施治提纲】（一）证：水肿胀满，淋证。（二）病：原发性肝癌，肝炎。

【剂量与用法】药典剂量：9～30 g。常规剂量：10～30 g。大剂量：30～60 g。水煎服。研末或入丸散吞服时酌减。外用适量。葫芦无毒，在常规剂量内没有不适反应，长期服用或大剂量使用也没有明显不良反应。

【注意事项】本品毒性小，安全范围大。

【论述】葫芦对肝癌有显著的抑制作用。葫芦素具有激发肝炎免疫功能、提高免疫力的作用。葫芦素对肝损伤有较明显的降低血清谷丙转氨酶活力的效果，同时，葫芦素还具有减轻脂肪样变，明显抑制肝纤维增生的作用。二氢葫芦素 D 可抑制排卵受精及黄体形成，有避孕作用。葫芦煎剂内服，有显著利尿作用。

葫芦的传统功效是利水消肿，通淋，主治水肿胀满，淋证。药理研究发现其有抗肿瘤、提高免疫力、抗肝炎、抗化学致癌物、抗炎、利尿等作用；开发了抗肿瘤、抗肝炎、提高免疫力方面的治疗前景。

香加皮（《中药志》）

【来源】本品为萝藦科植物杠柳的干燥根皮。主产于山西、河北、河南。春、秋二季采挖，剥取根皮，切厚片，晒干。生用。本品有特异香气，味苦。以皮厚、色灰棕、香味浓者为佳。

【别名】香五加，北五加皮，杠柳皮。

【性味】味辛、苦，性温；有毒。

【归经与趋势】归肝，肾，心，脑。香加皮辛散、苦燥、温通，趋势呈向上、向外。

【化学成分】本品主要含十余种苷类化合物，其中最主要的是强心苷，有杠柳毒苷和香加皮苷 A、B、C、D、E、F、G、K 等。此外还有 4-甲氧基水杨醛。

【功效】利水消肿，祛风除湿，舒筋壮骨，升阳醒脑，养血强心。

【药理概括】强心，抗炎，升高血压，兴奋神经系统，拟胆碱作用，抗肿瘤，抗放射活性，提高氧合血红蛋白，杀瓢虫。

【辨证施治提纲】（一）证：下肢浮肿，心悸气短，风寒湿痹，腰膝酸软。（二）病：充血性心力衰竭，风湿性关节炎。

【剂量与用法】药典剂量：3～6 g。常规剂量：3～9 g。不宜大剂量使用。水煎服。研末或入丸散吞服时酌减。外用适量。香加皮有毒，不宜大剂量或长期使用。

【注意事项】香加皮有毒，对呼吸先兴奋后抑制，血压先升后降，继而呼吸麻痹而死亡，不宜过量服用。香加皮有不良反应，在常规剂量下可引起恶心、呕吐、腹泻、腹痛，停药或减量多可消失；剂量过大可致心脏中毒，多源性室性早搏、室性心动过速、心室颤动或心动过缓、房室传导阻滞等。香加皮可使心肌梗死合并心衰患者再度梗死，因此应慎用于有冠状动脉痉挛倾向者。

【论述】香加皮具有强心作用，可改善心功能，使心脏收缩力增加，输出量增加。香加皮有升压作用，能轻度促进呼吸，提高动脉血中氧合血红蛋白的含量，促进脑组织对氧的利用，提高骨骼肌内氧的张力。香加皮可使肾上腺皮质的分泌功能增强，有显著的抗炎作用，可能是其抗风湿作用的药理基础。香加皮兴奋神经系统，可使全身震颤，量大时可致死。

香加皮的传统功效是利水消肿、祛风湿、强筋骨；主治下肢浮肿、心悸气短、风寒湿痹、腰膝酸软。药理研究发现其有强心、抗炎、升高血压、兴奋神经系统、抗肿瘤等作用。

枳椇子（《新修本草》）

【来源】本品为鼠李科植物枳椇子的干燥成熟种子。主产于陕西、广东、湖北。秋季果实成熟时采收，晒干，除去果壳、果柄等杂质，收集种子。晒干，生用。本品气微弱，味苦而涩。以粒大、饱满、色棕红者为佳。

【别名】枳椇果，万寿果。

【性味】味甘，性平。

【归经与趋势】归脑，胃，肾、膀胱。枳椇子味甘能补，趋势呈补下而安上。

【化学成分】枳椇子含黑麦草碱、枳椇苷、葡萄糖及苹果酸钾等。

【功效】利水消肿，疏肝解酒，安神镇惊，补气健胃，增强体质。

【药理概括】降压，镇静，催眠，抗惊厥，抗脂质过氧化作用，抗胃溃疡，抗应激作用。

【辨证施治提纲】（一）证：水肿，醉酒。（二）病：胃溃疡，热病烦渴、小便不利。

【剂量与用法】药典剂量：10～15 g。常规剂量：10～15 g。大剂量：15～30 g。水煎服。研末或入丸散吞服时酌减。浸酒内服、外用适量。枳椇子无毒，在常规剂量内没有不适反应，长期服用或大剂量使用也没有明显不良反应。

【注意事项】本品毒性小，安全范围大。

【论述】枳椇子有中枢抑制作用。枳椇子有抗脂质过氧化作用，对酒精性脂肪肝有较好效果。枳椇子有显著的利尿作用。枳椇子有降压作用。枳椇子可增强耐寒和耐热功能，又抗疲劳，显示抗应激作用。枳椇子有抗胃溃疡作用。

枳椇子的传统功效是利水消肿、解酒毒；主治水肿、醉酒。药理研究发现其有降压、镇静、催眠、抗惊厥、抗脂质过氧化作用、抗胃溃疡、抗应激等作用；开发了镇静、抗惊厥和抗应激方面的治疗价值。

第二节　利尿通淋药

本类药物性味多苦寒，或甘淡寒。苦能降泄，寒能清热，走下焦，尤能清利下焦湿热，以利尿通淋为主要作用，主要用于治疗热淋、血淋、石淋、膏淋。临床应针对病情选用相应的利尿通淋药，并作适当配伍，以提高药效。

车前子（《神农本草经》）

【来源】本品为车前科植物车前或平车前的干燥成熟种子。全国大部分地区均产。夏、秋二季种子成熟时采收果穗，晒干，搓出种子，除去杂质。生用或盐水炙用。本品气微，味淡。以粒大、饱满、色黑者为佳。

【别名】猪耳朵，虾膜衣，车前草，车前子。

【性味】味甘，性寒。

【归经与趋势】归心、血管，肝，肺，小肠，肾、膀胱。车前子甘寒，趋势呈清热通淋，升清降浊。

【化学成分】本品主要含黏液质，琥珀酸，二氢黄酮苷，车前烯醇，腺嘌呤，胆碱，车前子碱，脂肪油，维生素A、维生素B等。

【功效】清热利尿，溶石通淋，祛浊疏壅，渗湿明目，通络强心，祛痰止咳，宣肺平喘，滑肠缓泻，延缓衰老。

【药理概括】利尿，抗炎，抗衰老，缓泻作用，促进恢复关节囊的紧张度，降眼压，镇咳，祛痰，平喘，降血脂，减肥，抑制淋巴细胞增殖，抑菌，抑真菌，调节阴道菌群失调，强心，升压。

【辨证施治提纲】（一）证：热淋涩痛，水肿胀满，暑湿泄泻，目赤肿痛，目暗昏花，痰热咳嗽。（二）病：尿路结石，尿路感染，前列腺炎，乳糜尿，急慢性肾炎，急性腹泻，男性性功能障碍，闭经泌乳综合征，上消化道出血，高血压病，关节病变，便秘，肥胖症，高脂血症，急性充血性青光眼，运动员特发性血尿，胎位不正。

【剂量与用法】药典剂量：3～10 g。常规剂量：9～15 g，大剂量：15～30 g。水煎服，宜包煎。研末或入丸散吞服时酌减。外用适量。车前子无毒，在常规剂量内没有不适反应，长期服用或大剂量使用也没有明显不良反应。

【注意事项】车前子有滑肠作用，脾虚便溏者慎用。

【论述】车前草和车前子有利尿作用，可使水分排出量增加，并增加尿素、尿酸及氯化物的排出；还能松弛气管平滑肌，促进呼吸道黏液分泌，稀释痰液，故有镇咳、祛痰、平喘作用。车前子种皮含大量黏液质，遇水后膨胀，能增加小肠及大肠内水分，具有容积性泻药的缓泻作用。车前子饭前服用可减少胃纳，用于治疗肥胖症。车前子液关节腔内注射，有促使关节囊滑膜结缔组织增生的作用，从而使松弛了的关节囊恢复原有的紧张度。车前子提取液具有抑制肾脏草酸钙结晶沉积作用，可预防肾结石形成。车前子小剂量能使心跳变慢，振幅加大，血压升高；大剂量则引起心脏麻痹，血压降低。车前子有抗炎、抗氧化、延缓衰老、降低血脂作用。

车前子的传统功效是清热利尿通淋，渗湿止泻，明目，祛痰；主治热淋涩痛，水肿胀满，暑湿泄泻，目赤肿痛，目暗昏花，痰热咳嗽。药理研究发现其有利尿，抗炎，抗衰老，缓泻作用，降眼压，镇咳、祛痰、平喘，降血脂，强心，升压等作用；开发了抗衰老，降眼压，镇咳、祛痰、平喘，强心等方面的治疗价值。

滑石（《神农本草经》）

【来源】本品为硅酸盐类矿物滑石族滑石，主含含水硅酸镁。主产于山东、辽宁、广西。采挖后，除去泥沙及杂石。洗净，砸成碎块，粉碎成细粉用，或水飞晾干用。本品气微，味淡。以色白、滑润者为佳。

【别名】活石，块滑石，软滑石。

【性味】味甘、淡，性寒。

【归经与趋势】归膀胱，肺、皮肤，胃。滑石甘淡渗湿，寒清热，趋势以吸附和收敛为主。

【化学成分】本品主要含硅酸镁、氧化铝、氧化镍等。

【功效】利尿通淋，清热解暑，保护胃肠，化浊溶石，护肤止痒；外用祛湿敛疮。

【药理概括】溶石，保护皮肤和黏膜，抑菌，抗毒物，保护胃肠道。

【辨证施治提纲】（一）证：热淋，石淋，尿热涩痛，暑湿烦渴，湿温初起，湿热水泻，湿疮，湿疹，痱子。（二）病：尿路结石，顽固性伤口不愈合。

【剂量与用法】药典剂量：10～20 g。常规剂量：9～15 g。大剂量：15～30 g。水煎服，滑石块先煎，滑石粉包煎。研末或入丸散吞服时酌减。外用适量。滑石无毒，在常规剂量内没有不适反应，长期服用或大剂量使用也没有明显不良反应。

【注意事项】滑石对腹部、直肠、阴道、创面等处可引起肉芽肿，长期大量使用应该注意。

【论述】滑石有吸附和收敛作用，内服后能保护发炎的胃、肠黏膜，以达到消炎、止泻、镇吐的作用，止泻而不引起鼓肠，对治疗水泻尤为适宜。滑石粉由于颗粒细小，总表面积大，可吸附大量的化学刺激物或毒物，对皮肤和黏膜均有保护作用，能阻止毒物的吸收，撒布创面形成被膜，有保护创面、吸收分泌物、促进结痂的作用。滑石有利尿、渗湿、清热的作用，但效力较缓。滑石中所含的镁能增加草酸钙溶解度，可治草酸钙结石。

滑石的传统功效是利尿通淋、清热解暑；外用祛湿敛疮。主治热淋、石淋，尿热涩痛，暑湿烦渴，湿温初起，湿热水泻，湿疮，湿疹，痱子。药理研究发现其有溶石、保护皮肤和黏膜、抗毒物、保护胃肠道等作用。滑石的功效，古今差别不大。

川木通（《神农本草经》）

【来源】本品为木通科植物木通、三叶木通或白木通的干燥藤茎。主产于江苏、湖南、湖北。秋季采收，截取茎部，除去细枝，阴干。切片，生用。本品气微，味微苦而涩。以切面黄白色、具放射状纹者为佳。

【别名】小木通，淮木通。

【性味】味苦，性寒。

【归经与趋势】归心、血管，小肠，膀胱。川木通味苦气寒，趋势呈通利而清降。

【化学成分】本品主要含三萜及其苷类成分：常春藤皂苷元、齐墩果酸、木通皂苷、白桦脂醇；苯乙醇苷类成分；木通苯乙醇苷B；还含豆甾醇、β-谷甾醇、胡萝卜苷、肌醇、蔗糖及钾盐等成分。

【功效】利尿通淋，清心除烦，通经下乳，活血祛瘀。

【药理概括】利尿，抑菌，抗炎，抗血栓。

【辨证施治提纲】（一）证：淋证，水肿，心烦尿赤，口舌生疮，经闭乳少，湿热痹痛。（二）病：尿路结石，尿路感染，水肿，前列腺肥大，乳汁不通。

【剂量与用法】药典剂量：3～6 g。常规剂量：3～9 g。不宜大剂量使用。水煎服。研末或入丸散吞服时酌减。外用适量。川木通无毒，在常规剂量内没有不适反应，长期服用也没有明显不良反应。

【注意事项】有一种关木通，因所含的马兜铃酸为有毒成分，用量过大可引起急性肾功能衰竭，甚至死亡。

【论述】川木通有利尿作用，同时排出钾、钠、氯化物。川木通有抑菌作用。三叶木通有抗炎作用，木通提取物有抗血栓作用。

川木通的传统功效是利尿通淋、清心除烦、通经下乳；主治淋证、水肿，心烦尿赤，口舌生疮，经闭乳少，湿热痹痛。药理研究发现其有利尿、抑菌、抗炎、抗血栓等作用。川木通的功效，古今无差异。

通草（《本草拾遗》）

【来源】本品为五加科植物通脱木的干燥茎髓。主产于广西、四川。秋季割取茎，截成段，趁鲜时取出髓部，理直，晒干。切厚片，生用。本品气微，味淡。以色白者为佳。

【别名】通花，大通草，通脱木。

【性味】味甘、淡，性微寒。

【归经与趋势】归肺，胃，膀胱经。通草甘淡性寒而体轻，趋势能清利而下降。

【化学成分】本品主要含肌醇、多聚戊糖、葡萄糖、半乳糖醛酸及谷氨酸等15种氨基酸，尚含钙、镁、铁等21种微量元素。

【功效】清热利尿，通经下乳，化浊疏壅。

【药理概括】利尿，促进免疫，抗炎，解热，抗氧化，促进脂肪代谢。

【辨证施治提纲】（一）证：湿热淋证，水肿尿少，产后乳汁不下。（二）病：产后尿潴留，催乳，口疮，发热性疾病。

【剂量与用法】药典剂量：3～5 g。常规剂量：3～6 g。药材质地轻，不宜大剂量使用。水煎服。研末或入丸散吞服时酌减。外用适量。通草无毒，在常规剂量内没有不适反应，长期服用也没有明显不良反应。大剂量使用会有胃肠道反应。

【注意事项】孕妇慎用。大量使用可引起白内障，亦能使人出现恶心、呕吐、上腹部疼痛，还能引起肝脏中甘油三酯的合成增多，导致甘油三酯血症，使血中胆固醇有不同程度的升高。

【论述】通草有明显的利尿作用，并能明显增加尿钾排出量，尚有解热、抗炎和促进乳汁分泌等作用。通草多糖具有一定调节免疫和抗氧化的作用。通草能促进肝脏及其他组织中脂肪代谢，可用作肝脏疾患的辅助药。通草中含有的乳糖对婴儿具有重要意义，能维持肠道中适当的肠道菌丛数，并能促进钙的吸收。又因为乳糖吸收缓慢，故有一定的导泻作用。

通草的传统功效是清热利尿、通气下乳，主治湿热淋证、水肿尿少，产后乳汁不下。药理研究发现其有利尿，促进免疫，抗炎、解热、抗氧化，促进脂肪代谢等作用。通草的功效，古今差别不大。

瞿麦（《神农本草经》）

【来源】本品为石竹科植物瞿麦或石竹的干燥地上部分。主产于河北、辽宁。夏、秋二季花果期采割，除去杂质，干燥。切段，生用。本品气微，味淡。以茎嫩、色淡绿、叶多者为佳。

【别名】山竹子，竹节草，石竹子花。

【性味】味苦，性寒。

【归经与趋势】归心，小肠。瞿麦苦寒，趋势呈清火，降泄。

【化学成分】瞿麦含花色苷、水杨酸甲酯、丁香油酚、维生素A样物质、皂苷、糖类。

【功效】利尿通淋，活血通经，化浊散结，清热宁心，下气堕胎。

【药理概括】利尿，兴奋子宫，抗早孕，兴奋肠肌，抑制心脏，降血压，抑菌，抗血吸虫，溶血，抗肿瘤。

【辨证施治提纲】（一）证：热淋，血淋，石淋，小便不通，淋沥涩痛，瘀阻经闭，月经不调。（二）病：尿路感染，尿路结石，慢性前列腺炎，高血压肾病，糖尿病，闭经，过敏性紫癜，皮肤湿疹瘙痒，疮毒，内耳眩晕症。

【剂量与用法】药典剂量：9～15 g。常规剂量：9～15 g。大剂量：15～30 g。水煎服。研末或入丸散吞服时酌减。外用适量。瞿麦无毒，在常规剂量内没有不适反应，长期服用或大剂量使用也没有明显不良反应。

【注意事项】妊娠禁忌。瞿麦能使月经提前，对于月经过多的人不宜使用。

【论述】瞿麦有利尿作用，其穗作用较茎强。瞿麦对肠蠕动有显著的兴奋作用。瞿麦对心脏有很强的抑制作用，高浓度的瞿麦液可以使心脏停止跳动，因为它能抑制心脏而使血压降低。瞿麦能使妊娠流产率明显增加，部分胚胎萎缩退化、坏死、吸收。瞿麦有抗肿瘤作用。

瞿麦的传统功效是利尿通淋，活血通经；主治热淋，血淋，石淋，小便不通，淋漓涩痛，瘀阻经闭，月经不调。药理研究发现其有利尿，兴奋子宫，抑制心脏，降血压，抗肿瘤等作用。瞿麦的功效，古今差别不大。

萹蓄（《神农本草经》）

【来源】本品为蓼科植物萹蓄的干燥地上部分。全国大部分地区均产。夏季叶茂盛时采收，除去根和杂质，晒干。切段，生用。本品气微，味微苦。以色灰绿、叶多、质嫩者为佳。

【别名】萹竹，牛筋草，扁猪草，竹节草。

【性味】味苦，性微寒。

【归经与趋势】归胆，膀胱。萹蓄苦寒，趋势以清理下焦湿热为主。

【化学成分】本品主要含槲皮素、萹蓄苷、槲皮苷、咖啡酸、绿原酸、钾盐、硅酸等。

【功效】利尿通淋，杀虫止痒，利胆排石，凉血止血。

【药理概括】利尿，利胆，抑菌，血管收缩作用，降血压，促血凝、止血，增高子宫张力。

【辨证施治提纲】（一）证：热淋涩痛，小便短赤，虫积腹痛，皮肤湿疹，阴痒带下。（二）病：细菌性痢疾，腮腺炎，尿路感染，滴虫性肠炎，睾丸鞘膜积液，牙痛，糖尿病。

【剂量与用法】药典剂量：9～15 g。常规剂量：9～15 g。大剂量：15～30 g。水煎服。研末或入丸散吞服时酌减。外用适量。萹蓄无毒，在常规剂量内没有不适反应，长期服用或大剂量使用也没有明显不良反应。

【注意事项】妊娠禁忌。萹蓄过大剂量使用会有毒性反应，可出现阵挛性惊厥和呼吸困难现象。

【论述】萹蓄有显著的利尿作用，连续给药，亦不产生耐药性，其利尿作用与其所含钾盐有关。萹蓄能收缩血管，促进血液凝固，增强子宫张力，可作为产后止血剂。萹蓄有利胆作用，可使胆盐的排出量增加。

萹蓄的传统功效是利尿通淋、杀虫、止痒；主治热淋涩痛、小便短赤，虫积腹痛，皮肤湿疹，阴痒带下。药理研究发现其有利尿、利胆、降血压，促血凝、止血，增高子宫张力等作用。

地肤子（《神农本草经》）

【来源】本品为藜科植物地肤的干燥成熟果实。主产于河北、山西、山东。秋季果实成熟时采收植株，晒干，打下果实，除去杂质。生用。本品气微，味微苦。以饱满、色灰绿者为佳。

【别名】铁扫帚，铁扫把子，扫帚菜。

【性味】味辛、苦，性寒。

【归经与趋势】归皮肤，肾、膀胱。地肤子苦寒，清利湿热，趋势呈向外、向下。

【化学成分】本品主要含三萜皂苷、脂肪油、维生素A类物质。

【功效】清热利湿，祛风止痒，化浊通络。

【药理概括】抑制免疫，抗变态反应，广谱抑真菌，利尿，抗炎，促进小肠推进功能，降血糖。

【辨证施治提纲】（一）证：小便不利，淋沥涩痛，阴痒带下，风疹，湿疹，皮肤瘙痒。（二）病：皮肤病，急性肾炎，尿路结石，头痛，急性乳腺炎，慢性乙型肝炎。

【剂量与用法】药典剂量：9～15 g。常规剂量：9～15 g。大剂量：15～30 g。水煎服。研末或入丸散吞服时酌减。外用适量。地肤子无毒，在常规剂量内没有不适反应，长期服用或大剂量使用也没有明显不良反应。

【注意事项】地肤子偶有过敏反应，过大剂量使用会出现肝损伤。

【论述】地肤子对多种皮肤真菌均有不同程度的抑制作用。地肤子有抑制免疫和抗变态反应作用。地肤子通过抑制胃排空，阻止小肠对葡萄糖的吸收等机制而发挥降糖作用。

地肤子的传统功效是清热利湿、祛风止痒；主治小便不利，淋漓涩痛，阴痒带下，风疹、湿疹，皮肤瘙痒。药理研究发现其有抑制免疫、抗变态反应，广谱抑真菌，利尿，抗炎，降血糖等作用。

海金沙（《嘉祐本草》）

【来源】本品为海金沙科植物海金沙的干燥成熟孢子。主产于浙江、江苏、湖南。秋季孢子未脱落时采割藤叶，晒干，搓揉或打下孢子，除去藤叶。生用。本品气微，味淡。以色黄棕、质轻，手捻光滑者为佳。

【别名】左转藤，金沙粉。

【性味】味甘、咸，性寒。

【归经与趋势】归膀胱，小肠。海金沙咸寒，趋势呈清降，但又能降浊升清。

【化学成分】海金沙含高丝氨酸、咖啡酸、香豆酸、脂肪油等。

【功效】清热利湿，排石通淋，化浊生发。

【药理概括】利胆，利尿排石，抑菌，促进毛发生长。

【辨证施治提纲】（一）证：热淋，石淋，血淋，膏淋，尿道涩痛。（二）病：尿路结石，尿路感染，前列腺肥大，肝胆疾病。

【剂量与用法】药典剂量：6～15 g。常规剂量：9～15 g。大剂量：15～30 g。水煎服，包煎。研末或入丸散吞服时酌减。外用适量。海金沙无毒，在常规剂量内没有不适反应，长期服用或大剂量使用也没有明显不良反应。

【注意事项】海金沙过大剂量服用可出现舌麻、恶心、头晕、畏寒、尿频等。

【论述】海金沙可引起输尿管上段管腔内压力增高，使输尿管蠕动频率增强，有利于排尿及排出结石。海金沙有剂量依赖性的利胆作用。海金沙能激活毛囊，抑制雄激素睾酮活性，从而具有生发的功效。

海金沙的传统功效是清热利湿、通淋止痛，主治热淋、石淋、血淋、膏淋，尿道涩痛。药理研究发现其有利胆、利尿排石、促进毛发生长等作用。

石韦（《神农本草经》）

【来源】本品为水龙骨科植物庐山石韦、石韦或有柄石韦的干燥叶。全国大部分地区均产。全年均可采收，除去根茎及根，晒干或阴干。切段，生用。本品气微，味微涩苦。以质厚者为佳。

【别名】石皮，金星草，石兰，石剑。

【性味】味甘、苦，性微寒。

【归经与趋势】归肺、卫，膀胱。石韦苦寒，趋势呈清利，向外、向下。

【化学成分】石韦含β-谷甾醇、芒果苷、异芒果苷等。

【功效】利尿通淋，清宣肺气，止咳祛痰，凉血止血。

【药理概括】镇咳，祛痰，利尿，抑菌，抗流感病毒，升白，增强免疫。

【辨证施治提纲】（一）证：热淋，石淋，血淋，小便不通，淋沥涩痛。（二）病：慢性气管炎，泌尿系结石，菌痢，支气管哮喘，过敏性皮炎，急慢性肾炎，前列腺炎，治疗各种出血，单纯疱疹病毒性角膜炎。

【剂量与用法】药典剂量：6～12 g。常规剂量：6～12 g。大剂量：15～30 g。水煎服。研末或入丸散吞服时酌减。外用适量。石韦无毒，在常规剂量内没有不适反应，长期服用或大剂量使用也没有明显不良反应。

【注意事项】本品毒性小，安全范围大。

【论述】石韦具有明显的镇咳、祛痰作用，对抗气管痉挛，可改善呼吸道功能。石韦对因化疗或放疗所引起的白细胞下降，具有升白作用。石韦可增强吞噬细胞的吞噬功能。石韦可增强免疫力。石韦尚有抗流感病毒的作用。

石韦的传统功效是利尿通淋、清肺止咳、凉血止血；主治热淋、石淋、血淋，小便不通，淋漓涩痛。药理研究发现其有镇咳、祛痰，利尿，抗流感病毒，升白，增强免疫力等作用。

冬葵子（《神农本草经》）

【来源】本品为锦葵科植物冬葵的干燥成熟种子。全国大部分地区均产。夏、秋二季种子成熟时采收。除去杂质，阴干。生用。本品气微，味涩。以颗粒饱满、质坚者为佳。

【别名】葵菜子，马蹄菜子。

【性味】味甘、涩，性凉。

【归经与趋势】归大肠、小肠，膀胱。冬葵子甘凉，趋势以滑利、通窍为主。

【化学成分】本品主要含脂肪油、蛋白质及锌、铁、锰、磷等10种微量元素。

【功效】清热利尿，润肠下乳。

【药理概括】增强免疫功能，抑菌。

【辨证施治提纲】（一）证：淋证，水肿，尿闭，乳汁不通，乳房胀痛，肠燥便秘。（二）病：尿路感染，习惯性便秘。

【剂量与用法】药典剂量：3～9 g。常规剂量：3～9 g。大剂量：10～20 g。水煎服。研末或入丸散吞服时酌减。浸酒内服、外用适量。冬葵子无毒，在常规剂量内没有不适反应，长期服用或大剂量使用也没有明显不良反应。

【注意事项】本品寒润滑利，脾虚便清者及孕妇慎用。

【论述】冬葵子中提取的中性多糖，显示能明显增强网状内皮系统的吞噬活性和抗补体活性。

冬葵子的传统功效是清热利尿、下乳、润肠；主治淋证、水肿，尿闭，乳汁不通，乳房胀痛，肠燥便秘。冬葵子的功效，古今差别不大。

灯芯草（《开宝本草》）

【来源】本品为灯芯草科植物灯芯草的干燥茎髓。主产于江苏、福建、四川、贵州、云南。夏末至秋季割取茎，晒干，取出茎髓，理直，扎成小把。剪段，生用或制炭用。本品气微，味淡。以色白者为佳。

【别名】虎须草,赤须。

【性味】味甘、淡,性微寒。

【归经与趋势】归心,肺,小肠经。灯芯草甘淡渗湿,寒清热,趋势呈导心火下行。

【化学成分】灯芯草含纤维、脂肪油、蛋白质。此外,含有多聚糖。

【功效】利尿通淋,清心安神,泻火散结。

【药理概括】镇静,催眠,抗肿瘤,抑菌,抗氧化。

【辨证施治提纲】(一)证:热淋,尿少涩痛,心烦失眠,口舌生疮。(二)病:尿路感染。

【剂量与用法】药典剂量:1～3 g。常规剂量:1～3 g。药材质地轻,不宜大剂量使用。水煎服。研末或入丸散吞服时酌减。浸酒内服、外用适量。灯芯草无毒,在常规剂量内没有不适反应,长期服用也没有明显不良反应。

【注意事项】本品毒性小,安全范围大。

【论述】灯芯草有确切的镇静和催眠作用。灯芯草有一定抗氧化作用。灯芯草有抗肿瘤作用。

灯芯草的传统功效是利小便、清心火;主治热淋、尿少涩痛,心烦失眠,口舌生疮。灯芯草的功效,古今差别不大。

萆薢 (《神农本草经》)

【来源】本品为薯蓣科植物绵萆薢、福州薯蓣、粉背薯蓣的干燥根茎。前两种称绵萆薢,主产于浙江、福建;后一种称粉萆薢,主产于浙江、安徽、江西、湖南。秋、冬二季采挖。除去须根,洗净,切片,晒干。生用。本品气微,味微苦。以片大而薄、切面色黄白、质松者为佳。

【别名】粉萆薢,粉背薯蓣。

【性味】味苦,性平。

【归经与趋势】归肾,心,胃。萆薢苦平,趋势呈善于利湿而分清去浊。

【化学成分】萆薢含薯蓣皂苷等多种甾体皂苷,总皂苷水解后生成薯蓣皂苷等。此外,还含鞣质、淀粉、蛋白质等。

【功效】利湿去浊,祛风除痹,散结止痛,通络养心。

【药理概括】抗炎,镇痛,促进心肌代谢,预防动脉粥样硬化,清除自由基,抑真菌,扩张末梢血管、降压,增强胃肠平滑肌运动,降低血清尿酸、抗痛风。

【辨证施治提纲】(一)证:膏淋,白浊,白带过多,风湿痹痛,关节不利,腰膝疼痛。(二)病:天疱疮,糖尿病,美容,抗衰老。

【剂量与用法】药典剂量：9～15 g。常规剂量：9～15 g。大剂量：15～30 g。水煎服。研末或入丸散吞服时酌减。浸酒内服、外用适量。萆薢无毒，在常规剂量内没有不适反应，长期服用也没有明显不良反应。大剂量使用会引起胃部不适、恶心、胃痛等反应，因此，一般不大剂量使用。

【注意事项】萆薢含薯蓣皂苷有胃刺激作用，大剂量使用会有消化道反应。

【论述】粉萆薢可降低血清尿酸，有抗痛风作用，也有抗炎镇痛作用。绵萆薢水提取物有抗骨质疏松作用。绵萆薢还具有抗心肌缺血和抗肿瘤作用。薯蓣皂苷有抗真菌作用。萆薢有拟胆碱样作用，能扩张末梢血管、降低血压、增强胃肠平滑肌运动。萆薢有杀虫作用。

萆薢的传统功效是利湿去浊、祛风除痹；主治膏淋，白浊，白带过多，风湿痹痛，关节不利，腰膝疼痛。药理研究发现其有抗炎镇痛，促进心肌代谢，预防动脉粥样硬化，清除自由基，降低血清尿酸、抗痛风等作用；开发了心、血管，抗痛风方面的治疗价值。

第三节　利湿退黄药

本类药物性味多苦寒，主入脾、胃、肝、胆经。苦寒则能清泄湿热，故以清利湿热、利胆退黄为主要作用，主要用于湿热黄疸，症见目黄、身黄、小便黄等。临证可根据阳黄、阴黄之湿热、寒湿偏重不同，作相应的配伍。

茵陈（《神农本草经》）

【来源】本品为菊科植物滨蒿或茵陈蒿的干燥地上部分。主产于陕西、山西、河北。春季幼苗高6～10cm时采收或秋季花蕾长成至花初开时采割，除去杂质及老茎，晒干。春季采收的习称绵茵陈，秋季采割的称花茵陈。生用。绵茵陈气清香，味微苦；花茵陈气芳香，味微苦。以质嫩、绵软、色灰白、香气浓者为佳。

【别名】茵陈蒿，绵茵陈，绒蒿。

【性味】味苦、辛，性微寒。

【归经与趋势】归肺、卫、皮肤，心、血管，脾、胃、胰，肝、胆。茵陈辛散、苦燥、寒清热，趋势呈祛湿、疏通，四散敷布，向下、向外，偏于中、下焦。

【化学成分】茵陈含挥发油，油中有β-蒎烯、茵陈二炔烃，茵陈炔酮等多种成分。全草还含香豆素、黄酮、有机酸、呋喃类等成分。

【功效】利胆退黄，疏肝理胰，清热燥湿，宣肺透表，通痹止痛，活血宁心，护肾生发，化浊明目，解毒散结，祛风止痒，护肤美容。

【药理概括】显著利胆，多途径保肝，诱导肝药酶，保护胰腺，解热，镇痛，抗炎，抑心，降压，抗凝，降血脂，保护近端肾小管上皮细胞，抑制血小板聚集，抑制醛糖还原酶活性，兴奋子宫，拮抗内皮素活性，扩张血管，抑制花生四烯酸代谢，抑制细胞外基质产生，抑制细胞凋亡，抗氧化，抑制酪氨酸酶、抑制黑色素形成，强壮毛发、护发，美容、护肤，抗饲育作用，增强免疫，抑菌，广谱抑真菌，抗病毒，抗尿路沙眼衣原体，杀猪蛔虫，抗钩端螺旋体，抑制幽门螺杆菌，防霉作用，抗肿瘤。

【辨证施治提纲】（一）证：黄疸尿少，胁痛口苦，湿温暑湿，湿疮瘙痒。（二）病：病毒性肝炎，肝硬化，肝缺血，肝损害，各种黄疸，胆石症，胆囊炎，急性胰腺炎，粘连性肠梗阻，胆道蛔虫病，高脂血症，干燥综合征合并原发性胆汁性肝硬化，反流性食管炎，皮肤瘙痒症，免疫性不孕，尖锐湿疣，深静脉血栓形成综合征，痤疮，对灰黄霉素的增效作用，真菌感染性皮肤病，流行性感冒，咳嗽，皮肤病，除臭，脱发症，美容。

【剂量与用法】药典剂量：6～15 g。常规剂量：6～15 g。大剂量：15～30 g。水煎服。研末或入丸散吞服时酌减。浸酒内服、外用适量。茵陈无毒，在常规剂量内没有不适反应，长期服用或大剂量使用也没有明显不良反应。大剂量使用时有少数患者会有头晕、恶心、腹胀、腹泻等一过性反应。

【注意事项】妊娠禁忌。茵陈临床上无严重不良反应，大量长期使用时，少数患者出现头晕、恶心、上腹饱胀、灼热，可逐渐自行消失。

【论述】茵陈有多种利胆成分，产生显著的利胆作用，促进胆汁分泌的同时，使胆汁中的固体物质和胆酸显著增加。茵陈具有多途径保肝的作用：减轻肝毒性化合物引起的肝功能损害，抗肝过氧化损伤，减轻冷冻性肝细胞损伤，抑制肝细胞凋亡。茵陈可使酸性磷酸酶释放量明显减少，保护了溶酶体膜，对急性胰腺炎有治疗作用。

茵陈有抑心、扩冠、降压，抗凝，降血脂，抑制血小板聚集，扩张血管的作用。茵陈能抑制醛糖还原酶活性，可预防糖尿病并发症。茵陈具有刺激头发生长、防脱发、抗瘙痒、防脱屑的作用。茵陈能抑制紫外线诱导的黑色素形成和炎症，制成适用于皮肤的制剂，可防止老年斑、雀斑、晒斑的形成。茵陈尚有解热、抗肿瘤和降压作用。茵陈广谱抑真菌，对流感等多种病毒有抑制作用。

茵陈的传统功效是清利湿热，利胆退黄；主治黄疸尿少，湿温暑湿，湿疮瘙痒。药理研究发现其有许多新功效：显著利胆，多途径保肝，保护胰腺，解热，镇痛，抗炎，降压，抗凝，降血脂，保护近端肾小管上皮细胞，抑制醛糖还原酶活性，兴奋子宫，强壮毛发、护发，美容、护肤，增强免疫，广谱抑真菌，抗病毒，抗肿瘤等；开发了心、血管，肝、胆、胰，皮肤等方面的治疗前景。

金钱草（《本草纲目拾遗》）

【来源】本品为报春花科植物过路黄的干燥全草，习称大金钱草。主产于四川。夏、秋二季采收，除去杂质，晒干。切段，生用。本品气微，味淡。以叶多者为佳。

【别名】铜钱草，白耳草，地钱草。

【性味】味甘、咸，性微寒。

【归经与趋势】归肝、胆，心、脑、血管，肺、皮肤，肾、膀胱。金钱草咸寒，趋势呈向外、向下，善清湿热，散结，以通利为主。

【化学成分】本品主要含酚性成分和甾醇、黄酮类、氨基酸、鞣质、挥发油、胆碱、钾盐等。

【功效】利胆退黄，溶石排石，利尿通淋，解毒消肿，通痹止痛，祛风止痒，通络健脑，活血养心。

【药理概括】利胆排石，利尿排石，防止尿石形成和促进溶解，抗炎，镇痛，抑制免疫，扩张血管，增加心、脑、肾血供，抗病毒，抑菌，抗突变，排铅，抗氧化。

【辨证施治提纲】（一）证：湿热黄疸，胆胀胁痛，石淋，热淋，小便涩痛，痈肿疔疮，蛇虫咬伤。（二）病：胆石症，慢性胆囊炎，肝脓肿，胆道感染，胆道蛔虫病，晚期血吸虫病腹水，急性病毒性肝炎，尿路结石，尿路感染，尿毒症，慢性前列腺炎，急性乳腺炎，蝮蛇咬伤。

【剂量与用法】药典剂量：15～30 g。常规剂量：15～30 g。大剂量：30～60 g。水煎服。研末或入丸散吞服时酌减。浸酒内服、外用适量。金钱草无毒，在常规剂量内没有不适反应，长期服用或大剂量使用也没有明显不良反应。

【注意事项】金钱草大剂量服用时，少数患者有头晕、恶心的反应。

【论述】金钱草能明显促进胆汁分泌和排泄，使胆管泥沙状结石易于排出，胆管阻塞和疼痛减轻，黄疸消退。金钱草有防止尿石形成和促进溶解作用，能使肾脏含钙量明显下降，肾脏钙沉着率明显降低，对一水草酸钙的结晶生长有抑制作用。金钱草对人体免疫功能表现为多方面的抑制作用，特别对体液免疫和细胞免疫均有明显的抑制作用，其程度与环磷酰胺相似，金钱草与环磷酰胺合用抑制更明显，抑制皮肤移植排斥反应出现的时间。金钱草有清除活性氧和抗氧化的作用。金钱草有抗炎、镇痛作用。金钱草可使冠状动脉、肾、脑的血流量明显增加，心肌耗氧量减少，心率减慢。

金钱草的传统功效是利湿退黄、利尿通淋、解毒消肿；主治湿热黄疸，胆胀胁痛，石淋、热淋，小便涩痛，痈肿疔疮，蛇虫咬伤。药理研究发现其有许多新功效：利胆排石，利尿排石，抗炎，镇痛，抑制免疫，增加心、脑、肾血供等；主要开发了排石溶石，抑制免疫，增加心、脑、肾血供等方面的治疗前景。

虎杖（《名医别录》）

【来源】本品为蓼科植物虎杖的干燥根茎和根。主产于华东、西南。春、秋二季采挖，除去须根，洗净，趁鲜切短段或厚片，晒干。生用。本品气微，味微苦、涩。以切面色黄者为佳。

【别名】虎杖根，舒筋龙。

【性味】味微苦，性微寒。

【归经与趋势】归肝、胆, 肺、卫、皮肤, 心、脑、血管, 胃, 肠。虎杖苦寒, 降火、祛湿、散结、通络, 趋势呈向外、向下, 自脑府、达心宫、由肺宣发肃降、过中焦之肝胆胃肠、通利下焦。

【化学成分】本品主要含虎杖苷、黄酮类、大黄素、大黄素甲醚、白藜芦醇、多糖。

【功效】利胆退黄, 清热解毒, 疏肝散结, 祛风发表, 泻火护胃, 通痹止痛, 宣肺平喘, 止咳祛痰, 凉血止血, 化浊通络, 强心回阳, 宁心养心, 活血安神, 利尿滑肠。

【药理概括】降血压, 降血脂, 保护胃黏膜, 兴奋肠管, 改善循环, 强心, 抗休克, 增加心肌血流, 抗心律失常, 抑制血小板聚集, 抗凝血, 保护血管内皮细胞, 镇咳, 祛痰, 平喘, 抗氧化, 调整补体, 广谱抑菌, 抗真菌, 广谱抗病毒, 广泛抗肿瘤, 升高白细胞及血小板, 降血糖, 止血, 抗炎, 利胆, 护肝, 利尿, 镇静, 收敛。

【辨证施治提纲】(一)证: 湿热黄疸, 淋浊, 带下, 痈肿疮毒, 水火烫伤, 毒蛇咬伤, 经闭, 癥瘕, 风湿痹痛, 跌打损伤, 肺热咳嗽。(二)病: 小儿肺炎, 烧烫伤, 肝炎, 胆囊炎, 高脂血症, 消化道出血, 霉菌性阴道炎。

【剂量与用法】药典剂量: 9~15 g。常规剂量: 9~15 g。大剂量: 15~30 g。水煎服, 研末或入丸散吞服时酌减。浸酒内服、外用适量。虎杖无毒, 在常规剂量内没有不适反应, 长期服用或大剂量使用也没有明显不良反应。

【注意事项】孕妇慎用。虎杖副作用轻微, 主要有口干、口苦、恶心、呕吐、腹泻、腹痛等。

【论述】虎杖有明显的降血压和降血脂作用, 能抑制血小板聚集, 抗凝血, 保护血管内皮细胞。虎杖对大循环和微循环都有改善作用, 利于抗休克, 尚可抗脂质过氧化, 增强心肌收缩力, 扩张血管, 增加冠脉血流量。虎杖对胃黏膜损伤有保护作用, 对肠管有兴奋作用。虎杖有镇咳、祛痰、平喘作用; 还有止血、抗炎、镇痛作用。虎杖鞣质具有明显的清除羟自由基作用。

虎杖有广泛的抗肿瘤作用, 虎杖鞣质具有抗促癌, 防止癌变的作用。虎杖有抗氧化作用, 能降低溶酶体分泌, 对补体的过度活化有一定的调整或改善作用。虎杖有保肝降酶作用, 虎杖通过促进肝细胞的修复、再生和减轻炎症等途径, 使肝功能恢复正常, 黄疸清除; 虎杖有明显的增加肝脏胆汁分泌和松弛奥迪括约肌作用, 因而有利胆作用。虎杖对多种细菌和病毒都有抑制作用。虎杖煎剂外用, 对外伤出血有明显的止血作用。虎杖煎剂外敷对烧伤创面有防止感染和消炎作用。

虎杖的传统功效是利湿退黄, 清热解毒, 散瘀止痛, 化痰止咳; 主治湿热黄疸, 淋浊, 带下, 痈肿疮毒, 水火烫伤, 毒蛇咬伤, 经闭, 癥瘕, 风湿痹痛, 跌打损伤, 肺热咳嗽。药理研究发现其有许多新功效: 降血压, 降血脂, 改善循环, 强心, 增加心肌血流, 抗凝血, 保护血管内皮细胞, 镇咳, 平喘, 广谱抑菌, 广谱抗病毒, 广泛抗肿瘤, 降血糖, 止血, 利胆, 保肝, 利尿等; 开发了心、脑、血管, 抗肿瘤, 降三高, 保肝利胆等方面的治疗前景。

地耳草（《生草药性备要》）

【来源】本品为藤黄科植物地耳草的干燥全草。主产于广东、广西、四川。春、夏二季开花时采挖，除去杂质，晒干。切段，生用。本品气微，味淡。以色黄绿、带花者为佳。

【别名】田基黄。

【性味】味苦，性凉。

【归经与趋势】归肝、胆，心。地耳草苦凉，祛湿、解毒、散结，趋势呈专入肝、胆经。

【化学成分】本品主要含槲皮苷、田基黄灵素、地耳草素等。

【功效】利湿退黄，清热解毒，消肿散结，疏肝通络，活血强心。

【药理概括】抗菌，保肝，抗癌，增强免疫，抗氧化，兴奋肠平滑肌，兴奋心脏。

【辨证施治提纲】（一）证：湿热黄疸，肺痈，肠痈，痈肿疮毒，跌打损伤。（二）病：传染性肝炎，伤寒、副伤寒，血吸虫病，肝癌。

【剂量与用法】药典剂量：15～30 g。常规剂量：15～30 g。大剂量：30～60 g。水煎服。研末或入丸散吞服时酌减。浸酒内服、外用适量。地耳草无毒，在常规剂量内没有不适反应，长期服用或大剂量使用也没有明显不良反应。

【注意事项】地耳草偶有引起过敏性皮疹。

【论述】地耳草有剂量依赖性的保肝作用。地耳草对肠管有兴奋作用，高浓度呈痉挛收缩。地耳草低浓度时，心肌呈现先兴奋后抑制，高浓度时出现纤维颤动而致心跳停止。地耳草对细胞免疫和体液免疫及非特异性细胞免疫都有较显著的增强作用。

地耳草的传统功效是利湿退黄、清热解毒、活血消肿；主治湿热黄疸，肺痈、肠痈，痈肿疮毒，跌打损伤。药理研究发现其有保肝，抗癌，增强免疫，抗氧化，兴奋心脏等作用。地耳草的功效，古今差别不大。

垂盆草（《本草纲目拾遗》）

【来源】本品为景天科植物垂盆草的干燥全草。主产于浙江、江苏。夏、秋二季采收。除去杂质，干燥。切段，生用。本品气微，味微苦。以叶多、色绿者为佳。

【别名】狗牙半支莲，狗牙草。

【性味】味甘、淡，性凉。

【归经与趋势】归肝、胆，小肠。垂盆草甘淡渗湿，凉清热，趋势以肝胆经为主。

【化学成分】垂盆草含甲基异石榴皮碱等生物碱，垂盆草苷、景天庚糖、果糖、蔗糖等。

【功效】利湿退黄，清热解毒，祛风止痒。

【药理概括】保肝，抑制免疫，广谱抑菌，抗毒，抗氧化，抗结肠炎。

【辨证施治提纲】（一）证：湿热黄疸，小便不利，痈肿疮疡，咽痛，毒蛇咬伤，烧烫伤。（二）病：急、慢性肝炎，角膜溃疡，预防眼部手术感染、虫蛇咬伤。

【剂量与用法】药典剂量：15～30 g。常规剂量：15～30 g。大剂量：30～90 g。水煎服。研末或入丸散吞服时酌减。浸酒内服、外用适量。垂盆草无毒，在常规剂量内没有不适反应，长期服用或大剂量使用也没有明显不良反应。

【注意事项】偶有呕吐、腹泻，头晕、心慌等反应。

【论述】垂盆草对肝损伤及坏死有一定的保护作用，可通过抑制炎性渗出，减少肝细胞损伤，对血清转氨酶有降低作用。垂盆草有抑制免疫力作用。垂盆草口服可以有效防止毒邪扩散和毒素吸收，避免全身感染。垂盆草有清除自由基的活性，表明其有抗氧化作用。垂盆草对结肠炎有保护作用。垂盆草有广谱抑菌作用。

　　垂盆草的传统功效是利湿退黄，清热解毒；主治湿热黄疸，小便不利，痈肿疮疡，咽痛，毒蛇咬伤，烧烫伤。药理研究发现其有保肝、抑制免疫、广谱抑菌、抗毒等作用。垂盆草的功效，古今差别不大。

鸡骨草（《岭南采药录》）

【来源】本品为豆科植物广州相思子的干燥全株。主产于广东、广西。全年均可采挖，除去泥沙及荚果，干燥。切段，生用。本品气微香，味微苦。以根、茎、叶全者为佳。

【别名】地香根，黄食草。

【性味】味甘、微苦，性凉。

【归经与趋势】归肝、胆，胃。鸡骨草甘补、苦燥、凉清热，趋势以肝胆经为主。

【化学成分】本品主要含相思子碱、相思子皂苷、黄酮类、氨基酸、糖类、相思子皂醇、甘草次酸。

【功效】利湿退黄，清热解毒，疏肝散结，补气扶正。

【药理概括】保肝，抗氧化，抗炎，抑制乙型肝炎病毒，抑菌，降血脂、抗脂肪肝，增强免疫，抗疲劳。

【辨证施治提纲】（一）证：湿热黄疸，乳痈肿痛，胁肋不舒，胃脘胀痛。（二）病：肝炎，肝硬化纤维化，细菌感染，溶血病，胆囊炎，乳痈肿痛。

【剂量与用法】药典剂量：15～30 g。常规剂量：15～30 g。大剂量：30～60 g。水煎服。研末或入丸散吞服时酌减。浸酒内服、外用适量。鸡骨草无毒，在常规剂量内没有不适反应，长期服用或大剂量使用也没有明显不良反应。

【注意事项】本品毒性小，安全范围大。

【论述】鸡骨草粗皂苷有保肝作用。鸡骨草有降血脂、抗脂肪肝的作用；尚能抑制乙型肝炎病毒。鸡骨草可增强肠蠕动。鸡骨草有增强免疫、抗疲劳的作用。

鸡骨草的传统功效是利湿退黄，清热解毒，疏肝止痛；主治湿热黄疸，乳痈肿痛，胁肋不舒，胃脘胀痛。药理研究发现其有保肝、抗氧化、抗炎，降血脂、抗脂肪肝，增强免疫，抗疲劳等作用。

珍珠草（《生草药性备要》）

【来源】本品为戟科植物叶下珠的干燥全草或带根全草。主产于广东、广西、四川。夏、秋二季采集地上部分或带根全草，洗净泥土，除去杂质，晒干。切段，生用。本品气微香，叶味微苦，茎味淡、微涩。以果多、色灰绿者为佳。

【别名】四叶草，夜合草，阴阳草。

【性味】味甘、苦，性凉。

【归经与趋势】归肝，肺。珍珠草甘缓、苦燥、凉清热，趋势以肝胆经为主。

【化学成分】全草主要含酚性成分，三萜成分及没食子鞣质。

【功效】利湿退黄，清热明目，解毒散结，疏肝消积。

【药理概括】抑菌，抗乙肝病毒，抗癌。

【辨证施治提纲】（一）证：湿热黄疸，泻痢，淋证，疮疡肿毒，毒蛇咬伤，目赤肿痛，小儿疳积。（二）病：慢性肝炎，乙肝病毒携带者。

【剂量与用法】药典剂量：15～30 g。常规剂量：15～30 g。药材质地轻，不宜更大剂量使用。水煎服。研末或入丸散吞服时酌减。浸酒内服、外用适量。珍珠草无毒，在常规剂量内没有不适反应，长期服用也没有明显不良反应。

【注意事项】苦凉之品，阳虚体弱者慎用。

【论述】珍珠草对金黄色葡萄球菌，福氏痢疾杆菌抑制作用较强，对溶血性链球菌、伤寒杆菌、绿脓杆菌均有抑制作用。本品对乙型病毒性肝炎有治疗作用，对鸭乙肝病毒反转录酶及人肝癌细胞具有明显抑制作用。

珍珠草的传统功效是利湿退黄，清热解毒、明目，消积；主治湿热黄疸、泻痢、淋证、疮疡肿毒、毒蛇咬伤、目赤肿痛、小儿疳积。药理研究发现其有抑菌、抗乙肝病毒、抗癌等作用。珍珠草的功效，古今差别不大。

第七章　温里药

凡以温里祛寒为主要功效，常用以治疗里寒证的药物，称温里药，又名祛寒药。本类药物味辛而性温热。辛能散、行，温能通，善走脏腑而能温里祛寒，温经止痛，故可用治里寒证，尤以里寒实证为主。即《内经》所谓"寒者热之"、《神农本草经》"疗寒以热药"之意。个别药物尚能助阳、回阳，用以治疗虚寒证，亡阳证。

温里药因其主要归经的不同而有多种效用。主入脾胃经者，能温中散寒止痛，可用治外寒入侵，直中脾胃或脾胃虚寒证，症见脘腹冷痛、呕吐泄泻、舌淡苔白或伴有神疲乏力、四肢倦怠、饮食不振等；主入肺经者，能温肺化饮，用治肺寒痰饮证，症见痰鸣咳喘、痰白清稀、舌淡苔白滑等；主入肝经者，能暖肝散寒止痛，用治寒侵肝经的少腹痛、寒疝腹痛或厥阴头痛等；主入肾经者，能温肾助阳，用治肾阳不足证，症见阳痿宫冷、腰膝冷痛、夜尿频多、滑精遗尿等；主入心肾二经者，能温阳通脉，用治心肾阳虚证，症见心悸怔忡、畏寒肢冷、小便不利、肢体浮肿等；或回阳救逆，用治亡阳厥逆，症见畏寒倦卧、汗出神疲、四肢厥逆、脉微欲绝等。

使用温里药应根据不同症候作适当配伍。若外寒已入里，表寒仍未解者，当与辛温解表药同用；寒凝经脉、气滞血瘀者，配以行气活血药；寒湿内阻，宜配芳香化湿或温燥祛湿药；脾肾阳虚者，宜配温补脾肾药；亡阳气脱者，宜与大补元气药同用。

本类药物多辛热燥烈，易伤阴动火，故天气炎热时或素体火旺者当减少用量；热伏于里，热深厥深，真热假寒证当禁用；凡实热证、阴虚火旺、津血亏虚者忌用；孕妇慎用。

现代药理研究证明，温里药一般具有不同程度的镇静、镇痛、健胃、祛风、抗血栓形成、抗溃疡、抗腹泻、抗凝、抗血小板聚集、抗缺氧、扩张血管等作用，部分药物还有强心、抗休克、抗惊厥、调节胃肠运动、促进胆汁分泌等作用。

附子（《神农本草经》）

【来源】本品为毛茛科植物乌头的子根的加工品。主产于四川。6月下旬至8月上旬采挖，除去母根、须根及泥沙，习称泥附子，加工制成盐附子、黑附片（黑顺片）、白附片。盐附子气微，味咸而麻，刺舌；以个大、体重、色灰黑、表面起盐霜者为佳。黑附片气微，味淡；以皮黑褐、切面油润有光泽者为佳。白附片气微，味淡；以片大、色黄白、油润半透明者为佳。

【别名】附片，白附片，黑顺片。

【性味】味辛、甘，性大热，有毒。

【归经与趋势】归心、脑、血管，肺、卫、皮肤，肝，肾，脾、胃、肠。附子大辛大热，趋势峻猛，向上、向外，四散敷布；补肾壮阳：固涩下焦；阳气温煦而上：疏肝、温脾、暖胃、热肠；壮火威猛、势头在上：助肺宣发、热运心宫、气血周流。

【化学成分】本品主要含多种生物碱，其中以乌头碱、中乌头碱、次乌头碱等为主，还分离出具有药理活性的消旋去甲基乌药碱、氯化甲基多巴胺、去甲猪毛菜碱等。乌头碱水解后变为苯甲酰乌头胺，继续水解则生成乌头原碱，其毒性为乌头碱的1/2000。

【功效】补火提气，强心通脉，回阳救逆，活血祛瘀，宁心养心，安神定志，祛风散寒，通痹止痛，化浊散结，温肺平喘，暖胃涩肠。

【药理概括】强心，增加冠脉流量，扩张血管，抗心律失常，调节血压，增强免疫，促进内分泌功能，抗寒冷，促进蛋白质合成，抗炎，镇痛，抗休克，抗溃疡，抗腹泻，兴奋肠管，抗凝，抗血栓，抑制中枢，抗氧化，抗肿瘤，降血糖，抗过敏，平喘，引起输精管收缩。

【辨证施治提纲】（一）证：亡阳虚脱、肢冷脉微，肾阳虚衰、阳痿宫冷，虚寒吐泻、脘腹冷痛，阴寒水肿，心阳不足、胸痹冷痛，阳虚外感，寒湿痹痛。（二）病：心力衰竭、休克，缓慢性心律失常，胃下垂，遗尿症，头痛，小儿泄泻。

【剂量与用法】药典剂量：3～15 g。常规剂量：3～15 g。大剂量：15～30 g。水煎服，宜先煎、久煎，口尝至无麻辣感为度。制附子，研末或入丸散吞服时酌减；浸酒内服适量。生附子，外用。生附子有毒，须严格控制剂量并正确使用煎服法。制附子毒性小，在常规剂量内罕有中毒者；但内热体质者易出现口干、齿浮、鼻衄、痔疮出血、恶心、食欲减退等。制附子大剂量使用，可引起全身发麻。

【注意事项】妊娠禁忌。附子辛热燥烈，阴虚阳亢者忌用。附子与甘草、干姜同用，可明显降低毒性；附子与麻黄同用或饮酒能增强毒性。

乌头碱、中乌头碱、次乌头碱的毒性作用性质相似，中毒特征是呼吸抑制和心律失常；中毒症状为恶心、呕吐、腹痛、腹泻、头昏眼花、口舌四肢及全身发麻、畏寒，继之瞳孔散大、视物模糊、呼吸困难、手足抽搐、躁动、大小便失禁、室性期前收缩、室性心动过速、室性纤维颤动等，严重者导致死亡。

【论述】附子煎剂、水溶性部分等，对温血动物心脏均有明显的强心作用，可使心跳振幅加大、频率加快，有时可出现心律不齐；附子的强心成分不因煎煮时间延长而减弱，而所含致心律失常的主要成分乌头碱则在煎煮过程中逐渐水解为乌头原碱而毒性大为降低，但强心作用不被破坏；附子水提物对正常心脏或心力衰竭的心脏均有明显的强心作用。附子对急性心肌缺血和缓慢型心律失常有明显的对抗作用，附子在降低缺血心肌耗氧的同时，又能增加对缺血心肌的血流灌注，增加供氧量，从而改善了氧的供求平衡；同时因乏氧而引起的心律失常也相应得到改善。

附子水溶性部分能增加股动脉血流量，降低血管压力，对冠状血管有轻度扩张作用，对室颤有预防作用。乌头属类生物碱能扩张四肢血管，因此对血压有双向影响。附子中含有降压和升压成分，降压的有效成分主要是消旋去甲基乌药碱，升压的主要有效成分是氯化甲基多巴胺，生附子有一过性降压作用，同样剂量的制附子有一过性升压作用。附子煎剂可对抗血压降低、心率减慢、心收缩力减弱等变化，显著延长休克生存时间，对多种原因引起的休克有治疗作用。

附子煎剂既有抑制凝血和抗血栓形成的作用，又有增强血小板聚集反应的作用，中医用含附子的方剂治疗虚寒性出血，可能与其促进血小板聚集有关。

附子通过下丘脑—垂体—肾上腺皮质系统和皮质激素样作用等多途径，发挥显著的抗炎作用。中乌头碱、乌头碱及次乌头碱均有镇痛、镇静和局麻作用。附子能增强机体抗氧化能力，可提高体液免疫功能及血清补体含量；附子能显著提高机体对缺氧的耐受力，有抗寒冷作用，此作用与其扩张心、血管，改善心、脑循环有关。

附子可使脑中去甲肾上腺素和多巴胺含量增高，5-HT含量降低，改善虚寒证时内分泌和交感神经功能低下状态，提示附子还可通过调节中枢神经递质来使机体恢复平衡状态。附子有抗过敏作用，对支气管痉挛有松弛作用，也能对抗回肠收缩。附子具有抗过氧化作用，起到抗衰老作用。附子煎剂能显著兴奋空肠自发收缩活动，且随浓度增大而增强；对胃排空有抑制作用。乌头碱有抑制排尿作用。乌头多糖可通过增加葡萄糖利用而产生降糖作用。

附子的传统功效是回阳救逆，补火助阳，散寒止痛；主治亡阳虚脱、肢冷脉微，肾阳虚衰、阳痿宫冷，虚寒吐泻、脘腹冷痛，阴寒水肿，心阳不足、胸痹冷痛，阳虚外感，寒湿痹痛。药理研究发现其许多新功效：强心，增加冠脉流量，抗心律失常，调节血压，增强免疫，促进内分泌功能，抗炎，镇痛，抗溃疡，抗腹泻，抗血栓，抗过敏，平喘等；开发了心、血管，抗休克，促进内分泌功能，抗炎镇痛，抗血栓等方面的治疗前景。

干姜 （《神农本草经》）

【来源】本品为姜科植物姜的干燥根茎。主产于四川、贵州、湖北、广东、广西。均系栽培。冬季采收，除去须根和泥沙，晒干或低温干燥。趁鲜切片晒干或低温干燥者称为干姜片。切厚片或块，生用或炒炭用。本品气香特异，味辛辣。以粉性足、气味浓者为佳。

【别名】干生姜。

【性味】味辛，性热。

【归经与趋势】归脾、胃、肠，肝、胆，肾，心、脑、血管，肺、卫、皮肤。干姜辛热，趋势温和，坐镇中宫、疏肝、利胆、温脾、暖胃、热肠，上下敷布：下助肾阳、上提华盖、温通君主。

【化学成分】干姜主要含挥发油约2%，主要成分是姜烯、水芹烯、莰烯、姜烯酮、姜辣素、姜酮、龙脑、姜醇等。尚含树脂、淀粉，以及多种氨基酸。

【功效】强心通脉，回阳救逆，活血祛瘀，温肺化痰，止咳平喘，安神定志，运脾暖胃，温中止呕，疏肝利胆，祛风散寒，通痹止痛，涩肠止泻，温经止血。

【药理概括】抑制中枢，抗溃疡，调节胃液分泌，抑制肠管活动，保肝，利胆，抗缺氧，抗血栓，抗血小板聚集，强心，调节血压，镇吐，止泻，解热，镇痛，抗炎，止咳，平喘，抗氧化，促进肾上腺皮质功能，抑菌，灭螺，抗血吸虫，抗过敏，止血。

【辨证施治提纲】（一）证：脾胃虚寒、脘腹冷痛、呕吐泄泻、亡阳证、肢冷脉微，寒饮喘咳。（二）病：胃及十二指肠溃疡，风湿痛，腰腿痛，急性菌痢，蛔虫性肠梗阻。

【剂量与用法】药典剂量：3～9 g。常规剂量：3～9 g。不宜大剂量使用。水煎服。研末或入丸散吞服时酌减。浸酒内服、外用适量。干姜无毒，为食药两用之品，在常规剂量内没有不适反应。长期食用或大剂量使用会有明显的内热，大便干燥、目糊、口疮、毛囊炎等不良反应。

【注意事项】本品辛热燥烈，阴虚内热、血热妄行者忌用。

【论述】干姜对胃有双向调节作用：炮姜对胃溃疡有明显的抑制作用，对胃液分泌也有显著的抑制作用；而生姜使胃液分泌、胃液总酸度及总酸排出量显著增加，生姜还能降低胃蛋白酶活性，有促进消化作用，对脂肪分解酶活性则有增强作用。干姜对肠管平滑肌活动亢进有抑制作用，且随浓度增加而作用加强。干姜能抑制中枢，有镇静、镇痛作用。干姜有显著的抗炎作用，与可的松相似。干姜对过敏性支气管痉挛有明显的保护作用，且有很强的镇咳作用。

干姜能直接兴奋心脏，对血管运动中枢有兴奋作用，可见一过性升压作用及继之降压作用，并能增强心房自主活动，降低心室前负荷，使心肌耗氧量减少，改善冠脉循环。水提取物或挥发油能明显延长血栓形成时间。干姜醇提取物及其所含姜辣素和姜辣烯酮有显著灭螺和抗血吸虫作用。干姜醇提取物能明显增加肝脏胆汁分泌量，维持长达3～4小时。干姜有促进肾上腺皮质功能的作用。干姜能抑制血管通透性，炮姜能明显缩短出血时间。

干姜的传统功效是温中散寒，回阳通脉，温肺化饮；主治脾胃虚寒、脘腹冷痛、呕吐泄泻、亡阳证、肢冷脉微，寒饮喘咳。药理研究发现其许多新功效：抑制中枢，抗溃疡，调节胃液分泌，保肝，利胆，抗缺氧，抗血栓，强心，调节血压，镇吐，止泻，解热，镇痛，抗炎，止咳，平喘，促进肾上腺皮质功能，抗过敏，止血等；开发了心、脑、血管、肝、胆、胃、肠等方面的治疗前景。

肉桂（《神农本草经》）

【来源】本品为樟科植物肉桂的干燥树皮。主产于广西、广东。多于秋季剥取，阴干。因剥取部位及品质的不同而加工成多种规格，常见的有企边桂、板桂、油板桂等。生用。本品香气浓烈特异，味甜、辣。以皮厚、油性大、香气浓者为佳。

【别名】牡桂，紫桂，大桂，辣桂，桂皮。

【性味】味辛、甘，性大热。

【归经与趋势】归肺、卫、皮肤，脾、胃、肠，心、血管，肝、胆，肾。肉桂辛甘大热，趋势峻猛，向上、向外；四散敷布；补肾阳、固下焦；温煦而上：疏肝、利胆、温脾、暖胃、热肠；助肺宣发、温通心脉、气血周流。

【化学成分】肉桂中主要含挥发油（桂皮油）1.98%～2.06%，主要成分为桂皮醛，占

52.92%～61.20%，其他尚含有肉桂醇，肉桂醇醋酸酯，肉桂酸，醋酸苯丙酯，香豆素等。

【功效】补肾助阳，祛风散寒，通痹止痛，温通经脉，引火归元，活血养心，通络健脑，安神镇惊，利胆解痉，暖胃涩肠，理胰化浊，解药物毒。

【药理概括】抗溃疡，调节肠蠕动，抗腹泻，解热，镇静，抗惊厥，抗炎，镇痛，抗心肌缺血，增加脑部血供，扩张血管，抗血小板聚集，升白细胞，抗放射损伤，促"虚证"模型好转，抗菌，抑真菌，解毒，抗过敏，利胆，广谱抗肿瘤，增强胰岛素活性。

【辨证施治提纲】（一）证：肾阳不足、命门火衰，阳痿宫冷，腰膝冷痛，心腹冷痛，虚寒吐泻，寒疝腹痛，冲任虚寒、寒凝血滞之痛经经闭，寒湿痹痛，阴疽流注，肾虚作喘，虚阳上浮，眩晕目赤。（二）病：支气管哮喘，急性痢疾，失眠，治疗药物中毒，前列腺增生症，糖尿病，荨麻疹，闭合性创伤，冻疮。

【剂量与用法】药典剂量：1～5 g。常规剂量：1～5 g。不宜大剂量使用。水煎服。研末冲服，每次1～2 g。浸酒内服、外用适量。肉桂有小毒，在常规剂量内，肉桂煎服是比较安全的。可能有上火内热的反应，表现有升火面红、齿浮出血、眼干目糊、大便干结、小便短赤、食欲减退等不适反应。肉桂较大剂量时可能会引起胃痛和出血，包括上消化道出血、肛门出血、齿鼻出血、咯血等。

肉桂用于治疗药物中毒，轻者用肉桂30 g，兑入沸水200毫升，密闭5分钟后，1次顿服。重度中毒，连续服用3～6次，每次均不得少于30 g。小儿减量。可治疗草乌中毒、附子中毒、毒蕈中毒、鱼胆中毒、乙醇中毒；轻度中毒者2小时即可见效，重度中毒者1天内常可恢复。肉桂10 g煎服，治疗马钱子中毒，1小时完全缓解。

【注意事项】阴虚火旺，里有实热，有出血倾向者及孕妇慎用。不宜与赤石脂同用。肉桂有一定毒性，小剂量桂皮醛使运动抑制，大剂量则引起强烈痉挛，运动失调，呼吸急迫，最终麻痹而死。

【论述】肉桂对胃溃疡有显著的抑制作用，通过增加胃黏膜血流量，改善微循环，并降低胃液分泌和胃蛋白酶活性，且减少胃酸，从而达到抗溃疡的目的。肉桂能显著抑制胃肠推进，但桂皮对肠活动有兴奋作用，且能抗腹泻，显示温中止泻的功效，肉桂油还能解除胃肠平滑肌痉挛，缓解疼痛，并可引起子宫充血。

肉桂能使舒张压得到较充分提高，冠状动脉及脑动脉灌注压相应增高，促进心肌及胸部侧支循环开放，从而改变其血液供应，呈现对心肌的保护作用。肉桂有增强冠脉及脑血流量的作用，桂皮醛有抗血小板凝集、抗凝血酶作用。肉桂具有钾通道开放活性和钙离子通道拮抗活性，有较强的扩血管活性。

桂皮油、桂皮醛、肉桂酸钠具有镇静、镇痛、解热、抗惊厥等作用。肉桂有明显的升高白细胞的作用。肉桂有解毒作用，其水煎液对多种药物中毒有对抗作用。肉桂对多种致病性真菌有一定的抑制作用。

肉桂能明显增加胆汁分泌，有利胆作用。肉桂能提高雄性血浆睾酮含量。肉桂还能使胰岛素活性增强3倍以上。肉桂可通过调节机体免疫力来达到控制和杀灭肿瘤细胞，对多种肿瘤都有抑制作用。肉桂有抗补体、抗过敏作用，能增强网状内皮系统功能和抗补体活性。肉桂可防止肾炎所致的尿中蛋白含量增加。肉桂有抑制晶状体醛糖还原酶的活性的作用。

肉桂的传统功效是补火助阳，散寒止痛，温通经脉，引火归元；主治肾阳不足、命门火衰，阳痿宫冷，腰膝冷痛，心腹冷痛，虚寒吐泻，寒疝腹痛，冲任虚寒、寒凝血滞之痛经经闭，寒湿痹痛，阴疽流注，肾虚作喘，虚阳上浮，眩晕目赤。药理研究发现其许多新功效：抗溃疡，调节肠蠕动，抗腹泻，解热，抗炎，镇痛，抗心肌缺血，抗血小板聚集，促"虚证"模型好转，解毒，抗过敏，利胆，广谱抗肿瘤等；开发了心、血管，解毒，抗过敏，利胆，广谱抗肿瘤等方面的治疗前景。

吴茱萸（《神农本草经》）

【来源】本品为芸香科植物吴茱萸、石虎或疏毛吴茱萸的干燥近成熟果实。主产于贵州、湖南、四川、云南、陕西。8—11月果实尚未开裂时，剪下果枝，晒干或低温干燥，除去枝、叶、果梗等杂质。生用，或用甘草汤制后用。本品香气浓烈，味苦微辛辣。以饱满、色绿、香气浓者为佳。

【别名】吴萸，左力，臭辣子。

【性味】味辛、苦，性热；有小毒。

【归经与趋势】归肺、卫、皮肤，心、血管，肝、胆，脾、胃、肠，肾、膀胱。吴茱萸辛散、苦燥、性热通达，趋势呈上、下，内、外，通达、疏泄，温阳、祛湿、散结。

【化学成分】本品主要含挥发油，油中主要为吴茱萸烯、罗勒烯、月桂烯、吴茱萸内酯、吴茱萸内酯醇等。还含吴茱萸酸、吴茱萸碱、吴茱萸次碱、异吴茱萸碱、吴茱萸啶酮、吴茱萸精、吴茱萸苦素等。

【功效】散寒止痛，降逆止呕，助阳止泻，运脾健胃，疏肝利胆，强心利尿，解郁安神，疏壅散结。

【药理概括】调节肠运动，抗腹泻，止呕，抗溃疡，保肝，利胆，镇痛，降血压，强心，增加皮肤血流量，升高正常体温，抑菌，抗病毒，杀寄生虫，广谱抑真菌，抗缺氧，利尿，抗抑郁，兴奋子宫，广谱抗肿瘤，抑制睾酮分泌，收缩支气管平滑肌，减肥。

【辨证施治提纲】（一）证：寒滞肝脉、厥阴头痛，经行腹痛，寒疝腹痛，寒湿脚气肿痛，脘腹胀痛，呕吐吞酸，脾肾阳虚，五更泄泻。（二）病：高血压，呕吐，消化不良，子宫阵缩无力和出血，口腔病，婴幼儿腹泻。

【剂量与用法】药典剂量：2～5g。常规剂量：2～5g。不宜大剂量使用。水煎服。研末或入丸散吞服时酌减。浸酒内服、外用适量。吴茱萸有小毒，在常规剂量内没有不适反应，剂量稍大会有胃部不适、恶心、目糊、咽干咽痛、内热等不适反应。

【注意事项】妊娠禁忌。吴茱萸含有多种生物碱，对中枢神经有兴奋作用，大量可致神经错觉，视力障碍等。

【论述】吴茱萸对肠运动有双向调节作用，呈现低浓度兴奋，高浓度抑制作用。吴茱萸有抗胃溃疡的作用，有芳香健胃作用，对药物性导致的胃肠痉挛有明显的镇痛作用。吴茱萸有止呕作用，与生姜同服能增强止呕作用。吴茱萸有剂量依赖性的止泻作用，但作用产生缓慢。吴茱萸能防治急性肝损害，使转氨酶下降，也能增加胆汁分泌量。

吴茱萸有明显的降压作用，能抑制血小板聚集，抑制血小板血栓及纤维蛋白血栓形成。吴茱萸对子宫有兴奋作用。吴茱萸有强心作用，能增强心肌收缩力，心排出量增大，剂量越大越明显，并且具有一定的保护心肌缺血的作用。吴茱萸可增加皮肤血流量，使肛温和正常体温升高。吴茱萸有镇痛、抗炎作用。吴茱萸抗肿瘤谱较广，能诱导多种肿瘤细胞凋亡。吴茱萸对5-羟色胺受体有抑制作用，对次受体的抑制可望用来治疗抑郁、偏头痛等。

吴茱萸所含羟福林能利尿，使脂质代谢亢进，血糖上升。吴茱萸能诱生干扰素。吴茱萸能明显抑制睾酮的分泌和释放。吴茱萸有减肥作用，机理是通过促进热量散失增加能量消耗，抑制内脏周围脂肪堆积和体重增加。

吴茱萸的传统功效是散寒止痛，降逆止呕，助阳止泻；主治寒滞肝脉、厥阴头痛，经行腹痛，寒疝腹痛，寒湿脚气肿痛，脘腹胀痛，呕吐吞酸，脾肾阳虚，五更泄泻。药理研究发现其许多新功效：调节肠运动，抗腹泻，止呕，抗溃疡，保肝，利胆，镇痛，强心，增加皮肤血流量，利尿，抗抑郁，广谱抗肿瘤等；开发了心、血管，抗抑郁，抗肿瘤等方面的治疗前景。

小茴香（《新修本草》）

【来源】本品为伞形科植物茴香的干燥成熟果实。主产于内蒙古、山西。秋季果实初熟时采割植株，晒干，打下果实，除去杂质。生用或盐水炙用。本品气微香，味辛辣。以粒大饱满、色黄绿、香气浓者为佳。

【别名】茴香，谷茴香。

【性味】味辛，性温。

【归经与趋势】归肝、胆，肺，脑、血管，肾，脾、胃、肠。小茴香辛散、温通，趋势呈中焦为主，三焦敷布。

【化学成分】本品主要含挥发油约3%～6%，主要成分为反式茴香脑、柠檬烯、茴酮、爱草脑、γ-松油烯、月桂烯等。另含脂肪油约18%，其脂肪酸中主要为岩芹酸等。

【功效】散寒止痛，运脾健胃，疏肝利胆，活血祛瘀，祛痰平喘，理气散结，安神定志。

【药理概括】兴奋肠管运动，抗溃疡，促进胆汁分泌，镇痛，抗凝、抗纤溶，雌激素样作用，祛痰，平喘，中枢麻痹，降血压，抑菌，提高免疫，抗癌，抗突变，保肝，升高白细胞。

【辨证施治提纲】（一）证：寒疝腹痛，睾丸偏坠胀痛，痛经，少腹冷痛，脾胃虚寒气滞、脘腹胀痛、食少吐泻。（二）病：嵌闭性小肠疝，鞘膜积液，阴囊象皮肿，慢性咽炎，慢性胃炎。

【剂量与用法】药典剂量：3～6 g。常规剂量：3～9 g。不宜大剂量使用。水煎服。研末或入丸散吞服时酌减。浸酒内服、外用适量。小茴香无毒，为食药两用之品，在常规剂量内没有不适反应，长期服用也没有明显不良反应。

【注意事项】本品由于香气浓烈，剂量稍大，可能会有恶心反应。

【论述】小茴香对肠蠕动有促进作用。小茴香对胃液分泌及应激性溃疡均有抑制作用。小茴香能促进胆汁分泌，并使胆汁固体成分增加。小茴香能抑制肝脏内的脂质过氧化，保护肝细胞，有促进胶原降解而逆转肝纤维化的作用，并能促进肝组织再生。小茴香有中枢麻痹作用，心肌开始稍有兴奋，接着引起麻痹，神经肌肉呈箭毒样麻痹，肌肉自身的兴奋性减弱，抑制痛觉反应，有一定的镇痛作用。小茴香有松弛气管作用，并使气管内液体分泌增多，显示祛痰、平喘作用。小茴香有提高免疫、抗癌、抗突变作用。小茴香有己烯雌酚样作用。

小茴香的传统功效是散寒止痛、理气和胃；主治寒疝腹痛，睾丸偏坠胀痛，痛经，少腹冷痛，脾胃虚寒气滞、脘腹胀痛、食少吐泻。药理研究发现其许多新功效：兴奋肠管运动，抗溃疡，促进胆汁分泌，镇痛，抗凝、抗纤溶，雌激素样作用，祛痰，平喘，中枢麻痹，提高免疫，抗癌，保肝等；开发了抗溃疡、保肝利胆、抗凝、雌激素样作用等方面的治疗前景。

丁香（《雷公炮炙论》）

【来源】本品为桃金娘科植物丁香的干燥花蕾，习称公丁香。主产于桑给巴尔、马达加斯加、斯里兰卡、印度尼西亚，我国广东、海南也产。当花蕾由绿转红时采摘，晒干。生用。本品气芳香浓烈，味辛辣、有麻舌感。以个大、色棕褐、香气浓、油多者为佳。

【别名】雄丁香，公丁香。

【性味】味辛，性温。

【归经与趋势】归脾、胃、胰、肠，肺、皮肤，肝、胆，肾、膀胱。丁香辛散、温通，趋势呈中焦为主，三焦敷布。

【化学成分】本品主要含挥发油，油中主要成分是丁香酚、乙酰丁香酚，微量成分有丁香烯醇、庚酮、水杨酸甲酯、胡椒酚、苯甲醇、苯甲醛等。

【功效】温中降逆，宣肺平喘，运脾健胃，利胆理胰，散寒止痛，活血祛瘀，安神镇惊，温肾助阳，通络生发，涩肠止泻，延缓衰老。

【药理概括】促进胃液分泌，抗溃疡，抑制肠管活动，抗腹泻，促胆汁分泌，镇痛，抗血栓、抗凝血、抗血小板聚集，抗氧化，抗衰老，抗缺氧，抑菌，抑真菌，抗病毒，杀蛔虫，降血压，抑呼吸，平喘，抗惊厥，解热，增强胰岛素活性，降低尿素，抗脱发。

【辨证施治提纲】（一）证：脾胃虚寒，呃逆呕吐，食少吐泻，心腹冷痛，肾虚阳痿，宫冷。（二）病：皮肤霉菌病，敷肚脐治小儿睾丸鞘膜积液，外涂治乳头疮、乳腺炎，麻痹性肠梗阻，牙痛。

【剂量与用法】药典剂量：1～3 g。常规剂量：1～3 g。不宜大剂量使用。水煎服。研末或入丸散吞服。浸酒内服、外用适量。丁香为食药两用之品，在常规剂量内没有不适反应，长期服用也没有明显不良反应。

【注意事项】丁香不宜与郁金同用。丁香有一定的毒性，丁香油服用过量会中毒，症状为下肢麻痹、尿失禁，兼有血尿发生，呕吐、腹泻、消化道出血。丁香油也有过敏现象。

【论述】丁香能促进胃液分泌，增强消化力，减轻恶心呕吐，缓解腹部气胀，为芳香健胃剂，尚有抗腹泻、利胆、抗溃疡作用。丁香对平滑肌有抑制作用。丁香有镇痛、抗炎、解热作用。丁香油可消毒龋齿腔，破坏其神经，从而减轻牙痛；丁香的镇痛作用在缓解功能紊乱的胃肠活动中可加强治疗胃脘冷痛的效应。丁香酚有降压、抑制呼吸、抗惊厥作用。丁香有抗血小板聚集、抗凝、抗血栓形成作用。丁香能增强胰岛素活性。丁香能降低尿素浓度。丁香有抗缺氧作用。丁香可引起子宫收缩。丁香酚为一种睾酮还原酶抑制剂，可用于防治脱发。丁香有较强的抗菌活性，对多种细菌、真菌均有抑制作用，对疱疹病毒也有明显抑制作用，并有较好的杀螨作用。

丁香的传统功效是温中降逆、散寒止痛、温肾助阳；主治脾胃虚寒，呃逆呕吐，食少吐泻，心腹冷痛，肾虚阳痿，宫冷。药理研究发现其许多新功效：促进胃液分泌，抗溃疡，抗腹泻，促胆汁分泌，镇痛，抗血栓，抗衰老，平喘，抗惊厥，增强胰岛素活性等；开发了利胆，抗血栓，抗衰老，平喘，抗惊厥，增强胰岛素活性等方面的治疗前景。

高良姜（《名医别录》）

【来源】本品为姜科植物高良姜的干燥根茎。主产于广东、海南。夏末秋初采挖，除去须根和残留的鳞片，洗净，切段，晒干。生用。本品气芳香，味辛辣。以色棕红、味辛辣者为佳。

【别名】小良姜，良姜。

【性味】味辛，性热。

【归经与趋势】归脾、胃、肠，心、血管，肝、胆。高良姜辛散、温通，趋势呈中焦为主，三焦敷布。

【化学成分】本品主要含挥发油0.5%～1.5%，油中主要成分为1，8-桉叶素、桂皮酸甲酯、丁香油酚、蒎烯、荜澄茄烯及辛辣成分高良姜酚等。尚含黄酮类高良姜素、山奈素、山奈酚等。

【功效】温中止呕，运脾健胃，利胆解痉，化浊散结，散寒止痛，活血祛瘀，涩肠止泻。

【药理概括】促胃液分泌，抗溃疡，兴奋肠管运动，镇吐，止泻，解痉，镇痛，抗炎，抗缺氧，利胆，抗血栓、抗凝血、抗血小板聚集，抗氧化，改善微循环，抗癌，抑制细胞畸变，降血糖，促渗透，抑菌，提高免疫力。

【辨证施治提纲】（一）证：胃寒脘腹冷痛，胃寒呕吐，嗳气吞酸。（二）病：胃痉挛，霍乱吐泻腹痛，心绞痛。

【剂量与用法】药典剂量：3～6 g。常规剂量：3～6 g。不宜大剂量使用。水煎服。研末或入丸散吞服时酌减。浸酒内服、外用适量。高良姜为食药两用之品，在常规剂量内没有不适反应，长期服用也没有明显不良反应。

【注意事项】高良姜因刺激性太大，体虚者不宜单用，与党参、白术同用，能缓和其刺激性。

【论述】高良姜具有镇痛抗炎作用。高良姜能抗胃溃疡的形成，高良姜能升高胃液总酸排出量，兴奋肠管运动。高良姜有明显的利胆作用。高良姜有止泻作用，多数温里药对大肠性腹泻有止泻作用。高良姜低浓度时对肠管有兴奋作用，高浓度又呈抑制作用。高良姜有明显的降血糖作用。高良姜有改善微循环、抗凝血、抗血小板聚集、抗血栓形成的作用。

高良姜的传统功效是温胃止呕，散寒止痛；主治胃寒脘腹冷痛，胃寒呕吐，嗳气吞酸。药理研究发现其许多新功效：促胃液分泌，抗溃疡，兴奋肠管运动，镇吐，止泻，解痉，镇痛，抗炎，利胆，抗血栓，抗癌，降血糖，提高免疫力等；开发了调节胃肠功能、利胆、抗血栓、提高免疫力、抗癌等方面的治疗前景。

胡椒（《新修本草》）

【来源】本品为胡椒科植物胡椒的干燥近成熟或成熟果实。主产于广东、广西、云南。秋末至次春果实呈暗绿色时采收，晒干，为黑胡椒；果实变红时采收，用水浸渍数日，擦去果肉，晒干，为白胡椒。生用，用时粉碎成细粉。本品气芳香，味辛辣。以个大、饱满、香辣气味浓者为佳。

【别名】古月，黑胡椒，白胡椒。

【性味】味辛，性热。

【归经与趋势】归胃、肠，脑，肝、胆，子宫。胡椒辛散、温通，趋势呈向上、向外，自中焦升发，解开脑府郁结。

【化学成分】本品主要含挥发油，黑胡椒含1.2%～2.6%，白胡椒约含0.8%。油中主要成分为胡椒醛、二氢香芹醇、氧化石竹烯等。尚含胡椒碱、胡椒林碱、胡椒油、胡椒新碱等。

【功效】息风止痉，温中散寒，升阳散结，通痹止痛，解郁安神，疏肝利胆。

【药理概括】抗惊厥，镇静，抗抑郁，镇痛，抗炎，抑制胃排空，保肝，利胆，抑制空肠收缩，收缩子宫，杀虫，抗癌，升高血压。

【辨证施治提纲】（一）证：胃寒呕吐，腹痛泄泻，食欲不振，癫痫痰多。（二）病：癫痫，胃痛，室上性心动过速。

【剂量与用法】药典剂量：0.6～1.5 g。常规剂量：1～3 g。不宜大剂量使用。水煎服。研末或入丸散吞服。浸酒内服、外用适量。胡椒为食药两用之品，在常规剂量内没有不适反应，长期服用也没有明显不良反应。

【注意事项】妊娠禁忌。胡椒长期过量服用可引起胃肠刺激，故宜饭后服用；胃及十二指肠溃疡者慎用。

【论述】胡椒最显著的作用就是抗惊厥，也有镇静和抗抑郁作用。胡椒有镇痛、抗炎作用。胡椒能抑制胃排空。胡椒有利胆作用，也能调节肝脏的解毒功能。胡椒抑制空肠收缩，有收缩子宫作用。正常人口含胡椒，能引起血压升高。

胡椒的传统功效是温中散寒，下气，消痰；主治胃寒呕吐，腹痛泄泻，食欲不振，癫痫痰多。药理研究发现其有抗惊厥，镇静，抗抑郁，镇痛，抗炎，保肝、利胆，收缩子宫，抗癌，升高血压等作用；开发了抗惊厥，抗抑郁，保肝，利胆等方面的治疗前景。

花椒（《神农本草经》）

【来源】本品为芸香科植物青椒或花椒的干燥成熟果皮。主产于辽宁、河北、四川，传统以四川产者为佳，又名川椒、蜀椒。秋季采收成熟果实，晒干，除去种子及杂质。生用或炒用。本品气芳香，味麻且辣。青椒以色灰绿、无梗、无椒目者为佳；花椒以色紫红、无梗、无椒目者为佳。

【别名】大椒，秦椒，蜀椒，川椒。

【性味】味辛、性温。

【归经与趋势】归脾、胃、肠，心、脑、血管，肝，肾、膀胱。花椒辛散、燥湿、温通，趋势以中焦为主，上、下疏泄。

【化学成分】果皮中挥发油的主要成分为柠檬烯，占总油量的25.10%，1，8-桉叶素占21.98%，月桂烯占11.99%，还含 α-蒎烯，β-蒎烯等。果皮还含香草木宁碱，菌芋碱等。

【功效】温中健胃，散寒止痛，补气运脾，安神养心，疏肝解痉，活血祛瘀，止泻利尿，宣肺平喘，杀虫止痒。

【药理概括】抗溃疡，止泻，调节肠管运动、解痉止痛，镇痛，镇静，保肝，抗血栓，抗血小板聚集，抗应激性心肌损伤，驱蛔虫，抑菌，抑真菌，局麻作用，抗白血病，抗炎，增强免疫，利尿，提高横纹肌张力，平喘。

【辨证施治提纲】（一）证：中寒脘腹冷痛，呕吐泄泻，虫积腹痛，湿疹，阴痒。（二）病：霉菌性阴道炎，胆道蛔虫病，蛔虫性肠梗阻，绦虫病。

【剂量与用法】药典剂量：3～6 g。常规剂量：1.5～4.5 g。不宜大剂量使用。水煎服。研末或入丸散吞服。浸酒内服、外用适量。花椒为食药两用之品，在常规剂量内使用不会有明显的不良反应。

【注意事项】花椒辛热，对非胃寒型者，可能会加重内热和胃痛。花椒大剂量服用可引起喘促、呼吸困难、严重者呼吸麻痹而死亡。

【论述】花椒具有抗胃溃疡形成的作用。花椒对小肠有双向调节作用，小剂量时兴奋，大剂量时抑制。花椒有降压作用，能扩张冠状血管，解除冠状动脉痉挛，减少心肌内酶及能量的消耗，对心肌损伤有一定的保护作用。花椒有镇痛抗炎作用。花椒有轻度利尿作用，但大量可抑制尿排泄。花椒对子宫平滑肌痉挛具有解痉作用，能抑制小肠收缩。花椒能提高横纹肌张力，加强脊髓反射兴奋性。花椒能保护肝脏，明显减轻肝脏变性和坏死，花椒中香豆素有抑制乙肝病毒复制功能。花椒油可抑制平滑肌收缩，有一定平喘作用。花椒挥发油对11种皮肤癣菌和4种深部真菌均有一定的抑制和杀死作用，其中羊毛小孢子菌和红色毛癣菌最敏感，并能杀疥螨等。

花椒的传统功效是温中止痛、杀虫止痒；主治中寒脘腹冷痛，呕吐泄泻，虫积腹痛，湿疹，阴痒。药理研究发现其有许多新功效：抗溃疡，止泻，调节肠管运动、解痉止痛，保肝，抗血栓，抗应激性心肌损伤，驱蛔虫，增强免疫，利尿，提高横纹肌张力，平喘等；开发了心、脑、血管，增强免疫，提高横纹肌张力等方面的治疗前景。

荜茇（《新修本草》）

【来源】本品为胡椒科植物荜茇的干燥近成熟或成熟果穗。国内主产于云南、广东，国外主产于印度尼西亚、菲律宾、越南。果穗由绿变黑时采收，除去杂质，晒干。生用。本品香气特异，味辛辣。以肥大、饱满、气味浓者为佳。

【别名】荜拨。

【性味】味辛，性热。

【归经与趋势】归胃、肠，心、脑、血管，子宫。荜茇辛散、燥湿、温通，趋势以中焦为主，上、下疏泄。

【化学成分】果实含胡椒碱，棕榈酸，四氢胡椒酸，挥发油等。

【功效】温中散寒，理气止痛，宁心养心，安神镇惊，化浊通络，下气堕胎。

【药理概括】抗心律失常，增加心肌营养性血流量、抗心肌缺血，抗缺氧，降血脂，降血压，抑肠，松弛平滑肌，抗溃疡，镇静，抗惊厥，抑菌，抗流感病毒，抗早孕。

【辨证施治提纲】（一）证：中寒脘腹冷痛，呕吐，泄泻，寒凝气滞，胸痹心痛，头痛，牙痛。（二）病：乳腺炎，龋齿痛，神经性头痛，鼻炎，胃痉挛，冠心病。

【剂量与用法】药典剂量：1.5～3 g。常规剂量：3～9 g。不宜大剂量使用。水煎服。研末或入丸散吞服时酌减。浸酒内服，外用适量。荜茇为食药两用之品，在常规剂量内没有不适反应。

【注意事项】妊娠禁忌。荜拨辛热，多用久用会生内热，阴虚火旺之人需慎用。

【论述】荜茇能对抗室性早搏、室性心动过速、室性纤颤等多种心律失常，并能增加心肌营养性血流量，抗心肌缺血。荜茇对胃溃疡、胃液量、胃液总酸度均有显著抑制作用，防止寒冷应激性胃黏膜损伤，降低胃溃疡发生率。荜茇对回肠可抑制张力和收缩力，可降低直肠温度。胡椒碱对神经及肌肉组织有破坏作用。荜茇在妊娠早期有抗植入作用。荜茇有降血脂、降血压作用。荜茇有镇静、抗惊厥作用。

荜茇的传统功效是温中散寒，下气止痛；主治中寒脘腹冷痛，呕吐、泄泻，寒凝气滞，胸痹心痛，头痛，牙痛。药理研究发现其有许多新功效：抗心律失常，增加心肌营养性血流量，抗缺氧，降血脂，降血压，松弛平滑肌，抗溃疡，抗惊厥等；开发了心、脑、血管方面的治疗前景。

荜澄茄（《雷公炮炙论》）

【来源】本品为樟科植物山鸡椒的干燥成熟果实。主产于广西、浙江、四川、福建。秋季果实成熟时采收，晒干。生用。本品气芳香，味稍辣而微苦。以粒大、油性足、香气浓者为佳。

【别名】澄茄子，毕茄，山姜子，野胡椒。

【性味】味辛，性温。

【归经与趋势】归脾、胃、肠，心、脑、血管，肺、卫、皮肤，胆，肾、膀胱。荜澄茄辛散、燥湿、温通，趋势呈固涩下焦，疏泄、温通中、上焦，向上、向外。

【化学成分】果实含挥发油2%～6%，油中主要成分为柠檬醛、柠檬烯、香茅醛、莰烯、甲基庚烯酮、香叶醇、α-蒎烯、苧烯、对伞花烃、乙酸乙酯、β-蒎烯及甲基庚烯酮等。

【功效】温中散寒，行气止痛，健胃利胆，宁心养心，活血祛瘀，通络健脑，止咳祛痰，宣肺平喘，祛风止痒，涩肠止泻。

【药理概括】抗胃溃疡，利胆，止泻，镇痛，抗心律失常，抗心肌缺血，抗血栓，降血压，改善脑循环，抗过敏，平喘，镇咳，祛痰，抑菌，广谱抑真菌，抗病毒，灭滴虫，镇静。

【辨证施治提纲】（一）证：胃寒呕逆，脘腹冷痛，寒疝腹痛，寒湿瘀滞、小便浑浊。（二）病：冠心病，脑血栓形成，慢性支气管炎，阿米巴痢疾，牙痛。

【剂量与用法】药典剂量：1.5～3 g。常规剂量：3～9 g。不宜大剂量使用。水煎服。

研末或入丸散吞服时酌减。浸酒内服、外用适量。荜澄茄无毒，在常规剂量内没有不适反应。

【注意事项】荜澄茄多用久用会生内热，阴虚火旺之人需慎用。荜澄茄及提取物对皮肤具有可逆性类似炎症的刺激反应。

【论述】荜澄茄有抗胃溃疡及抗腹泻的作用。荜澄茄挥发油有抗心律失常、改善心肌缺血的作用。荜澄茄有抗血小板聚集及抗血栓形成作用，能增加脑血容量，增加脑血管弹性，降低脑血管阻力。荜澄茄能松弛气管平滑肌而有平喘、镇咳、祛痰作用。荜澄茄有明显的抗过敏作用。荜澄茄有镇痛、镇静作用。荜澄茄对多种皮肤真菌有抑制作用。

荜澄茄的传统功效是温中散寒、行气止痛；主治胃寒呕逆，脘腹冷痛，寒疝腹痛，寒湿瘀滞、小便混浊。药理研究发现其有许多新功效：抗胃溃疡，利胆，止泻，镇痛，扩冠增流，抗血栓，改善脑循环，抗过敏，平喘、镇咳、祛痰，广谱抑真菌等；开发了心、脑、血管，平喘、镇咳、祛痰等方面的治疗前景。

辣椒（《全国中草药汇编》）

【来源】本品为茄科植物辣椒或其栽培变种的干燥成熟果实。全国多地种植，成熟时采摘，生食，或晒干用。以味辣、色俊者为佳。

【别名】番椒，辣茄，海椒。

【性味】味辛，性热。

【归经与趋势】归脾、胃，肝、胆，心，肺。辣椒辛散、温通，趋势呈以中焦为主，向上、向外。

【化学成分】本品主要含辣椒碱类、辣椒红素、胡萝卜素、维生素C、柠檬酸、酒石酸等。

【功效】温中散寒，通痹止痛，开胃消食，醒脾止呕，疏肝利胆，补气养心。

【药理概括】刺激口腔黏膜，促进胃运动，增进食欲，改善消化功能，诱发神经源性炎症，降压，减慢心率，刺激呼吸道，降低膀胱内压，抗炎，抑菌，镇痛，保肝，利胆，止呕，抑制胃平滑肌，抗肿瘤，抗氧化，抗心肌缺血，抗疲劳，抑制细胞增殖，防辐射，搽剂刺激毛发生长。

【辨证施治提纲】（一）证：胃寒脘腹胀满，食欲不振。（二）病：带状疱疹后遗神经痛，糖尿病性神经痛，关节炎，银屑病，冻疮，外伤瘀肿，腰腿痛，外科一般炎症，伤骨疾病。

【剂量与用法】药典剂量：1～3 g。常规剂量：1～6 g。鲜品加倍。不宜大剂量使用。水煎服。研末或入丸散吞服时酌减。外用适量。辣椒为食药两用之品，在常规剂量内没有不适反应，长期服用也没有明显不良反应。

【注意事项】辣椒大剂量食用，几乎均能引起急性溃疡。

【论述】辣椒能刺激口腔黏膜，反射性增加胃的运动，增加消化酶的活性，具有促进食欲，止呕，改善消化功能的作用；辣椒的轻微刺激，对胃黏膜具有适应性细胞保护作用，能增加胃液中DNA的含量。辣椒素能诱发神经源性炎症，主要增高呼吸道和心脏的血管通透性。辣椒有保肝、利胆作用。辣椒有抗疲劳作用。辣椒对多种肿瘤有抑制作用。辣椒有抗心肌缺血作用。

辣椒的传统功效是温中散寒，开胃消食，主治胃寒脘腹胀满，食欲不振。药理研究发现其有许多新功效：刺激口腔黏膜、促进胃运动、增进食欲、改善消化功能，减慢心率，抗炎，保肝，利胆，止呕，抗心肌缺血，抗疲劳等。

第八章　理气药

凡以疏理气机为主要功效，常用以治疗气机失调之气滞、气逆证的药物，称为理气药，又称行气药。其中行气力强者，又称为破气药。

本类药物性味多辛苦温而芳香，主归脾、胃、肝、肺经。辛香行散，味苦能泄，温能通行，故有疏理气机的作用，并可通过调畅气机而达到止痛、散结、降逆之效。主要适用于治疗气机不畅之气滞、气逆证。因归经和性能的不同，又分别具有理气健脾、疏肝解郁、理气宽胸、行气止痛、破气散结、降逆止呕等功效。分别用于治疗脾胃气滞所致脘腹胀痛、嗳气吞酸、恶心呕吐、腹泻或便秘等；肝气郁滞所致胁肋胀痛、抑郁不乐、疝气疼痛、乳房胀痛、月经不调等；肺气壅滞所致胸闷胸痛、咳嗽气喘等。

使用本类药物，须针对不同的病症选择相应的药物，并进行必要的配伍。如脾胃气滞，应选用理气调中药；饮食积滞所致者，配伍消导药；湿热阻滞所致者，配伍清热祛湿药；寒湿困脾所致者，配伍苦温燥湿药，兼脾气虚者，配伍补气健脾药。肝气郁滞，应选用疏肝理气的药物；肝血不足者，配伍养血柔肝药；肝经受寒者，配伍暖肝散寒药；兼有瘀血阻滞者，配伍活血祛瘀药。肺气壅滞，应选用理气宽胸药；外邪客肺所致者，配伍宣肺解表药；痰饮阻肺所致者，配伍祛痰化饮药。

本类药物多辛温香燥，易耗气伤阴，故气阴不足者慎用。

现代药理研究表明，理气药具有抑制或兴奋胃肠平滑肌作用，促进消化液分泌、利胆、松弛支气管平滑肌等，以及调节子宫平滑肌、祛痰、平喘、兴奋心肌、增加冠状动脉血流量、升压等作用。

陈皮（《神农本草经》）

【来源】本品为芸香科植物橘及其栽培变种茶枝柑（广陈皮）、大红袍、温州蜜柑、福橘的干燥成熟果皮。主产于广东、广西、福建、四川、江西。药材分为陈皮和广陈皮。采摘成熟果实，剥去果皮，晒干或低温干燥。切丝，生用。本品气香，味辛、苦。以色鲜艳、香气浓者为佳。

【别名】橘皮。

【性味】味辛、苦，性温。

【归经与趋势】归脾、胃、肠，肝、胆，肺、卫、皮肤，心、血管，子宫。陈皮辛散、苦燥、温通，趋势呈坐镇中宫，疏肝、利胆、运脾、健胃，兼理下焦；向上、向外，培土生金理肺，暖中土而养君火。

【化学成分】本品主要含挥发油黄酮类化合物、有机胺和微量元素等。挥发油主要为柠檬烯、γ-松油烯等；黄酮类化合物主要为橙皮苷、新皮苷、陈皮素、新柚皮苷等。

【功效】运脾升清，健胃消食，燥湿祛痰，化浊通络，强心通脉，理气回阳，止咳平喘，疏肝散结，利胆溶石，祛风止痒，温经止血。

【药理概括】抑制肠道平滑肌，抗溃疡，促消化液分泌，改善小肠的消化功能，升压，强心，抗休克，提高心脏血流动力学指数，抗动脉粥样硬化，降血脂，保护血管，抗氧化，抑真菌，抗流感病毒，镇咳，祛痰，平喘，溶解胆结石，保肝，增强免疫功能，抑制精子畸形，抑制宫缩，抗炎，促进唾液淀粉酶活性，抗过敏，避孕，止血，升高血糖，防龋齿，杀蚊驱虫，抑制皮脂分泌，抑制黑色素生成，抗肿瘤。

【辨证施治提纲】（一）证：脾胃气滞、湿阻之脘腹胀满，食少吐泻，呕吐，呃逆，湿痰寒痰，咳嗽痰多，胸痹。（二）病：消化不良，溃疡性结肠炎，感冒，疥螨，胃癌，化疗消化道反应，休克，胆结石，冠心病。

【剂量与用法】药典剂量：3～10 g。常规剂量：3～10 g。不宜大剂量使用。水煎服。研末或入丸散吞服时酌减。浸酒内服、外用适量。陈皮无毒，在常规剂量内没有不适反应，长期服用也没有明显不良反应。

【注意事项】陈皮偶有过敏反应。

【论述】陈皮对肠肌的作用是双向的，先有短暂的兴奋作用，然后表现为抑制；陈皮对唾液淀粉酶活性有明显的促进作用，对胃肠道有温和的刺激作用，能促进消化液分泌和排出肠内积气；能抑制十二指肠的自发活动，使收缩降低，紧张性下降。陈皮对肝损害有保护作用，有舒张胆囊作用，可增加胆汁及胆汁内固体物质的排泄量，并对胆固醇结石有溶石作用。

陈皮能松弛支气管平滑肌，抗支气管平滑肌收缩痉挛，有平喘、镇咳的作用，挥发油有刺激性祛痰作用。陈皮可显著地增加心排血量和心脏收缩幅度，即有强心作用，增加脉压差，升高血压，在临床表现为抗休克、抗厥脱、回阳救逆。

陈皮中苷类成分能抑制精细胞的透明质酸酶活性，使精子在与卵细胞结合时不能水解卵泡上的透明质酸，阻止其进入卵细胞而达到避孕的目的。陈皮对子宫有抑制作用，高浓度则使之呈完全松弛状态。

陈皮散剂有缩短出血时间和凝血时间的作用，焙成炭药的散剂缩短凝血时间的作用较生药有所增强。陈皮有抑制皮脂分泌效果，可使部分皮脂细胞的功能丧失，使皮脂分泌受到抑制。陈皮有抗炎、抗过敏作用。陈皮可抑制黑色素瘤细胞生成黑色素。

陈皮所含橙皮苷和柚皮苷，具有维生素P样作用，能降低毛细血管通透性和脆性，有保护血管的作用。陈皮有抗血小板聚集、抗氧化、降血脂、防治动脉粥样硬化作用。陈皮有抗肿瘤作用。陈皮能升高血糖。陈皮有抑菌、广谱抑真菌、抗流感病毒作用。

陈皮的传统功效是理气健脾，燥湿化痰；主治脾胃气滞、湿阻之脘腹胀满、食少吐泻，呕吐，呃逆，湿痰寒痰，咳嗽痰多，胸痹。药理研究发现其有许多新功效：抗溃疡，促消化液分泌，改善小肠的消化功能，强心，抗动脉粥样硬化，降血脂，抗氧化，抗流感病毒，祛痰，平喘，溶解胆结石，保肝，增强免疫等；开发了心、血管，保肝利胆溶石，祛痰平喘，止血等方面的治疗前景。

青皮（《本草图经》）

【来源】本品为芸香科植物橘及其栽培变种的幼果或未成熟果实的果皮。主产于福建、浙江。5—6月间收集自落的幼果，晒干，称为个青皮；7—8月间采收未成熟的果实，在果皮上纵剖成四瓣至基部，除尽瓤瓣，晒干，习称"四花青皮"。生用或醋炙用。个青皮气香，味苦辛，以色黑绿、个匀、质硬、香气浓者为佳；四花青皮气清香，味酸、苦、辛，以皮黑绿色、内面黄白色、香气浓者为佳。

【别名】青橘皮，青柑皮。

【性味】味苦、辛，性温。

【归经与趋势】归肝、胆、脾、胃、肠、心、血管。青皮辛散、苦燥、温通，趋势呈坐镇中宫：疏肝、利胆、运脾、健胃，兼理下焦；向上、向外，培土生金，暖中土而养君火。

【化学成分】本品所含主要成分与陈皮相似，但所含成分的量有所不同，如昔荼福林含量青皮比较高。另外含多种氨基酸，如天冬氨酸、谷氨酸、脯氨酸等。

【功效】疏肝利胆，破气散结，消积化滞，运脾健胃，强心通脉，提气回阳，活血祛瘀，祛痰平喘。

【药理概括】镇痛，健胃、促进消化液分泌，抑制肠管平滑肌，利胆，保肝，抑制子宫收缩，兴奋膀胱平滑肌，祛痰，平喘，升血压，抗休克，兴奋心脏功能，增加胃肠血流量，抑制血小板聚集，抗血栓，抗癌。

【辨证施治提纲】（一）证：肝郁气滞，胸胁胀痛，疝气疼痛，乳癖乳痈，食积气滞，脘腹胀痛，癥瘕积聚，久疟痞块。（二）病：休克，阵发性心动过速，消化不良，胆结石。

【剂量与用法】药典剂量：3～9 g。常规剂量：6～12 g。不宜大剂量使用。水煎服。研末或入丸散吞服时酌减。浸酒内服、外用适量。青皮无毒，在常规剂量内没有不适反应，长期服用也没有明显不良反应。

【注意事项】本品毒性小，安全范围大。

【论述】青皮所含挥发油对胃肠道有温和的刺激作用，能促进消化液的分泌和排除肠内积气，其煎剂能抑制肠管平滑肌，呈解痉作用，此作用强于陈皮。

青皮能降低胃、胆囊及子宫的紧张性收缩，并使膀胱平滑肌兴奋，对胆囊平滑肌有显著的舒张作用，有较强的利胆作用，可促进胆汁分泌，提高胆汁流量，同时对肝细胞功能有保护作用。

青皮有显著的升压、抗休克作用，对心肌的兴奋性、收缩性、传导性和自律性均有明显的正性肌力作用。其挥发油中的柠檬烯有祛痰、扩张支气管、平喘的作用。

青皮对脑梗死灶周围葡萄糖利用率有提高作用。青皮有促进纤维蛋白溶解，抗血栓形成的作用。橘皮黄酮类化合物对各种癌细胞系有明显的抗癌活性，能减少体外红细胞聚集和沉降。

青皮的传统功效是疏肝破气，消积化滞；主治肝郁气滞，胸胁胀痛，疝气疼痛，乳癖乳痛，食积气滞，脘腹胀痛，癥瘕积聚，久疟痞块。药理研究发现其有许多新功效：健胃，促进消化液分泌，利胆，保肝，抑制子宫收缩，祛痰，平喘，升血压，抗休克，兴奋心脏功能，抗血栓等；开发了心、血管，保肝利胆，抑制子宫收缩等方面的治疗前景。

枳实（《神农本草经》）

【来源】本品为芸香科植物酸橙及其栽培变种或甜橙的干燥幼果。主产于四川、江西、湖南、湖北、江苏。5—6月间收集自落的果实，除去杂质，自中部横切为两半，晒干或低温干燥，较小者直接晒干或低温干燥。切薄片，生用或麸炒用。本品气清香，味苦、微酸。以外皮色黑绿、香气浓者为佳。

【别名】鹅眼枳实。

【性味】味苦、辛、酸，性微寒。

【归经与趋势】归脾、胃、肠，心、脑、血管，肝、胆，肾、子宫、膀胱。枳实辛散、苦降、酸敛，趋势峻猛，能敛提下陷之气、清降上逆之浊，疏中土而通心宫，强势疏通三焦之气滞、食阻、痰凝、郁结；作用特点为"提、降、通"三个字。

【化学成分】本品主要含黄酮类成分如橙皮苷、橙皮素、柚皮苷、柚皮素、新橙皮苷、柚皮芸香苷等；生物碱类成分如辛弗林、N-甲基酪胺、乙酰去甲辛弗林等；挥发油如α-水茴香萜、α-蒎烯、柠檬烯、芳樟醇等。还含有蛋白质、碳水化合物、胡萝卜素、核黄素、γ-氨基丁酸等。

【功效】破气消积，化痰散痞，运脾健胃，活血通络，强心养心，提气回阳，健脑安神，通痹止痛，护肾利尿，祛风止痒。

【药理概括】镇痛，镇静，调节胃肠平滑肌，促进胃排空，促小肠推进功能，调节阴道平滑肌收缩，利胆，兴奋子宫，升高血压，强心，扩张冠脉，增加冠脉血流量，改善微循环，抗休克，降低心、脑、肾血管阻力，增加心、脑、肾血流量，利尿，增大下肢血管阻力，减少下肢血流量，抗过敏，抑制血小板聚集，抗炎，退热，抑制中枢。

【辨证施治提纲】（一）证：积滞内停，痞满胀痛，泻痢后重，大便不通；痰阻气滞，胸痹，结胸；脏器下垂。（二）病：便秘，休克，心力衰竭，胃下垂，头痛，胃炎，胃肠功能紊乱，软组织疼痛，肝硬化腹水，阴吹。

【剂量与用法】药典剂量：3～9 g。常规剂量：3～9 g。不宜大剂量使用。水煎服。研末或入丸散吞服时酌减。浸酒内服、外用适量。枳实无毒，在常规剂量内没有不适反应，长期服用也没有明显不良反应。

【注意事项】妊娠禁忌。脾虚泄泻患者腹胀用枳实有时会出现胀气加重。

【论述】枳实调节胃肠运动，微量枳实煎剂可明显降低肠平滑肌的活动，小量对肠平滑肌有抑制作用，能缓解乙酰胆碱或氯化钡所致的小肠痉挛，对胃肠道平滑肌又有兴奋作用，可使胃底平滑肌的张力明显升高，有促进胃运动、加速胃排空的作用。其中黄酮苷对肠平滑肌的收缩呈抑制作用，挥发油则呈先兴奋后抑制的作用。

枳实有调节阴道平滑肌收缩的作用，低浓度时收缩，高浓度则表现为抑制；兴奋子宫平滑肌，使子宫的收缩节律性增强。枳实有强心作用，能显著增强心肌收缩力，对血压下降的休克也有强心和升高血压的作用。枳实能改善末梢微循环，对心肌梗死所致的休克有明显的改善作用。枳实所含橙皮苷和柚皮苷，具有维生素P样作用，能降低毛细血管通透性和脆性，有保护血管的作用。

枳实有较强的抗过敏活性。枳实能抑制中枢，表明有镇静、镇痛、解热作用。枳实具有明显的抗血小板聚集及抑制红细胞聚集的作用，其作用优于阿司匹林，并呈明显的量效关系；枳实还有抑制血栓形成的作用。枳实能使胆囊收缩，奥狄括约肌张力增加，有利胆作用。枳实有利尿作用。

枳实的传统功效是破气消积，化痰散痞；主治积滞内停，痞满胀痛，泻痢后重，大便不通；痰阻气滞，胸痹，结胸；脏器下垂。药理研究发现其有许多新功效：促进胃排空，促小肠推进功能，利胆，兴奋子宫，升高血压，强心，扩张冠脉，改善微循环，抗休克，增加心、脑、肾血流量，利尿等；开发了心、脑、血管方面的治疗前景。枳实的功效，古今差异比较大。

木香（《神农本草经》）

【来源】本品为菊科植物木香的干燥根。原产于印度、缅甸、巴基斯坦，从广州进口，称为广木香。国内云南有大量引种，故又有"云木香"之名。秋、冬二季采挖，除去泥沙及须根，切段，大的再纵剖成瓣，干燥后撞去粗皮。生用或煨用。本品气香特异，味微苦。以香气浓郁、油性足者为佳。

【别名】青木香，广木香，云木香。

【性味】味辛、苦，性温。

【归经与趋势】归脾、胃、肠，胆、肺、卫、皮肤，脑、血管。木香辛散、苦燥、温通，趋势呈坐镇中宫，疏肝、利胆、运脾、健胃，培土生金、助肺宣降，又入血分、能化浊、活血、通络。

【化学成分】本品主要含挥发油，其中主要为萜内酯类成分如去氢木香内酯、木香烃内酯，还含有种类众多的烯类成分，少量的酮、醛、酚等化合物。木香中还含天冬氨酸、谷氨酸、γ-氨基丁酸等20种氨基酸，以及胆胺，木香萜胺A、B、C、D、E，豆甾醇，木香碱，树脂等。

【功效】行气止痛，运脾化湿，健胃消食，利胆解痉，平喘祛痰，活血安神，通络强心，祛浊散结。

【药理概括】促进胃排空，促肠推进运动，抗溃疡，利胆，兴奋心脏，扩张血管，降压，扩张支气管平滑肌、平喘，祛痰，抑菌，抑真菌，抑制中枢，增强纤维蛋白溶解，抑血小板聚集，抗癌，降血糖。

【辨证施治提纲】（一）证：脾胃气滞，脘腹胀痛，食积不消，不思饮食，泻痢后重，胸胁胀痛，黄疸，疝气疼痛。（二）病：溃疡病，胃肠气胀，胆绞痛，肝炎，劳伤性胸痛，支气管哮喘。

【剂量与用法】药典剂量：1.5～6 g。常规剂量：3～9 g。不宜大剂量使用。水煎服。研末或入丸散吞服时酌减。浸酒内服、外用适量。木香无毒，在常规剂量内没有不适反应，长期服用也没有明显不良反应。

【注意事项】本品用量过大可致口干、腹部不适、眩晕、头痛与嗜睡。

【论述】木香对急性胃溃疡具有显著的抑制作用，木香具有显著的促进胃排空和肠推进作用，对胃黏膜损伤有明显的保护作用，呈现抗溃疡作用；木香对平滑肌痉挛有对抗作用，对肠痉挛有直接的松弛作用；云木香碱对小肠有抑制作用，较大剂量时，可使肠停止运动。木香有促进胆囊收缩作用。

木香对气管和支气管痉挛有显著的解痉作用，显示平喘作用。木香小剂量能兴奋心脏，大剂量则有抑制作用；小剂量扩张血管，大剂量反而引起收缩。木香有抑制血小板聚集和降血压作用。木香有降血糖作用。木香有抗肿瘤作用。

木香的传统功效是行气止痛，健脾消食；主治脾胃气滞，脘腹胀痛，食积不消，不思饮食，泻痢后重，胸胁胀痛，黄疸，疝气疼痛。药理研究发现其有许多新功效：促进胃排空，促肠推进运动，抗溃疡，利胆，平喘，祛痰，增强纤维蛋白溶解，抑血小板聚集，抗癌等；证实了木香对肝、胆、脾、胃的作用，又开发了扩张支气管平滑肌、平喘，祛痰，增强纤维蛋白溶解，抑血小板聚集，抗癌等方面的治疗前景。

沉香（《名医别录》）

【来源】本品为瑞香科植物沉香及白木香含有树脂的木材。沉香主产于印度尼西亚、马来西亚，白木香主产于广东、广西。全年均可采收，割取含树脂的木材，除去不含树脂的部分，阴干。除去枯废白木，劈成小块，用时捣碎或研成细粉。生用。本品气芳香，味苦。以含树脂多、香气浓、味苦者为佳。

【别名】蜜香，沉水香。

【性味】味辛、苦，性微温。

【归经与趋势】归脾、胃、肠，心，肺，肾经。沉香辛散、苦燥、温通，趋势呈向下、向外。

【化学成分】本品主要含挥发油：白木香酸，白木香醛，呋喃白木香醛、呋喃白木香醇；色酮类成分等。

【功效】行气止痛，温中止呕，纳气平喘，安神养心。

【药理概括】平滑肌解痉作用，抗组胺作用，平喘，镇静，镇痛，降压，抗心肌缺血，耐缺氧。

【辨证施治提纲】（一）证：寒凝气滞，胸腹胀闷疼痛，胃寒呕吐呃逆，肾虚气逆喘息。（二）病：哮喘，前列腺疾病，痛证，呃逆，尿道综合征，癃闭。

【剂量与用法】药典剂量：1.5～4 g。常规剂量：1～5 g。不宜大剂量使用。水煎服。研末或入丸散吞服时酌减。浸酒内服、外用适量。沉香无毒，在常规剂量内没有不适反应，长期服用也没有明显不良反应。

【注意事项】本品毒性小，安全范围大。

【论述】沉香对回肠的自主收缩有抑制作用，并能对抗组胺、乙酰胆碱引起的痉挛性收缩，能使肠推进运动减慢，呈现肠平滑肌解痉作用。沉香能促进气管抗组胺作用，而发挥止喘效果。沉香有良好的镇静、镇痛作用。沉香有降压作用。沉香有抗菌活性。

沉香的传统功效是行气止痛，温中止呕，纳气平喘；主治寒凝气滞，胸腹胀闷疼痛，胃寒呕吐呃逆，肾虚气逆喘息。药理研究发现其有平滑肌解痉，抗组胺，平喘，镇静、镇痛，抗心肌缺血等作用。沉香的功效，古今差别不大。

檀香（《名医别录》）

【来源】本品为檀香科植物檀香树干的干燥心材。国外主产于印度、澳大利亚、印度尼西亚，我国海南、广东、云南等地亦产。以夏季采收为佳。除去边材，镑片或劈碎后入药。生用。本品气清香，燃烧时香气更浓；味淡，嚼之有辛辣感。以色黄、质坚、显油性、香气浓厚者为佳。

【别名】白檀香，真檀香，檀香木。

【性味】味辛，性温。

【归经与趋势】归脾、胃、肠，心、脑。檀香辛散、温通，趋势呈向外、向下。

【化学成分】本品主要含挥发油，油中主要成分为倍半萜类化合物，其中α-檀香醇、β-檀香醇约占90%以上。此外还含二氢-α-沉香呋喃、二氢-β-沉香呋喃、4，11-环氧-顺式-桉叶烷、朱栾萜烯等。

【功效】行气温中，开胃止痛，安神利尿。

【药理概括】抑制中枢、镇静，抑菌，抑制胃肠推进运动，利尿。

【辨证施治提纲】（一）证：寒凝气滞，胸膈不舒，胸痹心痛，脘腹疼痛，呕吐食少。（二）病：消化不良，冠心病，失眠多梦。

【剂量与用法】药典剂量：2～5 g。常规剂量：2～5 g。不宜大剂量使用。水煎服。研末或入丸散吞服时酌减。浸酒内服、外用适量。檀香无毒，在常规剂量内没有不适反应，长期服用也没有明显不良反应。

【注意事项】本品毒性小，安全范围大。

【论述】檀香有中枢镇静作用。檀香挥发油对肠运动亢进有抑制作用；檀香油有利尿作用。檀香有抑菌作用。

檀香的传统功效是行气温中，开胃止痛；主治寒凝气滞，胸膈不舒，胸痹心痛，脘腹疼痛，呕吐食少。药理研究发现其有抑制中枢、镇静，抑制胃肠推进运动，利尿等作用。檀香的功效，古今差别不大。

川楝子（《神农本草经》）

【来源】本品为楝科植物川楝的干燥成熟果实。主产于四川。冬季果实成熟时采收，除去杂质，干燥。用时打碎。生用或炒用。本品气特异，味酸、苦。以个大、饱满、外皮金黄色、果肉黄白色者为佳。

【别名】金铃子，苦楝子。

【性味】味苦，性寒；有小毒。

【归经与趋势】归肝、胆，胃、小肠，肺、皮肤。川楝子苦寒降泄，趋势呈向外、向下。

【化学成分】本品主要含川楝素、黄酮、多糖、脂肪油等。

【功效】疏肝泄热，利胆护胃，行气散结，宁心安神，通痹止痛，杀虫解毒。

【药理概括】对神经肌肉接头有阻断作用，抑制呼吸中枢，抗肉毒，抑制心肌，利胆，抗溃疡，兴奋肠管，抗癌，驱虫，镇痛，抗炎，广谱抑真菌。

【辨证施治提纲】（一）证：肝郁化火，胸胁、脘腹胀痛，疝气疼痛，虫积腹痛。（二）病：驱虫，胆结石，甲癣。

【剂量与用法】药典剂量：5～10 g。常规剂量：9～12 g。不宜大剂量使用。水煎服。研末或入丸散吞服时酌减。浸酒内服、外用适量。川楝子有毒，在常规剂量内水煎服即有不良反应，胃痛、恶心，腹痛、腹泻。长期服用或大剂量使用可引起肝功能损害。

【注意事项】妊娠禁忌。本品有毒，出现胃黏膜发炎、充血以致形成溃疡，可引起肝损伤；大剂量可引起急性中毒，主要致死原因是血管壁通透性增加，引起内脏出血，血压下降而形成急性循环衰竭；临床表现有呕吐等胃肠症状，神志恍惚，呼吸急促，瞳孔散大，痉挛，口吐白沫，甚至死亡。川楝子不宜过量或持续服用。又因性寒，脾胃虚寒者慎用。

【论述】川楝子有松弛奥狄氏括约肌，收缩胆囊，促进胆汁排泄的作用。川楝子能兴奋肠管平滑肌，使其张力和收缩力增加；能提高胃液的pH值，能抑制胃液对蛋白质的消化，对胃溃疡有治疗作用。

川楝子抑制呼吸中枢，大剂量可引起呼吸衰竭。川楝素具有驱虫作用，作用缓慢而持久，对猪蛔虫、蚯蚓、水蛭等有明显的杀灭作用。川楝子有明显的抗组胺作用，对金黄色葡萄球菌、多种致病性真菌有抑制作用。川楝子有抗炎、镇痛作用。

川楝子的传统功效是疏肝泄热，行气止痛，杀虫；主治肝郁化火，胸胁、脘腹胀痛，疝气疼痛，虫积腹痛。药理研究发现其有对神经肌肉接头的阻断作用，抗肉毒，利胆，抗溃疡，兴奋肠管，抗癌，驱虫，镇痛，抗炎，广谱抑真菌等。

乌药（《本草拾遗》）

【来源】本品为樟科植物乌药的干燥块根。主产于浙江、安徽、湖南、湖北。全年均可采挖，除去细根，洗净，趁鲜切片，晒干。生用。本品气香，味微苦、辛，有清凉感。以质嫩、粉性大、切面淡黄棕色、香气浓者为佳。

【别名】台乌药。

【性味】味辛，性温。

【归经与趋势】归肺、卫、皮肤，脾、胃、肠，心、脑、血管，肝，肾、膀胱。乌药辛散、温通，趋势呈向上、向外，四散敷布，散下焦寒凝，坐镇中土：行气疏肝、运脾健胃，温蕴之热：达心宫、上脑府。

【化学成分】本品主要含挥发油，其中主要含乌药烷、乌药烃、乌药醇、乌药酸、乌药醇酯等。

【功效】发汗解表，行气解痉，运脾健胃，疏肝散结，升阳醒脑，强心通脉，温肾散寒，祛风燥湿，通痹止痛，收敛止血。

【药理概括】抗炎，镇痛，抗病毒，保肝，护肾，调节胃肠平滑肌，兴奋心肌，增加消化液分泌，抗组胺，促血凝，止血，抑菌，增加体重，发汗，兴奋神经，镇痉，驱虫，抗肿瘤。

【辨证施治提纲】（一）证：寒凝气滞，胸腹胀痛，气逆喘急，疝气疼痛，经寒腹痛，肾阳不足，膀胱虚冷，遗尿尿频。（二）病：腹痛，胃痛，风湿腰痛，消化系统疾病，软组织外伤，痛疽。

【剂量与用法】药典剂量：6～10 g。常规剂量：6～10 g。不宜大剂量使用。水煎服。研末或入丸散吞服时酌减。浸酒内服、外用适量。乌药无毒，在常规剂量内没有不适反应，长期服用也没有明显不良反应。

【注意事项】有实热和阴虚内火甚者不宜使用。

【论述】乌药对胃肠道平滑肌有兴奋和抑制的双向调节作用，可通过作用于迷走神经，使肠肌蠕动加速，收缩加强，并能促进消化液的分泌。乌药能明显缩短血浆再钙化时间，促进血凝，有良好的止血作用。乌药能降低谷草和谷丙转氨酶，并可保护肝脏免受脂肪浸润。

乌药挥发油有兴奋心肌、加速血液循环、升高血压的作用，可使心率加快，血管阻力降低，冠脉血流量明显增加。乌药长期服用，可使体重增加。乌药挥发油口服有兴奋大脑皮质、促进呼吸作用。乌药挥发油局部涂用，可使局部血管扩张，缓解肌肉痉挛性疼痛。乌药还具有抗病毒、抑菌、抗肿瘤、抗炎镇痛、防治糖尿病肾病、保护肝脏、调节凝血功能等药理作用。

乌药的传统功效是行气止痛、温肾散寒；主治寒凝气滞，胸腹胀痛，气逆喘急，疝气疼痛，经寒腹痛，肾阳不足，膀胱虚冷，遗尿尿频。药理研究发现其有许多新功效：抗炎、镇痛、保肝、护肾、调节胃肠平滑肌、兴奋心肌、增加消化液分泌、止血、发汗、兴奋神经、抗肿瘤等；开发了心、脑、血管，保肝，护肾，止血等方面的治疗前景。

荔枝核（《本草衍义》）

【来源】本品为无患子科植物荔枝的干燥成熟种子。主产于福建、广东、广西。夏季采摘成熟果实，除去果皮及肉质假种皮，洗净，晒干。生用或盐水炙用。用时打碎。本品气微，味微甘、苦、涩。以粒大、饱满、光亮者为佳。

【别名】荔核，荔仁，大荔核。

【性味】味甘、微苦，性温。

【归经与趋势】归肝，肾。荔枝核甘缓、苦燥、温通，趋势呈燥湿、化浊、疏散。

【化学成分】本品主要含多糖、总皂苷和黄酮类化合物等。

【功效】行气散结，祛寒止痛，疏肝活血，化浊通络。

【药理概括】降血糖，抑制血小板聚集，护肝作用，抗病毒，调节血脂，抗氧化。

【辨证施治提纲】（一）证：寒疝腹痛，睾丸肿痛，胃脘胀痛，痛经，产后腹痛。（二）病：糖尿病，乙型肝炎，前列腺痛。

【剂量与用法】药典剂量：5～10 g。常规剂量：5～10 g。大剂量：15～30 g。水煎服。研末或入丸散吞服时酌减。浸酒内服、外用适量。荔枝核无毒，在常规剂量内没有不适反应，长期服用或大剂量使用也没有明显不良反应。

【注意事项】本品毒性小，安全范围大。

【论述】荔枝核具有显著的降血糖作用，肝糖原含量亦显著下降；其机理是增强胰岛素敏感性，并提高机体及周围组织对葡萄糖的利用率。荔枝核能降低甘油三酯和总胆固醇。荔枝核有抗肝损伤和抗肝癌作用。荔枝核具有抗流感病毒作用。

荔枝核的传统功效是行气散结、祛寒止痛；主治寒疝腹痛、睾丸肿痛、胃脘胀痛、痛经、产后腹痛。药理研究发现其有降血糖、抑制血小板聚集、护肝、抗病毒、调节血脂、抗氧化等作用；开发了降血糖、抑制血小板聚集、护肝等方面的治疗前景。

香附（《名医别录》）

【来源】本品为莎草科植物莎草的干燥根茎。主产于山东、浙江、福建、湖南。秋季采挖，燎去毛须，置沸水中略煮或蒸透后晒干，或燎后直接晒干。生用，或醋炙用。用时碾碎。本品气香，味微苦。以色棕褐、香气浓者为佳。

【别名】莎草子。

【性味】味辛、微苦、微甘，性平。

【归经与趋势】归肝、胆，脾、胃、肠，心、脑、血管，肺，子宫。香附甘缓、辛散、苦燥，趋势呈四散敷布，行解郁、疏散之功，调理上、中、下三焦。

【化学成分】本品主要含挥发油，油中主要成分为倍半萜类如β-蒎烯、香附子烯、α-香附酮、β-香附酮、广藿香酮、α-莎香醇、β-莎草醇、柠檬烯、丁香烯等。此外，还有糖类、苷类、黄酮类、三萜类、酚类、生物碱等成分。

【功效】疏肝利胆，理气宽中，消积化滞，调经止痛，解郁安神，强心宁心，宣肺平喘，活血化瘀，通痹散结。

【药理概括】利胆，保肝，中枢抑制，麻醉，解热，镇痛，抗炎，强心，减慢心率，降压，抑制子宫平滑肌，雌激素样作用，抑菌，抑真菌，活血化瘀，消积化滞，抑制肠管收缩，抗肿瘤，缓解支气管痉挛。

【辨证施治提纲】（一）证：肝郁气滞、胸胁胀痛、疝气疼痛，月经不调、经闭痛经，乳房胀痛，脾胃气滞、脘腹痞闷、胀满疼痛。（二）病：扁平疣，腰痛，结核性胸膜炎，甲状腺炎，尿路结石，子宫肌瘤，胆囊炎。

【剂量与用法】药典剂量：6～10 g。常规剂量：6～10 g。大剂量：10～15 g。水煎服。研末或入丸散吞服时酌减。浸酒内服、外用适量。香附无毒，在常规剂量内没有不适反应，长期服用或大剂量使用也没有明显不良反应。醋炙可增强疏肝止痛作用。

【注意事项】本品毒性小，安全范围大。

【论述】香附对子宫有抑制作用，能降低其收缩力和张力；其挥发油有雌激素样作用。香附水煎剂可明显增加胆汁流量，促进胆汁分泌，并对肝细胞有保护作用。香附有抑制肠管收缩作用。香附有强心、减慢心律及降低血压的作用。香附有解热和镇痛作用，挥发油有安定作用。香附还有抗菌、抗炎、抗肿瘤等作用。

香附的传统功效是疏肝解郁、理气宽中、调经止痛；主治肝郁气滞、胸胁胀痛、疝气疼痛，月经不调、经闭痛经，乳房胀痛，脾胃气滞、脘腹痞闷、胀满疼痛。药理研究发现其有许多新功效：利胆，保肝，中枢抑制，解热，镇痛，抗炎，强心，抑制子宫平滑肌，有雌激素样作用，活血化瘀，消积化滞，抗肿瘤，缓解支气管痉挛等；开发了心、脑、血管，雌激素样作用等方面的治疗前景。

佛手（《滇南本草》）

【来源】本品为芸香科植物佛手的干燥果实。主产于四川、广东。秋季果实尚未变黄或刚变黄时采收，纵切成薄片，晒干或低温干燥。切片，生用。本品气香，味微甜后苦。以片大、绿皮白肉、香气浓者为佳。

【别名】佛手柑,佛手香橼,五指柑。

【性味】味辛、苦、酸,性温。

【归经与趋势】归肝,脾、胃、肠,肺、卫、皮肤,心、脑、血管。佛手辛散、苦降、酸敛、温通,趋势柔和,能提下陷之气、降上逆之浊,疏中土而通心宫,疏通三焦之气滞、食阻、痰凝、郁结。

【化学成分】佛手果皮含挥发油,其中主要为柠檬苦素、柠檬烯等。果实含香豆精类化合物如佛手内酯、柠檬内酯,以及黄酮、多糖等。

【功效】疏肝理气,通痹散结,和胃止痛,宣肺平喘,燥湿化痰,安神镇惊,宁心养心,运气回阳,升清明目,祛风止痒,通络生发,收敛止血。

【药理概括】抑制平滑肌,抗肠痉挛,平喘,祛痰,抗过敏,中枢抑制、镇静、抗惊厥,抑心,增加冠脉血流量,保护心肌缺血,降血压,抗流感病毒,促进免疫,抗癌,抗休克,抗酒精中毒,维生素P样作用,抗炎,局麻作用,促进毛发生长,杀螺,抑制眼晶状体醛还原酶,止血。

【辨证施治提纲】(一)证:肝胃气滞,胸胁胀痛,脾胃气滞,胃脘痞满,食少呕吐,咳嗽痰多。(二)病:咳喘,慢性支气管炎,肺气肿,肝炎,急、慢性胃炎,白内障。

【剂量与用法】药典剂量:3～10 g。常规剂量:3～10 g。大剂量:15～30 g。水煎服。研末或入丸散吞服时酌减。浸酒内服、外用适量。佛手无毒,为食药两用之品,在常规剂量内没有不适反应,长期服用或大剂量使用也没有明显不良反应。

【注意事项】本品毒性小,安全范围大。

【论述】佛手对肠道平滑肌有明显的抑制作用,对十二指肠痉挛有显著解痉作用;能迅速缓解胃肠和胆囊的张力增加,还能促进消化液的分泌,佛手挥发油有局部刺激作用,内服能促进肠蠕动,促进大肠内气体排出,增进泻下药的泻下作用。

佛手有扩张冠状血管、增加冠脉血流量的作用,高浓度时抑制心肌收缩力、减缓心率、降低血压、保护心肌缺血。佛手有平喘、祛痰作用。佛手所含的地奥明具有维生素P样作用,能降低毛细血管的通透性,还能增强毛细血管的抵抗力,减少肾上腺中维生素的排出;地奥明还有抗炎作用。

佛手有一定对抗肝素的抗凝血和止血作用。佛手有一过性降血压作用。橙皮苷有抑制眼晶状体醛还原酶的作用。佛手液涂抹于脱毛皮肤部位,能显著提高皮肤中SOD活性,增加皮肤中胶原蛋白的含量,明显减少脂质过氧化产物丙二醛的含量,促进毛发生长;佛手所含的香柑内酯对皮肤有光学活性,作用仅次于补骨脂。此外,佛手还有抗应激、调节免疫、杀螺、抗肿瘤等作用。

佛手的传统功效是疏肝理气,和胃止痛,燥湿化痰;主治肝胃气滞,胸胁胀痛,脾胃气滞,胃脘痞满,纳少呕吐,咳嗽痰多等症。药理研究发现其有许多新功效:抑制平滑肌,平喘,祛痰,抗过敏,镇静,抗惊厥,增加冠脉血流量,抗流感病毒,促进免疫,抗癌，维生素P样作用，抗炎，促进毛发生长，止血等；开发了心、脑、血管，生发，止血等方面的治疗前景。

香橼（《本草拾遗》）

【来源】本品为芸香科植物枸橼或香圆的干燥成熟果实。主产于四川、云南、福建、江苏、浙江。秋季果实成熟时采收，趁鲜切片，晒干或低温干燥。香橼亦可整个或对剖两半后，晒干或低温干燥。生用。枸橼气清香，味微甜而苦辛；香圆气香，味酸而苦。以个大、皮粗、色黑绿、香气浓者为佳。

【别名】香圆，枸橼。

【性味】味辛、苦、酸，性温。

【归经与趋势】归肝，脾、胃，肺、卫、皮肤。香橼辛散、苦燥、温通，趋势呈向外、向上。

【化学成分】本品主要含挥发油：右旋柠檬烯，水芹烯，枸橼醛等；黄酮类成分：柚皮苷，橙皮苷等。还含二萜内酯类及鞣质等。

【功效】疏肝解郁，理气宽中，健胃消食，燥湿化痰，升清明目。

【药理概括】促进胃肠蠕动，祛痰，抗炎作用，抗病毒，预防冻伤，抑制晶状体的醛还原酶作用。

【辨证施治提纲】（一）证：肝胃气滞，胸胁胀痛，脾胃气滞，胃脘痞满，呕吐噫气，痰多咳嗽。（二）病：浅表性胃炎，气管炎，白内障。

【剂量与用法】药典剂量：3～10 g。常规剂量：3～10 g。大剂量：10～15 g。水煎服。研末或入丸散吞服时酌减。浸酒内服、外用适量。香橼无毒，在常规剂量内没有不适反应，长期服用或大剂量使用也没有明显不良反应。

【注意事项】本品毒性小，安全范围大。

【论述】香橼有促进胃肠蠕动、健胃及祛痰作用。香橼还有抗炎作用。香橼有抗病毒作用，能保护细胞不受水疱性口炎病毒侵害，也能预防流感病毒的感染。

香橼的传统功效是疏肝解郁、理气宽中、燥湿化痰；主治肝胃气滞、胸胁胀痛、脾胃气滞、胃脘痞满、呕吐噫气、痰多咳嗽。药理研究发现其有抗炎，抗病毒，预防冻伤，抑制晶状体的醛还原酶等作用。香橼的功效，古今差别不大。

玫瑰花（《食物本草》）

【来源】本品为蔷薇科植物玫瑰的干燥花蕾。主产于江苏、浙江。春末夏初花将开放时分批采摘，及时低温干燥。生用。本品气芳香浓郁，味微苦涩。以色紫红、朵大、香气浓者为佳。

【别名】徘徊花，刺枚花。

【性味】味甘、微苦，性温。

【归经与趋势】归肝、胆，心，脾。玫瑰花甘缓、苦燥、温通，趋势以解郁、疏泄为主。

【化学成分】本品主要含挥发油，主要为玫瑰油、香茅醇、牻牛儿醇，橙花醇、丁香油酚，苯乙醇等。此外，尚含槲皮苷、鞣质、脂肪油、有机酸等。

【功效】行气解郁，利胆止痛，活血养心。

【药理概括】促进胆汁分泌，保护心肌，改善肠系膜微循环，抗氧化，解毒，舒张血管平滑肌。

【辨证施治提纲】（一）证：肝胃气痛，食少呕恶，月经不调，经前乳房胀痛，跌仆伤痛。（二）病：慢性肝炎，痢疾，痛经，冠心病、心绞痛，玫瑰糠疹。

【剂量与用法】药典剂量：3～6 g。常规剂量：3～6 g。药材质地轻，不宜大剂量使用。水煎服。研末或入丸散吞服时酌减。浸酒内服、外用适量。玫瑰花无毒，在常规剂量内没有不适反应，长期服用也没有明显不良反应。

【注意事项】本品毒性小，安全范围大。

【论述】玫瑰油有利胆作用，可促进胆汁分泌。玫瑰花能改善心肌缺血，缩小心肌梗死范围。玫瑰花能改善肠系膜微循环。玫瑰花能舒张血管平滑肌。玫瑰花水煎剂能解除口服锑剂的毒性。

玫瑰花的传统功效是行气解郁、和血、止痛；主治肝胃气痛，食少呕恶，月经不调，经前乳房胀痛，跌仆伤痛。药理研究发现其有促进胆汁分泌、保护心肌、改善肠系膜微循环、抗氧化、舒张血管平滑肌等作用。玫瑰花的功效，古今差别不大。

娑罗子（《本草纲目》）

【来源】本品为七叶树科植物七叶树、浙江七叶树或天师栗的干燥成熟种子。主产于浙江、江苏、河南。秋季果实成熟时采收，剥去果皮，晒干或低温干燥。生用。本品气微，味先苦后甜。以饱满、种仁黄白色者为佳。

【别名】苏罗子，棱罗子，开心果。

【性味】味甘，性温。

【归经与趋势】归肝，胃，脑。娑罗子甘缓、温通，趋势呈理气、燥湿、通络，向外、向上。

【化学成分】本品主要含三萜皂苷和黄酮类化合物，从三萜皂苷中已分离出七叶皂苷。

【功效】疏肝理气，和胃止痛，祛风除湿，通络健脑。

【药理概括】抗炎，抗渗出，促肾上腺皮质激素样作用，增加血浆皮质酮含量，抑制毛细血管通透性，抗脑缺血，促进胃肠蠕动，抑制胃酸分泌，降血脂。

【辨证施治提纲】（一）证：肝胃气滞、胸腹胀闷、胃脘疼痛。（二）病：脑外伤，急性颅脑损伤，冠心病。

【剂量与用法】药典剂量：3～9 g。常规剂量：3～9 g。大剂量：9～15 g。水煎服。研末或入丸散吞服时酌减。浸酒内服、外用适量。娑罗子无毒，在常规剂量内没有不适反应，长期服用或大剂量使用也没有明显不良反应。

【注意事项】娑罗子过量使用会有不良反应，表现为咽部不适、恶心、呕吐、头昏、汗出。

【论述】娑罗子促进胃肠蠕动，可明显抑制胃酸分泌，有显著的小肠推进作用。娑罗子所含七叶皂苷有抗炎、抗渗出作用。娑罗子有抗脑缺血损伤作用。娑罗子有降血脂作用。娑罗子有促肾上腺皮质激素样作用，增加血浆皮质酮含量。娑罗子有抗肿瘤作用。娑罗子有抑制毛细血管通透性作用。

娑罗子的传统功效是疏肝理气、和胃止痛；主治肝胃气滞、胸腹胀闷、胃脘疼痛。药理研究发现其有抗炎，促肾上腺皮质激素样作用，抑制毛细血管通透性，抗脑缺血，促进胃肠蠕动，降血脂等作用；开发了抗炎、促肾上腺皮质激素样作用、抗脑缺血、降血脂等方面的治疗价值。

薤白（《神农本草经》）

【来源】本品为百合科植物小根蒜或薤的干燥鳞茎。主产于东北、河北、江苏、湖北。夏、秋二季采挖，洗净，除去须根，蒸透或置沸水中烫透，晒干。生用。本品有蒜臭，味微辣。以个大、饱满、色黄白、半透明者为佳。

【别名】小根蒜，野葱。

【性味】味辛、苦，性温。

【归经与趋势】归心、血管，肺、胃、肠。薤白辛散、苦燥、温通，趋势呈专司上焦，以通达心宫、疏理相府。

【化学成分】本品主要含挥发油、皂苷、含氮化合物、前列腺素 PGA 和 PGB 等。挥发油主要为含硫化合物如甲基烯丙基三硫、二甲基三硫、甲基正丙基三硫等。

【功效】补气助运，通阳散结，祛湿化浊，导滞止痛，活血祛瘀，通络养心，宣肺平喘，止咳祛痰。

【药理概括】扩张动脉血管，增加冠脉流量，扩张周围血管，抗血栓，防动脉粥样硬化，抗心肌缺血，降低血黏度，抑制血小板聚集，抗氧化，抗癌，抑菌，止咳祛痰、解痉平喘，镇痛，抗应激，耐缺氧。

【辨证施治提纲】（一）证：胸痹心痛，脘腹痞满胀痛，泻痢后重。（二）病：咳喘，高脂血症，冠心病、心绞痛，心律失常，心肌炎，胸痹胀痛，胆囊炎，胃脘胀痛，抑郁症。

【剂量与用法】药典剂量：5～10 g。常规剂量：5～10 g。大剂量：15～30 g。水煎服。研末或入丸散吞服时酌减。浸酒内服、外用适量。薤白无毒，在常规剂量内没有不适反应。多用久用会生内热，阴虚火旺之人慎用。

【注意事项】薤白毒性很低，但服用过多对胃黏膜有刺激，溃疡患者不宜常用；平时胃气虚寒者，服后会发生嗳气，故不宜多用。薤白的不良反应有肠鸣、水样腹泻。

【论述】薤白有良好的平喘作用，能改善通气功能，能够松弛支气管平滑肌，改善微循环，缓解喘息状态；也能止咳祛痰。薤白具有扩张动脉血管、增加冠脉流量、抗心肌缺血的作用。薤白有抗血小板凝集，抗血栓的作用；薤白能明显抑制主动脉和冠状动脉的斑块形成，并能降低血脂及过氧化脂质，控制动脉血管壁胆固醇凝集，从而达到预防动脉粥样硬化作用。薤白还有镇痛、抗应激、耐缺氧、抑菌、抗炎等作用。

薤白的传统功效是通阳散结、行气导滞；主治胸痹心痛、脘腹痞满胀痛、泻痢后重。药理研究发现其有许多新功效：扩张动脉血管，增加冠脉流量，抗血栓，防动脉粥样硬化，抗氧化，抗癌，止咳祛痰，解痉平喘，抗应激，耐缺氧等；开发了心、血管，解痉平喘方面的治疗前景。

大腹皮 （《开宝本草》）

【来源】本品为棕榈科植物槟榔的干燥果皮。国外主产于印度尼西亚、印度、菲律宾；国内广东、云南、台湾亦产。冬季至次春采收未成熟的果实，煮后干燥，纵剖两瓣，剥取果皮，习称大腹皮；春末至秋初采收成熟果实，煮后干燥，剥取果皮，打松，晒干，习称大腹毛。生用。大腹皮气微，味微涩；大腹毛气微，味淡。以色黄白、质柔韧者为佳。

【别名】槟榔皮，大腹毛，大腹绒。

【性味】味辛，性微温。

【归经与趋势】归脾、胃、大肠、小肠。大腹皮辛散、温通，趋势呈疏散、通利中、下焦。

【化学成分】本品主要含槟榔碱、槟榔次碱、α-儿茶素等。

【功效】行气宽中，祛湿消肿，活血通络。

【药理概括】促胃肠动力，促进免疫，增强纤维蛋白溶解，抗凝，抗补体活性。

【辨证施治提纲】（一）证：湿阻气滞，脘腹胀闷，大便不爽，水肿胀满，脚气浮肿，小便不利。（二）病：脚气，水肿，漏疮。

【剂量与用法】药典剂量：5～10 g。常规剂量：5～10 g。不宜大剂量使用。水煎服。研末或入丸散吞服时酌减。外用适量。大腹皮无毒，在常规剂量内没有不适反应，长期服用也没有明显不良反应。

【注意事项】偶有过敏性休克、严重荨麻疹及腹痛、腹泻、全身皮肤发热等过敏反应。

【论述】大腹皮有兴奋胃肠道平滑肌、促胃肠动力作用，并有抗凝、促进纤维蛋白溶解、杀绦虫等作用。大腹皮有较强的抗补体活性。

大腹皮的传统功效是行气宽中、行水消肿，主治湿阻气滞、脘腹胀闷、大便不爽、水肿胀满、脚气浮肿、小便不利。药理研究发现其有促胃肠动力、增强纤维蛋白溶解、抗凝等作用。大腹皮的功效，古今差别不大。

甘松（《本草拾遗》）

【来源】本品为败酱科植物甘松的干燥根及根茎。主产于四川。春、秋二季采挖，除去泥沙和杂质，晒干或阴干。切段，生用。本品气特异，味苦而辛，有清凉感。以主根肥壮、芳香气浓者为佳。

【别名】香松，香甘松。

【性味】味辛、甘，性温。

【归经与趋势】归脾、胃，心、脑、血管。甘松辛散、甘缓、温通，趋势呈疏通中、上焦。

【化学成分】本品主要含萜类如甘松新酮和缬草酮、黄酮类、香豆素类、木脂素类等化合物，还含β-谷甾醇、丹参酮IA、隐丹参酮等。

【功效】理气止痛，开郁醒脾，宁心养心，安神镇惊，外用祛湿消肿。

【药理概括】抗溃疡，抑心，抗心律失常，抗心肌缺血，降血压，中枢镇静作用，抗惊厥，平滑肌解痉作用，抑制子宫，抑菌。

【辨证施治提纲】（一）证：寒郁气滞，脘腹胀满，食欲不振，呕吐，脚气肿痛，牙痛。（二）病：癫痫，心律失常。

【剂量与用法】药典剂量：3～6 g。常规剂量：3～6 g。药材质地轻，不宜大剂量使用。水煎服。研末或入丸散吞服时酌减。浸酒内服、外用适量。甘松无毒，在常规剂量内没有不适反应，长期服用也没有明显不良反应。

【注意事项】甘松大剂量使用会产生毒副作用。

【论述】甘松有与缬草相似的镇静作用；也能对抗心律不齐，可使心率明显减慢，提高冠脉血流量，增加心排血量，降低心肌耗氧量，对急性心肌缺血有明显的保护作用。

甘松对小肠、大肠、子宫、支气管等平滑肌有降低张力、抑制收缩的作用，临床上用治哮喘、咳嗽、腹泻、腹痛等可能与此作用有关。甘松有抗溃疡作用，能抗菌消炎、舒张平滑肌而理气止痛，扩张毛细血管，改善微循环，促使溃疡愈合。

甘松有微弱的抗菌、祛风及解痉作用，对皮肤黏膜无局部刺激性。甘松还有提高机体耐缺氧能力、抗癫痫、抗惊厥，促神经生长、改善认知能力、抗抑郁、降血压和广谱抗菌等作用。

甘松的传统功效是理气止痛，开郁醒脾；外用祛湿消肿。主治寒郁气滞，脘腹胀满，食欲不振，呕吐，脚气肿痛，牙痛。药理研究发现其有抗溃疡，抗心律失常，抗心肌缺血，中枢镇静，抗惊厥，平滑肌解痉作用，抑制子宫等作用；开发了心、脑、血管方面的治疗前景。

九香虫（《本草纲目》）

【来源】本品为蝽科昆虫九香虫的干燥体。主产于云南、四川、贵州。11月至次年3月前捕捉，置适宜容器内，用酒少许将其闷死，取出阴干，或置沸水中烫死，取出干燥。生用或炒用。本品气特异，味微咸。以完整、色棕褐、发亮、油性大者为佳。

【别名】打屁虫，酒香虫。

【性味】味咸，性温。

【归经与趋势】归肝，脾，肾。九香虫咸软坚、温疏通，趋势呈助阳走窜、温通筋脉。

【化学成分】本品主要含脂肪、蛋白质、甲壳质、维生素、尿嘧啶、黄嘌呤、次黄嘌呤，以及 Fe、Cu、Zn 等微量元素，其散发的臭气主要源于醛或酮类物质。

【功效】理气止痛，温中散寒，补肾兴阳，化浊散结，活血通络。

【药理概括】兴奋性机能，纤溶作用，解痉止痛，抗肿瘤，抑菌。

【辨证施治提纲】（一）证：胃寒胀痛，肝胃气痛，肾虚阳痿，腰膝酸痛。（二）病：血管瘤，食管癌，急、慢性腰肌劳损。

【剂量与用法】药典剂量：3～6 g。常规剂量：3～6 g。不宜大剂量使用。水煎服。研末或入丸散吞服时酌减。外用适量。九香虫无毒，在常规剂量内没有不适反应，长期服用也没有明显不良反应。

【注意事项】九香虫在粪坑中长大，恶臭难闻，会引起恶心。

【论述】九香虫有很强的胃肠道解痉作用。九香虫能显著增强纤维蛋白溶解活性、提示有活血化瘀作用。九香虫的复方制剂能提高血红蛋白水平，显著提高性机能。

九香虫的传统功效是理气止痛、温中助阳；主治胃寒胀痛、肝胃气痛、肾虚阳痿、腰膝酸痛。药理研究发现其有兴奋性功能，有纤溶作用，解痉止痛，抗肿瘤等作用。九香虫的功效，古今差别不大。

刀豆（《救荒本草》）

【来源】本品为豆科植物刀豆的干燥成熟种子。主产于江苏、湖北、安徽。秋季种子成熟时采收荚果，剥取种子，晒干。生用。本品气微，味淡，嚼之有豆腥味。以粒大、饱满、色淡红者为佳。

【别名】刀豆子，老刀豆。

【性味】味甘，性温。

【归经与趋势】归胃、胰，心，肾。刀豆甘缓、温通，趋势呈降胃气而通心宫。

【化学成分】本品主要含尿素酶、血球凝集素、刀豆氨酸以及淀粉、蛋白质、脂肪等。

【功效】温中理胰，下气止呃，强心养心。

【药理概括】抗肿瘤，促进免疫，免疫性肝损伤，增加心肌收缩力，促进心肌供血，促进胰岛素分泌，诱导血清素释放，妨碍生长。

【辨证施治提纲】（一）证：虚寒呃逆，呕吐，肾虚腰痛。（二）病：膈肌痉挛，糖尿病。

【剂量与用法】药典剂量：6～15 g。常规剂量：6～15 g。大剂量：15～30 g。水煎服。研末或入丸散吞服时酌减。外用适量。刀豆无毒，在常规剂量内没有不适反应，长期服用或大剂量使用也没有明显不良反应。

【注意事项】刀豆球蛋白作为一种促细胞分裂凝集素，有致突变作用。刀豆也有致炎作用。

【论述】刀豆有免疫调节作用。刀豆血球凝集素有抗肿瘤作用。刀豆有促进胰岛分泌胰岛素的作用。刀豆能诱导脑释放血清素。刀豆有妨碍生长的作用。

刀豆的传统功效是温中、下气止呃、温肾助阳；主治虚寒呃逆、呕吐、肾虚腰痛。药理研究发现其有抗肿瘤、促进免疫、增加心肌收缩力、促进心肌供血、促进胰岛素分泌等作用；开发了增加心肌收缩力、促进心肌供血、促进胰岛素分泌等方面的治疗价值。

柿蒂（《本草拾遗》）

【来源】本品为柿树科植物柿的干燥宿萼。主产于河北、河南、山东。冬季果实成熟时采摘，食用时收集，洗净，晒干。生用。本品气微，味涩。以个大、肥厚、质硬、色黄褐者为佳。

【别名】柿钱，柿丁，柿子把。

【性味】味苦、涩，性平。

【归经与趋势】归心，胃经。柿蒂味苦，趋势以降胃气上逆为主。

【化学成分】本品主要含三萜类成分，主要为齐墩果酸、熊果酸及桦皮酸，还含有β-谷甾醇、糖苷、鞣质等。

【功效】解痉止痛，降气止呃，宁心安神。

【药理概括】抗心律失常，镇静，抗生育，抗平滑肌痉挛。

【辨证施治提纲】（一）证：顽固性呃逆，心悸。（二）病：膈肌痉挛，心律不齐。

【剂量与用法】药典剂量：5～10 g。常规剂量：5～10 g。不宜大剂量使用。水煎服。研末或入丸散吞服时酌减。浸酒内服、外用适量。柿蒂无毒，在常规剂量内没有不适反应，长期服用也没有明显不良反应。

【注意事项】妊娠禁忌。

【论述】柿蒂有抗心律失常作用。柿蒂有镇静作用。柿蒂对胃肠平滑肌痉挛有对抗作用。柿蒂有一定的抗生育作用。

柿蒂的传统功效是降气止呃，主治呃逆。药理研究发现其有抗心律失常、镇静、抗平滑肌痉挛等作用。柿蒂的功效，古今差别不大。

第九章　消食药

　　凡以消化食积为主要功效，常用以治疗饮食积滞的药物，称为消食药。

　　消食药多味甘性平，主归脾、胃二经。具有消食化积，以及健胃、和中之功，使食积得消，食滞得化，脾胃之气得以恢复。此外，部分消食药又兼有行气、活血、祛痰等功效。

　　消食药主治宿食停留，饮食不消所致的脘腹胀满、嗳腐吞酸、恶心呕吐、不思饮食、大便失常等症，以及脾胃虚弱，消化不良等。

　　本类药物多属渐消缓散之品，适用于病情较缓、积滞不甚者。但食积者多有兼证，故临床应根据不同病情予以适当配伍。若宿食内停，气机阻滞，需配理气药，使气行而积消；若积滞化热，当配苦寒清热或轻下之品；若寒湿困脾或胃有湿浊，当配芳香化湿药；若中焦虚寒者，宜配温中健脾之品；而脾胃虚弱，运化无力，食积内停者，则当配伍健脾益气之品，以标本兼顾，使消积而不伤正，不可单用消食药取效。

　　本类药物虽多数效缓，但仍不乏耗气之弊，故气虚而无积滞者慎用。

　　现代药理研究证明，消食药一般具有不同程度的助消化作用。个别药还具有降血脂、强心、增加冠脉流量及抗心肌缺血，降压，抗菌等作用。

山楂（《本草经集注》）

　　【来源】本品为蔷薇科植物山里红或山楂的干燥成熟果实。主产于山东、河南、河北、辽宁。秋季果实成熟时采收。切片，干燥。生用或炒黄、炒焦用。本品气微，味酸、微涩。以片大、皮红、肉厚、核少者为佳。

　　【别名】酸楂，山里红。

　　【性味】味酸、甘，性微温。

　　【归经与趋势】归脾、胃、肠，心、血管。山楂酸甘微温，趋势呈消导、祛浊、散瘀，专司胃府与心宫。

　　【化学成分】山楂含黄酮类、三萜皂苷类（熊果酸、齐墩果酸、山楂酸等）、皂苷类鞣质、脂肪酸、绿原酸、咖啡酸、维生素C、无机盐等。

　　【功效】消食健胃，行气散结，活血祛瘀，疏肝运脾，化浊降脂，通络强心，宁心养心，延缓衰老。

　　【药理概括】降血脂，降低动脉粥样硬化斑块，增加冠脉血流量，抗心律不齐，抗心肌缺血，强心，降压，扩张外周血管，抗癌，抗菌，抗衰老，保肝，增强免疫功能，保护血管内皮细胞，抗血栓，改善胃肠功能，促胃肠推进，助消化。

【辨证施治提纲】（一）证：肉食积滞，胃脘胀满，腹痛泄泻，泻痢腹痛，疝气疼痛，血瘀经闭痛经，产后瘀阻腹痛，心腹刺痛，胸痹心痛。（二）病：高脂血症，高血压病，冠心病、心绞痛，肝炎，菌痢，肠炎，肾盂肾炎，消化不良，外用止痛，小儿厌食症。

【剂量与用法】药典剂量：9～12 g。常规剂量：9～15 g。大剂量：15～30 g。水煎服。研末或入丸散吞服时酌减。浸酒内服、外用适量。山楂无毒，在常规剂量内没有不适反应，长期服用或大剂量使用也没有明显不良反应。胃酸分泌过多者不宜大剂量使用。

【注意事项】妊娠禁忌。偶发胃石症和合并溃疡出血的副作用。

【论述】山楂含多种有机酸，口服后能增加胃液酸度，提高胃蛋白酶活性，促进蛋白质的消化；山楂味酸，还能促进胃液的分泌；山楂中含有脂肪酶，能促进脂肪的消化；山楂对胃肠运动功能具有一定的调节作用，能增强松弛状态胃平滑肌的收缩，而对胃肠平滑肌痉挛性收缩却有明显抑制作用；炮制影响山楂助消化作用，但炒山楂酸味减弱，可缓和对胃的刺激。

山楂提取物能扩张冠状动脉，增加冠脉血流量，保护缺血缺氧的心肌，并可强心、降血压及抗心律失常，减慢心率，抑制血小板聚集，保护血管内皮细胞，又降血脂，抗动脉粥样硬化，其降低血清胆固醇及甘油三酯，可能是通过提高血清中高密度胆固醇及其亚组分浓度，增加胆固醇的排泄而实现的。

山楂有较强的抗氧化作用，能清除自由基，对脑老化、皮肤老化和机体衰老有一定的延缓作用。山楂具有显著增强体液免疫和细胞免疫功能的作用。另外，山楂还能收缩子宫、抗癌、保护视网膜、益精子、抑菌等。

山楂的传统功效是消食健胃、行气散瘀、化浊降脂；主治肉食积滞，胃脘胀满，腹痛泄泻，泻痢腹痛，疝气疼痛，血瘀经闭痛经，产后瘀阻腹痛，心腹刺痛，胸痹心痛，高脂血症。药理研究发现其许多新功效：降血脂，降低动脉粥样硬化斑块，增加冠脉血流量，强心，抗衰老，抗血栓，改善胃肠功能等。既证实了山楂的健胃消食功能，又开发了心、血管方面的治疗前景。

六神曲（《药性论》）

【来源】本品为辣蓼、青蒿、杏仁等药加入面粉混合后经发酵而成的曲剂。全国各地均有生产。其制法是：取较大量面粉或麸皮，与杏仁泥、赤小豆粉，以及鲜青蒿、鲜苍耳、鲜辣蓼自然汁，混合拌匀，使干湿适宜，放入筐内，辅以麻叶或楮叶，保温发酵一周，长出黄菌丝时取出，切成小块，晒干即成。生用或炒用。本品有发酵的特异香气，味微苦辛。以色黄棕，具香气者为佳。

【别名】神曲，六曲。

【性味】味甘、辛，性温。

【归经与趋势】归脾、胃。神曲消食、温通，趋势呈专入胃肠，消食助运。

【化学成分】神曲为酵母制剂，含酵母菌、淀粉酶、维生素B复合体、麦角甾醇、蛋白质及脂肪、挥发油等。

【功效】消食和胃，运脾升清，益肠降浊，促进代谢。

【药理概括】调节肠道菌群，促进物质代谢，增进食欲，助消化吸收，增强胃功能，抗溃疡。

【辨证施治提纲】（一）证：饮食积滞，脘腹胀痛。（二）病：乳腺增生病，子宫肌瘤，肝肿大，甲状腺结节，腱鞘囊肿，肠道菌群失调。

【剂量与用法】药典剂量：6～15 g。常规剂量：6～15 g。大剂量：15～30 g。水煎服。研末或入丸散吞服时酌减。外用适量。神曲无毒，在常规剂量内没有不适反应，长期服用或大剂量使用也没有明显不良反应。

【注意事项】本品毒性小，安全范围大。

【论述】神曲因含有多量酵母菌和复合维生素B，故有增进食欲、维持正常消化吸收功能、促进物质代谢等作用。神曲炒品、炒焦品能较好地促进胃的分泌功能，增强胃肠的推进功能。神曲对胃酸酸度和胃蛋白酶活性有抑制作用，且可促进胃溃疡的愈合。神曲可调节肠道菌群，并促进损伤肠组织的恢复。

神曲的传统功效是消食和胃，主治饮食积滞。药理研究发现其有调节肠道菌群，促进物质代谢，增进食欲、助消化吸收、增强胃功能、抗溃疡等作用。

麦芽（《药性论》）

【来源】本品为禾本科植物大麦的成熟果实经发芽干燥的炮制加工品。全国大部分地区均产。将麦粒用水浸泡后，保持适宜温、湿度，待幼芽长至约5mm时，晒干或低温干燥。生用、炒黄或炒焦用。本品气微，味微甘。以芽完整、色淡黄、粒大、饱满者为佳。

【别名】大麦毛，大麦芽。

【性味】味甘，性平。

【归经与趋势】归脾、胃、肠，肺，脑血管。麦芽甘平，趋势呈开胃消食，助脾运化，有升清降浊之功。

【化学成分】本品主要含α-淀粉酶及β-淀粉酶、催化酶、麦芽糖及大麦芽碱、大麦芽胍碱，含腺嘌呤、胆碱、蛋白质、氨基酸、维生素B、D、E、细胞色素C等。

【功效】行气消食，运脾开胃，调乳消胀，益肠祛浊，宣肺平喘，通络健脑。

【药理概括】助消化，催乳，降血糖，抗氧化，降脂，解痉平喘，兴奋子宫，促进双歧杆菌生长、抗结肠炎，保护脑缺血再灌注损伤，肌肉松弛。

【辨证施治提纲】（一）证：食积不化，脘腹胀满，脾虚食少，乳汁郁积，乳房胀痛，妇女断乳，肝郁胁痛，肝胃气痛。（二）病：糖尿病，消化不良，食欲不振，营养不良，回奶，治疗溢乳症，急慢性肝炎，浅部真菌感染，乳腺增生病，胆固醇增高症，口角流涎。

【剂量与用法】药典剂量：10～15 g。常规剂量：10～15 g。大剂量：15～30 g。水煎服。研末或入丸散吞服时酌减。外用适量。麦芽无毒，在常规剂量内没有不适反应，长期服用或大剂量使用也没有明显不良反应。

【注意事项】妊娠禁忌。

【论述】麦芽煎剂能轻度促进胃酸及胃蛋白酶的分泌，其所含维生素B及淀粉酶可助消化，增进食欲；淀粉酶不耐高温，将麦芽炒黄、炒焦或制成煎剂效力都明显降低，因此麦芽宜用生品或微炒者研粉冲服。

生麦芽可扩张乳腺泡及增加乳汁充盈度，炮制后则作用减弱，麦芽具有回乳和催乳的双向作用，其作用关键不在于生用或炒用，而在于剂量的大小，即小剂量催乳，大剂量回乳，麦芽能抑制催乳素分泌。

麦芽浸剂口服和注射剂均可降低血糖。麦芽能降低血清胆固醇及甘油三酯含量，也能抑制高脂食物诱导的肝组织胆固醇、甘油三酯及过氧化脂质含量的增加。

麦芽醇能减少膜脂质过氧化反应，是一种良好的自由基清除剂，具有抗氧化抗衰老作用，也能保护脑缺血再灌注损伤。

大麦芽碱能增强子宫的紧张性和运动，且随剂量的增加而增强。大麦碱的药理作用类似麻黄碱，可对抗支气管痉挛，具有对放射性的防护作用，抗结肠炎，有去极化肌肉松弛作用，其中A和B还有抗真菌作用。

麦芽的传统功效是行气消食、健脾开胃、回乳消胀；主治食积不化，脘腹胀满，脾虚食少，乳汁郁积，乳房胀痛，妇女断乳，肝郁胁痛，肝胃气痛。药理研究发现其有助消化，催乳，降血糖、降脂，平喘，促进双歧杆菌生长，保护脑缺血再灌注损伤等作用；开发了降血糖、降脂，促进双歧杆菌生长，保护脑缺血再灌注损伤等方面的治疗前景。

莱菔子（《日华子本草》）

【来源】本品为十字花科植物萝卜的干燥成熟种子。全国各地均产。夏季果实成熟时采割植株，晒干，搓出种子，除去杂质，再晒干。生用或炒用，用时捣碎。本品气微，味淡、微苦辛。以粒大、饱满、色红棕者为佳。

【别名】萝卜子。

【性味】味辛、甘，性平。

【归经与趋势】归肺、卫、皮肤，脾、胃、肠，胆，心、血管。莱菔子消食、降气，趋势呈向下、向外。

【化学成分】莱菔子含莱菔素、芥子碱、脂肪油、β-谷甾醇、糖类及多种氨基酸、维生素等。

【功效】消食除胀，利胆溶石，宣肺平喘，祛痰止咳，化浊散结，通络宁心，祛风解毒，润肠通便。

【药理概括】降压，降低肺动脉高压，抑制胃排空，利胆，兴奋小肠运动，轻泻，抑菌，抑真菌，抗病毒，平喘，祛痰，止咳，解毒，抗炎，抑制睾丸组织细胞生长，减慢心率，干扰甲状腺素合成。

【辨证施治提纲】（一）证：饮食停滞，脘腹胀痛，大便秘结，积滞泻痢，痰壅气逆，喘咳痰多，胸闷食少。（二）病：高血压，高脂血症，便秘，崩漏症，黄褐斑，湿疹，偏头痛，皮下瘀血，咳痰喘，消化不良。

【剂量与用法】药典剂量：5～12 g。常规剂量：5～12 g。大剂量：15～30 g。水煎服。研末或入丸散吞服时酌减。外用适量。莱菔子无毒，在常规剂量内没有不适反应，长期服用或大剂量使用也没有明显不良反应。

【注意事项】本品与人参同用，二者一补一行，起到补而不滞的作用，能增强人参的补益作用。莱菔子多食能使人胃嘈杂。莱菔子含大量脂肪油，能引起滑肠，使人便稀次多，而且排便不畅快。

【论述】莱菔子能增强回肠节律性收缩和抑制胃排空，从而有利于营养在肠道中的消化和吸收；也有收缩胃、十二指肠平滑肌的作用。莱菔子有祛痰、镇咳、平喘作用。莱菔子有利胆作用，并可防止胆石的形成。莱菔子能改善排尿功能。

莱菔子有降低胆固醇、防止动脉硬化作用。莱菔子提取液，有缓和而持续的降压作用，其注射液的降压作用，与药物浓度有关，但增大莱菔子剂量不能加大降压强度，只延长降压时间。

莱菔子能干扰甲状腺素的合成，具有抑制甲状腺功能的作用。莱菔子有显著的抗炎作用。莱菔子对多种革兰阳性菌和阴性菌均有较强的抗菌活性，同时对皮肤真菌有不同程度的抑制作用。莱菔子体外与细菌外毒素混合后有明显的解毒作用，能中和破伤风毒素与白喉毒素。

莱菔子的传统功效是消食除胀、降气化痰；主治饮食停滞，脘腹胀痛，大便秘结，积滞泻痢，痰壅气逆，喘咳痰多，胸闷食少。药理研究发现其有降压，降低肺动脉高压，利胆，兴奋小肠运动，平喘、祛痰、止咳，抗炎等作用。

鸡内金（《神农本草经》）

【来源】本品为雉科动物家鸡的干燥沙囊内壁。全国各地均产。杀鸡后，取出鸡肫，立即剥下内壁，洗净，干燥。生用、炒用或醋炙用。本品气微腥，味微苦。以色黄、完整不破碎者为佳。

【别名】鸡黄皮，鸡合子，鸡中金。

【性味】味甘，性平。

【归经与趋势】归脾、胃、小肠，膀胱。鸡内金甘平，趋势呈运化中焦，固涩下焦。

【化学成分】鸡内金含胃激素、角蛋白、微量胃蛋白酶、淀粉酶、多种维生素与微量元素、氨基酸等。

【功效】健胃消食，涩精止遗，化石通淋，活血化瘀。

【药理概括】促胃液分泌，增强胃运动机能，抗凝，降低血黏度，促进锶排泄。

【辨证施治提纲】（一）证：食积不消，呕吐泻痢，小儿疳积，遗精，遗尿，石淋涩痛，胆胀胁痛。（二）病：消化不良，扁平疣，无阻力性尿失禁，体虚遗精。

【剂量与用法】药典剂量：3～10 g。常规剂量：3～12 g。大剂量：15～30 g。水煎服。研末或入丸散吞服时酌减。外用适量。鸡内金无毒，在常规剂量内没有不适反应，长期服用或大剂量使用也没有明显不良反应。研末服效果优于煎剂。

【注意事项】鸡内金炮制后，淀粉酶因不耐高温而含量和活性均下降；蛋白酶却因耐高温而含量和活性比生品均增高。

【论述】口服鸡内金粉剂后，胃液分泌量、酸度和消化力均见提高，胃运动机能明显增强，胃排空速率加快；能增强胃蛋白酶、胰脂肪酶活性。鸡内金可加强膀胱括约肌收缩，减少尿量，提高醒觉。鸡内金可加速放射性锶的排泄。鸡内金具有抑制肿瘤细胞的作用。

鸡内金的传统功效是健胃消食、涩精止遗、通淋化石；主治食积不消，呕吐泻痢，小儿疳积，遗精，遗尿，石淋涩痛，胆胀胁痛。药理研究发现其有促胃液分泌、增强胃运动机能、抗凝、降低血黏度等作用。

阿魏（《唐本草》）

【来源】本品为伞形科植物阿魏、新疆阿魏或阜康阿魏的树脂。未开花前采收，置阴凉干燥处，密闭保存，防热。生用。具强烈而持久的大蒜样臭气，味苦辣如蒜样者佳。

【别名】熏渠，臭阿魏，哈昔泥，五彩魏。

【性味】味辛、苦，性温。

【归经与趋势】归脾、胃，肺、卫、皮肤，心、血管，肝，肾。阿魏辛散、苦泄，温通，趋势向上、向外，能温运三焦、疏通五脏，以消积、疏散、通络为主。

【化学成分】阿魏含挥发油、树脂及树胶等。

【功效】健胃消积，疏肝散结，祛风止痒，宣肺平喘，活血护肾，化浊通络，延缓衰老。

【药理概括】抗过敏，免疫抑制作用，平喘，抗血小板聚集，抗氧化，护肾，保肝，抗胃溃疡，增加心率，抗炎，降血脂，抗动脉粥样硬化，调节细胞、血浆及组织内 cAMP，双重调节雌性激素受体，抑制子宫平滑肌收缩，终止妊娠、抗生育，抑菌。

【辨证施治提纲】（一）证：肉食积滞，瘀血癥瘕，腹中痞块，虫积腹痛。（二）病：血管瘤，皮肤病，肾病综合征。

【剂量与用法】药典剂量：1～1.5 g。常规剂量：1～1.5 g。大剂量：2～6 g。水煎服。

研末或入丸散吞服时酌减。外用适量。阿魏无毒，在常规剂量内没有不适反应，长期服用或大剂量使用也没有明显不良反应。

【注意事项】妊娠禁忌。

【论述】阿魏有抗过敏和免疫抑制作用，对皮肤过敏反应有抑制作用，对过敏性哮喘也有对抗作用。阿魏对血小板聚集有抑制作用，也有抗血栓形成作用。阿魏有较强的抗氧化作用。阿魏对肾脏有明显的保护作用，能减少蛋白尿。阿魏有明显的对抗胃溃疡的作用。阿魏对肝损伤有明显的保护作用，能减轻肝细胞肿胀、防止肝细胞坏死、降低转氨酶升高，对肝缺血再灌注损伤有明显保护作用。

阿魏能降低胆固醇，减轻动脉粥样硬化斑块。阿魏能调节细胞、血浆及组织内 cAMP 的含量。阿魏有抗炎活性，能减轻组胺造成的血管内皮细胞单层通透性的增加。阿魏具有使雌性激素受体兴奋和拮抗的双重功能。阿魏对子宫痉挛性收缩有对抗作用，但对已孕子宫则呈兴奋作用。阿魏能抑制结核分枝杆菌。

阿魏的传统功效是消积、散痞、杀虫；主治肉食积滞，瘀血癥瘕，腹中痞块，虫积腹痛。药理研究发现其有抗过敏，免疫抑制作用，抗血小板聚集，抗氧化，护肾，保肝，抗胃溃疡，抗炎，降血脂，抗动脉粥样硬化等作用；开发了抗过敏、免疫抑制作用，抗血小板聚集、抗氧化、护肾、抗动脉粥样硬化等方面的治疗前景。

第十章　驱虫药

凡以驱除或杀灭人体内寄生虫为主要功效，常用以治疗虫症的药物，称为驱虫药。

本类药物主入脾、胃、大肠经，部分药物具有一定的毒性，对人体内的寄生虫，特别是肠道寄生虫有杀灭、麻痹或刺激虫体的作用，促使其排出体外，而起到驱虫作用。故可用治蛔虫病、蛲虫病、绦虫病、钩虫病、姜片虫病等多种肠道寄生虫病。此类寄生虫病多由湿热内蕴或饮食不洁，食入或感染寄生虫卵所致。症见不思饮食或多食善饥，嗜食异物，绕脐腹痛、时发时止，胃中嘈杂，呕吐清水，肛门瘙痒等；迁延日久，则见面色萎黄，肌肉消瘦，腹部膨大、青筋浮露，周身浮肿等症。部分患者症状较轻，无明显症候，只在检查大便时才被发现。凡此，均当服用驱虫药物，以求根治。对机体其他部位的寄生虫病，如血吸虫病、阴道滴虫病等，部分驱虫药物亦有驱杀作用。某些驱虫药物兼有行气、消积、润肠、止痒等作用，对食积气滞、小儿疳积、便秘、疥癣瘙痒等病症，亦有疗效。

应用驱虫药时，应根据寄生虫的种类及患者体质强弱、证情缓急，选用适宜的驱虫药物，并视患者的不同兼证进行相需用药及恰当配伍。如大便秘结者，当配伍泻下药物；兼有积滞者，可与消积导滞药物同用；脾胃虚弱者，配伍健脾和胃之品；体质虚弱者，须先补后攻或攻补兼施。使用肠道驱虫药时，多与泻下药同用，以利虫体排出。

驱虫药物对人体正气多有损伤，故要控制剂量，防止用量过大而中毒或损伤正气；对素体虚弱、年老体衰及孕妇，更当慎用。驱虫药一般应在空腹时服用，使药物充分作用于虫体而保证疗效。对发热或腹痛剧烈者，不宜急于驱虫，待症状缓解后，再行施用驱虫药物。

现代药理研究证明，驱虫药对寄生虫体有麻痹作用，使其瘫痪以致死亡。部分驱虫药有抗真菌、抗病毒及抗肿瘤等作用。某些驱虫药物还有促进胃肠蠕动、兴奋子宫、减慢心率、扩张血管、降低血压等作用。

使君子（《开宝本草》）

【来源】本品为使君子科植物使君子的干燥成熟果实。主产于四川。9—10月果皮变紫黑时采收，晒干。去壳，取种仁生用或炒用。本品气微香，味微甜。以个大、仁饱满、色黄白者为佳。

【别名】留球子，川君子肉，建君子，索子果，五棱子。

【性味】味甘，性温。

【归经与趋势】归胃、肠，肺。使君子味甘、气香、性温，功专杀虫，趋势呈由肺宣肺、直下大肠。

【化学成分】种仁含使君子酸，约0.5%，以钾盐形式存在，即使君子酸钾；脂肪油23.9%，油中含油酸48.2%，棕榈酸29.2%，硬脂酸9.1%，肉豆蔻酸4.5%及花生酸、甾醇等。

【功效】杀虫消积，止咳祛痰。

【药理概括】驱蛔虫，驱蛲虫，驱绦虫，抑真菌，镇咳，祛痰。

【辨证施治提纲】（一）证：蛔虫病，蛲虫病，虫积腹痛，小儿疳积。（二）病：胆道蛔虫病，肠道滴虫病。

【剂量与用法】药典剂量：3～10 g。常规剂量：使君子9～12 g，捣碎入煎剂；使君子仁6～9 g，多入丸散或单用，作1～2次分服。小儿每岁1～1.5粒，炒香嚼服，1日总量不超过20粒。

【注意事项】大量服用可致呃逆、眩晕、呕吐、腹泻，血尿、蛋白尿，过敏性紫癜等反应。若与热茶同服，亦能引起呃逆、腹泻，故服用时忌饮浓茶。使君子有毒，超量食用可抑制呼吸而致死。

【论述】使君子有驱蛔虫，驱蛲虫，驱绦虫，抑多种真菌的作用。使君子有镇咳、祛痰的作用。

使君子的传统功效是杀虫、消积；主治蛔虫病，蛲虫病，虫积腹痛，小儿疳积。药理研究发现其有驱蛔虫，驱蛲虫，驱绦虫，抑真菌，镇咳、祛痰等作用。

苦楝皮（《名医别录》）

【来源】本品为楝科植物川楝或楝的干燥树皮和根皮。主产于四川、湖北、安徽、江苏、河南。春、秋二季剥取晒干，或除去粗皮，晒干。切丝，生用。本品气微，味苦。以皮厚、无粗皮者为佳。

【别名】楝皮，楝树皮，双白皮，苦楝根皮。

【性味】味苦，性寒；有毒。

【归经与趋势】归肝、胆，胃、肠，心、血管。苦楝皮苦燥湿、寒清热，趋势呈杀虫、燥湿、活血、疏通，向外、向下。

【化学成分】本品主要含川楝素，苦楝酮，苦楝萜酮内酯，苦楝萜醇内酯，苦楝萜酸甲酯，苦楝子三醇等。

【功效】杀虫疗癣，利胆解痉，护胃止泻，通痹止痛，活血祛瘀。

【药理概括】抗蛔虫，抗蛲虫，抗血吸虫，抗绦虫，抑真菌，兴奋肠平滑肌，促进胆汁分泌，抗溃疡，抗腹泻，抗炎，镇痛，抗血栓，抗凝血，降压，减慢心率。

【辨证施治提纲】（一）证：蛔虫病，蛲虫病，虫积腹痛，疥癣瘙痒。（二）病：钩虫病，绦虫病，鞭虫病，阴道滴虫病，血吸虫病，痛经。

【剂量与用法】药典剂量：3～6 g。常规剂量：3～9 g。不宜大剂量使用。水煎服。研末或入丸散吞服时剂量酌减。外用适量。苦楝皮有毒，在常规剂量内水煎服即有不良反应，胃痛、恶心、腹痛、腹泻。长期服用或大剂量使用可引起肝功能损害。

【注意事项】妊娠禁忌。本品有毒，不宜过量或持续久服。毒副反应有头痛、腹泻、呕吐、胃部不适、面红、嗜睡，其次为视力模糊、腹胀、无力、皮肤瘙痒、四肢麻木，严重者出现昏迷、瞳孔缩小、心律不齐、腹壁反射消失、呼吸中枢麻痹、中毒性肝炎、腹腔内脏出血、死亡。严重心脏病，活动性肺结核，胃溃疡，贫血，体弱及肝病患者禁用。

【论述】苦楝皮对蛔虫有抑制以至麻痹作用，其川楝素能透过虫体表皮，直接作用于蛔虫肌肉，扰乱其能量代谢，导致收缩性疲劳而痉挛。苦楝皮对蛲虫有麻痹作用，并能抗血吸虫。川楝素对肉毒中毒有治疗作用。

苦楝皮的传统功效是杀虫、疗癣；主治蛔虫病、蛲虫病、虫积腹痛、疥癣瘙痒。药理研究发现其有抗蛔虫，抗蛲虫，抗血吸虫，抗绦虫，抑真菌，兴奋肠平滑肌，促进胆汁分泌，抗溃疡，抗腹泻，抗炎，镇痛，抗血栓、抗凝血等作用，但因药物毒性，使应用受到限制。

槟榔（《名医别录》）

【来源】本品为棕榈科植物槟榔的干燥成熟种子。我国主产于广东、云南。国外以菲律宾、印度及印度尼西亚产量最多。春末至秋初采收成熟果实，用水煮后，干燥，除去果皮，取出种子，干燥。切薄片，生用、炒黄或炒焦用。本品气微，味涩、微苦。以切面大理石花纹明显、无虫蛀者为佳。

【别名】大白，槟榔子，大腹子，花槟榔，玉片。

【性味】味苦、辛，性温。

【归经与趋势】归脾、胃、肠，肝、胆，子宫。槟榔辛散、苦燥、温通，趋势峻猛，疏泄、下气、通腑，向外、向下。

【化学成分】本品主要含生物碱0.3%～0.6%，主要为槟榔碱，其余有槟榔次碱，去甲基槟榔碱，去甲基槟榔次碱，槟榔副碱，高槟榔碱等。又含脂肪油14%，鞣质及槟榔红色素。

【功效】杀虫截疟，健胃消积，导滞通腑，利胆解痉，补气运脾，活血祛瘀，化浊通络。

【药理概括】驱蛔虫，驱蛲虫，驱绦虫，抗血吸虫，抑菌，抗流感病毒，增加食欲，促进胃肠运动，泻下作用，兴奋胆囊收缩，拟胆碱作用，兴奋子宫，兴奋骨骼肌，抗血栓，收缩下肢血管，降低胆固醇。

【辨证施治提纲】（一）证：绦虫病，蛔虫病，姜片虫病，虫积腹痛，食积气滞，腹胀便秘，泻痢后重，水肿，脚气肿痛，疟疾。（二）病：蛲虫病，鞭虫病，血吸虫病，脘腹疼痛，痛经，胃肠炎，痢疾，小儿肺炎，皮肤癣症，败血症，食积症，高脂血症。

【剂量与用法】药典剂量：3～10 g。常规剂量：3～10 g。不宜大剂量使用。水煎服。研末或入丸散吞服时酌减。浸酒内服、外用适量。槟榔有小毒，在常规剂量内没有不适反应。驱绦虫、姜片虫30～60 g。焦槟榔功能消食导滞，用于食积不消，泻痢后重。

【注意事项】妊娠禁忌。槟榔碱能增强胃肠的蠕动而导致腹泻，常引起胃肠痉挛、剧烈腹痛及恶心、呕吐等症状。槟榔煎剂中含有大量鞣酸，可对胃产生不良刺激，患者会出现恶心、腹痛甚至呕吐等症状。

槟榔有毒，大量服用可致中毒与死亡。毒副反应有恶心、呕吐、腹痛、头晕、心慌、消化性溃疡并呕血，严重者流涎、昏睡、惊厥、死亡。槟榔碱可能有致癌作用。槟榔通过睾丸屏障影响精子发育过程，对生殖细胞有一定遗传毒性。

【论述】槟榔能使绦虫虫体引起弛缓性麻痹，触之则虫体伸长而不易断，故能把全虫驱出；槟榔碱对猪肉绦虫有较强的麻痹作用，能使全虫各部都麻痹，对牛肉绦虫仅能使头节和未成熟节片麻痹；槟榔对蛲虫、蛔虫、钩虫、肝吸虫、血吸虫均有麻痹或驱杀作用。槟榔对皮肤真菌、流感病毒、幽门螺杆菌均有抑制作用。槟榔碱有拟胆碱作用，兴奋胆碱受体、兴奋骨骼肌、促进唾液、汗腺分泌，增加肠蠕动，轻微泻下，兴奋胆囊，降低胆固醇，减慢心率，抗血栓，降低血压，滴眼可使瞳孔缩小。

槟榔的传统功效是杀虫、消积、行气、利水、截疟；主治绦虫病，蛔虫病，姜片虫病，虫积腹痛，食积气滞，腹胀便秘，泻痢后重，水肿，脚气肿痛，疟疾。药理研究发现其有许多新功效：驱蛔虫，驱蛲虫，驱绦虫，抗血吸虫，抗流感病毒，增加食欲，促进胃肠运动，泻下，兴奋胆囊收缩，兴奋骨骼肌，抗血栓等；开发了抗流感病毒、促进胃肠运动、泻下、兴奋骨骼肌、抗血栓等方面的治疗价值。

南瓜子（《现代实用中药学》）

【来源】本品为葫芦科植物南瓜的种子。主产于浙江、江西、河北、山东。夏、秋果实成熟时采收，取子，晒干。研粉生用，以新鲜者良。本品气微香，味微甘。以饱满、色黄白者为佳。

【别名】南瓜仁，白瓜子，金瓜子。

【性味】味甘，性平。

【归经与趋势】归胃、肠，膀胱。南瓜子甘平，杀虫而不伤正气，趋势呈疏利、向下。

【化学成分】本品主要含有南瓜子氨酸，为驱虫的有效成分。另含脂肪油、蛋白质及维生素A、B、B2、C，又含胡萝卜素。脂肪油中主要成分为亚麻仁油酸、硬脂酸等。

【功效】杀虫祛湿，化浊通络，利水溶石。

【药理概括】驱绦虫，抗血吸虫，抑制小肠，缓解高血压，减少尿道结石的形成，改善尿流动力学，抗炎，降血脂，抗氧化，降血糖。

【辨证施治提纲】（一）证：绦虫病。（二）病：血吸虫病，丝虫病，蛔虫病，百日咳，产后缺乳，膀胱刺激征。

【剂量与用法】药典剂量：30～60 g。常规剂量：30～60 g。大剂量：60～120 g。研粉，冷开水调服。南瓜子无毒，在常规剂量内没有不适反应，长期服用或大剂量使用也没有明显不良反应。

【注意事项】南瓜子过量食用会导致暂时性的肝损伤，停止食用后可恢复。南瓜子的不良反应有头晕、恶心、呕吐、饱胀、食欲不振、腹泻，偶发过敏反应、荨麻疹等。

【论述】南瓜子对牛肉绦虫或猪肉绦虫的中段和后段节片均有麻痹作用，并与槟榔有协同作用；对血吸虫幼虫有抑制和杀灭作用。南瓜子可延缓高血压进程。南瓜子对肠肌有抑制作用。南瓜子能显著降低膀胱的压力，增加膀胱的顺应性，减少尿道压力。南瓜子能减少尿中草酸钙结晶的产生，降低钙水平，可减少尿道结石的产生。南瓜子不但可以降低血糖值，还能改善糖含量。南瓜子还有抗炎、抗氧化和降低胆固醇的作用。

南瓜子的传统功效是杀虫，主治绦虫病。药理研究发现其有驱绦虫，抗血吸虫，缓解高血压，减少尿道结石的形成，改善尿流动力学，抗炎，降血脂、降血糖等作用。

鹤草芽（《中华医学杂志》）

【来源】本品为蔷薇科植物龙芽草（即仙鹤草）的干燥冬芽。全国各地均产。冬、春季新株萌发前挖取根茎，去老根及棕褐色绒毛，留取幼芽，晒干。研粉用。本品气微，味微苦。以芽完整者为佳。

【别名】仙鹤草芽，金顶龙芽，龙芽草。

【性味】味苦、涩，性凉。

【归经与趋势】归肝，小肠、大肠。鹤草芽味苦、性凉，趋势呈疏泄、向下。

【化学成分】本品主要含鹤草酚，仙鹤草内酯，仙鹤草醇、芹黄素，儿茶酚、鞣质等。鹤草酚为间苯三酚类衍生物，现已能人工合成，是灭绦虫的有效成分。

【功效】杀虫截疟，泻下通便。

【药理概括】驱绦虫，抗血吸虫，驱蛔虫，抗疟，杀滴虫，泻下。

【辨证施治提纲】（一）证：绦虫病，便秘。（二）病：滴虫性肠炎，滴虫性阴道炎。

【剂量与用法】药典剂量：30～45 g。常规剂量：30～45 g。研粉吞服，每次30～45 g，小儿0.7～0.8 g/k g。每日1次，早起空腹服。鹤草芽无毒。在常规剂量内使用没有不适反应。

【注意事项】不宜入煎剂，因有效成分几乎不溶于水。不良反应有恶心、呕吐、头晕、冷汗、剧烈腹泻、虚脱等。

【论述】鹤草芽主要作用于绦虫头节，对颈节、体节亦有作用，能抑制虫体的糖原分解，对虫体细胞代谢及代谢产物琥珀酸的生成均有显著的抑制作用；鹤草酚有促进动物体内血吸虫转移，虫体萎缩、退化，甚至杀死成虫的作用；对朝虫有持久的兴奋作用，对阴道滴虫、血吸虫、疟原虫、囊虫等，亦有抑杀作用。

鹤草芽的传统功效是杀虫，主治绦虫病。药理研究发现其有驱绦虫、抗血吸虫、驱蛔虫、抗疟、杀滴虫、泻下等作用。

雷丸（《神农本草经》）

【来源】本品为白蘑科真菌雷丸的干燥菌核。主产于四川、云南、贵州。秋季采挖，洗净，晒干，粉碎。生用。本品气微，味微苦，嚼之有颗粒感，微带黏性，久嚼无渣。以个大、质坚，断面色白者为佳。

【别名】竹苓，白雷丸，竹苓芝，雷实。

【性味】味微苦，性寒。

【归经与趋势】归胃、大肠。雷丸苦寒，趋势呈向外、向下。

【化学成分】本品主要成分为一种蛋白水解酶，称雷丸素，含量约3%。另含雷丸多糖。

【功效】杀虫消积，通便软坚。

【药理概括】驱绦虫，驱蛔虫，抗阴道滴虫，通便，抗炎，增强免疫功能，抗癌，驱钩虫，驱丝虫。

【辨证施治提纲】（一）证：绦虫病，钩虫病，蛔虫病，虫积腹痛，小儿疳积。（二）病：蛲虫病，丝虫病，肠道滴虫病，囊虫病，鞭毛虫病，蛔虫性肠梗阻，急性胆道蛔虫病，脑囊虫病。

【剂量与用法】药典剂量：15～21 g。常规剂量：15～21 g。不宜入煎剂，一般研末服，1次5～7 g，饭后用温开水调服，1日3次，连服3天。雷丸无毒。在常规剂量内使用没有不适反应。

【注意事项】因本品主要成分为一种蛋白水解酶，加热60°C左右即易于破坏而失效，故不宜入煎剂，宜入丸散服。

【论述】雷丸驱除绦虫是通过蛋白酶的作用，使虫体蛋白质分解破坏、虫头不再附于肠壁而排出，雷丸中含有大量的镁，有通便作用，用于驱虫时可不必另服泻药；50%雷丸乙醇提取物对猪蛔、蚯蚓及水蛭有杀灭作用；在5%有利雷丸煎剂培养液中，经5分钟可使大部分阴道毛滴虫虫体颗粒变形；雷丸有抗炎及提高免疫功能的作用。雷丸素对肉瘤有一定的抑制作用。

雷丸的传统功效是杀虫、消积；主治绦虫病，钩虫病，蛔虫病，虫积腹痛，小儿疳积。药理研究发现其有驱绦虫，驱蛔虫，抗阴道滴虫，通便，抗炎，增强免疫功能，抗癌，驱钩虫、驱丝虫等作用、广谱驱虫的作用，虽然药理有抗炎、增强免疫功能等作用，但临床只做驱虫药用。

鹤虱（《新修本草》）

【来源】本品为菊科植物天名精或伞形科植物野胡萝卜的干燥成熟果实。前者主产于河南、山西、陕西、甘肃、贵州，称北鹤虱，为本草书籍所记载的正品；后者主产于江苏、浙江、安徽，称南鹤虱。秋季果实成熟时采收，晒干，除去杂质。生用或炒用。北鹤虱气特异，味微苦；南鹤虱搓碎时有特异香气，味微辛、苦。均以粒均匀、饱满者为佳。

【别名】天名精，北鹤虱，南鹤虱。

【性味】味苦、辛，性平；有小毒。

【归经与趋势】归脾、胃、肺、心、脑、血管。鹤虱苦泄、辛散，趋势呈向外、向下，自脑府，过心宫，直下肠道。

【化学成分】天名精果实中含缬草酸、正己酸、油酸、豆甾醇等；挥发油中含天名精内酯、天名精酮、天名精素等。野胡萝卜果实挥发油中含细辛醚、β-没药烯、巴豆酸等。

【功效】杀虫消积，下气堕胎。

【药理概括】驱虫，抗菌，抑制脑组织呼吸，降温，扩张冠脉，降压，抗生育。

【辨证施治提纲】（一）证：蛔虫病，蛲虫病，绦虫病，虫积腹痛，小儿疳积。（二）病：囊虫病，滴虫病，霉菌性阴道炎，阴痒，外阴白斑，皮肤病，咽喉肿痛，扁桃体炎，支气管肺炎，胸膜炎。

【剂量与用法】药典剂量：3～9 g。常规剂量：3～9 g。水煎服。不宜大剂量使用。鹤虱有毒，常规剂量使用时即有不良反应，大剂量可致中毒。

【注意事项】妊娠禁忌。治疗剂量时，部分患者可出现头晕、恶心、腹痛、腹泻等反应，一般可自行缓解；剂量过大可引起中毒，出现恶心、呕吐、头痛、四肢无力，严重时可致阵发性抽搐。

【论述】鹤虱有驱蛔作用。天名精有抗生育作用，种子的挥发油有抗着床、抗早孕、中期引产和晚期引产等多种作用。鹤虱有短暂的降压和呼吸抑制作用；鹤虱也有扩张冠脉的作用。

鹤虱的传统功效是杀虫、消积；主治蛔虫病，蛲虫病，绦虫病，虫积腹痛，小儿疳积。药理研究发现其有驱虫、抑制脑组织呼吸、降温、扩张冠脉、抗生育等作用。

榧子（《名医别录》）

【来源】本品为红豆杉科植物榧的干燥成熟种子。主产于浙江、福建。秋季种子成熟时采收，除去肉质假种皮，洗净，晒干，去壳取仁。生用。本品气微，味微甜而涩。以完整、饱满，种仁色黄白者为佳。

【别名】香榧，赤果，玉山果，玉榧，野极子。

【性味】味甘，性平。

【归经与趋势】归肺，胃、大肠。榧子甘平，趋势功专杀虫、消积，向外、向下。

【化学成分】种子含54.3%的脂肪油，其不饱和脂肪酸含量高达74.88%；油中主要成分为亚油酸、硬脂酸、油酸，并含麦朊、甾醇、草酸、葡萄糖、多糖、挥发油、鞣质等。

【功效】杀虫消积，润肺止咳，滑肠通便。

【药理概括】驱虫，收缩子宫。

【辨证施治提纲】（一）证：钩虫病，蛔虫病，绦虫病，虫积腹痛，小儿疳积，肺燥咳嗽，肠燥便秘。（二）病：丝虫病，肺燥咳嗽，痔疮，习惯性便秘。

【剂量与用法】药典剂量：9～15 g。常规剂量：9～15 g。水煎服。不宜大剂量使用。榧子无毒。在常规剂量内使用没有不适反应。

【注意事项】妊娠禁忌。

【论述】榧子有驱除绦虫的有效成分，浸膏体外对猪蛔、蚯蚓、蚂蟥有毒性作用，5%煎剂2小时可杀死血吸虫尾蚴，榧实油有驱钩虫作用，日本产榧子所含生物碱可使子宫收缩，民间用于堕胎。

　　榧子的传统功效是杀虫消积、润肺止咳、润燥通便；主治钩虫病，蛔虫病，绦虫病，虫积腹痛，小儿疳积，肺燥咳嗽，肠燥便秘。药理研究发现其有驱虫、收缩子宫等作用。

芜荑（《神农本草经》）

【来源】本品为榆科植物大果榆果实的加工品。主产于河北、山西。夏季果实成熟时采集，晒干，搓去膜翅，取出种子浸于水中，待发酵后，加入榆树皮面、红土、菊花末，用温开水调成糊状，摊于平板上，切成小方块，晒干入药。本品气特臭，味微酸涩。以块完整、具特异臭气者为佳。

【别名】山榆子，白芜荑。

【性味】味辛、苦，性温。

【归经与趋势】归脾、胃。芜荑辛散、苦泄、温通，趋势向下，以杀虫、消积为主。

【化学成分】本品主要含鞣质、糖类等。

【功效】杀虫消积，祛风止痒。

【药理概括】驱虫作用，广谱抑真菌，抗病毒。

【辨证施治提纲】（一）证：虫积腹痛，小儿疳积，疥癣瘙痒。（二）病：皮肤病，虫牙疼痛。

【剂量与用法】药典剂量：4.5～6 g。常规剂量：4.5～6 g。水煎服。入丸散，每次2～3 g。外用适量，研末调敷。芜荑有小毒，在常规剂量内使用没有不适反应。大剂量使用会有毒副作用。

【注意事项】脾胃虚弱者慎用。量大可致中毒。

【论述】芜荑醇提取物在体外对猪蛔虫、蚯蚓、蚂蟥皆有显著杀灭效力。芜荑浸液对董色毛癣菌、奥杜盎氏小芽孢癣菌等12种皮肤真菌有不同程度的抑制作用。本品具有抗疟作用。

芜荑的传统功效是杀虫、消积，主治虫积腹痛、小儿疳积。药理研究发现其有驱虫、广谱抑真菌、抗病毒等作用。

第十一章 止血药

凡以制止体内外出血为主要功效，常用以治疗各种出血病症的药物，称止血药。

止血药入血分，因心主血、肝藏血、脾统血，故本类药物以归心、肝、脾经为主，尤以归心、肝二经者为多。止血药均具有止血作用，因其药性有寒、温、散、敛之异，故本章药物的功效分别有凉血止血、温经止血、化瘀止血、收敛止血之别。根据止血药的药性和功效不同，本章药物也相应地分为凉血止血药、温经止血药、化瘀止血药和收敛止血药四类。

止血药主要用治咯血、咳血、衄血、吐血、便血、尿血、崩漏、紫癜以及外伤出血等体内外各种出血病症。

出血之证，病因不同，病情有异，部位有别，因此在使用止血药时，应根据出血证的病机和出血部位的不同，进行相应的选择和必要的配伍，使药证相符，标本兼顾。若血热妄行之出血者，宜选用凉血止血药，并配伍清热泻火、清热凉血药；阴虚火旺、阴虚阳亢之出血者，宜配伍滋阴降火、滋阴潜阳之药；若瘀血内阻，血不循经之出血者，宜选用化瘀止血药，并佐行气活血药；虚寒性出血，宜选用温经止血药或收敛止血药，并配伍益气健脾、温阳药。根据前贤"下血必升举，吐衄必降气"之论，故对于便血、崩漏等下部出血病症，应适当配伍升举之品；而对于衄血、吐血等上部出血病症，可适当配伍降气之品。

"止血不留瘀"是运用止血药必须始终注意的问题。而凉血止血药和收敛止血药，易凉遏恋邪，有止血留瘀之弊，故出血兼有瘀滞者不宜单独使用。若出血过多，气随血脱者，则当急投大补元气之药，以挽救气脱危候。

根据前人的用药经验，止血药多炒炭用。一般而言，炒炭后其味变苦、涩，可增强止血之效，但并非所有的止血药均宜炒炭用，有些止血药炒炭后，止血作用反而降低，故仍以生品或鲜用为佳。因此，止血药是否炒炭用，应视具体药物而定，不可一概而论，总以提高止血的疗效为原则。

现代药理研究表明，止血药的止血作用机制广泛：能促进凝血因子生成，增加凝血因子浓度和活力，抑制抗凝血酶活性；增加血小板数目，增强血小板的功能；收缩局部血管或改善血管功能，增强毛细血管抵抗力，降低血管通透性；促进纤维蛋白原或纤维蛋白的生成，抑制纤溶；通过物理因素促进止血等。其中，促进血液凝固和抑制纤溶是其主要机制。部分药物尚有抗炎、抗病原微生物、镇痛、调节心血管功能等作用。

第一节 凉血止血药

本类药物性属寒凉，味多甘苦，入血分，能清泄血分之热而止血，适用于血热妄行所致的各种出血证。

本类药物以止血为主要功效,虽有凉血之功,但清热作用并不强,故在治疗血热出血病症时,常需与清热凉血药同用。若治血热夹瘀之出血,当配化瘀止血药,或配伍少量的活血化瘀药。急性出血较甚者,可配伍收敛止血药以加强止血之效。

本类药物均为寒凉之品,原则上不宜用于虚寒性出血。又因其寒凉易于凉遏留瘀,故不宜过量久服。

小蓟(《名医别录》)

【来源】本品为菊科植物刺儿菜的干燥地上部分。全国大部分地区均产。夏、秋二季花开时采割。除去杂质,晒干。生用或炒炭用。本品气微,味微苦。以叶多、色绿者为佳。

【别名】猫蓟,刺儿菜,小刺盖,千针草,萋萋菜。

【性味】味甘、苦,性凉。

【归经与趋势】归心、脑、血管,肝、胆、肺、肠、子宫、膀胱。小蓟甘缓、苦降、凉清热,趋势入血分,清气凉血,能升清降浊。

【化学成分】本品主要含芸香苷、蒙花苷、原儿茶酸、绿原酸、咖啡酸及蒲公英甾醇等。

【功效】凉血止血,泻火散结,解毒消痈,强心通脉,化浊安神,增液利尿。

【药理概括】止血,抑菌,升高血压,兴奋心脏,抑制肠平滑肌,收缩支气管平滑肌,兴奋子宫,抗炎,镇静,利尿,降血脂,利胆,抗肿瘤,升高血糖。

【辨证施治提纲】(一)证:血热吐血、衄血、尿血、血淋、便血、崩漏,外伤出血,痈肿疮毒。(二)病:血尿,血精症,子宫收缩不全及血崩,鼻衄,外伤性感染及止血,传染性肝炎,菌痢,肾炎。

【剂量与用法】药典剂量:4.5～9 g。常规剂量:9～15 g。大剂量:15～30 g。鲜品加倍。水煎服。研末或入丸散吞服时酌减。外用适量。小蓟无毒,在常规剂量内没有不适反应,长期服用或大剂量使用也没有明显不良反应。

【注意事项】妊娠禁忌。过大剂量偶有头昏、恶心等不适反应。

【论述】小蓟对凝血过程第一阶段(即凝血酶原激活物的生成)有促进作用,具有止血作用;可使出血时间明显缩短,且能使局部血管收缩,抑制纤维蛋白溶解,诱发血小板聚集,对含有血小板的血浆有促凝作用,亦可促进枸橼酸钠抗凝血浆的凝固。小蓟对心脏有显著的兴奋作用,能增强心肌收缩力,且可升高血压。小蓟对子宫有兴奋作用。小蓟有镇静、抗炎作用。小蓟有利尿作用。

小蓟的传统功效是凉血止血,散瘀、解毒、消痈,主治血热吐血、衄血、尿血、血淋、便血、崩漏,外伤出血,痈肿疮毒。药理研究发现其有许多新功效:止血,兴奋心脏,兴奋子宫,抗炎,镇静,利尿,降血脂,利胆等。

大蓟 (《名医别录》)

【来源】本品为菊科植物蓟的干燥地上部分。全国大部分地区均产。夏、秋二季花开时采割地上部分，除去杂质，晒干。生用或炒炭用。本品气微，味淡。以色绿、叶多者为佳。

【别名】马蓟，虎蓟，刺蓟，鸡脚刺，恶鸡婆。

【性味】味甘、苦，性凉。

【归经与趋势】归心，肝。大蓟甘缓、苦降、凉清热，趋势入血分，清气凉血。

【化学成分】本品主要含柳穿鱼叶苷、蒲公英甾醇乙酸酯和丁香烯等。

【功效】凉血止血，泻火散结，解毒消痈。

【药理概括】止血，降压，抑心，兴奋子宫，抑菌，抗病毒，降低脂质过氧化物形成，抗肿瘤。

【辨证施治提纲】(一)证：血热吐血、衄血、尿血、血淋、便血、崩漏，外伤出血，痈肿疮毒。(二)病：出血性疾病，肺结核，高血压病，蛇咬伤，烫伤，小儿阴茎及肌肉硬结肿痛，慢性副鼻窦炎，急性黄疸型肝炎，带状疱疹。

【剂量与用法】药典剂量：9～15 g。常规剂量：9～15 g。大剂量：15～30 g。鲜品可用30～60 g。水煎服。研末或入丸散吞服时酌减。外用适量。大蓟无毒，在常规剂量内没有不适反应，长期服用或大剂量使用也没有明显不良反应。

【注意事项】妊娠禁忌。

【论述】大蓟有抗纤溶作用，能增加全血及血浆黏度，显著缩短凝血时间，有一定的止血作用。大蓟有抑心、降血压作用。大蓟能明显兴奋子宫，可使子宫张力增加，收缩幅度加大，逐渐发生痉挛性收缩。大蓟有降低脂质过氧化物形成的作用。大蓟对人型结核分枝杆菌、金黄色葡萄球菌等有抑制作用，水提物对单纯疱疹病毒有明显的抑制作用。

大蓟的传统功效是凉血止血，散瘀解毒消痈；主治血热吐血、衄血、尿血、血淋、便血、崩漏，外伤出血，痈肿疮毒。药理研究发现其有止血，降压，抑心，兴奋子宫，抗肿瘤等作用。

地榆 (《神农本草经》)

【来源】本品为蔷薇科植物地榆或长叶地榆的干燥根。前者产于黑龙江、吉林、辽宁、内蒙古、山西。后者习称绵地榆，主产于安徽、江苏、浙江、江西。春季将发芽时或秋季植株枯萎后采挖，除去须根，洗净，切片，干燥。生用或炒炭用。本品气微，味微苦涩。前者以切面粉红色者为佳，后者以皮部有绵状纤维，切面黄棕色者为佳。

【别名】赤地榆，涩地榆。

【性味】味苦、酸、涩，性微寒。

【归经与趋势】归肝，心、血管，脾、胃、肠，子宫。地榆酸涩、苦寒，趋势呈清解、收敛状态，止血、止吐、止泻，外用止渗、止痛、止痒。

【化学成分】本品主要含鞣质：地榆素H-1～H-11等及右旋儿茶素，地榆糖苷，地榆皂苷-A～E等。止血主要成分为鞣质。

【功效】凉血止血，泻火敛疮，解毒疏肝，健胃止吐，强心宁心，涩肠止泻。

【药理概括】止血，抗炎、收敛，广谱抑菌，对烧烫伤、炎症及肝损伤的保护作用，镇吐，强心，减慢心率，降压，升高白细胞，增强消化功能，抑制肠推进运动，抗腹泻，促进免疫功能，雌激素样作用，抗癌。

【辨证施治提纲】（一）证：血热便血，痔血，血痢，崩漏，水火烫伤，痈肿疮毒，湿疹。（二）病：上消化道出血，抗结核及咯血，烧烫伤，功能性子宫出血，宫颈炎，痔疮出血，鼻衄，菌痢，急、慢性肠炎，溃疡性结肠炎，尿路疾患，肿瘤，皮肤病，伤寒，紫癜，钩端螺旋体病，梅尼埃综合征，疟疾，白细胞减少症。

【剂量与用法】药典剂量：9～15 g。常规剂量：6～12 g。大剂量：15～30 g。水煎服。研末或入丸散吞服时酌减。外用适量。地榆无毒，在常规剂量内没有不适反应，长期服用或大剂量使用也没有明显不良反应。

【注意事项】地榆久服应补充维生素B1，以免出现消化不良、食欲不振、多发性神经炎、神经机能障碍等一系列症状；地榆含鞣质，不宜与酶制剂同服，以免降低治疗效果。地榆所含水解型鞣质被创面大量吸收后可引起中毒性肝炎，故大面积烧伤者不宜用本品制剂外涂。

【论述】地榆有抗纤溶作用，其所含鞣质能收敛止血，可明显缩短出血和凝血时间，地榆还能使血细胞比容增加，全血黏度增加，有明显的止血作用；生地榆、水提物、地榆炭、地榆制剂都可止血，止血机制是增加血小板的活性，生地榆止血作用明显优于地榆炭。

炒地榆粉外用，对Ⅲ度、Ⅱ度烫伤面有显著收敛作用，能减少渗出，降低感染及死亡率，地榆有收敛、生肌、抑菌作用，能减轻烧伤、烫伤早期组织肿胀，降低毛细血管通透性，减少渗出，减轻组织水肿，保护创面，兼有利水、防止休克等。

地榆有止吐作用。地榆有显著的抗炎作用。地榆能增强消化功能，可显著增强对蛋白质的消化能力。地榆能升高白细胞。地榆有抗菌作用。

地榆的传统功效是凉血止血、解毒敛疮；主治血热便血，痔血，血痢，崩漏，水火烫伤，痈肿疮毒，湿疹。药理研究发现其有许多新功效：止血，抗炎、收敛，广谱抑菌，对烧烫伤、炎症及肝损伤的保护作用，镇吐，强心，抗腹泻，促进免疫功能，雌激素样作用，以及抗癌的作用。

槐花（《日华子本草》）

【来源】本品为豆科植物槐的干燥花及花蕾。全国大部分地区均产。夏季花开放或花蕾形成时采收，及时干燥，除去枝、梗及杂质。前者称为槐花，后者习称槐米。生用、炒黄或炒炭用。本品气微，味微苦。槐花以花整齐不碎、色黄者为佳；槐米以花蕾多、色黄绿者为佳。

【别名】槐米，槐树花。

【性味】味苦，性微寒。

【归经与趋势】归心、血管，肝，胃、肠，膀胱。槐花苦泄、寒清，趋势入血分，清降、疏通，向外、向下。

【化学成分】本品主要含槲皮素、芸香苷及赤豆皂苷Ⅰ～Ⅴ，槐花皂苷Ⅰ、Ⅱ等。

【功效】凉血止血，清肝明目，泻火散结，宁心养心，化浊通络，通痹止痛，护胃解痉，利尿祛湿。

【药理概括】凝血止血作用，抑心，减慢心率，降压，增加冠脉血流量，保护心功能，抑菌，改善毛细血管通透性，抗炎，镇痛，解痉，抗溃疡，抗辐射，预防冻伤，降低胆固醇，抗动脉硬化症，抗氧化，升高血糖，利尿，抗肿瘤，抑制醛糖还原酶作用，抗早孕。

【辨证施治提纲】（一）证：血热便血，痔血，血痢，崩漏，吐血，衄血，肝热目赤，头痛眩晕。（二）病：急性乳腺炎，出血症，小儿头癣，冠心病。

【剂量与用法】药典剂量：5～9 g。常规剂量：5～9 g。大剂量15～30 g。水煎服。研末或入丸散吞服时酌减。浸酒内服、外用适量。槐花无毒，在常规剂量内没有不适反应，大剂量使用没有明显不良反应。止血多炒炭用，清热泻火宜生用。

【注意事项】妊娠禁忌。槐花味很苦，有人会恶心。槐花有滑肠作用。槐花对人血淋巴细胞有致突变作用，因此，不宜长期使用。

【论述】槐花能保持毛细血管的抵抗力，降低毛细血管通透性，改善毛细血管的脆性，防止渗透性过高引起的出血，使血管的弹性恢复正常，可防止高血压、糖尿病患者脑血管出血，对后者的作用较对前者强1/3；且槐花含有红细胞凝集素，对红细胞有凝集作用，能缩短凝血时间，具有止血作用，并且存在量效关系，制炭后促进凝血作用更强。槐花有降低胆固醇、抗动脉硬化症的作用。

槐花能增加心脏的收缩力及输出量，具有增加冠脉血流、改善心肌循环、减小心肌耗氧量、保护心功能的作用，槐花在兴奋心肌的同时，对心脏传导系统有阻滞作用，可减慢心率，对心动过速、房性及室性早搏、心绞痛等心脏病具有一定意义。

槐花有抗胃溃疡作用，槐花液对肠腔黏膜有刺激，可引起渗出液增多。槐花中的槲皮素能降低肠、支气管平滑肌的张力。槐花中的芦丁有抑制醛糖还原酶的作用，此作用有利于糖尿病型白内障的治疗。槐花还有抗炎、镇痛作用。

槐花的传统功效是凉血止血、清肝泻火，主治血热便血，痔血，血痢，崩漏，吐血，衄血，肝热目赤，头痛眩晕。药理研究发现其有许多新功效：凝血止血，减慢心率，降压，增加冠脉血流量，改善毛细血管通透性，抗炎，镇痛，解痉，降低胆固醇，抗动脉硬化症，升高血糖，利尿，抗肿瘤，抑制醛糖还原酶等；开发了心、血管方面的治疗前景。

侧柏叶（《名医别录》）

【来源】本品为柏科植物侧柏的干燥枝梢及叶。全国大部分地区均产。多在夏、秋二季采收，阴干。生用或炒炭用。本品气清香，味微苦涩、微辛。以枝嫩、色深绿者为佳。

【别名】侧柏，柏叶，扁柏叶。

【性味】味苦、涩，性寒。

【归经与趋势】归肺，肝，脾。侧柏叶苦降泄、涩收敛止血、寒清热，趋势呈向外、向下。

【化学成分】本品主要含槲皮苷、槲皮素、山柰酚和柏木脑、乙酸松油脂，以及鞣质等。

【功效】凉血止血，通痹止痛，宣肺平喘，化痰止咳，生发乌发。

【药理概括】止血，抑菌，扩张支气管平滑肌，镇咳，祛痰，平喘，抑制血小板活化因子，抗炎，镇痛，扩张血管，降压，解痉。

【辨证施治提纲】（一）证：吐血，衄血，咳血，便血，崩漏下血，肺热咳嗽，咯痰黄稠，血热脱发，须发早白。（二）病：溃疡病出血，百日咳，肺结核，斑秃，烧烫伤，急慢性感染。

【剂量与用法】药典剂量：6～12 g。常规剂量：6～12 g。大剂量：15～30 g。水煎服。研末或入丸散吞服时酌减。浸酒内服、外用适量。侧柏叶无毒，在常规剂量内没有不适反应，长期服用或大剂量使用也没有明显不良反应。止血多炒炭用，化痰止咳宜生用。

【注意事项】侧柏酮具有兴奋中枢作用，过大剂量使用可致癫痫样惊厥。

【论述】侧柏叶煎剂能明显缩短出血时间及凝血时间，侧柏炭的凝血时间比生品短，止血作用较强，其止血有效成分为槲皮苷和鞣质。侧柏叶能松弛支气管平滑肌，具有明显的镇咳、祛痰、平喘作用。侧柏叶有抗炎、镇痛作用。侧柏叶能扩张血管、降低血压。侧柏叶有对抗肠痉挛的作用。

侧柏叶的传统功效是凉血止血、化痰止咳、生发乌发；主治吐血，衄血，咳血，便血，崩漏下血，肺热咳嗽，咯痰黄稠，血热脱发，须发早白。药理研究发现其有止血，扩张支气管平滑肌，镇咳、祛痰、平喘，抗炎，降压，解痉等作用。侧柏叶的功效，古今差别不大。

白茅根（《神农本草经》）

【来源】本品为禾本科植物白茅的干燥根茎。全国大部分地区均产。春、秋二季采挖，洗净，晒干，除去须根和膜质叶鞘，捆成小把。切段，生用或炒炭用。本品气微，味微甜。以色白、味甜者为佳。

【别名】茅根，兰根，茹根，茅草根，丝茅根。

【性味】味甘，性寒。

【归经与趋势】归肺，肝，胃，膀胱。白茅根甘寒，趋势入血分，清降，向外、向下。

【化学成分】本品主要含白茅素、芦竹素、印白茅素及白头翁素等；还含有机酸、甾醇及糖类。

【功效】凉血止血，清热解毒，增液利尿，通痹止痛。

【药理概括】止血，抗炎，镇痛，利尿，抑菌，增强免疫功能，解酒毒。

【辨证施治提纲】（一）证：血热咳血，吐血，衄血，尿血，热病烦渴，肺热咳嗽，胃热呕吐，湿热黄疸，水肿尿少，热淋涩痛。（二）病：鼻出血，过敏性紫癜，内脏出血，急、慢性肾炎，隐性水肿，传染性肝炎，流行性出血热，血尿，血热斑疹，湿热黄疸，百日咳。

【剂量与用法】药典剂量：9～15 g。常规剂量：9～15 g。大剂量：15～30 g。鲜品加倍。水煎服。研末或入丸散吞服时酌减。浸酒内服、外用适量。白茅根无毒，在常规剂量内没有不适反应，长期服用或大剂量使用没有明显不良反应。止血多炒炭用，清热利尿宜生用。

【注意事项】临床偶见头晕、恶心、腹泻。

【论述】白茅根能显著缩短出、凝血时间，具有明显的止血作用。白茅根有明显的利尿作用。白茅根有抗炎、镇痛作用。其水煎剂能显著缩短出血和凝血时间。白茅根能增加尿量。且能抑制毛细血管通透性的增高，提高吞噬细胞的吞噬率和吞噬指数。

白茅根的传统功效是凉血止血、清热利尿；主治血热咳血，吐血，衄血，尿血，热病烦渴，肺热咳嗽，胃热呕吐，湿热黄疸，水肿尿少，热淋涩痛。药理研究发现其有止血、抗炎、镇痛、利尿、增强免疫功能等作用。

苎麻根（《名医别录》）

【来源】本品为荨麻科植物苎麻的干燥根和根茎。我国中部、南部、西南部均有产，主产于江苏、山东、山西。冬、春季采挖，洗净，晒干。切段，生用。本品气微，味淡。以切面灰棕色，条匀、坚实者为佳。

【别名】苎根，野苎根，苎麻茹。

【性味】味甘，性寒。

【归经与趋势】归心，肝。苎麻根甘寒，趋势入血分，清凉止血。

【化学成分】本品主要含绿原酸、咖啡酸、奎宁酸及黄酮、生物碱、氨基酸、多糖等。

【功效】凉血止血，安胎止漏，清热解毒。

【药理概括】止血，抑菌。

【辨证施治提纲】（一）证：血热出血，热盛胎动不安，胎漏下血，痈肿疮毒。（二）病：上消化道出血，胎动不安、胎漏下血，小便不利、尿血，痈肿疮毒，腮腺炎，鼻衄症，肛门肿痛，脱肛，血淋，阴茎涩痛，吐血，跌打损伤，虫蛇咬伤，回乳，乳房肿痛。

【剂量与用法】药典剂量：10～15 g。常规剂量：10～15 g。大剂量：15～30 g。水煎服。研末或入丸散吞服时酌减。浸酒内服、外用适量。苎麻根无毒，在常规剂量内没有不适反应，长期服用或大剂量使用没有明显不良反应。

【注意事项】本品毒性小，安全范围大。

【论述】苎麻根内服外用都有止血作用，苎麻根有机酸盐能缩短出血时间，使出血部位血小板数增加。苎麻根能使怀孕子宫肌收缩力明显减弱，频率减慢，张力减弱。

苎麻根的传统功效是凉血止血、安胎、清热解毒，主治血热出血，热盛胎动不安、胎漏下血，痈肿疮毒。药理研究发现其有止血作用。

羊蹄（《神农本草经》）

【来源】本品为蓼科植物羊蹄或尼泊尔酸模的干燥根。主产于河北。秋季8—9月采挖，洗净，晒干。切片，生用。前者气味特殊，味微苦涩；后者气微，味苦涩。以切面色棕黄、味苦者为佳。

【别名】土大黄，羊舌头。

【性味】味苦、涩，性寒。

【归经与趋势】归心，肝，大肠。羊蹄根苦降泄，涩止血，寒清热，趋势呈清凉向下。

【化学成分】本品主要含有大黄素、大黄素甲醚、大黄酚（大黄根酸）、酸模素（尼泊尔羊蹄素）、β-谷甾醇及草酸钙、脂肪酸、缩合鞣质等化学成分。

【功效】凉血止血，解毒杀虫，祛风止痒，泻火散结，润肠通便。

【药理概括】止血，促进血小板再生，抑制免疫，抑菌，抗肿瘤，缓泻，抑制睾酮还原酶作用，抗氧化，灭螺作用。

【辨证施治提纲】（一）证：血热出血，疥癣，疮疡，烧烫伤，热结便秘。（二）病：皮肤病，习惯性便秘。

【剂量与用法】药典剂量：10～15 g。常规剂量：10～15 g。大剂量：15～30 g。鲜品30～50 g。水煎服。也可绞汁去渣服用。研末或入丸散吞服时酌减。外用适量。羊蹄根无毒，在常规剂量内没有不适反应，长期服用或大剂量使用也没有明显不良反应。

【注意事项】羊蹄根能滑肠，脾胃虚寒者慎用。

【论述】羊蹄根可缩短凝血时间，促进毛细血管收缩，具有止血作用。羊蹄能抑制血小板抗体作用，促进血小板再生。羊蹄根所含之蒽醌类具有与虎杖相类似的免疫抑制作用。羊蹄根水煎剂在体外对金黄色葡萄球菌、炭疽杆菌、乙型溶血性链球菌和白喉杆菌有不同程度的抑制作用。羊蹄根还有抗肿瘤、抗氧化等作用。

羊蹄的传统功效是凉血止血、解毒杀虫、泻下通便，主治血热出血，疥癣，疮疡，烧烫伤，热结便秘。药理研究发现其有止血、促进血小板再生，抑制免疫，抗肿瘤，缓泻等作用。

第二节　化瘀止血药

本类药物既能止血，又能化瘀，有止血而不留瘀的特点，主治瘀血内阻，血不循经之出血病症。若随证配伍，也可用于其他各种出血证。此外，部分药物尚能消肿、止痛，还可用治跌打损伤、瘀滞心腹疼痛、经闭等病症。

本类药物具行散之性，对于出血而无瘀者及孕妇宜慎用。

三七（《本草纲目》）

【来源】本品为五加科植物三七的干燥根和根茎。主产于云南、广西。秋季花开前采挖，洗净，分开主根、支根及根茎，干燥。支根习称筋条，根茎习称剪口。切片，或捣碎，或碾细粉用。本品气微，味淡。以个大、体重、质坚实、断面灰绿色者为佳。

【别名】山膝，金不换，参三七，田七。

【性味】味甘、微苦，性温。

【归经与趋势】归心、脑、血管，肺、卫、皮肤，肝、胆、脾、胃、肠、肾、膀胱、子宫。三七甘补、苦泄、温通，趋势呈益气、补血、化浊、祛瘀，以疏散、温通为主；先补肾巩固下焦：固精、缩尿、提肛、收宫，氤氲之气弥漫中焦：疏肝、利胆、护胃，敷布上焦后：温通心、脑、血管，宣通肺、卫、皮肤；向上、向外，四散敷布、八方疏通。生命之躯，若气顺血活，则神与形具，即以通为补之意；三七，实属仙品，乃自然界对人类的恩赐。

【化学成分】本品主要含人参皂苷、三七皂苷等；还含有三七素，槲皮素及多糖等。

【功效】活血散瘀，燥湿化浊，止血补血，消肿散结，通痹定痛，升清明目，健脑安神，养心宁心，益气回阳，补肾强体，延年益寿，疏肝利胆，促进代谢，温胃生肌，通络护肾，提肛收宫。

【药理概括】止血，活血，补血，抗凝血，抗血栓形成，抗脑缺血，改善微循环，抗动脉粥样硬化，保护血管内皮细胞，防治肺出血，减轻玻璃体积血，调节免疫功能，抗冠心病作用，扩张血管，降血压，抗心律失常，中枢抑制作用，镇痛，抗炎，抗休克，耐缺氧，抗疲劳，耐寒热，抗应激，保护肝损伤，抗胃溃疡，改善脊髓损伤，抗肾间质纤维化，抗肝纤维化，保护视网膜节细胞，降血脂，利胆，双向调节血糖，促进蛋白质合成，促进核酸代谢，滋补、强壮、抗衰老，抗肿瘤，抑真菌，抗病毒，保护放射性损伤，兴奋子宫，提高肛肌组织收缩力。

【辨证施治提纲】（一）证：咳血，吐血，衄血，便血，尿血，崩漏，外伤出血，血滞胸腹刺痛，跌仆肿痛。（二）病：多种出血性疾病，伤科疾病，冠心病、心绞痛、心肌梗死，高血压病，肺心病，高脂血症，肝病，肾炎，皮肤病，癌症，回乳，血栓闭塞性脉管炎，咽炎，口腔溃疡，眩晕，养生保健。

【剂量与用法】药典剂量：3～9 g。常规剂量：3～9 g。不宜大剂量使用。水煎服。研末吞服，1次1～3 g。浸酒内服、外用适量。三七无毒，在常规剂量内没有不适反应，长期服用也没有明显不良反应。剂量稍大会出现内热上火的反应。

三七止血一般生用，因三七氨基酸不稳定，经蒸烫炸后易分解破坏，三七熟用，主要作滋补强壮药使用。

【注意事项】妊娠禁忌。三七大剂量使用会有不良反应，表现为恶心、呕吐、腹痛、腹泻、厌食、头昏、头痛、牙痛、疲乏无力、情绪不安、出血性倾向、房室传导阻滞、过敏性药疹。

【论述】三七的药理作用非常广泛，对机体多个系统都有影响，与人参同样被誉为"适应原样"的药物。

三七素有"止血之神药"之说，兼能活血散瘀，故有"止血不留瘀"的特点；三七的止血活血作用是通过多方面作用实现的，三七能促进凝血过程，缩短出凝血时间，促进凝血酶的生成，使局部血管收缩，增加血小板数等。三七既止血又活血，对血液有双向调节作用，三七还具有活血作用，能抑制血小板聚集，促进纤溶，使血液黏度降低，能改善血液"浓、黏、聚、凝"状态，本品能缩短出血和凝血时间，具有抗血小板聚集及溶栓作用；三七能促进多功能造血干细胞的增殖，能提高外周血红细胞、白细胞数量，具有造血作用。

三七通过增加冠脉血流量，提高心肌血氧供应，减慢心率，降低心肌耗氧量，改善心肌微循环，从而调整心肌缺血缺氧状态，再加上三七活血化瘀，故有治疗冠心病的作用。三七能使外周血管扩张，阻力降低，血压降低，心率减慢，对各种药物诱发的心律失常均有保护作用。

三七扩张脑血管，增强脑血管流量，脑组织钙含量下降，具有钙通道阻断作用，对急性脑缺血后的细胞有保护作用。三七的止血、活血化瘀、镇静、镇痛和抗炎等，成为治疗脑血管疾病的药理学基础。

三七地上部分叶和花含人参二醇皂苷较多，以中枢抑制作用为主，有镇静、催眠作用；而地下部分含人参三醇皂苷较多，以中枢兴奋为主，能增强学习和记忆能力。三七有明显的镇痛和抗炎作用。

三七具有免疫调节剂的作用，与人参相似，使过低或过高的免疫反应恢复正常，不干扰机体正常的免疫反应。三七有促进生长的作用。三七有雄性激素样作用。三七有抗应激作用，能耐受高温、低温。

三七双向调节血糖，对低血糖能升高，对高血糖能降低。三七降低血中胆固醇，促进血清蛋白质的合成，促进核酸代谢。三七有延长寿命和增强机体活力的作用，三七抗衰老的机制可能是直接减少自由基的形成，抑制体内脂质过氧化及激活SOD活性，从而加速自由基清除，降低自由基对机体结构与功能的损害。

三七有护肝利胆作用，能保护肝细胞，抗肝纤维化。三七有抗肿瘤作用。三七总皂苷可通过保护组织抗氧化能力，减轻缺血再灌注时肾组织结构和功能的损伤，有效防止急性缺血性肾衰的发生。三七对部分真菌有较强的抑制作用。三七有显著的抗溃疡作用。

三七的传统功效是散瘀止血、消肿定痛；主治咳血，吐血，衄血，便血，尿血，崩漏，外伤出血，血滞胸腹刺痛，跌扑肿痛。药理研究发现其有许多新功效：止血，活血，补血，抗脑缺血，改善微循环，抗动脉粥样硬化，调节免疫功能，抗冠心病作用，中枢抑制，镇痛，抗炎，抗应激，保护肝细胞，抗胃溃疡，抗肾间质纤维化，抗肝纤维化，降血脂，利胆，滋补、强壮、抗衰老等；证实了三七为伤科圣药，又开发了心、脑、血管，调节免疫，促进代谢，保肝护肾，强壮机体，延缓衰老等多方面的治疗前景。

茜草（《神农本草经》）

【来源】本品为茜草科植物茜草的干燥根及根茎。主产于陕西、河北、山东、河南、安徽。春、秋二季采挖，除去泥沙，干燥。切厚片或段，生用或炒炭用。本品气微，味微苦，久嚼刺舌。以切面色黄红者为佳。

【别名】红茜草，茜草根。

【性味】味苦，性寒。

【归经与趋势】归心、血管，肺，肝，肾、膀胱、子宫。茜草苦泄、寒清热，趋势呈清降、疏通，向外、向下。

【化学成分】本品主要含大叶茜草素，茜草萘酸，茜草双酯及羟基茜草素，茜草素，茜黄素等。

【功效】凉血止血，活血祛瘀，解毒散结，通络养心，溶石排石，疏肝解痉，止咳祛痰，祛风止痒。

【药理概括】止血，升高白细胞，抗恶性肿瘤，抗心肌梗死，预防肾结石，保肝，镇咳，祛痰，抗氧化，解痉，兴奋子宫，抑菌，抗过敏。

【辨证施治提纲】（一）证：吐血，衄血，崩漏，外伤出血，瘀阻经闭，风湿痹痛，跌仆肿痛。（二）病：出血性疾病，白细胞减少症，霉菌病，冠心病，癌症。

【剂量与用法】药典剂量：6～9 g。常规剂量：3～12 g。一般不大剂量使用。水煎服。研末或入丸散吞服时酌减。浸酒内服、外用适量。茜草无毒，在常规剂量内没有不适反应，长期服用也没有明显不良反应。剂量过大有纳减恶心反应，可能是茜草色素对胃的刺激。止血炒炭用，活血通经生用或酒炒用。

【注意事项】妊娠禁忌。茜草因其所含色素，煎汁呈红色，可使尿液变为淡红色。个别人服用茜草煎剂后有较持久的恶心和血压轻度升高的反应。茜草大剂量使用所含的蒽醌也能引起腹泻。

【论述】茜草有明显的促进血液凝固作用，其温浸液能缩短复钙时间、凝血酶原时间及部分凝血活酶时间，茜草炭的作用强于茜草。

茜草能防止肾和膀胱结石的形成，尤其对碳酸钙结石的形成有抑制作用，对由钙或镁形成的结石有一定溶解作用；茜草促进结石排出的作用，可能与兴奋膀胱肌有关。

茜草对多种肿瘤都有抑制作用，并能控制癌转移。茜草能抑制血小板聚集，耐缺氧，抗心肌缺血，缩小心梗面积。茜草有显著的抗氧化、清除自由基作用。茜草有明显的镇咳、祛痰作用。茜草有兴奋子宫作用，能增强子宫收缩；对肠痉挛有解痉作用。茜草能抑制皮肤结缔组织的通透性，有与芦丁相似的抗炎抑菌作用。茜草还有抗过敏、保肝等作用。

茜草的传统功效是凉血、祛瘀、止血、通经；主治吐血，衄血，崩漏，外伤出血，瘀阻经闭，风湿痹痛，跌仆肿痛。药理研究发现其有止血，升高白细胞，抗恶性肿瘤，抗心肌梗死，预防肾结石，保肝，镇咳、祛痰，解痉，抗过敏等作用。

蒲黄（《神农本草经》）

【来源】本品为香蒲科植物水烛香蒲、东方香蒲或同属植物的干燥花粉。主产于浙江、江苏、山东、安徽、湖北。夏季采收蒲棒上部的黄色雄花序，晒干后碾轧，筛取花粉。剪取花后，晒干，成为带有雄花的花粉，即为草蒲黄。生用或炒炭用。本品气微，味淡。以粉细、体轻、色鲜黄、滑腻感强者为佳。

【别名】蒲花，蒲棒花粉，水蜡烛。

【性味】味甘，性平。

【归经与趋势】归肝、胆，心、脑、血管，肺，肠，肾、膀胱、子宫。蒲黄甘平，趋势以祛湿化浊、活血、疏通为主，向外、向下。

【化学成分】本品主要含柚皮素、异鼠李素-3-0-新橙皮苷，香蒲新苷，槲皮素等；还含甾类、挥发油、多糖等。

【功效】止血化瘀，利尿通淋，化浊散结，通络健脑，宁心养心，祛风止痒，通痹止痛，活血护肾，利胆解痉，舒筋壮骨，宣肺平喘，收宫堕胎。

【药理概括】止血，抗血栓，降血脂，抗动脉粥样硬化，抗脑缺血，降压，减慢心率，增加冠脉血流量，抗心肌缺血，保护血管内皮细胞，糖皮质激素样作用，抑制免疫，抗炎，镇痛，保护肾缺血再灌注损伤，收缩子宫、引产，增强肠蠕动，解痉，利胆，抗缺氧，抗疲劳，促进骨折愈合，利尿，平喘，抗菌。

【辨证施治提纲】（一）证：吐血，衄血，咳血，崩漏，外伤出血，血滞经闭痛经，胸腹刺痛，跌仆肿痛，血淋涩痛。（二）病：产后出血，尿路出血，高脂血症，冠心病，特发性溃疡性结肠炎，口腔霉菌感染，渗液性湿疹。

【剂量与用法】药典剂量：5～9 g。常规剂量：3～9 g。大剂量：12～18 g。水煎服、包煎。研末或入丸散吞服时酌减。浸酒内服、外用适量。蒲黄无毒，在常规剂量内没有不适反应，长期服用也没有明显不良反应。止血多炒炭用，化瘀、利尿多生用。

【注意事项】妊娠禁忌。个别人剂量过大会有过敏反应。

【论述】生蒲黄具有延长凝血时间，增加血小板数目，大剂量时还能促进纤溶活性；而炒蒲黄和蒲黄炭则能缩短凝血时间，无促纤溶活性；蒲黄为收敛性止血药，内服、外用对各种出血均有良好的止血作用。

蒲黄可抑制动静脉环路血栓的形成，使血栓湿重降低；另外还有调脂作用。蒲黄能明显降低血清胆固醇水平，保护血管内皮细胞损伤，并减轻主动脉及冠状动脉粥样硬化病变及管腔狭窄程度，改善心肌营养性血流量，保护心肌损害。

蒲黄对骨折能加速血肿吸收、机化，并促进骨痂形成和愈合。蒲黄有糖皮质激素样作用，可抑制免疫反应。蒲黄有抗疲劳、耐缺氧作用。蒲黄的多种制剂，对子宫均有增强收缩力与紧张力的作用，大剂量时，可使子宫出现痉挛性收缩，有明显的引产作用，并使产后子宫收缩力加强或紧张性增加。蒲黄有明显的抗炎、镇痛作用。蒲黄能增强肠蠕动、解痉、防治肠粘连。蒲黄有利尿作用。蒲黄有糖皮质激素样作用，小、中剂量对免疫有抑制作用，大剂量则有增强免疫的作用。

蒲黄的传统功效是止血、化瘀、利尿通淋；主治吐血，衄血，咳血，崩漏，外伤出血，血滞经闭痛经，胸腹刺痛，跌仆肿痛，血淋涩痛。药理研究发现其有许多新功效：止血，抗血栓，降血脂，抗动脉粥样硬化，减慢心率，增加冠脉血流量，抑制免疫，抗炎，镇痛，利胆，抗疲劳，促进骨折愈合等；开发了心、脑、血管，抑制免疫，抗炎镇痛，利胆，抗疲劳，促进骨折愈合等方面的治疗前景。

花蕊石（《嘉祐本草》）

【来源】本品为变质岩类岩石蛇纹大理岩。主产于陕西、河南、河北、江苏。采挖后，除去杂石和泥沙，洗净，干燥，砸成碎块用，或煅用。本品气微，味淡。以质坚硬、色白带"彩晕"者为佳。

【别名】花乳石，白云石。

【性味】味酸、涩，性平。

【归经与趋势】归肝，脑、血管。花蕊石酸敛，趋势以收敛止血兼化瘀，并镇潜息风。

【化学成分】本品主要含钙、镁的碳酸盐，并有少量铁盐、铅盐及锌、铜、钴、铅等元素。

【功效】化瘀止血，息风止痉。

【药理概括】止血，促进凝血，抗惊厥，祛瘀，收敛。

【辨证施治提纲】（一）证：咳血，吐血，外伤出血，跌仆伤痛。（二）病：消化道出血，肺结核咯血，支气管咯血，鼻出血，吐血，创伤出血，氟骨症，障翳，脉痹。

【剂量与用法】药典剂量：9～15 g。常规剂量：9～15 g。大剂量：15～30 g。水煎服。研末或入丸散吞服时酌减。浸酒内服、外用适量。花蕊石无毒，在常规剂量内没有不适反应，长期服用也没有明显不良反应。

【注意事项】孕妇慎用。花蕊石吞服有胃不适反应。

【论述】花蕊石有止血作用，能缩短凝血时间和出血时间，减少出血量，炮制后止血作用略有增强。花蕊石对惊厥有明显的对抗作用，且效果优于龙骨、龙齿。

花蕊石的传统功效是化瘀止血，主治咳血、吐血，外伤出血，跌仆伤痛。药理研究发现其有止血，促进凝血，抗惊厥，祛瘀，收敛等作用；开发了抗惊厥方面的治疗价值。

第三节　收敛止血药

本类药物大多味涩，或为炭类，或质黏，故能收敛止血。广泛用于各种出血病症而无瘀滞者。因其性收涩，有留瘀恋邪之弊，故临证每多与化瘀止血药或活血化瘀药同用。对于出血有瘀或出血初期邪实者，当慎用之。

白及（《神农本草经》）

【来源】本品为兰科植物白及的干燥块茎。主产于贵州、四川、湖南、湖北。夏、秋二季采挖，除去须根，洗净，置沸水中煮或蒸至无白心，晒至半干，除去外皮，晒干。切薄片，生用。本品气微，味苦，嚼之有黏性。以切面色白、角质样者为佳。

【别名】连及草，白根，白给。

【性味】味苦、甘、涩，性微寒。

【归经与趋势】归肺、胃、肝。白及苦、甘、涩，趋势以止血、生肌为主。

【化学成分】本品主要含联苄类、二氢类、联菲类成分，二氢菲并吡喃类化合物，苄类化合物及蒽醌类成分和酚酸类成分。

【功效】收敛止血，解毒消肿，生肌养胃。

【药理概括】止血，栓塞效果，促进周围神经再生及伤口愈合，抗溃疡，治疗十二指肠穿孔，抑菌，抗癌，制作羧甲淀粉，预防肠粘连，促进角质细胞游走。

【辨证施治提纲】（一）证：咳血，吐血，外伤出血，疮疡肿毒，皮肤皲裂，烧烫伤。（二）病：肺结核及咯血，上消化道出血，胃十二指肠溃疡及穿孔，内脏出血，外伤出血及扭挫伤，鼻出血，炎症性疾病，百日咳，烧烫伤，肛裂，手足癣，冻疮。

【剂量与用法】药典剂量：6～15 g。常规剂量：3～12 g。大剂量：12～18 g。水煎服。研末吞服1～3 g。浸酒内服、外用适量。白及无毒，在常规剂量内没有不适反应，长期服用或大剂量使用也没有明显不良反应。

【注意事项】不宜与川乌、草乌、附子同用。实验证明，白及配伍附子、川乌、草乌，毒性未见加重；镇痛、止血等药效无增减或"相反"的作用。

白及剂量稍大，水煎后使整个汤液形成糊状、胶状，患者常难以下咽，有时会引起恶心、呕吐。

【论述】白及有明显的止血作用，起效快，疗效可靠，内服外用均有效；白及可明显缩短出血和凝血时间，其止血的作用与所含胶质有关。白及有较强的止血凝血作用，并具有在局部血管内形成血栓的功能，作用迅速，刺激性小。

白及能增强黏膜防御因子的作用，对溃疡不仅局部用药有效，而且吸收后也有显著抗溃疡作用，有强大的促进胃黏膜再生和溃疡面愈合的作用，对胃黏膜损伤有明显保护作用，对胃溃疡及十二指肠穿孔有明显治疗作用，可迅速堵塞穿孔，阻止胃及十二指肠内容物外漏。白及对烫伤、烧伤能促进肉芽生长，促进疮面愈合。

白及的传统功效是收敛止血、消肿生肌，主治咳血，吐血，外伤出血，疮疡肿毒，皮肤皲裂，烧烫伤。药理研究发现其有止血、栓塞效果，促进周围神经再生及伤口愈合，抗溃疡，治疗十二指肠穿孔等作用。白及的功效，古今差别不大。

仙鹤草（《图经本草》）

【来源】本品为蔷薇科植物龙芽草的干燥地上部分。主产于浙江、江苏、湖北。夏、秋二季茎叶茂盛时采割，除去杂质，晒干。切段，生用。本品气微，味微苦。以茎红棕色、质嫩、叶多者为佳。

【别名】龙芽草，狼芽草，鹤草。

【性味】味苦、涩，性平。

【归经与趋势】归心、血管，肝，肠。仙鹤草苦涩，趋势以补气、收敛为主。

【化学成分】本品主要含木犀草素-7-葡萄糖苷，槲皮素，芸香苷，仙鹤草B等；还含有鞣质及维生素K等。

【功效】收敛止血，驱虫截疟，通痹止痛，解毒止痢，化浊散结，补气舒筋，升阳强心。

【药理概括】止血，强心，升高血压，松弛肠平滑肌，抗炎，镇痛，广谱抑菌，抗绦虫，抗蛔虫，抗血吸虫，抗肿瘤，降血糖，兴奋呼吸中枢，兴奋骨骼肌，散瞳作用，增强免疫功能。

【辨证施治提纲】（一）证：咳血，吐血，尿血，便血，崩漏下血，疟疾寒热，血痢，久泻久痢，痈肿疮毒，阴痒带下，脱力劳伤。（二）病：消化道出血，鼻衄，血小板减少性紫癜，妇科出血性疾病，肺结核咯血，滴虫性阴道炎，肠道绦虫病，滴虫性肠炎，慢性结肠炎，痢疾，食物中毒，房室传导阻滞，心动过速，疟疾，肿瘤，钩端螺旋体病，内痔，咳嗽，百日咳，盗汗，眩晕症，血吸虫病，乙肝，糖尿病，五官科疾病，带下病，白细胞减少症，嗜睡症，淋症。

【剂量与用法】药典剂量：6～12 g。常规剂量：15～30 g。大剂量：30～60 g。水煎服。研末或入丸散吞服时酌减。浸酒内服、外用适量。仙鹤草无毒，在常规剂量内没有不适反应，长期服用或大剂量使用也没有明显不良反应。

【注意事项】仙鹤草过大剂量使用会有毒副反应，表现为胸闷、气促、心悸、烦躁、头晕、眼花、大汗淋漓、四肢冰冷、脉弱、颈软、无病理反射、休克。口服仙鹤草应补充维生素B1，以免出现消化不良、食欲不振、多发性神经炎、神经机能障碍等一系列症状；仙鹤草含鞣质，不宜与酶制剂同服，以免降低治疗效果。

【论述】仙鹤草可加速凝血时间及增加血小板计数，能使内脏血管收缩，增加血液凝固性，有止血作用。仙鹤草可使血压升高，内脏血管收缩，使心搏强大，调整心搏率。仙鹤草能增加细胞的抵抗力，降低血糖，略降低基础代谢。仙鹤草兴奋呼吸中枢，对骨骼肌也有兴奋作用，使已疲劳的骨骼肌恢复兴奋，使瞳孔扩大。仙鹤草还含有较丰富的钙、锌、锰及铁等元素，与止血作用有关。仙鹤草有显著的抗炎、镇痛作用。仙鹤草对肠管低浓度时呈兴奋作用，高浓度时呈抑制作用。仙鹤草对多种肿瘤都有抑制作用。仙鹤草有增加细胞抵抗力的作用。

仙鹤草的传统功效是收敛止血、截疟、止痢、解毒、补虚；主治咳血，吐血，尿血，便血，崩漏下血，疟疾寒热，血痢，久泻久痢，痈肿疮毒，阴痒带下，脱力劳伤。药理研究发现其有止血、强心、抗炎镇痛、广谱抑菌、驱虫、抗肿瘤、兴奋骨骼肌、增强免疫功能等作用；开发了强心、抗炎镇痛、驱虫、抗肿瘤、兴奋骨骼肌、增强免疫等方面的治疗价值。

紫珠叶（《本草拾遗》）

【来源】本品为马鞭草科植物杜虹花的干燥叶。主产于广东、广西。夏、秋二季树叶茂盛时采摘，切段，干燥。生用。本品气微，味微苦涩。以叶片完整、质嫩者为佳。

【别名】紫珠草，止血草。

【性味】味苦、涩，性凉。

【归经与趋势】归肝，肺，胃。紫珠苦、涩，性凉；趋势以收敛止血为主。

【化学成分】本品主要含黄酮类成分：紫珠萜酮、木犀草素、芹菜素等；苯乙醇苷类成分：毛蕊花糖苷等；三萜类成分：熊果酸等。还含有甾醇等。

【功效】凉血止血，敛疮生肌，解毒消肿，通痹止痛。

【药理概括】止血，抑菌，抗炎，镇痛，收敛作用，抗氧化，兴奋肠管。

【辨证施治提纲】（一）证：衄血，咳血，吐血，便血，崩漏，外伤出血，热毒疮疡，水火烫伤。（二）病：出血症，烧伤，急性传染性肝炎，化脓性皮肤溃疡，痔疮。

【剂量与用法】药典剂量：3～15 g。常规剂量：3～15 g。不宜更大剂量使用。水煎服。研末或入丸散吞服时酌减。浸酒内服、外用适量。紫珠无毒，在常规剂量内没有不适反应，长期服用也没有明显不良反应。

【注意事项】紫珠偶有过敏反应。

【论述】紫珠可缩短凝血时间和出血时间，增高血小板数，可使血管收缩，对纤溶系统具有显著的抑制作用，内服外用均有良好的止血作用。紫珠有促进组织愈合、抗菌等作用。紫珠含有鞣质，有较强的收敛作用，用于创面，能使蛋白质凝固，干燥结痂，保护肉芽组织，同时有收缩血管、降低毛细血管通透性的作用，故能控制创面液体的外渗，减少体液流失。

紫珠的传统功效是凉血收敛止血、散瘀解毒消肿；主治衄血，咳血，吐血，便血，崩漏，外伤出血，热毒疮疡，水火烫伤。药理研究发现其有止血，抑菌，抗炎，镇痛，收敛等作用。紫珠的功效，古今差别不大。

棕榈炭（《本草拾遗》）

【来源】本品为棕榈科植物棕榈的干燥叶柄。主产于湖南、四川、江苏、浙江。采棕时割取旧叶柄下延部分和鞘片，除去纤维状的棕毛，晒干。煅炭用。本品略具焦香气，味苦涩。以表面黑褐色至黑色，有光泽，触之有黑色炭粉者为佳。

【别名】棕皮，棕树皮毛。

【性味】味苦、涩，性平。

【归经与趋势】归肝，肺，大肠。棕炭苦、涩，性平；趋势以收敛止血为主。

【化学成分】本品主要含木犀草素-7-0-葡萄糖苷，木犀草素-7-0-芸香糖苷，麦黄酮-7-芸香糖苷等；还含原儿茶醛，原儿茶酸等。

【功效】收敛止血。

【药理概括】止血，抑制生育、延迟受孕。

【辨证施治提纲】（一）证：吐血，衄血，尿血，便血，崩漏。（二）病：出血症，止血安胎，子宫出血，内痔出血，高血压，晚期血吸虫病象皮肿，前列腺增生症。

【剂量与用法】药典剂量：3～9 g。常规剂量：3～9 g。大剂量：9～15 g。一般不更大剂量使用。水煎服。研末或入丸散吞服时酌减。外用适量。棕炭无毒，在常规剂量内没有不适反应，长期服用也没有明显不良反应。

【注意事项】妊娠禁忌。出血兼有瘀滞者不宜使用。棕炭吞服后有胃部不适反应。

【论述】棕炭有止血作用，陈棕皮炭、陈棕炭均能缩短出血、凝血时间。棕炭有抑制生育、延迟受孕作用。

棕炭的传统功效是收敛止血，主治吐血、衄血、尿血、便血、崩漏。药理研究发现其有止血、抑制生育、延迟受孕等作用。棕炭的功效，古今差别不大。

血余炭 （《神农本草经》）

【来源】本品为人发制成的碳化物。全国大部分地区均产。取头发，除去杂质，碱水洗去油垢，清水漂净，晒干，焖煅成炭，放凉。本品有焦发气，味苦。以体轻、色黑、光亮者为佳。

【别名】血余，发灰。

【性味】味苦，性平。

【归经与趋势】归肝，胃。血余炭苦平，趋势入血分，功专止血。

【化学成分】本品主要含优角蛋白，脂肪；还含有黑色素。

【功效】收敛止血，化瘀利尿。

【药理概括】止血，抗炎，抑菌。

【辨证施治提纲】（一）证：吐血，咳血，衄血，血淋，便血，尿血，崩漏，外伤出血，小便不利。（二）病：出血症，烫伤，声带疾病，溃疡，带状疱疹。

【剂量与用法】药典剂量：4.5～9 g。常规剂量：3～9 g。大剂量：9～15 g。一般不更大剂量使用。水煎服。研末或入丸散吞服时酌减。外用适量。血余炭无毒，在常规剂量内没有不适反应，长期服用也没有明显不良反应。

【注意事项】本品毒性小，安全范围大。

【论述】血余炭能明显缩短出、凝血时间及血浆复钙时间，减少出血量；血余炭具有内源性止血功能，其止血原理与血浆中cAMP含量降低有关；血余炭含有大量钙、铁离子，除去钙、铁离子的煎液则失去止血作用，或凝血时间延长，说明血余炭的止血作用可能与钙、铁离子有关。血余炭尚有抗炎和抑菌作用。

血余炭的传统功效是收敛止血、化瘀、利尿；主治吐血，咳血，衄血，血淋，便血，尿血，崩漏，外伤出血，小便不利。药理研究发现其有止血、抗炎、抑菌等作用。血余炭的功效，古今差别不大。

藕节 （《药性本草》）

【来源】本品为睡莲科植物莲的干燥根茎节部。主产于浙江、安徽、江苏。秋、冬二季采挖根茎（藕），切取节部，洗净，晒干，除去须根。生用或炒炭用。本品气微，味微甘、涩。以表面色灰黄、断面色白者为佳。

【别名】藕节巴，光藕节。

【性味】味甘、涩，性平。

【归经与趋势】归肝，肺，胃。藕节甘、涩，性平；趋势入血分，功专止血、化瘀。

【化学成分】本品主要含淀粉、鞣质、维生素、氨基酸和蛋白质等。

【功效】收敛止血，祛湿理胰，化浊疏壅。

【药理概括】止血，减肥。

【辨证施治提纲】（一）证：吐血，咳血，衄血，尿血，崩漏。（二）病：多种出血症鼻息肉，急性咽喉炎，苔藓样皮炎，丝虫病性乳糜尿，紫癜性肾炎。

【剂量与用法】药典剂量：9～15 g。常规剂量：9～15 g。大剂量：15～30 g。水煎服。研末或入丸散吞服时酌减。浸酒内服、外用适量。藕节无毒，在常规剂量内没有不适反应，长期服用或大剂量使用也没有明显不良反应。

【注意事项】本品毒性小，安全范围大。

【论述】藕节能缩短凝血时间，有止血作用，藕节炭比生藕节作用强。藕节有阻止机体发生营养性肥胖的作用，还能明显改善胰岛素抵抗。

藕节的传统功效是收敛止血、化瘀；主治吐血、咳血、衄血、尿血、崩漏。药理研究发现其有止血、减肥等作用。藕节的功效，古今差别不大。

第四节　温经止血药

本类药物性属温热，善于温里散寒，能温脾阳，固冲脉而统摄血液，具有温经止血之效。适用于脾不统血，冲脉失固之虚寒性出血病症。

应用时，若属脾不统血者，应配益气健脾药；属肝肾亏虚、冲脉不固者，宜配益肾暖宫补摄之品。因其性温热，故血热妄行之出血证不宜使用。

艾叶（《名医别录》）

【来源】本品为菊科植物艾的干燥叶。主产于山东、安徽、湖北、河北，传统以湖北蕲州产者为佳，称"蕲艾"。夏季花未开时采摘，除去杂质，晒干。生用或炒炭用。本品气清香，味苦。以叶片大、叶背灰白色、绒毛多、香气浓者为佳。

【别名】艾蒿，香艾，蕲艾。

【性味】味辛、苦，性温；有小毒。

【归经与趋势】归肝、胆，脾、胃，心、脑、血管，肺、卫、皮肤，肾、膀胱。艾叶辛散、苦燥、温通，趋势呈四散敷布、八方温通，向外、向上。

【化学成分】本品主要含挥发油、三萜类成分、黄酮类成分。

【功效】温经止血，通痹散结，活血调经，散寒止痛，宣肺平喘，止咳祛痰，疏肝利胆，健胃消食，宁心养心，安神定志；外用祛风散寒，燥湿止痒，温通经脉。

【药理概括】平喘，镇咳，祛痰，抗过敏，保肝，利胆，抑心，增加冠脉血流量，中枢镇静，增强免疫功能，止血，抗凝血，广谱抑菌、抗真菌、抗病毒，抗支原体，抗诱变，清除自由基，局部刺激性，增强消化功能，兴奋子宫，降压，补体激活作用，抗肿瘤。

【辨证施治提纲】（一）证：虚寒性吐血，衄血，崩漏，月经过多，少腹冷痛，经寒不调，宫冷不孕，脘腹冷痛，胎动不安，胎漏下血，皮肤瘙痒。（二）病：各种出血症，妇科疾病，气管炎，喘息症，过敏性疾病，肝炎，急性菌痢，泄泻，皮肤疾病，外科疾病，疟疾。

【剂量与用法】药典剂量：3～9 g。常规剂量：3～9 g。药材质地轻，一般不大剂量使用。水煎服。研末或入丸散吞服时酌减。外用适量，供灸治或熏洗用。艾叶无毒，在常规剂量内没有不适反应，长期服用也没有明显不良反应。醋艾炭温经止血，用于虚寒性出血。艾叶剂量稍大会有恶心、呕吐、胃不舒、腹泻、头晕等不适反应，炒炭后的不适反应明显减少。

【注意事项】妊娠禁忌。艾叶挥发油对皮肤有轻度刺激作用，可引起发热、潮红等。艾叶的不良反应主要表现在消化道反应和过敏反应两个方面。严重者也有中毒致死的病例。中毒后先出现咽喉部干燥、胃肠不适、疼痛、恶心、呕吐等刺激症状，继而全身无力、头晕、耳鸣、四肢震颤，随后局部乃至全身痉挛、肌肉弛缓，多次发作后导致谵妄、惊厥、瘫痪。数日后出现肝大、黄疸、胆红素尿、尿胆原增多等现象。慢性中毒表现为感觉过敏、共济失调、神经炎、癫痫样惊厥等。孕妇可发生子宫出血及流产。

艾叶油过量达20～30 g即可引起中毒。艾叶油口服对胃肠有刺激作用，经吸收后可引起中毒性肝炎，对中枢神经有兴奋作用，大剂量可导致惊厥。

【论述】艾叶能松弛气管平滑肌，有平喘和显著的镇咳作用，也有祛痰作用。艾叶油具有抗过敏作用和对呼吸道过敏反应有保护作用，是其治疗支气管哮喘和慢性气管炎作用机制之一。

艾叶能缩短出血和凝血时间，增加血小板数，降低毛细血管通透性，抗纤维蛋白溶解，从而发挥止血作用；艾叶又有抗凝血作用，说明艾叶对血液具有促进凝血和抗凝血的双向作用。艾叶有一定的保肝作用，能促进肝功能的恢复，并可增强患者的食欲，改善自觉症状；艾叶亦有利胆的作用。

艾叶能刺激胃肠道消化液的分泌，促进消化，增进食欲；但大剂量又可引起胃肠道炎症，产生恶心、呕吐等副反应。艾叶有补体激活作用，能诱生干扰素。艾叶燃烧产物的甲醇提取物具有自由基清除作用，艾叶燃烧产物从施灸部位皮肤渗透，可抑制、清除自由基或过氧化脂质，从而达到治疗效果。艾叶挥发油对多种细菌、病毒和真菌有杀灭或抑制作用。

艾叶的传统功效是温经止血、散寒止痛，调经，安胎；外用祛湿止痒。主治虚寒性吐血，衄血，崩漏，月经过多，少腹冷痛，经寒不调，宫冷不孕，脘腹冷痛，胎动不安、胎漏下血，皮肤瘙痒。药理研究发现其有许多新功效：平喘、镇咳、祛痰，抗过敏，保肝利胆，增加冠脉血流量，中枢镇静，增强免疫功能，止血，抗凝血，广谱抑菌、抗真菌、抗病毒，增强消化功能，抗肿瘤等；开发了平喘、镇咳、祛痰，保肝利胆，增加冠脉血流量，中枢镇静，增强免疫功能等方面的治疗前景。

炮姜（《珍珠囊》）

【来源】本品为姜科植物姜的干燥根茎的炮制加工品。取干姜砂烫至鼓起，表面棕褐色。全国大部分地区均可加工炮制。本品气香、特异，味微辛辣。以表面鼓起、棕褐色、内部色棕黄、质疏松者为佳。

【别名】干姜炭，黑姜。

【性味】味辛，性热。

【归经与趋势】归脾、胃，肾。炮姜辛热，趋势以温经止血为主。

【化学成分】本品主要含挥发油：姜烯、水芹烯、6-姜辣素、姜酮、姜醇等。

【功效】温经止血，暖胃止痛。

【药理概括】止血，抗溃疡。

【辨证施治提纲】（一）证：阳虚失血，吐衄崩漏，脾胃虚寒，腹痛吐泻。（二）病：胃溃疡，功能性出血。

【剂量与用法】药典剂量：3～9 g。常规剂量：3～9 g。不宜更大剂量使用。水煎服。研末或入丸散吞服时酌减。外用适量。炮姜无毒，在常规剂量内没有不适反应，长期服用也没有明显不良反应。

【注意事项】炮姜只能应用于虚寒性出血证。

【论述】炮姜能显著地缩短出血和凝血时间，有止血作用。炮姜对应激性及幽门结扎型胃溃疡、醋酸诱发的胃溃疡均有抑制作用。

炮姜的传统功效是温经止血、温中止痛；主治阳虚失血，吐衄崩漏，脾胃虚寒，腹痛吐泻。药理研究发现其有止血、抗溃疡等作用；炮姜，只限于温经止血，其余的功效，参见干姜。

灶心土（《名医别录》）

【来源】本品为烧木柴或杂草的土灶内底部中心的焦黄土块。全国农村均有。在拆修柴火灶或烧柴火的窑时，将烧结的土块取下，用刀削去焦黑部分及杂质即可。本品具烟熏气，味淡。以块大整齐、色红褐，断面具蜂窝状小孔，质细软者为佳。

【别名】伏龙肝。

【性味】味辛，性温。

【归经与趋势】归脾、胃、肠。灶心土辛温，趋势以温中为主，守而不走。

【化学成分】本品主要含硅酸、氧化铅、氧化铁，此外，尚含氧化钠、氧化钾、氧化镁等。

【功效】温中止血，止呕止泻。

【药理概括】止血，止呕。

【辨证施治提纲】（一）证：虚寒性出血，胃寒呕吐，脾虚久泻。（二）病：胃溃疡，溃疡性结肠炎。

【剂量与用法】药典剂量：15～30 g。常规剂量：15～30 g。大剂量：30～60 g。水煎服、纱布包先煎；或60～120 g，煎汤代水。研末或入丸散吞服时酌减。外用适量。灶心土无毒，在常规剂量内没有不适反应，长期服用或大剂量使用也没有明显不良反应。

【注意事项】本品只用于虚寒性出血证。

【论述】灶心土有缩短凝血时间，抑制纤溶酶及增加血小板第三因子活性等作用，能减轻洋地黄酊引起的呕吐，有止呕作用。

灶心土的传统功效是温中止血、止呕、止泻；主治虚寒性出血、胃寒呕吐、脾虚久泻。药理研究发现其有止血、止呕等作用。灶心土的功效，古今差别不大。

第十二章 活血化瘀药

凡以通利血脉、促进血行、消散瘀血为主要功效，常用以治疗瘀血证的药物，称活血化瘀药，也称活血祛瘀药，简称活血药或化瘀药。其中活血化瘀作用强者，又称破血药或逐瘀药。

本类药物多具辛味，部分动物、昆虫类药物多味咸，主入血分，以归心、肝两经为主。辛散行滞，行血活血，能使血脉通畅，瘀滞消散，即《素问·阴阳应象大论》"血实者宜决之"之法。本类药物通过活血化瘀作用而达到止痛、调经、疗伤、消癥、通痹、消痈、去瘀生新等功效。

活血化瘀药适用于一切瘀血阻滞之证。瘀血既是病理产物，又是多种病症的致病因素，且致病的病种广泛。活血化瘀药的主治范围很广，遍及内、外、妇、儿、伤等各科。如内科的胸、腹、头痛，痛如针刺，痛有定处，体内的癥瘕积聚，中风不遂，肢体麻木以及关节痹痛；伤科的跌扑损伤，瘀肿疼痛；外科的疮疡肿痛；妇科的月经不调、经闭、痛经、产后腹痛等。

活血化瘀药依其作用强弱的不同，有行血和血、活血散瘀、破血逐瘀之分。按其作用特点和临床应用的侧重点，分为活血止痛药、活血调经药、活血疗伤药、破血消癥药四类。

在应用本类药物时，除根据各类药物的不同效用特点而随证选用外，尚需针对引起瘀血的原因和具体的病症配伍。如瘀血因寒凝者，当配温里散寒、温通经脉药；因火热而瘀热互结者，宜配清热凉血、泻火解毒药；因痰湿阻滞者，当配化痰除湿药；因体虚致瘀者或久瘀致虚者，则配补益药。如风湿痹阻，络脉不通者，应配伍祛风除湿通络药；若癥瘕积聚，配伍软坚散结药。由于气血之间的密切关系，在使用活血祛瘀药时，常配伍行气药，以增强活血化瘀之力。

活血化瘀药行散走窜，易耗血动血，应注意防其破泄太过，做到化瘀而不伤正；同时，不宜用于妇女月经过多以及其他出血证而无瘀血现象者，对于孕妇尤当慎用或忌用。

现代药理研究表明，活血化瘀药能改善血液循环，抗凝血，防止血栓及动脉硬化斑块的形成；改善机体的代谢功能，促使组织的修复和创伤、骨折的愈合；改善毛细血管通透性，减轻炎症反应，促进炎症病灶的消退和吸收；改善结缔组织代谢，既促进增生病变的转化吸收，又使萎缩的结缔组织康复；调节机体免疫，有抗菌消炎作用。

第一节 活血止痛药

本类药物辛散善行，既入血分，又入气分，能活血行气止痛，主治气血瘀滞所致的各种痛证，如头痛，胸胁痛、心腹痛、痛经、产后腹痛、肢体痹痛、跌打损伤之瘀痛等。也可用于其他瘀血病症。

川芎（《神农本草经》）

【来源】本品为伞形科植物川芎的干燥根茎。主产于四川。夏季当茎上的节盘显著突出，并略带紫色时采挖，除去泥沙，晒后烘干，再去须根。切片，生用。本品气浓香，味苦、辛，稍有麻舌感，微回甜。以切面色黄白、香气浓、油性大者为佳。

【别名】芎䓖。

【性味】味辛，性温。

【归经与趋势】归心、脑、血管，肺、卫、皮肤，肝、胆，胃、胰、肠，肾、膀胱。川芎辛散、温通，趋势呈四散敷布、八方疏通，向外、向下，自脑府活血、健脑、促智，下心宫通络、养心、奉君，过相府宣肺、温卫、疏通腠理，至中焦疏肝、护胃、整肠、理胰，抵下焦护肾、调节冲任。

【化学成分】本品主要含藁本内酯、蛇床内酯、新蛇床内酯、洋川芎内酯等挥发油，川芎嗪等生物碱，阿魏酸等酚类及有机酸类成分，藁本内酯、新川芎内酯、洋川芎内酯等成分。

【功效】活血行气，化浊祛瘀，祛风止痛，益肺护肾，宁心养心，通络健脑，安神促智，护胃解痉，疏肝理胰，延缓衰老。

【药理概括】抑制心肌收缩力，减慢心率，增加心排血量，增加冠脉血流量，保护心肌缺血损伤，减少心肌梗死范围，舒张动脉血管，增加脑血流量，改善脑循环，保护脑缺血损伤，降低肺动脉压，改善肺循环，保护急性肺损伤，改善多器官微循环，抑制血小板聚集，抗血栓形成，降血脂，降血压，抑制中枢，镇静，镇痛，解除平滑肌痉挛，保护胃黏膜，增强记忆力，抗氧化，抑制成纤维细胞，抗肿瘤，保肾，防治肾毒性，抗辐射，改善胰腺血供，治疗肝损害，抑菌，抑真菌，保护血管内皮细胞，抑制气道内非特异性炎症。

【辨证施治提纲】（一）证：血瘀气滞，胸痹心痛，胸胁刺痛，跌仆肿痛，月经不调，经闭痛经，癥瘕腹痛，头痛，风湿痹痛。（二）病：小儿重症肺炎，心脑血管病，急性肾炎，开角型青光眼，月经不调，再生障碍性贫血，传染病，弥漫性血管内凝血。

【剂量与用法】药典剂量：3～10 g。常规剂量：3～10 g。大剂量：12～15 g。一般不宜更大剂量使用。水煎服。研末或入丸散吞服时酌减。浸酒内服、外用适量。川芎无毒，在常规剂量内没有不适反应，长期服用或大剂量使用也没有明显不良反应。

【注意事项】妊娠禁忌。川芎过大剂量使用，有可能会引起剧烈头痛等不良反应。

【论述】川芎有广泛的心血管作用，使心脏振幅增大，心率减慢，心排血量增加，扩张冠脉，增加冠脉血流量，降低心肌耗氧量，保护心肌缺血损伤，减少心肌梗死范围。川芎嗪能降低慢性缺氧高二氧化碳患者的肺动脉的压力，且对右心室有保护作用，是一种降低慢性阻塞性肺部疾病肺动脉高压的理想药物。

川芎能改善外周血液循环，舒张动脉血管，抑制动脉去内皮后的内膜增生，具有预防动脉再狭窄作用；川芎嗪易透过血脑屏障，使脑血管阻力下降，显著增加脑血流量，改善脑循环，减轻脑缺氧，保护脑缺血损伤，显著地减轻脑组织缺血性损害和神经系统功能障碍；改善肺循环，川芎具有舒张肺微动脉，降低其阻力，促进肺微循环血流的作用；改善微循环，干预脑缺血再灌注损伤，保护失血性休克再灌注损伤，保护脑缺血再灌注多器官损伤。

川芎嗪能降低血小板表面活性，抑制血小板凝集，预防血栓形成，能缩短血栓长度，减轻血栓干重和湿重。川芎总生物碱、川芎嗪能降低外周血管阻力，有显著而持久的降压作用。川芎的降血脂作用，不仅能减少胆固醇在肠道的吸收，加速胆固醇在体内的转化，还能增加高密度脂蛋白对血中胆固醇的运转和低密度脂蛋白受体对低密度脂蛋白的摄取，从而减少冠心病和动脉硬化的风险。

川芎对平滑肌有解痉作用，扩张支气管平滑肌，对子宫有双向调节作用，小剂量兴奋，大剂量抑制；川芎嗪和阿魏酸对子宫平滑肌的解痉有协同作用，川芎的这一作用是其治疗痛经的药理学基础。

川芎能显著增加肾血流，减轻肾小球基底膜的损伤，阻抑渗出，减轻蛋白尿，从而改善肾功能，减轻肾组织的病理损伤，抗进展性肾间质纤维化，延缓慢性肾损害。

川芎有抑制肿瘤作用，并抗肿瘤转移。川芎有抗射线及氮芥损伤作用，减轻血小板下降，刺激造血功能。川芎有明显镇静作用。川芎有利尿作用。川芎能抗维生素E缺乏。川芎有抗炎、解热、镇痛效应。

川芎的传统功效是活血行气、祛风止痛；主治血瘀气滞，胸痹心痛，胸胁刺痛，跌仆肿痛，月经不调，经闭痛经，癥瘕腹痛，头痛，风湿痹痛。药理研究发现其许多新功效：增加心排血量，增加冠脉血流量，减少心肌梗死范围，舒张动脉血管，增加脑血流量，改善脑循环，改善肺循环，改善多器官微循环，抗血栓形成，降血脂，降血压，镇静镇痛，保护胃黏膜，增强记忆力，抗肿瘤，防治肾毒性，改善胰腺血供，治疗肝损害，保护血管内皮细胞等；开发了心、脑、血管，以及肺、肝、胰、肾等重要脏器的治疗前景。

延胡索（《雷公炮炙论》）

【来源】本品为罂粟科多年生植物延胡索的干燥块茎。主产于浙江。夏初茎叶枯萎时采挖，除去须根，洗净，置沸水中煮至恰无白心时，取出，晒干。切厚片或捣碎，生用或醋炙用。本品气微，味苦。以断面金黄色、有蜡样光泽者为佳。

【别名】延胡，玄胡索，元胡。

【性味】味辛、苦，性温。

【归经与趋势】归心、脑、血管，肝，脾，胃。延胡索辛散、苦泄、温通，趋势以活血，行气，止痛为主，功专疏通，即"通则不痛"之意。

【化学成分】本品主要含延胡索甲素、乙素、丙素、丁素、庚素、辛素、壬素、寅素、丑素、子素等20余种生物碱。

【功效】活血行气，通痹止痛，安神健脑，息风止痉，温中止吐，宁心养心。

【药理概括】镇痛作用，镇静催眠，抗癫痫，抗惊厥，抗溃疡，抑制胃酸分泌，镇吐，增加冠脉流量，保护心肌，抑心，抗心律失常，保护脑缺血损伤，抗氧化，肌肉松弛作用，耐缺氧。

【辨证施治提纲】（一）证：气血瘀滞，胸胁、脘腹疼痛，胸痹心痛，经闭痛经，产后瘀阻，跌仆肿痛。（二）病：疼痛症，失眠，胃溃疡，局麻，冠心病，高血压病，心律失常。

【剂量与用法】药典剂量：3～10 g。常规剂量：3～10 g。大剂量：12～30 g。水煎服。研末或入丸散吞服时酌减。浸酒内服、外用适量。延胡索无毒，在常规剂量内没有不适反应，长期服用或大剂量使用也没有明显不良反应。醋制可加强止痛之功。

【注意事项】延胡索过大剂量使用偶有嗜睡、眩晕、乏力和呼吸抑制。

【论述】延胡索有镇痛、催眠、镇静与安定作用，延胡索粉剂的止痛效价约为吗啡的1/10，作用持续2小时；延胡索的各种制剂中以醇制及醋制作用最强。

延胡索醇提物能扩张冠脉、降低冠脉阻力、增加冠脉血流量，提高耐缺氧能力；延胡索总碱能对抗心律失常，去氢延胡索甲素能保护心肌细胞、抗心肌缺血；延胡索对心脏显示先兴奋后抑制的双向作用。延胡索乙素能扩张外周血管，降低血压，对脑缺血—再灌注损伤有保护作用。

延胡索全碱及醇提物有抗溃疡，乙素能抑制胃液分泌，并兴奋肠管；延胡索有中枢性镇吐作用。延胡索能兴奋内分泌腺，促进垂体分泌促肾上腺皮质激素。延胡索有肌肉松弛作用。延胡索具有延缓输卵管内卵子运行的作用。此外，延胡索还有一定的抗菌、抗炎、抗肿瘤作用和提高抗应激能力。

延胡索的传统功效是活血、行气、止痛；主治气血瘀滞，胸胁、脘腹疼痛，胸痹心痛，经闭痛经，产后瘀阻，跌仆肿痛。药理研究发现其许多新功效：镇痛，镇静催眠，抗惊厥，抗溃疡，镇吐，增加冠脉流量，抗心律失常，保护脑缺血损伤等；开发了心、脑、血管，镇静催眠，抗惊厥，抗溃疡，镇吐等方面的治疗前景。

郁金（《药性论》）

【来源】本品为姜科植物温郁金、姜黄、广西莪术或蓬莪术的干燥块根。前两者分别习称温郁金和黄丝郁金，其余按性状不同习称桂郁金或绿丝郁金。主产于四川、浙江、广西、云南。冬季茎叶枯萎后采挖，除去泥沙和细根，蒸或煮至透心，干燥。切薄片，生用。温郁金气微香，味微苦；黄丝郁金气芳香，味辛辣；桂郁金气微，味微辛苦；绿丝郁金气微，味淡。以切面角质样者为佳。

【别名】广郁金，温郁金，黄丝郁金，桂郁金。

【性味】味辛、苦，性寒。

【归经与趋势】归肝、胆，脾、胃、胰，心、脑、血管，肺、皮肤，膀胱、子宫。郁金辛散、苦燥、寒清热，趋势呈清降、疏散、解郁、化浊、活血、通络，向外、向下。

【化学成分】本品主要含莪烯、樟脑、倍半萜烯醇等挥发油，姜黄素、姜黄酮、脱甲氧基姜黄素、双脱甲氧基姜黄素、芳基姜黄酮等。

【功效】活血安神，通痹止痛，疏壅解郁，凉血养心，疏肝理胰，行气健胃，利胆退黄，祛风止痒，化浊散结，利尿祛湿。

【药理概括】降血脂，减轻体重，促血清胰泌素升高，促进胃酸分泌，抗溃疡，镇痛，保护肝细胞，利胆，抗炎，抑制免疫，抗氧化，抗过敏，抑制中枢，降血糖，抗诱变，改善血液流变性，扩冠增流，改善微循环，兴奋子宫，利尿，抗菌，广谱抑真菌。

【辨证施治提纲】（一）证：气滞血瘀，胸胁刺痛，胸痹心痛，月经不调，经闭痛经，乳房肿痛，热病神昏，癫痫发狂，血热吐衄，妇女倒经，肝胆湿热，黄疸尿赤，胆胀胁痛。（二）病：阿尔茨海默病，心绞痛，心律失常，肝炎，肿瘤，胆囊炎，胆石症，浅表性胃炎。

【剂量与用法】药典剂量：3～9 g。常规剂量：6～15 g。大剂量：15～30 g。水煎服。研末或入丸散吞服时酌减。浸酒内服、外用适量。郁金无毒，在常规剂量内没有不适反应，长期服用或大剂量使用也没有明显不良反应。

【注意事项】妊娠禁忌。不宜与丁香、母丁香同用。

【论述】郁金对血脂有调整作用，能明显降低胆固醇和甘油三酯，且能减轻高脂患者的体重。郁金能改善血液流变性，能降低全血黏度，抑制血小板聚集，抗凝血，抗动脉粥样硬化。郁金能增加冠脉流量，降低心肌耗氧量，改善微循环，抗心律失常。

姜黄素和挥发油能抑制奥狄括约肌的位相性收缩，对胆囊和十二指肠纵行肌有兴奋作用，可加强其收缩活动，能促进胆汁分泌和排泄，能松弛胆道括约肌，具有增加血清蛋白，降低麝香草酚絮状指数的作用；温郁金挥发油有保肝作用，可提高肝脏的解毒功能，并明显地促进肝细胞损伤修复和再生。

郁金煎剂能刺激胃酸及十二指肠液分泌，郁金能显著提高胃底和胃体纵行肌张力，有刺激内源性胰泌素分泌的作用，从而碱化十二指肠肠液，提高胃组织和血浆生长抑素水平，生长抑素能抑制胃酸和多种消化液分泌，故能对胃肠黏膜起到细胞保护作用，有抗溃疡作用。

郁金有明显的中枢神经抑制作用，能镇静、催眠。郁金有显著的免疫抑制和抗变态反应作用，又能激活网状内皮系统，提高吞噬指数。郁金有明显的抗炎止痛作用。温郁金水煎剂及水煎醇沉物有抗早孕作用。郁金水煎剂、挥发油对多种皮肤真菌有抑制作用，对多种细菌有抑制作用。

郁金的传统功效是活血止痛、行气解郁、清心凉血、利胆退黄，主治气滞血瘀，胸胁刺痛，胸痹心痛，月经不调，经闭痛经，乳房胀痛，热病神昏，癫痫发狂，血热吐衄，妇女逆经，肝胆湿热，黄疸尿赤，胆胀胁痛。药理研究发现其许多新功效：降血脂，促血清胰泌素升高，抗溃疡，镇痛，保护肝细胞，利胆，抗炎，抑制免疫，抑制中枢，降血糖，改善血液流变性，扩冠增流，利尿，广谱抑真菌等；开发了心、脑、血管，保肝、利胆、理胰，镇痛，抑制免疫等方面的治疗前景。

姜黄（《新修本草》）

【来源】本品为姜科植物姜黄的干燥根茎。主产于四川。冬季茎叶枯萎时采挖，洗净，煮或蒸至透心，晒干，除去须根。切厚片，生用。本品气香特异，味苦、辛。以切面色金黄、有蜡样光泽者为佳。

【别名】毛姜黄，黄姜。

【性味】味辛、苦，性温。

【归经与趋势】归肝、胆，心、血管，肺、卫、皮肤。姜黄辛散、苦燥、温通，趋势向上、向外，偏于中、上焦。

【化学成分】主要含姜黄酮、莪术酮、莪术醇、丁香烯龙脑、樟脑等挥发油以及姜黄素等。

【功效】活血行气，祛风燥湿，通痹止痛，化浊通络，疏肝利胆，解毒散结，宁心养心。

【药理概括】降血脂，抗动脉粥样硬化，保肝，利胆，抑心，降压，增加心肌营养性血流量，保护心肌缺血性损伤，抑制血小板聚集，抗炎，镇痛，抗氧化，抗肿瘤，抑菌，广谱抑真菌，抗乙肝病毒，抗生育，光毒性反应，抗蛇毒，增强免疫功能。

【辨证施治提纲】（一）证：气滞血瘀，胸胁刺痛，胸痹心痛，痛经经闭，癥瘕，跌仆肿痛，风湿肩臂疼痛。（二）病：高脂血症，心绞痛，关节炎，牙周炎，肿瘤，带状疱疹。

【剂量与用法】药典剂量：3～9 g。常规剂量：3～12 g。一般不大剂量使用。水煎服。研末或入丸散吞服时酌减。浸酒内服、外用适量。姜黄无毒，在常规剂量内没有不适反应，长期服用或大剂量使用会有内热上火的反应。

【注意事项】妊娠禁忌。

【论述】姜黄素可抑制心脏、降低血压，增加心肌营养性血流量，保护心肌缺血性损伤；能增强纤溶活性，降血脂，抑制血小板聚集，降低血浆黏度和全血黏度。

姜黄能增加胆汁分泌，使胆汁成分恢复正常，并增强胆囊收缩，作用弱但持久。姜黄对丙氨酸氨基转移酶、谷草转氨酶增高有明显的抑制作用；姜黄对肝炎病毒有抑制作用，并有改善肝脏实质病损的效果。

姜黄有明显抗溃疡作用，可使胃液中黏液含量增高，对胃黏膜有保护作用；姜黄可解除回肠痉挛，抑制产气杆菌的产气作用，减轻胃肠胀气；姜黄尚可促进食欲。

姜黄具有明显的抗炎作用，且有多种抗炎机制参与，尚有较好的镇痛作用。姜黄能显著对抗脑、心、肝、肾、脾匀浆液的过氧化作用。姜黄粉及提取物有抗早孕、抗肿瘤作用。姜黄对多种细菌和真菌都有抑制作用。

姜黄的传统功效活血行气、通经止痛；主治气滞血瘀，胸胁刺痛，胸痹心痛，痛经经闭，癥瘕，跌仆肿痛，风湿肩臂疼痛。药理研究发现其许多新功效：降血脂，抗动脉粥样硬化，保肝利胆，增加心肌营养性血流量，抑制血小板聚集，抗炎镇痛，抗肿瘤，广谱抑真菌等；开发了心、血管，保肝利胆及广谱抑真菌、治疗皮肤病等方面的治疗前景。

乳香（《名医别录》）

【来源】本品为橄榄科植物乳香树及同属植物树皮渗出的树脂。分为索马里乳香和埃塞俄比亚乳香，每种乳香又分为乳香珠和原乳香。主产于埃塞俄比亚、索马里。春夏季采收。将树干的皮部由下向上顺序切伤，使树脂渗出，数天后凝成固体，即可采收。打碎，醋炙用。本品具特异香气，味微苦。以淡黄白色、断面半透明、香气浓者为佳。

【别名】乳头香，塌香，天泽香，摩勒香。

【性味】味辛、苦，性温。

【归经与趋势】归心，肝，脾。乳香辛散、苦燥、温通，趋势入血分、又入气分，功专活血定痛，消肿生肌，向外、向下。

【化学成分】本品主要含游离α，β–乳香脂酸、结合乳香脂酸以及阿魏酸和苦味质、挥发油等。

【功效】活血定痛，解毒消肿，生肌养胃，祛风止痒，化浊通络，收宫堕胎。

【药理概括】降低血小板黏附性，镇痛，抗溃疡，抗炎，生肌，抗白血病，抑制免疫，降低胆固醇，兴奋子宫、终止妊娠。

【辨证施治提纲】（一）证：跌打损伤，痈肿疮疡，气滞血瘀，胸痹心痛，胃脘疼痛，痛经经闭，产后瘀阻，癥瘕腹痛，风湿痹痛，筋脉拘挛。（二）病：冠心病，骨折、软组织损伤、创面感染，胃痛，风湿痹症，痛经，宫颈糜烂，急性阑尾炎，急性非淋巴细胞白血病，糖尿病。

【剂量与用法】药典剂量：3～5 g。常规剂量：3～9 g。不宜大剂量使用。水煎服。研末或入丸散吞服时酌减。浸酒内服、外用适量。乳香无毒，在常规剂量3 g以内水煎服即可能有不适反应，剂量大于3 g，水煎服，常有恶心、胃痛反应。乳香不宜长期服用或大剂量使用。

【注意事项】妊娠禁忌。乳香内服外用均可致敏，亦可致消化不良，脾胃虚弱者慎用。

【论述】乳香挥发油及醇提物有显著的镇痛作用，乳香提取物有较强的抗炎消肿作用。乳香具有广谱抗菌作用。乳香树脂有一定的抗氧化活性。

乳香经胃肠给药能抗溃疡，减轻胃损伤，非胃肠给药则无此作用，说明乳香抗胃、十二指肠溃疡作用可能与局部保护作用有关。

乳香具有改善微循环，加速坏死组织净化，促进局部新陈代谢，加强肌组织的再生和愈合作用。醋制乳香能降低血小板黏附性。乳香可降低胆固醇。乳香可抑制肿瘤细胞的扩散和恶化而具抗肿瘤作用。乳香有兴奋子宫、终止妊娠的作用。

乳香的传统功效是活血定痛、消肿生肌；主治跌打损伤，痈肿疮疡，气滞血瘀，胸痹心痛，胃脘疼痛，痛经经闭，产后瘀阻，癥瘕腹痛，风湿痹痛，筋脉拘挛。药理研究发现其有降低血小板黏附性，镇痛，抗溃疡、抗炎，生肌，抑制免疫，降低胆固醇等作用。乳香的功效，古今差别不大。

没药（《开宝本草》）

【来源】本品为橄榄科植物地丁树或哈地丁树的干燥树脂。分为天然没药和胶质没药。主产于索马里、埃塞俄比亚。11月至次年2月，采集由树皮裂缝处渗出于空气中变成红棕色硬块的油胶树脂，拣去杂质。打碎，醋炙用。本品有特异香气，天然没药味苦而微辛，胶质没药味苦而有黏性。以黄棕色、断面微透明、显油润、香气浓、味苦者为佳。

【别名】末药。

【性味】味辛、苦，性平。

【归经与趋势】归心，肝，脾。没药辛散、苦燥，趋势入血分，又入气分，功专活血定痛，消肿生肌，向外、向下。

【化学成分】含没药树脂、树胶，没药酸、甲酸、乙酸及氧化酶；挥发油含丁香酚、间甲基酚、蒎烯、柠檬烯、桂皮醛等。

【功效】散瘀定痛，消肿生肌，活血通络，化浊散结。

【药理概括】改善微循环和血液流变性，抑制血小板聚集，促进角质形成细胞游走，降血脂，抗血栓，镇痛，有生肌作用、甲状腺素样作用、收敛作用。

【辨证施治提纲】（一）证：跌打损伤，痈肿疮疡，气滞血瘀，胸痹心痛，胃脘疼痛，痛经经闭，产后瘀阻，癥瘕腹痛，风湿痹痛，筋脉拘挛。（二）病：高脂血症，冠心病，创伤感染，胃痛，痛经，宫颈糜烂，急性扁桃体炎，颈淋巴结节，增生性脊椎炎，寄生虫病。

【剂量与用法】药典剂量：3～5 g。常规剂量：3～9 g。不宜大剂量使用。水煎服。研末或入丸散吞服时酌减。浸酒内服、外用适量。没药无毒，在常规剂量3 g以内水煎服即可能有不适反应，剂量大于3 g，水煎服，常有恶心、胃痛反应。没药不宜长期服用或大剂量使用。

没药的功效主治与乳香相似，常与乳香相须为用，治疗跌打损伤、瘀滞疼痛，痈疽肿痛，疮疡溃后久不收口以及多种瘀滞痛证。区别在于，乳香偏于行气、伸筋，治疗痹证多用；没药偏于散血化瘀，治疗血瘀气滞较重之胃痛多用。

【注意事项】孕妇及胃弱者慎用。大剂量应用会引起磨牙、流涎、软粪、食欲不振、黄疸、呼吸困难、共济失调、肝肾损害。偶有过敏性皮疹、瘙痒。

【论述】没药油脂部分具有降脂、防止动脉内膜粥样斑块形成的作用。没药提取物有显著的抗炎、镇痛、退热作用。没药可使甲状腺摄碘增加，甲状腺过氧化物酶和蛋白酶活性提高，肝脏和二头肌耗氧量增加。没药挥发油和树脂能抗肿瘤。没药水煎剂和挥发油有抗菌和消炎作用。没药挥发油能抑制子宫平滑肌收缩。没药提取物具有保肝作用。没药对黏膜有收敛作用，可用于口腔洗剂治疗口腔、咽部溃疡，也可在胃肠无力时用以兴奋肠蠕动。

没药的传统功效是活血定痛、消肿生肌；主治跌打损伤，痈肿疮疡，气滞血瘀，胸痹心痛，胃脘疼痛，痛经经闭，产后瘀阻，癥瘕腹痛，风湿痹痛，筋脉拘挛。药理研究发现其有改善微循环和血液流变性，抑制血小板聚集，降血脂、抗血栓、镇痛、生肌等作用。没药的功效，古今差别不大。

五灵脂（《开宝本草》）

【来源】本品为鼯鼠科动物复齿鼯鼠的干燥粪便。产于河北、山西、甘肃。全年均可采收，除去杂质，晒干。生用，或醋酸炙、酒炙用。本品气腥臭或微。以黑褐色、块状、有光泽、显油润者为佳。

【别名】寒雀粪，灵脂，寒号虫粪。

【性味】味苦、咸、甘，性温。

【归经与趋势】归心、脑、血管，肝，胃。五灵脂甘缓、苦燥、温通，趋势以疏散、通络为主，向上、向外。

【化学成分】主要含尿嘧啶、尿素、尿酸等含氮物质，还含可酸、乌苏酸等三萜类成分，铁、锌、铜等微量元素以及醇类、酮类、醛类、烯类、酸类、酚类等挥发性成分。

【功效】活血止痛，通络健脑，祛瘀养心，护胃解痉。

【药理概括】保护胃黏膜，抗溃疡，清除自由基，抗血小板聚集，抗血栓，抗炎，解痉止痛，耐缺氧，耐高低温，改善脑缺血，降低心肌氧耗，增强免疫，抑菌，抑真菌。

【辨证施治提纲】（一）证：瘀血阻滞诸痛证，瘀滞出血证。（二）病：毒蛇咬伤，疼痛症，心绞痛，十二指肠溃疡。

【剂量与用法】药典剂量：4.5～9 g。常规剂量：3～9 g。一般不大剂量使用。水煎服、包煎。研末或入丸散吞服时酌减。外用适量。五灵脂无毒，在常规剂量内水煎服。部分患者有胃不适反应，剂量稍大有胃痛反应。

【注意事项】孕妇慎用。不宜与人参同用。

【论述】五灵脂水提物可抑制血小板聚集，促进纤维蛋白溶解，降低全血、血浆黏度。五灵脂对胃黏膜有保护作用，并具有抑制胃泌素分泌的效能，同时能调节改善胃黏膜血流，有抗胃溃疡作用。五灵脂水煎液能改善脑缺血，降低心肌细胞耗氧量。五灵脂能增强正常机体免疫功能。五灵脂的乙酸乙酯提取物具有抗炎作用。五灵脂能提高耐缺氧、耐寒和耐高温的能力。五灵脂能缓解平滑肌痉挛。五灵脂对多种致病菌、真菌都有抑制作用。

五灵脂的传统功效是活血止痛、化瘀止血，主治瘀血阻滞诸痛证，瘀滞出血证。药理研究发现其有保护胃黏膜，抗溃疡，抗血小板聚集，抗血栓、抗炎，解痉止痛，改善脑缺血，降低心肌氧耗，增强免疫等作用；开发了心、脑、血管，抗溃疡，解痉止痛等方面的治疗前景。

降香（《证类本草》）

【来源】本品为豆科植物降香檀树干和根的干燥心材。主产于海南。全年均可采收，除去边材，阴干。劈成小块，研成细粉或镑片，生用。本品气微香，味微苦。以质硬、有油性者为佳。

【别名】降真香。

【性味】味辛，性温。

【归经与趋势】归心、脑、血管，肝，脾。降香辛散、温通，趋势向外、向下，功专活血、疏通、镇潜。

【化学成分】主要含橙花叔醇等挥发油，异豆素、降香黄酮等黄酮类化合物。

【功效】活血祛瘀，理气止痛，宁心养心，安神镇惊。

【药理概括】增加冠脉流量，减慢心率，降低血黏度，抗凝血，抗血栓形成，抑制前列腺素合成，镇静催眠，镇痛，抗惊厥，降低尿素氮。

【辨证施治提纲】（一）证：肝郁胁痛，胸痹刺痛，跌仆伤痛，吐血，衄血，外伤出血，秽浊内阻，呕吐腹痛。（二）病：心脑血管病，荨麻疹。

【剂量用法】药典剂量，9～15 g。常规剂量，3～9 g。一般不更大剂量使用。水煎服。研末或入丸散吞服时酌减。浸酒内服、外用适量。降香无毒，在常规剂量内没有不适反应，长期服用也没有明显不良反应。

【注意事项】本品毒性小，安全范围大。

【论述】降香能显著增加冠脉流量，减慢心率，轻度增加心跳振幅。降香挥发油及其芳香水有降低全血黏度和血浆黏度，抗凝血，抗血栓作用。降香乙醇提取物抑制中枢，有镇静、抗惊厥、镇痛作用。降香对血清尿素氮和血浆过氧化物脂质的异常升高有明显的对抗作用。降香对安定受体有抑制作用，从而进行对神经系统的全面调节。降香可抑制胆囊收缩素受体及嘌呤转化酶的活性。黄酮类化合物具有抗氧化、抗癌、抗炎和松弛血管平滑肌等作用。

降香的传统功效是化瘀止血、理气止痛；主治肝郁胁痛，胸痹刺痛，跌仆伤痛，吐血，衄血，外伤出血，秽浊内阻，呕吐腹痛。药理研究发现其有增加冠脉流量，减慢心率，降低血黏度，抗凝血、抗血栓形成，镇静催眠，抗惊厥等作用。降香的功效，古今差别不大。

第二节　活血调经药

本类药物辛散苦泄，主归肝经血分，具有活血散瘀、通经止痛之功，善于通血脉而调经水。主治血行不畅、瘀血阻滞所致的月经不调，经行腹痛，量少紫暗或伴血块，经闭不行，及产后瘀滞腹痛，亦常用于其他瘀血病症，如瘀滞疼痛，癥瘕积聚，跌打损伤，疮痈肿痛等。

丹参（《神农本草经》）

【来源】本品为唇形科植物丹参的干燥根及根茎。主产于四川、山东、河北。春、秋二季采挖，除去泥沙，干燥。切厚片，生用或酒炙用。本品气微，味微苦涩。以外表皮色红者为佳。

【别名】赤参，木羊乳，山参，紫丹参，红丹参。

【性味】味苦，性微寒。

【归经与趋势】归心、脑、血管，肺、卫、皮肤，肝，胃、胰、肾、子宫。丹参苦疏泄、寒清降，趋势呈向外、向下，先疏通巅顶：养血清脑；入君主之宫：活血养心；过相府：宣肺、司治节；下中焦：疏肝、护胃、理胰；至下极：护肾、壮骨、调节冲任。丹参四散敷布，八方疏通，以通为补，乃血中紫玉。

【化学成分】本品主要含丹参酮、丹参新酮、丹参醇、丹参酚、丹参醛等脂溶性成分以及水溶丹参素，丹参酸原儿茶酸、原儿茶醛等水溶性成分。

【功效】活血祛瘀，化浊散结，通痹止痛，安神除烦，解毒消痈，祛风止痒，通络健脑，益气利肺，宁心养心，疏肝理胰，生肌养胃，护肾壮骨，延缓衰老。

【药理概括】保护脑缺血，抑制脑血栓，改善冠脉循环，保护心肌缺血和心肌梗死，改善微循环，扩张血管，降血压，抗心律失常，降血脂，抗动脉粥样硬化，减轻钙超载，调节细胞因子分泌，防护缺氧性或辐射对耳蜗损害，改善血液流变性，抑制凝血、激活纤溶，抑制血小板功能，抗血栓形成，稳定红细胞膜，抗白血病，抑制嗜中性粒细胞趋化，抑制中枢神经，抗炎，促进创面愈合，耐缺氧，抗疲劳，保护肝损伤及促进肝细胞再生，抗肝纤维化，抗消化性溃疡，抗肿瘤，保护肺损伤，抗肺纤维化，保肾，减轻胰腺炎症损害程度，促进骨折愈合，抗过敏，调节免疫，抗艾滋病毒及乙肝病毒，抗生殖细胞遗传损伤，抑制血管醛固酮合成，雌激素活性，降温，延缓衰老，广谱抑菌。

【辨证施治提纲】（一）证：瘀血阻滞之月经不调，痛经经闭，产后腹痛，血瘀胸痹心痛，脘腹胁痛，癥瘕积聚，跌打损伤，热痹疼痛，疮痈肿痛，心烦不眠。（二）病：肺心病，冠心病、心绞痛、急性心肌梗死，脑血管病，肝炎，肝硬化，消化性溃疡，支气管哮喘，寻常型银屑病，糖尿病，肾病，舌痛症，防护视网膜光损伤，腰椎间盘突出症。

【剂量与用法】药典剂量：9～15 g。常规剂量：9～15 g。大剂量：15～30 g。水煎服。

研末或入丸散吞服时酌减。浸酒内服、外用适量。丹参无毒，在常规剂量内没有不适反应，长期服用或大剂量使用也没有明显不良反应。

【注意事项】丹参不宜与藜芦同用。丹参制剂在静滴过程中常有过敏反应，有的甚至很严重。

【论述】丹参能扩张冠脉，增加冠脉血流量，缩小心梗范围，减慢心率，抗心律失常。丹参素具有抑制内源性胆固醇合成，保护血管屏障，防止脂质沉积，抗动脉粥样硬化形成的作用。丹参能改善微循环，提高耐缺氧能力，保护心肌，对心肌收缩力先抑制后加强。丹参可扩张血管，降低血压，能降低血液黏度，抑制血小板聚集，对抗血栓形成。

丹参能通过血脑屏障起到脑保护作用，明显改善脑循环血液流变性，降低血液黏稠度，缩小脑梗死范围，改善行为障碍，抗脑血栓形成，并对多种血管活性物质有调节作用。丹参抑制中枢，有镇静、镇痛作用。

丹参可通过改善 ATP 酶功能，抑制钙离子聚集而减轻脑损伤后海马 CA1 区神经元损伤；也可使心肌细胞肌浆内钙离子释放受抑，从而降低心肌细胞内钙离子超载浓度。丹参具有很强的抗脂质过氧化和自由基清除作用，有明显的抗氧化、抗衰老作用。

丹参对多种细胞因子有调节作用，对心脏损伤、神经损伤有修复作用。丹参能保护肝细胞，促进肝细胞再生，有抗肝纤维化作用。丹参可增加肾血流量，降低血尿素氮，增加肌酐清除率和尿量，能改善肾功能、保护缺血性肾损伤。丹参能预防术后肠粘连及松懈后再形成粘连。丹参既能增强免疫功能，又有明显的抗炎、抗过敏作用。丹参有降温作用。

脂溶性的丹参酮类物质有抗肿瘤作用，丹参能改善血循环，增加局部血流，与化疗药物同用，使抗癌药物易于深入瘤体而充分发挥其抗癌效果；另一方面，由于丹参的改善循环作用，可促进癌细胞的自发性转移。丹参总提取物有一定的抗疲劳、耐缺氧作用。

丹参有抗溃疡作用，能使胃黏膜充血、糜烂及溃疡病变在短期内迅速愈合，并防止再发，机制是增强了胃黏液屏障的作用。丹参有助于防治休克及多器官功能损害，有助于急性胰腺炎的治疗。丹参有温和的雌激素活性。丹参有广谱抗菌作用。

丹参的传统功效是活血祛瘀，通经止痛，清心除烦，凉血消痈；主治瘀血阻滞之月经不调，痛经经闭，产后腹痛，血瘀胸痹心痛，脘腹胁痛，癥瘕积聚，跌打损伤，热痹疼痛，疮痈肿痛，心烦不眠。药理研究发现其有许多新功效：保护脑缺血，抑制脑血栓，改善冠脉循环，抗心律失常，降血脂，抗动脉粥样硬化，抑制凝血、激活纤溶，抑制中枢神经，促进肝细胞再生，抗肝纤维化，抗消化性溃疡，抗肿瘤，保护肺损伤，保肾，减轻胰腺炎症损害程度，促进骨折愈合，雌激素活性，广谱抑菌等作用；开发了心、脑、血管，抑制中枢神经，促进肝细胞再生，抗肝纤维化，抗消化性溃疡，抗肿瘤，保护肺损伤，保肾，减轻胰腺炎症损害程度，促进骨折愈合，雌激素活性，广谱抑菌等多方面的治疗前景。

红花（《新修本草》）

【来源】本品为菊科植物红花的干燥花。主产于河南、新疆、四川。夏季花由黄变红时采摘，阴干或晒干。生用。本品气微香，味微苦。以色红黄、鲜艳、质柔软者为佳。

【别名】草红花，川红花，刺红花，红蓝花。

【性味】味辛，性温。

【归经与趋势】归心、脑、血管，肝，肾。红花辛散、温通，趋势向下、向外，功专心、脑、血管。

【化学成分】本品主要含羟基红花黄色素A、山奈素、红花苷、新红花苷等。

【功效】活血祛瘀，暖宫调经，通痹止痛，强心养心，健脑安神，祛风止痒，化浊散结，温阳补肾，增强体质，延缓衰老。

【药理概括】兴奋子宫，雌激素样作用，抑制血小板聚集，抗血栓形成，兴奋心脏，增加冠脉血流量，抗心肌缺血，扩张血管，改善微循环，抑制毛细血管通透性，降血压，改善血液流变性，降血脂，保护缺血性脑损伤，增强抗应激能力，抗炎，抑制中枢，镇痛，抗过敏，抗氧化，调节免疫，抗肿瘤，调节细胞内外钙离子平衡。

【辨证施治提纲】（一）证：瘀血阻滞之经闭，痛经，恶露不行，瘀滞腹痛，胸痹心痛，胸胁刺痛，癥瘕痞块，跌打损伤，疮痈肿痛，热郁血瘀，斑疹色暗。（二）病：冠心病，肺心病，脑血栓，月经不调，痛经，结节性红斑。

【剂量与用法】药典剂量：3～10 g。常规剂量：3～10 g。药材质地轻，不宜更大剂量使用。水煎服。研末或入丸散吞服时酌减。浸酒内服、外用适量。红花无毒，在常规剂量3 g以内水煎服没有不适反应。红花剂量大于3 g，常有恶心、食欲减退等不适反应。剂量过大，会上火，有出血倾向的人可能会引起出血。

【注意事项】妊娠禁忌。红花大量久服会有不良反应，个别患者会出现流鼻血、过敏性休克、发热、头痛、过敏性皮疹等反应。有些妇女用药后月经量增多，经期延长。也有红花注射液诱发急性闭角型青光眼者。

【论述】红花对心脏轻度兴奋，使心跳有力，振幅加大，大剂量则抑制心脏；能扩张冠状动脉、改善心肌缺血。红花有降血脂作用，能扩张血管、降低血压；对抗心律失常。红花能改善微循环，抑制血小板聚集，增强纤维蛋白溶解，降低全血黏度，保护血管内皮细胞，防止动脉粥样硬化。红花对中枢神经系统有镇痛、镇静和抗惊厥作用。红花有抗应激作用，能显著提高耐缺氧、耐疲劳能力。

红花对子宫有兴奋作用，大剂量兴奋作用强烈，甚至引起痉挛，对已孕子宫作用更明显；红花也有雌激素样作用。红花有钙离子拮抗作用，可防止脑缺血致神经细胞内钙离子超负荷所致的脑损伤，也可改善心肌肥厚的状况。此外，红花醇提物和水提物有抗炎作用，兴奋小肠、支气管平滑肌，拮抗肠管痉挛，对肝硬化的肝纤维增生有一定抑制作用，对栓塞性缺血视网膜损伤有显著的保护作用。

红花的传统功效是活血通经，散瘀止痛；主治瘀血阻滞之经闭，痛经，恶露不行，瘀滞腹痛，胸痹心痛，胸胁刺痛，癥瘕痞块，跌打损伤，疮痈肿痛，热郁血瘀，斑疹色暗。药理研究发现其有许多新功效：兴奋子宫，雌激素样作用，抗血栓形成，兴奋心脏，增加冠脉血流量，改善血液流变性，降血脂，保护缺血性脑损伤，增强抗应激能力，抗炎，抑制中枢，镇痛，抗过敏，抗肿瘤等；开发了心、脑、血管方面的治疗前景。

桃仁（《神农本草经》）

【来源】本品为蔷薇科植物桃或山桃的干燥成熟种子。主产于北京、山东、陕西、河南、辽宁。果实成熟后采收，除去果肉和核壳，取出种子，晒干。生用，或照烊法去皮用、炒黄用，用时捣碎。本品气微，味微苦。以颗粒均匀、饱满者为佳。

【别名】桃核仁，扁桃仁。

【性味】味苦、甘，性平。

【归经与趋势】归心、脑、血管，肺、卫、皮肤，肝，胰、肠，子宫。桃仁甘缓、苦泄，趋势向外、向下，自脑府、下三焦，活血、散结、通络。

【化学成分】桃仁主要含有中性脂、糖脂质、磷脂等脂质，苦杏仁苷、野樱苷等苷类，葡萄糖、蔗糖等糖类，蛋白质、氨基酸、苦杏仁酶、尿囊素酶等。

【功效】活血祛瘀，通痹止痛，润肠通便，宣肺散结，止咳平喘，宁心安神，祛风止痒，疏肝理胰，通络明目。

【药理概括】扩张血管，抗凝血，抑心，降血压，抑制血栓形成，促进创口愈合，通便，护肝，抗肝纤维化，抗炎，改善胰腺微循环及组织氧分压，抗过敏，镇咳，抑制矽肺纤维化作用，抗肿瘤，调节免疫，激活酪氨酸酶活性，镇痛，镇静，兴奋子宫，抗肝脂质过氧化损伤。

【辨证施治提纲】（一）证：瘀血阻滞之经闭痛经，产后腹痛，癥瘕痞块，跌仆损伤，肺痈，肠痈，肠燥便秘，咳嗽气喘。（二）病：中心性视网膜炎等眼病，肝硬化，慢性肾炎，流产后出血，脊柱胸腰段骨折合并肠麻痹，顽固性头痛。

【剂量与用法】药典剂量：4.5～9 g。常规剂量：3～12 g。不宜大剂量使用。水煎服。研末或入丸散吞服时酌减。浸酒内服、外用适量。桃仁无毒，在常规剂量内没有不适反应，长期服用也没有明显不良反应。桃仁用量过大，会产生毒副反应。

【注意事项】妊娠禁忌。桃仁常规用量一般无不良反应，但因含有氢氰酸，若过量服用，可出现中枢抑制、眩晕、头痛、心悸、肌肉松弛、运动失调、瞳孔扩大，甚至呼吸衰竭而死亡。因此，桃仁不宜大剂量研末吞服使用；但桃仁所含之苦杏仁苷在煎煮过程的高温中大多会被破坏，所以，桃仁水煎服还是比较安全的。

【论述】桃仁有扩张血管、减少血管阻力、增加血流量、降低心肌耗氧量、改善微循环的作用，缩小心肌梗死面积；桃仁能明显增加脑血流量，降低脑血管阻力。桃仁对心脏呈抑制作用，能降低血压，并有显著的钙通道阻滞作用。

桃仁是一种有效的多途径血小板聚集抑制剂，其抗凝血、促纤溶及抑制血栓作用强于丹参、当归、赤芍、红花、益母草及鸡血藤等活血化瘀药。桃仁能抗肺纤维化，苦杏仁苷有镇咳平喘作用。桃仁有抗肝脂质过氧化损伤及抗肝纤维化的作用。

桃仁有镇静作用，有很强的镇痛、抗炎作用。桃仁有抗过敏作用。桃仁有调节免疫、抗肿瘤作用。桃仁有兴奋子宫作用，治疗产后腹痛，对收缩子宫有很好的疗效。桃仁含大量的不吸收的脂肪油，能润滑肠黏膜而有通便作用。

桃仁的传统功效是活血祛瘀、润肠通便、止咳平喘；主治瘀血阻滞之经闭痛经，产后腹痛，癥瘕痞块，跌仆损伤，肺痈，肠痈，肠燥便秘，咳嗽气喘。药理研究发现其有许多新功效：抑制血栓形成，促进创口愈合，通便，护肝，抗炎镇痛，改善胰腺微循环，抗过敏，镇咳，抑制矽肺纤维化，抗肿瘤，兴奋子宫等；开发了心、脑、血管，促进创口愈合，护肝，抗炎镇痛，改善胰腺微循环，抗过敏，镇咳，抑制矽肺纤维化等多方面的治疗前景。

益母草（《神农本草经》）

【来源】本品为唇形科植物益母草的新鲜或干燥地上部分。我国大部分地区均产。鲜品春季幼苗期至初夏花前期采割；干品在夏季茎叶茂盛、花未开或初开时采割，晒干，或切段晒干。鲜用或生用。本品气微，味微苦。以质嫩、叶多、色灰绿者为佳。

【别名】坤草，茺蔚草，益母艾，四楞草。

【性味】味苦、辛，性微寒。

【归经与趋势】归肝，心、血管，肾、膀胱、子宫。益母草辛散、苦泄、寒清热，趋势向外、向下，以活血、解毒、利水为主。

【化学成分】本品主要含有益母草碱、水苏碱、益母草定等生物碱，洋芹素、芫花素及其苷、槲皮素等黄酮类，亚麻酸、β-亚麻酸、油酸等脂肪酸，1-辛烯-3-醇、3-辛醇等挥发油。

【功效】活血调经，利尿消肿，清热解毒，通络养心，祛瘀散结，化浊护肾。

【药理概括】兴奋子宫平滑肌，改善血液动力，保护心肌缺血再灌注损伤，抗血小板聚集，抗血栓形成，改善血液流变性，改善微循环，抗动脉粥样硬化，利尿，降压，抗肾功能衰竭，防治急性肾小管坏死，兴奋呼吸中枢，增强免疫，抑菌，抑真菌。

【辨证施治提纲】（一）证：瘀滞月经不调，痛经经闭，恶露不尽，水肿尿少，跌打损伤，疮痈肿毒。（二）病：妇产科疾病，冠心病、心绞痛，急、慢性肾炎，脑梗死，中心视网膜脉络膜炎，高脂血症，高血压，慢性支气管炎，肺气肿。

【剂量与用法】药典剂量：9～30 g。常规剂量：9～30 g。大剂量：30～60 g。鲜品加倍。水煎服。研末或入丸散吞服时酌减。浸酒内服、外用适量。益母草无毒，在常规剂量内没有不适反应。大剂量使用，短期内一般没有明显不良反应。但过大剂量长期使用，会有毒副反应。

【注意事项】妊娠禁忌。益母草毒性很低，但是大剂量长期单独服用益母草，会出现不良反应，如流产、大汗淋漓、血压下降，甚至休克、兴奋呼吸中枢引起呼吸加快增强、全身乏力，尿路系统表现为腰痛、血尿，对神经—肌肉有箭毒样作用等，并可引起肾间质轻度炎症及纤维组织增生、肾小管轻度脂肪变性，且随剂量增大病变也相对加重，所以，益母草不宜大剂量长期使用。

益母草籽有毒，慢性中毒主要为肾毒性；不宜用于肾病患者，对于正常人长期使用也有可能会引起肾脏损害。益母草籽1次量若服30 g以上，可在4～6小时之内发生中毒现象：全身无力，酸痛，下肢不能活动，胸闷；重者出汗，并出现虚脱。

【论述】益母草煎剂、乙醇浸膏及益母草碱有兴奋子宫的作用，能增大子宫的收缩张力、强度、频率和子宫活动率，有抗着床和抗早孕作用；煎剂效力强于酊剂，有效成分主要存在于叶部；而益母草对缩宫素引起的子宫强烈收缩，却有显著缓解作用，可用于治疗痛经；益母草对子宫的作用是多方面的。

益母草有控制和清除过氧化脂质的作用，保护血管内皮，能抗动脉粥样硬化、抗血小板聚集、降低血液黏度、抗凝血、抗血栓、改善微循环，能降低冠脉阻力、显著增加冠脉流量、减慢心率、保护心肌免受缺血再灌注损伤。益母草粗提物能扩张血管，有短暂的降压作用。

益母草能促进免疫。益母草能兴奋呼吸。益母草碱有明显的利尿作用，对缺血型急性肾衰，可明显改善肾血流量，尿素氮排出增多，肾功能较快地恢复。益母草有溶血现象。益母草对小肠小剂量兴奋，大剂量则抑制。益母草有抑菌作用，对多种皮肤真菌有抑制作用。

益母草的传统功效是活血调经、利尿消肿、清热解毒；主治瘀滞月经不调，痛经经闭，恶露不尽，水肿尿少，跌打损伤，疮痈肿毒。药理研究发现其有兴奋子宫平滑肌，保护心肌缺血再灌注损伤，抗血栓形成，改善微循环，抗动脉粥样硬化，利尿、降压，抗肾功能衰竭，增强免疫等作用；开发了心、血管，抗肾功能衰竭等方面的治疗前景。

泽兰（《神农本草经》）

【来源】本品为唇形科植物毛叶地瓜儿苗的干燥地上部分。全国大部分地区均产。夏、秋二季茎叶茂盛时采割，晒干。切段，生用。本品气微，味淡。以叶多、色灰绿、质嫩者为佳。

【别名】小泽兰，地瓜儿苗，地笋。

【性味】味苦、辛，性微温。

【归经与趋势】归肝、胆、心、血管、子宫。泽兰辛散、苦泄、温通，趋势向外、向下，能强心、活血、利水，疏通三焦。

【化学成分】本品主要含挥发油、葡萄糖苷、鞣质、树脂、黄酮苷、酚类、氨基酸、有机酸、皂苷、泽兰糖、水苏糖、半乳糖、果糖等。

【功效】活血调经，祛瘀消痈，利水消肿，强心安神，疏肝散结，利胆止痛。

【药理概括】强心，改善血液流变性，降低全血黏度，抗凝血，抗肝硬化，促肝细胞再生，利胆，抑制免疫，镇痛，镇静，收缩子宫。

【辨证施治提纲】（一）证：血瘀月经不调，经闭痛经，产后瘀阻腹痛，跌打伤痛，疮痈肿毒，水肿，腹水。（二）病：肺心病，冠心病，痛经，调节内分泌、助生育，软组织损伤。

【剂量与用法】药典剂量：6～12 g。常规剂量：6～12 g。大剂量：15～30 g。水煎服。研末或入丸散吞服时酌减。浸酒内服、外用适量。泽兰无毒，在常规剂量内没有不适反应，长期服用或大剂量使用也没有明显不良反应。

【注意事项】妊娠禁忌。

【论述】泽兰水煎剂能降低血液黏度、纤维蛋白原含量、血细胞比容及缩短红细胞电泳时间、减少红细胞聚集、抑制血小板聚集、抗凝血和血栓形成、改善微循环、调节血脂代谢。

泽兰能兴奋子宫平滑肌，使其收缩幅度增大，肌张力加强，收缩频率加快。泽兰全草制剂有强心作用。泽兰水提醇沉液具有利胆保肝作用，泽兰有良好的抗肝硬化作用，对急性肝损伤有明显的保护作用，也有显著利胆作用。泽兰及其不同极性部位具有清除自由基作用。

泽兰的传统功效是活血调经、祛瘀消痈、利水消肿；主治血瘀月经不调，经闭痛经，产后瘀阻腹痛，跌打伤痛，疮痈肿毒，水肿，腹水。药理研究发现其有强心，抗凝血，促肝细胞再生，利胆，抑制免疫，收缩子宫等作用；开发了心、血管，肝细胞再生，利胆，抑制免疫等方面的治疗前景，特别是泽兰的强心作用。

牛膝（《神农本草经》）

【来源】本品为苋科植物牛膝（怀牛膝）的干燥根。主产于河南。冬季茎叶枯萎时采挖，除去须根和泥沙，捆成小把，晒至干皱后，将顶端切齐，晒干。切段，生用或酒炙用。本品气微，味微甜而稍苦涩。以切面淡棕色、略呈角质样者为佳。

【别名】怀牛膝。

【性味】味苦、甘、酸，性平。

【归经与趋势】归心、脑、血管，肝，肾。牛膝甘缓、酸苦降泄，趋势呈向外、向下，性善引热下行，长于活血通经。

【化学成分】本品主要含齐墩果酸、葡萄糖醛酸等三萜皂苷类化合物，蜕皮甾酮、牛膝甾酮等甾酮类成分，牛膝多糖和甜菜碱等。

【功效】活血通经，祛瘀散结，补肾益精，舒筋壮骨，利尿通淋，引血下行，通痹止痛，延缓衰老，促进代谢，健脑益智，疏肝护肾，祛风止痒。

【药理概括】抑心，降压，兴奋子宫，抗生育，抗炎，镇痛，蛋白同化作用，促细胞增殖，抗衰老，增强免疫，扩张下肢血管，增强记忆力，增强耐力，抗肿瘤降血糖，抗凝血，抑制胃肠平滑肌，抗病毒，保肝，抗过敏，利尿，护肾。

【辨证施治提纲】（一）证：瘀血阻滞之经闭，痛经，胞衣不下，跌仆伤痛，腰膝酸痛，筋骨无力，淋证，水肿，小便不利，气火上逆之吐血衄血，牙痛口疮，阴虚阳亢之头痛眩晕。（二）病：闭经，中期妊娠引产，扩张子宫颈，膝关节创伤性滑膜炎。

【剂量与用法】药典剂量：4.5～9 g。常规剂量：5～12 g。大剂量：15～30 g。水煎服。研末或入丸散吞服时酌减。浸酒内服、外用适量。牛膝无毒，在常规剂量内没有不适反应，长期服用或大剂量使用也没有明显不良反应。

【注意事项】妊娠禁忌。

【论述】牛膝有较强的抗炎消肿和镇痛作用。牛膝总皂苷对子宫平滑肌有明显的兴奋作用，怀牛膝苯提取物有明显的抗生育、抗着床及抗早孕的作用。牛膝总皂苷可抑心、降低血压，改善脑卒中后的神经症状。牛膝能使下肢血管扩张，血流量增加。

牛膝具有很强的蛋白质合成促进作用，能使肝脏细胞核、线粒体以及微粒体中氨基酸前体掺入增多，同时肾脏也可见蛋白质合成增加。牛膝多糖能增强免疫、抑制肿瘤转移、升高白细胞和保护肝脏，并能提高记忆力和耐力。

怀牛膝能降低全血黏度、血细胞比容、红细胞聚集指数，并有抗凝作用。蜕皮甾酮能明显降低血糖，并能改善肝功能，降低血浆胆固醇，还能促使肝脏内葡萄糖转化成蛋白质，以及促使肝脏内葡萄糖合成糖原。牛膝还有抗过敏作用，能轻度利尿，对糖尿病的肾功能有较好的保护作用。

牛膝的传统功效是逐瘀通经、补肝肾、强筋骨、利尿通淋、引血下行；主治瘀血阻滞之经闭，痛经，胞衣不下，跌仆伤痛，腰膝酸痛，筋骨无力，淋证，水肿，小便不利，气火上逆之吐血衄血，牙痛口疮，阴虚阳亢之头痛眩晕。药理研究发现其有抗炎镇痛，蛋白同化作用，抗衰老，增强免疫，扩张下肢血管，增强记忆力，增强耐力，抗肿瘤，抗凝血，保肝，护肾等作用；开发了心、血管，抗衰老，保肝，护肾等分泌方面的治疗前景。

鸡血藤（《本草纲目拾遗》）

【来源】本品为豆科植物密花豆的干燥藤茎。主产于广西。秋冬二季采收，除去枝叶，切片，晒干。生用。本品气微，味涩。以树脂状分泌物多者为佳。

【别名】大血藤，红藤，活血藤，血风藤。

【性味】味苦、甘，性温。

【归经与趋势】归肝，肾。鸡血藤甘补、苦泄、温通，趋势向外、向上。

【化学成分】本品主要含樱黄素、3′，4′，7-三羟基黄酮等异黄酮类、黄酮类化合物，儿茶素等黄烷（醇）类化合物，羽扇豆醇等三萜类化合物以及β- 谷甾醇、鸡血藤醇等甾体类化合物。

【功效】活血补血，祛瘀散结，调经止痛，舒筋活络，宁心安神。

【药理概括】抗血栓，促进造血功能，抑心，镇静催眠，扩张血管，提高淋巴因子活性，抗病毒，降血脂，抗脂质过氧化，抗肿瘤，收缩子宫。

【辨证施治提纲】（一）证：月经不调，痛经，闭经，风湿痹痛，肢体麻木，血虚萎黄。（二）病：再生障碍性贫血，白细胞减少，风湿痹痛。

【剂量与用法】药典剂量：9～15 g。常规剂量：9～15 g。大剂量：15～30 g。水煎服。研末或入丸散吞服时酌减。浸酒内服、外用适量。鸡血藤无毒，在常规剂量内没有不适反应，长期服用或大剂量使用也没有明显不良反应。

【注意事项】妊娠禁忌。过大剂量使用鸡血藤虽有明显的治疗作用，但也有可能致人中毒。

【论述】鸡血藤对贫血有补血作用，能使血细胞增加，血红蛋白升高，有一定的促造血功能。鸡血藤能增加股动脉血流量，降低血管阻力，抑制血小板聚集，有显著抗血栓形成作用。鸡血藤水煎剂可降低胆固醇，对抗动脉粥样硬化病变。鸡血藤水提物及酊剂有明显的抗炎、抗病毒作用，并对免疫系统有双向调节功能。鸡血藤酊剂有一定的镇静催眠作用。

鸡血藤能增强子宫的节律性收缩，大剂量能引起子宫平滑肌痉挛。鸡血藤提取物能抗白血病、宫颈癌、胃癌、黑色素瘤等肿瘤。

鸡血藤的传统功效是活血补血、调经止痛、舒筋活络；主治月经不调，痛经，闭经，风湿痹痛，肢体麻木，血虚萎黄。药理研究发现其有抗血栓，促进造血功能，镇静催眠，抗病毒、抗肿瘤，收缩子宫等作用。鸡血藤的功效，古今差别不大。

王不留行（《神农本草经》）

【来源】本品为石竹科植物麦蓝菜的干燥成熟种子。主产于河北、山东、辽宁。夏季果实成熟、果皮尚未开裂时采割植株，晒干，打下种子，除去杂质，再晒干。生用或炒用。本品气微，味微涩、苦。以颗粒均匀、饱满、色乌黑者为佳。

【别名】麦蓝菜。

【性味】味苦、性平。

【归经与趋势】归肝、胆，心、血管，子宫。王不留行苦泄性平，趋势以善于活血通利，走而不守。

【化学成分】本品主要含三萜皂苷、黄酮苷、环肽、类脂和脂肪酸、单糖等。

【功效】活血通经，下乳消肿，散结止痛，利尿通淋，收宫堕胎。

【药理概括】兴奋子宫，抗早孕，耳穴贴压防治心血管疾病，镇痛，抗肿瘤，改善血液流变性，增强免疫功能。

【辨证施治提纲】（一）证：血瘀经闭，痛经，难产，产后乳汁不下，乳痈肿痛，淋证涩痛。（二）病：产妇乳汁缺乏，心血管病，痔疮，失眠，带状疱疹，咳嗽，调经，耳穴贴压治胆石症，耳穴贴压治青少年近视眼，耳穴贴压减肥。

【剂量与用法】药典剂量：4.5～9 g。常规剂量：5～12 g。大剂量：15～30 g。水煎服。研末或入丸散吞服时酌减。浸酒内服，外用适量。耳穴贴压。王不留行无毒，在常规剂量内没有不适反应，长期服用或大剂量使用也没有明显不良反应。

【注意事项】妊娠禁忌。

【论述】王不留行能收缩血管平滑肌，有抗着床、抗早孕作用，对子宫有兴奋作用，并能促进乳汁分泌。王不留行具有抗肿瘤作用。王不留行耳穴贴压治胆结石症、青少年近视眼，耳穴贴压可帮助减肥。

王不留行的传统功效是活血通经、下乳消肿、利尿通淋；主治血瘀经闭，痛经，难产，产后乳汁不下，乳痈肿痛，淋证涩痛。药理研究发现其有兴奋子宫、抗早孕，耳穴贴压防治心血管疾病，镇痛，抗肿瘤，改善血液流变性，增强免疫功能等作用；开发了耳穴贴压防治心血管等疾病的疗法。

月季花（《本草纲目》）

【来源】本品为蔷薇科植物月季的干燥花。全国大部分地区均产。全年均可采收，花微开时采摘，阴干或低温干燥。本品气清香，味淡、微苦。以完整、色紫红、气清香者为佳。

【别名】月月红，四季花，月月花。

【性味】味甘，性温。

【归经与趋势】归肝，胰，子宫。月季花温通，趋势以入肝经为主。

【化学成分】本品主要含香茅醇、橙花醇、丁香油酚、槲皮素等。此外，还含有没食子酸、苦味酸、鞣质等。

【功效】活血调经，疏肝解郁，祛湿理胰。

【药理概括】抗氧化作用，提高胰岛素分泌功能，广谱抗真菌。

【辨证施治提纲】（一）证：气滞血瘀，月经不调，痛经，闭经，胸胁胀痛。（二）病：外敷治疗肌注硬结，月经不调，痛经，闭经，胸胁胀痛，冠心病，高血压，血液黏稠。

【剂量与用法】药典剂量：3～6 g。常规剂量：3～6 g。大剂量：6～12 g。水煎服。研末或入丸散吞服时酌减。浸酒内服、外用适量。月季花无毒，在常规剂量内没有不适反应，长期服用也没有明显不良反应。

【注意事项】孕妇慎用。月季花用量不宜过大，多服久服可引起剧烈腹痛、头冒冷汗及便溏腹泻。

【论述】月季花中的没食子酸有很强的抗真菌作用。月季花提取物具有抗氧化活性，能提高胰岛细胞的抗氧化能力，对胰岛细胞损伤有很好的保护作用。月季花槲皮苷有利尿作用。月季花槲皮素能增强机体免疫力、抑制血小板聚集，并有一定的抗癌作用。

月季花的传统功效是活血调经、疏肝解郁；主治气滞血瘀，月经不调，痛经，闭经，胸胁胀痛。药理研究发现其有抗氧化、提高胰岛素分泌功能、广谱抗真菌等作用。月季花的功效，古今差别不大。

凌霄花（《神农本草经》）

【来源】本品为紫葳科植物凌霄或美洲凌霄的干燥花。全国大部分地区均产。夏、秋二季花盛开时采摘，干燥。生用。本品气清香，味微苦、酸。以完整、色黄褐者为佳。

【别名】紫薇花，陵霄花，堕胎花，藤萝花，吊墙花。

【性味】味甘、酸，性寒。

【归经与趋势】归肝，心、血管，肺、皮肤。凌霄花辛散、寒清热，趋势呈寒降，向外、向下。

【化学成分】本品主要含芹菜素、齐墩果酸、山植酸、熊果酸、糖醛、β-谷甾醇、辣红素、水杨酸、阿魏酸等。

【功效】活血通经，凉血祛风，通络养心，通痹止痛，收宫堕胎。

【药理概括】舒张冠脉，抑制红细胞和血小板聚集，降低血液黏度，改善红细胞功能，扩张小血管，改善微循环，抑制酶活性，增强宫缩、抗生育、抗炎、镇痛。

【辨证施治提纲】（一）证：月经不调、经闭，癥瘕，产后乳肿，跌打损伤，风疹发红、皮肤瘙痒，痤疮，眩晕。（二）病：哮喘，急性会厌炎，失眠，口疮。

【剂量与用法】药典剂量：3～9 g。常规剂量：3～9 g。大剂量：9～15 g。水煎服。研末或入丸散吞服时酌减。浸酒内服、外用适量。凌霄花无毒，在常规剂量内没有不适反应，剂量稍大有胃部不适反应。

【注意事项】妊娠禁忌。

【论述】凌霄花粗提物、甲醇提取物能降低血液黏度、抑制血小板聚集、改善血液循环。凌霄花水煎剂能舒张冠状动脉，作用强于丹参，作用缓慢，时间持久；并且可抑制血栓形成。凌霄花提取物有抗氧化、抗炎、镇痛作用。凌霄花有增强宫缩、抗生育作用。芹菜素对平滑肌有中度解痉作用，并能抗溃疡，降低胆固醇、止咳、抗癌。

凌霄花的传统功效是活血通经、凉血祛风；主治血滞经闭，月经不调，癥瘕，产后乳肿，跌打损伤，风疹发红，皮肤瘙痒，痤疮。药理研究发现其有舒张冠脉，降低血液黏度，改善红细胞功能，改善微循环，抗生育，抗炎镇痛等作用。凌霄花的功效，古今差别不大。

第三节　活血疗伤药

本类药物味多辛、苦或咸，主归肝、肾经，功善活血化瘀、消肿止痛、续筋接骨、止血生肌敛疮，主治跌打损伤、瘀肿疼痛、筋损骨折、金疮出血等骨伤科疾患，也可用于其他血瘀病症。

土鳖虫（《神农本草经》）

【来源】本品为鳖蠊科昆虫地鳖或冀地鳖的雌虫干燥体。主产于江苏、浙江、湖北、河北、河南。捕捉后，置沸水中烫死，晒干或烘干。生用。本品气腥臭，味微咸。以完整、色红褐、质轻者为佳。

【别名】土元，地鳖虫，蛰虫。

【性味】味咸，性寒；有小毒。

【归经与趋势】归心、脑、血管，肝，肾。土鳖虫咸软坚、寒清热，趋势入血分，性善走窜，活血通络之力强。

【化学成分】本品主要含多种活性蛋白质、17种氨基酸、12种不饱和脂肪酸、微量元素、生物碱和脂溶性维生素等活性成分。

【功效】破血逐瘀，续筋接骨，化浊溶栓，宁心养心，安神止痛，疏肝通络，解毒散结。

【药理概括】改善血液流变性，降低全血黏度，降脂，抗凝血，溶栓，抑心，抗心肌缺血，耐缺氧，镇痛，保肝，抗癌，解毒，镇静，促进骨痂形成，抗肾囊肿增殖，增强免疫。

【辨证施治提纲】（一）证：跌打损伤，筋伤骨折，血瘀经闭，产后瘀阻腹痛，癥瘕痞块。（二）病：缺血性脑血管病，腰痛症，化脓性疾病，老年性膝关节炎，治疗骨折。

【剂量与用法】药典剂量：3～9 g。常规剂量：3～9 g。不宜大剂量使用。水煎服。研末或入丸散吞服时酌减。浸酒内服、外用适量。土鳖虫有小毒，在常规剂量内即可能有不适反应，剂量稍大有消化道不适反应。也有个别人会出现严重的皮肤过敏反应。

【注意事项】妊娠禁忌。土鳖虫有毒性，不可大剂量使用。临床应用本品，治疗量可出现过敏反应，全身起小丘疹，自觉瘙痒，停药后12天可消失；但再服土鳖虫制剂后，又会出现同样皮损反应，可能是其所含的特异性蛋白刺激所致。土鳖虫对消化道有一定的刺激性。

【论述】土鳖虫溶栓酶具有抗凝血和溶栓作用，对预防和治疗血栓性心脑疾病有重要意义。土鳖虫能促进骨损伤愈合。土鳖虫能使患者耐缺氧能力明显增强，使心脏在严重缺氧环境下较长时间内仍保持正常功能。

土鳖虫通过对囊肿衬里细胞增殖的抑制作用而阻滞或延缓囊肿的发生与发展，对多囊肾有治疗作用。

土鳖虫能纠正体重下降及增加脾脏和胸腺等免疫器官的重量，可能与其含有17种氨基酸有关，还可使血清中钙、铁、锌等无机元素的含量增高。土鳖虫有明显的镇痛作用。土鳖虫有一定的降脂作用。土鳖虫有抗肝损伤作用。

土鳖虫的传统功效是破血逐瘀、续筋接骨；主治跌打损伤，筋伤骨折，血瘀经闭，产后瘀阻腹痛，癥瘕痞块。药理研究发现其许多新功效：改善血液流变性，降低全血黏度，降脂，抗凝血，溶栓，抗心肌缺血，镇痛，保肝，抗癌，解毒，促进骨痂形成等；开发了抗凝血，溶栓，抗心肌缺血，保肝、抗癌、解毒，促进骨痂形成等方面的治疗前景。

马钱子（《本草纲目》）

【来源】本品为马钱科植物马钱的成熟种子。主产于印度、越南、缅甸，我国云南、广东、海南亦产。冬季采收成熟果实，取出种子，晒干，即为生马钱子。用砂烫至鼓起并显棕褐色或深棕色，即为制马钱子。生马钱子气微，味极苦；制马钱子微有香气，味极苦。生马钱子以个大、肉厚、表面灰棕色微带绿、有细密毛茸、质坚硬无破碎者为佳；制马钱子以表面鼓起、色棕褐、质酥松者为佳。

【别名】番木鳖，苦实。

【性味】味苦，性热；有大毒。

【归经与趋势】归心、脑、血管，肺、卫、皮肤，肝，肾，脾、胃。马钱子苦泄、温通，趋势峻猛，向外、向上，热激火烈，所过之处，气通、血活、浊化、痰开、结散，一派扫荡之势。

【化学成分】本品主要含总生物碱，主要为番木鳖碱（士的宁）及马钱子碱。

【功效】通痹止痛，散结消肿，醒脑提神，补气生血，健胃消食，宣肺平喘，止咳祛痰，通络宁心，活血祛瘀。

【药理概括】兴奋中枢神经，抗炎，镇痛，箭毒样作用，提高肌张力，增加胃液分泌，镇咳，祛痰，平喘，活跃骨髓增生，抗心律失常，抑真菌，抗肿瘤，改善微循环，抗血栓，调节免疫。

【辨证施治提纲】（一）证：跌打损伤，骨折肿痛，风湿顽痹，麻木瘫痪，痈疽疮毒，咽喉肿痛。（二）病：关节炎，骨质增生，腰椎间盘突出，面神经麻痹，偏瘫，呼吸肌麻痹，神经痛，脉管炎，再生障碍性贫血，感染性疾病，男性性功能减退，癫痫，精神分裂症，重症肌无力，进行性肌营养不良，肿瘤。

【剂量与用法】药典剂量：0.3～0.6 g。常规剂量：0.3～0.6 g，不可大剂量使用。生马钱子，水煎服，每次3 g，大者每枚约3 g，小者每枚约1～2 g，多次使用后加量，最大不超过6 g。制马钱子，研末或入丸散吞服，初次剂量0.3 g，宜小不宜大，每晚一次，多次使用后可逐渐增量，每次递增0.3 g，大部分患者0.9 g为较适合的治疗剂量，最大剂量不超过

1.5 g。外用适量。马钱子有大毒，须严格按照常规剂量使用，剂量稍大，不论散剂和汤剂，都可能偶有抽搐反应，剂量过大，会有较重较多的抽搐反应。

【注意事项】妊娠禁忌。马钱子毒性大，安全范围小，使用过量易中毒；轻者四肢轻微抽搐，好奇，醉酒感，惊恐；重者可颈项强直，瞳孔散大，呼吸急促，角弓反张或惊厥；严重者可因衰竭、窒息而死亡。成人一次服 3～10 mg 的士的宁可致中毒，30 mg 可致死亡，死亡原因为强直性惊厥反复发作造成衰竭及窒息死亡。

【论述】马钱子有中枢兴奋作用，首先兴奋脊髓的反射机能，其次兴奋延髓的呼吸中枢及血管运动中枢，并能提高大脑皮质的感觉中枢机能，大剂量可引起惊厥。

马钱子具强烈苦味，可刺激味觉感受器，反射性增加胃液分泌，促进消化功能，增强食欲。马钱子有明显的镇咳、祛痰作用。

马钱子碱有明显的抗炎、镇痛、改善微循环、抗血栓、抗肿瘤等作用。马钱子能选择性地抑制细胞免疫、抑制机体对免疫复合物的超敏反应，又无广泛的免疫抑制作用，是理想的治疗风湿性关节炎的药。

马钱子能提高横纹肌、平滑肌和心肌张力。马钱子对感觉神经末梢有麻痹作用。马钱子水煎剂对流感嗜血杆菌、肺炎双球菌、甲型链球菌、卡他球菌以及许兰氏黄癣菌等有不同程度的抑制作用。

马钱子的传统功效是通络止痛、散结消肿；主治跌打损伤，骨折肿痛，风湿顽痹，麻木瘫痪，痈疽疮毒，咽喉肿痛。药理研究发现其许多新功效：兴奋中枢神经，抗炎镇痛，提高肌张力，增加胃液分泌，镇咳，祛痰，平喘，活跃骨髓增生，抗心律失常，抑真菌，抗肿瘤，改善微循环，抗血栓等；开发了兴奋中枢神经，提高肌张力，增加胃液分泌，活跃骨髓增生，抗肿瘤、抗血栓等方面的治疗前景。

自然铜（《雷公炮炙论》）

【来源】本品为硫化物类矿物黄铁矿族黄铁矿，主含二硫化铁。主产于四川、云南、广东、湖南。采挖后，除去杂石。生用，或煅至暗红、醋淬后用，用时捣碎。本品无臭无味。以色黄亮、断面有金属光泽者为佳。

【别名】石髓铅，方块铜。

【性味】味辛，性平。

【归经与趋势】归肝，肾，骨。自然铜辛散、性平，趋势入肝经血分，功专散瘀止痛，续筋接骨。

【化学成分】本品主要含二硫化铁，还含有少量的铝、镁、钙、钛、锌以及微量的镍、砷、锰、钡、铜等二十余种元素。

【功效】散瘀止痛，续筋接骨。

【药理概括】促进骨折愈合，抗真菌。

【辨证施治提纲】（一）证：跌打损伤、筋骨折伤、瘀肿疼痛。（二）病：骨折，地方性甲状腺肿。

【剂量与用法】药典剂量：3～9 g。常规剂量：3～9 g。大剂量：15～30 g。水煎服，宜先煎。研末或入丸散吞服，每次2～4 g，因入胃不易消化，散剂吞服不可量大。外用适量。自然铜无毒，在常规剂量内没有不适反应，剂量稍大有胃部不适反应。

【注意事项】妊娠禁忌。自然铜长期过量服用可致重症黄疸。

【论述】自然铜能促进骨折愈合，表现为骨痂生长快，量多且较成熟；自然铜中的钙等无机物经吸收后沉积在骨痂中，使钙、磷含量增多，锌、铁、锰有利于胶原合成，铜能提高赖氨酸氧化酶的活性，使胶原纤维韧性加强，胶原不溶性增加，从而增强生物力学强度，而应力刺激又可促进新骨生成，故自然铜有促进骨折愈合的作用。自然铜对多种病原性真菌有不同程度的拮抗作用。

自然铜的传统功效是散瘀止痛、续筋接骨；主治跌打损伤、筋伤骨折、瘀肿疼痛。药理研究发现其有促进骨折愈合作用。自然铜的功效，古今差别不大。

苏木（《新修本草》）

【来源】本品为豆科植物苏木的干燥心材。主产于广西、广东、台湾、云南、四川。多于秋季采伐，除去白色边材，干燥。锯成长约3cm的段，再劈成片或碾成粗粉，生用。本品气微，味微涩。以色黄红者为佳。

【别名】苏方木，棕木，赤木，红柴。

【性味】味甘、咸，性平。

【归经与趋势】归心、脑、血管，肝，肾、子宫。苏木甘缓、咸软坚，趋势入血分，功专活血、通络。

【化学成分】本品主要含巴西苏木素类、查耳酮类、原苏木素类、原苏木素苷元及高异黄酮类衍生物。

【功效】活血祛瘀，散结消肿，通痹止痛，祛风止痒，强心利尿，通络安神，疏肝化浊。

【药理概括】抗炎，抗癌，抑制血小板聚集，抑制免疫，增强心肌收缩力，收缩血管，抑制中枢作用，抑制精子活力，抑制子宫，降血脂，保肝，促进肾上腺功能，利尿，抑菌。

【辨证施治提纲】（一）证：跌打损伤，筋伤骨折，瘀滞肿痛，血滞经闭痛经，产后瘀阻，胸腹刺痛，痈疽肿痛。（二）病：软组织损伤，气虚型感冒，痛经，跌打损伤，癌性疼痛。

【剂量与用法】药典剂量：3～9 g。常规剂量：3～9 g。大剂量：9～15 g。水煎服。浸酒内服、外用适量。苏木无毒，在常规剂量内可能有胃不适反应，剂量稍大有恶心反应。

【注意事项】苏木有一定的副作用，可引起呕吐和腹泻。

【论述】苏木能使心收缩增强，可增加冠脉流量，降低冠脉阻力，降低心率，减少左室做功，且能增加心肌耗氧量，改善微循环；促进肠系膜微循环。巴西苏木素和苏木精可抑制血小板聚集。

苏木有镇静、催眠作用，并能对抗士的宁和可卡因的中枢兴奋作用。苏木有抗炎作用。苏木有促进肾上腺功能的作用。苏木小剂量有利尿作用，大剂量反而无利尿作用。苏木有较强的抑菌作用。

苏木的传统功效是活血祛瘀、消肿止痛；主治跌打损伤，筋伤骨折，瘀滞肿痛，血滞经闭痛经，产后瘀阻，胸腹刺痛，痈疽肿痛。药理研究发现其有抗炎、抗癌，抑制免疫，增强心肌收缩力，抑制中枢，保肝，促进肾上腺功能，利尿等作用；开发了心、脑、血管方面的治疗前景。苏木的功效，古今差别不大。

骨碎补（《药性论》）

【来源】本品为水龙骨科植物槲蕨的干燥根茎。主产于湖北、江西、四川。全年均可采挖，除去泥沙，干燥，或再燎去茸毛（鳞片）。切厚片，生用或砂烫用。本品气微，味淡、微涩。以色棕者为佳。

【别名】猴姜，申姜，毛姜，石岩姜。

【性味】味苦，性温。

【归经与趋势】归心，肝，肾。骨碎补苦燥、温通，趋势入肝肾经，功专活血、壮骨。

【化学成分】本品主要含有柚皮苷、甲基丁香酚、骨碎补双氢黄酮苷、骨碎补酸、谷甾醇等。

【功效】活血疗伤，舒筋壮骨，通痹止痛，补肾聪耳，安神强心；外用消风祛斑。

【药理概括】抗炎，抑菌，降血脂，抗损伤，促进骨钙吸收、骨损伤愈合作用，强心，耐缺氧，镇痛，镇静，减轻耳毒性。

【辨证施治提纲】（一）证：跌仆闪挫，筋骨折伤，肾虚腰痛，筋骨萎软，耳鸣耳聋，牙齿松动，久泻，斑秃，白癜风。（二）病：防治链霉素性不良反应，退行性骨关节病，鼻出血，跌扑闪挫、筋骨折伤。

【剂量与用法】药典剂量：3～9 g。常规剂量：3～12 g。大剂量：15～30 g。水煎服。研末或入丸散吞服时酌减。浸酒内服、外用适量。骨碎补无毒，在常规剂量内没有不适反应，长期服用也没有明显不良反应。

【注意事项】骨碎补药性温热，对内热较重的人服之内火更大，会引起齿浮，咽痛，口干，便秘等不适反应。骨碎补大量口服100 g～150 g，可引起中毒，表现为口干、多语，有恐惧感，心慌胸闷，继而为神志恍惚，胡言乱语，时而欣快，时而悲泣等精神失常。

【论述】骨碎补能调节血脂，防止主动脉粥样硬化斑块形成。骨碎补对骨基原中的钙、磷沉积有促进作用，能促进骨对钙的吸收，提高血钙和血磷水平，可提高组织中碱性磷酸酶活性，促进蛋白多糖的合成，抑制胶原合成，有利于骨折的愈合对骨发育生长有显著促进作用。骨碎补能改善软骨细胞，推迟骨细胞的退行性病变。骨碎补能显著抑制骨质丢失，防止骨质疏松。骨碎补能有效抑制牙槽骨吸收，促进牙槽骨再生。

骨碎补有强心作用，可使心肌收缩力增强，心律规整；其强心作用是直接作用于心肌而非作用于交感神经系统。骨碎补有增强耐缺氧和抑制血小板聚集的作用。骨碎补有明显的镇静、镇痛、抗炎作用。

骨碎补的传统功效是活血疗伤止痛，补肾强骨；外用消风祛斑。主治跌仆闪挫，筋骨折伤，肾虚腰痛，筋骨萎软，耳鸣耳聋，牙齿松动，久泻，斑秃，白癜风。药理研究发现其有抗炎，降血脂，抗损伤，促进骨钙吸收、骨损伤愈合作用，强心，镇痛，减轻耳毒性等作用。骨碎补的功效，古今差别不大。

血竭（《雷公炮炙论》）

【来源】本品为棕榈科植物麒麟竭果实渗出的树脂经加工制成。主产于印度尼西亚、马来西亚，我国广东、台湾亦产。秋季采集果实，置蒸笼内蒸煮，使树脂渗出，凝固而成。打成碎粒或研成细末用。本品气微，味淡。以表面黑红色、研末血红色，火烧呛鼻者为佳。

【别名】麒麟血竭。

【性味】味甘、咸，性平。

【归经与趋势】归心、脑、血管，肝，肾。血竭味咸，趋势入血分，主归心肝经，功专活血、通络。

【化学成分】本品主要含血竭素、血竭红素、去甲基血竭素、去甲基血竭红素及黄烷醇、查耳酮、树脂酸等成分。

【功效】活血定痛，化瘀止血，生肌敛疮，祛风燥湿，通络养心，化浊健脑，散结护肾。

【药理概括】止血，镇痛，抗炎，改善血液流变性，降低全血黏度，改善微循环，抑制血小板聚集，抗血栓形成，抗脑缺血损伤，扩冠增流，加快心率，广谱抗真菌，抑菌，抗增生性肾小球肾炎，抗心肌缺氧。

【辨证施治提纲】（一）证：跌打损伤，心腹瘀痛，外伤出血，疮疡不敛。（二）病：外科止血，内科止血，急性上消化道出血，慢性宫颈炎，急性外痔。

【剂量与用法】药典剂量：1～2 g。常规剂量：1～2 g。不宜大剂量使用。研末服或入丸剂。外用适量，研末撒或入膏药用。血竭无毒，在常规剂量内吞服一般会有胃不适反应，严重者有可能出现皮肤和全身性过敏反应。

【注意事项】孕妇慎用。血竭药性燥烈，阴虚血热者慎用；月经期不宜服用。血竭内服外用偶有接触性过敏反应。

【论述】血竭能明显降低血细胞比容，缩短血浆复钙化时间，从而增强止血作用；血竭又能抑制血小板聚集，防止血栓形成。血竭有加快心率，增加冠脉血流量的作用。血竭有显著的镇痛抗炎作用，血竭对烫伤性炎症有抑制作用，具有消肿、减少脓性分泌物、收敛、加速伤口愈合作用。

血竭水提液对金黄色葡萄球菌、白色葡萄球菌及多种致病真菌有不同程度的抑制作用。此外，血竭还有降血脂、降血糖、改善机体免疫功能等作用。

血竭的传统功效是活血定痛、化瘀止血、生肌敛疮；主治跌打损伤，心腹瘀痛，外伤出血，疮疡不敛。药理研究发现其有止血，镇痛，抗炎，改善血液流变性，抗血栓形成，抗脑缺血损伤，扩冠增流，广谱抗真菌，抗增生性肾小球肾炎等作用；开发了心、脑、血管，抗增生性肾小球肾炎等方面的治疗前景。

儿茶（《饮膳正要》）

【来源】本品为豆科植物儿茶的去皮枝、干的干燥煎膏。主产于云南。冬季采收枝、干，除去外皮，砍成大块，加水煎膏，浓缩，干燥。用时打碎。本品气微，味涩、苦，略回甜。以表面黑褐色或棕褐色、有光泽、味苦者为佳。

【别名】乌爹泥，乌丁，黑儿茶，孩儿茶。

【性味】味苦、涩，性微寒。

【归经与趋势】归心、血管，肺、卫、皮肤，肝、胆，肠。儿茶苦涩、性寒，趋势入血活通、在气收敛，遇湿能燥、逢邪可祛。

【化学成分】本品主要含黄烷醇衍生物：儿茶素，表儿茶素；黄酮类成分：槲皮素，山奈素等。

【功效】活血止痛，止血生肌，收湿敛疮，清肺化痰，疏肝利胆，化浊散结，涩肠止泻，通络明目。

【药理概括】抑菌，广谱抑真菌，抗流感病毒，降压，抗癌，保肝，利胆，抑制肠蠕动，止泻，收缩血管，降低毛细血管通透性和脆性，降血脂，抑制晶状体醛糖还原酶，抗氧化，降血糖，抗血小板聚集，避孕作用，抑制膀胱结石，杀螺，灭藻。

【辨证施治提纲】（一）证：跌仆伤痛，外伤出血，吐血衄血，疮疡不敛，湿疹，湿疮，牙疳，下疳，痔疮，肺热咳嗽。（二）病：胃肠道疾病，口腔疾病，宫颈糜烂，烧伤，局部感染，足癣，肺结核咯血。

【剂量与用法】药典剂量：1～3 g。常规剂量：1～3 g。不宜大剂量使用。水煎服、包煎。研末或入丸散吞服。外用适量。儿茶无毒，在常规剂量内没有不适反应，长期服用也没有明显不良反应。

【注意事项】妊娠禁忌。大剂量会使呼吸麻痹。

【论述】儿茶对心脏先抑制后兴奋，儿茶素能降低脑、肺、肾及肌肉的毛细血管的通透性，儿茶素能抗血小板聚集，又能收缩血管，降低毛细血管通透性和脆性。儿茶能抑制十二指肠及小肠的蠕动、促进盲肠的逆蠕动而有止泻作用。儿茶对肝损害有明显的保护作用，儿茶素还有利胆作用。儿茶素能显著抑制胆碱酯酶活性，抑制乳酸菌生长，降低血清和肝脏中的胆固醇水平，又能降低血糖，对糖尿病有预防作用。

儿茶素能显著抑制自由基的生成，抗脂质过氧化作用是维生素 E 的 20 倍，能延缓衰老。儿茶还有避孕、收敛、降压、抗癌、抑制膀胱结石形成等作用。儿茶能抑菌、广谱抑真菌，又有抗流感病毒作用。

儿茶的传统功效是活血止痛、止血生肌，收湿敛疮，清肺化痰；主治跌仆伤痛，外伤出血，吐血衄血，疮疡不敛，湿疹，湿疮，牙疳，下疳，痔疮，肺热咳嗽。药理研究发现其有广谱抑真菌、抗流感病毒，抗癌，保肝利胆，止泻，降低毛细血管通透性和脆性，降血脂，抗血小板聚集等作用；开发了血管，皮肤，保肝利胆等方面的治疗前景。

刘寄奴（《新修本草》）

【来源】本品为菊科植物奇蒿或白苞蒿的干燥地上部分。主产于江苏、浙江、江西。8—9 月开花时期取地上部分，除去泥土，晒干。切段，生用。本品气芳香，味淡。以叶绿、花穗黄、香气浓郁者为佳。

【别名】刘寄奴草，金寄奴，南刘寄奴，奇蒿，六月雪，九牛草。

【性味】味苦，性温。

【归经与趋势】归心、脑、血管，肝、胆、脾、胃。刘寄奴苦泄、温通，趋势呈向外、向上。

【化学成分】本品主要含香豆精，异泽兰黄素，西米杜鹃醇，脱肠草素，奇蒿黄酮，奇蒿内酯醇等。

【功效】散瘀止痛，祛风燥湿，疗伤止血，破血通经，消食化积，通络养心，升清健脑，疏肝利胆。

【药理概括】抗凝血，抗血栓形成，抗血小板聚集，加速血液循环，增加冠脉血流量，抗脑缺氧，保肝，利胆，抗炎，镇痛，消食化积。

【辨证施治提纲】（一）证：跌打损伤，瘀滞肿痛，外伤出血，血瘀经闭，产后瘀滞腹痛，食积腹痛，赤白痢疾。（二）病：急性传染性肝炎，丝虫病象皮肿，脚癣，崩漏，跌打损伤。

【剂量与用法】药典剂量：3～10 g。常规剂量：3～10 g。大剂量：15～30 g。水煎服。研末或入丸散吞服时酌减。浸酒内服、外用适量。刘寄奴无毒，在常规剂量内没有不适反应，长期服用或大剂量使用也没有明显不良反应。

【注意事项】孕妇慎用。

【论述】刘寄奴有加速血液循环、增加冠脉血流量的作用。刘寄奴能解除平滑肌痉挛。刘寄奴有抗凝血、抗血栓形成、抗血小板聚集作用。刘寄奴有明显的抗缺氧作用。刘寄奴有明显的利胆作用。刘寄奴还有抗炎镇痛、消肿、消食化积等作用。

刘寄奴的传统功效是散瘀止痛、疗伤止血，破血通经，消食化积；主治跌打损伤，瘀滞肿痛，外伤出血，血瘀经闭，产后瘀滞腹痛，食积腹痛，赤白痢疾。药理研究发现其有抗凝血、抗血栓形成，抗血小板聚集，增加冠脉血流量，抗脑缺氧，保肝利胆，抗炎镇痛，消食化积等作用；开发了心、脑、血管方面的治疗前景。

第四节　破血消癥药

本类药物味多辛苦，虫类药居多，兼有咸味，主归肝经血分。药性峻猛，走而不守，能破血逐瘀、消癥散积，主治瘀滞时间长、程度重的癥瘕积聚，亦可用于血瘀经闭、瘀肿疼痛、中风偏瘫等病症。

莪术（《药性论》）

【来源】本品为姜科植物蓬莪术、广西莪术或温郁金的干燥根茎。后者习称"温莪术"。主产于四川、广西、浙江。冬季茎叶枯萎后采挖，洗净，蒸或煮至透心，晒干或低温干燥后除去须根和杂质。切厚片，生用或醋制用。本品气微香，味微苦而辛。以质坚实、香气浓者为佳。

【别名】蓬莪术，蓬术，温术，温莪术，桂莪术，毛莪术。

【性味】味辛、苦，性温。

【归经与趋势】归心、脑、血管，肺、卫、皮肤，肝、脾、胃、肠，肾、子宫。莪术辛散、苦燥、温通，趋势自脑府、入心宫、过肺相、至中焦疏肝、健胃，下极护肾、调冲任，功专活血、疏通，向外、向下。

【化学成分】本品主要含挥发油类成分：其中温郁金含有α-蒎烯、β-蒎烯，莪术醇等；广西莪术含有α-蒎烯、β-蒎烯，丁香酚，莪术醇，莪术酮等。

【功效】破血行气，祛瘀散结，健胃消积，通痹止痛，健脑益智，延缓衰老，疏肝护肾，宣肺解表，息风止痉，收宫堕胎。

【药理概括】广谱抗肿瘤，增强免疫，增加动脉血流量，抗血栓形成，改善血液流变性，抗炎，镇痛，抗早孕，增强记忆，抗氧化，延缓衰老，抗惊厥，抑菌，广谱抑真菌，抗呼吸道合胞病毒，抑制致突变性，抑制成纤维细胞增殖，抗溃疡，保肝，抗肝纤维化，保肾。

【辨证施治提纲】（一）证：癥瘕痞块，瘀血经闭，胸痹心痛，食积气滞，脘腹胀痛。（二）病：高脂血症，恶性肿瘤，神经性皮炎，冠心病，慢性咽炎，病毒性心肌炎，多囊肾，急性上呼吸道感染，流行性腮腺炎，麻疹，肾综合征出血热。

【剂量与用法】药典剂量：6～9 g。常规剂量：3～12 g。大剂量：15～30 g。水煎服。研末或入丸散吞服时酌减。浸酒内服、外用适量。莪术无毒，在常规剂量内没有不适反应，长期服用也没有明显不良反应。大剂量使用可能会有恶心和燥热等不适反应。对有出血倾向的患者，可能会引起大出血。妇女大剂量使用能引起月经量增多，甚至冲经。

【注意事项】妊娠禁忌。莪术毒性低，极个别患者谷丙转氨酶一度升高，停药后很快恢复正常。治疗中部分患者出现头晕、恶心、面红、呼吸困难、胸闷憋气等，个别有发烧、发绀、心慌、乏力等，甚者出现休克样反应，上述反应一般会在短时间内自然消失。莪术亦有过敏样反应，如皮疹，呼吸困难，过敏性休克。

【论述】莪术挥发油制剂对多种肿瘤细胞有明显的抑制和破坏作用。莪术水提液可抑制血小板聚集，促进微动脉血流恢复，促进局部微循环恢复，莪术对体内血栓形成有抑制作用。

莪术有显著的抗早孕、抗着床作用，降低怀孕率，提高妊娠致畸率，兴奋子宫平滑肌，减轻雄性睾丸、贮精囊重量，对雌雄生殖系统均有不同程度的负面影响。

温莪术挥发油能抑制多种致病菌的生长，有较强的抗真菌作用，对呼吸道病毒有直接抑制和灭活作用，对流感病毒、腺病毒、轮状病毒、柯萨奇病毒等毛细支气管炎易合并感染的病毒亦有抑制或灭活作用。

莪术油通过降低血浆MDA含量，减轻脂质过氧化物对组织细胞的损伤，从而具有抗氧化、防衰老、预防疾病的作用。莪术具有抑制肾间质纤维化，延缓肾功能恶化的作用。莪术有免疫激活作用和升白作用。莪术对胃溃疡具有显著的治疗作用，莪术能兴奋胃肠平滑肌，可用于气胀性绞痛。莪术油尚有增强记忆、对抗锰缺乏、抗炎、保肝、抗惊厥和抗早孕等作用。

莪术的传统功效是破血行气、消积止痛；主治癥瘕痞块，瘀血经闭，胸痹心痛，食积气滞，脘腹胀痛。药理研究发现其许多新功效：广谱抗肿瘤，增强免疫，抗血栓形成，抗炎镇痛，增强记忆，延缓衰老，抗惊厥，广谱抑真菌，抗呼吸道合胞病毒，抗溃疡，保肝、保肾等作用；开发了脑、血管，抗肿瘤，增强记忆，延缓衰老，抗惊厥，保肝，护肾等方面的治疗前景。

三棱（《本草拾遗》）

【来源】本品为黑三棱科植物黑三棱的干燥块茎。主产于江苏、河南、山东、江西。冬季至次年春季采挖取，洗净，削去外皮，晒干。切薄片，生用或醋炙用。本品气微，味淡，嚼之微有麻辣感。以色黄白者为佳。

【别名】京三棱，红蒲根，老三棱，黑三棱。

【性味】味辛、苦，性平。

【归经与趋势】归心、血管，肝，肠，子宫。三棱辛散、苦泄，趋势呈向外、向下。

【化学成分】本品主要含挥发油苯乙醇、对二苯酚、棕榈酸等挥发油；此外还含有十六酸、十八二烯酸、十八烯酸、十八酸等脂肪酸，甾体皂苷等皂苷，芒柄花素、山奈酚等黄酮。

【功效】破血行气，祛瘀散结，通痹止痛，宁心养心。

【药理概括】促进肠管收缩，兴奋子宫，抗血栓形成，改善血液流变性，升高白细胞，增强免疫，抗肿瘤，抗炎，镇痛，减少冠脉阻力、增加冠脉血流量，减慢心率，扩张血管，降压。

【辨证施治提纲】（一）证：癥瘕痞块，瘀血经闭，胸痹心痛，食积气滞，脘腹胀痛。（二）病：白细胞减少症，肝癌，浅表性胃炎。

【剂量与用法】药典剂量：4.5～9 g。常规剂量：3～9 g。大剂量：9～15 g。水煎服。研末或入丸散吞服时酌减。浸酒内服、外用适量。三棱无毒，在常规剂量内没有不适反应，长期服用也没有明显不良反应。大剂量使用可能会有腹胀、恶心等不适反应。

【注意事项】对有出血倾向的患者，可能会引起大出血。孕妇及月经过多禁用。不宜与芒硝、玄明粉同用。三棱大剂量使用有毒性，中毒后可出现抽搐，呼吸抑制，甚至死亡。

【论述】三棱能降低全血黏度，具有较强的抗血小板聚集及抗血栓作用。三棱能减少冠脉阻力、增加冠脉血流量，减慢心率，扩张血管，降血压。三棱总黄酮及三棱提取物有明显的镇痛作用。三棱有明显的抗炎、镇痛作用。三棱还能兴奋肠管运动、兴奋子宫。三棱有抗癌活性，可直接破坏肿瘤细胞，还能促进腹腔自体血液及血块的吸收，这跟传统认为其有"消积"功能是相吻合的。三棱可促进免疫细胞的吞噬能力。

三棱的传统功效是破血行气、消积止痛；主治癥瘕痞块，瘀血经闭，胸痹心痛，食积气滞，脘腹胀痛。药理研究发现其有促进肠管收缩，抗血栓形成，增强免疫，抗肿瘤，抗炎镇痛，减少冠脉阻力、增加冠脉血流量等作用；开发了心、血管，抗肿瘤方面的治疗前景。

水蛭（《神农本草经》）

【来源】本品为水蛭科动物蚂蟥、水蛭或柳叶蚂蟥的干燥全体。全国大部分地区均产。夏、秋二季捕捉，用沸水烫死，晒干或低温干燥。生用，或用滑石粉烫后用。本品气微腥。以色黑褐者为佳。

【别名】蚂蟥，水蚂蟥，旱蚂蟥。

【性味】味咸、苦，性平；有小毒。

【归经与趋势】归心、脑、血管，肝，肾。水蛭咸软坚、苦降泄，趋势峻猛，向外、向下，入血分，功专破血、疏通。

【化学成分】本品主要含蛋白质，含有17种氨基酸，唾液中含有水蛭素、肝素、抗血栓素及组织胺样物质。

【功效】破血通经，溶栓散结，逐瘀消癥，化浊护肾，宁心养心，通络健脑，祛瘀明目，收宫堕胎。

【药理概括】抗凝血，溶栓，抗动脉硬化，降血脂，抗肾炎，终止妊娠，改善微循环，改善血液流变性，增加心肌营养性血流量，抗心律失常，改善脑循环，保护脑缺血损伤，抗炎，抑制玻璃体视网膜增生、保护视网膜组织，抗肿瘤，抑制动脉内膜增生。

【辨证施治提纲】（一）证：血瘀经闭，癥瘕痞块，中风偏瘫，跌打损伤，瘀滞心腹疼痛。（二）病：高血压脑出血，高血压，中风先兆，缺血性中风，高脂血症，冠心病、心绞痛，脑出血，急性脑出血，脑梗死，脑血栓，肺心病，糖尿病，血栓性静脉炎，早期肝硬化，慢性肾小球肾炎，突发性耳聋，脓疱疮，血小板聚集增高症，肾病综合征，子宫肌瘤，宫外孕盆腔包块，微血管术后血管危象，瘢痕挛缩。

【剂量与用法】药典剂量：1.5～3 g；散剂，0.6～1.5 g。常规剂量：3～6 g；散剂，0.6～1.5 g。一般不大剂量使用。水煎服。研末或入丸散吞服。浸酒内服、外用适量。水蛭无毒，在常规剂量内没有不适反应，长期服用也没有明显不良反应。水蛭煎剂味劣难服，闻之即有恶心欲吐反应。

【注意事项】妊娠禁忌。水蛭不良反应有口干、便燥、气短、乏力、胃溃疡、痔疮出血等，过敏反应有皮肤红疹、瘙痒、过敏性紫癜等。水蛭有毒性，药用过量可致中毒，中毒量为15～30 g，中毒潜伏期1～4小时。中毒时可出现恶心、呕吐、子宫出血等症状，严重时可引起胃肠出血、剧烈腹痛、血尿、昏迷、全身青紫强直，呼吸衰微，心跳微弱死亡。致死原因为呼吸和循环衰竭。

【论述】水蛭有强抗凝血作用，对肾缺血有明显保护作用。水蛭提取物、水蛭素对血小板聚集有明显的抑制作用，抑制体内血栓形成。水蛭煎剂能改善血液流变，降血脂，减少血管壁脂质沉积，抑制动脉内膜增生，消退动脉粥样硬化斑块，增加心肌营养性血流量，扩张毛细血管，缓解小动脉痉挛，减少血管黏着力，可用以防止心脏病的发生。水蛭可增加脑动脉血流量，促进脑血肿吸收，缓解颅内压升高，改善局部血液循环，减轻脑水肿，保护脑组织免遭破坏，有利于神经功能恢复。

水蛭有较强的抗炎作用，不同剂量、不同给药途径，都能抑制毛细血管通透性、抗渗出肿胀、抑制肉芽肿。水蛭有杀胚及刺激子宫收缩的作用，对早、中、晚期妊娠都有终止作用。水蛭对皮下血肿也有明显抑制作用。水蛭素对肿瘤细胞也有抑制作用。

水蛭的传统功效是破血通经、逐瘀消癥；主治血瘀经闭，癥瘕痞块，中风偏瘫，跌打损伤，瘀滞心腹疼痛。药理研究发现其有抗凝血，溶栓，抗动脉硬化，降血脂，抗肾炎，增加心肌营养性血流量，改善脑循环，抗炎，抑制玻璃体视网膜增生、保护视网膜组织，抗肿瘤等作用；开发了心、脑、血管，抗肾炎等方面的治疗前景。

虻虫（《神农本草经》）

【来源】本品为虻科昆虫复带虻等的雌虫体。全国大部分地区均产，以畜牧区为多。5—6月间捕捉。沸水汤或稍蒸，晒干即可，一般去翅足炒过用。本品气臭，味苦咸。以个大、完整者为佳。

【别名】蜚虻，牛虻，牛蚊子，牛魔蚊。

【性味】味苦、微咸，性微寒。有小毒。

【归经与趋势】归心、血管，肝，肠。虻虫咸软坚、苦降泄，趋势峻猛，向外、向下，入血分，功专破血、疏通。

【化学成分】本品主要含有蛋白质、多肽、脂肪酸、多糖，另含有丰富的无机元素。活虻虫分泌的唾液含有抗凝血素、致敏物质和其他毒素。

【功效】破血逐瘀，消癥散结，溶栓通络，强心养心，祛风止痒。

【药理概括】扩张血管，增强心肌收缩幅度，保护急性心肌缺血，强效纤溶，抗凝血，抑制血小板聚集，降低全血黏度，抗血栓，抑制肠运动，保护组织缺血缺氧，抗癌，抗炎，抑制免疫，兴奋子宫。

【辨证施治提纲】（一）证：血瘀经闭，癥瘕痞块，跌打损伤，瘀滞肿痛。（二）病：冠心病，血管性头痛，精神病，血栓闭塞性脉管炎，内痔出血，肺癌并胸腔积液。

【剂量与用法】药典剂量：1.5～3 g。常规剂量：0.5～1.5 g。焙干研末吞服0.3～0.6 g。一般不大剂量使用。水煎服。研末或入丸散吞服。浸酒内服。外敷。虻虫有小毒，在常规剂量内即可能有胃不适反应，个别患者会出现皮肤过敏反应。虻虫生品腥臭味较强，故临床多米炒或焙干后使用，可降低其毒性和腥臭的气味。

【注意事项】妊娠禁忌。

【论述】虻虫有较强的抗凝血酶作用，能活化纤溶系统，抑制血小板聚集，能改善血液流变学，明显地扩张血管，抗心肌缺血。虻虫具有抗炎镇痛作用。虻虫能兴奋子宫，对内毒素所致肝出血坏死病灶的形成有显著抑制作用。虻虫醇提物有明显溶血作用。虻虫能抑制肠运动。虻虫能保护组织缺血缺氧。虻虫有抗炎、抑制免疫作用。

虻虫的传统功效是破血逐瘀、消癥散积；主治血瘀经闭，癥瘕痞块，跌打损伤，瘀滞肿痛。药理研究发现其有保护急性心肌缺血，强效纤溶，抗凝血、抗癌、抗炎，抑制免疫等作用；开发了心、血管方面的治疗前景。

斑蝥（《神农本草经》）

【来源】本品为芫青科昆虫南方大斑蝥或黄黑小斑蝥的干燥体。全国大部分地区均产。夏、秋二季捕捉，闷死或烫死，晒干。生用，或与米拌炒至黄棕色取出，除去头、翅、足后用。本品有特殊的臭气。以个大、完整、色鲜明者为佳。

【别名】花斑猫，花壳虫。

【性味】味辛，性热；有大毒。

【归经与趋势】归肝，胃，肾。斑蝥辛散、温通，趋势峻猛，向外、向上，热激火烈，所过之处，气通、血活、浊化、痰开、结散，一派扫荡之势。

【化学成分】主要含斑蝥素，此外还含有油脂、蚁酸、色素等。

【功效】破血逐瘀，散结消癥，攻毒蚀疮，疏肝化浊，祛风解毒。

【药理概括】抗肿瘤，升高白细胞，保肝，局部刺激作用，消退神经性皮炎，抗病毒，促雌激素样作用，广谱抗真菌，促进白介素生成，抑制磷酸二酯酶活性。

【辨证施治提纲】（一）证：癥瘕，瘀滞经闭，顽癣，赘疣，瘰疬，痈疽不溃，恶疮死肌。（二）病：肿瘤，肝炎，面瘫，鼻炎，白癜风，银屑病，神经性皮炎，慢性湿疹，急慢性扁桃体炎，尖锐湿疣，斑秃。

【剂量与用法】药典剂量：0.03～0.06 g。常规剂量：0.03～0.06 g。或斑蝥大者1只，小者2只。切不可大剂量使用。水煎服。炮制后多入丸散用。外用适量，研末或浸酒、醋，或制油膏涂敷患处，不宜大面积用。斑蝥剧毒，在常规剂量内可能有齿龈和鼻孔少量出血，尿检有红细胞和隐血，大便出血，腹不舒等反应。长期服用有肝肾功能损害。过量服用会使人致死。服用斑蝥的患者宜多饮用茶水和绿豆汤、赤豆汤、黑豆汤，以及甘草汤，可以减轻中毒反应。

【注意事项】本品有大毒，内服宜慎，妊娠禁忌。外用对皮肤、黏膜有很强的刺激作用，能引起皮肤发红、灼热、起泡，甚至腐烂，故不宜久敷和大面积使用。毒性对肾脏最敏感，会引起肾功能障碍；其次是肝损害。口服斑蝥的中毒量约为1 g，致死量约为3 g。急性中毒表现为消化道、泌尿系统和中枢神经系统症状，可引起口腔黏膜发生水疱及溃疡、恶心、呕吐、腹绞痛、便血，血尿、尿频、尿道烧灼感和排尿困难，头痛、头晕、视物不清、高热、休克等。

【论述】斑蝥素有抗癌作用，尤其对肝癌及网状细胞肉瘤有抑制作用。斑蝥素的各种衍生物能刺激骨髓而升高白细胞；斑蝥素还有免疫增强作用、抗病毒、抗菌作用以及促雌激素样作用。斑蝥对肝炎有一定的防治作用。斑蝥外用可使人的皮肤发红起泡，对关节炎有明显消肿作用。斑蝥酊外用对神经性皮炎有治疗作用，可使皮损明显消退。

斑蝥的传统功效是破血逐瘀、散结消癥、攻毒蚀疮；主治癥瘕，瘀滞经闭，顽癣，赘疣，瘰疬，痈疽不溃，恶疮死肌。药理研究发现其有抗肿瘤，升高白细胞、保肝、局部刺激作用，消退神经性皮炎、广谱抗真菌等作用。斑蝥的功效，古今差别不大。

穿山甲（《名医别录》）

【来源】本品为鲮鲤科动物穿山甲的鳞甲。主产于广西、广东、贵州、云南。收集鳞甲，洗净，晒干。生用，或砂烫用，或砂烫后醋淬用，用时捣碎。本品气微腥，味淡。以片匀、半透明、不带皮肉者为佳。

【别名】中华穿山甲。

【性味】味咸，性微寒。

【归经与趋势】归肝，胃。穿山甲味咸，趋势入血分，性善走窜，功专行散。

【化学成分】本品主要含氨基酸、角蛋白、挥发油、水溶性生物碱、硬脂酸、胆固醇等。

【功效】活血消癥，祛瘀散结，通经下乳，消肿排脓，搜风通络。

【药理概括】降低血液黏度，扩张血管，抗炎，抗缺氧，泌乳，抗诱变。

【辨证施治提纲】（一）证：血滞经闭，癥瘕，产后乳汁不通，痈肿疮毒，瘰疬，风湿痹痛，中风瘫痪，麻木拘挛。（二）病：尿路结石，白细胞减少症，慢性咽炎，狭窄性腱鞘炎，乳腺囊性增生病，乳汁不通。

【剂量与用法】药典剂量：5～9 g。常规剂量：3～9 g。大剂量：12～30 g。研末吞服，每次1～1.5 g。一般炮制后用。水煎服。研末或入丸散吞服。浸酒内服、外用适量。炮甲片无毒，在常规剂量内没有不适反应，长期服用或大剂量使用也没有明显不良反应。

【注意事项】妊娠禁忌。痈肿已溃者忌用。

【论述】穿山甲能明显延长凝血时间，降低血液黏度。穿山甲水提醇沉液有直接扩张血管壁降低外周阻力，显著增加股动脉血流量的作用。穿山甲水提液和醇提液有抗炎作用，水提液尚有抗心肌缺氧、升高白细胞的作用。

穿山甲的传统功效是活血消癥、通经下乳、消肿排脓、搜风通络，主治血滞经闭，癥瘕，产后乳汁不通，痈肿疮毒，瘰疬，风湿痹痛，中风瘫痪，麻木拘挛。药理研究发现其有降低血液黏度，扩张血管，抗炎、抗缺氧，泌乳，抗诱变等作用。穿山甲的功效，古今差别不大。

第十三章　化痰止咳平喘药

凡以祛痰或消痰为主要功效，常用以治疗痰证的药物，称为化痰药；以制止或减轻咳嗽喘息为主要功效，常用以治疗咳嗽气喘的药物，称止咳平喘药。由于病症上痰、咳、喘三者每多兼杂，病理上常相互影响，咳喘者多夹有咯痰；痰浊壅盛，又会影响肺的宣发肃降，而致咳喘加剧。另一方面，化痰药每兼止咳、平喘作用，而止咳平喘药又常兼化痰作用，故将化痰药与止咳平喘药合并一章加以介绍。

化痰药大多味苦、辛，苦可泄、燥，辛能散、行。其中性温而燥者，可温化寒痰，燥化湿痰；性寒凉者，能清化热痰；兼味甘质润者，能润燥化痰；兼味咸者、"咸能软"，可化痰软坚散结。部分化痰药还兼有止咳平喘、散结消肿的功效。止咳平喘药主归肺经，药性有寒热之分，苦味居多，亦兼辛、甘之味，分别具有降气、宣肺、润肺、泻肺、化痰、敛肺等作用。

痰，常由外感六淫、饮食不节、七情或劳倦内伤，使肺、脾、肾及三焦功能失常，水液代谢障碍，凝聚而成。它既是病理产物，又是致病因素，往往随气机运行，无处不到，致病范围广泛。故元代王珪云："痰为百病之母"，"百病皆由痰作祟"。化痰药主治各种有形、无形之痰造成的病症：如痰阻于肺之咳喘痰多；痰蒙心窍之昏厥、癫痫；痰蒙清阳之眩晕；痰扰心神之失眠多梦；肝风夹痰之中风、惊厥；痰阻经络之肢体麻木，半身不遂，口眼歪斜；痰火互结之瘰疬、瘿瘤；痰凝肌肉，流注骨节之阴疽流注等。肺司呼吸，又为娇脏，不耐寒热，外感六淫，或内伤气火、痰湿等，均可伤及肺脏，导致宣发、肃降失常，而发咳嗽喘息。止咳平喘药，主治外感、内伤等多种原因所引起的咳嗽喘息。

应用本章药物，应根据不同病症，有针对性地选择相应的化痰药及止咳平喘药。又因咳喘每多夹痰，痰多易发咳嗽，故化痰药与止咳平喘药常配伍同用。再则应根据痰、咳、喘的不同病因、病机而配伍，以治病求本，标本兼顾。使用化痰药除分清寒痰、湿痰、热痰、燥痰而选用不同的化痰药外，还应根据成痰之因，审因论治。"脾为生痰之源"，脾虚则津液不归正化而聚湿生痰，故常配健脾燥湿药同用，以标本兼顾。又因痰易阻滞气机，"气滞则痰凝，气行则痰消"，故常配理气药同用，以加强化痰之功。此外，痰证表现多样，临床常根据病因、病机、病症不同，分别配伍温里散寒、清热、滋阴降火、平肝息风、安神、开窍之品。治疗咳喘，根据刘河间提出的"治咳嗽者，治痰为先"原则，常配化痰药，因为痰浊阻肺是导致或加重咳喘的主要原因。因外感而致者，当配解表散邪药；火热而致者，应配清热泻火药；里寒者，配温里散寒药；虚劳者，配补虚药；如肺阴虚，须配养阴润肺药；肺肾两虚，肾不纳气者，常与补肾益肺、纳气平喘药配伍。咳喘伴咯血者，还要配伍相应的止血药。

某些温燥之性强烈的化痰药，凡痰中带血等有出血倾向者，宜慎用。麻疹初起有表邪之咳嗽，不宜单投止咳药，当以疏解清宣为主，以免恋邪而致久喘不已及影响麻疹之透发，对收敛性强及温燥之药尤为所忌。

根据药性、功能及临床应用的不同，化痰止咳平喘药分为温化寒痰药、清化热痰药、止咳平喘药三类。

现代药理研究证明，化痰止咳平喘药一般具有祛痰、镇咳、平喘、抑菌、抗病毒、消炎、利尿等作用，部分药物还有镇静、镇痛、抗惊厥、改善血液循环、调节免疫的作用。

第一节 温化寒痰药

本节药物，味多辛苦，性多温燥，主归肺、脾、肝经，有温肺祛寒，燥湿化痰之功，部分药物外用有消肿止痛的作用。温化寒痰药，主治寒痰、湿痰证，如咳嗽气喘、痰多色白，苔腻；寒痰、湿痰所致的眩晕、肢体麻木、阴疽流注。临床运用时，常与温散寒邪，燥湿健脾药配伍，以期达到温化寒痰、燥湿化痰的目的。温燥性质的温化寒痰药，不宜用于热痰、燥痰之证。

半夏（《神农本草经》）

【来源】本品为天南星科植物半夏的干燥块茎。全国大部分地区均产。主产于四川、湖北、河南、安徽、贵州。夏、秋二季采挖，除去外皮和须根，晒干。捣碎生用，或用生石灰、甘草制成法半夏，用生姜、白矾制成姜半夏，用白矾制成清半夏。本品气微，味辛辣、麻舌而刺喉。以皮净、色白、质坚实、粉性足者为佳。

【别名】守田，水玉，地文，老鸹头，地慈菇。

【性味】味辛，性温；有毒。

【归经与趋势】归脾、胃、肠，肺，心，胆，子宫。半夏辛散、温通，趋势向外、向下，以化痰、散结、降逆为主。

【化学成分】本品主要含半夏淀粉、生物碱、半夏蛋白、挥发油、β-谷甾醇、葡萄糖苷、氨基酸、皂苷、胆碱、半夏胰蛋白酶抑制物、无机元素、胆碱等。其辛辣性物质为原儿茶醛。

【功效】燥湿利肺，止咳化痰，降逆止呕，理气消痞，解毒散结，安神宁心，生肌养胃，利胆止痛，通络明目。

【药理概括】镇咳，祛痰，镇吐，抗矽肺，降血压，抑心，抗溃疡，抑制腺体分泌，促进胃黏膜修复，抑制胃液分泌，抑制胃蛋白酶活性，减缓胃肠运动，利胆，抗肿瘤，降低眼内压，抗早孕和致畸，刺激肾上腺皮质功能，镇痛，镇静催眠，解毒。

【辨证施治提纲】（一）证：湿痰寒痰，咳喘痰多，痰饮眩悸，风痰眩晕，痰厥头痛，胃气上逆，呕吐反胃，胸脘痞闷，梅核气，痈疽肿毒，瘰疬痰核，毒蛇咬伤。（二）病：胃肠功能紊乱，梅核气，冠心病，眩晕，精神病，囊虫病，外用治皮肤病，乳痈。

【剂量与用法】药典剂量：3～9 g。常规剂量：6～12 g。大剂量：15～30 g。水煎服。研末或入丸散吞服时酌减，散剂吞服必须用炮制品。外用适量。生半夏有毒，制半夏无毒。生半夏、制半夏在常规剂量内水煎服没有不适反应，长期水煎服或大剂量水煎服一般情况下也没有明显不良反应。

　　生半夏的有毒成分基本不溶于水，所以，半夏在常规剂量内水煎服是安全的。半夏的胚胎毒性指的是生半夏粉，半夏蛋白用于抗早孕，指的是注射剂，半夏的致畸作用也指的是注射剂，都不是饮片汤剂等口服剂。生半夏和低温处理的制半夏有催吐作用，生半夏粉高温120度焙2～3小时，只有镇吐作用，而催吐作用消失。

　　【注意事项】妊娠禁忌。本品性温燥，阴虚燥咳、血证、热痰、燥痰应慎用。不宜与川乌、草乌、附子同用。生品内服宜慎。半夏有毒，生半夏毒性最大，其次为漂半夏，再次为姜浸半夏和蒸半夏，白矾半夏毒性最小，生半夏对黏膜有刺激性，引起口腔、咽喉及食道黏膜水肿，可致声嘶或失音、呕吐，服生姜汤可解；制半夏或者经过煎煮后，则毒性大减。生半夏误服微量即可中毒，中毒潜伏期为10～60分钟，所含植物甾醇、生物碱对中枢及周围神经有抑制作用，因此半夏中毒，主要是对神经系统的抑制甚至麻痹。

　　【论述】半夏的各种炮制品均有明显的止咳作用，与可待因相似但作用较弱，且有一定的祛痰作用；半夏对矽肺的进展有抑制作用，表现在肺干重、湿重减轻，全肺胶原蛋白含量减少，病理改变减轻。半夏可抑制呕吐中枢而发挥镇吐作用，能显著抑制胃液分泌，水煎醇沉液对多原因所致的胃溃疡有显著的预防和治疗作用。半夏有抑制腺体分泌的作用，对唾液、泪腺、胃液的分泌有抑制作用，具有阿托品样作用。半夏有促进胆汁分泌作用。

　　半夏具有较广泛的抗肿瘤作用。半夏水浸剂对室性心律失常和室性期前收缩有明显的对抗作用。半夏煎剂可降低眼内压。半夏有显著的降血脂作用。半夏对心脏有一定的抑制作用，也有一过性降血压作用。半夏能抑制中枢神经系统，具有一定的镇痛、镇静、催眠作用。半夏蛋白有抗早孕作用，其作用部位在子宫内膜，它可引起内源性孕酮下降而造成早孕流产，并可通过外源性绒毛膜促性腺激素或孕酮逆转其作用；半夏蛋白在胃中还可被分解而失活，可以用于治疗妊娠呕吐。半夏中含葡糖醛酸的衍生物，故有一定的解毒作用。半夏对肾上腺皮质功能有轻度刺激作用，若持续给药则引起功能抑制。

　　半夏的传统功效是燥湿化痰、降逆止呕、消痞散结；主治湿痰寒痰，咳喘痰多，痰饮眩悸，风痰眩晕，痰厥头痛，胃气上逆，呕吐反胃，胸脘痞闷，梅核气，痈疽肿毒，瘰疬痰核，毒蛇咬伤。药理研究发现其有镇咳，祛痰，镇吐，抗矽肺，抗溃疡，抑制腺体分泌，促进胃黏膜修复，减缓胃肠运动，利胆，抗肿瘤，降低眼内压等作用；开发了抗矽肺、抑制腺体分泌，促进胃黏膜修复，减缓胃肠运动，利胆，抗肿瘤，降低眼内压等方面的治疗前景。

天南星（《神农本草经》）

　　【来源】本品为天南星科植物天南星、异叶天南星或东北天南星的干燥块茎。天南星主产于河南、河北、四川；异叶天南星主产于江苏、浙江；东北天南星主产于辽宁、吉林。秋、冬二季茎叶枯萎时采挖，除去须根及外皮，干燥。生用，或用生姜、白矾制过后用。本品气微辛，味麻辣。以个大、色白、粉性足者为佳。

【别名】虎掌，南星，天老星，大半夏，蛇头草根。

【性味】味苦、辛，性温；有毒。

【归经与趋势】归肺，肝，脾。天南星辛散、苦燥、温通，趋势向外、向下。

【化学成分】本品主要含三萜皂苷、甘露醇、苯甲酸、D-甘露醇、凝集素、多糖、秋水仙碱、氨基酸及微量元素等。其毒性成分为苛辣性毒素。

【功效】燥湿化痰，祛风止痉，散结消肿。

【药理概括】祛痰，抗惊厥，镇静，抗肿瘤，抗炎，抗氧化。

【辨证施治提纲】（一）证：顽痰咳喘，胸膈胀闷，风痰眩晕，中风痰壅，口眼歪斜，半身不遂，癫痫，惊风，破伤风，痈肿，瘰疬痰核，蛇虫咬伤。（二）病：咳嗽，多痰症，癫痫，破伤风，中风，肿瘤，冠心病，神经性皮炎，腮腺炎，乳痈，足跟痛，睑腺炎，眩晕症。

【剂量与用法】药典剂量：3～9 g。常规剂量：3～9 g。大剂量：9～15 g。水煎服。研末或入丸散吞服时酌减，散剂吞服必须用炮制品。外用生品适量，研末以醋或酒调敷患处。制南星无毒，在常规剂量内水煎服或长期服用一般没有不适反应，少数患者有口干胃不舒、恶心反应，大剂量服用可能会有口麻和偶尔的抽搐反应。生天南星的有毒成分基本不溶于水，所以，天南星在常规剂量内水煎服是安全的。

【注意事项】孕妇慎用。生品内服宜慎。天南星生品毒性较大，超量服用会因惊厥而死亡；误食有强烈刺激作用，口腔黏膜糜烂，咽喉干燥，并有灼热感，口舌麻木，声音嘶哑，张口困难，严重者窒息死亡。

【论述】天南星水煎剂具有祛痰作用，由于含有皂苷，对胃黏膜有刺激性，口服时能反射性地增加支气管、气管的分泌液，使痰液变稀而起到祛痰作用，但炮制品无祛痰作用。天南星煎剂有明显镇痛、镇静作用，并能明显延长戊巴比妥钠的催眠而有协同作用；不同品种均有一定程度的抗惊厥作用。天南星乙醇提取物对心律失常有明显的拮抗作用。天南星所含D-甘露醇结晶对肿瘤有明显抑制作用。天南星具有抗自由基、脂质过氧化和膜ATP酶活性的作用。天南星有扩张血管、降血压、抑制血小板聚集和抗血栓作用。

天南星的传统功效是燥湿化痰、祛风止痉、散结消肿；主治顽痰咳喘，胸膈胀闷，风痰眩晕，中风痰壅，口眼歪斜，半身不遂，癫痫，惊风，破伤风，痈肿，瘰疬痰核，蛇虫咬伤。药理研究发现其有祛痰、抗惊厥、镇静、抗肿瘤、抗炎等作用。天南星的功效，古今差别不大。

白附子（《中药志》）

【来源】本品为天南星科植物独角莲的干燥块茎。主产于河南、甘肃、湖北。秋季采挖，除去须根和外皮，晒干。生用，或用生姜、白矾制过后用。本品气微，味淡，麻辣刺舌。以个大、质坚实、色白、粉性足者为佳。

【别名】禹白附，野半夏，白附，犁头尖，麻芋子。

【性味】味辛，性温；有毒。

【归经与趋势】归心、血管，肺、卫、皮肤，胃，肝。白附子辛散、温通，趋势向外、向下。

【化学成分】本品主要含琥珀酸、棕榈酸、油酸、亚油酸、亚麻酯、棕榈酸甘油酯、胆碱、尿嘧啶、缬氨酸、酪氨酸、谷氨酸、亮氨酸、β-谷甾醇、胡萝卜苷、dI-肌醇、糖蛋白凝集素、天师酸、桂皮酸、β-谷甾醇-3-0-葡萄糖苷、黏液质和蔗糖。

【功效】燥湿化痰，宣肺止咳，息风定惊，通痹止痛，解毒散结，宁心安神。

【药理概括】祛痰，镇咳，镇静，抗惊厥，抗破伤风，耐缺氧，抑心，抗炎，镇痛，抗结核分枝杆菌，抗肿瘤，稳定细胞膜，降低血管通透性。

【辨证施治提纲】（一）证：中风痰壅，口眼歪斜，语言謇涩，惊风癫痫，破伤风，痰厥头痛，偏正头痛，瘰疬痰核，毒蛇咬伤。（二）病：淋巴结核，面神经麻痹，破伤风，百日咳，乳腺病。

【剂量与用法】药典剂量：3～6 g。常规剂量：3～6 g。大剂量6～12 g。水煎服。研末或入丸散吞服时酌减，散剂吞服必须用炮制品。一般宜炮制后用。外用生品适量捣烂，熬膏或研末以酒调敷患处。生白附子有毒，制白附子无毒。在常规剂量内水煎服可能会有内热升火或胃不适反应。长期使用水煎服没有明显不良反应。生白附子的有毒成分基本不溶于水，所以，白附子在常规剂量内水煎服是安全的。

【注意事项】妊娠禁忌。生品内服宜慎。白附子有毒，对皮肤黏膜有刺激性，生品大于制品；大剂量应用会引起口舌及四肢麻木，头晕，心慌，言语不清，恶心，呕吐，惊厥，呼吸抑制，意识丧失，死亡。

【论述】白附子生品及炮制品均有显著祛痰作用，也有镇咳作用，但无平喘作用。白附子生、制品对巴比妥均有协同镇静催眠作用，还有抗惊厥、抗破伤风作用。白附子对结核杆菌有抑制作用。白附子煎剂或混悬液有明显的抗炎、镇痛作用。白附子乙醇液对肉瘤有明显抑制作用。白附子有提高耐缺氧、减慢心率、稳定细胞膜和降低血管通透性的作用。

白附子的传统功效是燥湿化痰、祛风定惊，止痛，解毒散结；主治中风痰壅，口眼歪斜，语言謇涩，惊风癫痫，破伤风，痰厥头痛，偏正头痛，瘰疬痰核，毒蛇咬伤。药理研究发现其有祛痰、镇咳，抗惊厥，抗炎镇痛，抗肿瘤等作用。白附子的功效，古今差别不大。

芥子（《新修本草》）

【来源】本品为十字花科植物白芥或芥的干燥成熟种子。前者习称白芥子，后者习称黄芥子。主产于河南、安徽。夏末秋初果实成熟时割取植株，晒干，打下种子，除去杂质。生用或炒用。本品气微，味辛辣。以粒大、饱满者为佳。

【别名】白芥子，蜀芥，胡芥，芥菜子，苦芥子，青菜子。

【性味】味辛，性温。

【归经与趋势】归肺、卫、皮肤，心。白芥子辛散、温通，趋势向外、向下。

【化学成分】本品主要含芥子苷、芥子碱、芥子酶、胡萝卜苷、脂肪油、蛋白质及黏液质等。

【功效】温肺豁痰，利气止咳，化浊散结，通络止痛，延缓衰老。

【药理概括】增加腺体分泌，抑制甲状腺功能，对皮肤有刺激作用，祛痰，镇咳，抑制炎性渗出，抑菌，抗辐射，抗衰老，抑心，抗雄激素作用。

【辨证施治提纲】（一）证：寒痰咳喘，悬饮胸胁胀痛，痰滞经络，关节麻木疼痛，痰湿流注，痈疽肿毒。（二）病：支气管炎，哮喘，流行性腮腺炎，面神经麻痹，慢性盆腔炎，冠心病，甲状腺功能亢进，妇女腰痛，心律失常，囊虫病，肺结核，乳腺病，痛经，癣病，疥疮，阴疽肿毒。

【剂量与用法】药典剂量：3～9 g。常规剂量：3～12 g。不宜大剂量使用。水煎服。研末或入丸散吞服时酌减。浸酒内服、外用适量。白芥子无毒，在常规剂量内没有不适反应，长期服用也没有明显不良反应。

【注意事项】本品辛温走散，耗气伤阴，久咳肺虚及阴虚火旺者禁用；消化道溃疡、出血及皮肤过敏者忌用。用量不宜过大，以免引起腹泻。不宜久藏。芥子油或芥子硬膏用于皮肤，如时间过长或浓度过高，可引起发泡甚至化脓，即使停药，愈合也较慢，因芥子油已被吸入皮肤，停药后仍发挥作用。芥子油对黏膜刺激性很强，大量内服能引起呕吐，更大量则引起强烈的胃肠道刺激。

【论述】白芥子苷本身无刺激作用，但它遇水后，经芥子酶的作用生成挥发油，为强力的皮肤发红剂、催吐剂，并有起泡作用。白芥子能增加腺体分泌，芥子粉使唾液分泌及淀粉酶活性增加，小剂量能刺激胃黏膜，增加胃液及胰液的分泌，大剂量可迅速引起呕吐。白芥子具有辐射保护及抗衰老作用。白芥子具有显著的抗雄激素活性，能显著抑制由外源激素引起的前列腺增生。白芥子能抑制毛细血管通透性，抑制炎性渗出，使浆膜滑膜肺泡壁血管之炎性渗出减少和重吸收；白芥子有祛痰作用，白芥子尚有镇咳作用。白芥子可抑制甲状腺功能。白芥子水溶剂对皮肤真菌有不同程度的抑制作用。

白芥子的传统功效是温肺豁痰利气，散结通络止痛；主治寒痰咳喘，悬饮胸胁胀痛，痰滞经络，关节麻木疼痛，痰湿流注，痈疽肿毒。药理研究发现其有增加腺体分泌，抑制甲状腺功能，对皮肤刺激作用，祛痰，镇咳，抑制炎性渗出等作用。白芥子的功效，古今差别不大。

皂荚（《神农本草经》）

【来源】本品为豆科植物皂荚的干燥成熟果实或不育果实。前者称大皂角，后者称猪牙皂，又称小皂荚。主产于四川、山东、陕西、湖北、河南。大皂角在秋季果实成熟时采摘，晒干。猪牙皂在秋季采收，除去杂质，干燥。生用，用时捣碎。大皂角气特异，有刺激性，味辛辣；猪牙皂气微，有刺激性，味先甜而后辣。以饱满，色紫褐，有光泽者为佳。

【别名】小牙皂，猪牙皂，皂角，牙皂。

【性味】味辛、咸，性温；有小毒。

【归经与趋势】归肺，大肠，心。皂荚辛散、咸软坚、温通，趋势峻猛，向上、向外。

【化学成分】本品主要含皂苷、纤维素、半纤维素、木质素、果胶等。皂苷含量最大，主要活性成分是三萜皂苷，水解生成皂荚苷元。尚含鞣质、聚糖、豆甾醇、谷甾醇等。

【功效】祛痰开窍，消肿散结，通络养心。

【药理概括】祛痰，增加冠脉血流量，抗过敏性鼻炎，抑菌，抗癌，抗寄生虫。

【辨证施治提纲】（一）证：中风口噤，昏迷不醒，癫痫痰盛，关窍不通，痰阻喉痹，顽痰喘咳，咳痰不爽，大便燥结，痈肿。（二）病：支气管炎，哮喘，高脂血症，面神经麻痹，急性肠梗阻，白癜风，顽癣，淋巴结核，乳腺炎，小儿厌食症，中风口噤。

【剂量与用法】药典剂量：1～1.5 g。常规剂量：1～1.5 g。不可大剂量使用。水煎服。多入丸散用。浸酒内服、外用适量，研末吹鼻取嚏或研末调敷患处。皂荚有毒，在常规剂量内使用即可能有胃部不适反应，大剂量服用可引起中毒。

【注意事项】孕妇及咯血、吐血患者忌服。皂荚具有强烈的溶血作用和对胃黏膜刺激作用，可出现食欲不振、肌无力、瘫软等症状；大剂量服用可引起吸收中毒，出现急性溶血性贫血，并可影响中枢神经系统，多因呼吸中枢麻痹及红细胞溶解破坏，引起内窒息及肾功能障碍而死亡。

【论述】皂荚能刺激胃黏膜而反射性地促进呼吸道黏液的分泌，产生显著的祛痰作用，但强度不及桔梗。皂荚有抗过敏性鼻炎作用，能降低鼻黏膜对组胺的敏感性和血清一氧化氮水平，抑制鼻腔嗜酸性粒细胞渗出。皂荚煎剂对子宫有兴奋作用。皂荚所含皂苷能显著增加冠状动脉血流量，减轻心肌缺血程度，缩小心肌梗死面积。皂荚有抗肿瘤作用。皂荚对大肠杆菌、伤寒、副伤寒杆菌、宋内氏痢疾杆菌、变形杆菌、绿脓杆菌、霍乱弧菌等均有抑制作用；对皮肤真菌、阴道滴虫亦有抑制作用。

皂荚的传统功效是祛痰开窍，散结消肿；主治中风口噤，昏迷不醒，癫痫痰盛，关窍不通，痰阻喉痹，顽痰喘咳，咳痰不爽，大便燥结，痈肿。药理研究发现其有祛痰、增加冠脉血流量、抗过敏性鼻炎、抗癌等作用。皂荚的功效，古今差别不大。

旋复花（《神农本草经》）

【来源】本品为菊科植物旋复花或欧亚旋复花的干燥头状花序。全国大部分地区均产。夏、秋二季花开放时采收，除去杂质，阴干或晒干。生用或蜜炙用。本品气微，味微苦。以朵大、色浅黄者为佳。

【别名】金沸花，山菊花，金菊花，小黄花。

【性味】味苦、辛、咸，性微温。

【归经与趋势】归肺，脾、胃、肠，胆，心、脑、血管，膀胱、子宫。旋复花辛开、苦降、咸软坚、温通，趋势向外、向下。

【化学成分】本品主要含黄酮类、倍半萜内酯类和萜类化合物，如槲皮素、异槲皮素、咖啡酸、绿原酸、菊糖及旋覆花甾醇A、旋覆花固醇等。

【功效】降气平喘，消痰止咳，健胃止呕，醒脑提神，宁心养心，利尿祛湿，利胆驱虫。

【药理概括】平喘，镇咳，祛痰，抗炎，抑菌，抑真菌，兴奋中枢，增加胃酸分泌，减慢心率，增加冠脉血流量，增加肠蠕动，抗氧化，兴奋子宫，利尿，利胆，细胞毒活性，抗寄生虫。

【辨证施治提纲】（一）证：风寒咳嗽，痰饮蓄结，胸膈痞闷，喘咳痰多，呕吐噫气，心下痞硬。（二）病：支气管炎，呕吐，呃逆，不完全流产，乳痈，倾倒综合征，不完全性幽门梗阻。

【剂量与用法】药典剂量：3～9 g。常规剂量：3～12 g。药材质地轻，不宜大剂量使用。水煎服，包煎。研末或入丸散吞服时酌减。外用适量。旋复花有小毒，在常规剂量内没有不适反应，长期服用也没有明显不良反应。大剂量使用会出现毒副反应。

【注意事项】妊娠禁忌。旋复花有毒性，大剂量应用会出现发热，恶心，皮肤丘疹、瘙痒，兴奋，抽搐，四肢震颤，死亡。

【论述】旋复花所含黄酮类成分能保护组织胺引起的支气管痉挛，并对抗支气管痉挛，但较氨茶碱的作用慢而弱；水煎剂有显著镇咳作用，水煎剂口服祛痰作用不明显，但实验动物腹腔给药却显示较强的祛痰作用。旋复花能增加胃酸分泌，绿原酸能提高胃肠平滑肌张力，增进胆汁分泌；还有较好的抗溃疡作用。

旋复花所含槲皮素能增加冠脉血流量。旋复花有兴奋中枢作用。旋复花还有抗炎、抗氧化、兴奋子宫、利尿、细胞毒活性、抗寄生虫等作用。旋复花所含绿原酸及咖啡酸有较广的抑菌作用，对金黄色葡萄球菌、肺炎双球菌、乙型溶血性链球菌、绿脓杆菌等均有抑制作用。

旋复花的传统功效是降气，消痰，行水，止呕；主治风寒咳嗽，痰饮蓄结，胸膈痞闷，喘咳痰多，呕吐噫气，心下痞硬。药理研究发现其有许多新功效：平喘，镇咳，祛痰，抗炎，兴奋中枢，增加胃酸分泌，增加冠脉血流量，利尿，利胆等；开发了心、脑、血管方面的治疗前景。

白前（《名医别录》）

【来源】本品为萝藦科植物柳叶白前或芫花叶白前的干燥根茎及根。主产于浙江、江苏、安徽、湖北。秋季采挖，洗净，晒干。生用或蜜炙用。本品气微，味微甜。以色黄白者为佳。

【别名】水杨柳，石蓝，江杨柳，消结草，水竹消。

【性味】味辛、苦，性微温。

【归经与趋势】归肺、卫、皮肤，心、血管，胃，胆。白前辛开、苦降、温通，趋势呈入心活血、过肺宣降、疏通中焦、固涩下焦。

【化学成分】本品主要含皂苷类成分：白前皂苷A－K，白前新皂苷A、B等。

【功效】降气平喘，祛痰止咳，通痹止痛，活血祛瘀，护胃利胆，涩肠止泻。

【药理概括】镇咳，平喘，祛痰，镇痛，抗炎，抗血栓形成，利胆，抗溃疡，止泻，诱导白血病细胞分化。

【辨证施治提纲】（一）证：肺气壅实，咳嗽痰多，胸闷喘急。（二）病：顽固性咳嗽，肺炎喘嗽，慢性支气管炎。

【剂量与用法】药典剂量：3～9 g。常规剂量：3～6 g。不宜大剂量使用。水煎服。研末或入丸散吞服时酌减。浸酒内服、外用适量。白前无毒，在常规剂量内没有不适反应，剂量稍大就有可能出现胃中不适和恶心反应。

【注意事项】白前主要成分为皂苷，为刺激性祛痰剂，剂量稍大就有可能出现胃中不适和恶心反应。

【论述】柳叶白前和芫花叶白前的药理作用相似，两者醇提物、醚提物均有明显的镇咳作用，芫花叶白前水提物也有镇咳作用；两者醇提物、水提物及柳叶白前醚提物均有祛痰作用；两者水提物均有明显的平喘作用。柳叶白前醇提物和醚提物有明显的抗炎、镇痛作用。

柳叶白前醇提物显著地抑制应激性、盐酸性及吲哚美辛—乙醇性胃溃疡的形成，并有一定的止泻和利胆作用。白前醇提物还能显著延长血栓形成及凝血时间，因此表现为抗血栓形成作用，还有诱导白血病细胞分化作用。

白前的传统功效是降气、祛痰、止咳；主治肺气壅实，咳嗽痰多，胸闷喘急。药理研究发现其有许多新功效：镇咳，祛痰，镇痛，抗炎，抗血栓形成，利胆，抗溃疡，止泻等；开发了镇痛、抗炎，抗血栓形成，利胆，抗溃疡，止泻等方面的治疗价值。

猫爪草 (《中药材手册》)

【来源】本品为毛茛科植物小毛茛的干燥块根。主产于河南。春季采挖,除去须根和泥沙,晒干。生用。本品气微,味微甘。以色黄褐,质坚实者为佳。

【别名】小毛茛,三散草。

【性味】味甘、辛,性温。

【归经与趋势】归肝,肺。猫爪草辛散、温通,趋势以化痰散结,解毒消肿为主。

【化学成分】全草含原白头翁素,块根含棕榈酸乙酯、肉豆蔻酸十八烷基酯等脂肪酸及其酯,菜油甾醇、豆甾醇、β-谷甾醇等甾醇类,小毛茛内酯、邻苯二甲酸正丁酯等酯类,另含多糖、苷类、氨基酸、微量元素。

【功效】宣肺止咳,化痰散结,解毒消肿。

【药理概括】增强免疫,抗结核,镇咳,祛痰,抗炎,保护性抑制作用,抗肿瘤。

【辨证施治提纲】(一)证:瘰疬痰核,疔疮肿毒,蛇虫咬伤。(二)病:颈淋巴结核,结核性胸膜炎,急性附睾炎,耐药肺结核,疔疮肿毒,蛇虫咬伤。

【剂量与用法】药典剂量:15～30 g。常规剂量:9～15 g。大剂量:15～30 g。单味药可用至120 g。外用适量,捣敷或研末调敷。猫爪草有小毒,在常规剂量内没有不适反应,长期服用也没有明显不良反应。大剂量使用,部分患者有消化道不适反应。

【注意事项】猫爪草过大剂量使用会有消化道不适反应。

【论述】猫爪草所含黄酮苷对动物有消炎、镇咳、祛痰作用。猫爪草所含皂苷及多糖有一定的抗肿瘤作用。猫爪草对动物中枢神经系统、心脏、呼吸系统及肠壁具有不同程度的保护性抑制作用,并使血压时性下降,对血管却无扩张作用。

猫爪草水提液对金黄色葡萄球菌、白色葡萄球菌、痢疾杆菌等均有抑制作用,且可抑制耐药性结核分枝杆菌;煎剂、生药粉末及醇提液对强毒人型结核菌有不同程度的抑制作用。

猫爪草的传统功效是化痰散结、解毒消肿;主治瘰疬痰核、疔疮肿毒、蛇虫咬伤。药理研究发现其有抗结核,镇咳、祛痰,抗炎,抗肿瘤等作用。猫爪草的功效,古今差别不大。

第二节　清化热痰药

本节药物性多寒凉,有清化热痰之功,部分药物质润,兼能润燥化痰,部分药物味咸,兼能软坚散结。清化热痰药主治热痰证,如咳嗽气喘、痰黄质稠者;若痰稠难咯,唇舌干燥之燥痰证,宜选质润之润燥化痰药;痰热癫痫、中风惊厥、瘿瘤、痰火瘰疬等,均可以清化热痰药治之。临床应用时,常与清热泻火、养阴润肺药配伍,以期达到清化热痰、润燥化痰的目的。药性寒凉的清化热痰药、润燥化痰药，寒痰与湿痰证不宜使用。

川贝母（《神农本草经》）

【来源】本品为百合科植物川贝母、暗紫贝母、甘肃贝母、梭砂贝母、太白贝母或瓦布贝母的干燥鳞茎。按性状不同分别习称松贝、青贝、炉贝等。主产于四川、青海、甘肃、云南、西藏。夏、秋二季或积雪融化后采挖，除去须根、粗皮及泥沙，晒干或低温干燥。生用。本品气微，味微苦。以整齐，色白，粉性足者为佳。

【别名】川贝，贝母，炉贝，青贝，松贝。

【性味】味苦、甘，性微寒。

【归经与趋势】归肺、皮肤，脑，肠。川贝母甘润、苦寒清降，趋势向外、向下。

【化学成分】本品主要含生物碱，主要有川贝碱、西贝母碱、白炉贝素、炉贝碱、松贝碱甲、松贝碱乙，青贝碱等。还含琼贝酮、代拉文酮等。另含无机元素及川贝母皂苷。

【功效】清热润肺，化痰止咳，散结消痈，生津安神，解痉止痛，涩肠止泻。

【药理概括】镇咳，祛痰，降压，松弛平滑肌、解痉、止泻，抑制中枢，镇痛，抑制呼吸运动，抗乙酰胆碱活性，耐缺氧，抑菌。

【辨证施治提纲】（一）证：肺热燥咳，干咳少痰，阴虚劳嗽，痰中带血，瘰疬，疮毒，乳痈，肺痈。(二)病：气管炎，百日咳，肺部感染，前列腺肥大。

【剂量与用法】药典剂量：3～9g。常规剂量：3～9g。一般不大剂量使用。水煎服。研粉冲服，1次1～2g。浸酒内服、外用适量。川贝母无毒，在常规剂量内没有不适反应，长期服用也没有明显不良反应。

【注意事项】妊娠禁忌。不宜与川乌、草乌、附子同用。

【论述】川贝母所含生物碱、总皂苷部分具有明显的祛痰作用，总生物碱及非生物碱部分均有镇咳作用，川贝母对支气管平滑肌有明显松弛作用。川贝母有降压、解痉和明显的止泻作用，贝母碱能增加子宫张力，扩大瞳孔。

大量川贝碱能麻痹中枢神经系统，抑制呼吸运动。西贝素有抗乙酰胆碱活性，醇提取物能提高实验动物耐受常压缺氧的能力，从而降低组织对氧的需要。此外，尚有一定的镇痛、催眠作用。

川贝母的传统功效是清热润肺、化痰止咳、散结消痈；主治肺热燥咳，干咳少痰，阴虚劳嗽，痰中带血，瘰疬，疮毒，乳痈，肺痈。药理研究发现其有镇咳、祛痰，松弛平滑肌、解痉、止泻，抑制中枢，镇痛等作用。川贝母的功效，古今差别不大。

浙贝母（《轩岐救正论》）

【来源】本品为百合科植物浙贝母的干燥鳞茎。主产于浙江。初夏植株枯萎时采挖，洗净。大小分开，大者除去芯芽，习称大贝；小者不去芯芽，习称珠贝。分别撞擦，除去外皮，拌以煅过的贝壳粉，吸去擦出的浆汁，干燥；或取鳞茎，大小分开，洗净，除去芯芽，趁鲜切成厚片，洗净，干燥，习称浙贝片。生用。本品气微，味微苦。以切面白色，粉性足者为佳。

【别名】浙贝，大贝，象贝，元宝贝。

【性味】味苦，性寒。

【归经与趋势】归肺、皮肤、心、脑、血管、肠、子宫。浙贝母苦降泄、寒清热，趋势向外、向下。

【化学成分】从浙贝母中共分得10多种生物碱，包括贝母甲素、贝母乙素、贝母辛，贝母甲素、乙素的氮氧化物，浙贝宁、浙贝素、丁香脂素、2，5-二甲基苯酯等。尚含胆碱、脂肪酸、β-谷甾醇及大量淀粉。

【功效】清热平喘，化痰止咳，解毒散结，活血消痈，安神养心。

【药理概括】镇咳，祛痰，平喘，减慢心率，增加冠脉血流量，抗血小板聚集，降压，抑制唾液分泌，松弛肠道，抑制中枢，抗肿瘤，抑菌，兴奋子宫，逆转白细胞耐药，升高血糖。

【辨证施治提纲】（一）证：风热咳嗽，痰火咳嗽，瘰疬，瘿瘤，疮毒，肺痈，乳痈。（二）病：咳嗽，甲状腺肿，黄褐斑。

【剂量与用法】药典剂量：4.5～9 g。常规剂量：6～12 g。一般不大剂量使用。水煎服。研粉冲服，1次1～2 g。浸酒内服、外用适量。浙贝母无毒，在常规剂量内没有不适反应，长期服用也没有明显不良反应。大剂量使用会有毒副反应。

【注意事项】妊娠禁忌。不宜与川乌、草乌、附子同用。本品有毒性，中毒表现为呼吸抑制，瞳孔散大，震颤，惊厥，便溺。致死原因为呼吸衰弱，亦可能与形成变性血红蛋白有关。

【论述】浙贝母祛痰效力略强于川贝母，所含生物碱有明显的镇咳作用，能松弛支气管平滑肌，表现一定的平喘作用。贝母甲、乙素能镇痛、镇静，并有扩瞳效应。浙贝母生物碱能兴奋子宫，对心脏有抑制作用，并有降压作用。去氢浙贝母碱能抑制唾液分泌，对肠道有松弛作用。

浙贝母的传统功效是清热化痰止咳，解毒散结消痈；主治风热咳嗽，痰火咳嗽，瘰疬，瘿瘤，疮毒，肺痈，乳痈。药理研究发现其有镇咳、祛痰、平喘，减慢心率，增加冠脉血流量，抗血小板聚集，抑制唾液分泌，抑制中枢，抗肿瘤等作用；开发了心、脑、血管，抑制唾液分泌，抑制中枢，抗肿瘤等方面的治疗价值。

瓜蒌（《神农本草经》）

【来源】本品为葫芦科植物栝楼或双边栝楼的干燥成熟果实。主产于山东、浙江、河南。秋季果实成熟时，连果梗剪下，置通风处阴干。生用。本品具焦糖气，味微酸、甜。

以皮厚，皱缩，糖性足者为佳。

【别名】天瓜，地楼，野苦瓜，天圆子。

【性味】味甘、微苦，性寒。

【归经与趋势】归肺，胃、肠，心、血管。瓜蒌甘润、苦泄、寒清热，趋势向外、向下。

【化学成分】本品主要含有机酸类成分：正三十四烷酸，富马酸，琥珀酸；萜类成分：栝楼萜二醇；还含丝氨酸蛋白酶A和B及甾醇成分。

【功效】清热涤痰，宽胸散结，润燥滑肠，宁心养心，化浊活血，生津养胃。

【药理概括】祛痰，泻下作用，扩张冠状动脉血管，增加冠脉血流量，抗心肌缺血，耐缺氧，抗血小板聚集，抑心，抗心律失常，抑菌，抗肿瘤，抗胃溃疡，降血脂。

【辨证施治提纲】（一）证：肺热咳嗽，痰浊黄稠，胸痹心痛，结胸痞满，肺痈，肠痈，乳痈，大便秘结。（二）病：气管炎，肺心病，便秘，冠心病，心绞痛，心律失常，乳腺增生，乳腺炎，肋软骨炎，阑尾脓肿，胆结石。

【剂量与用法】药典剂量：9～15 g。常规剂量：9～15 g。大剂量15～30 g。水煎服。研末或入丸散吞服时酌减。浸酒内服、外用适量。瓜蒌无毒，在常规剂量内没有不适反应，长期服用也没有明显不良反应。大剂量使用会有消化道不适反应。

【注意事项】不宜与川乌、草乌、附子同用。瓜蒌的不良反应有：胃部不适，轻度腹泻，腹痛，月经过多，血压降低，头晕，畏寒等。

【论述】从瓜蒌中分离得到的氨基酸具有良好的祛痰效果，所含天门冬氨酸能促进细胞免疫，有利于减轻炎症，减少分泌物，并使痰液黏度下降而易于咳出。瓜蒌煎剂或浸剂对多种革兰阳性和阴性致病菌均有抑制作用，对某些皮肤真菌也有抑制作用。

瓜蒌醇提物能明显降低胃酸分泌和胃酸浓度，抑制溃疡形成；瓜蒌含有较强烈的致泻物质，有泻下作用，瓜蒌皮有弱泻下作用，瓜蒌仁所含的脂肪油有较强的泻下作用，瓜蒌霜则作用较缓和。

瓜蒌能扩张冠状动脉，增加冠脉流量，较大剂量时，能抑制心脏，降低心肌收缩力，减慢心率，瓜蒌能延长缺氧动物生存时间，提高动物耐缺氧能力。瓜蒌所含栝楼酸能降血脂，抑制血小板凝集，全瓜蒌有较强的抗癌作用。瓜蒌水提物可使血糖先上升后下降，最后复原，对肝糖原、肌糖原无影响。

瓜蒌的传统功效是清热涤痰、宽胸散结、润燥滑肠；主治肺热咳嗽，痰浊黄稠，胸痹心痛，结胸痞满，肺痈，肠痈，乳痈，大便秘结。药理研究发现其有祛痰、泻下，扩张冠状动脉血管，增加冠脉血流量，抗血小板聚集，抗心律失常，抗肿瘤，降血脂等作用；开发了心、血管方面的治疗前景。

竹茹 (《本草经集注》)

【来源】本品为禾本科植物青秆竹、大头典竹或淡竹的茎秆的干燥中间层。主产于江苏、浙江、江西、四川。全年均可采制,取新鲜茎,除去外皮,将略带绿色的中间层刮成丝条,或削成薄片,捆扎成束,阴干。前者称散竹茹,后者称齐竹茹。生用或姜汁炙用。本品气微,味淡。以色绿,丝细均匀,质柔软,有弹性者为佳。

【别名】竹皮,青竹茹,淡竹茹,竹二青。

【性味】味甘,性微寒。

【归经与趋势】归肺,胃,心,胆,子宫。竹茹甘润、寒清热,趋势以清热化痰为主。

【化学成分】青秆竹和大头典竹含多糖、氨基酸、酚性物质、树脂类及黄酮类成分。

【功效】清热化痰,除烦止呕。

【药理概括】抑菌。

【辨证施治提纲】(一)证:胃热呕吐,痰热咳嗽,胆火挟痰、惊悸不宁、心烦失眠,中风痰迷,舌强不语,妊娠恶阻、胎动不安。(二)病:神经性呕吐,气管炎。

【剂量与用法】药典剂量:4.5~9 g。常规剂量:6~12 g。药材质地轻、体积大,不宜大剂量使用。水煎服。研末或入丸散吞服时酌减。外用适量。竹茹无毒,在常规剂量内没有不适反应,长期服用也没有明显不良反应。生用偏于清化热痰,姜汁炙用偏于和胃止呕。

【注意事项】寒痰咳喘,胃寒呕逆,脾虚泄泻者慎用。

【论述】竹茹对白色葡萄球菌、枯草杆菌、大肠杆菌均有较强的抑制作用。竹茹有抑制 cAMP 磷酸二酯酶活性的作用。

竹茹的传统功效是清热化痰、除烦、止呕;主治痰热咳嗽,胆火挟痰,惊悸不宁,心烦失眠,中风痰迷,舌强不语,胃热呕吐,妊娠恶阻,胎动不安。竹茹的功效,古今差别不大。

竹沥 (《名医别录》)

【来源】本品为禾本科植物青秆竹、大头典竹或淡竹等新鲜竹竿经火烤灼而流出的淡黄色澄清液汁。主产于江苏、浙江、江西、四川。本品具竹香气,味微甜。以色泽透明者为佳。

【别名】竹汁,淡竹沥,竹油。

【性味】味甘,性寒。

【归经与趋势】归肺,心,肝。竹沥甘寒滑利,趋势以清热涤痰为主。

【化学成分】本品主要含酚性成分、有机酸、多种氨基酸、糖类等。

【功效】清热豁痰，平喘止咳，定惊利窍。

【药理概括】镇咳，祛痰，平喘，抗菌作用，抗炎，促进小肠推进运动。

【辨证施治提纲】（一）证：痰热咳喘，中风痰迷，惊痫癫狂。（二）病：病毒性脑炎昏迷，痰热咳嗽，氯氮平引起的流涎，中风痰迷，惊痫癫狂。

【剂量与用法】药典剂量：30～50 g。常规剂量：30～50 g。冲服。不宜更大剂量使用。竹沥研末或入丸散吞服时酌减。外用适量。竹沥无毒，在常规剂量内没有不适反应，长期服用也没有明显不良反应。

【注意事项】本品性寒滑利，寒痰及便溏者忌用。

【论述】竹沥有明显的镇咳、祛痰作用。竹沥具有显著的抗深部真菌感染作用，对新生隐球菌、烟曲霉菌、白念珠菌均有明显的抑菌作用。竹沥有抗炎作用。

竹沥的传统功效是清热豁痰，定惊利窍；主治痰热咳喘，中风痰迷，惊痫癫狂。药理研究发现其有镇咳，祛痰，平喘，抗炎等作用。竹沥的功效，古今差别不大。

天竺黄（《蜀本草》）

【来源】本品为禾本科植物青皮竹或华思劳竹等秆内分泌液干燥后的块状物。主产于云南、广东、广西；进口天竺黄主产于印度尼西亚、泰国、马来西亚。秋、冬二季采收。生用。

【别名】竹黄，竹糖，竹膏。

【性味】味甘，性寒。

【归经与趋势】归心，肝。天竹黄甘寒滑利，趋势以清热涤痰、清心定惊为主。

【化学成分】本品主要含甘露醇、硬脂酸、竹红菌甲素、竹红菌乙素、氯化钾等。

【功效】清热豁痰，清心定惊，通痹止痛，活血散结。

【药理概括】镇痛，局麻，减慢心率，扩张血管，降压，抑制皮肤血管通透性，抗凝血，抗炎，抑菌，光敏反应，抗肿瘤。

【辨证施治提纲】（一）证：热病神昏，中风痰迷，小儿痰热惊痫、抽搐、夜啼。（二）病：肩周炎，踝关节扭伤，顽固性头痛，痛经，风湿性心脏病，急性脑水肿。

【剂量与用法】药典剂量：3～9 g。常规剂量：6～12 g。一般不大剂量使用。水煎服。研末或入丸散吞服时酌减。外用适量。天竹黄无毒，在常规剂量内没有不适反应，长期服用也没有明显不良反应。

【注意事项】本品毒性小，安全范围大。

【论述】天竹黄所含竹红菌乙素具有明显的镇痛、抗炎作用。天竹黄有减慢心率、扩张微血管、抗凝血等作用。

天竹黄的传统功效是清热豁痰、清心定惊；主治热病神昏，中风痰迷，小儿痰热惊痫、抽搐、夜啼。药理研究发现其有镇痛，减慢心率，抗凝血，抗炎，抗肿瘤等作用；开发了心、血管方面的治疗意义。

前胡（《雷公炮炙论》）

【来源】本品为伞形科植物白花前胡或紫花前胡的干燥根。主产于浙江、湖南、四川。前者冬季至次春茎叶枯萎或未抽花茎时采挖，除去须根，洗净，晒干或低温干燥；后者秋、冬二季地上部分枯萎时采挖，除去须根，晒干。切薄片，生用或蜜炙用。本品气芳香，味微苦、辛。以切面淡黄白色，香气浓者为佳。

【别名】鸡脚前胡，山独活，野当归，鸭脚板。

【性味】味苦、辛，性微寒。

【归经与趋势】归心、脑、血管，肺、卫、皮肤，胃、肠、肾。前胡辛散、苦降、寒清热，趋势自巅顶通络健脑，入心宫活血助运，达相府宣肺肃降，顺势疏通中、下焦；向外、向下。

【化学成分】本品主要含香豆素类成分：白花前胡甲、乙、丙、丁素等。还含皂苷类与挥发油等。

【功效】活血祛瘀，健脑安神，通络强心，宁心养心，降气平喘，止咳化痰，散风清热，化浊护肾，通痹止痛，祛风止痒，护胃解痉。

【药理概括】抗心脑缺血，抗血小板聚集，抗心衰，抗心律失常，降低肾性高血压，改善心肌缺血再灌注损伤，镇咳，祛痰，平喘，镇痛，镇静，抗溃疡，平滑肌解痉，抗炎，抗过敏，抑菌，抗真菌，抑制流感病毒，抗癌，抑制酪氨酸酶。

【辨证施治提纲】（一）证：痰热咳嗽，咯痰黄稠，风热咳嗽痰多。（二）病：心律失常，哮喘，感冒，上呼吸道感染。

【剂量与用法】药典剂量：3～9 g。常规剂量：3～9 g。不宜大剂量使用。水煎服。研末或入丸散吞服时酌减。外用适量。前胡无毒，在常规剂量内没有不适反应，长期服用也没有明显不良反应。

【注意事项】大剂量使用会有恶心等消化道反应。

【论述】前胡煎剂可显著增加呼吸道黏液分泌，且持续时间较长，显示有祛痰作用。前胡甲素作为一种钙阻滞剂和钾通道开放剂，具有心肌保护作用，并能扩张血管，抗血小板聚集，增加冠状动脉血流量，减少心肌耗氧量，改善心肌收缩力，抗心衰，降血压。前胡能抑制酪氨酸酶，降低黑色素的生成。

前胡有促进胃溃疡治疗的作用。前胡有平滑肌解痉作用。前胡有抗炎、镇痛、镇静作用。前胡有抗过敏作用。前胡有抗菌、抑真菌、抑制流感病毒等作用。

前胡的传统功效是降气化痰、散风清热；主治痰热咳嗽、咯痰黄稠，风热咳嗽痰多。

药理研究发现其有许多新功效：抗心脑缺血，抗血小板聚集，抗心衰，抗心律失常，降低肾性高血压等；开发了心、脑、血管方面的治疗前景。

桔梗（《神农本草经》）

【来源】本品为桔梗科植物桔梗的干燥根。全国大部分地区均产。春、秋二季采挖，洗净，除去须根，趁鲜剥去外皮或不去外皮，干燥。切厚片，生用。本品气微，味微甜后苦。以色白、味苦者为佳。

【别名】苦梗，铃铛花，白药，梗草。

【性味】味苦、辛，性平。

【归经与趋势】归肺、卫、皮肤，肝，胃，膀胱。桔梗辛开、苦降，趋势呈升清、降浊，向外、向上。

【化学成分】本品主要含有五环三萜的多糖苷，其他尚含有多聚糖、甾体及其糖苷、脂肪油、脂肪酸等。三萜皂苷是其主要的药理活性成分，包括桔梗皂苷和远志皂苷等。根中含有大量的桔梗聚糖、菊糖、氨基酸、亚麻酸、硬脂酸、油酸、棕榈酸等。另含无机元素、微量元素，其中 Cu、Zn、Mn 含量均较高。尚含维生素。

【功效】宣肺解表，祛痰止咳，生津利咽，解毒排脓，疏肝利胆，护胃理胰，通痹止痛，祛湿安神，化浊散结，护肤增白，利尿消肿。

【药理概括】祛痰，镇咳，抗炎，调节免疫，抑制胃酸分泌、抗溃疡，保肝，利胆，理胰，促进腺体分泌，降血脂，抗肥胖，解热，镇静，镇痛，降血糖，抗癌，溶血作用，抗氧化，抑菌，利尿消肿，抗过敏，抑制酪氨酸酶活性、增白。

【辨证施治提纲】（一）证：咳嗽痰多，咯痰不爽，胸闷不畅，咽痛音哑，肺痈吐脓。（二）病：喘息性支气管炎，肺脓疡，咽喉炎症，鼻窦炎，流行性出血热，食管炎，咳嗽。

【剂量与用法】药典剂量：3～9 g。常规剂量：3～9 g。大剂量：10～15 g。水煎服。研末或入丸散吞服时酌减。浸酒内服、外用适量。桔梗无毒，在常规剂量内没有不适反应，长期服用也没有明显不良反应。剂量稍大可能有恶心反应。

【注意事项】本品性升散，凡气机上逆，呕吐、呛咳、眩晕、阴虚火旺咳血等不宜用。用量过大会反射性兴奋呕吐中枢，可引起恶心呕吐。桔梗不良反应有低血压反应：出现头晕、乏力、冷汗等症状；也有精神异常反应：出现头昏、恶心、言语错乱、神志恍惚、发怒、骂人、情绪激动等症状。停药后会消失。

桔梗皂苷有局部刺激和相当强的溶血作用，故只能口服，不能作注射剂用，口服使皂苷在消化道中水解破坏而无溶血作用，大剂量口服时，皂苷刺激胃黏膜，可引起恶心、呕吐。

【论述】桔梗及所含皂苷能增强呼吸道黏蛋白的释放，表现为较强的祛痰作用。煎剂、水提物均有良好的止咳效果。单用无明显平喘作用，但配伍成复方则作用明显。

桔梗有抗菌、抗炎、免疫增强作用。桔梗能抑制胃液分泌和抗溃疡，还有降低血压和胆固醇、镇静、镇痛、解热、抗过敏等作用。桔梗水提物有明显的保肝作用，水与醇提物均有降血糖作用，石油醚提取物有抗癌、抗氧化作用。

桔梗可刺激胰外分泌腺的分泌。桔梗皂苷能增加胆酸分泌，降低肝脏中的胆固醇含量，增加类固醇的排出。桔梗皂苷类成分能抑制胰脂肪酶活性，从而抑制对食物脂肪的吸收。桔梗对充血性水肿有利尿和消肿作用。桔梗有较强的抑制酪氨酸酶活性，可用于皮肤增白。

桔梗的传统功效是宣肺、祛痰、利咽、排脓；主治咳嗽痰多，咯痰不爽，胸闷不畅，咽痛音哑，肺痈吐脓。药理研究发现其有许多新功效：祛痰，镇咳，抗炎镇痛，抗溃疡，保肝，促进腺体分泌，降血脂，解热，抗癌，利尿，抗过敏，增白等；开发了祛痰、镇咳，抗炎镇痛，抗溃疡，保肝，促进腺体分泌，解热，抗癌，利尿，抗过敏，增白等方面的治疗前景。

胖大海（《本草纲目拾遗》）

【来源】本品为梧桐科植物胖大海的干燥成熟种子。主产于泰国、越南、柬埔寨。4—6月果实成熟开裂时，采收种子，晒干。生用。本品气微，味淡，嚼之有黏性。以个大，棕色，表面有细皱纹及光泽，无破皮者为佳。

【别名】通大海，胡大海。

【性味】味甘，性寒。

【归经与趋势】归肺，大肠。胖大海甘寒润降，趋势呈向下、向外。

【化学成分】种皮含戊聚糖及黏液质，黏液质属于果胶酸类，主要由半乳糖醛酸、阿拉伯糖、半乳糖乙酸、钙、镁组成。

【功效】清热润肺，利咽开音，祛风解表，通痹止痛，利尿滑肠。

【药理概括】收缩血管平滑肌，泻下，抑菌，抗流感病毒，促进免疫，镇痛，降压，抗炎，利尿。

【辨证施治提纲】（一）证：肺热声哑，咽喉干痛，干咳无痰，热结便秘，头痛目赤。（二）病：急性扁桃体炎，食道炎，前列腺炎，尿道炎，附件炎。

【剂量与用法】药典剂量：2～3枚。常规剂量：3～5枚。不宜大剂量使用。沸水泡服或水煎服。研末或入丸散吞服时酌减。浸酒内服、外用适量。胖大海无毒，在常规剂量内没有不适反应，长期服用也没有明显不良反应。

【注意事项】胖大海大剂量服用会有毒副反应，表现为小腹胀痛、尿胀、尿痛、肺充血水肿、肝脂变、呼吸困难、运动失调，过大量服用可中毒致死。

【论述】胖大海对血管平滑肌有收缩作用，能改善黏膜炎症，减轻痉挛性疼痛；可用于治疗前列腺炎、尿道炎、子宫及附件炎症以及月经不调等。胖大海水浸液能促进肠蠕动，有缓泻作用。胖大海有降压作用。

胖大海浸剂有抗病毒、抗菌及抗炎作用。胖大海对特异性免疫功能有一定促进作用，外皮、软壳、种仁的水浸液提取物皆有一定的利尿和镇痛作用，种仁作用最强。

胖大海的传统功效是清热润肺、利咽开音、润肠通便；主治肺热声哑，咽喉干痛，干咳无痰，热结便秘，头痛目赤。药理研究发现其有泻下、抗流感病毒、促进免疫、镇痛抗炎、利尿等作用。胖大海的功效，古今差别不大。

海藻（《神农本草经》）

【来源】本品为马尾藻科植物海蒿子或羊栖菜的干燥藻体。前者习称大叶海藻，后者习称小叶海藻。主产于辽宁、山东、浙江、福建、广东。夏、秋二季采捞，除去杂质，洗净，切段，干燥。本品气腥，味微咸。以色黑褐，白霜少者为佳。

【别名】海带花，淡海藻，灯笼藻，羊栖菜。

【性味】味苦、咸，性寒。

【归经与趋势】归肝，胃，肾。海藻苦泄、咸软坚、寒清热，趋势以消痰、散结、祛湿为主。

【化学成分】羊栖菜含有丰富的蛋白质、多糖、氨基酸和矿物质（钙、铁、锌），多糖主要以褐藻酸、褐藻糖胶、褐藻多糖硫酸酯和褐藻淀粉的形式存在。还含甘露醇、岩藻甾醇和大褐马尾藻甾醇。海蒿子含褐藻酸、甘露醇、钾、碘。另含马尾藻多糖、抗坏血酸及多肽等。

【功效】消痰化浊，软坚散结，利水消肿，活血祛瘀，祛湿护肾。

【药理概括】抗甲状腺肿，抗甲状腺机能减退，预防小儿痴呆症，抗凝血，降血脂，降低血黏度，降压，抑菌，抑真菌，抗肉毒素中毒，抗血吸虫，增强免疫，抗癌，耐缺氧，降血糖，抗肾衰。

【辨证施治提纲】（一）证：瘿瘤，瘰疬，睾丸肿痛，痰饮水肿。（二）病：甲状腺肿大，颈淋巴结结核，乳房肿块，多发性疖肿，消化道溃疡，慢性喉炎，肥胖病。

【剂量与用法】药典剂量：6～12 g。常规剂量：6～12 g。大剂量：15～30 g。水煎服。研末或入丸散吞服时酌减。浸酒内服、外用适量。海藻无毒，在常规剂量内没有不适反应，长期服用或大剂量使用也没有明显不良反应。

【注意事项】甲状腺功能亢进患者禁忌。不宜与甘草同用。海藻过大剂量使用会引起恶心和滑肠反应。

【论述】海藻所含碘化物可预防和纠正缺碘引起的地方性甲状腺功能不足，并能抑制甲状腺功能减退和基础代谢率增高，从而减轻症状。海藻有抗凝血作用，提取物藻酸双酯钠（PSS）具有抗凝血，抑制血小板聚集，降低血黏度及改善微循环的作用。羊栖菜多糖表现出显著的抗高血压、降低血胆固醇和降血糖的效果。

褐藻糖胶对脊髓灰质炎病毒、柯萨奇病毒等病毒有明显的抑制作用。水浸剂及醇提取物对流感病毒有抑制作用。海藻多糖具有抗击幽门螺杆菌作用。海藻水浸剂及醇提取物在体外对人型结核杆菌及某些真菌有抗菌作用。

海藻多种提取物出表现抗肿瘤活性。海藻中的膳食纤维能阻抗人体对食品添加剂、农药以及合成洗涤剂等有害物质的吸收。羊栖菜对机体的生长发育有一定的促进作用。海藻对早期肾衰有治疗作用。海藻对肉毒素中毒有保护作用。

海藻的传统功效是消痰软坚散结、利水消肿；主治瘿瘤、瘰疬，睾丸肿痛，痰饮水肿。药理研究发现其有抗甲状腺肿，抗甲状腺机能减退，抗凝血，降血脂，降低血液黏度，抗癌，降血糖，抗肾衰等作用；开发了抗甲状腺机能减退，抗凝血，降血脂，抗癌，降血糖，抗肾衰方面的治疗前景。

昆布（《名医别录》）

【来源】本品为海带科植物海带或翅藻科植物昆布的干燥叶状体。主产于辽宁、山东、浙江、福建。夏、秋二季采捞，除去杂质，漂净，切宽丝，晒干。本品气腥，味咸。以色黑褐，体厚者为佳。

【别名】海带，纶布。

【性味】味咸，性寒。

【归经与趋势】归心、血管，肺、皮肤，肾、膀胱。昆布咸寒，趋势呈功专消痰、活血、散结通络。

【化学成分】海带主含藻胶素、海带聚糖、昆布素、褐藻糖（岩藻多糖）及其硫酸酯、昆布氨酸及谷氨酸等、胡萝卜素、硫胺素、核黄素、烟酸、抗坏血酸、油酸、亚油酸、十八碳四烯酸等。尚含有甘露醇半乳聚糖、1-古罗糖醛酸等。无机元素主含碘，另外还含有钙、铁、钠、钾、镁和铝等元素。昆布主要含有特征的二苯胼二氧化合物、昆布醇的二聚体、昆布醇、呋喃昆布醇 A、岩藻多聚糖硫酸酯及昆布岩藻多聚糖硫酸酯。

【功效】消痰化浊，软坚散结，利水消肿，祛湿疏壅，活血止血，强心养心，止咳平喘。

【药理概括】抗甲状腺肿，抗甲状腺机能减退，预防小儿痴呆症，降血压，抗凝血，止血，强心，保护心肌梗死，降血脂，抗动脉粥样硬化，抗肿瘤，降血糖，抗辐射，增强免疫，镇咳，平喘。

【辨证施治提纲】（一）证：瘿瘤，瘰疬，睾丸肿痛，痰饮水肿。（二）病：甲状腺肿，高脂血症，糖尿病，脑血管病，流行性出血热，白内障，疖肿，干咳，肥胖性闭经，参与保健食品及化妆品制作。

【剂量与用法】药典剂量：6～12 g。常规剂量：6～12 g。大剂量：15～30 g。水煎服。研末或入丸散吞服时酌减。浸酒内服、外用适量。昆布无毒，在常规剂量内没有不适反应，长期服用或大剂量使用也没有明显不良反应。

【注意事项】昆布偶有不良反应，表现为肢体酸痛、关节肿胀、口舌发麻、可复性耳聋、低血压、过敏性休克。昆布过大剂量使用有滑肠反应。

【论述】昆布内含有丰富的碘，可纠正因缺碘引起的甲状腺功能不足，同时可以暂时抑制甲状腺功能亢进患者的基础代谢率，使症状减轻；但过度食用也会引起单纯性甲状腺肿或碘源性甲状腺功能亢进。

昆布能温和、有效地降低高血压病患者的收缩压和舒张压。昆布除含食物纤维外，尚含有不被人体消化道吸收的多糖，能增加肠蠕动，促使大便排泄，将食糜中的脂肪带出体外，能降脂、抗凝血、降低胆固醇，而没有降脂药物的副作用。褐藻酸钠有止血作用，能促进纤维蛋白原转变为成纤维蛋白，并能增加纤维蛋白聚合速率。

海藻类具有抗癌活性，可能是选择性地减少杀灭可产生致癌物。昆布含相当量的食物纤维，对肠内产生或停滞的种种有害物质有排除作用，能减少便秘，预防结肠癌。海带多糖不仅能够降低糖尿病的血糖，参与糖代谢，而且能调节糖尿病的蛋白质代谢，缓解糖尿病病情。昆布多糖具有明显的增强体液免疫功能，能提高外周血细胞的数量。昆布有明显的抗炎作用。昆布并有镇咳、抗辐射、抑真菌、抗病毒、抗血吸虫、抗肺纤维化等作用。

昆布的传统功效是消痰软坚散结、利水消肿；主治瘿瘤、瘰疬，睾丸肿痛，痰饮水肿。药理研究发现其有抗甲状腺功能减退，抗凝血，强心，保护心肌梗死，降血脂，抗动脉粥样硬化，抗肿瘤，镇咳、平喘等作用；开发了抗甲状腺机能减退，心、血管，抗肿瘤，镇咳、平喘等方面的治疗前景。

黄药子（《滇南本草》）

【来源】本品为薯蓣科植物黄独的干燥块茎。主产于湖南、湖北、江苏。秋、冬二季采挖，除去根叶及须根，洗净，切片，晒干。生用。本品气微，味苦。以片大，外皮色棕褐，切面色黄者为佳。

【别名】金钱吊蛋，黄金山药，黄狗头，木药子。

【性味】味苦，性寒；有毒。

【归经与趋势】归肺，心，肝。黄药子苦寒泄降，趋势以化痰、散结为主。

【化学成分】黄药子主要含黄药子素A-H，8-表黄药子E乙酸酯，薯蓣皂苷元、D-山梨糖醇、二氢薯蓣碱、香草酸、异香草酸，还含多糖、蔗糖、还原糖、淀粉、鞣质、微量元素等。

【功效】化痰散结消瘿，清热凉血解毒。

【药理概括】改善甲状腺肿，广谱抑真菌，抗病毒，抑心，降血糖，抗炎，抑肠，止血，兴奋子宫，抗癌。

【辨证施治提纲】（一）证：瘿瘤，疮疡肿毒，咽喉肿痛，毒蛇咬伤。（二）病：甲状腺疾病，横纹肌肉瘤。

【剂量与用法】药典剂量：3～9 g。常规剂量：3～9 g。不宜大剂量使用。水煎服。研末服，每次1～2 g。或磨汁涂，外用适量。黄药子有毒，在小剂量内水煎服短期内没有不适反应。长期服用或大剂量服用1～2周后，会引起药物性中毒性肝炎，转氨酶升高和黄疸。大剂量会引起急性肝萎缩而死亡。

【注意事项】妊娠禁忌。黄药子有毒性，主要表现为能引起肝肾损伤，且损害的程度和剂量与给药时间有关；对肝脏的损伤在短时间内即表现出来，组织形态学改变为脂肪样变，嗜酸样变性，小灶性坏死，片状小灶性坏死灶，或片状坏死；临床表现有食欲减退、厌油腻、恶心、呕吐和肝功能不正常。对肾脏损害需较长时间才能表现出来，组织形态学改变为肾血管扩张充血，肾小管上皮细胞肿胀，肾小囊内可见到红细胞。

常规剂量内服对口腔、胃肠黏膜有刺激作用，可能出现口干、食欲不振、恶心、腹痛等，服用过量可引起口、舌、喉等处烧灼痛，流涎、恶心、呕吐，腹痛腹泻，瞳孔缩小，严重者出现黄疸。其直接毒性，是该药或其代谢产物在肝内达到一定浓度时干扰细胞代谢的结果，大量的有毒物质在体内蓄积可以导致急性肝中毒，最后出现明显黄疸、肝昏迷，也可发生化疗药样反应；服用过量中毒，可因中枢抑制、心脏停搏而死亡。

【论述】黄药子对缺碘所致的甲状腺肿有一定的治疗作用。水煎剂或醇浸物水液对离体肠管有抑制作用，而对未孕子宫则有兴奋作用。水煎剂体外对多种致病真菌有不同程度的抑制作用，乙醇浸膏对单纯疱疹病毒有较强的对抗作用。甲醇总提取物有明显的抗炎作用，抗炎效果存在着一定的量效关系。黄药子能直接抑制心肌，醇浸物水液的抑制作用较水煎剂强。黄药子素A、B、C以及薯蓣皂苷等均具有抗肿瘤作用，尤其对甲状腺肿瘤有独特的疗效。此外，流浸膏有止血作用，黄药子多糖还有降血糖作用。

黄药子的传统功效是化痰散结消瘿、清热凉血解毒；主治瘿瘤，疮疡肿毒，咽喉肿痛，毒蛇咬伤。药理研究发现其有改善甲状腺肿瘤，广谱抑真菌，抗炎，止血，抗癌等作用。黄药子的功效，古今差别不大。

海蛤壳 （《神农本草经》）

【来源】本品为帘蛤科动物文蛤或青蛤的贝壳。主产于江苏、浙江、广东。夏、秋二季捕捞，去肉，洗净，晒干。碾碎或水飞，生用，或取净海蛤壳煅用。本品气微，味淡。以光滑，断面有层纹者为佳。

【别名】花哈，白利壳，蛤蜊皮，紫蛤壳。

【性味】味苦、咸，性寒。

【归经与趋势】归肺，肾，胃。海蛤壳苦寒清降、咸软坚，趋势向外、向下。

【化学成分】本品主要含碳酸钙，壳角质，氨基酸，以及多种微量元素。

【功效】清热化痰，软坚散结，制酸止痛，凉血止血，利尿祛湿，延缓衰老；外用收湿敛疮。

【药理概括】抗炎，抗肿瘤，促进免疫，抗氧化，抗衰老，降血糖，利尿，降血脂，止血。

【辨证施治提纲】（一）证：痰火咳嗽，胸胁疼痛，痰中带血，瘰疬，瘿瘤，痰核，胃痛吞酸，湿疹，烧烫伤。（二）病：胃溃疡，癌肿，湿疹性皮炎。

【剂量与用法】药典剂量：6～15 g。常规剂量：9～15 g。大剂量：15～30 g。水煎服，先煎，蛤粉包煎。研末或入丸散吞服时酌减。外用适量，研极细粉撒布或油调后敷患处。海蛤壳无毒，在常规剂量内没有不适反应，长期服用或大剂量使用也没有明显不良反应。

【注意事项】海蛤壳剂量过大，偶有胃部不适反应。

【论述】海蛤壳有利尿、止血作用。海蛤壳尚有降低动物过氧化脂质，提高超氧化物歧化酶的作用，有抗衰老作用。海蛤壳有显著的抗炎作用。文蛤水解液具有降糖、降脂作用。

海蛤壳的传统功效是清热化痰、软坚散结、制酸止痛，外用收湿敛疮。主治痰火咳嗽，胸胁疼痛，痰中带血，瘰疬，瘿瘤，痰核，胃痛吞酸，湿疹，烧烫伤。药理研究发现其有抗炎，抗肿瘤，促进免疫、抗衰老，降血糖，利尿，降血脂，止血等作用；开发了抗肿瘤，促进免疫，抗衰老，降血糖，止血等方面的治疗意义。

海浮石（《本草拾遗》）

【来源】本品为胞孔科动物脊突苔虫或瘤苔虫的骨骼，俗称石花，或火山喷出的岩浆形成的多孔状石块，又称浮海石。前者主产于浙江、江苏、福建等沿海地区，夏秋季捞起，清水洗去盐质及泥沙，晒干；后者主产于辽宁、山东、福建等沿海地区。全年可采，捞出洗净晒干。本品气微，味微咸。以体轻，色灰白者为佳。

【别名】浮石，浮海石，浮水石。

【性味】味咸，性寒。

【归经与趋势】归肺，肾。海浮石咸软坚、寒清热，趋势呈功专清化热痰、老痰。

【化学成分】脊突苔虫的骨骼，主含碳酸钙，并含少量镁、铁及酸不溶物质；火山喷出的岩浆形成的多孔状石块主要成分为二氧化硅，亦含氯、镁等。

【功效】清肺化痰，降气止咳，软坚散结，利尿通淋。

【药理概括】镇咳，祛痰，利尿。

【辨证施治提纲】（一）证：痰热咳喘，瘰疬，瘿瘤，血淋，石淋。（二）病：胸部迸伤，急性腰扭伤，痰热咳喘，瘰疬，瘿瘤，血淋，石淋。

【剂量与用法】药典剂量：9～15 g。常规剂量：9～15 g。一般不大剂量使用。水煎服，打碎先煎。研末或入丸散吞服时酌减。外用适量。海浮石无毒，在常规剂量内没有不适反应，长期服用或大剂量使用也没有明显不良反应。

【注意事项】海浮石剂量过大使用，有胃部不适的反应。

【论述】海浮石有促进支气管分泌物排出的作用，还可促进尿液的形成及排泄。海浮石有显著的镇咳作用。

海浮石的传统功效是清肺化痰，软坚散结，利尿通淋；主治痰热、咳喘，瘰疬，瘿瘤，血淋，石淋。药理研究发现其有镇咳、祛痰、利尿等作用。海浮石的功效，古今差别不大。

瓦楞子（《本草备要》）

【来源】本品为蚶科动物毛蚶、泥蚶或魁蚶的贝壳。主产于山东、浙江、福建、广东。秋、冬至次年春捕捞，洗净，置沸水中略煮，去肉，干燥。碾碎，生用或煅用。本品气微，味淡。以放射肋线明显者为佳。

【别名】蚶子壳，瓦垄子，花砚壳，瓦屋子。

【性味】味咸，性平。

【归经与趋势】归肺，胃，肝。瓦楞子味咸，趋势呈功专软坚、消顽痰、散郁结。

【化学成分】贝壳主要含碳酸钙，少量磷酸钙、硅酸盐、磷酸盐及少量铁、镁等无机元素。煅品与生品的含砷量相比约下降40.7%～96.3%，但钙盐含量显著升高。毛蚶含蛋白质、糖、氨基酸等。

【功效】消痰化瘀，软坚散结，制酸止痛，疏肝化浊。

【药理概括】抗溃疡，降血糖，降血脂，保护肝损伤。

【辨证施治提纲】（一）证：顽痰胶结，黏稠难咯，瘿瘤，瘰疬，癥瘕痞块，胃痛泛酸。（二）病：胃及十二指肠溃疡，消化道出血，晚期血吸虫病肝脾肿大，腰椎间盘突出症。

【剂量与用法】药典剂量：9～15 g。常规剂量：9～15 g。大剂量：15～30 g。水煎服，先煎。研末或入丸散吞服时酌减。外用适量。瓦楞子无毒，在常规剂量内没有不适反应，长期服用或大剂量使用也没有明显不良反应。消痰化瘀、软坚散结宜生用，制酸止痛宜煅用。

【注意事项】瓦楞子偶有过敏性皮疹。瓦楞子含碳酸钙，过大剂量服用可能会引起便秘。

【论述】瓦楞子所含碳酸钙、磷酸钙能中和胃酸，可对抗消化性溃疡，同时，其中的黏液质胶可在胃、十二指肠黏膜表面形成薄的保护层并促进肉芽生长，加快溃疡面愈合；瓦楞子有抑制幽门螺杆菌的作用。毛蚶水解液对肝损伤有明显的保护作用。瓦楞子有降血糖、降血脂作用。

瓦楞子的传统功效是消痰化瘀、软坚散结、制酸止痛；主治顽痰胶结，黏稠难咯，瘿瘤，瘰疬，癥瘕痞块，胃痛泛酸。药理研究发现其有抗溃疡，降血糖、降血脂，保护肝损伤等作用。瓦楞子的功效，古今差别不大。

礞石（《嘉祐本草》）

【来源】本品为变质岩类黑云母片岩或绿泥石化云母碳酸盐片岩，或变质岩类蛭石片岩或水黑云母片岩。前者药材称青礞石，主产于江苏、湖南、湖北、四川；后者药材称金礞石，主产于河南、河北。采挖后，除去杂石和泥沙。砸成小块，生用或煅用。本品气微，味淡。青礞石以色黑绿，断面有星点者为佳；金礞石以色金黄、无杂质者为佳。

【别名】青礞石，金礞石，烂石。

【性味】味甘、咸，性平。

【归经与趋势】归肺，心，肝。青礞石味咸，趋势呈功专坠降，善治顽痰、老痰。

【化学成分】青礞石主要成分为硅酸盐，镁、铝、铁及结晶水；金礞石主要成分为云母与石英，亦即主含钾、铁、镁、锰、铝、硅酸等与结晶水。

【功效】坠痰下气，平肝镇惊，泻下利尿。

【药理概括】泻下，祛痰，利尿。

【辨证施治提纲】（一）证：顽痰胶结，咳逆喘急，癫痫发狂，烦躁胸闷，惊风抽搐。（二）病：顽固性高血压，外伤性癫痫，更年期综合征，食管、贲门癌梗阻。

【剂量与用法】药典剂量：3～6 g。常规剂量：9～15 g。不宜更大剂量使用。水煎服，布包先煎。研末或入丸散吞服时酌减。外用适量。青礞石无毒，在常规剂量内没有不适反应，长期服用也没有明显不良反应。

【注意事项】青礞石含镁离子，剂量稍大有轻微的泻下和恶心反应。

【论述】青礞石呈八面体配位的阳离子层夹在两个相同四面体单层间所组成，存在着静态电位差，故能促进阳离子交换，产生吸附作用，这是化痰利水作用机制之因，含镁离子，故有泻下作用。

青礞石的传统功效是坠痰下气、平肝镇惊；主治顽痰胶结，咳逆喘急，癫痫发狂，烦躁胸闷，惊风抽搐。药理研究发现其有泻下、祛痰、利尿等作用。青礞石的功效，古今差别不大。

第三节　止咳平喘药

此类药物多归肺经，其味或辛或苦或甘，其性或寒或温。因辛散之性可宣肺散邪而止咳喘；苦泄之性可泄降上逆之肺气，或因其性寒，泻肺降火，或泄肺中水气及痰饮以平喘止咳；甘润之性可润肺燥止咳嗽；个别药物味涩而收敛肺气以定喘，故本类药物通过宣肺、降肺、泻肺、润肺、敛肺及化痰等不同作用，达到止咳、平喘的目的。其中有的药物偏于止咳，有的偏于平喘，或兼而有之。本类药物主治咳嗽喘息。部分止咳平喘药物兼有润肠通便、利水消肿、清利湿热、解痉止痛等功效，亦可用于肠燥便秘、水肿、胸腹积水、湿热黄疸，心腹疼痛、癫痫等病症。

苦杏仁（《神农本草经》）

【来源】本品为蔷薇科植物山杏、西伯利亚杏、东北杏或杏的干燥成熟种子。主产于山西、河北、内蒙古、辽宁。夏季采收成熟果实，除去果肉和核壳，取出种子，晒干。生用，或照焯法去皮用，或炒用，用时捣碎。本品气微，味苦。以颗粒均匀、饱满、完整、味苦者为佳。

【别名】北杏仁，杏核仁，杏仁，木落子，杏梅仁。

【性味】味苦，性微温。有小毒。

【归经与趋势】归肺、卫、皮肤，心、血管，肠，肝，肾。苦杏仁降泄、温通，趋势呈向外、向下；升清健脑，助肺宣降、开卫透皮，入心活血，疏通中、下焦。

【化学成分】本品主要含氰苷类成分：苦杏仁苷；苦杏仁酶包括：苦杏仁苷酶、樱叶酶、醇腈酶等；脂肪酸类成分有：油酸、亚油酸、棕榈酸等。还含雌酮、α-雌二醇及蛋白质等。

【功效】降气平喘，祛痰止咳，通痹止痛，活血养心，通络健脑，化浊散结，疏肝护肾，生肌养胃，护肤美容，润肠通便。

【药理概括】镇咳，平喘，祛痰，抗炎，镇痛，增强机体免疫，抗肿瘤，降血糖，抗突变，抗溃疡，驱虫，抗肾纤维化，抑菌，抗脑缺血，扩冠增流，抗肝纤维化，美容，降压，抗凝血。

【辨证施治提纲】（一）证：咳嗽气喘，胸满痰多，肠燥便秘。（二）病：支气管炎，支气管扩张，肺结核咳血，癌症，脓疱疮，百日咳，牙斑病。

【剂量与用法】药典剂量：4.5～9 g。常规剂量：3～9 g。大剂量：9～15 g。不宜更大剂量使用。水煎服。研末或入丸散吞服时酌减。浸酒内服、外用适量。苦杏仁有小毒，在常规剂量内没有不适反应，长期服用也没有明显不良反应。大剂量使用会有毒副反应。

【注意事项】本品有毒性，过大剂量口服易产生中毒，中毒机理主要是苦杏仁苷经胃酸或所含苦杏仁酶的作用分解为氢氰酸和苯甲醛，氢氰酸很容易与线粒体中细胞色素氧化酶的三价铁起反应，形成细胞色素氧化酶—氰复合物，从而使细胞的呼吸受到抑制，使组织窒息，导致死亡。中毒症状表现为眩晕、头痛、呕吐、呼吸急促、心悸、发绀、血压下降、昏迷、惊厥、死亡。人口服苦杏仁55枚（约60 g）可致死。

【论述】苦杏仁生品及各种炮制品因所含之有效成分苦杏仁苷在体内分解的氢氰酸能抑制呼吸中枢而起到镇咳、平喘作用，使呼吸加深，咳嗽减轻，痰易咯出。苦杏仁能明显地增强机体细胞免疫功能。苦杏仁有抗炎、镇痛作用。

苦杏仁分解的苯甲醛可抑制胃蛋白酶活性而影响消化功能，但苦杏仁苷具有较好的抗溃疡、防治胃炎及萎缩性胃炎的作用；杏仁脂肪油在肠内还起润滑性通便作用。苦杏仁在抗肝纤维化中显示明显的治疗作用。

苦杏仁有抗肿瘤、抗突变作用，所含的苦杏仁苷及其水解生成的氢氰酸和苯甲醛对癌细胞呈现协同性杀伤作用；另外苦杏仁苷能帮助体内胰蛋白酶消化癌细胞的透明样黏蛋白膜，使体内白细胞更易接近癌细胞，并吞噬癌细胞。

苦杏仁苷在预防及逆转肾间质纤维化中起重要作用。苦杏仁中所含的脂肪油可使皮肤角质层软化，润燥护肤，有保护神经末梢血管和组织器官的作用，并可抑杀细菌；此外，被酶水解所生成的氢氰酸能够抑制体内的活性酶酪氨酸酶，消除色素沉着、雀斑、黑斑。

苦杏仁有明显而持久的降压作用，抗凝血，尚能扩张冠脉，增加冠脉血流量。苦杏仁还有降血糖、抗脑缺血等作用。苦杏仁油体外实验对蛔虫、钩虫、蛲虫及伤寒杆菌、副伤寒杆菌有抑制作用。

苦杏仁的传统功效是降气止咳平喘、润肠通便；主治咳嗽气喘，胸满痰多，肠燥便秘。药理研究发现其许多新功效：镇咳，平喘，祛痰，抗炎镇痛，增强机体免疫，抗肿瘤，抗肾纤维化，扩冠增流，抗肝纤维化，美容，抗凝血等；开发了心、血管，抗炎镇痛，增强机体免疫，抗肿瘤，抗肝、肾纤维化，美容，抗凝血方面的治疗前景。

紫苏子（《本草经集注》）

【来源】本品为唇形科植物紫苏的干燥成熟果实。主产于湖北、江苏、河南、浙江、河北。秋季果实成熟时采收，除去杂质，晒干。生用或炒用。本品压碎有香气，味微辛。以粒饱满、色灰棕、油性足者为佳。

【别名】苏子，黑苏子，家苏子。

【性味】味辛，性温。

【归经与趋势】归肺、卫、皮肤，脑、血管，肝，肠。紫苏子辛散、温通，趋势自脑府提神益智、延缓衰老、明目，至相府宣降肺气，升清降浊，疏通中、下焦，向外、向下。

【化学成分】本品主要含脂肪酸类成分：油酸、亚油酸、亚麻酸等；酚酸类成分：迷迭香酸等。还含氨基酸、维生素与微量元素等。

【功效】降气化痰，止咳平喘，祛风止痒，健脑益智，延缓衰老，疏肝明目，活血祛瘀，化浊散结，润肠通便。

【药理概括】益智，提高记忆力，抗氧化、抗衰老，降血脂，降血压，抗血栓，抑制血小板聚集，抗过敏，抗癌，抗炎，提高视网膜反射能，镇咳，平喘，防腐，增强免疫，保肝，抗菌，抑真菌。

【辨证施治提纲】（一）证：痰壅气逆，咳嗽气喘，肠燥便秘。（二）病：高脂血症，噫气，呕吐，齿龈出血，蛔虫病，梅核气，子宫颈出血。

【剂量与用法】药典剂量：3～9 g。常规剂量：3～12 g。大剂量：30～60 g。水煎服。

研末或入丸散吞服时酌减。浸酒内服、外用适量。紫苏子无毒，在常规剂量内没有不适反应，长期服用或大剂量使用也没有明显不良反应。

【注意事项】紫苏子能滑肠，脾虚便溏者慎用。

【论述】紫苏子具有较强的益智作用，紫苏子中的脂肪油具有促进学习记忆能力的作用。紫苏油可明显降低脑及肝中过氧化产物含量，对脑的作用优于肝；还可显著提高红细胞中过氧化物歧化酶活力，具有很好的抗衰老作用。

紫苏子及其炮制品多种提取物有明显的镇咳、祛痰、平喘作用，其镇咳成分较分散，平喘成分的水溶性大。炒紫苏子醇提物有抗炎、抗过敏、增强免疫作用。紫苏子的脂肪油提取物有明显的降血脂作用，也有显著的抑制血小板聚集、改善血液流变学作用。紫苏子对化学性肝损伤有辅助保护作用，机制与其有效成分的抗自由基损伤和抑制脂质过氧化反应有关。

紫苏子油具有抑制结肠癌、肾脏肿瘤的作用。紫苏子脱脂后的乙醇提取物有防腐及抗氧化作用，可用于食物和药品的长期保存。紫苏子油对多种致病菌有抗菌作用，对多种真菌有抑制作用。

紫苏子的传统功效是降气化痰、止咳平喘、润肠通便；主治痰壅气逆，咳嗽气喘，肠燥便秘。药理研究发现其许多新功效：益智，抗衰老，降血脂，抗血栓，抗过敏，抗癌，抗炎，增强免疫，保肝等；开发了脑血管，抗衰老等方面的治疗前景。

牡荆子（《名医别录》）

【来源】本品为马鞭科植物牡荆的果实。主产于中国华东各省，河北，两湖、两广及西南东部。秋季果实成熟时采收，除去杂质，晒干。生用或炒用。本品压碎有香气，味微苦、辛。以粒饱满、色灰黑、油性足者为佳。

【别名】午时草，土柴胡，蚊子柴，土常山。

【性味】味微苦、辛，性平。

【归经与趋势】归肺、卫、皮肤。牡荆子辛散、苦泄，趋势主入肺经，以祛痰、止咳、平喘为主。

【化学成分】牡荆子和叶均含有挥发油，叶还含有黄酮类成分。

【功效】祛痰止咳，宣肺平喘，祛风止痒，消肿散结，安神定志。

【药理概括】祛痰，镇咳，平喘，降血压，镇静，催眠，增强免疫，抗肿瘤，抗过敏，增强肾上腺皮质功能，松弛肠平滑肌，抗生育，抑菌。

【辨证施治提纲】（一）证：风寒感冒，咳嗽痰喘，腹痛吐泻。（二）病：慢性气管炎，小儿咳喘，流感，肠炎，湿疹。

【剂量与用法】药典剂量：3～9 g。常规剂量：3～9 g。大剂量：10～30 g。水煎服。研末或入丸散吞服时酌减。浸酒内服、外用适量。牡荆子无毒，在常规剂量内没有不适反应，长期服用或大剂量使用也没有明显不良反应。

【注意事项】妊娠禁忌。

【论述】牡荆子和叶均有明显的祛痰、止咳作用，也有一定的平喘作用，强度随剂量增加而增强。牡荆子有降血压作用，并随剂量增加而增强。牡荆子有一定的镇静、催眠作用。牡荆子能增强免疫功能。牡荆子有抗肿瘤作用。牡荆子有明显的抗组胺作用。

牡荆子的传统功效是祛痰、止咳、平喘；主治风寒感冒、咳嗽痰喘、腹痛吐泻。药理研究发现其有祛痰、镇咳、平喘，降血压，镇静催眠，增强免疫，抗肿瘤等作用。牡荆子的功效，古今差别不大。

百部（《名医别录》）

【来源】本品为百部科植物直立百部、蔓生百部或对叶百部的干燥块根。主产于安徽、山东、江苏、浙江、湖北、四川。春、秋二季采挖，除去须根，洗净，置沸水中略烫或蒸至无白心，取出，晒干。生用或蜜炙用。本品气微，味甘、苦。以质坚实、断面角质样者为佳。

【别名】百条根，百步，百布，山百根，嗽药。

【性味】味甘、苦，性微温。

【归经与趋势】归肺、卫、皮肤，心、脑、血管。百部甘润苦降，趋势以善于下气止咳，向外、向下。

【化学成分】本品主要含多种生物碱类成分：百部碱、原百部碱、对叶百部碱、百部定碱、异百部定碱、直立百部碱、蔓生百部碱等。还含蛋白质、脂类等。

【功效】润肺止咳，祛痰平喘，疏风解表，散结消肿，宁心养心，安神止痛，杀虫灭虱。

【药理概括】镇咳，祛痰，平喘，松弛支气管平滑肌，广谱抑菌，抑真菌，抗流感病毒，杀虫，抑制中枢神经，镇痛，抑心，扩张冠脉血管，抗癌。

【辨证施治提纲】（一）证：新久咳嗽，肺痨咳嗽，顿咳，头虱、体虱，疥癣，蛲虫病，阴痒。（二）病：慢性气管炎，百日咳，肺结核，蛲虫病，钩虫病，阴道滴虫病，杀灭体虱，疥癣，神经性皮炎，神经痛。

【剂量与用法】药典剂量：3～9 g。常规剂量：3～12 g。大剂量：12～15 g。不宜更大剂量使用。水煎服。研末或入丸散吞服时酌减。浸酒内服、外用适量。百部无毒，生百部在常规剂量内水煎服即有恶心、头晕、胸闷等不适反应；炙百部可减轻不适反应，在常规剂量内没有不适反应，长期服用也没有明显不良反应；但大剂量使用可能有恶心、头晕等反应。止咳宜蜜炙用，杀虫灭虱宜生用。

【注意事项】服用百部不良反应总发生率为20%～30%，主要表现为胸部灼烧感，口、鼻及咽喉发干，头晕、胸闷，厌食，腹痛、腹泻，鼻出血，胆绞痛；过量中毒可致呼吸中枢麻痹。

【论述】百部生物碱能降低呼吸中枢的兴奋性，抑制咳嗽反射，有显著的镇咳作用。百部对支气管平滑肌有松弛作用，其作用缓和而持久，作用强度与氨茶碱相当。百部碱尚有一定的镇静、镇痛作用。

百部乙醇提取液对肺炎杆菌、金黄色葡萄球菌、乙型溶血性链球菌、绿脓杆菌、大肠杆菌、枯草杆菌、白色念珠菌等多种病菌都有不同程度的抑制作用，对多种皮肤真菌也有抑制作用，也有抗流感病毒作用。5%～50%百部醇浸液及水浸液对头虱、体虱、阴虱均有一定的杀灭作用，醇浸液较水浸液效果强。百部对头虱的杀灭作用最强。

百部的传统功效是润肺下气止咳、杀虫灭虱；主治新久咳嗽，肺痨咳嗽，顿咳，头虱、体虱、疥癣，蛲虫病，阴痒。药理研究发现其许多新功效：镇咳，祛痰，平喘，抗流感病毒，杀虫，抑制中枢，扩张冠脉，抗癌等；开发了心、脑、血管方面的治疗意义。

紫菀（《神农本草经》）

【来源】本品为菊科植物紫菀的干燥根和根茎。主产于河北、安徽。春、秋二季采挖，除去有节的根基（习称母根）和泥沙，编成辫状晒干，或直接晒干。生用或蜜炙用。本品气微香，味甜、微苦。以色紫、质柔韧者为佳。

【别名】小辫儿，辫子紫菀，还魂草，夜牵牛，子元。

【性味】味辛、苦，性温。

【归经与趋势】归肺、卫、皮肤。紫菀辛开、苦降、温通，趋势向外、向下，功专止咳、祛痰、平喘。

【化学成分】本品主要含萜类成分：紫菀酮、表紫菀酮、表木栓醇；黄酮类成分：槲皮素、山奈酚等；香豆素类成分：东莨菪碱等；蒽醌类成分：大黄素等；还含甾醇、肽类、挥发油类等。

【功效】润肺平喘，化痰止咳，消肿散结，疏风解表，利尿祛湿。

【药理概括】祛痰，镇咳，解痉平喘，抑菌，抑真菌，抗肿瘤，抗流感病毒，利尿，抗氧化，溶血，钙拮抗活性。

【辨证施治提纲】（一）证：痰多喘咳，新久咳嗽，劳嗽咳血。（二）病：支气管炎，小儿肺炎，百日咳，习惯性便秘。

【剂量与用法】药典剂量：5～9 g。常规剂量：6～12 g。大剂量：12～30 g。水煎服。研末或入丸散吞服时酌减。浸酒内服、外用适量。紫菀无毒，在常规剂量内没有不适反应，长期服用或大剂量使用也没有明显不良反应。外感暴咳宜生用，肺虚久咳蜜炙用。

【注意事项】紫菀中所含皂苷成分的溶血作用很强，不宜做注射剂使用。紫菀挥发油有一定的毒性。

【论述】紫菀及其多种成分均有祛痰作用，紫菀水煎剂、水提醇沉物、生紫菀与蜜炙紫菀水提取物均有镇咳作用，紫菀还有平喘作用。紫菀有显著的抗氧化活性。紫菀煎剂对7种革兰阴性肠内致病菌及某些致病性皮肤真菌有不同程度的抑制作用，对流感病毒有明显的抑制其生长的作用。紫菀有抗肿瘤作用。紫菀有很强的利尿作用。

紫菀的传统功效是润肺下气、化痰止咳；主治痰多喘咳，新久咳嗽，劳嗽咳血。药理研究发现其有祛痰、镇咳，解痉平喘，抗肿瘤，抗流感病毒，利尿等作用。紫菀的功效，古今差别不大。

款冬花（《神农本草经》）

【来源】本品为菊科植物款冬的干燥花蕾。主产于内蒙古、陕西、甘肃、青海、山西。12月或地冻前当花尚未出土时采挖，除去花梗和泥沙，阴干。生用或蜜炙用。本品气香，味微苦而辛。以朵大、色紫红、无花梗者为佳。

【别名】冬花，款冬，艾冬花，钻冻。

【性味】味辛、微苦，性温。

【归经与趋势】归肺、卫、皮肤，心、血管，胃、肠。款冬花辛开、苦降、温通，趋势向外、向下，以止咳、祛痰、平喘为主。

【化学成分】本品主要含黄酮类成分：芦丁、金丝桃苷、槲皮素等；萜类成分：款冬酮、款冬花素、款冬二醇等；生物碱类成分：款冬花碱、千里光宁等；还含有机酸和挥发油等。

【功效】润肺平喘，止咳化痰，升阳强心，通痹止痛，活血散结，利胆解痉，温中止泻。

【药理概括】镇咳，祛痰，平喘，兴奋呼吸，强心，升高血压，收缩血管，兴奋交感神经，抗溃疡，抑制胃肠平滑肌、解痉，利胆，抗腹泻，兴奋子宫，抗炎，镇痛，抗肿瘤，抑制血小板聚集。

【辨证施治提纲】（一）证：新久咳嗽，喘咳痰多，劳嗽咳血。（二）病：支气管哮喘，喘息性支气管炎，急、慢性气管炎，慢性骨髓炎。

【剂量与用法】药典剂量：5～9 g。常规剂量：5～9 g。大剂量：9～15 g。水煎服。研末或入丸散吞服时酌减。浸酒内服、外用适量。款冬花有小毒，在常规剂量内没有不适反应，长期服用或大剂量使用也没有明显不良反应。外感暴咳宜生用，内伤久咳蜜炙用。

【注意事项】妊娠禁忌。款冬花有毒，过大剂量可引起狂躁不安、呼吸兴奋、肌肉紧张、瞳孔散大、泪腺和气管腺分泌增加，震颤、阵挛、最后惊厥致死，款冬花也含有肝脏毒性物质。不良反应有恶心、心烦、失眠。

【论述】款冬花水煎液、款冬花醇提物和水提物均有明显的镇咳和弱的祛痰作用，其中水煎液还有平喘作用。款冬花醇提物和水提物及款冬素还有抗炎作用。款冬花醇提物及其所含款冬酮、款冬花素具有升高血压和兴奋呼吸的作用，对心脏有明显的正性肌力作用，也有较强的抑制血小板聚集作用。款冬花有显著的抗溃疡作用，对胃肠平滑肌呈抑制作用，抑制肠管收缩，对抗腹泻；也有促进胆汁分泌作用。款冬花有抗肿瘤作用。款冬花有显著的抗炎、镇痛作用。款冬花对子宫，小剂量时兴奋，大剂量时则呈抑制，或兴奋后继之抑制。

款冬花的传统功效是润肺下气，止咳化痰；主治新久咳嗽，喘咳痰多，劳嗽咳血。药理研究发现其有镇咳，祛痰，平喘，强心，抗溃疡，解痉，抗腹泻，抗炎镇痛等作用；开发了心、血管，抗溃疡，解痉，抗腹泻，抗炎镇痛等方面的治疗前景。

马兜铃（《药性论》）

【来源】本品为马兜铃科植物北马兜铃或马兜铃的干燥成熟果实。主产于河北、山东、陕西。秋季果实由绿变黄时果收，干燥。生用或蜜炙用。本品气特异，味微苦。以色灰绿、种子充实者为佳。

【别名】兜铃，马铃果，臭铃铛，臭葫芦，蛇参果。

【性味】味苦，性微寒。

【归经与趋势】归肺，大肠。马兜铃苦寒，趋势清降，向外、向下。

【化学成分】主要含马兜铃酸类成分：马兜铃酸A-E、7-甲氧基-8-羟基马兜铃酸等；生物碱类成分：木兰花碱、轮环藤酚碱等；挥发油：马兜铃烯、马兜铃酮等。

【功效】清肺止咳，祛痰平喘，通痹止痛，祛风养血，清肠消痔，下气堕胎。

【药理概括】镇咳，祛痰，平喘，镇痛，抗炎，抑菌，抑真菌，抗肿瘤，增强免疫，促进造血，升高白细胞，降压，兴奋子宫，抗生育、避孕。

【辨证施治提纲】（一）证：肺热咳喘，痰中带血，肠热痔血，痔疮肿痛。（二）病：慢性气管炎，感染性疾病，痔疮肿痛。

【剂量与用法】药典剂量：3～9 g。常规剂量：3～9 g。水煎服。研末或入丸散吞服时酌减。浸酒内服、外用适量。马兜铃有毒，在常规剂量内水煎服可能有胃不舒、恶心、滑肠反应，蜜炙后可减轻胃肠反应。马兜铃由于其副反应，只能在复方中短期使用，长期服用和大剂量服用会引起肾脏损害。肺虚久咳蜜炙用，其余生用。

【注意事项】妊娠禁忌。马兜铃的不良反应有恶心、呕吐、头晕、气短、吐血等。马兜铃酸对啮齿类动物有严重的肾毒性和强致癌作用。本品孕妇、婴幼儿及肾功能不全者禁用。

服用马兜铃30～90 g可引起机体中毒，临床表现为频繁恶心、呕吐、心烦、头晕、气短等症状，严重者可出现蛋白尿、血尿、肾衰竭、出血性下痢、知觉麻痹、嗜睡、瞳孔散大、呼吸困难。

马兜铃酸在人体内有蓄积，可致肾小管间质损伤，降低肾小球的滤过能力，增加血尿和肌酐酸，损害肾脏浓缩尿能力，引起肾衰竭。马兜铃所含木兰花碱对神经节有阻断作用，并具有箭毒样作用。马兜铃酸还具有胃肠道和肝脏的毒性反应及较强的致突变性和致癌性。

【论述】马兜铃有镇咳、平喘和祛痰作用。马兜铃煎剂有一定的镇痛和抗炎作用。马兜铃能增强吞噬细胞的活性，能促进骨髓干细胞的数量增加，有促进造血功能，也有明显的升白作用，但对正常水平的白细胞计数服药不会继续升高。马兜铃有明显降压作用。马兜铃肠管和子宫末梢血管有强大的收缩作用，并且不受阿托品的影响。马兜铃对多种细菌、真菌有抑制作用。马兜铃水浸剂对皮肤真菌有不同程度的抑制作用。

马兜铃的传统功效是清肺降气、止咳平喘、清肠消痔；主治肺热咳喘、痰中带血，肠热痔血，痔疮肿痛。药理研究发现其有镇咳、祛痰、平喘，镇痛抗炎，抗肿瘤，增强免疫，促进造血，抗生育等作用。马兜铃因为有肾毒性，临床已很少使用。

枇杷叶（《名医别录》）

【来源】本品为蔷薇科植物枇杷的干燥叶。主产于广东、浙江。全年均可采收，晒至七八成干时，扎成小把，再晒干。除去绒毛，用水喷润，切丝，干燥。生用或蜜炙用。本品气微，味微苦。以色灰绿者为佳。

【别名】芦橘，去忧扇，无忧扇。

【性味】味苦，性微寒。

【归经与趋势】归肺、卫、皮肤，心、脑、血管，胆，胃。枇杷叶苦寒，趋势清降，向外、向下。

【化学成分】本品主要含三萜类成分：熊果酸，齐墩果酸等；挥发油：橙花叔醇，金合欢花醇等；有机酸类成分：酒石酸，柠檬酸等。

【功效】清肺止咳，祛痰平喘，健胃止呕，利胆降逆，通痹止痛，强心安神，护肤美容。

【药理概括】镇咳，祛痰，平喘，降血糖，促进胃肠蠕动，促进胃液分泌，利胆，抗病毒，抑菌，抗肿瘤，美容，抗炎，镇痛，安定，降温，强心，局部刺激。

【辨证施治提纲】（一）证：肺热咳嗽，气逆喘急，胃热呕吐，哕逆，烦热口渴。（二）病：慢性气管炎，百日咳，儿童呕吐，肾炎性水肿，痤疮，梅核气，酒糟鼻。

【剂量与用法】药典剂量：6～9 g。常规剂量：6～9 g。大剂量：9～15 g。水煎服。研末或入丸散吞服时酌减。浸酒内服、外用适量。枇杷叶无毒，在去毛干净的情况下，常规剂量内没有不适反应，长期服用或大剂量使用也没有明显不良反应。止咳宜炙用，止呕宜生用。

【注意事项】枇杷叶毛对口腔黏膜有刺激性，可引起强烈咳嗽和呕吐，煎服应滤过去毛。但是很难将毛去干净，所以，最好的办法是蜜炙并包煎，以减少细毛在煎煮过程中脱落于汤液中。

【论述】枇杷叶所含苦杏仁苷在体内水解产生的氢氰酸有止咳作用，也有祛痰和平喘作用。枇杷叶中的多酚类对人类口腔肿瘤具有细胞毒性作用。枇杷叶中的绿原酸有显著增加胃肠道蠕动和促进胃液分泌及利胆作用。枇杷叶甲醇提取物有延缓皮肤衰老的作用。枇杷叶所含苦杏仁苷有一定的抗炎、镇痛作用，熊果酸有安定、降温作用。枇杷叶有降血糖作用。枇杷叶所含樟脑为局部引赤药，有局部刺激及强心作用，常用于冻疮的治疗。

枇杷叶的传统功效是清肺止咳、降逆止呕；主治肺热咳嗽，气逆喘急，胃热呕吐，哕逆，烦热口渴。药理研究发现其有许多新功效：镇咳，祛痰，平喘，促进胃肠蠕动，利胆，抗肿瘤，美容，强心等；开发了强心、健胃、利胆、美容等方面的治疗前景。

桑白皮（《神农本草经》）

【来源】本品为桑科植物桑的干燥根皮。全国大部分地区均产。秋末叶落时至次春发芽前采挖根部，刮去黄棕色粗皮，纵向剖开，剥取根皮，晒干。洗净，稍润，切丝，干燥。生用或蜜炙用。本品气微，味微甘。以色白、皮厚、质柔韧、粉性足者为佳。

【别名】桑皮，桑根白皮，桑根皮。

【性味】味甘，性寒。

【归经与趋势】归肺、卫、皮肤、心、脑、血管、胃、肠、子宫。桑白皮甘寒，趋势向外、向下，清泻肺热兼利水。

【化学成分】本品主要含黄酮类成分：桑根皮素，环桑根皮素，桑酮等；香豆素类成分：伞形花内酯，东莨菪素，东莨菪内酯等。还含有多糖、鞣质、挥发油等。

【功效】泻肺平喘，祛痰止咳，利水消肿，化浊通络，理气健胃，宁心安神，通痹止痛，活血散结，滑肠泻下。

【药理概括】平喘，镇咳，祛痰，利尿，降血压，兴奋胃肠道平滑肌，兴奋子宫，镇静，镇痛，抗炎，抑心，收缩下肢血管，降血糖，抗癌活性，抗病毒，抗菌，促进腮腺分泌，免疫调控，泻下，抗溃疡，抑制血小板聚集，诱生干扰素。

【辨证施治提纲】（一）证：肺热喘咳，水肿胀满尿少、面目肌肤浮肿。（二）病：高血压病，聚星障，胸膜炎，小儿流涎，水肿，气管炎，食管癌，百日咳，糖尿病，鼻衄，顽固性咳嗽。

【剂量与用法】药典剂量：6～12 g。常规剂量：6～12 g。大剂量：15～30 g。水煎服。研末或入丸散吞服时酌减。浸酒内服、外用适量。桑白皮无毒，常规剂量内没有不适反应，长期服用或大剂量使用也没有明显不良反应。泻肺利水、平肝清火宜生用；肺虚咳嗽宜蜜炙用。

【注意事项】妊娠禁忌。桑白皮能兴奋胃肠道平滑肌，有泻下作用，脾虚便溏者慎用。

【论述】桑白皮多种提取物有不同程度的镇咳、祛痰、平喘作用。桑白皮水煎剂、生桑白皮水提液、桑白皮醇提物的乙酸乙酯萃取部位均有利尿作用。桑白皮总黄酮有抗炎、免疫调控、镇静、镇痛作用。桑白皮水提液、水提醇沉液有降血糖作用。桑白皮有降血压、抑制血小板聚集的作用。桑白皮有抗菌、抑真菌、抗病毒作用。桑白皮能兴奋子宫。桑白皮能抑制磷酸二酯酶，并有导泻作用。桑白皮有抗肿瘤、抗氧化、抗缺氧、延缓衰老等作用。

桑白皮的传统功效是泻肺平喘、利水消肿；主治肺热喘咳、水肿胀满尿少、面目肌肤浮肿。药理研究发现其有许多新功效：利尿，兴奋胃肠道平滑肌，镇静，镇痛，抗癌，抗病毒，镇咳，促进腮腺分泌，抗溃疡，抑制血小板聚集等；开发了心脑血管、健胃等方面的治疗意义。

葶苈子（《神农本草经》）

【来源】本品为十字花科植物播娘蒿或独行菜的干燥成熟种子。前者习称南葶苈子，后者习称北葶苈子。主产于河北、辽宁、内蒙古、江西、安徽。夏季果实成熟时采割植株，晒干，搓出种子，除去杂质。生用或炒用。南葶苈子气微，味微辛、苦，略带黏性；北葶苈子味微辛辣，黏性较强。以粒充实、棕色者为佳。

【别名】丁历，大室，大适，羊辣罐，拉拉罐。

【性味】味辛、苦，性大寒。

【归经与趋势】归肺、卫、皮肤，心、脑、血管，肾、膀胱。葶苈子辛开、苦泄，趋势向外、向下，功专泻肺行水。

【化学成分】本品主要含黄酮类成分：槲皮素-3-0-β-D-葡萄糖-7-0-β-D-龙胆双糖苷，槲皮素等；挥发油：芥子油，异硫氰酸苄酯等；脂肪酸类成分：亚油酸、亚麻酸等；还含生物碱等。

【功效】泻肺平喘，降气止咳，行水消肿，强心利尿，排石溶石，活血安神，化浊散结，通络理胰。

【药理概括】强心，抑制炎性渗出，调节血脂，利尿，止咳，化石排石，抑制胰蛋白酶，抑菌，抗肿瘤，镇静。

【辨证施治提纲】（一）证：痰涎壅盛，喘咳痰多，胸胁胀满、不得平卧，水肿，胸腹积水，小便不利。（二）病：心力衰竭，呼吸系统疾病，渗出性胸膜炎，自发性气胸，肾炎水肿。

【剂量与用法】药典剂量：3～9 g。常规剂量：9～15 g。大剂量：15～30 g。水煎服，包煎。研末或入丸散吞服时酌减。浸酒内服、外用适量。葶苈子无毒，常规剂量内没有不适反应，长期服用或大剂量使用也没有明显不良反应。过大剂量30～60 g，水煎服可引起滑肠。

葶苈子虽然含有强心苷成分，因其含量很低，在治疗肺心病右心衰时，大剂量30 g左右，未发现强心苷中毒现象，如超大剂量60 g以上，长时间使用，也有可能导致强心苷蓄积中毒。

【注意事项】葶苈子对眼、鼻黏膜有刺激性，可以引起眼眶及前额胀痛，角膜发泡，视力减退。葶苈子的毒性反应主要为恶心、呕吐、食欲不振、心悸、头痛，剂量加大，呕吐加剧，并有腹泻。葶苈子偶有过敏性皮疹、瘙痒，胸闷憋气，呼吸困难，出汗，血压下降，过敏性休克。

【论述】葶苈子所含芥子苷是镇咳的有效成分，炒用可提高芥子苷含量，故镇咳效果更好。葶苈子与白芥子相似，能抑制毛细血管通透性，抑制炎性渗出，使浆膜滑膜肺泡壁血管之炎性渗出减少并使渗出液重吸收。葶苈子中的葶苈苷、葶苈子水提液均有不同程度的强心作用，能使心肌收缩力增强，心率减慢，对衰弱的心脏可以增加心排血量，降低静脉压，并能增加冠脉血流量。葶苈苷还对动物有利尿作用。葶苈子有降血脂作用。葶苈子有抗抑郁作用。葶苈子能抗血小板聚集。葶苈子有抗肿瘤作用。葶苈子对胰蛋白酶有很强的抑制作用。葶苈子有广谱抑菌作用。

葶苈子的传统功效是泻肺平喘、行水消肿；主治痰涎壅盛，喘咳痰多，胸胁胀满、不得平卧，水肿，胸腹积水，小便不利。药理研究发现其有强心，抑制炎性渗出，调节血脂，利尿、止咳、化石排石，抑制胰蛋白酶，抗肿瘤等作用。

白果（《日用本草》）

【来源】本品为银杏科植物银杏的干燥成熟种子。主产于河南、四川、广西、山东。秋季种子成熟时采收，除去肉质外种皮，洗净，稍蒸或略煮后，烘干。生用或炒用，用时捣碎。本品气微，味甘、微苦。以粒大、种仁饱满、断面色淡黄者为佳。

【别名】银杏，灵眼，鸭脚子，佛指甲。

【性味】味甘、苦、涩，性平；有毒。

【归经与趋势】归肺、卫、皮肤、心、脑、血管、肾、膀胱。白果味甘、苦、涩，性平，趋势向外、向下，自巅顶通络健脑、生发、延缓衰老，入心宫活血祛瘀、化浊散结，过相府助肺宣降，直至下极，升清降浊。

【化学成分】本品主要含黄酮类成分：山柰黄素，槲皮素，芦丁，白果素，银杏素等；银杏萜内酯类成分：银杏内酯A，C等；酚酸类成分：银杏毒素，白果酸，氢化白果酸等。

【功效】敛肺定喘，化浊祛痰，宁心养心，祛风止痒，延缓衰老，活血祛瘀，升清健脑，通络生发，利尿排石，收涩止带，驱虫燥湿。

【药理概括】祛痰，平喘，增加冠脉流量，抑心，降压，抗过敏，增加毛细血管通透性，抗自由基、抗衰老，抗血栓，降低血液黏度，改善微循环，抗炎，抑制免疫，抗肿瘤，抗脑缺血，收缩子宫，利尿排石，促毛发生长，收敛作用，抑菌，广谱强效抑真菌，抗寄生虫。

【辨证施治提纲】（一）证：喘咳气逆，痰多，带下，白浊，遗尿尿频。（二）病：肺结核，梅尼埃综合症，痤疮，痔疮出血，哮喘，气管炎，喘咳痰多，带下白浊，遗尿尿频。

【剂量与用法】药典剂量：4.5～9 g。常规剂量：3～12 g，或5～10只。一般不宜大剂量使用。水煎服。研末或入丸散吞服时酌减。浸酒内服、外用适量。白果有小毒，常规剂量内没有不适反应，长期服用也没有明显不良反应。剂量过大会引起中毒。

【注意事项】妊娠禁忌。本品有毒，幼儿7粒以上、成人40粒以上可致中毒，出现食欲不振、呕吐，体重减轻，肝损害，肾小球肾炎，昏迷，惊厥，呼吸困难，体温上升，面色青紫，甚至死亡。白果所含有机毒素能溶于水，遇热能减少毒性，故白果生食容易中毒。白果接触皮肤会有致敏作用，能引起过敏性皮炎。

【论述】白果有平喘作用，白果乙醇提取物有祛痰作用。白果外种皮水溶性成分有抗过敏和抗炎作用，白果对非特异性免疫、体液免疫和细胞免疫功能均有抑制作用；对炎症早期的毛细血管通透性增高、炎性渗出和水肿有很好的抑制作用，对慢性炎症和免疫性炎症同样有效。白果对心脏先兴奋后抑制，过大剂量可使心脏停搏，并增加冠脉血流量，减慢心率；小剂量使血管收缩，大剂量则扩张，降低血压；白果对脑缺血有一定的治疗作用，可增加存活率，减轻缺血症状。白果具有抗衰老作用，能清除超氧自由基，抑制脂质过氧化。白果有抗肿瘤作用。白果肉有收敛作用。白果能兴奋子宫。银杏树根皮水提物，能使痉挛的输尿管松弛，管腔扩大，促进蠕动，有利于结石排出。白果有促进毛发生长的作用。白果能抗寄生虫。白果对葡萄球菌、链球菌、白喉杆菌、炭疽杆菌、枯草杆菌、大肠杆菌、伤寒杆菌等有不同程度的抑制作用。白果对多种致病性皮肤真菌和内脏真菌都有良好的抑制作用。

白果的传统功效是敛肺定喘、收涩止带、缩尿；主治喘咳气逆、痰多，带下，白浊，遗尿尿频。药理研究发现其许多新功效：祛痰，平喘，增加冠脉流量，抗过敏，抗衰老，抗血栓，抗炎，抗肿瘤，抗脑缺血，利尿排石，促毛发生长，收敛，广谱强效抑真菌等；开发了心、脑、血管，抗衰老，利尿排石，广谱强效抑真菌等方面的治疗前景。

矮地茶（《本草图经》）

【来源】本品为紫金牛科植物紫金牛的干燥全草。主产于福建、江西、湖南。夏、秋二季茎叶茂盛时采挖，除去泥沙和杂质，洗净、切段，干燥。生用。本品气微，味微涩。以茎色红棕、叶色绿者为佳。

【别名】矮山茶，千年茶，破血珠，紫金牛，平地木。

【性味】味辛、微苦，性平。

【归经与趋势】归肺、卫、皮肤、肝。矮地茶辛开、苦降，趋势向外、向下，平喘、祛痰、止咳。

【化学成分】本品主要含内酯类成分：岩白菜素；黄酮类成分：杨梅树苷等；酚类成分：紫金牛酚，紫金牛素等。还含三萜类、挥发油及苯醌类等。

【功效】宣肺平喘，化痰止咳，清利湿热，通痹止痛，祛风解表，活血安神，化浊散结。

【药理概括】止咳，祛痰，平喘，降低气管—肺组织耗氧量，抗炎，解热，抑菌，抗病毒，镇静，抗肿瘤，抗 HIV 作用。

【辨证施治提纲】（一）证：新久咳嗽，喘满痰多，湿热黄疸，瘀阻经闭，风湿痹痛，跌打损伤。（二）病：慢性气管炎，肺结核，溃疡病出血，传染性肝炎，口舌糜烂。

【剂量与用法】药典剂量：9～15 g。常规剂量：9～15 g。大剂量：15～30 g。水煎服。研末或入丸散吞服时酌减。浸酒内服、外用适量。矮地茶无毒，常规剂量内没有不适反应，长期服用或大剂量使用也没有明显不良反应。

【注意事项】偶有头痛、头昏、胃部不适、腹痛、腹胀、腹泻、恶心、口干、胸闷等症状；均较轻微，短暂，继续服药大多数会自行缓解。

【论述】矮地茶具有镇咳、祛痰、平喘作用，其镇咳主要有效成分是矮茶素（岩白菜素）；祛痰的主要有效成分是黄酮苷，矮地茶水煎液亦有镇咳、祛痰作用，黄酮苷肌注和苯醌能抑制哮喘和炎症。岩白菜素还有抗炎、解热作用。紫金牛酚对结核分枝杆菌有抑制作用。矮地茶黄酮苷对流感嗜血杆菌、肺炎双球菌、金黄色葡萄球菌也有抑制作用。三萜皂苷有较强的抗肿瘤活性。矮地茶具有明显的抗 HIV 病毒作用。

矮地茶的传统功效是化痰止咳、清利湿热、活血化瘀；主治新久咳嗽，喘满痰多，湿热黄疸，瘀阻经闭，风湿痹痛，跌打损伤。药理研究发现其有止咳、祛痰、平喘，降低气管—肺组织耗氧量，抗炎，解热，抗病毒，抗肿瘤等作用。矮地茶的功效，古今差别不大。

洋金花（《本草纲目》）

【来源】本品为茄科植物白花曼陀罗的干燥花。全国大部分地区均产。4—11月花初开时采收，晒干或低温干燥。晒干品质脆，气微，味微苦；烘干品质柔韧，气特异。以朵大、黄棕色、不破碎者为佳。

【别名】山茄花，羊惊花，风茄花，醉仙桃。

【性味】味辛，性温；有毒。

【归经与趋势】归肺，心、脑、血管，肝，肾，胃，肠。洋金花向外、向下，自脑府、入心宫、过相府、下三焦，功专辛散、温通。

【化学成分】本品主要含莨菪烷类生物碱成分：其中东莨菪碱含量占总生物碱的80%，其余为阿托品与莨菪碱等。

【功效】平喘止咳，解痉定痛，麻醉安神，通络健脑，宁心养心，活血护肾，疏肝温胃，祛风止痒。

【药理概括】麻醉作用，中枢抑制，镇痛，镇静，减轻戒断症状，抑制小肠运动，兴奋呼吸中枢，改善心、脑缺血再灌注损伤，治疗呼吸窘迫综合征，抑心，抗心律失常，抗休克，降压，降低全血黏度，增加肾血流量，保护肾小管，抑制胃溃疡，保肝，致畸作用，散瞳，抗过敏，增强免疫，抗氧化。

【辨证施治提纲】（一）证：哮喘咳嗽，小儿慢惊风，癫痫，脘腹冷痛，风湿痹痛，外科麻醉。（二）病：全身麻醉，呼吸衰竭，成人呼吸窘迫综合征，水肿，大咯血，重度新生儿窒息，小儿重症肺炎，流行性乙型脑炎，肺性脑病，慢性气管炎，精神病，各种瘫痪，强直性脊柱炎，休克，银屑病，疼痛症，戒毒，治疗有机磷中毒，房室传导阻滞，顽固性呃逆，急性胰腺炎，偏头痛，十二指肠溃疡，运动病。

【剂量与用法】药典剂量：$0.3 \sim 0.6$ g。常规剂量：$0.3 \sim 0.6$ g。不宜大剂量使用。宜入丸、散；亦可作卷烟分次燃吸（1日用量不超过 1.5 g）。外用适量。洋金花有毒，在常规剂量内即有严重反应，应严格控制剂量，不可超过常规剂量和长期使用。

【注意事项】孕妇、外感及痰热咳喘、青光眼、高血压、心动过速者禁用。洋金花全株有毒，其所含生物碱为其毒性成分。毒副反应有口干、便秘、瞳孔散大、视力模糊、心动过速、皮肤潮红、眩晕、恶心、呕吐、胃出血、心肌损害、短暂性精神失常、喉头痉挛等，严重者嗜睡、昏迷，最后死于呼吸中枢抑制或麻痹，呼吸和循环衰竭。

【论述】东莨菪碱对大脑皮质和皮层下主要是抑制作用，使意识丧失，产生麻醉等；但对延髓和脊髓有不同程度的兴奋作用，尤其是呼吸中枢的兴奋作用比较明显。洋金花能兴奋呼吸中枢，使呼吸加快，通气量增加；如过量则发生呼吸抑制，死于呼吸中枢麻痹；小剂量洋金花可完全拮抗乙酰胆碱引起的气管平滑肌收缩，又对气管黏液腺有抑制作用，杯状细胞显著减少；故洋金花能扩张支气管而平喘，并抑制呼吸道腺体分泌，使痰液减少。

洋金花能抑制中枢，具有明显镇痛和抗癫痫作用。洋金花能增强机体抗氧化能力，抑制过剩自由基导致的脂质过氧化反应。洋金花能抑制中枢，具有明显镇痛和抗癫痫作用。洋金花提高机体非特异性免疫力，调整机体的应激机能。

东莨菪碱能解除迷走神经对心脏的抑制，使交感神经占优势，因而心率加速，洋金花总碱具有增加心排血量，降低外周阻力作用；洋金花具有抗心律失常，降低血管阻力，增加肾血流量等作用。

洋金花能抑制多种腺体分泌，抑制唾液腺则口干，抑制汗腺，散热困难，则可致体温升高；还能松弛多种平滑肌，降低胃肠道的蠕动和张力；使膀胱逼尿肌松弛，尿道括约肌收缩而引起尿潴留。洋金花能降低全血黏度和血脂。洋金花治疗银屑病有效部位具有较强的抗炎、抗皮肤瘙痒及抗过敏等作用。洋金花有散瞳作用。

洋金花的传统功效是平喘止咳、解痉定痛；主治哮喘咳嗽，小儿慢惊风，癫痫，脘腹冷痛，风湿痹痛，外科麻醉。药理研究发现其许多新功效：中枢抑制，镇痛，兴奋呼吸中枢，改善心、脑缺血再灌注损伤，降低全血黏度，增加肾血流量，保肝等；开发了心、脑、血管方面的治疗前景。

野马追（《全国中草药汇编》）

【来源】本品为菊科植物轮叶泽兰的干燥地上部分。主产于东北、华北、华东各地。秋季花初开时采割，晒干。切段，生用。

【别名】尖佩兰。

【性味】味苦，性平。

【归经与趋势】归肺、卫、皮肤。野马追苦降，趋势向外、向下，功专化痰，止咳，平喘。

【化学成分】本品主要含蒲公英甾醇乙酸脂，野马追内酯A、B，黄芪苷，槲皮素及丰富的微量元素，主要以铁、铝、硅为主，其次为锶、锰、钡等。

【功效】燥湿利肺，化痰止咳，降气平喘，疏风解表。

【药理概括】广谱抑菌，抗流感病毒，止咳，祛痰，平喘，降血脂，抑制平滑肌收缩，保护急性肺损伤，抑制腺体分泌。

【辨证施治提纲】（一）证：新久咳嗽，喘满痰多。（二）病：感冒，支气管炎，肺炎。

【剂量与用法】药典剂量：10～15 g。常规剂量：10～15 g。大剂量：15～30 g。水煎服。研末或入丸散吞服时酌减。浸酒内服、外用适量。野马追无毒，常规剂量内没有不适反应，长期服用或大剂量使用也没有明显不良反应。

【注意事项】本品毒性小，安全范围大。

【论述】野马追有明显的止咳作用，也有祛痰和平喘作用，对急性肺损伤也有明显的保护作用。野马追对临床常见革兰阳、阴性细菌有一定抑菌作用；对流感病毒有抑制作用，也有抑制冠状病毒的作用。

野马追的传统功效是化痰、止咳、平喘；主治新久咳嗽、喘满痰多。药理研究发现其有广谱抑菌，抗流感病毒，止咳、祛痰、平喘，保护急性肺损伤，抑制腺体分泌等作用。

第十四章　安神药

凡以安定神志为主要功效，常用以治疗心神不宁病症的药物，称安神药。根据安神药的药性及功效主治差异，可分为镇惊安神药及养心安神药两类。

本类药主入心、肝经，具有镇惊安神或养心安神的功效，即体现了《素问·至真要大论》所谓"惊者平之"，以及《素问·阴阳应象大论》所谓"虚者补之，损者益之"的治疗法则。此外，部分安神药分别兼能平肝潜阳、纳气平喘、清热解毒、活血化瘀、敛汗、润肠通便、祛痰等。

安神药主要用于治疗心悸、怔忡、失眠、多梦、健忘之心神不宁证，亦可用治惊风、癫痫、发狂等心神失常。部分安神药尚可用治肝阳上亢、肾虚气喘、疮疡肿毒、瘀血、自汗盗汗、肠燥便秘、痰多咳喘等病症。

使用安神药时，应针对导致心神不宁之心肝火炽、心肝阴血亏虚的不同，相应选择适宜的安神药治疗，并进行相应的配伍。如心神不宁的实证，应选用镇惊安神药物，若心神不宁因火热所致，可配伍清泻心火、清泻肝火药；因肝阳上扰者，配伍平肝潜阳药；因痰所致者，则配伍化痰药；因血瘀所致者，则配伍活血化瘀药；兼血瘀气滞者，配伍活血或疏肝理气药；惊风、癫狂者，应以化痰开窍或平肝息风药为主，本类药物多作为辅药应用。心神不宁的虚证，应选用养心安神药物，若血虚阴亏者，须配伍补血养阴药物；心脾两虚者，则配伍补益心脾药；心肾不交者，又配伍滋阴降火、交通心肾之品。

使用矿石类安神药及有毒药物时，只宜暂用，不可久服，中病即止。矿石类安神药，如作丸散剂服用时，须配伍养胃健脾之品，以免耗伤胃气。

现代药理研究证明，安神药一般具有不同程度的中枢神经抑制作用，具有镇静、催眠、抗惊厥等作用。部分药物还有祛痰止咳、抑菌防腐、强心、改善冠状动脉血液循环及提高机体免疫功能等作用。

第一节　重镇安神药

本类药物多为矿石、化石、介类药物，具有质重沉降之性，重则能镇，重可镇怯，故有重镇安神、平惊定志、平肝潜阳等作用；主治心火炽盛、阳气躁动、痰火扰心、肝郁化火及惊吓所致的心悸、失眠、多梦等心神不宁实证，惊风、癫痫、发狂、肝阳上亢等亦可选用本类药物。

朱砂（《神农本草经》）

【来源】本品为硫化物类矿物辰砂族辰砂，主含硫化汞。主产于贵州、湖南、四川，传统以产于古之辰州（今湖南沅陵）者为道地药材。采挖后，选取纯净者，用磁铁吸净含铁的杂质和铁屑，再用水淘去杂石和泥沙。照水飞法水飞，晾干或40℃以下干燥。本品气微，味淡。以色鲜红、有光泽、无杂质者为佳。

【别名】丹砂，真朱，汞沙，光明砂，辰砂。

【性味】味甘，性微寒；有毒。

【归经与趋势】归心、脑。朱砂甘寒、质重，寒能降火、重可镇怯，色紫红，趋势入心经，功专清心火、安心神；向外、向下。

【化学成分】本品主要含硫化汞，其含量不少于98%。另含铅、钡、镁、铁、锌等多种微量元素及雄黄、磷灰石、沥青质、氧化铁等杂质。

【功效】清心镇惊，安神定志，解毒杀虫。

【药理概括】镇静，催眠，抗惊厥，抗心律失常，抗生育，防腐解毒，外用抑杀皮肤细菌和寄生虫。

【辨证施治提纲】（一）证：心神不宁，心悸易惊，失眠多梦，癫痫发狂，小儿惊风，视物昏花，口疮，喉痹，疮疡肿毒。（二）病：失眠，小儿惊风，癫痫，肺结核盗汗，面神经炎，咽喉肿痛，牙痛，夜游症。

【剂量与用法】药典剂量：0.1～0.5 g。常规剂量：0.3～0.9 g。不宜大剂量使用。不入煎剂。研末多入丸散，不直接吞服。外用适量。朱砂有小毒，金属汞剧毒。不能长期或大剂量使用。天然朱砂为硫化汞，经水飞法炮制后毒性很低，用火炮制后，金属汞析出，而有剧毒。朱砂长期服用会有肾毒性。

【注意事项】本品有毒，不宜大量服用，也不宜少量久服；孕妇及肝肾功能不全者禁用；忌火煅。朱砂中毒表现为少动、反应迟钝、肾缺血性坏死、肝肿大及局灶性坏死，汞化合物进入人体后，汞离子与酶蛋白的巯基结合使酶失活，阻碍了细胞呼吸与正常代谢，高浓度可以穿过血脑屏障直接损害中枢神经，出现汞中毒性震颤。急性汞中毒还表现为消化道黏膜的刺激、腐蚀、坏死，并引起肾脏损害。传统的含汞中成药由于汞与蛋白质的结合牢固，排泄缓慢，体内半衰期长达60～70天，故多服、久服含朱砂成分的中成药易引起蓄积中毒而致呆闷、汞中毒性脊髓病。

【论述】朱砂能降低中枢神经的兴奋性，有镇静、催眠及抗惊厥作用；并有抗心律失常作用。朱砂中的汞能通过胎盘屏障而进入胎儿体内，故妊娠期应该禁服朱砂。朱砂有防腐解毒作用。朱砂有抑制或杀灭皮肤细菌和寄生虫等作用。

朱砂的传统功效是清心镇惊、安神、明目、解毒；主治心神不宁，心悸易惊，失眠多梦，癫痫发狂，小儿惊风，视物昏花，口疮，喉痹，疮疡肿毒。药理研究发现其有镇静、催眠、抗惊厥、抗心律失常等作用。朱砂的功效，古今差别不大。

磁石（《神农本草经》）

【来源】本品为氧化物类矿物尖晶石族磁铁矿，主含四氧化三铁。主产于辽宁、河北、山东、江苏。采挖后，除去杂石和杂质。砸碎，生用，或煅用。本品具磁性，有土腥气，味淡。以色灰黑、有光泽、能吸铁者为佳。

【别名】吸铁石，吸针石，灵磁石，活磁石，雄磁石。

【性味】味咸，性寒。

【归经与趋势】归肝，心，肾。磁石咸寒、质重，趋势向外、向下，入心镇惊、安神，入肝潜阳、明目，入肾纳气平喘、聪耳。

【化学成分】本品主要含四氧化三铁，其中含铁不得少于50%。另含锰、镉、铬、钴、铜、锌、铅、钛等。火煅醋淬后，含铁不得少于45%。磁铁中常含有砷。

【功效】镇惊安神，平肝潜阳，聪耳明目，纳气平喘，补血止血，通痹止痛。

【药理概括】生血作用，增强细胞免疫功能，抗炎，镇痛，镇静，抗惊厥，缩短凝血时间。

【辨证施治提纲】（一）证：心神不宁，惊悸，失眠，肝阳上亢，头晕目眩，视物昏花，耳鸣耳聋，肾虚气喘。（二）病：白内障，神经性耳鸣，眩晕症。

【剂量与用法】药典剂量：9～30 g。常规剂量：15～30 g。不宜大剂量使用。水煎服，先煎。磁石沉重，入胃难以消化，研末或入丸散吞服时宜极少量（每次1～3 g）。浸酒内服、外用适量。磁石无毒，在常规剂量内普遍有胃不舒、胃痛、恶心反应，生磁石较煅磁石更为明显。磁石长期服用可能有慢性砷中毒的不良反应，所以，不可大剂量和长期使用。

磁石煅制后能使砷的含量显著降低，磁石粉碎后，表面积增大，使砷去除更多；煅磁石先煎使砷更多的挥发，所以煅磁石水煎液中，砷的溶出量非常少。

【注意事项】因吞服后不易消化，如入丸散，不可多服。脾胃虚弱者慎用。

【论述】磁石具有抑制中枢神经的作用，并有镇惊、催眠及抗惊厥作用，且炮制后作用显著增强。磁石可使血液中血红蛋白水平、红细胞和白细胞数增加，同时中性粒细胞吞噬反应增加。磁石有抗炎、镇痛作用。磁石有促凝血作用，能明显缩短凝血时间和出血时间。

磁石的传统功效是镇惊安神、平肝潜阳、聪耳明目、纳气平喘；主治心神不宁，惊悸，失眠，肝阳上亢，头晕目眩，视物昏花，耳鸣耳聋，肾虚气喘。药理研究发现其有生血，增强细胞免疫功能，抗炎、镇痛、镇静，抗惊厥缩短凝血时间等作用。磁石的功效，古今差别不大。

龙骨（《神农本草经》）

【来源】本品为古代哺乳动物如三趾马类、犀类、鹿类、牛类、象类等骨骼的化石或象类门齿的化石。主产于山西、内蒙古、陕西。全年均可采挖，挖出后，除去泥土及杂质，贮于干燥处。生用或煅用。本品无臭，无味。以质硬、色白、吸湿力强者为佳。

【别名】土龙骨，五花龙骨。

【性味】味甘、涩，性平。

【归经与趋势】归心、脑、血管，肝，肾。龙骨甘缓能补、涩可固脱、质重沉降，趋势向外、向下。

【化学成分】本品主要含碳酸钙、磷酸钙、氧化镁。另含铁、钾、钠、氯、铜、锰等多种无机元素、氨基酸等。

【功效】镇惊安神，平肝潜阳，收敛止血，生肌养胃，舒筋壮骨。

【药理概括】镇静，催眠，抗惊厥，降低血管通透性，促凝血，抗骨质疏松，增强免疫，抗神经损伤，抗溃疡，松弛骨骼肌、降低肌肉兴奋性。

【辨证施治提纲】（一）证：心神不宁，心悸失眠，惊痫癫狂，肝阳上亢，头晕目眩，正虚滑脱诸证，湿疮痒疹，疮疡久溃不敛。（二）病：失眠，骨质疏松症，急、慢性气管炎，胃、十二指肠溃疡，小儿虚汗，痔疮。

【剂量与用法】药典剂量：15～30 g。常规剂量：15～30 g。一般不宜更大剂量使用。水煎服，先煎。研末或入丸散吞服时酌减。浸酒内服、外用适量。龙骨无毒，在常规剂量内少数患者有胃部不适反应，长期服用也没有明显不良反应。

镇惊安神、平肝潜阳生用，收敛固涩宜煅用。龙骨煅制后质地变得松脆，能显著提高钙离子的煎出率。微量元素镁、锌、锰、铜的煎出率也明显高于生龙骨。

【注意事项】湿热积滞者不宜使用。

【论述】龙骨能抑制中枢，有镇静、催眠、抗惊厥作用。龙骨钙离子与胃酸作用形成可溶性钙盐，能调节电解质平衡，减轻骨骼肌的兴奋性。龙骨能调节机体免疫功能。龙骨有利于消除溃疡和促进伤口的愈合的作用。龙骨中的钙离子能致密毛细血管，能促进血液凝固，有降低血管通透性作用。龙骨具有促进损伤神经组织功能恢复的作用。

龙骨的传统功效是镇惊安神、平肝潜阳、收敛固涩；主治心神不宁，心悸失眠，惊痫癫狂，肝阳上亢，头晕目眩，正虚滑脱诸证，湿疮痒疹，疮疡久溃不敛。药理研究发现其有镇静、催眠，抗惊厥，促凝血，抗骨质疏松，增强免疫，松弛骨骼肌等作用。龙骨的功效，古今差别不大。

琥珀（《名医别录》）

【来源】本品为古松科松属植物的树脂埋藏地下经年久转化而成。主产于广西、云南、辽宁、河南。随时可采，从地下或煤层中挖出后，除去砂石、泥土等杂质。用时捣碎，研成细粉用。本品气微，味淡。以色红、明亮、块整齐、质松脆、易碎者为佳。

【别名】血琥珀，血珀，红琥珀，光珀。

【性味】味甘，性平。

【归经与趋势】归心，肝，膀胱。琥珀甘平、质重，趋势入心镇惊安神，入肝活血疏通，向外、向下。

【化学成分】本品主要含树脂、挥发油，另含琥珀氧松香酸、琥珀松香酸、琥珀银松酸、琥珀脂醇、琥珀松香醇及琥珀酸等。

【功效】镇惊安神，活血散瘀，利尿通淋。

【药理概括】镇痛，镇静，抗惊厥。

【辨证施治提纲】（一）证：心神不宁，心悸失眠，惊风，癫痫，经闭痛经，心腹刺痛，癥瘕积聚，淋证，癃闭。（二）病：冠心病，尿路感染，抑郁症。

【剂量与用法】药典剂量：1.5～3 g。常规剂量：1～1.5 g。不宜大剂量使用。不入煎剂。研末或入丸散吞服。浸酒内服、外用适量。琥珀无毒，在常规剂量内吞服没有不适反应，长期服用也没有明显不良反应。剂量稍大有消化道反应。

【注意事项】过大剂量服用会有胃部不适甚至恶心反应。

【论述】琥珀酸具有中枢抑制作用，有明显的镇痛作用，也有镇静、抗惊厥作用。

琥珀的传统功效是镇惊安神、活血散瘀、利尿通淋；主治心神不宁，心悸失眠，惊风，癫痫，血滞经闭痛经，心腹刺痛，癥瘕积聚，淋证，癃闭。药理研究发现其有镇痛、镇静、抗惊厥等作用。琥珀的功效，古今差别不大。

第二节　养心安神药

养心安神药多为植物种子、种仁类药物，具有甘润滋养之性，性味多甘平，故以养心安神为主要作用。主治阴血不足、心脾两虚，心失所养之心悸怔忡，虚烦不眠，健忘多梦等心神不宁虚证。

酸枣仁（《神农本草经》）

【来源】本品为鼠李科植物酸枣的干燥成熟种子。主产于辽宁、河北、山西、内蒙古、陕西。秋末冬初采收成熟果实，除去果肉和核壳，收集种子，晒干。生用或炒用，用时捣碎。本品气微，味淡。以粒大、饱满、外皮紫红色者为佳。

【别名】枣仁，枣仁核。

【性味】味甘、酸，性平。

【归经与趋势】归肺、卫、皮肤，心、脑、血管，肝、胆、肾、子宫。酸枣仁甘补、酸敛，质润，趋势向外、向下，四散敷布、滋养全身，自巅顶灌溉脑府、安神益智，入心宫似甘露、润泽君主，经肺宣发，达中焦疏肝解郁、升清降浊，至下极补肾气、通任脉。

【化学成分】本品主要含三萜皂苷类：酸枣仁皂苷A、B等；并含黄酮类、生物碱类、脂肪酸类化合物；另含阿魏酸、氨基酸、挥发油、多糖、维生素、苦味质、黏液质、植物甾醇、多种无机元素等成分。

【功效】疏风利肺，益气强心，宁心养心，疏肝解郁，安神定志，健脑益智，潜阳镇惊，延缓衰老，生津敛汗，化浊通络，活血散结，通痹止痛，润燥养胃。

【药理概括】镇静，催眠，安定作用，抗焦虑，抗抑郁，抗惊厥，镇痛，降体温，降压，强心，抗心律失常，抗心肌缺血，降血脂，抗动脉粥样硬化，抗血小板聚集，增强记忆，抗氧化、抗衰老，增强免疫，抗肿瘤，抗烧烫伤，耐缺氧，减轻急性高原反应，抗溃疡，兴奋子宫，抗炎，抑制血管平滑肌细胞增殖。

【辨证施治提纲】（一）证：虚烦不眠，惊悸多梦，体虚多汗，津伤口渴。（二）病：神经衰弱失眠，各种疼痛症，抑郁症，室性早搏，更年期综合征，冠心病。

【剂量与用法】药典剂量：9～15 g。常规剂量：9～15 g。大剂量：15～30 g。水煎服。研末或入丸散吞服时酌减。浸酒内服、外用适量。酸枣仁无毒，在常规剂量内没有不适反应，长期服用或大剂量使用也没有明显不良反应。

【注意事项】妊娠禁忌。酸枣仁含较多的脂肪油，对于有慢性腹泻的患者可能会引起滑肠。

【论述】酸枣仁的各种剂量及给药方法都能抑制中枢神经系统，有明显的催眠、镇静作用。酸枣仁有明显的抗焦虑、抗抑郁作用。酸枣仁煎剂有抗炎、镇痛、抗惊厥、降体温作用。酸枣仁能减少脑组织含水量及 MDA 含量，使脑组织的活性增高，乳酸含量下降，减轻缺血性脑损伤，并能增强记忆功能。

酸枣仁能改善心肌缺血、抗心律失常、提高耐缺氧能力、降血压、降血脂、抗血小板聚集、抑制血管平滑肌细胞增殖，抗动脉粥样硬化。酸枣仁能增强免疫功能。酸枣仁能使超氧化物歧化酶（SOD）含量明显下降，显示抗衰老作用。酸枣仁有一定的抗肿瘤、抗辐射作用，能对抗肿瘤放疗中的白细胞的减少。酸枣仁有抗溃疡作用。酸枣仁对子宫有兴奋作用。

酸枣仁的传统功效是养心补肝、宁心安神、敛汗、生津；主治虚烦不眠，惊悸多梦，体虚多汗，津伤口渴。药理研究发现其许多新功效：镇静，催眠，抗抑郁，抗惊厥，抗炎镇痛，强心，抗心肌缺血，抗动脉粥样硬化，抗血小板聚集，增强记忆，抗衰老，抗肿瘤等；开发了心、脑、血管，抗抑郁，抗惊厥，抗衰老，增强免疫，抗肿瘤等方面的治疗前景。

柏子仁（《神农本草经》）

【来源】本品为柏科植物侧柏的干燥成熟种仁。主产于山东、河南、河北。秋、冬二季采收成熟种子，晒干，除去种皮，收集种仁。生用或制霜用。本品气微香，味淡。以粒饱满、色黄白、油性大者为佳。

【别名】柏实，柏子，柏仁，侧柏子。

【性味】味甘，性平。

【归经与趋势】归心、脑，肝，肠。柏子仁甘平、质润，趋势向外、向下，功专养心安神。

【化学成分】本品主要含柏木醇、谷甾醇和双萜类成分，又含脂肪油，并含少量挥发油、皂苷、维生素A和蛋白质等。

【功效】养心安神，健脑益智，平肝镇惊，润肠通便，滋阴敛汗。

【药理概括】调节觉醒—睡眠节律，改善记忆，镇静，催眠，抗惊厥，泻下。

【辨证施治提纲】（一）证：阴血不足，虚烦失眠，心悸怔忡，肠燥便秘，阴虚盗汗。（二）病：盗汗，习惯性便秘，闭经，室性早搏，心律失常，虚烦失眠。

【剂量与用法】药典剂量：3～9 g。常规剂量：9～15 g。大剂量：15～30 g。水煎服。研末或入丸散吞服时酌减。浸酒内服、外用适量。柏子仁无毒，在常规剂量内没有不适反应，长期服用或大剂量使用也没有明显不良反应。

【注意事项】本品质润，便溏及多痰者慎用。

【论述】柏子仁有延长慢波睡眠期的作用。柏子仁对神经节突起的生长有轻度促进作用。柏子仁对学习记忆有改善作用。柏子仁含有多量的脂肪油，有缓和的泻下作用。

柏子仁的传统功效是养心安神、润肠通便、止汗；主治阴血不足，虚烦失眠，心悸怔忡，肠燥便秘，阴虚盗汗。药理研究发现其有调节觉醒—睡眠节律，改善记忆，抗惊厥，泻下等作用。柏子仁的功效，古今差别不大。

灵芝（《神农本草经》）

【来源】本品为多孔菌科真菌赤芝或紫芝的干燥子实体。全国大部分地区均产。全年采收，除去杂质，剪除附有朽木、泥沙或培养基质的下端菌柄，阴干或烘干。生用。本品气微香，味苦涩。以子实体粗壮、肥厚、皮壳具光泽者为佳。

【别名】灵芝草，菌灵芝，木灵芝。

【性味】味甘，性平。

【归经与趋势】归心、脑、血管，肺、卫、皮肤，肝，胃，肾。灵芝甘平，趋势以滋养、疏通、化浊为主，入脑健脑，入心养心，敷布三焦，益肺、疏肝、养胃、护肾。

【化学成分】本品主要含30余种灵芝多糖、130余种三萜类化合物，多种核苷、氨基酸、甾醇、生物碱及微量元素等。

【功效】益气养心，健脑安神，止咳平喘，化浊通络，活血散结，疏肝解毒，祛湿护肾，生肌养胃，延缓衰老。

【药理概括】抗肿瘤，增强免疫功能，抗放射，镇静，镇痛，扩冠增流，改善心脑供血供氧，保护心肌缺血，降压，降血脂，抑制动脉粥样硬化斑块形成，抑制血小板聚集，改善微循环，镇咳，平喘，保肝，抗肝毒，拮抗糖皮质激素作用，降血糖，抗缺氧，清除自由基作用，抗肾损伤、保护肾皮质，抑制胃溃疡，保护肌损伤，抗艾滋病毒。

【辨证施治提纲】（一）证：心神不宁，失眠心悸，肺虚咳喘，虚劳短气，不思饮食。

（二）病：慢性支气管炎，哮喘，冠心病、心绞痛，高脂血症，高血压病，神经衰弱症，肝炎，白细胞减少症，肿瘤，视网膜色素变性，慢性型克山病，急性高原反应，萎缩性肌强直，斑秃，局限性硬皮病。

【剂量与用法】药典剂量：6～12 g。常规剂量：6～12 g。大剂量：12～20 g。水煎服。研末或入丸散吞服时酌减。浸酒内服、外用适量。灵芝无毒，在常规剂量内没有不适反应，长期服用或大剂量使用也没有明显不良反应。

【注意事项】本品毒性小，安全范围大。

【论述】灵芝对中枢神经系统有较明显的抑制作用，具有镇静、镇痛作用，能延长睡眠时间，改善睡眠质量；对脑组织功能有保护作用，保护神经元，减轻癫痫性发作。灵芝多糖具有广泛的免疫调节活性，能提高机体免疫活性，还可改善衰老所致的免疫功能减退。灵芝子实体、灵芝多糖、灵芝孢子中分离出来的三萜类化合物均有抗肿瘤作用，并能增强机体抗肿瘤的免疫力。灵芝中的蛋白多糖有抗病毒活性。灵芝具有抗氧化、提高耐缺氧能力，有抗衰老作用。

灵芝多糖有保肝解毒作用，能减轻中毒性肝炎的病理损害，对肝脏甘油三酯的蓄积作用有明显降低作用，并能减轻脂肪肝，尚可促进肝细胞再生。灵芝有明显的强心作用，能增加心肌收缩力，增加冠状动脉血流量和心排血量，改善心律。灵芝有对抗放射线和有毒化学物质对机体的损害。灵芝有降血糖、降血脂作用。灵芝具有平喘、止咳、祛痰作用。灵芝有抗艾滋病病毒的作用。灵芝有抗溃疡作用。灵芝有清除自由基的作用，可用于治疗萎缩性肌强直、多发性肌炎和皮肌炎。

灵芝的传统功效是补气安神、止咳平喘；主治心神不宁，失眠心悸，肺虚咳喘，虚劳短气，不思饮食。药理研究发现其许多新功效：抗肿瘤，增强免疫功能，镇静，改善心脑供血供氧，降血脂，抑制动脉粥样硬化斑块形成，抑制血小板聚集，镇咳，平喘，保肝，清除自由基，抗肾损伤，抑制胃溃疡，保护肌损伤等；开发了心、脑、血管，保肝，抗衰老，护肾，生肌养胃等方面的治疗前景。

首乌藤（《何首乌传》）

【来源】本品为蓼科植物何首乌的干燥藤茎。主产于河南、湖北、广东、广西、贵州。秋、冬二季采割，除去残叶，捆成把或趁鲜切断，干燥。生用。本品气微，味微苦涩。以外皮紫褐色者为佳。

【别名】夜交藤，棋藤。

【性味】味甘，性平。

【归经与趋势】归心、脑，肺，皮肤，肝，膀胱。首乌藤甘平，趋势向外、向下，以养血安神、祛风通络为主。

【化学成分】本品主要含蒽醌类成分：大黄素、大黄素-6-甲醚、大黄素-8-O-β-D-葡萄糖苷等多种成分。另含首乌藤多糖、黄酮类、植物甾醇、脂肪酸等成分。

【功效】养血安神，健脑益智，祛风通络，润肺止咳，化浊散结，增液利尿。

【药理概括】镇静，催眠，降血脂，镇咳，抗炎，抑菌，兴奋肠运动，抗肿瘤，促进免疫，降压，利尿，促智。

【辨证施治提纲】（一）证：失眠多梦，血虚身痛，风湿痹痛，皮肤瘙痒。（二）病：失眠，精神分裂症，疥疮。

【剂量与用法】药典剂量：9～15 g。常规剂量：15～30 g。大剂量：30～60 g。水煎服。研末或入丸散吞服时酌减。浸酒内服、外用适量。首乌藤无毒，在常规剂量内没有不适反应，长期服用或大剂量使用也没有明显不良反应。

【注意事项】首乌藤含少量大黄素，大剂量使用会有滑肠反应。

【论述】首乌藤有镇静、催眠作用。首乌藤具有抗氧化作用。首乌藤有抗慢性炎症及抗菌作用。首乌藤能促进免疫功能。首乌藤有降脂、抗动脉硬化和预防脂肪肝的作用。首乌藤含有促智活性物质，能改善学习和记忆能力。

首乌藤的传统功效是养血安神、祛风通络；主治失眠多梦，血虚身痛，风湿痹痛，皮肤瘙痒。药理研究发现其有镇静、催眠、镇咳，抗炎，利尿，促智等作用。首乌藤的功效，古今差别不大。

合欢皮（《神农本草经》）

【来源】本品为豆科植物合欢的干燥树皮。全国大部分地区均产。夏、秋二季剥取，晒干。生用。本品气微香，味淡、微涩、稍刺舌，而后喉头有不适感。以皮细嫩、皮孔明显者为佳。

【别名】夜合皮，合欢树皮。

【性味】味甘，性平。

【归经与趋势】归心，肝，肺。合欢皮甘平，趋势入心、肝经，能解郁安神，活血通络。

【化学成分】本品主要含三萜皂苷化合物、黄酮、木脂素、生物碱、鞣质及多糖等成分。

【功效】解郁安神，活血消肿，祛风止痒。

【药理概括】镇静，抗生育，增强免疫功能，抑菌，抗肿瘤，抗过敏。

【辨证施治提纲】（一）证：心神不安，愤怒忧郁，失眠多梦，肺痈，疮肿，跌仆伤痛。（二）病：失眠，神经官能症，腮腺炎，跌扑伤痛，肺痈，疮肿，阳痿。

【剂量与用法】药典剂量：4.5～9 g。常规剂量：9～15 g。大剂量：15～30 g。水煎服。研末或入丸散吞服时酌减。浸酒内服，外用适量。合欢皮无毒，在常规剂量内没有不适反应，长期服用也没有明显不良反应。大剂量使用会有胃不适反应。

【注意事项】妊娠禁忌。

【论述】合欢皮对睡眠有双向调节作用，低浓度时有催眠作用，高浓度则有兴奋作用。合欢皮有显著的抗过敏作用。合欢皮有抗肿瘤作用。合欢皮具有显著的兴奋子宫和致流产作用。

合欢皮的传统功效是解郁安神、活血消肿；主治心神不安，愤怒忧郁，失眠多梦，肺痈，疮肿，跌扑伤痛。药理研究发现其有镇静、增强免疫功能、抗肿瘤、抗过敏等作用。合欢皮的功效，古今差别不大。

远志（《神农本草经》）

【来源】本品为远志科植物远志或卵叶远志的干燥根。主产于山西、陕西、河北、河南。春、秋二季采挖，除去须根和泥沙，晒干。切段，生用或炙用。本品气微，味苦、微辛，嚼之有刺喉感。以色灰黄、肉厚、去净木心者为佳。

【别名】苦远志，小草，细草。

【性味】味苦、辛，性温。

【归经与趋势】归心、脑、血管，肾、膀胱、子宫。远志辛开、苦降、温通，趋势向外、向下，升清降浊。

【化学成分】本品主要含远志皂苷 A-G，远志碱，多种齐墩果酸，低聚糖苷，葡萄糖，果糖，脂肪油，树脂等。

【功效】安神镇惊，交通心肾，健脑益智，疏肝解郁，祛痰开窍，利肺止咳，消痈散结，益气养胃，利尿消肿。

【药理概括】镇静，抗惊厥，促进体力和智力恢复，抗抑郁，降压，脑保护活性，抗痴呆，祛痰，镇咳，兴奋子宫，溶血作用，抗肿瘤，保护雄性生殖细胞遗传物质，解酒，利尿，抗溃疡，抑菌。

【辨证施治提纲】（一）证：心肾不交引起的失眠多梦，健忘惊悸，神志恍惚，癫痫惊狂，咳痰不爽，疮疡肿毒，乳房肿痛。（二）病：慢性支气管炎，神经衰弱症，冠心病，心肌炎，阑尾炎，小儿多动症，脏躁症，滴虫性阴道炎，小儿惊吓，急性乳腺炎。

【剂量与用法】药典剂量：3～9 g。常规剂量：6～12 g。一般不大剂量使用。水煎服。研末或入丸散吞服时酌减。浸酒内服、外用适量。远志无毒，在常规剂量内没有不适反应，长期服用也没有明显不良反应。大剂量使用会有胃部不适反应。

【注意事项】妊娠禁忌。远志大剂量应用，会引起恶心、呕吐。远志含皂苷，有溶解红细胞的作用，故不能作为注射剂使用。

【论述】远志有镇静、催眠、抗抑郁及抗惊厥作用。远志皂苷能刺激胃黏膜，引起轻度恶心，因而反射性增加支气管的分泌而有祛痰作用，远志也有镇咳作用。远志对子宫有强烈的兴奋作用。远志中有多种齐墩果酸成分，有解酒作用。远志醇有止痛作用。远志能促进体力和智力，有抗氧化、抗衰老作用。远志水浸膏对脑有保护作用。远志根水提物具有预防各种炎性脑病的作用。远志皂苷有增强免疫作用。远志能降低心肌收缩力、减慢心率。远志的甲醇提取物有降血糖、降血脂作用。远志有利胆作用，有显著的抗溃疡作用。远志有降压、利尿消肿作用。远志有抗突变、抗癌作用。远志有抗菌、抗病毒、溶血作用。远志有保护雄性生殖细胞遗传物质的作用。远志对多种致病菌有抑制作用。

远志的传统功效是安神益智、交通心肾、祛痰开窍、消散痈肿；主治心肾不交引起的失眠多梦，健忘惊悸，神志恍惚，癫痫惊狂，咳痰不爽，疮疡肿毒，乳房肿痛。药理研究发现其有镇静、抗惊厥，促进体力和智力，抗抑郁，抗痴呆，祛痰、镇咳，利尿等作用；开发了抗惊厥，促进体力和智力，抗抑郁、抗痴呆方面的治疗前景。

缬草（《新修本草》）

【来源】本品为败酱科植物缬草、黑水缬草、宽叶缬草的干燥根及根茎。分布于东北、西北、西南各省区。秋季采收，阴干，生用。以黑褐色似瘤状者为佳。

【别名】穿心排草，鹿子草，满山香，七里香，蜘蛛香。

【性味】味辛、苦，性温。

【归经与趋势】归心、脑、血管，肝、胆，胃、肠，肾、膀胱。缬草辛开、苦降、温通，趋势向外、向下，四散敷布、八方疏通，自脑府、入心宫、下中焦、至下极，以通为补。

【化学成分】本品主要含缬草三酯、缬草素、挥发油、生物碱、黄酮、氨基酸等。

【功效】安神镇惊，疏肝解郁，宁心养心，通络健脑，利胆溶石，护肾缩尿，化浊散结，解痉止痛。

【药理概括】镇静，催眠，抗惊厥，抗抑郁，降压，增加冠脉流量，降低心率，降低心肌耗氧量，扩张血管，抗心律失常，抗心肌缺血再灌注损伤，改善脑循环，细胞毒活性、抗肿瘤作用，胃平滑肌解痉作用，胆囊结石溶解作用，加速血凝过程，保护肝坏死，护肾，抗利尿，抑菌，镇痛，调节血脂，抗脂质过氧化，防治血管狭窄。

【辨证施治提纲】（一）证：心神不安，失眠多梦，健忘惊悸。（二）病：神经衰弱及神经病，腰腿痛，腹痛，跌打损伤，心悸，癫痫，支气管哮喘，皮肤过敏，滋补。

【剂量与用法】药典剂量：3～9 g。常规剂量：6～15 g。大剂量：15～30 g。水煎服。研末或入丸散吞服时酌减。浸酒内服、外用适量。缬草无毒，在常规剂量内没有不适反应，长期服用或大剂量使用也没有明显不良反应。

【注意事项】缬草毒性小，安全范围大。

【论述】缬草能调节循环系统，明显增加冠脉流量，减慢心率，减弱心肌收缩力。缬草具有镇静作用，能加强大脑皮质的抑制过程，减低反射兴奋性。缬草有调节血脂和抗脂质过氧化作用。缬草能扩张痉挛的脑基底动脉，通过消除自由基，抗炎，防止血小板及白细胞聚集黏附、抑制免疫反应等作用来减轻血管内皮细胞的损伤，从而改善脑血液循环，减轻神经元坏死。缬草能抑制血管内膜损伤后血管平滑肌细胞过度增殖、迁移、分泌，故有可能成为一种新的预防血管狭窄的药物。

缬草对血管平滑肌、气管平滑肌、胆道平滑肌有明显的解痉作用，同时还可以增加肝脏胆汁分泌，增加肝内胆汁中总胆汁酸水平；胆汁中总胆汁酸浓度提高，胆固醇浓度下降，可抑制胆固醇结石生长，促进结石溶解。缬草有降低总胆固醇、低密度脂蛋白和尿蛋白的作用，并减轻肾小球体积缩小和系膜增生，明显改善糖尿病患者的肾脏损害，减少蛋白尿，延缓肾功能损害的进展。缬草还有抗抑郁、抗肿瘤等作用。

缬草的传统功效是宁心安神、祛风湿、行气血、止痛；主治心神不安、失眠多梦、健忘惊悸。药理研究发现其许多新功效：镇静，催眠，抗惊厥，抗抑郁，增加冠脉流量，抗心律失常，改善脑循环，抗肿瘤，平滑肌解痉，胆囊结石溶解，保护肝坏死，护肾，抗利尿等；开发了心、脑、血管，抗抑郁，解痉，溶石，保肝，护肾等方面的治疗前景。

第十五章　平肝息风药

凡以平肝潜阳或息风止痉为主要功效，常用以治疗肝阳上亢或肝风内动病症的药物，称平肝息风药。

平肝息风药均入肝经，多为动物药及矿石类药物，具有平肝潜阳、息风止痉的功效。部分药以其质重、性寒沉降之性，兼有镇惊安神、清肝明目、重镇降逆、凉血以及祛风通络等功效。

平肝息风药主要用于治疗肝阳上亢，头晕目眩，以及肝风内动，痉挛抽搐。部分药还可用于治心神不宁、目赤肿痛、呕吐、呃逆、喘息、血热出血，以及风中经络之口眼歪斜、风湿痹痛等证。

使用平肝息风药时应根据引起肝阳上亢、肝风内动的病因、病机及兼证的不同，进行相应的配伍。由于肝风内动以肝阳化风多见，故息风止痉药常与平肝潜阳药合用；如属阴虚阳亢者，多配伍滋养肝肾之品，益阴以制阳；热极生风之肝风内动，当配伍清热泻火解毒之品；阴血亏虚之肝风内动，当配伍补养阴血之品；肝火亢盛者，又当配伍清泻肝火药同用；脾虚慢惊风，多配伍补气健脾药同用；兼窍闭神昏者，当配伍开窍醒神之品；兼心神不安、失眠多梦者，当配伍安神药；兼挟痰邪者，应与化痰药配伍。

本类药物有性偏寒凉或性偏温燥的不同，故应区别使用。若脾虚慢惊者，不宜用寒凉之品；阴虚血亏者，当忌用温燥之药。

平肝息风药可分为以平肝阳为主要作用的平抑肝阳药和以息肝风、止痉为主要作用的息风止痉药二类。

现代药理研究证明，平肝息风药多具有降血压、镇静、抗惊厥作用，能抑制实验性癫痫的发生，可使实验动物自主活动减少。部分药物还有解热、抗炎、镇痛及抑制血小板聚集、抗血栓等作用。

第一节　平抑肝阳药

本类药物多为质重之介类或矿石类药物，性偏寒凉，主入肝经，以平抑或潜镇肝阳为主要功效。适用于肝阳上亢之头晕目眩、头痛、耳鸣及肝火上攻之面红、目赤、口苦、烦躁易怒、头痛头昏等证。亦可用治肝阳化风之痉挛抽搐及肝阳上扰之烦躁失眠。

石决明（《名医别录》）

【来源】本品为鲍科动物杂色鲍、皱纹盘鲍、羊鲍、澳洲鲍、耳鲍或白鲍的贝壳。我国主产于广东、山东、福建，进口澳洲鲍主产于澳洲、新西兰，耳鲍主产于印度尼西亚、菲律宾、日本。夏、秋二季捕捞，去肉，洗净，干燥。生用或煅用，用时打碎。本品气微，味微咸。以内面具有珍珠样光彩者为佳。

【别名】千里光，海决明，鲍鱼壳，九孔石决明。

【性味】味咸，性寒。

【归经与趋势】归肝，肺，脑，胃。石决明咸寒、质重，趋势向外、向下，专入肝经，清肝泄热。

【化学成分】本品主要含碳酸钙、有机质等。尚含硅酸盐、磷酸盐、氯化物、镁、铁、锌、锰、铬等微量元素和极微量的碘。煅烧后碳酸钙分解，产生氧化钙，有机质则被破坏。贝壳内层具有珍珠样光泽的角质蛋白，经盐酸水解可得16种氨基酸。

【功效】潜阳镇惊，清肝明目，活血祛风，健脑安神，益肺平喘，泻火养胃。

【药理概括】镇静，抗惊厥，保护脑损伤，抗溃疡，保肝，耐缺氧，抗凝血，抑制免疫，增加肺灌流量，扩张气管平滑肌。

【辨证施治提纲】（一）证：肝阳上亢，头痛眩晕，目赤翳障，视物昏花，青盲雀目。（二）病：高血压病，高脂血症，中枢神经系统疾病，眼科疾病。

【剂量与用法】药典剂量：3～15 g。常规剂量：6～15 g。大剂量：30～60 g。水煎服，先煎。研末或入丸散吞服时酌减。浸酒内服，外用适量。石决明无毒，在常规剂量内没有不适反应，长期服用也没有明显不良反应。大剂量使用会有胃部不适反应。平肝、清肝宜生用，外用点眼宜煅用、水飞。

【注意事项】本品咸寒，易伤脾胃，故脾胃虚寒，食少便溏者慎用。

【论述】石决明有镇静、抗惊厥、降血压、止痛、解热作用。石决明有消炎、抗菌作用。石决明有显著的抗凝血作用。石决明有抑制免疫作用。石决明对肝损伤有保护作用，能明显降低谷丙转氨酶。石决明有耐缺氧、保护脑损伤作用。石决明可增加肺的灌流量并扩张气管、支气管平滑肌。石决明所含大量钙盐，能中和胃酸，有防治胃溃疡作用。石决明有消炎、抗菌作用。

石决明的传统功效是平肝潜阳、清肝明目；主治肝阳上亢，头痛眩晕，目赤翳障，视物昏花，青盲雀目。药理研究发现其有镇静、抗惊厥，保护脑损伤，抗溃疡，保肝，增加肺灌流量等作用。石决明的功效，古今差别不大。

珍珠母（《本草图经》）

【来源】本品为蚌料动物三角帆蚌、褶纹冠蚌或珍珠贝科动物马氏珍珠贝的贝壳。主产于江苏、浙江、广东、广西、海南。全年均可捕捞，去肉，洗净，干燥。生用或煅用，用时打碎。本品气微辛，味淡。以色白、内面有光泽者为佳。

【别名】珠牡，珠母，明珠母。

【性味】味咸，性寒。

【归经与趋势】归肝，心、脑。珍珠母咸寒、质重，趋势向外、向下，专入肝经，清肝泄热。

【化学成分】本品主要含磷脂酰乙醇胺、半乳糖神经酰胺、羟基脂肪酸、蜗壳肮、碳酸钙、氧化钙等，尚含锌、镁、铁、铝、铜等多种微量元素及多种氨基酸。

【功效】平肝潜阳，安神定惊，明目退翳，凉血止血，祛风止痒，疏肝散结，通络健脑，生肌养胃，延缓衰老。

【药理概括】保护眼睛，抗白内障，中枢抑制作用，抗溃疡，填充骨形成，止血，抗氧自由基，延缓衰老，收缩子宫，抑肠，保肝，抗脑缺血、缺氧，抗过敏，抗肿瘤，促进创面肉芽增生。

【辨证施治提纲】（一）证：肝阳上亢，头痛眩晕，心神不宁，惊悸失眠，目赤翳障，视物昏花。（二）病：眼科疾病，神经系统疾病，心血管疾病，溃疡病，呼吸系统疾病，口腔疾病，皮肤科疾病。

【剂量与用法】药典剂量：10～25 g。常规剂量：15～30 g。一般不宜更大剂量使用。水煎服，先煎。研末或入丸散吞服时酌减。浸酒内服，外用适量。珍珠母无毒，在常规剂量内服用部分患者有胃不适，甚至胃痛反应。

【注意事项】妊娠禁忌。珍珠母质沉，不易消化，剂量过大会有胃不适、胃痛、食欲不振、便秘等。

【论述】珍珠母有镇静、抗惊厥作用，能对抗脑缺血、缺氧。珍珠母可抑制自由基反应，清除体内超氧阴离子，能使心肌、脑组织的脂褐素的含量明显降低，有抗氧化、延缓衰老作用。珍珠母可以显著地延迟白内障的形成，对晶体产生的环状混浊有一定对抗作用。珍珠母对肝损伤有保护作用，可使肝细胞损害减轻，肝功能恢复加快。

珍珠母能显著减少胃液分泌量，并减少总酸分泌量，能显著促进胃溃疡愈合。珍珠母有明显的抗过敏作用，能抗过敏性休克。珍珠母能提高免疫功能，有抗肿瘤作用。珍珠母能促进子宫收缩，并有止血作用。珍珠母粉具有显著的促进创面肉芽增生的作用，外用可明显缩短创面生长新鲜肉芽组织的时间。

珍珠母的传统功效是平肝潜阳、安神定惊、明目退翳；主治肝阳上亢，头痛眩晕，心神不宁，惊悸失眠，目赤翳障，视物昏花。药理研究发现其有抗白内障，中枢抑制，抗溃疡，止血，延缓衰老，保肝，抗脑缺血、缺氧等作用。珍珠母的功效，古今差别不大。

牡蛎（《神农本草经》）

【来源】本品为牡蛎科动物长牡蛎、大连湾牡蛎或近江牡蛎的贝壳。主产于广东、福建、浙江、江苏、山东。全年均可捕捞，去肉，洗净，晒干。生用或煅用，用时打碎。本品气微，味微咸。以质坚硬、内面光洁、色白者为佳。

【别名】左顾牡蛎，牡蛎蛤，牡蛤。

【性味】味咸，性微寒。

【归经与趋势】归心、脑、血管，肝、胆、胃、肠，肺、卫、皮肤，肾。牡蛎咸寒、质重沉降，趋势向外、向下、四散敷布、八方疏通；似夏日之甘露，清降脑府邪热，涵养心宫；入驻中焦：疏肝、健胃；固涩下焦：升清降浊。

【化学成分】本品主要含碳酸钙、磷酸钙及硫酸钙。尚含铜、铁、锌、锰、锶、铬等微量元素及多种氨基酸。

【功效】潜阳镇惊，益气滋阴，清脑安神，软坚散结，收敛固涩，制酸止痛，疏肝化浊，健胃消食，活血祛瘀，舒筋壮骨，通络养心，延缓衰老。

【药理概括】镇静，催眠，局部麻醉，抗溃疡，增强消化力，保肝，增强免疫，抗疲劳，放射增敏作用，促进成骨细胞增殖，抗凝血，抗血栓，调血脂，抗动脉粥样硬化，保护心血管，降低毛细血管通透性，抗癫痫，抑制神经肌肉兴奋性，降血糖，抗肿瘤，抗氧化、抗衰老，抑菌，抗病毒，升高白细胞。

【辨证施治提纲】（一）证：肝阳上亢，眩晕耳鸣，心神不宁，惊悸失眠，瘰疬痰核，癥瘕痞块，自汗盗汗，遗精滑精，崩漏带下，胃痛吞酸。（二）病：神经系统疾病，心血管疾病，消化系统疾病，呼吸系统疾病，骨质疏松症，生殖系统疾病，甲状腺疾病，代谢性疾病，咽喉疾病，铅中毒。

【剂量与用法】药典剂量：9～30 g。常规剂量：15～30 g。不宜更大剂量使用。水煎服，先煎。研末或入丸散吞服时酌减。浸酒内服，外用适量。牡蛎无毒，在常规剂量内服用部分患者有胃不适，甚至胃痛反应。研末或入丸散吞服的胃痛反应更为明显。长期服用没有明显不良反应。煅牡蛎消化道反应较少。潜阳补阴、重镇安神、软坚散结生用，收敛固涩、制酸止痛煅用。

【注意事项】牡蛎质沉，不易消化，剂量过大会有胃不适、胃痛反应。

【论述】牡蛎可通过多途径来增强机体免疫功能。牡蛎有抗疲劳作用，机制是牡蛎所含的牛磺酸和锌，能提高支链氨基酸比例，提高骨骼肌蛋白质合成等发挥抗疲劳作用。牡蛎有明显的抗肝损伤作用，可抑制血清谷丙转氨酶和血清谷草转氨酶升高、肝糖原含量降低、肝脂质过氧化物过量产生，并能使组织形态学上的肝细胞变性、坏死得到明显的减少和改善，肝细胞再生活跃，炎细胞浸润也减少。牡蛎能抑制高脂血症，抗动脉粥样硬化，并对心血管系统有保护作用。

牡蛎中所含牛磺酸可提高β细胞对胰岛素的敏感性，锌离子浓度增高可以提高胰岛素原的转化率，而糖原具有保肝功能，可以直接被机体吸收利用而减轻胰腺负担，因而对糖尿病有益。

牡蛎所含碳酸钙有抗酸作用，口服后能直接中和胃酸，减少胃酸对溃疡面的腐蚀、消化作用，又有一定的增强消化力的作用。牡蛎有镇静、抗惊厥、抗癫痫、镇痛作用。牡蛎有抗氧化、抗衰老作用。牡蛎多糖具有降血脂、抗凝血、抗血栓等作用。牡蛎壳中的钙盐可降低毛细血管的通透性，在胃中与胃酸作用形成可溶性钙盐，吸收后可调节水电解质平衡，抑制神经肌肉的兴奋性。

牡蛎的传统功效是潜阳补阴、重镇安神、软坚散结、收敛固涩、制酸止痛；主治肝阳上亢，眩晕耳鸣，心神不宁，惊悸失眠，瘰疬痰核，癥瘕痞块，自汗盗汗，遗精滑精，崩漏带下，胃痛吞酸。药理研究发现其许多新功效：镇静，催眠，增强消化力，保肝，抗疲劳，促进成骨细胞增殖，抗血栓，抗动脉粥样硬化，保护心血管，抗肿瘤，抗衰老等；开发了心、脑、血管，增强消化力，保肝，抗疲劳，促进成骨细胞增殖，抗肿瘤，抗衰老等方面的治疗前景。

紫贝齿（《新修本草》）

【来源】本品为宝贝科动物蛇首眼球贝、山猫眼宝贝，或阿纹绶贝等的贝壳。主产于海南、台湾、福建。5—7月间捕捉，除去贝肉，洗净，晒干。生用或煅用，用时打碎或研成细粉。本品气微，味淡。以壳厚、有光泽者为佳。

【别名】紫贝，紫贝子，文贝。

【性味】味咸，性平。

【归经与趋势】归肝，脑。紫贝齿味咸、质重，趋势向外、向下，功专平肝镇惊。

【化学成分】本品主要含碳酸钙、有机质及少量镁、铁、硅酸盐、磷酸盐、硫酸盐和氧化物。尚含锌、锰、铜、铬、锶等微量元素及多种氨基酸。

【功效】潜阳安神，清肝明目。

【药理概括】镇静，降压。

【辨证施治提纲】（一）证：肝阳上亢，头晕目眩，惊悸失眠，目赤翳障，目昏眼花。（二）病：白内障，高血压，眩晕症。

【剂量与用法】药典剂量：10～15 g。常规剂量：10～15 g。大剂量：15～30 g。水煎服，先煎。研末或入丸散吞服时酌减。浸酒内服，外用适量。紫贝齿无毒，在常规剂量内服用部分患者有胃不适反应。长期服用没有明显不良反应。

【注意事项】紫贝齿质沉，不易消化，剂量过大会有胃不适反应。

【论述】紫贝齿有镇静及降低血压的作用。

紫贝齿的传统功效是平肝潜阳、镇惊安神、清肝明目；主治肝阳上亢，头晕目眩，目赤翳障，目昏眼花。药理研究发现其有镇静，降压等作用。紫贝齿的功效，古今差别不大。

代赭石（《神农本草经》）

【来源】本品为氧化物类矿物刚玉族赤铁矿，主含三氧化二铁。主产于山西、河北等地。采挖后，除去杂石。砸碎，生用，或煅后醋淬、研成粗粉用。本品气微，味淡。以色棕红、断面呈层叠状，有钉头者为佳。

【别名】赭石，赤赭石。

【性味】味苦，性寒。有小毒。

【归经与趋势】归肝，心，肺，胃。代赭石苦寒、质重，趋势向外、向下，功专平肝、降逆、凉血。

【化学成分】本品主要含三氧化二铁，并含镉、钴、铬、铜、锰、镁等多种微量元素，尚含对人体有害的铅、砷、钛。

【功效】平肝潜阳，重镇降逆，凉血止血，健胃补血。

【药理概括】抗溃疡，促进肠蠕动，补血作用，抑心，镇静，抗惊厥，抗炎，缩短凝血时间、止血作用。

【辨证施治提纲】（一）证：肝阳上亢，眩晕耳鸣，呕吐，噫气，呃逆，气逆喘息，血热吐衄，崩漏下血。（二）病：上消化道出血，顽固性便秘，癫痫，食管癌，吐衄，内耳眩晕症，胃食管反流性疾病，术后呃逆，慢性干咳。

【剂量与用法】药典剂量：9～30 g。常规剂量：9～30 g。不宜更大剂量使用。水煎服，先煎。研末或入丸散吞服时酌减。外用适量。代赭石有小毒，在常规剂量内服用一般没有铁剂的恶心等不适反应。不宜长期或大剂量服用。平肝潜阳、重镇降逆宜生用，止血宜煅用。

【注意事项】孕妇慎用。代赭石因含大量的铁和微量的砷，砷能促进骨髓造血，因而在短期内能使红细胞和血色素上升，但长期服用可致慢性砷中毒、大剂量服用可致急性中毒，表现为动作迟钝、肌肉无力及间发性痉挛，最后共济失调或瘫痪，呼吸缓慢而死亡；死后解剖见肺及肠黏膜充血，肝表面有部分坏死。

【论述】代赭石对中枢神经系统有镇静、抗惊厥作用。代赭石大剂量时有抑制心脏的作用。代赭石所含铁质能促进红细胞及血红蛋白的新生，有一定补血作用；又能缩短凝血时间，有止血作用。代赭石内服能收敛胃肠壁，保护黏膜面，有一定抗溃疡作用；并可兴奋肠管，使肠蠕动亢进。代赭石有一定的抗炎作用。

代赭石的传统功效是平肝潜阳、重镇降逆、凉血止血；主治肝阳上亢，眩晕耳鸣，呕吐，噫气，呃逆，气逆喘息，血热吐衄，崩漏下血。药理研究发现其有抗溃疡，促进肠蠕动，补血作用，镇静、抗惊厥、抗炎、止血等作用。代赭石的功效，古今差别不大。

刺蒺藜（《神农本草经》）

【来源】本品为蒺藜科植物蒺藜的干燥成熟果实。主产于河南、河北、山东、山西。秋季果实成熟时采割植株，晒干，打下果实，除去杂质。生用或炒用。本品气微，味苦、辛。以饱满坚实，色黄绿者为佳。

【别名】蒺藜，白蒺藜，硬蒺藜，蒺藜子。

【性味】味辛、苦，性微温；有小毒。

【归经与趋势】归心、脑、血管，肺、卫、皮肤，肝，肾、膀胱。刺蒺藜辛开、苦降、温通，趋势向外、向下、四散敷布、八方疏通、化浊祛瘀、打开循环、灌溉脑府、健脑益智、延缓衰老；达心宫：活血助运、滋养心田；过相府：行宣降、司治节、通卫透皮；坐镇中焦：疏肝解郁、升清降浊；至下极：补肾兴阳、强壮机能；以疏为能，以通为补，药中极品。

【化学成分】本品主要含脂肪油、挥发油、鞣质、树脂、甾醇、钾盐、皂苷及生物碱等。

【功效】补肾兴阳，增强体质，延缓衰老，疏肝解郁，强心利尿，宁心养心，健脑益智，活血祛瘀，化浊通络，利肺祛痰，升清明目，祛风止痒。

【药理概括】抗衰老，强壮，降压，扩张冠脉，改善冠脉循环，改善心功能，减慢心率，抗血小板聚集，抑制血栓，改善微循环，抗氧化，降血脂，抗动脉粥样硬化，改善脑循环，保护脑微血管内皮细胞，保护脑神经细胞，改善记忆，降血糖，抗糖尿病神经病变，利尿，降低高草酸盐尿，促性腺激素样作用，提高性功能，增强细胞免疫，保护视网膜神经细胞，抗抑郁，抗乙酰胆碱作用，抑制肠平滑肌，抑制酪氨酸酶，光敏作用，抗炎，抗过敏，祛痰，抑菌。

【辨证施治提纲】（一）证：肝阳上亢、头痛眩晕，肝郁气滞、胸胁胀痛、乳闭胀痛，风热上攻、目赤翳障，风疹瘙痒、白癜风。（二）病：高血压，脑卒中，冠心病，外阴阴道炎症，静脉曲张，痤疮。

【剂量与用法】药典剂量：6～9 g。常规剂量：6～12 g。大剂量：15～30 g。水煎服。研末或入丸散吞服时酌减。浸酒内服，外用适量。刺蒺藜无毒，在常规剂量内没有不适反应，长期服用或大剂量使用也没有明显不良反应。

【注意事项】蒺藜含硝酸钾，以刺蒺藜植物茎叶含量为多，内服后在体内被分解为还原产物亚硝酸钾，可引起高铁血红蛋白而产生窒息。蒺藜中所含的生物碱偶可造成四肢麻木，可能是生物碱经过长时间在中枢神经系统与色胺有关的神经元中积累，并不可逆地与某一神经基因DNA序列相互作用所致。

【论述】刺蒺藜总皂苷对机体衰老过程中某些退化性变化有一定的抑制作用，有抗衰老作用。刺蒺藜能增强机体耐高、低温及耐缺氧、抗疲劳能力，可保护肾上腺皮质功能免于衰竭，这可能是实现强壮的途径之一，这种强壮作用与人参相似。

刺蒺藜有扩张冠脉，改善冠脉循环，改善心功能，减慢心率的作用，具有抗心肌缺血和缩小心肌梗死范围的作用。刺蒺藜能增加脑血流量，降低脑血管阻力，降低内皮素含量，减少脑梗死面积。

刺蒺藜有促性腺激素样作用，能促进精子产生，增加精子数及活力，增加性欲，促进雌性发情，增强卵巢功能，提高生殖能力，且无毒性和致畸性。

黑色素在表皮细胞的沉积可形成面部雀斑、老年斑，影响容貌；酪氨酸酶是黑色素形成的关键酶，刺蒺藜通过抑制酪氨酸酶的活性可抑制黑色素的形成。刺蒺藜也有增强光敏感作用。

蒺藜有抗乙酰胆碱作用，能抑制小肠运动。蒺藜还有降压、抑癌、降血糖、利尿、保护视网膜神经细胞、抗白癜风、降血脂、抗过敏、增强细胞免疫功能、抗菌、祛痰等作用。

刺蒺藜的传统功效是平肝解郁、活血祛风、明目、止痒；主治肝阳上亢、头痛眩晕，肝郁气滞、胸胁胀痛、乳闭胀痛，风热上攻、目赤翳障，风疹瘙痒，白癜风。药理研究发现其许多新功效：抗衰老，强壮，扩张冠脉，改善心功能，抑制血栓，改善微循环，抗动脉粥样硬化，改善脑循环，降血糖，提高性功能，增强细胞免疫，抗抑郁等作用；开发了心、脑、血管，抗衰老，强壮，提高性功能，增强细胞免疫，抗抑郁等方面的治疗前景。

罗布麻叶（《救荒本草》）

【来源】本品为夹竹桃科植物罗布麻的干燥叶。主产于内蒙古、甘肃、新疆。夏季采收，除去杂质，干燥，切段用。本品气微，味淡。以色绿、叶片完整、无灰屑者为佳。

【别名】吉吉麻，野麻。

【性味】味甘、苦，性凉。

【归经与趋势】归心、脑、血管，肺、卫、皮肤，肝，肾、膀胱。罗布麻叶甘、苦，性凉；趋势向外、向下，四散敷布、上下疏通，化浊祛瘀、打开循环：灌溉脑府、健脑益智、延缓衰老；过相府：行宣降、司治节；坐镇中焦：疏肝解郁、升清降浊；至下极：护肾、利水。

【化学成分】本品主要含黄酮苷、酚性物质、有机酸、氨基酸、多糖苷、鞣质、甾醇、甾体皂苷元和三萜类物质。

【功效】平肝镇惊，解郁安神，活血祛瘀，化浊通络，健脑益智，延缓衰老，疏肝护肾，宣肺平喘，祛痰止咳，清热利水。

【药理概括】降血压，降血脂，抗血小板聚集，镇静，抗惊厥，抗动脉粥样硬化，抗血栓形成，抗脂质过氧化、抗衰老，增强免疫功能，祛痰，止咳，平喘，保肝，降血糖、抗糖尿病肾病，利尿，抗致突变，保护脑缺血再灌注损伤，抗抑郁，增强学习记忆。

【辨证施治提纲】（一）证：肝阳眩晕，心悸失眠，浮肿尿少。（二）病：高血压，心力衰竭，高脂血症，慢性气管炎，感冒，肝阳眩晕，心悸失眠，浮肿尿少。

【剂量与用法】药典剂量：6～12 g。常规剂量：6～12 g。不宜更大剂量使用。水煎服。研末或入丸散吞服时酌减。浸酒内服、外用适量。罗布麻叶无毒，在常规剂量内服用部分患者有胃不适反应。长期服用没有明显不良反应。大剂量使用会有消化道反应。

【注意事项】罗布麻叶对胃肠道有刺激性，可出现胃痛、腹部不适、食欲下降、呕吐、腹泻，还有心律失常、头晕、血小板减少性紫癜、气喘、肝区疼、过敏性休克等。

【论述】罗布麻叶有明显而持久的降压作用。罗布麻叶可减慢心律、增强心肌收缩力，抗血小板聚集。罗布麻叶浸膏有镇静、抗惊厥作用。罗布麻叶有降血糖、抗糖尿病肾病作用，对糖尿病早期肾功能降低有明显保护作用。罗布麻叶有较强的利尿作用。罗布麻叶有良好的祛痰作用。罗布麻叶有降低血脂、调节免疫、抗衰老、保护脑缺血再灌注损伤、抗抑郁、增强学习记忆的作用。罗布麻叶有抑制流感病毒的作用。

罗布麻叶的传统功效是平肝安神、清热利水；主治肝阳眩晕，心悸失眠，浮肿尿少。药理研究发现其许多新功效：降血压，降血脂，抗血小板聚集，抗惊厥，抗动脉粥样硬化，抗血栓形成，抗衰老，增强免疫功能，祛痰，止咳，平喘，保肝，降血糖，抗糖尿病肾病，保护脑缺血再灌注损伤，抗抑郁，增强学习记忆等；开发了心、脑、血管，抗衰老，保肝，护肾，抗抑郁等方面的治疗前景。

茶叶（《茶经》）

【来源】本品为茶科植物茶的叶。茶叶品种繁多，全国大部分地区均产。以叶片完整、质嫩、鲜润者为佳。

【别名】茶，茗，甘露，云华。

【性味】味苦、甘，性凉。

【归经与趋势】归心、脑、血管，肺、卫、皮肤，肝、胃、肠，肾、膀胱。茶叶苦、甘，性凉；趋势向外、向下，升清降浊，通脑府、润心田、助肺宣降、疏肝、利湿护肾。

【化学成分】本品主要含嘌呤类生物碱，缩合鞣质，多酚类化合物，挥发油，二萜皂苷及苷元，维生素C，维生素A原、维生素D原、维生素B1、B2、B6、E、PP及泛酸、肌醇、叶酸，尚含氨基酸、脂多糖、无机元素等。

【功效】清头明目，活血祛瘀，健脑益智，延缓衰老，益气强心，宁心养心，疏肝护肾，除烦止渴，化痰散结，健胃消食，化浊通络，祛风止痒，利尿解毒。

【药理概括】提神醒脑，增强学习记忆，降压，兴奋心脏，扩张冠脉，促进纤溶，抗凝，抑制血小板聚集，降血脂，抗动脉粥样硬化，抗血栓，改善血液流变性，保护心肌损伤，增加心脏及冠脉流量，抗心律失常，拮抗血管紧张素I，广泛抗癌作用，多器官组织抗氧化作用，保护脑缺血再灌注损伤，抗突变作用，抗辐射，体外杀精作用，抗老化，抑菌，抑真菌，抗流感病毒，防治肾损伤，改善糖耐量，保护肝损伤，抗白内障，抗过敏，促进免疫。

【辨证施治提纲】（一）证：头痛眩晕，纳呆腹胀，浮肿尿少，乏力嗜睡。（二）病：高脂血症，冠心病，高血压，防辐射损伤，防治胃癌，痢疾，急慢性肠炎、胃炎、消化不良，急性传染性肝炎，白细胞减少症，脂肪肝，不寐症。

【剂量与用法】药典剂量：3～10 g。常规剂量：3～10 g。不宜更大剂量使用。泡服。水煎服。研末或入丸散吞服时酌减。浸酒内服、外用适量。茶叶无毒，在常规剂量内没有不适反应，长期服用也没有明显不良反应。过量易致呕吐、失眠等。

【注意事项】失眠及习惯性便秘患者慎用。

【论述】茶叶中所含的咖啡因、茶碱可直接兴奋心脏扩张冠状血管，对末梢血管有直接扩张作用，能使血压明显下降。茶色素有非常显著的促进纤溶作用，对抗血液凝固。绿茶素有广泛抗癌瘤作用，在肿瘤一级预防和辅助治疗中具有良好前景。茶叶对多种组织器官可发挥抗氧化作用：抗亚油酸自然氧化、清除氧自由基及羟自由基、抗心肌脂质过氧化、抗红细胞膜脂质过氧化、抗皮肤脂质过氧化、对血浆脂蛋白氧化修饰有明显保护作用、保护DNA免受氧化损伤。茶色素能明显增加缺血脑组织血流量，减轻脑水肿程度，保护大脑皮质神经元。茶叶对抗突变及发挥肿瘤防治作用的机制主要有如下几点：清除自由基，对致癌和致突变物的抑制及阻断，提高人体免疫功能，防止和抑制毒化细胞及胞间传染，化合物官能团及结构对抗突变作用。茶色素对白内障有延缓和治疗作用。

茶叶的传统功效是清头目、除烦渴，化痰，消食，利尿，解毒；主治头痛眩晕，纳呆腹胀，浮肿尿少，乏力嗜睡。药理研究发现其许多新功效：提神醒脑，兴奋心脏，抗凝，降血脂，抗血栓，广泛抗癌作用，多器官组织抗氧化作用，抑真菌，抗流感病毒，防治肾损伤，保护肝损伤等；开发了心、脑、血管，抗衰老，抗癌，保肝，护肾等方面的治疗前景。

第二节　息风止痉药

本类药物多为虫类药，主入肝经，以平息肝风、制止痉挛抽搐为主要功效。适用于温热病热极动风、肝阳化风及血虚生风等所致之眩晕欲仆、项强肢颤、痉挛抽搐，以及风阳挟痰，痰热上扰之癫痫、惊风，或风毒侵袭，引动内风之破伤风、痉挛抽搐、角弓反张等证。部分药兼有平肝潜阳、清泻肝火、祛风通络之功，亦可用治肝阳上亢之头晕目眩、肝火上攻之目赤头痛以及风邪中经络之口眼歪斜、肢麻痉挛、头痛、风湿痹痛等证。

羚羊角（《神农本草经》）

【来源】本品为牛科动物赛加羚羊的角。主产于俄罗斯。全年均可捕捉，猎取后锯取其角，晒干。镑片用，或砸碎，粉碎成细粉用。本品气微，味淡。以质嫩、光润者为佳。

【别名】盘羊角。

【性味】味咸，性寒。

【归经与趋势】归肺、卫、皮肤，肝，心、脑、血管。羚羊角咸寒，趋势向外、向下，功专清降；清爽脑府，提先天之肾水上济心君之火，入相府助肺宣降、疏卫清气、透皮凉解。

【化学成分】本品主要含角质蛋白，水解后可得18种氨基酸及多肽物质。尚含多种磷脂、磷酸钙、胆固醇、维生素A等。此外，含锌、铝、铬、锰、铁、铜等多种微量元素。

【功效】平肝镇惊，泻火明目，清热解毒，养阴强心，疏风透表。

【药理概括】解热，镇静，抗惊厥，强心，降压，耐缺氧，抗炎，兴奋平滑肌，促进免疫，抑菌，抑流感病毒。

【辨证施治提纲】（一）证：肝风内动，惊痫抽搐，妊娠子痫，高热惊厥，癫痫发狂，肝阳上亢，头痛眩晕，肝火上炎，目赤翳障，温热病壮热神昏，温毒发斑，痈肿疮毒。（二）病：乙型脑炎高热惊厥，白内障。

【剂量与用法】药典剂量：1～3 g。常规剂量：羚羊角粉，每次0.3～0.6 g。不宜大剂量使用。水煎服，宜另煎2小时以上。磨汁或研粉服，每次0.3～0.6 g。浸酒内服、外用适量。由于药源稀少，现多为吞服。羚羊角无毒，在常规剂量内没有不适反应。

【注意事项】妊娠禁忌。羚羊角长期服用会使人的体温降低而出现怕冷和食欲减退。

【论述】羚羊角有较强的抑制体温中枢的解热作用。羚羊角对中枢神经系统有抑制作用，能镇静、抗惊厥、镇痛、降压，并能增强耐缺氧能力。羚羊角小剂量能使心脏收缩加强，中等剂量可致心脏传导阻滞，大剂量则引起心率减慢、振幅减小，最后心跳停止。羚羊角对十二指肠、回肠、子宫等平滑肌有兴奋作用。羚羊角有促进免疫作用。羚羊角有抑菌、抑流感病毒的作用。

羚羊角的传统功效是平肝息风、清肝明目、清热解毒；主治肝风内动，惊痫抽搐，妊娠子痫，高热惊厥，癫痫发狂，肝阳上亢，头痛眩晕，肝火上炎，目赤翳障，温热病壮热神昏，温毒发斑，痈肿疮毒。药理研究发现其有解热、镇静、抗惊厥、强心、降压、抗炎、抑流感病毒等作用。羚羊角的功效，古今差别不大。

牛黄（《神农本草经》）

【来源】本品为牛科动物牛的干燥胆结石。主产于华北、东北、西北。宰牛时，如发现有牛黄，即滤去胆汁，将牛黄取出，除去外部薄膜，阴干。研极细粉末。本品气清香，味苦而后甘，有清凉感，嚼之易碎，不黏牙。以完整、色棕黄、质松脆、断面层纹清晰而细腻者为佳。

【别名】丑宝，西黄。

【性味】味苦，性凉。

【归经与趋势】归心、脑、血管，肝、胆、肺、卫、皮肤，胃、肠，肾、膀胱。牛黄苦凉，趋势向外、向下，功专清降；清脑府、驱邪热、爽神明之地，提先天之肾水上济心君之火，入相府助肺宣降、疏卫清气、透皮凉解，入驻中宫、疏肝降胆、升清降浊，导热下行，使湿毒、火邪、秽浊之气，随大便而去。

【化学成分】本品主要含胆酸、脱氧胆酸、胆甾醇，以及胆红素、麦角甾醇、维生素D、钠、钙、镁、锌、铁、铜、磷等；尚含类胡萝卜素及丙氨酸、甘氨酸等多种氨基酸；还含黏蛋白、脂肪酸及肽类成分。

【功效】凉肝息风，清心豁痰，开窍醒神，清热解毒，活血祛瘀，益气强心，泻火回阳，宣肺平喘，养阴止咳，生血润燥，通腑泄热，疏肝利胆，化浊通络，延缓衰老。

【药理概括】镇静，抗惊厥，镇痛，抗癫痫，解热，抗炎，强心，降压，促进红细胞生成，抑制血小板聚集，纤溶活化作用，抗脑炎病毒，促进免疫，抑制过敏性休克，抗小肠痉挛，刺激肠运动，通便，保肝，利胆，镇咳，祛痰，平喘，抗氧化、抗衰老。

【辨证施治提纲】（一）证：温热病及小儿急惊风，惊厥抽搐，癫痫发狂，热病神昏，中风痰迷，咽喉肿痛，口舌生疮，痈肿疔疮。（二）病：高热神昏及惊厥，急性呼吸道感染，五官科炎症，皮肤科疾病，婴儿呼吸暂停症，抢救农药中毒，血栓闭塞性脉管炎，原发性血小板增多症，转氨酶持续不降，顽固性呃逆，重症健忘。

【剂量与用法】药典剂量：0.15～0.35 g。常规剂量：0.15～0.6 g。不宜更大剂量使用。研末吞服，多入丸、散用。外用适量。天然牛黄和人工牛黄无毒，在常规剂量内没有不适反应，长期服用也没有明显不良反应。超过常规剂量会有食欲减退、恶心、便溏等消化道反应。

【注意事项】孕妇慎用。非实热证不宜用。常用牛黄制剂牛黄解毒片、牛黄解毒丸、牛黄上清丸等均有一些不良反应，如过敏反应、消化道出血、血小板减少等。

【论述】牛黄有显著的镇静、抗惊厥、镇痛、抗癫痫作用，对皮层作用最强，脑干较弱，脊髓性惊厥无效。牛黄有明显的解热降温作用。牛黄有显著的强心作用，能明显增强心肌收缩力，增加心率，抗心律失常，对过敏性休克有保护作用；牛黄有扩张血管和抗肾上腺素作用，具有显著而持久的降压作用。牛黄有一定的镇咳、祛痰、平喘作用。牛黄具有刺激肠蠕动和通便作用，还具有解痉作用。

牛黄可松弛胆道括约肌，促进胆汁排泄；对肝细胞有明显的保护作用，能够促进肝细胞恢复，预防脂肪肝。牛黄能抗脂质氧化，牛黄所含的胆红素能清除活性氧自由基，显著提高脑、心、肝组织及血清中超氧化物歧化酶（SOD）活性，提高总抗氧化能力，保护细胞的完整性而发挥抗衰老作用。牛黄对乙脑病毒有直接灭活作用，天然牛黄的作用比人工牛黄作用强。牛黄能促进免疫功能，对炎症的各个阶段均有显著的抑制作用。牛黄有止血作用。

牛黄的传统功效是凉肝息风、清心豁痰、开窍醒神、清热解毒；主治温热病及小儿急惊风，惊厥抽搐，癫痫发狂，热病神昏，中风痰迷，咽喉肿痛，口舌生疮，痈肿疔疮。药理研究发现其许多新功效：镇静，抗惊厥，镇痛，解热，抗炎，强心，降压，抑制血小板聚集，纤溶活化，通便，保肝，利胆，镇咳，祛痰，平喘，抗衰老等；开发了心、脑、血管，抗衰老，保肝利胆，平喘止咳等方面的治疗前景。

珍珠（《日华子本草》）

【来源】本品为珍珠贝科动物马氏珍珠贝、蚌科动物三角帆蚌或褶纹冠蚌等双壳类动物受刺激形成的珍珠。主产于广西、广东、海南，传统以广西合浦产者为最佳。自动物体内取出，洗净，干燥。碾细，水飞制成最细粉用。本品气微，味淡。以粒大个圆、色白光亮、破开面有层纹、无硬核者为佳。

【别名】蚌珠，珠子。

【性味】甘、咸，寒。

【归经与趋势】归心、脑、血管，肝，肾。珍珠甘寒、质重，趋势以清降、镇潜为主，向外、向下。

【化学成分】本品主要含碳酸钙，多种氨基酸，锌、锰、铜、铁、镁、硒、锗等无机元素。尚含维生素B族、核酸等。

【功效】安神定惊，补肾兴阳，增强体质，延缓衰老，健脑益智，明目消翳，清热宁心，凉血止血，解毒生肌，润肤祛斑。

【药理概括】抗衰老，抗应激、抗疲劳，壮阳，抗氧化，增强学习记忆力，增强免疫功能，抗辐射，抗肿瘤，抗菌，消炎及促进伤口愈合，抗心律失常，明目，抑制中枢，止血，抑肠，兴奋子宫。

【辨证施治提纲】（一）证：惊悸失眠，惊风癫痫，目赤翳障，口舌生疮，咽喉溃烂，疮疡不敛，皮肤色斑。（二）病：衰老症，溃疡病，烧烫伤，宫颈糜烂，惊悸失眠，惊风癫痫，目赤翳障，口舌生疮，咽喉溃烂，疮疡不敛，皮肤色斑。

【剂量与用法】药典剂量：0.1～0.3 g。常规剂量：0.1～0.3 g。一般不宜更大剂量使用。水煎服，先煎。研末或入丸散吞服时酌减。浸酒内服，外用适量。珍珠无毒，在常规剂量内服用部分患者有胃不适，甚至胃痛的反应。

【注意事项】妊娠禁忌。珍珠质沉，不易消化，剂量过大会有胃不适、胃痛、食欲不振、便秘等。

【论述】珍珠有抑制中枢作用，能镇静、抗惊厥。珍珠可提高中老年人红细胞、脑匀浆超氧化物歧化酶（SOD）活性，能抑制脂褐素形成，清除氧自由基，显示抗衰老作用。珍珠能提高抗应急能力和耐缺氧能力。珍珠有抗心律失常作用。

珍珠能增强学习记忆能力。珍珠有雄性激素样作用。珍珠有抗辐射作用。珍珠有止血作用，能显著缩短凝血时间。珍珠能兴奋子宫，使收缩增强。珍珠粉提取物对肉瘤细胞、肺癌细胞均有显著的抑制作用。珍珠外用有促进创面愈合的作用。珍珠粉有促进烫伤角膜愈合，减少翳膜形成作用。

珍珠的传统功效是安神定惊，明目消翳，解毒生肌，润肤祛斑；主治惊悸失眠，惊风癫痫，目赤翳障，口舌生疮，咽喉溃烂，疮疡不敛，皮肤色斑。药理研究发现其有抗衰老、抗疲劳，壮阳，增强学习记忆力，增强免疫功能，抑制中枢，止血等作用；开发了心、脑、血管，抗衰老，抗疲劳，壮阳等方面的治疗前景。

钩藤（《名医别录》）

【来源】本品为茜草科植物钩藤、大叶钩藤、毛钩藤、华钩藤或无柄果钩藤的干燥带钩茎枝。主产于广西、广东、湖南、江西、四川。秋、冬二季采收，去叶，切段，晒干。

生用。本品气微，味淡。以茎细、双钩、光滑、色紫红者为佳。

【别名】双钩藤。

【性味】味甘，性凉。

【归经与趋势】归心、脑、血管，肝，肺，肠，子宫。钩藤甘凉，趋势以清降、平肝，向外、向下，入脑府通络健脑，入心宫活血养心。

【化学成分】本品主要含钩藤碱、异钩藤碱、去氢钩藤碱、钩藤苷元、常春藤苷元、槲皮素、槲皮苷等。

【功效】息风定惊，清热平肝，宁心安神，活血祛瘀，健脑益智，宣肺平喘，化浊散结，祛风止痒。

【药理概括】镇静，抗惊厥，镇痛，降压，抑心，减慢心率，抑制血小板聚集，抗血栓形成，改善血液流变性，逆转心肌重构，降血脂，抑制肠运动，解痉，平喘，阻滞神经传导、使运动麻痹，缩瞳，兴奋子宫，抑制免疫，保护脑缺血，益智并改善记忆，保护神经细胞，抗癌。

【辨证施治提纲】（一）证：肝风内动，惊痫抽搐，高热惊厥，头痛眩晕，感冒夹惊，小儿惊啼。（二）病：高血压，神经性头痛，中风后遗症，抑郁症。

【剂量与用法】药典剂量：3～12 g。常规剂量：6～12 g。大剂量：15～60 g。水煎服。研末或入丸散吞服时酌减。浸酒内服、外用适量。钩藤无毒，在常规剂量内没有不适反应，长期服用或大剂量使用也没有明显不良反应。

【注意事项】妊娠禁忌。

【论述】钩藤有温和而持久的降压作用。钩藤能逆转自发性高血压患者因高血压引起的左室肥厚这一不良心肌重构。钩藤有增加肺动脉平滑肌细胞钙激活钾通道的作用。钩藤能舒张肠、支气管平滑肌，对膀胱痉挛性收缩有强而持久的抑制作用。钩藤可兴奋子宫、缩小瞳孔。

钩藤有镇静、镇痛、制止癫痫发作、抗惊厥、抗精神依赖性作用。钩藤对脑缺血—再灌注损伤有保护作用。钩藤对心率和房室传导有抑制作用，能明显对抗心律失常。钩藤能扩张血管、抑制血小板聚集、抗血栓、降血脂、抗内毒素血症。钩藤有抗过敏、平喘作用。

钩藤的传统功效是息风定惊、清热平肝；主治肝风内动，惊痫抽搐，高热惊厥，头痛眩晕，感冒夹惊，小儿惊啼。药理研究发现其有镇静，抗惊厥，镇痛，降压，抗血栓形成，降血脂，解痉，平喘，缩瞳，抑制免疫，保护脑缺血，益智，抗癌等作用；开发了心、脑、血管方面的治疗前景。

天麻（《神农本草经》）

【来源】本品为兰科植物天麻的干燥块茎。主产于湖北、四川、云南、贵州、陕西。

立冬后至次年清明前采挖，冬季茎枯时采挖者名"冬麻"，质量优良；春季发芽时采挖者名"春麻"，质量较差。采挖后，立即洗净，蒸透，敞开低温干燥。本品气微，味甘，久嚼有黏性。以色黄白、角质样、切面半透明者为佳。

【别名】明天麻，赤箭，定风草。

【性味】味甘，性平。

【归经与趋势】归肝、胆，心、脑、血管，肺、卫、皮肤，肾。天麻甘平，趋势向外、向下，降中有升、升中有降；开放血脑屏障、健脑益智，入心宫、补气运血养心，过相府助肺宣发肃降、实卫气、温腠理，达中宫疏肝升清、利胆降浊，至下焦补肾气、强体质、延年益寿；天麻甘润、平和，乃治风药中之上品。

【化学成分】本品主要含香荚醇，天麻素，天麻苷元，天麻醚苷，β-甾谷醇，对羟基苯甲醛，柠檬酸，棕榈酸，琥珀酸等；尚含天麻多糖，胡萝卜苷，多种氨基酸，多种微量元素，如铬、锰、铁、钴、镍、铜、锌等。

【功效】潜阳息风，解郁安神，通痹止痛，活血通络，健脑益智，益气强心，宁心养心，补肾强体，延缓衰老，止咳祛痰，疏肝利胆。

【药理概括】镇静，抗惊厥，抗癫痫，抗炎，镇痛，抗运动病，抗抑郁，改善学习记忆，保护神经细胞，调整脑血管功能，强心，减慢心率，增加心肌营养性血流量，保护心肌缺血，降压，抗应激，增强耐力、智力及抗衰老，促进免疫，升高皮肤温度，兴奋小肠运动，保肝，利胆，抑制血小板聚集，诱生干扰素，兴奋呼吸中枢，镇咳，祛痰。

【辨证施治提纲】（一）证：小儿惊风，癫痫抽搐，破伤风，肝阳上亢，头痛眩晕，手足不遂，肢体麻木，风湿痹痛。（二）病：神经衰弱，眩晕症，癫痫，面肌痉挛，神经痛，高脂血症。

【剂量与用法】药典剂量：3～9 g。常规剂量：3～12 g。一般不大剂量使用。水煎服。研末或入丸散吞服时酌减。浸酒内服，外用适量。天麻无毒，在常规剂量内没有不适反应，长期服用也没有明显不良反应。

【注意事项】本品毒性低。不良反应有脱发、过敏反应、休克等。

【论述】天麻素可拮抗兴奋性氨基酸神经毒性，具有对谷氨酸致培养皮层神经细胞损伤的保护作用，天麻素对神经细胞的缺血再灌注损伤有保护作用；天麻素能促进心肌细胞能量代谢，对心肌细胞中毒性损伤有保护作用。天麻能降低脑血流图波幅，使已扩张的脑血管收缩，调整脑血管功能。天麻有抗惊厥、抗癫痫、抗抑郁、镇静、催眠及镇痛作用。

天麻有明显的增强耐力、智力及抗辐射、抗氧化、抗缺氧、抗衰老作用。天麻有抗炎作用。天麻有显著升高皮肤温度的作用。天麻能改善微循环，扩血管，降血压，抗凝血，抗血栓，抗血小板聚集，兴奋肠管，利胆，兴奋呼吸中枢等。天麻多糖还有增强机体非特异性免疫和细胞免疫的作用。

天麻的传统功效是息风止痉，平抑肝阳，祛风通络；主治小儿惊风，癫痫抽搐，破伤风，肝阳上亢，头痛眩晕，手足不遂，肢体麻木，风湿痹痛。药理研究发现其许多新功效：镇静，抗惊厥，抗炎镇痛，调整脑血管功能，强心，抗应激，抗衰老，升高皮肤温度，保肝利胆，抑制血小板聚集，镇咳祛痰等；开发了心、脑、血管，抗应激，抗衰老，升高皮肤温度，保肝利胆，抑制血小板聚集，镇咳祛痰等方面的治疗前景。

地龙（《神农本草经》）

【来源】本品为巨蚓科动物参环毛蚓、通俗环毛蚓、威廉环毛蚓或栉盲环毛蚓的干燥体。前一种习称广地龙，后三种习称沪地龙。主产于广东、广西、浙江。广地龙春季至秋季捕捉，沪地龙夏季捕捉，及时剖开腹部，除去内脏及泥沙，洗净，切段，晒干或低温干燥。生用。本品气腥，味微咸。以条宽、肉厚者为佳。

【别名】蚯蚓，土龙。

【性味】味咸，性寒。

【归经与趋势】归心、脑、血管，肺、卫、皮肤，肝，脾，膀胱，子宫。地龙咸寒，趋势向外、向下，清降兼活血疏通；清脑、宁心、助肺宣降、运脾生肌、疏肝升清、利尿降浊。

【化学成分】本品主要含蚯蚓解热碱、蚯蚓素、蚯蚓毒素、蚓激酶、黄嘌呤、腺嘌呤、鸟嘌呤胆碱及多种氨基酸和微量元素。尚含花生四烯酸、琥珀酸等有机酸。

【功效】清热定惊，活血祛瘀，化浊通络，强心宁心，宣肺平喘，利肺止咳，通痹止痛，生肌长肉，祛风止痒，疏肝散结，利尿祛湿。

【药理概括】解热，镇静，抗惊厥，抗组胺、平喘，镇咳，抗炎，镇痛，改善血液流变性，抗血栓，降压，改善微循环，促进组织再生，加速创面愈合，促进免疫，抗肿瘤，强心，抗心律失常，影响生殖系统功能，兴奋子宫平滑肌，抗肝纤维化，抑菌。

【辨证施治提纲】（一）证：高热神昏，惊痫抽搐，癫狂，关节痹痛，肢体麻木，半身不遂，肺热喘咳，湿热水肿，小便不利或尿闭不通。（二）病：慢性支气管炎，哮喘，百日咳，高血压，血栓性疾病，微循环障碍，术后创面愈合。

【剂量与用法】药典剂量：4.5～9 g。常规剂量：6～12 g。一般不大剂量使用。水煎服。研末或入丸散吞服时酌减。浸酒内服、外用适量。地龙无毒，在常规剂量内没有不适反应，长期服用也没有明显不良反应。剂量稍大，常有胃不适反应。

【注意事项】妊娠禁忌。地龙有溶血作用，出血倾向的患者不宜使用。地龙有杀精子的作用，一方面可用于男性避孕，另一方面对于男性不育症不宜使用。地龙有腥气味，有时会使患者感到恶心。

【论述】地龙有缓慢而持久的降压作用。地龙有解热、镇静、抗惊厥作用。地龙有显著的舒张支气管的作用，可平喘、镇咳。地龙所含蚓激酶有明显的抑制血小板聚集、抗凝、降低血液黏度、抑制血栓形成、溶解血栓作用。地龙对心脏有正性肌力作用，并能抑制心脏传导，有明显的抗心律失常作用。

地龙可促进肉芽组织中肌纤维母细胞增生，使合成功能活跃，分泌较多伤口收缩的重要物质肌动蛋白，有利于伤口收缩，促进伤口愈合。地龙有抗炎、镇痛作用。地龙对人体生殖功能的影响具有双重性，地龙制剂阴道内给药，能迅速使精子制动，包围、粘连、聚集精子，破坏精子结构，显示该药对精子有综合杀灭作用；地龙液口服可降低雄性的睾丸指数、储精囊指数，对雄性性腺功能有负面影响作用；对雌性能降低怀孕率，升高畸胎率。地龙有增强免疫、抗肿瘤作用。地龙有利尿作用。地龙有抗肝纤维化作用。地龙能兴奋子宫及肠平滑肌。

地龙的传统功效是清热定惊、通络、平喘、利尿；主治高热神昏，惊痫抽搐，癫狂，关节痹痛，肢体麻木，半身不遂，肺热喘咳，湿热水肿，小便不利或尿闭不通。药理研究发现其许多新功效：解热，镇静，抗惊厥，平喘，抗血栓，降压，改善微循环，促进组织再生，抗肿瘤，抗肝纤维化等；开发了心、脑、血管，促进组织再生，抗肿瘤，抗肝纤维化等方面的治疗前景。

全蝎（《蜀本草》）

【来源】本品为钳蝎科动物东亚钳蝎的干燥体。主产于河南、山东、湖北、安徽。春末至秋初捕捉，除去泥沙，置沸水或沸盐水中，煮至全身僵硬，捞出，置通风处，阴干。本品气微腥，味咸。以完整、色黄褐、盐霜少者为佳。

【别名】全虫。

【性味】味辛，性平；有毒。

【归经与趋势】归肝，心、脑、血管，胃，膀胱。全蝎辛平、有毒，趋势以毒攻毒，性善走窜，搜风通络，散结消肿。

【化学成分】本品主要含蝎毒，一种类似蛇毒神经毒的蛋白质。并含三甲胺、甜菜碱、牛磺酸、棕榈酸、软硬脂酸、胆固醇、卵磷脂及铵盐等。尚含钠、钾、钙、镁、铁、铜、锌、锰等微量元素。

【功效】息风镇痉，活血祛瘀，通痹止痛，攻毒散结，宁心安神，祛风止痒，健胃消食，燥湿缩尿。

【药理概括】抗惊厥，镇静，镇痛，抗炎，抗癌，抗突变，抑心，减慢心率，抗血栓，降压，抑制免疫，钠通道阻滞作用，兴奋骨骼肌，增加胃酸分泌，抗利尿，杀虫。

【辨证施治提纲】（一）证：肝风内动，痉挛抽搐，小儿惊风，中风口㖞，半身不遂，破伤风，风湿顽痹，偏正头痛，疮疡，瘰疬。（二）病：中风后遗症，面神经炎，癫痫。

【剂量与用法】药典剂量：3～6 g。常规剂量：3～6 g。研末吞服，每次0.6～0.9 g。不宜大剂量使用。水煎服。研末或入丸散吞服时酌减。浸酒内服、外用适量。全蝎有毒，在常规剂量内没有不适反应，长期服用也没有明显不良反应。超大剂量服用有明显中毒反应。蝎毒素含在蝎子的腺体的分泌液中，全蝎为其干燥全虫，腺体虽然并不剔除，但加工后，蝎毒素含量已很少，因此，全蝎的毒性较蝎毒素明显降低。

【注意事项】妊娠禁忌。本品有毒，用量不宜过大。中毒表现为头痛、头晕、出汗、尿少、肠胃出血、全身不适、强直性痉挛、流涎、血压上升、心悸、心慌、心率减慢，严重时血压突然下降、呼吸困难、发绀、昏迷，最后死于呼吸抑制。还可出现过敏反应，如周身不适，奇痒难忍，搔后皮肤起红色团块。蝎毒能促进乙酰胆碱的释放，使血清中儿茶酚胺水平升高，能引起多种表现，如血压升高、心动过速、肺水肿等。

【论述】蝎毒对脑神经细胞线粒体结构和功能具有显著影响，有明显的抗惊厥、抗癫痫作用。全蝎有镇痛、镇静作用。全蝎降压原理为抑制血管运动中枢，扩张血管，直接抑制心脏以及对抗肾上腺素的升压作用。全蝎有静脉抗血栓作用。全蝎有抗炎作用。

蝎毒能直接兴奋骨骼肌，诱发骨骼肌自发性抽搐和强直性痉挛。蝎毒能增加胃液和胃酸分泌，增加胃蛋白酶的活性，还有催涎作用。蝎毒能使尿量减少，认为是蝎毒能促进释放抗利尿激素所致。全蝎有杀虫作用。

全蝎的传统功效是息风镇痉、通络止痛、攻毒散结；主治肝风内动，痉挛抽搐，小儿惊风，中风口㖞，半身不遂，破伤风，风湿顽痹，偏正头痛，疮疡，瘰疬。药理研究发现其有抗惊厥、镇痛抗炎、抗癌、抗血栓、抑制免疫，兴奋骨骼肌，抗利尿等作用；开发了心、脑、血管，抑制免疫，兴奋骨骼肌，抗利尿等方面的治疗前景。

蜈蚣（《神农本草经》）

【来源】本品为蜈蚣科动物少棘巨蜈蚣的干燥体。主产于浙江、湖北、湖南、江苏。春、夏二季捕捉，用竹片插入头尾，绷直，干燥。去竹片，洗净，微火焙黄，剪段用。本品气微腥，有特殊刺鼻的臭气，味辛、微咸。以条宽、腹干瘪者为佳。

【别名】百脚，百足虫。

【性味】味辛，性温；有毒。

【归经与趋势】归肝，心、脑、血管，胃、肠。蜈蚣辛散、温通，趋势以毒攻毒，性善走窜，通达内外，疏风活络，散结消肿。

【化学成分】本品主要含两种类似蜂毒的成分，即组织胺样物质和溶血性蛋白质。含有脂肪油、胆固醇、蚁酸及组氨酸、精氨酸、亮氨酸等多种氨基酸。尚含糖类、蛋白质以及铁、锌、锰、钙、镁等多种微量元素。

【功效】息风镇痉，通痹止痛，攻毒散结，活血祛瘀，通络安神，强心养心，延缓衰老，健胃消食。

【药理概括】抗惊厥，抗癫痫，强心，抗心肌缺血，降压，抑菌，抗肿瘤，抗氧化，延缓衰老，抑制中枢，抗动脉粥样硬化，改善微循环，抗生育，增强免疫，抑真菌，促进胃液分泌，推进肠运动。

【辨证施治提纲】（一）证：肝风内动，痉挛抽搐，小儿惊风，中风口喝，半身不遂，破伤风，风湿顽痹，顽固性偏正头痛，疮疡，瘰疬，蛇虫咬伤。（二）病：结核病，肿瘤，乳腺病，脑外伤后综合征，颈椎病，腰椎间盘突出症，三叉神经痛，高血压病，糖尿病性肾病。

【剂量与用法】药典剂量：3～5 g。常规剂量：1～3 g，或1～3条。不宜大剂量使用。水煎服。研末或入丸散吞服时酌减。浸酒内服，外用适量。蜈蚣有小毒，在常规剂量内少数患者有胃不适和内热反应，部分患者发生过敏反应，有皮炎、瘙痒。

【注意事项】妊娠禁忌。本品有毒，用量不宜过大。蜈蚣所含两种类似蜂毒的有毒成分，即组织胺样物质及溶血蛋白质，可引起过敏反应及溶血反应。人的中毒量为15～30 g。口服过量可出现恶心、呕吐、腹泻、疲乏无力、巩膜黄染、神志不清、心动过缓、休克等，大剂量可使心肌麻痹，并能抑制呼吸中枢而死亡。

【论述】蜈蚣有明显的强心作用，但是大剂量则使心肌收缩力减弱。蜈蚣具有保护血管内皮细胞、防治内皮细胞增生的作用，并通过调节脂代谢，降低全血黏度，防止动脉粥样硬化。蜈蚣有中枢抑制作用，有明显的抗惊厥、抗癫痫作用。蜈蚣有改善微循环、保护心肌缺血作用。

蜈蚣可显著增强血中红细胞内超氧化物歧化酶的活力和血中谷胱甘肽过氧化物酶的活性，降低丙二醛的含量，并对肝及脑组织中的脂褐质有明显的清除作用，说明蜈蚣有延缓衰老的作用；蜈蚣有显著增强免疫功能的作用，这也是蜈蚣延缓衰老的重要标志之一。

蜈蚣毒具有较强的直接溶血作用；蜈蚣毒还具有诱导血小板聚集的作用。蜈蚣还有明显的镇痛、抗炎作用。蜈蚣对肝癌等多种肿瘤有抑制作用，对网状内皮系统功能有增强作用，但常用对肝脏有损害。蜈蚣能显著增加胃液量、总酸分泌量、胃液酸度和胃蛋白酶总活力，提高胰腺的分泌量、胰蛋白分泌量，降低胰淀粉酶活力，同时推进肠运动。蜈蚣对结核分枝杆菌有抑制和杀灭作用，并能促进人体的新陈代谢。蜈蚣致畸作用明显，堕胎作用显著。

蜈蚣的传统功效是息风镇痉、通络止痛、攻毒散结；主治肝风内动，痉挛抽搐，小儿惊风，中风口喝，半身不遂，破伤风，风湿顽痹，顽固性偏正头痛，疮疡，瘰疬，蛇虫咬伤。药理研究发现其有抗惊厥，强心，抗心肌缺血，降压，抗肿瘤，延缓衰老，抗动脉粥样硬化，改善微循环，促进胃液分泌等作用；开发了心、脑、血管，抗肿瘤，延缓衰老，促进胃液分泌等方面的治疗前景。

僵蚕（《神农本草经》）

【来源】本品为蚕蛾科昆虫家蚕4～5年龄的幼虫感染（或人工接种）白僵菌而致死的干燥体。主产于浙江、江苏。多于春、秋季生产，将感染白僵菌病死的蚕干燥。生用或炒用。本品气微腥，味微咸。以肥壮、质硬、色白、断面明亮者为佳。

【别名】白僵蚕，僵虫。

【性味】味咸、辛，性平。

【归经与趋势】归脑、血管，肝，肺，肾。僵蚕辛散、咸软坚，趋势以活血、化浊、通络、散结为主。

【化学成分】本品主要含蛋白质和脂肪，脂肪中主要有棕榈酸、油酸、亚油酸、少量硬脂酸等。尚含多种氨基酸以及铁、锌、铜、锰、铬等多种微量元素。僵蚕体表的白粉中含草酸铵。

【功效】安神定志，息风止痉，活血祛瘀，化浊散结，祛风止痒，通络兴阳。

【药理概括】镇静，催眠，抗惊厥，抗癫痫，抗凝血，抑制免疫，降血糖，抗血栓形成，促进微循环，保护红细胞膜、抗溶血，抗生育，壮阳。

【辨证施治提纲】（一）证：肝风夹痰，惊痫抽搐，小儿急惊风，破伤风，中风口眼歪斜，风热头痛，目赤咽痛，风疹瘙痒，瘰疬痰核，发颐疔腮。（二）病：癫痫，糖尿病，失眠症。

【剂量与用法】药典剂量：5～9 g。常规剂量：6～12 g。大剂量：15～30 g。水煎服。研末或入丸散吞服时酌减。浸酒内服，外用适量。僵蚕无毒，在常规剂量内没有不适反应，长期服用或大剂量使用也没有明显不良反应。

【注意事项】妊娠禁忌。僵蚕过大剂量使用会有毒副反应，主要表现为中毒性脑病及变态反应性脑病症状，其主要表现为椎体外系症状，如四肢震颤、走路不稳、抽搐、昏迷，甚至死亡。

僵蚕有过敏性皮疹，少数人有恶心、上腹部不适、口干、咽燥、食欲下降等不良反应。僵蚕中的白僵菌可致过敏性肺炎。僵蚕有抗凝血作用，有出血倾向者慎用。僵蚕进入体内可分解产生氨，肝昏迷者禁用。

【论述】僵蚕的镇静、催眠作用强于酸枣仁。僵蚕有抗惊厥、抗癫痫作用。僵蚕对红细胞膜有明显的保护作用，可对抗溶血反应。僵蚕能显著降低卵巢和子宫重量，且妊娠率显著降低；僵蚕能显著增加雄性睾丸和贮精囊的重量。僵蚕有抗凝血、抗血栓、促进微循环作用。僵蚕有降血糖作用，服用僵蚕粉后，可使胰岛细胞增多。僵蚕有抗肿瘤作用。

僵蚕的传统功效是息风止痉、祛风止痒、化痰散结；主治肝风夹痰，惊痫抽搐，小儿急惊风，破伤风，中风口眼歪斜，风热头痛，目赤咽痛，风疹瘙痒，瘰疬痰核，发颐疔腮。药理研究发现其有催眠，抗惊厥、抗凝血，抑制免疫，降血糖，壮阳等作用；开发了脑、血管，抑制免疫，降血糖，壮阳等方面的治疗前景；僵蚕的镇静、催眠作用强于酸枣仁，可以作为酸枣仁的代用品。

第十六章　开窍药

凡以开窍醒神为主要功效，常用以治疗闭证神昏的药物，称为开窍药。因具辛香走窜之性，又称芳香开窍药。

心藏神，主神明，心窍开通则神明有主，神志清醒，思维敏捷。若心窍被阻，清窍被蒙，则神明内闭，神志昏迷，人事不省，治疗须用辛香开通心窍之品。本类药物辛香走窜，皆入心经，具有通关开窍、醒脑回苏的作用。部分开窍药兼有活血、行气、止痛、解毒等功效。

开窍药主要用治温病热陷心包、痰浊蒙蔽清窍之神昏谵语，以及惊风、癫痫、中风等猝然昏厥、痉挛抽搐。部分开窍药兼治血瘀气滞、心腹疼痛、经闭癥瘕、目赤咽肿、痈疽疔疮等。

神志昏迷有虚实之别，虚证即脱证，实证即闭证。脱证治当补虚固脱，非本章药物所宜；闭证治当通关开窍、醒神回苏，宜用本类药物治疗。然而闭证又有寒闭、热闭之分，面青、身凉、苔白、脉迟之寒闭，须施"温开"之法，宜选用辛温的开窍药，配伍温里祛寒之品；面红、身热、苔黄、脉数之热闭，当用"凉开"之法，宜选用性寒凉的开窍药，配伍清热泻火解毒之品。若闭证神昏兼惊厥抽搐者，还须配伍息风止痉药；若见烦躁不安者，须配伍安神定惊药；若痰浊壅盛者，须配伍化湿、祛痰药。

开窍药辛香走窜，为救急、治标之品，且能耗伤正气，故只宜暂服，不可久用；其药性辛香，有效成分易于挥发，内服多不宜入煎剂，宜入丸剂、散剂服用。

现代药理研究证明，开窍药的醒脑回苏功效与其主要作用于中枢神经系统有关，对中枢神经系统有兴奋作用，亦与镇静、抗惊厥、抗心脑损伤等药理作用有关。多数开窍药可透过血脑屏障，发挥兴奋中枢或双向调节中枢神经的作用。部分开窍药尚有抗炎、镇痛、改善学习记忆、抗生育等作用。

麝香（《神农本草经》）

【来源】本品为鹿科动物林麝、马麝或原麝成熟雄体香囊中的干燥分泌物。主产于四川、西藏、云南。野麝多在冬季至次春猎取，猎获后，割取香囊，阴干，习称毛壳麝香；剖开香囊，除去囊壳，习称麝香仁。家麝直接从其香囊中取出麝香仁，阴干或用干燥器密闭干燥。用时研碎。本品气香浓烈而特异，味微辣、微苦带咸。以颗粒色紫黑、粉末色棕褐、质柔、油润、香气浓烈者为佳。

【别名】当门子。

【性味】味辛，性温。

【归经与趋势】归心、脑、血管，肺、卫、皮肤，胃，肾、膀胱、子宫。麝香辛散、温通，趋势峻猛，向上、向外，四散敷布、八方疏通；启发元阳：补肾提气、催动生机，在下缩宫、利尿，经过中土，直至上焦：宣肺平喘、通卫解表，入心活血：通络助运，开颈项透巅顶：穿越血脑屏障、健脑益智、开窍醒神，被中医界认为是苏通闭之第一要药。

【化学成分】本品主要含麝香大环类成分如麝香酮（2.5%～5.4%）、麝香醇、麝香吡啶等，甾类成分如睾酮、胆固醇等；此外，还含有蛋白质、多肽、氨基酸等。

【功效】开窍醒神，健脑益智，强心养心，活血消肿，补肾兴阳，通痹止痛，解毒散结，发汗解表，宣肺平喘，祛风止痒，增液利尿，催经堕胎。

【药理概括】双重调节中枢神经系统，开放血脑屏障，改善大脑血流，抗痴呆，耐缺氧，调节血压，抗脑组织损伤，抗炎，镇痛，强心，增加冠脉血流量，抑制血小板聚集，抗凝血酶，抗早孕，增强免疫，抗变态反应，抗颈椎病，雄激素样作用，抗胃溃疡，促进腺体分泌、发汗、利尿，抗蛇毒，抗肿瘤，解热，舒张支气管。

【辨证施治提纲】（一）证：热病神昏，中风痰厥，气郁暴厥，中恶昏迷，血瘀经闭，癥瘕，胸痹心痛，心腹暴痛，跌仆伤痛，痹痛麻木，难产死胎，痈肿，瘰疬，咽喉肿痛。（二）病：冠心病、心绞痛，血管性头痛，脑卒中，肺性脑病，镇静催眠药中毒，血管性痴呆，儿童智力不全症，疮疡肿痛，风湿痹症，扭挫伤，恶性肿瘤，慢性肝炎，早期肝硬化，难产死胎。

【剂量与用法】药典剂量：0.03～0.1 g。常规剂量：0.03～0.3 g。不宜大剂量使用。不入煎剂。研末或入丸散吞服。浸酒内服，外用适量。麝香无毒，在常规剂量内吞服没有不适反应。一般不长期使用。

【注意事项】妊娠禁忌。麝香具有抗凝血作用，能增加出血，所以，出血患者不宜使用。麝香较大剂量出现四肢伏倒、震目、呼吸抑制而死亡。

【论述】麝香能直接作用于神经系统而发挥作用，这种作用为双向性，即小剂量兴奋，大剂量抑制。麝香能改变血脑屏障的通透性，增强中枢神经系统的耐缺氧能力，改善脑循环，具有兴奋中枢、抗脑损伤、抗痴呆、改善学习记忆作用；麝香注射液可促进损伤神经的功能修复。麝香具有扩血管、抗血小板聚集、抗凝血酶作用。麝香对脑缺血引起的脑损伤有保护作用，其醒脑开窍作用可能与改善大脑血流作用有关。麝香还有明显的强心作用，能增强心肌收缩力和心排出量，增加冠脉血流量。麝香具有雄激素样作用。麝香酮能明显增加子宫收缩频率和强度，并有抗早孕和抗着床作用。麝香有一定的抗炎作用，其抗炎作用与氢化可的松相似。麝香能促进腺体分泌，有发汗和利尿作用。麝香还有抗肿瘤、免疫抑制、抗溃疡、抗蛇毒、抑菌、解热、舒张支气管等作用。

麝香的传统功效是开窍醒神、活血通经、消肿止痛；主治热病神昏，中风痰厥，气郁暴厥，中恶昏迷，血瘀经闭，癥瘕，胸痹心痛，心腹暴痛，跌扑伤痛，痹痛麻木，难产死胎，痈肿，瘰疬，咽喉肿痛。药理研究发现其许多新功效：双重调节中枢神经系统，开放血脑屏障，强心，增加冠脉血流量，抗颈椎病，雄激素样作用，促进腺体分泌等；开发了心、脑、血管，开窍醒神，抗颈椎病，雄激素样作用，促进腺体分泌等方面的治疗前景。

冰片 （《新修本草》）

【来源】本品为龙脑香科植物龙脑香树脂的加工品，或龙脑香树的树干、树枝切碎，经蒸馏冷却而得的结晶，称龙脑冰片，亦称梅片。由菊科植物艾纳香的新鲜叶经提取加工制成的结晶，称艾片（左旋龙脑）。现多用松节油、樟脑等，经化学方法合成，称合成龙脑。由樟科植物樟的新鲜枝、叶经提取加工制成，称天然冰片（右旋龙脑）。龙脑香主产于东南亚地区，我国台湾有引种；艾纳香主产于广东、广西、云南等地，天然冰片主产于江西、湖南。研粉用。本品气清香，味辛、凉。以片大、色洁白、气清香纯正者为佳。

【别名】梅花冰片，龙脑香，脑子，梅片。

【性味】味辛、苦，性微寒。

【归经与趋势】归心、脑、血管，肺、卫、皮肤。冰片辛开、苦降、寒清热，趋势向外、向下，清爽凉透，入颅开窍、醒神、健脑，入心活血、通络养心，助肺宣降、通卫透皮。

【化学成分】从樟科植物樟中提取的天然冰片主要成分为右旋龙脑，从菊科植物艾纳香中提取的冰片主要含左旋龙脑，含少量桉油精、左旋樟脑等。机制冰片除含有龙脑外，还含有大量异龙脑。

【功效】开窍醒神，通络健脑，活血养心，清热泻火，解毒散结，通痹止痛。

【药理概括】抗心肌缺血，促血脑屏障开放，保护脑组织，促进神经胶质细胞生长，镇静，促进其他药物的吸收与渗透，镇痛，抗炎，广谱抑菌，广谱抑真菌，抗生育。

【辨证施治提纲】（一）证：热病神昏，惊厥，中风痰厥，气郁暴厥，中恶昏迷，胸痹心痛，目赤肿痛，口舌生疮，咽喉肿痛，耳道流脓，疮疡肿痛，久溃不敛，烧烫伤。（二）病：冠心病心绞痛，五官科化脓性炎性疾病，轻度外科感染，慢性气管炎，烧伤，疼痛，失眠，带状疱疹，鸡眼，脚癣，惊厥。

【剂量与用法】药典剂量：0.15～0.3 g。常规剂量：0.3～0.9 g。不宜大剂量使用。不入煎剂。研末或入丸散吞服。浸酒内服、外用适量。冰片无毒，在常规剂量内吞服没有不适反应。长期服用也没有明显不良反应。

【注意事项】妊娠禁忌。冰片有一定局部刺激性，外用偶致过敏反应、皮疹瘙痒。

【论述】冰片对中枢神经系统具有兴奋和抑制双重作用，既有镇静作用，又有醒脑作用；冰片能提高血脑屏障通透性，有耐缺氧作用，并改善缺血脑组织能量代谢，减轻脑损伤；冰片尚能促进神经胶质细胞的分裂和生长。冰片能解除冠脉痉挛，使冠脉流量明显增加，能抗心肌缺血，减慢心率，降低心肌耗氧量。冰片有良好的抗炎及镇痛效果。冰片局部应用对感觉神经有轻微刺激，有一定的止痛及温和的防腐作用，可用于神经痛及消炎。冰片对妊娠中期、晚期有显著终止妊娠的作用。冰片具有促进药物吸收的作用，体现在提高某些药物体内生物利用度及血药浓度，促透皮吸收，影响药物分布等作用。冰片对金黄色葡萄球菌、乙型溶血性链球菌、草绿色链球菌、肺炎球菌和大肠杆菌等在试管内均有明显抗菌作用，呈现出低浓度抑菌，高浓度杀菌的特点。

冰片的传统功效是开窍醒神、清热止痛；主治热病神昏，惊厥，中风痰厥，气郁暴厥，中恶昏迷，胸痹心痛，目赤肿痛，口舌生疮，咽喉肿痛，耳道流脓，疮疡肿痛，久溃不敛，烧烫伤。药理研究发现其有抗心肌缺血，促血脑屏障开放，保护脑组织，促进其他药物的吸收与渗透，广谱抑菌、抑真菌等作用；开发了心、脑、血管，促进其他药物的吸收与渗透等方面的治疗前景。

苏合香（《名医别录》）

【来源】本品为金缕梅科植物苏合香树的树干渗出的香树脂经加工精制而成。主产于土耳其、埃及、叙利亚，我国广西、云南亦产。初夏时将树皮击伤或割破，深达木部，使分泌香脂，渗入树皮内，至秋季剥下树皮，榨取香脂，残渣加水煮后再榨，除去杂质，再溶解于乙醇中，滤过，蒸去乙醇，即得。本品气芳香。以棕黄色或暗棕色、半透明、香气浓者为佳。

【别名】帝膏，苏合油，苏合香油，帝油流。

【性味】味辛，性温。

【归经与趋势】归心、脑、血管，肺、卫、皮肤。苏合香辛散、温通，趋势向上、向外，固涩下焦，疏通中焦，助肺宣降、辟秽、祛痰，入心活血通络，开屏开窍醒神。

【化学成分】本品主要含萜类和挥发油，肉桂酸，α-蒎烯，β-蒎烯，月桂烯，莰烯，柠檬烯，α-松香油醇，桂皮醛，乙基苯酚等。

【功效】辟秽开窍，醒脑提神，通络止痛，宣肺祛痰，活血祛瘀，宁心养心，利胆解痉，生肌护肤，燥湿止泻。

【药理概括】开放血脑屏障，兴奋中枢，抗血栓，抗血小板聚集，耐缺氧，舒张冠脉，增加冠脉血流量，减慢心率，祛痰，抑菌，温和刺激作用。

【辨证施治提纲】（一）证：中风痰厥，猝然昏倒，惊痫，胸痹心痛，胸腹冷痛。（二）病：冠心病、心绞痛，疼痛症，胆道蛔虫病，疥疮，湿疹，瘙痒症，中风痰厥，惊痫。

【剂量与用法】药典剂量：0.3～1 g。常规剂量：0.3～1 g。不宜大剂量使用。不入煎剂。研末或入丸散吞服。浸酒内服、外用适量。苏合香无毒，在常规剂量内吞服没有不适反应。长期服用也没有明显不良反应。

【注意事项】妊娠禁忌。苏合香超剂量使用会出现四肢瘫痪，呼吸困难，甚至死亡。

【论述】苏合香具有穿透血脑屏障，兴奋中枢，抗缺氧等作用，并能对抗心肌梗死，增强耐缺氧能力，能减慢心率、改善冠脉流量和降低心肌耗氧。苏合香脂有明显抗血小板聚集作用，苏合香还能明显延长血浆复钙时间和凝血酶原时间，降低纤维蛋白原含量和促进纤溶酶活性。苏合香有刺激性祛痰作用，并有较弱的抗菌作用，可用于各种呼吸道感染。外用可缓解局部炎症，促进溃疡与创伤的愈合，所含桂皮酸具有抗菌、防腐、利胆、止泻等作用。

苏合香的传统功效是开窍醒神、辟秽、止痛；主治中风痰厥，猝然昏倒，惊痫，胸痹心痛，胸腹冷痛。药理研究发现其有开放血脑屏障、兴奋中枢、抗血栓、舒张冠脉、祛痰等作用；开发了心、脑、血管方面的治疗前景。

石菖蒲（《神农本草经》）

【来源】本品为天南星科植物石菖蒲的干燥根茎。主产于四川、浙江、江苏。秋、冬二季采挖，除去须根及泥沙，晒干。生用。本品气芳香，味苦、微辛。以条粗、切面类白色、无须根、香气浓者为佳。

【别名】菖蒲，水剑草，石蜈蚣。

【性味】味辛、苦，性温。

【归经与趋势】归心、脑、血管，肺、卫、皮肤，脾、胃、肠。石菖蒲辛开、苦降、温通，趋势向外、向下，自脑府豁痰开窍、安神镇惊、健脑益智，入心宫活血养心，过相府助肺宣降，下中宫疏肝解郁、运脾升清、开胃降浊。

【化学成分】本品主要含挥发油：α-，β-及γ-细辛醚，欧细辛醚，顺式甲基异丁香酚。榄香烯，细辛醛，δ-荜澄茄烯，百里香酚，肉豆蔻酸；黄酮类成分：顺式环氧细辛酮，2'-二羟基细辛酮。

【功效】开窍豁痰，燥湿通络，安神镇惊，健脑益智，活血祛瘀，宁心养心，平喘止咳，疏肝解郁，运脾开胃，化浊散结。

【药理概括】镇静催眠，抗惊厥，抗抑郁，脑保护，益智，改善学习记忆，双向调节消化系统功能，抗心律失常，抑心，扩张血管，增加冠脉血流量，平喘，镇咳，祛痰，降温，耐缺氧，抗疲劳，抗癌，抑制宫缩，降血脂，抗血栓形成，增强免疫，抑菌，杀虫，抗肿瘤，解痉，外用刺激皮肤、改善局部血液循环。

【辨证施治提纲】（一）证：痰蒙清窍，神昏癫痫，健忘失眠，耳鸣耳聋，湿阻中焦，脘痞不饥，噤口下痢。（二）病：癫痫大发作，肺性脑病，小儿脑炎，支气管哮喘，前列腺肥大尿潴留，阿尔茨海默病，耳聋，眩晕，胃下垂。

【剂量与用法】药典剂量：3～9 g。常规剂量：6～12 g。大剂量：15～30 g。水煎服。研末或入丸散吞服时酌减。浸酒内服、外用适量。石菖蒲无毒，在常规剂量内没有不适反应，长期服用或大剂量使用也没有明显不良反应。

【注意事项】石菖蒲过大剂量应用可致中毒，表现为呼吸困难、痉挛性抽搐甚至死亡。

【论述】石菖蒲内服能促进消化液分泌，抑制胃肠异常发酵，并能缓解肠道平滑肌痉挛。石菖蒲有镇静、抗惊厥、抗抑郁、益智、改善学习记忆和抗脑损伤的作用。石菖蒲总挥发油对气管平滑肌具有解痉作用，呈现出较好的平喘、祛痰和镇咳作用。石菖蒲有较强的降温作用。石菖蒲有明显的降血脂作用。石菖蒲有改善血液流变性、抗血栓、扩张冠脉、抗心肌缺血损伤的作用。石菖蒲有增强免疫的作用。石菖蒲能明显对抗垂体后叶激素的缩宫作用，对正常子宫平滑肌也有抑制作用。

石菖蒲的传统功效是开窍豁痰、醒神益智、化湿开胃；主治痰蒙清窍，神昏癫痫，健忘失眠，耳鸣耳聋，湿阻中焦，脘痞不饥，噤口下痢。药理研究发现其许多新功效：镇静催眠，抗惊厥，抗抑郁，脑保护，益智，双向调节消化系统功能，抗心律失常，增加冠脉血流量，平喘，镇咳，祛痰，抗疲劳，降血脂，抗血栓形成等；开发了心、脑、血管，抗抑郁，双向调节消化系统功能，平喘，镇咳，祛痰等方面的治疗前景。

第十七章　补虚药

凡以补虚扶弱，纠正人体气血阴阳的不足为主要功效，常用以治疗虚证的药物，称为补虚药，也称补益药或补养药。

本类药物能够扶助正气，补益精微，根据"甘能补"的理论，故一般具有甘味。各类补虚药的药性和归经等性能，互有差异，其具体内容将分别在各节概述中介绍。

补虚药具有补虚扶弱的功效，可以主治人体正气虚弱、精微物质亏耗引起的精神萎靡、体倦乏力、面色淡白或萎黄、心悸气短、脉象虚弱等症。具体地讲，补虚药的补虚作用又有补气、补阳、补血、补阴的不同，分别主治气虚证、阳虚证、血虚证、阴虚证。此外，有的药物还分别兼有祛寒、润燥、生津、清热及收涩等作用，故又有其相应的主治病症。

根据补虚药在性能、功效及主治方面的不同，一般又分为补气药、补阳药、补血药、补阴药四类。

使用补虚药，首先应因证选药，必须根据气虚、阳虚、血虚、阴虚的症候不同，选择相应的对证药物。一般来说，气虚证主要选用补气药，阳虚证主要选用补阳药，血虚证主要选用补血药，阴虚证主要选用补阴药。其次，应考虑到人体气血阴阳之间，在生理上相互联系、相互依存，在病理上也常常相互影响，故临床治疗时常需将两类或两类以上的补虚药配伍使用。如气虚可发展为阳虚，阳虚者其气必虚，故补气药常与补阳药同用。有形之血生于无形之气，气虚生化无力，可致血虚；血为气之母，血虚则气无所依，血虚亦可导致气虚，故补气药常与补血药同用。气能生津，津能载气，气虚可影响津液的生成，而致津液不足；津液大量亏耗，亦可导致气随津脱。热病不仅容易伤阴，而且"壮火食气"，以致气阴两虚，故补气药亦常与补阴药同用。津血同源，津液是血液的重要组成部分，血亦属于阴的范畴；失血血虚可导致阴虚，阴津大量耗损又可导致津枯血燥，血虚与阴亏并呈之证颇为常见，故补血药常与补阴药同用。阴阳互根互用，无阴则阳无由生，无阳则阴无由长，故阴或阳虚损到一定程度，可出现阴损及阳或阳损及阴的情况，以致最后形成阴阳两虚的症候，则需要滋阴药与补阳药同用。

补虚药在临床上除用于虚证以补虚扶弱外，还常常与其他药物配伍以扶正祛邪，或与容易损伤正气的药物配伍应用以保护正气，顾护其虚。

使用补虚药还应注意：一要防止不当补而误补。若邪实而正不虚者，误用补虚药有"误补益疾"之弊。补虚药是以补虚扶弱为主要作用，其作用主要在于以其偏性纠正人体气血阴阳虚衰的病理偏向。如不恰当地依赖补虚药强身健体、延年益寿，则可能会破坏机体阴阳之间的相对平衡，导致新的病理变化。二要避免当补而补之不当。如不分气血、不别阴阳、不辨脏腑、不明寒热，盲目使用补虚药，不仅不能收到预期的疗效，还有可能导致不良后果。如阴虚有热者误用温热的补阳药，会助热伤阴；阳虚有寒者误用寒凉的补阴药，会助寒伤阳。三是补虚药用于扶正祛邪，不仅要分清主次，处理好祛邪与扶正的关系，而且应避免使用可能妨碍祛邪的补虚药，使祛邪不伤正，补虚不留邪。四是应注意补而兼行，使补而不滞。部分补虚药药性滋腻，不易消化，过度使用或用于脾运不健者可能妨碍脾胃运化功能，应掌握好用药分寸，或适当配伍健脾消食药顾护脾胃。五是补虚药如作汤剂，一般宜适当久煎，使药味尽出。虚弱证一般病程较长，补虚药宜采用蜜丸、煎膏（膏滋）、口服液等便于保存、服用，并可增效的剂型。

现代药理研究表明，补虚药可增强机体的非特异性免疫功能和细胞免疫、体液免疫功能，产生扶正祛邪的作用。在物质代谢方面，补虚药能促进核酸代谢和蛋白质合成，改善脂质代谢、降低血脂，或降血糖。对神经系统的作用，主要是提高学习记忆能力。对内分泌系统的作用，表现在可增强下丘脑—垂体—肾上腺皮质轴和下丘脑—垂体—性腺轴的功能，调节下丘脑—垂体—甲状腺轴的功能，改善虚证患者的内分泌功能减退。本类药还有延缓衰老、抗氧化、强心、升压、抗休克、抗心肌缺血、抗心律失常、促进和改善造血功能、改善消化功能、抗应激及抗肿瘤等多方面作用。

第一节　补气药

本类药物性味多属甘温或甘平，主归脾、肺经，部分药物又归心、肾经，以补气为主要功效，能补益脏气以纠正脏气的虚衰。补气又包括补脾气、补肺气、补心气、补肾气、补元气等具体功效。因此，补气药的主治有：脾气虚证，症见食欲不振，脘腹胀满，食后胀甚，大便溏薄，肢体倦怠，神疲乏力，面色萎黄，形体消瘦或一身虚浮，甚或脏器下垂，血失统摄，舌淡，脉缓或弱等；肺气虚证，症见咳嗽无力，气短而喘，动则尤甚，声低懒言，咳痰清稀，或有自汗、畏风，易于感冒，神疲体倦，舌淡，脉弱等；心气虚证，症见心悸怔忡，胸闷气短，活动后加剧，脉虚等；肾气虚证，症见腰膝酸软，尿频或尿后余沥不尽，或遗尿，或夜尿频多，或小便失禁，或男子遗精早泄，或女子月经淋漓不尽、带下清稀量多，甚或短气虚喘，呼多吸少，动则喘甚汗出等；元气藏于肾，赖三焦而通达全身，周身脏腑器官组织得到元气的激发和推动，才能发挥各自的功能，脏腑之气的产生有赖元气的资助，故元气虚之轻者，常表现为某些脏气虚，若元气虚极欲脱者，可见气息微弱，汗出不止，目开口合，全身瘫软，神志模糊，二便失禁，脉微欲绝等。此外，某些药物分别兼有养阴、生津、养血等不同功效，还可用治阴虚津亏证或血虚证，尤宜于气阴（津）两伤或气血俱虚之证。

使用本类药物治疗各种气虚证时，除应结合其兼有功效综合考虑外，补益脾气之品用于脾虚食滞证，还常与消食药同用，以消除消化功能减弱而停滞的宿食；用于脾虚湿滞证，多配伍化湿、燥湿或利水渗湿的药物，以消除脾虚不运而停滞的水湿；用于脾虚中气下陷证，多配伍能升阳的药物，以升举下陷的清阳之气；用于脾虚久泻证，还常与涩肠止泻药同用；用于脾不统血证，则常与止血药同用；补肺气之品用于肺虚喘咳有痰之证，多配伍化痰、止咳、平喘的药物，以消除利痰、咳、喘；用于脾肺气虚自汗证，多配伍能固表止汗的药物；用于心气不足，心神不安证，多配伍宁心安神的药物；若气虚兼见阳虚里寒、血虚或阴虚证者，又需分别与补阳药、温里药、补血药或补阴药同用。补气药用于扶正祛邪时，还需分别与解表药、清热药或泻下药等同用。

部分补气药味甘壅中，碍气助湿，故对湿盛中满者应慎用，必要时应辅以理气除湿之药。

人参（《神农本草经》）

【来源】本品为五加科植物人参的干燥根和根茎。主产于吉林、辽宁、黑龙江，传统以吉林抚松县产量最大、质量最好，称吉林参。野生者名山参；栽培者俗称园参。播种在山林野生状态下自然生长的称林下山参，习称籽海。多于秋季采挖，洗净后晒干或烘干。润透，切薄片，干燥，或用时粉碎、捣碎。本品有特异香气，味微苦而甘。以切面色淡黄白，点状树脂道多者为佳。

【别名】白参，红参，别直参，吉林参，园参。

【性味】味甘、微苦，性微温。

【归经与趋势】归脾、胃、肠，肺、卫、皮肤，心、脑、血管，肝，肾、膀胱、子宫。人参味甘微苦、微温，趋势威猛、柔中带刚，向上、向外，四散敷布，八方温通；大补元气，增益先天，自下而上，补肾兴阳强体、提宫缩尿、延缓衰老，雾露生发，经过中焦、疏肝运脾，升温润之气至上焦、助肺宣发、司治节、生血活营、充卫解表，温通心宫、补气回阳、强心宁心养心、氤氲蒸腾元神之府、健脑安神益智，至此精、气、神足，生命鲜活。人参甘温，能大补元气，复脉固脱，为拯危救急之要药，补虚调养之仙品，乃是大自然给人类的馈赠。

【化学成分】本品主要含多种人参皂苷、多糖、挥发油、氨基酸、有机酸、黄酮类、维生素类以及微量元素等多种成分。

【功效】大补元气，回阳救逆，复脉固脱，健脾养肺，生津补血，升清健脑，安神益智，通络强心，宁心养心，疏肝温胃，促进代谢，补肾兴阳，增强体质，扶正祛邪，延缓衰老，活血祛瘀，化浊散结，提宫缩尿。

【药理概括】双向调节中枢神经系统功能，促进学习和记忆功能，促进脑内蛋白质合成，兴奋心脏机能，增加冠脉血流量，抗心肌缺血，减慢心率，扩张血管，调节血压，抗缺氧，保护心肌缺血再灌注损伤，抗凝血，抑制血小板聚集，降低全血黏度，抑制动脉粥样硬化形成，保护和刺激骨髓造血功能，刺激垂体—肾上腺皮质系统功能，促进核酸和蛋白质合成，降血糖，抗肿瘤，增加细胞活性、保护细胞膜和防治细胞老化，广泛提高人体免疫功能，抗氧化、抗衰老，抗脑缺血，保护脑缺血后再灌注损伤，抗应激、抗疲劳、适应原样作用，抗辐射，抗突变，增强内分泌系统功能，抗休克，保护神经元缺氧性损伤，抗溃疡，降血脂，促进性腺和副性腺器官增重，抗利尿。

【辨证施治提纲】（一）证：气虚欲脱，肢冷脉微，脾虚食少，肺虚喘咳，阳痿宫冷，气虚津伤口渴，内热消渴，气血亏虚，久病虚羸，心气不足，惊悸失眠。（二）病：神经衰弱，性功能障碍，糖尿病，贫血，冠心病和急性心肌梗死，高脂血症，作为强壮剂应用，上消化道出血，缺血性心力衰竭，恶性胸腔积液，小儿外感发热。

【剂量与用法】药典剂量：3～9 g。常规剂量：1～9 g。一般不宜大剂量使用。水煎服，另煎兑服。研末或入丸散吞服时酌减。浸酒内服、外用适量。挽救虚脱可用15～30 g，或30～90 g。文火另煎兑服。也可研粉吞服，1次2 g，1日2次。人参无毒，在常规剂量内没有不适反应，长期服用也没有明显不良反应。

【注意事项】人参毒性很小，但大量服用可出现玫瑰糠疹、瘙痒、头痛、眩晕、体温升高甚至出血；长期服用可致失眠、欣快、头痛、心悸、血压升高、少数人表现为抑郁，称为"人参滥用综合征"。不宜与藜芦、五灵脂同用。

【论述】人参对高级神经活动的兴奋和抑制过程均有增强作用，对前者的增强作用更明显。人参可调节中枢神经系统的功能活动，使紧张造成的紊乱的神经过程得到恢复，调节中枢神经兴奋与抑制过程的平衡，人参皂苷对中枢神经的影响为小剂量兴奋，大剂量抑制。人参皂苷 Rb 类有中枢镇静作用，Rg 类有中枢兴奋作用。人参不仅有镇静安神作用，而且有镇痛、肌松和降温作用。人参有抗惊厥作用。人参能促进大脑对能量物质的利用，抗脑缺血，对脑核酸和蛋白合成有促进作用，能增强学习与记忆力。

人参对冠状血管、脑血管、椎动脉、肺动脉均有扩张作用，能改善这些器官的血循环。人参皂苷对血压有双向调节作用，小剂量可使血压升高，大剂量则降低；人参能使高血压患者血压下降，而使低血压或休克患者血压上升；人参对多种原因所致的休克有防治作用。

人参可增强心脏的收缩力，抗心肌缺血、减慢心率，抗心律失常。人参具有抑制血小板聚集，降血脂，抗动脉粥样硬化的作用。

人参对下丘脑—垂体—肾上腺皮质轴表现兴奋作用，可使其功能增强。人参可刺激下丘脑—垂体—性腺轴，有雌、雄激素样作用。人参可增强甲状腺功能，可刺激胰岛释放胰岛素，并能促进葡萄糖引起的胰岛素释放，人参能促进组织对糖的利用，加速糖的氧化分解以供给能量。

人参皂苷可显著延长细胞寿命，有明显的抗衰老作用，人参抗衰老除了其抗氧化作用外，还与其对神经、内分泌、免疫功能及物质代谢等生理功能的调节有关。人参能增强机体的适应性，增强机体对各种有害刺激与损伤的非特异性抵抗力，使紊乱的机能恢复正常。人参有明显的抗疲劳、抗缺氧、抗寒冷、抗高温及抗辐射作用。

人参对骨髓多潜能干细胞具有明显的促进作用，对骨髓的造血功能有保护和刺激作用，能促进红系、粒系、巨核系组成的混合集落形成，有造血功能，可使红细胞、血红蛋白、白细胞数增加。

人参皂苷能增强消化、吸收功能，提高胃蛋白酶活性，保护胃肠细胞，改善脾虚症状。此外，人参还有增强免疫功能，抗肿瘤，缓解吗啡成瘾，抗炎、抑菌、调节骨骼肌与平滑肌活动、保肝和利尿等作用。

人参的传统功效是大补元气，复脉固脱，补脾益肺，生津养血，安神益智；主治气虚欲脱，肢冷脉微，脾虚食少，肺虚喘咳，阳痿宫冷，气虚津伤口渴，内热消渴，气血亏虚，久病虚羸，心气不足，惊悸失眠。药理研究发现其许多新功效：双向调节中枢神经系统功能，兴奋心脏机能，抗凝血，抑制动脉粥样硬化形成，刺激骨髓造血功能，抗肿瘤，广泛提高人体免疫功能，抗衰老，抗脑缺血，适应原样作用，增强内分泌系统功能等作用；开发了心、脑、血管，刺激骨髓造血功能，抗肿瘤，广泛提高人体免疫功能，抗衰老，适应原样作用，增强内分泌系统功能等方面的治疗前景。

西洋参（《增订本草备要》）

【来源】本品为五加科植物西洋参的干燥根。主产于美国、加拿大，中国亦有栽培。秋季采挖，洗净，晒干或低温干燥。切薄片，或用时打碎。本品气清香而味浓，味微苦而甘。以表面横纹紧密、气清香、味浓者为佳。

【别名】花旗参。

【性味】味甘、微苦，性凉。

【归经与趋势】归心、脑、血管，肺、卫、皮肤，肝，肾、膀胱。西洋参甘凉，趋势向上、向外，为清补、凉通之佳品；启动元气，补肾强体、固涩下焦，疏肝升清、促进代谢，达心宫、补气回阳、宁心养心，上脑府、安神镇惊，健脑益智。

【化学成分】本品主要含西洋参皂苷（多种人参皂苷）、多糖、黄酮类、挥发油、蛋白质、氨基酸、核酸、肽类、甾醇类、淀粉、维生素、脂肪酸、有机酸、矿物质以及微量元素等多种成分。

【功效】补气养阴，回阳救逆，安神镇惊，健脑益智，宁心养心，清热生津，补肾强体，延缓衰老，疏肝散结，促进生长，活血止血，提肛缩尿。

【药理概括】抑制中枢，益智、促进记忆，抗疲劳，抑心，抗心律失常，扩张血管，降压，抗心肌缺血，保护心肌缺血再灌注损伤，抗休克，抗突变，降血脂，抗脂质过氧化、抗衰老，增强免疫力，保护肝损伤，抗癌，适应原样作用，抗应激，抗缺氧，抗惊厥，增加体重，促进代谢，促生长发育，抗血栓，促血凝、抗溶血，止血，抗利尿，抗病毒，抑制主动脉条收缩，促进内分泌功能。

【辨证施治提纲】（一）证：气阴两脱证，气虚阴亏，虚热烦倦，咳喘痰血，气虚津伤，口燥咽干，内热消渴。（二）病：滋补强壮，早衰，病毒性心肌炎，糖尿病。

【剂量与用法】药典剂量：3～6 g。常规剂量：3～9 g。不宜大剂量使用。水煎服，另煎兑服。研末或入丸散吞服时酌减。浸酒内服、外用适量。西洋参无毒，在常规剂量内没有不适反应，长期服用也没有明显不良反应。

【注意事项】不宜与藜芦同用。西洋参含黏液质，有滑肠作用，脾胃虚寒者慎用。西洋参可引起过敏反应，大剂量使用可使心律失常加剧，女性内分泌失调等不良反应。

【论述】西洋参对大脑皮质有镇静、镇痛、安定和中枢抑制作用，对生命中枢有兴奋和保护作用。西洋参有益智作用，能促进记忆功能。西洋参降低血细胞比容，明显降低血浆黏度，抗血栓形成，并可降血脂，抗心肌缺血，抗心律失常、改善微循环、保护心脏、抗休克。

西洋参具有适应原样作用，能抗缺氧、抗疲劳、抗休克，西洋参的抗应激作用强于人参。西洋参能明显提高机体的免疫功能，对细胞免疫功能和体液免疫功能都能提高。西洋参能促进内分泌功能，刺激垂体前叶分泌ACTH，促使肾上腺皮质激素的合成和释放增加；对垂体—性腺功能有促进作用；改善甲亢症状，促进唾液分泌。

西洋参能促进代谢功能，明显降低血糖，对血清、骨髓、脑、肝、内脏蛋白质的合成及脂质代谢均有促进作用。西洋参含止血成分三七素因而有止血效果。西洋参有明显的抗脂质过氧化、抗衰老作用。西洋参还有保肝、抗肿瘤、抗利尿、抗病毒、抗细胞毒作用。

西洋参的传统功效是补气养阴、清热生津；主治气阴两脱证，气虚阴亏，虚热烦倦，咳喘痰血，气虚津伤，口燥咽干，内热消渴。药理研究发现其许多新功效：抑制中枢，促进记忆，抗心肌缺血，抗休克，抗衰老，增强免疫力，保护肝损伤，适应原样作用，抗惊厥，促进代谢，抗血栓，止血，抗利尿，促进内分泌功能等；开发了心、脑、血管，抗衰老，适应原样作用，促进代谢，促进内分泌功能等方面的治疗前景。

党参（《增订本草备要》）

【来源】本品为桔梗科植物党参、素花党参或川党参的干燥根。前二者主产于甘肃、四川；后者主产于四川、湖北、陕西。秋季采挖，洗净，晒干，切厚片，生用或米炒用。本品有特殊香气，气味浓，味微甜。以质柔润、味甜者为佳。

【别名】黄参，狮头参，潞党，板党，纹党。

【性味】味甘，性平。

【归经与趋势】归脾、胃、肠，肺、卫、皮肤，心、脑、血管。党参甘平，趋势平和，向上、向外，偏于中、上焦，疏肝、运脾、健胃，升生发之气至上焦、助肺宣降、生血活营、调卫祛邪，入心活血、通络养心、上达脑府、安神镇惊、健脑益智；党参不燥不腻，为补养佳品。

【化学成分】本品主要含党参多糖、党参苷、植物甾醇、党参内酯、黄酮类、酚酸类、生物碱、香豆素类、无机元素、氨基酸、微量元素等多种成分。

【功效】运脾健胃，益气补血，利肺平喘，祛风止痒，安神镇惊，健脑益智，活血祛瘀，强心养心，疏肝升清，化浊散结，通痹止痛，生津润燥，促进代谢，延缓衰老。

【药理概括】增加红细胞数与血红蛋白含量，促进血凝，抑制血小板聚集，降低全血黏度，抗血栓，降血脂，抗急性心肌缺血，增加心肌营养性血流量，减少心肌梗死面积，保护心肌缺血再灌注损伤，改善心功能，改善微循环，扩张血管，降压，增强免疫功能，调节胃肠运动，抗胃黏膜损伤，抗胃溃疡，保肝，镇静，催眠，抗惊厥，改善记忆障碍，耐缺氧，提高机体适应性，升高血浆皮质酮水平，升高血糖，抑菌，抗炎，镇痛，抗癌作用，抗氧化，促进蛋白质合成，增加腹膜孔开放密度，改善肺组织气—血屏障交换功能，平喘，抗过敏，减轻化疗毒副作用。

【辨证施治提纲】（一）证：脾肺气虚，食少倦怠，咳嗽虚喘，气血不足，面色萎黄，头晕乏力，心悸气短，气津两伤，气短口渴，内热消渴。（二）病：造血系统疾病，冠心病，急性高山反应，脾胃虚弱，胃溃疡，胃手术后调养，神经症，肾炎，银屑病，囊肿性痤疮，呼吸窘迫综合征，腹水，妇产科贫血。

【剂量与用法】药典剂量：9～30 g。常规剂量：9～30 g。大剂量：30～60 g。水煎服。研末或入丸散吞服时酌减。浸酒内服、外用适量。党参无毒，在常规剂量内没有不适反应，长期服用或大剂量使用也没有明显不良反应。

【注意事项】党参毒性小，安全范围大。不宜与藜芦同用。由于党参能增强免疫，促进抗体分泌，因此，对于自身免疫性疾病、过敏性疾病宜慎用。

【论述】党参能调节胃肠运动、抗溃疡，能刺激胃泌素释放，抑制胃酸分泌、保护胃黏膜。党参多糖能促进双歧杆菌的生长，调节肠道菌群比例失调。党参有生血功能，能升高外周血血红蛋白，促进脾脏代偿造血功能。党参有抑制中枢作用，能改善记忆障碍，增进记忆过程。

党参能增强免疫功能，能增强网状内皮系统吞噬功能，明显增加巨噬细胞的数量；对于免疫抑制状态，能明显增强淋巴细胞转化，促进脾细胞分泌抗体的能力，提高血清抗体水平。党参有促进内分泌作用，能提高血浆皮质酮含量，其作用部位在垂体和下丘脑；党参能升高血糖，降低血脂。

党参有强心功能，能改善心功能，增加心肌营养性血流量。党参皂苷能兴奋呼吸中枢，有祛痰、镇咳作用。党参水、醇提液和党参多糖均能改善学习记忆能力，具有益智抗痴呆作用。党参有适应原样作用，能抗疲劳、抗低温、抗高温，抗衰老，抗缺氧，抗辐射，增加体重、体温。

党参总皂苷能降低全血黏度，提高纤溶活性，显著抑制血小板聚集，有抗凝血、抗聚集作用；但党参生物碱却有促进凝血作用，使血浆再钙化时间缩短。党参有抗炎、镇痛作用。党参有保肝作用。

党参的传统功效是健脾益肺、养血生津；主治脾肺气虚，食少倦怠，咳嗽虚喘，气血不足，面色萎黄，头晕乏力，心悸气短，气津两伤，气短口渴，内热消渴。药理研究发现其许多新功效：增加红细胞数与血红蛋白含量，抗血栓，增加心肌营养性血流量，改善心功能，调节胃肠运动，保肝，催眠，抗惊厥，改善记忆障碍，提高机体适应性，抗炎镇痛，改善肺组织气—血屏障交换功能等；开发了心、脑、血管，补血，保肝，提高机体适应性，抗炎镇痛，改善肺组织气—血屏障交换功能等方面的治疗前景。

太子参（《中国药用植物志》）

【来源】本品为石竹科植物孩儿参的干燥块根。主产于江苏、山东。夏季茎叶大部分枯萎时采挖，洗净，除去须根，置沸水中略烫后晒干或直接晒干。生用。本品气微，味微甘。以肥厚、黄白色、无须根者为佳。

【别名】孩儿参，童参，四叶参，四叶菜，米参。

【性味】味甘、微苦，性平。

【归经与趋势】归脾，肺，脑。太子参甘平，趋势平和，功专补气健脾、润肺。

【化学成分】本品主要含氨基酸、多糖、皂苷、黄酮、鞣质、香豆素、甾醇、三萜及多种微量元素等多种成分。

【功效】益气生津，运脾化浊，健脑益智，润肺止咳，通络理胰，补肾强体，延缓衰老。

【药理概括】免疫促进作用，抗应激作用，耐缺氧，改善记忆，抑制肠推进，延长寿命，抗氧化，镇咳，改善胰岛素抵抗，抗病毒。

【辨证施治提纲】（一）证：脾虚体倦，食欲不振，病后虚弱，气阴不足，自汗口渴，肺燥干咳。（二）病：病毒性心肌炎，慢性胃炎，贫血。

【剂量与用法】药典剂量：9～30 g。常规剂量：9～30 g。大剂量：30～60 g。水煎服。研末或入丸散吞服时酌减。浸酒内服、外用适量。太子参无毒，在常规剂量内没有不适反应，长期服用或大剂量使用也没有明显不良反应。

【注意事项】太子参平和，毒性小。

【论述】太子参能够增强免疫功能。太子参具有抗应激、抗疲劳的作用。太子参多糖具有改善记忆、延长寿命的作用。太子参有较强的镇咳作用。太子参有改善胰岛素抵抗作用，可降低血糖。太子参水、醇提物能提高小肠吸收功能，并对脾虚模型有治疗作用。太子参中的磷脂成分有提高机体免疫功能、保护细胞完整、降低血脂、延缓衰老、健脑强精和防止脑血管疾病等作用。

太子参的传统功效是益气健脾、生津润肺；主治脾虚体倦，食欲不振，病后虚弱，气阴不足，自汗口渴，肺燥干咳。药理研究发现其有免疫促进、抗应激作用，改善记忆，延长寿命，镇咳，抗病毒等作用；开发了抗应激作用、改善记忆、延长寿命、镇咳等方面的治疗价值。

黄芪（《神农本草经》）

【来源】本品为豆科植物黄芪或膜荚黄芪的干燥根。主产于山西、甘肃、黑龙江、内蒙古。春、秋二季采挖，除去须根和根头，晒干。切片，生用或蜜炙用。本品气微而味微甜。以切面色淡黄、粉性足、味甜者为佳。

【别名】绵黄芪，怀芪，条芪，北芪。

【性味】味甘，性微温。

【归经与趋势】归脾、胃、肠、肺、卫、皮肤、心、脑、血管，肝，肾、膀胱、子宫。黄芪甘补、温通，趋势温柔，向外、向上，四散敷布、八方温通，自下而上、启动元阳、补肾强体、提气固脱、升清降浊、中焦承接、疏肝、运脾、健胃、培土生金、助肺宣降、司治节、生血活营、益卫祛邪，透皮护肤，转入心宫、温通血脉、强心养心，氤氲蒸腾元神之府、健脑安神益智；黄芪温运、升阳、通脉、舒筋、壮骨，乃补益调养之上品。

【化学成分】本品主要含苷类、多糖类、黄酮类化合物，尚含氨基酸、蛋白质、核黄素、叶酸、维生素D、β-谷甾醇、胡萝卜苷、咖啡酸、绿原酸及微量元素等多种成分。

【功效】补气升阳，运脾温肺，益卫固表，扶正祛邪，强心养心，活血祛瘀，补肾强体，延缓衰老，健脑益智，促进代谢，利水消肿，生津养血，行滞通痹，疏肝健胃，化浊散结，祛湿护肾，舒筋壮骨，托毒排脓，敛疮生肌。

【药理概括】广泛多途径促进免疫功能，诱生干扰素，增强机体抵抗力，降血压，强心，改善心肌营养，减轻心肌梗死损伤，抗炎，抑制血小板活性，抗血栓，修复和激活红、白细胞变形能力，促进造血功能，抗衰老，抗应激，抗疲劳，促进股骨糖胺多糖合成，改善记忆思维能力，促进血管生成，抑瘤生长，解毒作用，双向调节血糖，促雌激素样作用，防治类固醇性骨质疏松，促进骨折愈合，保肝，健胃，护肾，降低尿蛋白，利尿，抑菌，广谱抗病毒。

【辨证施治提纲】（一）证：气虚乏力，食少便溏，水肿尿少，中气下陷，久泻脱肛，便血崩漏，肺气虚弱，咳喘气短，表虚自汗，内热消渴，血虚萎黄，气血两虚，气虚血滞，半身不遂，痹痛麻木，气血亏虚，痈疽难溃，久溃不敛。（二）病：心肌炎，冠心病，慢性心衰，肾炎，消化性溃疡，病毒性肠炎，肝炎，宫颈糜烂，银屑病。

【剂量与用法】药典剂量：9～30 g。常规剂量：9～30 g。大剂量：30～60 g。水煎服。研末或入丸散吞服时酌减。浸酒内服、外用适量。黄芪无毒，在常规剂量内没有不适反应，长期服用或大剂量使用也没有明显不良反应。

【注意事项】使用黄芪时，如果辨证不当，或剂量过大，会有上火、胀气、胸闷等不适反应。

【论述】黄芪有广泛而多途径地促进机体的免疫功能的作用，使脾脏明显增重，并明显拮抗脾脏、胸腺、淋巴结等免疫器官的萎缩，能显著促进肝、脾、肺、腹腔巨噬细胞的数量和激活吞噬活性，并诱生白细胞介素-1，能促进T淋巴细胞分化、成熟，并显著提高其活性，增强自然杀伤细胞活性，增强诱生干扰素，增强体液免疫、促进B细胞增殖、产生免疫球蛋白，增强补体的作用。

黄芪能增强机体抵抗力，可显著增强机体对各种烈性刺激的耐受力，能显著延长饥饿、冷冻、缺氧、辐射、中毒等情况下的死亡时间，能显著增强肌力，有显著的抗疲劳作用；黄芪多糖能促进RNA和蛋白质合成，使细胞生长旺盛，寿命延长，并能抗疲劳、耐低温。黄芪对造血功能有保护和促进作用，黄芪可改善微循环，能促进造血干细胞的增殖和向红系与粒系细胞分化，促进骨髓造血功能，促进各类血细胞的生成、发育和成熟。

黄芪有抗自由基损伤和抗脂质过氧化的作用，对多种自由基均有良好的清除作用，可使红细胞超氧化物歧化酶（SOD）活性显著升高，使肝内丙二醛含量明显下降，肝脏谷胱甘肽含量显著增高，可使脑B型单胺氧化酶活性降低，有助于脑功能衰退的防治，从而达到延缓衰老、延长寿命。黄芪具有改善记忆和脑保护作用。

黄芪总皂苷对心脏具有正性肌力作用，能增强心肌收缩力，使心率加快，血压升高，改善衰竭心脏的功能。黄芪能保护缺血缺氧心肌，减轻心脏负荷，稳定细胞膜，减少心肌细胞凋亡，缩小心梗面积。黄芪抗血小板聚集，降血脂，抗凝血，抗血栓。黄芪对血压有双向调节作用，降压时为利尿降压，降低肺动脉压及右心前负荷，扩张周围阻力血管，降低动脉压，从而改善心功能，同时对冠状动脉有直接扩张作用。黄芪能增加人体总蛋白和白蛋白量，降低尿蛋白，并通过强心、增加心搏出量和扩张血管达到降血压或升血压的作用。

黄芪能不同程度地促进血管内皮细胞游走与增殖，提高内皮细胞整合素活性，具有较好的促进血管生成的作用。黄芪主要通过防止内皮细胞凋亡，改变血管通透性而保护血管内皮细胞。黄芪有保护肾脏、消除尿蛋白和利尿作用，黄芪能抗肾毒性损害，抑制肾小球系膜纤维增生，明显改善肾衰竭患者的肾功能，使血肌酐下降，肾实质细胞代谢明显改善。

黄芪有显著的保肝作用，能使转氨酶显著降低、肝细胞病变显著减轻，对内毒素所致肝细胞线粒体损伤有明显的保护作用。黄芪对胃溃疡有显著的保护作用，能降低溃疡指数、缩小溃疡面积，能使溃疡患者胃酸分泌减少、胃蛋白酶活性降低、血清胃泌素明显下降，能调节胃肠功能，增强胃肠肌肉张力，又能松弛痉挛性收缩。黄芪具有双向性调节血糖的作用，可使葡萄糖负荷后的血糖水平显著下降，但对低血糖却有明显的对抗作用。黄芪有促雌激素样作用。黄芪对骨折的早期愈合有促进作用，又能防治类固醇性骨质疏松。黄芪尚有抗炎、镇痛、抗肿瘤、利尿、抑菌、广谱抗病毒等作用。

黄芪的传统功效是补气升阳，益卫固表，利水消肿，生津养血，行滞通痹，托毒排脓，敛疮生肌；主治气虚乏力，食少便溏，水肿尿少，中气下陷，久泻脱肛，便血崩漏，肺气虚弱，咳喘气短，表虚自汗，内热消渴，血虚萎黄，气血两虚，气虚血滞，半身不遂，痹痛麻木，气血亏虚，痈疽难溃，久溃不敛。药理研究发现其许多新功效：广泛多途径促进免疫功能，强心，改善心肌营养，抗血栓，促进造血功能，抗衰老，抗应激，改善记忆思维能力，双向调节血糖，促进骨折愈合，保肝，健胃，护肾，广谱抗病毒等；开发了心、脑、血管，多途径促进免疫功能，造血，抗衰老，抗应激，改善记忆思维能力，双向调节血糖，促进骨折愈合，保肝，健胃，护肾等多方面的治疗前景。

红芪（《神农本草经》）

【来源】为豆科植物多序岩黄芪的干燥根。主产于甘肃南部地区。春、秋二季采挖，除去须根和根头，晒干。生用。本品气微而味微甜。以切面色淡黄、粉性足、味甜者为佳。

【别名】岩黄芪，晋芪，纳洼善马。

【性味】味甘，性温。

【归经与趋势】归脾、胃，心、血管，肺、卫、皮肤，肝，肾。红芪甘补、温通，趋势温柔，向外、向上，起于下焦、补肾提气、升清降浊、利水消肿，至中焦疏肝、运脾、健胃，达上焦益肺充卫、扶正祛邪、入心宫活血、通脉、养心。

【化学成分】本品主要含有多种氨基酸，挥发油，红芪多糖等。

【功效】补气升阳，扶正祛邪，运脾益肺，固表止汗，宁心养心，活血祛瘀，利水消肿，生津养血，补肾壮骨，延缓衰老，疏肝健胃，通痹止痛，化浊散结，托毒排脓，敛疮生肌。

【药理概括】增强免疫功能，降低左心室压，减慢心率，保护缺血心肌，保肝，改善肺功能，补益脾胃，抗衰老，抗炎，镇痛，抑制血小板聚集，抗血栓，修复周围神经作用，对2型糖尿病的治疗作用，抗骨质疏松，抗应激作用，抗肿瘤，抗病毒、保护心肌。

【辨证施治提纲】（一）证：气虚乏力，食少便溏，中气下陷，久泻脱肛，便血崩漏，表虚自汗，气虚水肿，内热消渴，血虚萎黄，半身不遂，痹痛麻木，气血亏虚、痈疽难溃、久溃不敛。（二）病：糖尿病，心肌炎，冠心病，慢性心衰，肾炎，消化性溃疡，病毒性肠炎，肝炎，宫颈糜烂，银屑病。

【剂量与用法】药典剂量：9～30 g。常规剂量：9～30 g。大剂量：30～60 g。水煎服。研末或入丸散吞服时酌减。浸酒内服、外用适量。红芪无毒，在常规剂量内没有不适反应，长期服用或大剂量使用也没有明显不良反应。

【注意事项】使用红芪时，如果辨证不当，或剂量过大，会有上火、胀气、胸闷等不适反应。

【论述】红芪有显著降低左心室压的作用，与剂量成正比；且可直接作用于心肌，降低心肌耗氧量，保护缺血心肌。红芪对肝损伤有保护作用，可促进肝细胞再生。红芪能维持肺有效的摄氧功能，保护肺泡上皮细胞和毛细血管内皮细胞，使气体通过气—血屏障的弥散基本正常。红芪能使消化酶的活力增强，为红芪补益脾胃作用的基础。红芪多糖可提高胰岛素敏感指数，减轻胰岛素抵抗，增强胰岛素的敏感性。

红芪的传统功效是补气升阳，固表止汗，利水消肿，生津养血，行滞通痹，托毒排脓，敛疮生肌；主治气虚乏力，食少便溏，中气下陷，久泻脱肛，便血崩漏，表虚自汗，气虚水肿，内热消渴，血虚萎黄，半身不遂，痹痛麻木，气血亏虚、痈疽难溃、久溃不敛。药理研究发现其许多新功效：增强免疫功能，保护缺血心肌，保肝，改善肺功能，补益脾胃，抗衰老，抗血栓，治疗2型糖尿病，抗骨质疏松，抗应激等；开发了心、血管，增强免疫，改善肺功能，抗衰老，抗血栓，治疗2型糖尿病，抗骨质疏松，抗应激等方面的治疗前景。

白术（《神农本草经》）

【来源】本品为菊科植物白术的干燥根茎。主产于浙江、安徽，传统以浙江於潜产者最佳，称为於术。冬季叶枯黄、上部叶变脆时采挖，除去泥沙，烘干或晒干，再除去须根。切厚片，生用或炒用。本品气清香，香气浓，味甜微辛。以切面黄白色、香味浓者为佳。

【别名】冬术，山蓟，山精。

【性味】味甘、苦，性温。

【归经与趋势】归脾、胃、肠，肺、卫、皮肤，肝、胆，肾、膀胱、子宫。白术甘补、苦燥、温通，趋势向外、向上，坐镇中宫、疏肝利胆、运脾健胃，升清降浊，燥湿利水，培土生金、助肺宣降、扶正祛邪、益卫固表。

【化学成分】本品主要含苍术酮、苍术醇、苍术醚、杜松脑、苍术内酯等挥发油，白术内酯1～Ⅳ、双白术内酯等内酯类化合物，并含有果糖、菊糖、白术多糖、多种氨基酸、白术三醇及维生素A等多种成分。

【功效】补气强身，扶正祛邪，运脾健胃，疏肝利胆，宁心安神，延缓衰老，活血祛瘀，燥湿利水，固表止汗，化浊散结，安胎止漏。

【药理概括】强壮作用，利尿，增加腹膜孔开放数目，双向调节肠管活动，促进胃排空和肠推动作用，抗溃疡，抗癌，增强免疫，抗衰老，抑制子宫平滑肌，抑菌，抑真菌，保肝，利胆，镇静，镇痛，降血糖，抑制血小板聚集，抗凝血，降血压，减少脂肪沉积、抑制体重增加，双向调节植物神经系统，升高白细胞，抑心、减慢心率、扩张血管。

【辨证施治提纲】（一）证：脾气虚弱，食少倦怠，腹胀泄泻，痰饮病眩晕心悸，水肿，带下，气虚自汗，脾虚胎动不安。（二）病：肝硬化腹水，便秘，腰痛，口舌干燥症，消癥积，止血，胎漏，胃柿石症，肾炎，内耳眩晕症，儿童流涎，妊娠水肿，溃疡性结肠炎，腹泻。

【剂量与用法】药典剂量：6～12 g。常规剂量：6～12 g。大剂量：15～30 g。水煎服。研末或入丸散吞服时酌减。浸酒内服、外用适量。白术无毒，在常规剂量内没有不适反应，长期服用或大剂量使用也没有明显不良反应。

【注意事项】白术温燥，对阴虚火旺、口干咽痛的患者，如果剂量过大，会加重症状。

【论述】白术对胃肠道平滑肌有兴奋和抑制的双向调节作用。白术可兴奋胃肠道M受体和乙酰胆碱受体，促进胃肠蠕动与排空，还可抑制胃肠运动和治疗脾虚证。白术水煎液能促进胃排空及小肠推进功能，并能防治胃溃疡。白术具有增强唾液淀粉酶活性、促进营养物质吸收、调节胃肠道功能的作用。白术对植物神经系统有双向调节作用，可通过调整植物神经系统功能，治疗脾虚患者类似消化道功能紊乱的诸症，从而达到补脾的目的。

白术能明显促进蛋白质的合成，增加体重及体力，有强壮作用。白术多糖、白术挥发油能增强细胞免疫功能，增强巨噬细胞吞噬功能，能升高白细胞数量，具有增强细胞免疫和体液免疫功能的作用。白术对肝损害有明显的保护作用，能抑制转氨酶和乳酸脱氢酶的升高，防止肝糖原减少，抑制脂肪浸润及组织肿胀坏死；白术有利胆作用。

白术能提高超氧化物歧化酶（SOD）活性，能有效降低脂质过氧化作用，能增强机体清除自由基的能力，具有明显的抗氧化、抗衰老作用。白术有抑制血小板聚集、抗凝血的作用。白术醇提取物能抑制子宫平滑肌收缩，抑制强度与剂量成正比。白术具有明显而持久的利尿作用。白术能加速体内葡萄糖的同化，因而降低血糖。白术对子宫兴奋性收缩有明显的抑制作用，并可拮抗催产素对在体怀孕子宫的紧张性。白术尚有抗菌、抗肿瘤、镇静、镇咳、祛痰等作用。

白术的传统功效是补气健脾、燥湿利水、止汗、安胎；主治脾气虚弱，食少倦怠，腹胀泄泻，痰饮眩晕心悸，水肿，带下，气虚自汗，脾虚胎动不安。药理研究发现其许多新功效：强壮，利尿，双向调节肠管活动，促进胃排空和肠推动作用，抗溃疡，抗衰老，抑制子宫平滑肌，保肝利胆，抗凝血，双向调节植物神经系统等；开发了双向调节肠管活动，促进胃排空和肠蠕动，抗衰老、保肝利胆、双向调节植物神经系统等方面的治疗前景。

山药（《神农本草经》）

【来源】本品为薯蓣科植物薯蓣的干燥根茎。主产于河南、河北，传统认为河南古怀庆府（今河南省焦作市辖的温县、武陟、博爱、沁阳等县）所产者品质最佳，故有"怀山药"之称。冬季茎叶枯萎后采挖，切去根头，洗净，除去外皮和须根，干燥，或趁鲜切厚片，干燥；也有选择肥大顺直的干燥山药，置清水中，浸至无干心，闷透，切齐两端，用木板搓成圆柱状，晒干，打光，习称"光山药"。生用或麸炒用。本品味淡、微酸。以粉性足、色白者为佳。

【别名】薯蓣，山芋，怀山药。

【性味】味甘，性平。

【归经与趋势】归脾、胃、肠，肺、卫、皮肤，肾。山药甘平，趋势和缓，向上、向外，气阴双补、专走气分，补肾提气、固涩下焦，调养中焦、运脾健胃，清气涵金、宣发敷布、益卫护肤。

【化学成分】本品主要含皂苷、黏液质、糖蛋白、甘露聚糖、尿囊素、山药素、胆碱、多巴胺、粗纤维、果胶、淀粉酶及微量元素等多种成分。

【功效】补肾兴阳，强壮体质，延缓衰老，益气养阴，运脾健胃，化浊通络，生肌长肉，祛湿止泻，涩精止带。

【药理概括】降血糖，增强免疫功能，调节肠管节律性活动，抗氧化，促进创伤愈合，抗衰老，促胃液分泌，助消化，止泻，抗寒，降血脂，抗动脉粥样硬化，雄性激素样作用，促进上皮生长，抗刺激，耐缺氧。

【辨证施治提纲】（一）证：脾虚食少，大便溏泻，白带过多，肺虚喘咳，肾虚遗精、带下、尿频，虚热消渴。（二）病：糖尿病，溃疡性口腔炎，肺结核，肝炎，肝硬化，小儿疳积，神经衰弱，血精症，带下病，弥漫性系统性硬皮病，内耳眩晕症，慢性溃疡性结肠炎，婴幼儿腹泻。

【剂量与用法】药典剂量：10～30 g。常规剂量：10～30 g。大剂量：30～60 g。水煎服。研末或入丸散吞服时酌减。浸酒内服、外用适量。山药无毒，在常规剂量内没有不适反应，长期服用或大剂量使用也没有明显不良反应。

【注意事项】本品毒性小，安全范围大。

【论述】山药水煎液对脾虚有预防和治疗作用，能抑制胃排空运动及肠管推进运动，拮抗回肠的强直性收缩，增强小肠吸收功能，帮助消化，保护胃黏膜。山药能降血糖，同时能升高 C 肽含量；山药对糖尿病的治疗作用与增加胰岛素的分泌，改善受损的胰岛 β 细胞功能有关。山药多糖有显著的增强免疫功能的作用，能提高非特异性免疫功能、特异性细胞免疫和体液免疫功能。

山药多糖、总黄酮和山药烯醇提取物具有显著的常压耐缺氧作用，有抗刺激、抗氧化、抗衰老作用。山药可增加前列腺、精囊腺的重量，具有雄性激素样作用。山药还有镇痛、抗肿瘤、促进上皮生长、消炎、抑菌等作用。

山药的传统功效是益气养阴、补脾肺肾、涩精止带；主治脾虚食少，大便溏泻，白带过多，肺虚喘咳，肾虚遗精、带下、尿频，虚热消渴。药理研究发现其许多新功效：降血糖，增强免疫功能，调节肠管节律性活动，促进创伤愈合，抗衰老，助消化，止泻，雄性激素样作用等；开发了降血糖、强壮、雄性激素样作用等方面的治疗前景。

白扁豆（《名医别录》）

【来源】本品为豆科植物扁豆的干燥成熟种子。全国大部分地区均产。秋、冬二季采收成熟果实，晒干，取出种子，再晒干。生用或炒用，用时捣碎。本品气微，味淡，嚼之有豆腥气。以粒大、饱满、色白者为佳。

【别名】峨眉豆，扁豆子，茶豆。

【性味】味甘，性微温。

【归经与趋势】归脾、胃。白扁豆甘温气香，趋势专入脾胃，能运脾健胃、和中化湿。

【化学成分】本品主要含碳水化合物、蛋白质、脂肪、维生素、微量元素、泛酸、酪氨酸酶、膜蛋白酶抑制物、淀粉酶抑制物、血球凝集素 A、血球凝集素 B 等多种成分。

【功效】运脾化湿，和中消暑，解毒散结，通络理胰。

【药理概括】抑菌，解毒，增强免疫，抑制血凝，刺激淋巴细胞分裂，增加胃底纵、环行肌条，抑制胰蛋白酶，抗肿瘤。

【辨证施治提纲】（一）证：脾胃虚弱，食欲不振，大便溏泻，白带过多，暑湿吐泻，胸闷腹胀。（二）病：慢性肠炎，消化不良。

【剂量与用法】药典剂量：9～15 g。常规剂量：9～15 g。大剂量：15～30 g。水煎服。研末或入丸散吞服时酌减。浸酒内服、外用适量。白扁豆有小毒，在常规剂量内没有不适反应，长期服用或大剂量使用也没有明显不良反应。白扁豆的有毒成分不溶于水，所以，水煎服是安全的；生扁豆入散剂是有毒的，但其毒性遇高温即被破坏，因此，入散剂须用炒制品。

【注意事项】白扁豆所含血球凝集素 A 不溶于水，可抑制实验动物生长，甚至引起肝区域性坏死，加热可使其毒性大减。

【论述】白扁豆多糖具有增强免疫的作用，扁豆含植物凝集素，为非特异性血球凝集素，具有球蛋白特性；与刀豆血球凝集素相似，对活性 E-玫瑰花结的形成有促进作用，具有促进 T 细胞功能的作用。

白扁豆对食物中毒引起的呕吐、急性胃炎等有解毒作用，尚有解酒、河豚及其他食物中毒的作用。白扁豆有抗肿瘤作用。白扁豆有抗凝血作用。白扁豆所含凝集素 B 具有抑制胰蛋白酶的作用。白扁豆水煎液具有抑制痢疾杆菌和抗病毒作用。

白扁豆的传统功效是健脾化湿、和中消暑；主治脾胃虚弱，食欲不振，大便溏泻，白带过多，暑湿吐泻，胸闷腹胀。药理研究发现其有解毒、增强免疫、抑制胰蛋白酶、抗肿瘤等作用。白扁豆的功效，古今差别不大。

甘草（《神农本草经》）

【来源】本品为豆科植物甘草、胀果甘草或光果甘草的干燥根和根茎。主产于内蒙古、甘肃、黑龙江。夏、秋二季采挖，除去须根，晒干。切厚片，生用或蜜炙用。本品气微，味甜而特殊。以皮细而紧、外皮色红棕、粉性足、味甜者为佳。

【别名】甜草，蜜草，粉甘草。

【性味】味甘，性平。

【归经与趋势】归脾、胃、肠，肝、胆，心、脑、血管，肺、卫、皮肤，肾、膀胱、子宫。甘草甘平，趋势向外、向上，药性和缓，使急者缓、毒者减、热得清、寒得温、峻泻者缓下、大补者徐进、上亢者可抑、下脱者可提，能随机调和，似上善若水，有药中"国老"之称。固涩下焦、升清降浊，坐镇中焦、疏肝利胆、促进代谢、运脾健胃，培土生金、助肺宣降、祛痰止咳、调和营卫、扶正祛邪，益气通脉、活血养心，上达脑府，祛湿健脑、安神镇惊。

【化学成分】本品主要含甘草甜素、甘草酸、甘草次酸等三萜类，甘草黄酮、异甘草黄酮、甘草素、异甘草素等黄酮类，尚含生物碱、多糖、香豆素、氨基酸及少量的挥发性成分等。

【功效】补脾益气，健胃生肌，疏肝利胆，调节代谢，燥湿健脑，安神镇惊，化浊通络，宁心养心，延缓衰老，扶正祛邪，清热解毒，活血散结，祛痰止咳，缓急止痛，缩尿溶石，祛风止痒，调和诸药。

【药理概括】糖皮质激素样作用，盐皮质激素样作用，双向调节免疫功能，诱生干扰素，抑制胃酸分泌，抑制消化性溃疡，促进溃疡愈合，利胆，缓解胃平滑肌痉挛，抑制肠运动，镇咳，祛痰，解热，抗炎，镇痛，抗惊厥，降血脂，抗过敏，抗变态反应，广谱抗病毒，抗肿瘤，保肝、抑制肝硬化，抗脂质过氧化、抗衰老，增加肌力、体重，解输精管痉挛，抑制子宫收缩，抑制子宫及附件炎症，抗心律失常，保护心肌、减轻心肌缺血性损伤，调节新陈代谢，改善能量代谢，减轻脑水肿，促进脑功能恢复，升高血压，抑制胆碱酯酶，增强内耳听觉功能，抑菌，抗利尿，抑制膀胱结石，抗血小板聚集，解毒作用。

【辨证施治提纲】（一）证：脾胃虚弱、倦怠乏力，心气不足、心悸气短、脉结代，痈肿疮毒，咽喉肿痛，咳嗽痰多，脘腹、四肢挛急疼痛，缓解药物毒性、烈性。（二）病：艾迪生病，尿崩症，席汉综合征，胃及十二指肠溃疡，肝炎，艾滋病，小儿腹痛，肌痉挛，骨质疏松症，风湿性疾病，耳鼻部炎症，银屑病，痤疮，疱疹，变态反应性疾病，过敏性紫癜，肺结核，眼科炎症，乙型脑炎，痛经，冻伤，甲状腺囊肿，腱鞘囊肿，肾病综合征，出血热，急性肾功能衰竭，贫血，溃疡性结肠炎。

【剂量与用法】药典剂量：1.5～9 g。常规剂量：3～9 g。一般不大剂量使用。水煎服。研末或入丸散吞服时酌减。浸酒内服、外用适量。甘草无毒，在常规剂量内没有不适反应，长期服用也没有明显不良反应。大剂量使用会有恶心、胸闷、腹胀甚至呕吐的不适反应，这是甘草皂苷的反应。蜜炙甘草功能补脾和胃，益气复脉，用于脾胃虚弱、倦怠乏力，心动悸，脉结代。

【注意事项】甘草不宜与海藻、京大戟、红大戟、甘遂、芫花同用。甘草有助湿壅气之弊，湿盛胀满、水肿者不宜用。大剂量或者小剂量久服可导致水肿，血压增高，头痛，眩晕，四肢无力，痉挛麻木，肾上腺重量降低，心悸，血钾降低，甲醛固酮症等；对老年人及患有心血管病和肾脏病者易导致高血压和充血性心脏病，应酌情慎用。

【论述】甘草有糖皮质激素样和盐皮质激素样作用，甘草皂苷—甘草次酸具有肾上腺皮质激素样的作用，甘草次酸的化学结构与皮质固醇类相似，具有促皮质激素样的作用，其作用机制是通过下丘脑—垂体—肾上腺皮质轴而产生，因而能使肾上腺重量增加，束状带增宽，胸腺萎缩，淋巴细胞减少，并有去氧皮质酮水钠潴留的作用。甘草有雌激素样的作用。

甘草对免疫功能的调节，因机体状态不同而呈双向作用，部分成分能增强细胞免疫和体液免疫，部分成分又有抑制体液免疫和抗过敏抗变态反应的作用，即在应急状态下机体抵抗力受到耗损时呈明显的促进作用，而在安静状态下呈抑制作用。甘草尚能诱生干扰素。

甘草具有氢化可的松样的抗炎作用，其抗炎成分为甘草酸和甘草次酸，其抗炎效价为氢化可的松的1/10，甘草黄苷能抑制关节炎症和肿胀。甘草抑制免疫性炎症的机制与抑制纤溶酶系统的活化、降低血清对毛细血管通透性的促进作用、抑制细胞膜通透性的亢进等有关，甘草酸对发热有解热作用。

甘草有抗溃疡作用，甘草酸类和黄酮类物质是甘草抗溃疡的两大主要活性成分，甘草浸膏对溃疡有显著的抑制作用，并能促进溃疡愈合。其抗溃疡的机制是多方面的：能增加胃黏膜细胞己糖胺成分，保护胃黏膜；甘草锌的抗溃疡作用与促进成纤维细胞合成纤维和基质有关，并与抑制胃酸作用有关。抑制胃酸作用：甘草浸膏能明显地降低胃液量、总酸度、游离酸度，其降低胃酸的机制是对胃壁细胞的直接作用。甘草次酸对胃黏膜内磷酸二酯酶的活性有明显的抑制作用，因而能增高幽门和贲门黏膜内 cAMP 的含量，从而抑制胃酸分泌。甘草有抗痉挛作用，甘草浸膏和异甘草素等总黄酮对肠管均有抑制作用，能解除组织胺和乙酰胆碱所致的肠痉挛，并与芍药苷有协同作用。甘草水提物、甘草次酸、甘草的黄酮部位具有抗幽门螺杆菌作用。

甘草有保肝作用，甘草酸对多种原因引起的肝损伤有保护作用，甘草甜素可明显减轻肝细胞坏死和脂变，减轻肝间质的炎症反应，抑制肝纤维增生，从而降低肝硬化的发生率，对肝癌也有一定的防治作用。甘草浸膏口服对 CC14 所致肝损伤有明显的保护作用，可使肝脏的变性和坏死显著减轻，肝细胞内糖原和核糖核酸恢复，血清转氨酶活力明显下降；甘草酸和甘草次酸能抑制 CC14 生成游离基和过氧化脂质，有显著的抗氧化作用。甘草有利胆作用，甘草甜素可明显增加胆汁分泌，甘草甜素和甘草酸可使血胆红素降低，尿胆红素排泄增加。

甘草有镇咳祛痰作用，甘草浸膏和甘草合剂口服能覆盖发炎的咽部黏膜，缓和炎症刺激，从而发挥了镇咳作用，其镇咳作用与抗炎无关，是通过中枢而产生的，其有效成分为甘草次酸胆碱。甘草还能促进咽喉和支气管分泌，使痰容易咯出，具有祛痰镇咳作用。

甘草有降脂和抗动脉粥样硬化作用，小剂量甘草酸和甘草酸单胺能使动脉粥样硬化减轻，并具有显著的降低血清胆固醇、甘油三酯、B-脂蛋白的作用。这与甘草酸能促进胆固醇的结合和排泄有关。炙甘草对多种心律失常均有对抗作用，并能减慢心率，减少室颤率。

甘草及其各种制剂对多种药物中毒、食物中毒、农药中毒、体内代谢产物中毒及细菌毒素均有一定的解毒能力。甘草解毒的有效成分主要为甘草甜素。甘草酸对蛇毒、河豚毒也有解毒作用；对环磷酰胺和喜树碱有增效减毒作用，甘草次酸能减轻链霉素对神经功能的损害，能提高内耳的听觉功能。

甘草对多种肿瘤有较好的抑制作用。甘草对多种病毒有抑制作用，特别对艾滋病病毒；甘草黄铜中的主要活性成分具有较强的抗酪氨酸酶活性的作用，作用强度是维生素 C 的 80 倍；甘草对醛糖还原酶有抑制作用，可以预防和治疗各种糖尿病综合征。甘草能增加体力和体重。甘草能抑制膀胱结石的形成。甘草甜素能延缓创伤修复过程。甘草还有抗利尿、解热作用。

甘草的传统功效是补脾益气、清热解毒、祛痰止咳、缓急止痛、调和诸药；主治脾胃虚弱、倦怠乏力，心气不足、心悸气短、脉结代，痈肿疮毒，咽喉肿痛，咳嗽痰多，脘腹、四肢挛急疼痛，缓解药物毒性、烈性。药理研究发现其许多新功效：激素样作用，双向调节免疫功能，抑制消化性溃疡，利胆，缓解胃平滑肌痉挛，镇咳祛痰，抗炎，镇痛，抗惊厥，抗变态反应，广谱抗病毒，抗肿瘤，保肝，抗衰老，增加肌力，解输精管痉挛，抑制子宫收缩，抗心律失常，减轻心肌缺血性损伤，调节新陈代谢，促进脑功能恢复，升高血压，抗利尿，抗血小板聚集，解毒等；开发了心、脑、血管，激素样作用，双向调节免疫功能，抑制消化性溃疡，利胆，缓解胃平滑肌痉挛，抗炎镇痛，抗惊厥，抗变态反应，广谱抗病毒，抗肿瘤，保肝，抗衰老，增加肌力，解输精管痉挛，抑制子宫收缩，调节新陈代谢，抗利尿等多方面的治疗前景。

大枣（《神农本草经》）

【来源】本品为鼠李科植物枣的干燥成熟果实。主产于河南、河北、山东、山西、陕西。秋季果实成熟时采收，晒干。用时破开或去核。本品气微香，味甜。以个大、色红、肉厚、味甜者为佳。

【别名】红枣，干枣，良枣。

【性味】味甘，性温。

【归经与趋势】归脾、胃，肺、卫、皮肤，心、脑、血管，肝，肾。大枣甘补、温通，趋势和缓，向外、向上，补肾提气，疏肝运脾，助肺宣降、和营扶正，入脑安神、益智；乃温养身心之佳品。

【化学成分】本品主要含有机酸、三萜皂苷类、生物碱类、黄酮类、糖类、维生素类、氨基酸、挥发油及微量元素P等多种成分。

【功效】补中益气，疏肝运脾，养血安神，健脑益智，延缓衰老，补肾强体，止咳祛痰，化浊通络，散结消肿，促进代谢，祛风止痒。

【药理概括】抗变态反应作用，补血，抗白血病，增强免疫，镇静，改善记忆功能，抗氧化、抗衰老，抗动脉粥样硬化，抗炎，抗癌、抗突变，镇咳，祛痰，促进蛋白质合成，抗疲劳、促生长，增强肌力，增加体重，保肝。

【辨证施治提纲】（一）证：脾虚食少，乏力便溏，妇人脏燥，失眠。（二）病：银屑病，紫癜，肝病，低蛋白血症，术后康复。

【剂量与用法】药典剂量：6～15 g。常规剂量：9～30 g。大剂量：15～30 g。水煎服。研末或入丸散吞服时酌减。浸酒内服、外用适量。大枣无毒，可药食两用，在常规剂量内没有不适反应，长期服用或大剂量使用也没有明显的不良反应。

【注意事项】大枣生食或过量食用容易引起腹部饱胀、腹泻、食欲减退。

【论述】大枣能抑制抗体产生，可抑制变态反应。大枣水煎液、大枣多糖能增强肌力、增加体重、增强耐力、抗疲劳。大枣能促进骨髓造血，增强免疫，改善气血双虚模型的能量代谢，促进钙吸收，有效地减少肠道蠕动时间，改善肠道环境，减少肠道黏膜接触有毒物质和其他有害物质。大枣黄酮类化合物有镇静、催眠作用。大枣有增加白细胞内的cAMP含量、抗氧化、延缓衰老的作用。大枣有保护肝脏、促进蛋白质合成，增加血清总蛋白和白蛋白的作用。大枣有抗突变、抗肿瘤的作用。大枣能降血压、降血脂。大枣有抗过敏、抗炎的作用。

大枣的传统功效是补中益气、养血安神；主治脾虚食少，乏力便溏，妇人脏燥，失眠。药理研究发现其许多新功效：抗变态反应作用，补血，增强免疫，镇静，改善记忆功能，抗衰老，抗动脉粥样硬化，抗炎，抗癌，镇咳，祛痰，抗疲劳、促生长，增强肌力，保肝等；开发了抗变态反应，补血，增强免疫，镇静，改善记忆功能，抗衰老，镇咳祛痰，抗疲劳、促生长，保肝等方面的治疗前景。

刺五加（《全国中草药汇编》）

【来源】本品为五加科植物刺五加的干燥根和根茎或茎。主产于黑龙江。春、秋二季采挖，洗净、干燥。切厚片，生用。本品有特异香气，味微辛，稍苦、涩。以香气浓者为佳。

【别名】刺拐棒，五加参，老虎潦。

【性味】味甘、微苦，性温。

【归经与趋势】归心、脑、血管，脾、胃、肺、卫、皮肤，肝，肾。刺五加甘补、苦燥、温通，趋势温柔，向上、向外、四散敷布、八方温通，起于下焦、补肾提气、兴阳强体，中焦承接、疏肝、促进代谢、运脾健胃，清气上疏、助肺宣降、益卫温腠，入心活血、宁心养心，达脑府、安神镇惊、健脑益智；刺五加补益调理，不燥不烈，乃温养身心之佳品。

【化学成分】本品主要含多种糖苷，是其主要有效成分。尚含有多糖、异嗪皮啶、金丝桃苷、槲皮素、微量元素、氨基酸、硬脂酸、β-谷甾醇、芝麻素、白桦脂酸及苦杏仁苷等多种成分。

【功效】益气健脾，补肾兴阳，增强体质，安神镇惊，健脑益智，延缓衰老，宁心养心，止咳祛痰，疏肝健胃，扶正祛邪，促进代谢，化浊散结，活血通络。

【药理概括】镇静，催眠，抗惊厥，改善大脑供血量，改善神经系统功能、促进学习记忆、提高工作能力，降血压，兴奋呼吸，扩张血管，增加心肌营养性血流量，扩张冠脉，抗心律失常，抗心肌缺血，改善心肌代谢，抗应激，抗疲劳，抗衰老，诱生干扰素，增强免疫功能，促进糖代谢，增加核酸与蛋白质合成，调节内分泌功能，调节垂体—肾上腺皮质系统功能，促性激素样作用，抗肿瘤，抑菌，镇咳，祛痰，改善胃缺血、保护胃黏膜损伤，降血脂，保肝，解毒。

【辨证施治提纲】（一）证：脾肺气虚，体虚乏力，食欲不振，肺肾两虚、久咳虚喘，肾虚腰膝酸痛，心脾不足、失眠多梦。（二）病：神经衰弱，白细胞减少症，冠心病，高脂血症，脑血栓形成，血小板减少性紫癜，脑梗死，慢性肾功能衰竭，病态窦房结综合征，神经症，慢性胃炎，眩晕症，风湿性关节炎，急性高原反应。

【剂量与用法】药典剂量：9～27 g。常规剂量：15～30 g。大剂量：30～60 g。水煎服。研末或入丸散吞服时酌减。浸酒内服、外用适量。刺五加无毒，在常规剂量内没有不适反应，长期服用或大剂量使用也没有明显不良反应。

【注意事项】本品毒性小，安全范围大。

【论述】刺五加有显著的镇静作用，能改善睡眠。刺五加具有抗疲劳作用，能增加机体对有害因素的抵抗力，增强耐缺氧、耐高温、耐低温能力，有抗应激、抗辐射、抗氧化、抗衰老的作用。刺五加粉、刺五加注射液能调节中枢神经系统兴奋和抑制过程，能扩张脑血管，改善大脑供血量，促进脑细胞代谢和修复。刺五加醇和水提物、芝麻素、苷类、多糖能改善神经系统功能，提高学习记忆能力。刺五加能改善冠脉循环，增加心肌营养性血流量，改善血液流变状况，降低全血黏度。

刺五加能调节内分泌功能紊乱，刺五加既能阻止肾上腺皮质激素引起的肾上腺增生，又可减少可的松引起的萎缩；既可防止甲状腺素引起的甲状腺肥大，又可防止甲基硫氧嘧啶引起的甲状腺萎缩。刺五加能降低糖尿病的尿糖量，防止体重下降并延长生存时间。刺五加有刺激性腺和肾上腺内分泌功能的作用。刺五加有雌、雄激素样作用，可增加体重，增加输卵管中总氮量和蛋白质含量，提高精子活力。

刺五加有蛋白同化作用，可使患者体重增加，能够促进 mRNA 修复与葡萄糖 -6 磷酸的合成，尚有降低基础代谢的作用。刺五加总苷能促进肝细胞再生，减少肝脏双倍体细胞的数目。刺五加有显著止咳、祛痰作用。刺五加能抗肿瘤、增强免疫功能、促进核酸和蛋白质合成，也能抗白血病。刺五加有抗菌、消炎、抗病毒等作用。

刺五加的传统功效是益气健脾、补肾安神；主治脾肺气虚，体虚乏力，食欲不振，肺肾两虚、久咳虚喘，肾虚腰膝酸痛，心脾不足、失眠多梦。药理研究发现其许多新功效：催眠，抗惊厥，改善大脑供血量，增加心肌营养性血流量，抗心律失常，抗应激，抗衰老，增强免疫功能，促进新陈代谢，调节内分泌功能，性激素样作用，镇咳祛痰，改善胃缺血，保肝等；开发了心、脑、血管，抗应激，抗衰老，增强免疫功能，促进新陈代谢，调节内分泌功能等多方面的治疗前景。

绞股蓝（《救荒本草》）

【来源】本品为葫芦科植物绞股蓝的干燥地上部分。主产于陕西、福建。秋季采割，除去杂质，晒干。切段，生用。本品味苦，具草腥气。以叶多、气香者为佳。

【别名】小叶胆，落地生，小苦药，遍地生根。

【性味】味甘、苦，性寒。

【归经与趋势】归心、脑、血管，脾、胃、肺、卫、皮肤，肝，肾。绞股蓝甘补、苦燥、寒清热，趋势向外、向上，四散敷布、八方凉通，为清补佳品；补肾提气、增强体质，入驻中宫、疏肝、运脾、健胃、化浊，清气升腾、助肺宣降、益卫通腠，入心活血、强心养心、祛瘀通络，凉润之气清爽脑府、安神、益智。

【化学成分】本品主要含多种皂苷，其中6种与人参皂苷相似。尚含有多糖、黄酮类、无机元素、维生素、氨基酸、磷脂、有机酸、萜类、生物碱及蛋白质等多种成分。

【功效】补肾生精，强壮体质，延缓衰老，健脑益智，活血安神，强心养心，祛瘀通络，化浊散结，益气运脾，疏肝健胃，化痰止咳，清热解毒，祛湿护肾。

【药理概括】抗衰老，改善记忆，防治糖皮质激素副作用，增强机体免疫功能，抗应激，抗肿瘤，抗诱变，镇静，催眠，镇痛，保护胃黏膜，抗溃疡，降血脂，抗动脉粥样硬化，抑制血管平滑肌细胞增生，保护肝损伤，抗肝纤维化，抑制血小板聚集，抗血栓形成，改善微循环，强心、抗心肌缺血，缩小心肌梗死范围，抗内毒素休克，保护脑缺血再灌注损伤，抑制肥胖，保护睾丸组织，抑制精子畸形，提高机体抗氧化能力，具有肾脏保护作用。

【辨证施治提纲】（一）证：脾虚证，失眠，早衰，肺虚咳嗽，心悸胸闷。（二）病：高脂血症，脂肪肝，肿瘤，糖皮质激素副作用，肝炎，心绞痛，失眠，头痛，精神不安，胃及十二指肠溃疡，白发脱发。

【剂量与用法】药典剂量：3～6 g。常规剂量：6～9 g。大剂量：10～15 g。水煎服，亦可泡服。研末或入丸散吞服时酌减。浸酒内服、外用适量。绞股蓝无毒，在常规剂量内没有不适反应，长期服用也没有明显不良反应。较大剂量服用可能有轻微的恶心、腹胀等消化道不适反应。

【注意事项】本品毒性小，安全范围大。

【论述】绞股蓝有镇静、催眠、镇痛作用。绞股蓝能扩张血管，降血压，增加心、脑供血，减慢心率、抑制血小板聚集，抗血栓形成，抗脑缺血，抗心肌缺血。绞股蓝具有抗疲劳、抗高温、耐缺氧、抗衰老、抗氧化作用。绞股蓝皂苷具有降血脂、降血糖、抗肿瘤作用。绞股蓝有保肝降酶、抗溃疡作用。绞股蓝皂苷和多糖能增强非特异性免疫、细胞免疫和体液免疫。绞股蓝水提物和浸膏能延长生物体细胞的寿命，提高SOD活性。绞股蓝能提高生殖器官重量，有性激素样作用。绞股蓝水提物、醇提物有改善记忆作用。绞股蓝可改善头皮微循环，促进脂质排出，具有乌发作用。绞股蓝有肾脏保护作用，能减轻蛋白尿，降低血液黏度，提高氧化能力并改善肾功能。

绞股蓝的传统功效是益气健脾、化痰止咳、清热解毒；主治脾虚证、肺虚咳嗽。药理研究发现其许多新功效：抗衰老，改善记忆，增强机体免疫功能，抗应激，抗肿瘤，镇静催眠，保护胃黏膜，降血脂，抗动脉粥样硬化，保护肝损伤，抗血栓形成，强心，抗心肌缺血，保护脑缺血再灌注损伤，肾脏保护等；开发了心、脑、血管，抗衰老，改善记忆，抗应激，保肝、护肾等多方面的治疗前景。

红景天（《四部医典》）

【来源】本品为景天科植物大花红景天的干燥根和根茎。主产于云南、西藏、青海。秋季花茎凋枯后采挖，除去粗皮，洗净，晒干。切片，生用。本品具有玫瑰香气，鲜时更浓郁，味微涩。以切面粉红色、气芳香者为佳。

【别名】蔷薇红景天。

【性味】味甘、苦，性平。

【归经与趋势】归肺，脾、胃，心、脑、血管，肾。红景天甘补、苦燥，趋势向上、向外，补肾提气，中焦承接、运脾健胃，培土生金、助肺宣降，入心活血、强心养心，上至脑府、通络健脑。为益气活血，运脾养肺佳品。

【化学成分】本品主要含红景天苷、红景天苷元、黄酮类、有机酸类、多糖类、挥发油类、无机元素及脂肪类化合物等多种成分。

【功效】补肾益精，增强体质，延缓衰老，强心养心，活血祛瘀，解郁安神，化浊通络，健脑益智，养血润肺，益气平喘，疏肝护肾，生肌养胃。

【药理概括】耐缺氧作用，抗焦虑，提高脑组织氧张力，抗肿瘤，强心，改善心肌有氧代谢过程，抗心肌缺血，降压，减慢心率，抑制血小板聚集，抗血栓形成，抗疲劳，升血糖，促进胃溃疡愈合，保护造血系统功能，降低肺动脉压，适应原样作用。

【辨证施治提纲】（一）证：气虚血瘀，胸痹心痛，中风偏瘫，脾肺气虚，倦怠气喘。（二）病：高原红细胞增多症，吐血，崩漏，痢疾，急性肺水肿。

【剂量与用法】药典剂量：3～6 g。常规剂量：6～9 g。大剂量：9～30 g。水煎服，亦可泡服。研末或入丸散吞服时酌减。浸酒内服、外用适量。红景天无毒，在常规剂量内没有不适反应，长期服用或大剂量使用也没有明显不良反应。

【注意事项】本品毒性小，安全范围大。

【论述】红景天对多种肿瘤均有一定的抑制作用，也能抑制肿瘤扩散。红景天苷具有抗有害刺激作用，具体表现为抗缺氧、抗疲劳、抗寒冷、抗辐射、抗噪声、降低肺动脉高压等作用。红景天有强心作用，能减轻心肌细胞的损伤；具有抗心肌缺血作用，改善心肌功能，可预防缺血性心衰。红景天有抗凝作用，可以治疗心肌梗死，改善胸痛症状。

红景天能改善微循环障碍，使红细胞水平下降，可治疗高原红细胞增多症，并有保护造血系统的功能，对贫血和促红细胞增生疗效显著。

目前公认的衰老理论认为，随着年龄增长引起的退行性变化是由自由基的副作用引起的，红景天是一种有效的自由基清除剂，具有抗衰老作用；红景天可预防神经细胞核功能衰退，维持血脑屏障结构正常，改善循环，维持神经突触正常结构及其神经元间功能联系，减轻大脑皮质超微结构老化征象。

红景天可以抑制过氧化脂质的形成，提高过氧化酶清除自由基的能力，抑制自由基对生物膜的损害，所以对脑缺血再灌注时自由基损伤、高原急性肺损伤、急性肝损伤、肾间质纤维化致肾损伤等有保护作用。

红景天可以增强脑的机能，并有可能使其向年轻化的方向转化，可以使已偏离正常水平的中枢神经递质含量得到纠正或达到正常水平，从而增强学习和记忆能力。

红景天有类似人参对大脑和脊髓功能的兴奋作用，红景天苷元有镇静、催眠、抗焦虑、抗惊厥的作用。红景天可提高胰岛素水平，减少胰高血糖素水平，产生明显的降血糖作用。此外，红景天还有保护神经细胞、调节免疫、降血脂、抗毒素、抗溃疡、抗病毒等作用。

红景天的传统功效是益气活血、通脉平喘；主治气虚血瘀，胸痹心痛，中风偏瘫，脾肺气虚，倦怠气喘。药理研究发现其许多新功效：耐缺氧，提高脑组织氧张力，强心，抗心肌缺血，抗血栓形成，抗疲劳，适应原样作用，降低肺动脉压等；开发了心、脑、血管，耐缺氧，抗疲劳，适应原样作用等方面的治疗前景。

沙棘（《晶珠本草》）

【来源】本品为胡颓子科植物沙棘的干燥成熟果实，主产于内蒙古、新疆。秋、冬二季果实成熟或冻硬时采收，除去杂质，干燥或蒸后干燥。生用。本品气微，味酸、涩。以粒大、肉厚、肥润者为佳。

【别名】酸棘，醋柳果，酸溜溜，酸刺柳。

【性味】味甘、酸、涩，性温。

【归经与趋势】归脾、胃、肺、卫、皮肤，心、血管，肝，肾。沙棘甘温，趋势向外、向上，补肾提气，中焦承接、疏肝健胃，温通上焦、益肺护肤，入心活血祛瘀、强心养心。

【化学成分】本品主要含维生素类、叶酸、黄酮类、萜类和脂肪酸类、蛋白质、氨基酸、糖类、挥发性成分、磷脂、有机酸类、生物碱、香豆素类及酸性物质，并富含矿物质和微量元素。

【功效】补肾养血，增强体质，延缓衰老，疏肝散结，生肌健胃，宣肺平喘，止咳祛痰，活血散瘀，益气强心，宁心养心，化浊通络，祛风止痒。

【药理概括】抗溃疡，增强免疫功能，抗心肌缺血缺氧，改善心肌功能，抗心律失常，抗血栓，降血脂，抗肿瘤，抗氧化、抗衰老，抗烧烫伤，保肝，促进造血，抗过敏，适应原样作用，祛痰，镇咳，平喘，抗炎，促进组织愈合作用。

【辨证施治提纲】（一）证：脾虚食少，食积腹痛，咳嗽痰多，瘀血经闭，胸痹心痛，跌仆瘀肿。（二）病：神经衰弱，咳嗽，食管炎，烧烫伤，黄褐斑，脾虚食少，食积腹痛，瘀血经闭，胸痹心痛，跌扑瘀肿。

【剂量与用法】药典剂量：3～10 g。常规剂量：3～10 g。大剂量：15～30 g。水煎服，亦可泡服。研末或入丸散吞服时酌减。浸酒内服、外用适量。沙棘无毒，在常规剂量内没有不适反应，长期服用或大剂量使用也没有明显不良反应。

【注意事项】本品毒性小，安全范围大。

【论述】沙棘油能抑制胃排空运动，对胃溃疡具有很强的预防和治疗作用。沙棘总黄酮、沙棘油、沙棘果汁具有抗心肌缺血，增强心功能，抗心律失常的作用。沙棘多糖、总黄酮和沙棘油能降血脂、降低血液黏度、抗血栓形成。沙棘原汁、沙棘油对造血细胞有促进作用。沙棘粉具有耐寒冷、抗疲劳、抗缺氧、抗辐射、抗氧化、抗衰老的作用。槲皮素具有祛痰、止咳、平喘作用。沙棘有抗过敏作用。沙棘油能对抗脂质过氧化，从而保护肝细胞膜，同时能对抗肝受损后所致的肝丙二醛和谷丙转氨酶增高，防止谷胱甘肽的耗竭。沙棘有降血糖作用。沙棘有增强免疫功能、抗肿瘤、抗突变作用。

　　沙棘的传统功效是健脾消食、止咳祛痰、活血散瘀；主治脾虚食少，食积腹痛，咳嗽痰多，瘀血经闭，胸痹心痛，跌扑瘀肿。药理研究发现其许多新功效：抗溃疡，增强免疫功能，改善心肌功能，抗血栓，降血脂，抗衰老，保肝，促进造血，适应原样作用，祛痰镇咳，促进组织愈合等；开发了心、血管，抗衰老，保肝，促进造血，适应原样作用，祛痰镇咳，促进组织愈合等方面的治疗前景。

饴糖（《名医别录》）

【来源】本品为米、麦、粟或与蜀黍等粮食，经发酵糖化制成。全国大部分地区均产，有软、硬两种，软者称胶饴，硬者称白饴糖，均可入药，但以胶饴为主。本品味甘。以浅黄、质黏稠、味甘无杂味者为佳。

【别名】胶饴，软糖。

【性味】味甘，性温。

【归经与趋势】归脾、胃，肺。饴糖甘温补养，趋势主入脾、胃、肺，功专温养、缓急。

【化学成分】本品主要含大量麦芽糖及少量蛋白质、脂肪、维生素 B2、维生素 C 等。

【功效】补中益气，缓急止痛，润肺止咳。

【药理概括】补益作用，抗溃疡。

【辨证施治提纲】（一）证：脾胃虚寒，脘腹疼痛，肺虚燥咳。（二）病：胃溃疡，慢性气管炎。

【剂量与用法】药典剂量：30～60 g。常规剂量：30～60 g。大剂量：60～90 g。开水冲服。研末或入丸散吞服时酌减。外用适量。饴糖无毒，在常规剂量内没有不适反应，长期服用或大剂量使用也没有明显不良反应。

【注意事项】脾胃湿热，中满呕逆者不宜。

【论述】饴糖有补益和抗溃疡作用。

饴糖的传统功效是补中益气、缓急止痛、润肺止咳；主治脾胃虚寒，脘腹疼痛，肺虚燥咳。药理研究发现其有补益、抗溃疡等作用。饴糖的功效，古今差别不大。

蜂蜜（《神农本草经》）

【来源】本品为蜜蜂科昆虫中华蜜蜂或意大利蜜蜂所酿的蜜。全国大部分地区均产。春至秋季采收，滤过。本品气芳香，味极甜。以稠如凝脂、味甜纯正者为佳。

【别名】蜜糖，蜂糖，食蜜。

【性味】味甘，性平。

【归经与趋势】归肺、卫、皮肤，脾、胃、肠，肝、心、血管。蜂蜜甘平，趋势以滋补和解毒为主，乃食疗佳品。

【化学成分】本品主要含糖类、挥发油、蜡质、有机酸、花粉粒、泛酸、烟酸、乙酰胆碱、维生素、抑菌素、酶类、微量元素等多种成分。

【功效】补气运脾，生肌健胃，化浊通络，强心养心，疏肝散结，扶正祛邪，滋阴润燥，缓急止痛，解百药毒，润肠通便；外用生肌敛疮。

【药理概括】保肝，缓泻，调节胃肠功能，抑菌，调节血糖，抗肿瘤，降血脂，滋补强壮，抗炎，促进组织再生，加速创伤组织修复，解毒，强心，扩冠增流，增强免疫功能，抗病毒。

【辨证施治提纲】（一）证：脾气虚弱，脘腹挛急疼痛，肺燥干咳，肠燥便秘，解乌头类药毒，疮疡不敛，水火烫伤。（二）病：肠梗阻，感染性疾病，治疗骨伤科褥疮，烧伤，过敏性鼻炎，咳嗽，脘腹挛急疼痛，解乌头类药毒。

【剂量与用法】药典剂量：15～30 g。常规剂量：9～30 g。大剂量：30～60 g。入煎剂或冲服。外用适量。蜂蜜无毒，在常规剂量内没有不适反应，长期服用或大剂量使用也没有明显不良反应。

【注意事项】本品有滑肠作用，大便溏泻者慎用。服用蜂蜜，少数人会发生过敏反应，表现为皮疹、荨麻疹以及胃肠功能失调等症状。

【论述】蜂蜜对中毒的肝脏有保护作用，它能促使血糖、氨基己糖含量升高，肝糖原含量增加，血胆固醇含量恢复正常。蜂蜜有促进小肠推进运动的作用，能显著缩短排便时间；对胃肠功能有调节作用，对胃酸分泌过多或过少有使其分泌正常化的作用。

在蜂蜜中使血糖降低的成分为乙酰胆碱，使血糖升高的因素为葡萄糖；给予低剂量蜂蜜时，乙酰胆碱降血糖的作用超过葡萄糖的作用，使血糖降低，高剂量时则相反，使血糖升高。

未经处理的天然成熟蜂蜜对多种细菌有抑杀作用（温度过高，或中性条件下加热，则使其抗菌力大大减弱或消失），在室温下放置数年，甚至长期放置也不会腐败变质。其抗菌作用的机理是，蜂蜜中高浓度糖和低pH值抑制微生物生长发育；蜂蜜中的葡萄糖在葡萄糖氧化酶的作用下产生抗菌物质过氧化氢。

蜂蜜能促进部分切除的肝脏再生，并能增强蛋氨酸促进肝组织的再生作用。蜂蜜能使创伤处的分泌物所含的谷胱甘肽大量增加，这种肽对机体组织的氧化还原过程起着重大作用，它刺激细胞的生长和分裂，加速肉芽组织生长，促进创伤组织的愈合。

蜂蜜对心血管系统起双向调节作用，有强心作用，能使冠状血管扩张，消除心绞痛。蜂蜜可提高幼儿的血红蛋白含量。

蜂蜜含有丰富的糖、维生素、氨基酸和酶等营养物质，能促进儿童生长发育，提高机体的抗病能力，是极佳的滋补品；蜂蜜能调节神经系统功能、改善睡眠、提高脑力和体力活动能力。

蜂蜜有解毒作用，以多种形式使用均可减弱乌头毒性，以加水同煎解毒效果最佳。尚能减轻化疗药物的毒副作用。

蜂蜜的传统功效是补中、润燥、止痛、解毒；外用生肌敛疮。主治脾气虚弱，脘腹挛急疼痛，肺燥干咳，肠燥便秘，解乌头类药毒，疮疡不敛，水火烫伤。药理研究发现其有保肝，缓泻，调节胃肠功能，滋补强壮，促进组织再生，解毒，强心，增强免疫功能等作用。蜂蜜的功效，古今差别不大。

香蕈（《本草纲目》）

【来源】本品为侧耳科植物香蕈的子实体，是一种生长在木材上的真菌，产于浙江、福建、江西、安徽、广西、广东等地，现可人工培养。春、秋、冬季均可收采，除去泥沙杂质，晒干或焙干。生用。以肉厚者为佳。

【别名】香菇。

【性味】味甘，性平。

【归经与趋势】归肺、卫、皮肤，胃、肠，肝，肾。香菇甘平，趋势和缓，为食疗佳品，以滋养、扶正、化浊为主。

【化学成分】本品主要含蛋白质，脂肪，碳水化合物，粗纤维，灰分，钙，碘，铁，维生素B1，维生素B2，烟酸，乙酰胺，胆碱，腺嘌呤等。

【功效】益气活血，扶正祛邪，疏肝养胃，化浊散结，延缓衰老。

【药理概括】多途径促进免疫功能，保肝，抗炎，降胆固醇，抗艾滋病，抗氧化，抗衰老，降血糖，抑制血小板聚集，抗诱变，抗肿瘤，抗病毒。

【辨证施治提纲】（一）证：脾虚食少，肺虚咳喘。（二）病：作为抗癌辅助药使用，慢性病毒性肝炎，肝硬化，萎缩性胃炎，慢性呼吸道感染，扁平疣，银屑病。

【剂量与用法】药典剂量：6～9 g。常规剂量：6～9 g。大剂量：10～20 g。水煎服。研末或入丸散吞服时酌减。浸酒内服、外用适量。香菇无毒，在常规剂量内没有不适反应，长期服用或大剂量使用也没有明显不良反应。

【注意事项】香菇过大剂量使用，会偶有轻微的皮肤发红、出疹、胸部压抑感。

【论述】香菇多糖是香蕈最重要的成分之一，是一种有抗肿瘤活性的多糖，有抑制肿瘤生长的作用。香菇从三个环节上调节机体免疫功能：增强细胞免疫功能，可诱导机体释放各种杀伤因子或增强一些因子的作用；增强巨噬细胞的吞噬功能，增强非特异免疫功能；增强体液免疫功能。香菇有降低胆固醇、保肝作用。香菇有抗氧化、抗衰老作用。香菇有抑制血小板聚集的作用。香菇有抗诱变、抗肿瘤作用。香菇能抗流感病毒、艾滋病毒。

香菇的传统功效是益气、助食；主治脾虚食少、肺虚咳喘。药理研究发现其有多途径促进免疫功能，保肝、抗炎，降胆固醇，抗衰老，降血糖，抑制血小板聚集，抗肿瘤等作用。香菇的功效，古今差别不大。

木耳（《本草纲目》）

【来源】木耳是木耳科真菌木耳的干燥子实体。寄生于阴湿、腐朽的树干上，有广泛的自然分布和人工栽培。以有光感、弹性，黑褐色、半透明者为佳。

【别名】云耳，黑木耳，光木耳，木茸。

【性味】味甘，性平。

【归经与趋势】归肺、卫、皮肤，脾、胃、肠，心、血管。木耳甘平，趋势和缓，为食疗佳品，以滋养、活血祛瘀、化浊为主。

【化学成分】本品主要含木耳多糖，麦角甾醇，原维生素D2，黑刺菌素，外多糖，氨基酸，蛋白质，脂质，糖，纤维素，胡萝卜素，维生素A，维生素B1，维生素B2及多种无机元素：硒、钾、钠、钙、镁、铁、铜、锌、锰、磷等。

【功效】补气养血，增强体质，延缓衰老，扶正祛邪，活血祛瘀，化浊散结，润肺止咳，生肌养胃。

【药理概括】抗血小板聚集，抗凝血，抗血栓形成，降血脂，抗动脉粥样硬化，促进免疫功能，升高白细胞，促进蛋白质合成，强壮作用，抗衰老，降血糖，升高血钙，抗辐射，抗炎，抗胃溃疡，抗生育，抗突变，抗癌，抑真菌。

【辨证施治提纲】（一）证：脾虚食少，气短乏力。（二）病：动脉硬化性脑梗死，萎缩性胃炎，动脉粥样硬化，胃溃疡，糖尿病，脚气感染。

【剂量与用法】药典剂量：3～10 g。常规剂量：3～10 g。大剂量：15～30 g。水煎服。研末或入丸散吞服时酌减。浸酒内服、外用适量。木耳无毒，在常规剂量内没有不适反应，长期服用或大剂量使用也没有明显不良反应。

【注意事项】妊娠禁忌。

【论述】木耳有抗血小板聚集、抗凝血、抗血栓形成，降血脂，抗动脉粥样硬化形成的作用。木耳能明显抑制应激性溃疡的形成，能促进胃溃疡的愈合，对胃酸分泌和胃蛋白酶活性无影响。木耳对核酸和蛋白质的合成有促进作用。木耳有抗氧化、延缓衰老作用。木耳能明显降低血糖，还能减少糖尿病饮水量。木耳有升高血钙作用。木耳多糖腹腔注射有显著的抗着床和抗早孕作用，但经胃给药或者高温处理后，其抗生育作用也明显减弱。

木耳的传统功效是补气养血、润肺止咳；主治脾虚食少、气短乏力。药理研究发现其有抗血栓形成，降血脂，抗动脉粥样硬化，促进免疫功能，升高白细胞，促进蛋白质合成，强壮作用，抗衰老、降血糖等作用；开发了抗血栓、降血脂，抗动脉粥样硬化，促进蛋白质合成，强壮作用，抗衰老，降血糖等方面的治疗作用。

第二节　补阳药

本类药物味多甘、辛、咸，药性多温热，主入肾经，以补肾阳为主要作用，使肾阳之虚得补，其他脏腑得以温煦，从而消除或改善全身阳虚诸证。主要适应于肾阳不足，畏寒肢冷，腰膝酸软，性欲淡漠，阳痿早泄，精寒不育或宫冷不孕，尿频遗尿；脾肾阳虚，五更泄泻，或阳虚水泛之水肿；肝肾不足，精血亏虚之眩晕耳鸣，须发早白，筋骨痿软或小儿发育不良，囟门不合，齿迟行迟；肺肾两虚，肾不纳气之虚喘；肾阳亏虚，下元虚冷，崩漏带下等证。

使用本类药物，若以其助心阳、温脾阳，多配伍温里祛寒药；若兼见气虚，多配伍补脾益肺之品；精血亏虚者，多与养阴补血益精药配伍，使"阳得阴助，生化无穷"。补阳药性多燥烈，易助火伤阴，故阴虚火旺者忌用。

鹿茸（《神农本草经》）

【来源】本品为鹿科动物梅花鹿或马鹿的雄鹿头上未骨化密生茸毛的幼角。前者习称花鹿茸，后者习称马鹿茸。主产于吉林、辽宁、黑龙江。夏、秋二季锯取鹿茸，经加工后，阴干或烘干。切薄片或研成细粉用。花鹿茸气微腥，味微咸；马鹿茸气腥臭，味咸。以质嫩、油润者为佳。

【别名】花鹿茸，马鹿茸，黄毛茸，青毛茸，血茸。

【性味】味甘、咸，温。

【归经与趋势】归肾、膀胱、子宫，心、脑、血管，肺、卫、皮肤，肝、脾、胃、肠。鹿茸甘咸、温，趋势热烈，禀纯阳之性，具生发之气，能峻补肾阳、益精血，向上、向外、四散敷布，温养脏腑经脉、四肢百骸；启动元阳、补肾强体、舒筋壮骨、抗衰老、促生长、调冲任，氤氲之气经过中焦、疏肝、促进代谢、运脾健胃，精气上浮、助肺宣发、调和营卫，温通血脉、活血养心，蒸腾弥漫、洞开元神之府、健脑益智；鹿茸甘补、温通，护佑先天，提高生命质量，乃调养身体之上品。

【化学成分】本品主要含多种氨基酸、10种磷脂成分、9种脂肪酸（生物活性最强的油酸、亚油酸、亚麻酸含量较高）、糖脂、糖、固醇类、激素样物质、前列腺素、脂蛋白、维生素、酶类及微量元素等。

【功效】补肾兴阳，强壮体质，健脑益智，镇惊安神，延缓衰老，强心养心，疏肝散结，健胃消食，活血化瘀，促进代谢，益精养血，舒筋壮骨，调理冲任，生肌托疮。

【药理概括】促进脊神经组织糖酵解，增强学习和记忆功能，促进核酸及蛋白质合成，抗氧化，抗衰老，促性腺激素样作用，强壮作用，抗溃疡，促进胃肠蠕动，加速修复皮肤创伤，抗应激，抗疲劳，抗炎，增强免疫功能，促进骨折愈合，抗肿瘤，增强代谢功能，增强内分泌功能，抗惊厥，镇痛，镇静，强心，调节血压，活血化瘀作用，抗肝损伤，兴奋子宫，升高白细胞。

【辨证施治提纲】（一）证：肾阳不足，精血亏虚，阳痿遗精，宫冷不孕，羸瘦，神疲，畏寒，眩晕，耳鸣耳聋，肾虚腰脊冷痛，筋骨萎软，冲任虚寒，崩漏带下，阴疽内陷不起，疮疡久溃不敛。（二）病：血液病，脑部外伤，原发性低血压症，植物神经失调症，直立性低血压症，头颈部外伤后遗症，振动病，胆石症，高脂血症，甲状腺机能低下症，慢性胃炎，内脏神经症，风湿性关节炎，更年期综合征，肝硬化症，胃溃疡。

【剂量与用法】药典剂量：1～2 g。常规剂量：1～2 g。不宜大剂量使用。水煎服。研末或入丸散吞服时酌减。浸酒内服、外用适量。鹿茸无毒，在常规剂量内没有不适反应，长期服用也没有明显不良反应。大剂量使用会产生毒副反应。

【注意事项】妊娠禁忌。服用本品宜从小量开始，缓缓增加，不可骤用大量，以免阳升风动，头晕目赤，或伤阴动血。凡热证均当忌服。大剂量应用会中毒，出现战栗、安静、喘气、流泪、出血等症状。

【论述】鹿茸具性激素样作用，主要表现为雄激素样作用，能促进体重增长和子宫发育，鹿茸提取物有显著增加未成年雄性的睾丸、前列腺、贮精囊等性腺重量的作用。鹿茸有强壮作用，能促进全身细胞新陈代谢、增加白细胞数量及增强血液凝固力等，能提高耐高温、耐低温及耐缺氧能力，并改善记忆功能；鹿茸能降低血浆中过氧化脂质含量；鹿茸能增强机体工作能力，消除疲劳，有增加红细胞、血色素及网织红细胞的作用，能促进胃肠蠕动与分泌，有增进食欲的作用。

鹿茸大剂量时可使心脏收缩变弱，心率减慢，周围血管扩张，血压下降；中等剂量能显著增强心脏的收缩，使振幅增大，心率加速，心搏出量和输出量增加，加快急性失血性低血压的恢复，对已疲劳的心脏作用更显著；小剂量时作用不明显。

鹿茸对老年具有抗衰老作用，表现为鹿茸对单胺氧化酶的抑制作用：鹿茸磷脂对老年人的脑和肝的（单胺氧化酶）MAO-B 活性有明显的抑制作用，对 MAO-A 无明显影响，能明显增加老年人小脑内 5 色胺（5-HT）和多巴胺（DA）的含量；鹿茸对 MAO-B 的抑制作用随浓度的增强或时间的延长而明显增加，此作用是鹿茸抗衰老功效的生化基础之一。

鹿茸能显著增强机体细胞免疫和体液免疫功能。鹿茸能增强代谢功能，可增加脊神经组织的氧消耗，促进糖酵解，对创伤引起的神经功能障碍的恢复有良好影响；鹿茸能促进蛋白质和核酸合成，增强再生过程，促进伤口、骨折的愈合，提高骨折愈合质量。鹿茸对惊厥有保护作用，并可降低大脑皮质的兴奋，能兴奋子宫及肠管，使其扩张、收缩增强，能增强肾脏利尿机能，并有镇痛、镇静等作用。鹿茸有明显抗溃疡作用。鹿茸还有抗诱变、抗炎、保肝、抗肿瘤等作用。

鹿茸的传统功效是壮肾阳，益精血，强筋骨，调冲任，托疮毒；主治肾阳不足，精血亏虚，阳痿遗精，宫冷不孕，羸瘦，神疲，畏寒，眩晕，耳鸣耳聋，肾虚腰脊冷痛，筋骨萎软，冲任虚寒，崩漏带下，阴疽内陷不起，疮疡久溃不敛。药理研究发现其许多新功效：改善记忆，促进核酸及蛋白质合成，抗衰老，促性腺激素，强壮作用，促进胃肠蠕动，加速修复皮肤创伤，抗应激，促进骨折愈合，增强代谢功能，增强内分泌功能，强心，抗肝损伤等；开发了心、脑、血管，强壮，抗衰老，促进骨折愈合，增强代谢功能，增强内分泌功能等多方面的治疗前景。

紫河车（《本草拾遗》）

【来源】本品为健康人的干燥胎盘。将新鲜胎盘除去羊膜及脐带，反复冲洗至去净血液，蒸或置沸水中略煮后，干燥。砸成小块或研成细粉用。本品有腥气。以整齐、色黄、血管内无残血者为佳。

【别名】胎盘，胞衣，胎衣。

【性味】味甘、咸，性温。

【归经与趋势】归肺、卫、皮肤，心、脑、血管，肝，胃，肠，肾，子宫。紫河车甘补、温通，趋势温柔，向上、向外，能补肾强体、增益先天，具生发之气，过中焦疏肝、健胃，精微上浮、温肺、养心、健脑；乃调养身体之佳品。

【化学成分】本品含有多种抗体、干扰素、β-抑制因子、多种激素（促性腺激素 A 和 B，催乳素，促甲状腺激素，催产素样物质，多种角体激素等）以及溶菌酶、激肽酶、红细胞生成素、多糖、氨基酸等。

【功效】温肾补精，促进发育，强壮机体，益气养血，强心通络，健脑益智，疏肝散结，生肌养胃，祛风止痒。

【药理概括】强壮机体，激素样作用，促进发育，抗感染，增强免疫功能，抗应激，抗缺氧，耐疲劳，抗贫血，强心，促进内脏组织呼吸，抗溃疡，抗脂肪肝、使肝细胞再生，升高白细胞，兴奋子宫，抗过敏，改善学习记忆，抑制尿激酶，兴奋肠管。

【辨证施治提纲】（一）证：肾阳不足，精血亏虚，虚劳羸瘦，阳痿遗精，宫冷不孕，肺肾两虚，久咳虚喘，骨蒸劳嗽，气血两虚，产后乳少，面色萎黄，食少气短。（二）病：不孕症，慢性支气管炎，贫血，肺结核盗汗。

【剂量与用法】药典剂量：2～3 g。常规剂量：3～9 g。一般不大剂量使用。研末或入丸散吞服。外用适量。紫河车无毒，在常规剂量内没有不适反应，长期服用也没有明显不良反应。

【注意事项】妊娠禁忌。紫河车口服未见有明显的毒副作用。阴虚内热之人和年轻人，服少量就感到虚火上升，出现齿浮、鼻衄、目赤、便秘等症。纯胎盘粉不宜作为保健品长期服用，因有雌激素样作用，单独长期服用可能会引起乳腺癌、子宫癌等。儿童服胎盘会出现性早熟和提前发育，所以，儿童只能短期小量使用。注射剂偶见呼吸困难，口唇青紫，大小便失禁，搐搦及间歇性痉挛而死亡的现象。

【论述】紫河车含有多种抗体，能增强体力、减轻疲劳、改善睡眠、增强抗感染力及机体抵抗力，具有促进免疫作用；还能促进粒系祖细胞的生成。紫河车有激素样作用，能促进发育，主要表现为雌激素样作用，能促进乳腺、子宫、阴道、卵巢以及睾丸等发育。

紫河车能增强红细胞、血色素和网质红细胞的新生，升高白细胞。能增强再生过程，促进伤口、骨折的愈合。紫河车能促进受抑制心脏的恢复，还能促进肝、心、脑等数种组织的呼吸。

紫河车有明显的抗贫血和升高白细胞作用，对骨髓造血功能有明显促进作用。紫河车能改善学习记忆能力。紫河车含有尿激酶抑制物，能抑制尿激酶对纤维蛋白溶酶原的活化作用，能稳定纤维蛋白凝块，促进创伤愈合，可治疗凝血因子缺乏引起的出血。胎盘中的糖蛋白成分能抑制淋巴细胞DNA合成，有抗组织胺、抗过敏作用。胎盘能抗脂肪肝，并促进肝细胞再生。紫河车具有延缓衰老、提高耐缺氧能力的作用。紫河车有抗溃疡的作用。

紫河车的传统功效是温肾补精、益气养血；主治肾阳不足，精血亏虚，虚劳羸瘦，阳痿遗精，宫冷不孕，肺肾两虚，久咳虚喘，骨蒸劳嗽，气血两虚，产后乳少，面色萎黄，食少气短。药理研究发现其许多新功效：强壮机体，激素样作用，促进发育，增强免疫功能，抗应激，强心，再生肝细胞，改善学习记忆等；开发了心、脑、血管，强壮机体，激素样作用，促进发育，再生肝细胞等方面的治疗前景。

淫羊藿（《神农本草经》）

【来源】本品为小檗科植物淫羊藿、箭叶淫羊藿、柔毛淫羊藿或朝鲜淫羊藿的干燥叶。主产于山西、四川、湖北、吉林。夏、秋季茎叶茂盛时采收，晒干或阴干。生用或以羊脂油炙用。本品气微，味微苦。以叶多、色黄绿者为佳。

【别名】仙灵脾，羊合草，三角莲。

【性味】辛、甘，温。

【归经与趋势】归肺、卫、皮肤，心、脑、血管，肝，肾。淫羊藿甘补、辛散、温通，趋势向上、向外，温热燥烈，补肾兴阳、舒筋壮骨，温热之气，直至上焦、宣肺平喘、止咳化痰、益卫祛风，温通心脉、活血养心，热气上浮、通络健脑、安神益智。

【化学成分】本品主要含黄酮类化合物，还含有木脂素，生物碱和挥发油等。

【功效】补肾兴阳，强壮体质，延缓衰老，益气强心，宁心养心，活血祛瘀，通络健脑，安神益智，宣肺平喘，止咳化痰，化浊散结，舒筋壮骨，燥湿通痹，祛风止痒。

【药理概括】兴奋雌、雄性腺，增强性机能，促进睾丸组织增生与分泌，提高肾上腺皮质功能，增加心肌收缩力，增加心排血量，扩张血管，增加冠脉血流量，抗心肌缺血，抗心律失常，降压，抑制血小板聚集，抗血栓，降血脂，耐缺氧，抗疲劳，抗炎，增强免疫功能，促进抗体生成，调节神经内分泌，抗肿瘤，抗衰老，抗氧化，抑菌，抗病毒，促进成骨细胞分化、使骨形成增加，防治骨质疏松症，降血糖，促进神经突起的生长，改善学习记忆，镇静，祛痰，镇咳，平喘，抗过敏。

【辨证施治提纲】（一）证：肾阳虚衰，阳痿遗精，筋骨萎软，风寒湿痹，麻木拘挛。（二）病：冠心病，高血压，慢性气管炎，神经衰弱，阳痿，病毒性心肌炎，白细胞减少症，肾病综合征，小儿麻痹症，高黏滞血症，血管性水肿。

【剂量与用法】药典剂量：3～9 g。常规剂量：3～12 g。大剂量：10～15 g。水煎服。研末或入丸散吞服时酌减。浸酒内服、外用适量。淫羊藿无毒，在常规剂量内没有不适反应，长期服用也没有明显不良反应。大剂量使用会产生内热上火反应。

【注意事项】淫羊藿燥热，阴虚内热患者服之会使内火更重，有口干、齿浮、便秘等不适反应。

【论述】淫羊藿能促进内分泌功能，具有雄激素样及雌激素样活性，能增强性机能，作用部位在中枢；可促进精液分泌，使前列腺、精囊、举肛肌的重量增加，使睾酮分泌增加，提高性交能力。尚能提高肾上腺皮质功能。

淫羊藿具有抑制破骨细胞的活性，同时又有促进成骨细胞的功能，使钙化骨形成增加，还能促进骨髓细胞DNA的合成，对骨生长有明显的促进作用；不但能预防骨质疏松，也能防止因激素所致的骨量减少。

淫羊藿多糖给雌性皮下注射给药，可在刺激外周T细胞功能的同时，引起胸腺缩小，淫羊藿总黄酮对雄激素缺乏模型异常增高的免疫功能有调节作用。淫羊藿苷对亚急性衰老模型，可提高血清SOD活性和雄激素水平，减少生殖细胞凋亡，改善睾丸组织的退行性变化及抑制生殖细胞衰老基因从而延缓性腺衰老。

淫羊藿有抗炎、抗过敏作用。淫羊藿能增加心肌收缩力，增加心排血量，扩张血管，增加冠脉血流量，抗心肌缺血，抗心律失常。淫羊藿对核酸和蛋白质合成代谢，有显著的提高作用。淫羊藿有显著的抗疲劳作用。淫羊藿具有影响骨髓和造血系统功能的作用。淫羊藿能显著增加脑血流量、降低脑血管阻力，有明显的降血压作用，改善学习记忆力。淫羊藿有抗辐射、抗肿瘤作用。淫羊藿能镇静、催眠。淫羊藿有降血脂和显著的降血糖作用。淫羊藿能降低血黏度，显著抑制血小板聚集，有抗血栓作用。淫羊藿有祛痰、平喘和中枢性镇咳作用。淫羊藿有抑菌、抗病毒作用。

淫羊藿的传统功效是补肾壮阳、强筋骨、祛风湿；主治肾阳虚衰，阳痿遗精，筋骨萎软，风寒湿痹，麻木拘挛。药理研究发现其许多新功效：兴奋雌、雄性腺，提高肾上腺皮质功能，增加心肌收缩力，抗心肌缺血，抗血栓，抗疲劳，调节神经内分泌，抗衰老，促进成骨细胞分化，使骨形成增加，防治骨质疏松症，改善学习记忆，祛痰，镇咳，平喘等；开发了心、脑、血管，兴奋雌、雄性腺，调节神经内分泌，抗衰老，促进成骨细胞分化可使骨形成增加，改善学习记忆，祛痰，镇咳，平喘等方面的治疗前景。

巴戟天（《神农本草经》）

【来源】本品为茜草科植物巴戟天的干燥根。主产于广东、广西。全年均可采挖，洗净，除去须根，晒至六七成干，轻轻捶扁，晒干。生用，或除去木心，分别加工炮制成巴戟肉、盐巴戟天、制巴戟天用。本品气微，味甘而微涩。以条大、肥壮、连珠状、肉厚、色紫者为佳。

【别名】巴戟肉，鸡肠风，兔儿肠。

【性味】味甘、辛，性微温。

【归经与趋势】归肾，肝，脑、血管。巴戟天甘补、辛散、温通，趋势温柔，向上、向外，自下而上、升清降浊，温补肾阳、生精补血、强壮体质，过中焦疏肝解郁，抵上焦助肺宣发，达脑府安神益智；能补肾壮骨、疏肝强筋、宣肺祛风，乃扶正祛邪之佳品。

【化学成分】本品主要含糖类、黄酮、氨基酸，另外尚含有少量的蒽醌类及维生素C。

【功效】补肾兴阳，生精补血，强壮体质，解郁安神，健脑益智，延缓衰老，疏肝散结，舒筋壮骨，祛风除湿，利尿祛浊。

【药理概括】增强下丘脑—垂体—性腺轴功能，强壮作用，增加血中皮质酮，抗应激作用，升高白细胞，促进粒系祖细胞生长，促进造血功能，促进骨生长，促进免疫，抗炎，增强学习记忆，抗衰老，对抗甲状腺功能低下，镇静，抗抑郁，增加体重，抗疲劳，降血压，利尿。

【辨证施治提纲】（一）证：肾阳不足，阳痿遗精，宫冷不孕，月经不调，少腹冷痛，风湿痹痛，筋骨萎软。（二）病：抑郁症，甲状腺功能减退症，骨质疏松症。

【剂量与用法】药典剂量：3～9 g。常规剂量：3～12 g。一般不大剂量使用。水煎服。研末或入丸散吞服时酌减。浸酒内服、外用适量。巴戟天无毒，在常规剂量内没有不适反应，长期服用也没有明显不良反应。大剂量使用会产生内热上火反应。

【注意事项】阴虚火旺者不宜服。

【论述】巴戟天能增强下丘脑—垂体—性腺轴功能，对精子的膜结构和功能具有明显的保护作用，并改善精子的运动功能和穿透功能，能提高性活力。巴戟天对皮质酮分泌有促进作用，有促肾上腺皮质激素样作用。

巴戟天可提高脑组织的耐缺氧能力，并对缺氧所致的损伤有显著的保护作用，能延缓脑组织衰老，增强学习记忆能力。巴戟天有抗抑郁活性。巴戟天有强壮作用，能明显增加体重、增强耐力、升高白细胞数量、抑制胸腺萎缩，提高抗应急反应能力。

巴戟天能促进造血干细胞的增殖和分化，升高血浆中红细胞和白细胞数目，而这些作用要优于由党参、枸杞和当归组成的复方液，具有补血作用。巴戟天水提物、醇提物能诱导骨髓基质细胞向成骨细胞分化，能促进骨细胞生长。

巴戟多糖能增加幼年胸腺重量，能明显提高巨噬细胞吞噬百分率，并能明显促进免疫特异玫瑰花结形成细胞的形成。巴戟天具有延缓衰老、增强学习记忆、镇静作用。巴戟天有抗肿瘤作用。巴戟天对抗甲状腺功能减退有治疗作用。巴戟天有降压和利尿作用。

巴戟天的传统功效是补肾阳、强筋骨、祛风湿；主治肾阳不足，阳痿遗精，宫冷不孕，月经不调，少腹冷痛，风湿痹痛，筋骨萎软。药理研究发现其许多新功效：增强下丘脑—垂体—性腺轴功能，强壮，抗应激，促进造血功能，促进骨生长，增强学习记忆，抗衰老，抗抑郁等；开发了强壮体质，抗应激，促进造血功能，促进骨生长，增强学习记忆，抗衰老、抗抑郁等方面的治疗前景。

仙茅（《海药本草》）

【来源】本品为石蒜科植物仙茅的干燥根茎。主产于四川、云南、广西、贵州。秋、冬二季采挖，除去根头和须根，洗净，干燥。切段，生用，或经米泔水浸泡后切片。本品气微香，味微苦、辛。以条粗、质坚、表面色黑者为佳。

【别名】独茅根，独脚黄毛，千年棕，番龙草。

【性味】味辛，性热；有毒。

【归经与趋势】归肾，肝，心、脑、血管。仙茅辛热，趋势燥烈，向上、向外，温补肾阳、强壮体质、舒筋壮骨、延缓衰老，热气直上、活血通脉、强心养心，温通脑府、安神镇惊。

【化学成分】本品主要含多种环木菠萝烷型三萜及其糖、甲基苯酚及氯代甲基苯酚等多糖类，其他尚含有含氮类化合物、醇、脂肪类化合物及黄酮醇等。

【功效】补肾兴阳，强壮体质，延缓衰老，安神镇惊，活血通络，强心养心，舒筋壮骨，祛寒燥湿，通痹止痛，利尿祛浊。

【药理概括】适应原样作用，催眠，抗惊厥，镇痛，解热，抗炎，促进免疫功能，抗衰老，促进下丘脑—垂体—卵巢内分泌功能，雌、雄激素样作用，抗骨质疏松，强心，扩张冠脉，提高心率，降压，增加尿酸排泄，抗缺氧。

【辨证施治提纲】（一）证：肾阳不足，命门火衰，阳痿精冷，小便频数，腰膝冷痛，筋骨痿软无力，阳虚冷泻。（二）病：不射精症，幼小子宫，骨质疏松症。

【剂量与用法】药典剂量：3～9 g。常规剂量：3～9 g。不宜大剂量使用。水煎服。研末或入丸散吞服时酌减。浸酒内服、外用适量。仙茅有小毒，在常规剂量内没有不适反应，长期服用也没有明显不良反应。大剂量使用会产生毒副作用。

【注意事项】仙茅燥烈有毒，不宜久服；阴虚火旺者忌服。慢性肾衰竭患者如用仙茅补肾，可能会使病情加重。仙茅对中枢神经系统有抑制作用，服用过量可引起心脏抑制、心律失常及麻痹。中毒时主要表现为全身出冷汗，四肢厥逆，麻木，舌肿胀吐露口外，烦躁，继而昏迷等；可用大黄、元明粉水煎服，或用三黄汤解之。

【论述】仙茅能镇静、抗惊厥，并有显著的镇痛和解热作用。仙茅醇浸剂可明显提高腹腔巨噬细胞吞噬百分数和吞噬指数；能增强免疫功能。仙茅水煎液可明显增加垂体前叶、卵巢和子宫重量，使卵巢 HCG/LH 受体特异结合力明显提高，促进卵泡发育成熟并数量增多；尚有雄性激素样作用，促进睾丸精原细胞增殖，使成熟精子数量增多，可兴奋性机能。

仙茅对成骨样细胞的增殖有明显促进作用，能定向诱导骨髓干细胞向神经元细胞分化，有抗骨质疏松作用。仙茅可扩张冠脉，强心，增加心率。仙茅可使嘌呤系统转化酶活性抑制约20%，能增加尿酸排泄。仙茅醇浸剂可明显延长睡眠时间，对抗惊厥，具镇定、抗惊厥作用。仙茅不但能提高机体的免疫功能，还能使心、肝、脑中脂褐质含量明显降低，能抑制血栓形成，使生存期延长，具有抗衰老作用。

仙茅的传统功效是补肾阳、强筋骨、祛寒湿；主治肾阳不足，命门火衰，阳痿精冷，小便频数，腰膝冷痛，筋骨痿软无力，阳虚冷泻。药理研究发现其许多新功效：适应原样作用，催眠，抗惊厥，抗衰老，促进下丘脑—垂体—卵巢内分泌功能，雌、雄激素样作用，抗骨质疏松，强心，增加尿酸排泄等；开发了心、脑、血管，适应原样作用，雌、雄激素样作用，抗骨质疏松等方面的治疗前景。

杜仲（《神农本草经》）

【来源】本品为杜仲科植物杜仲的干燥树皮。主产于陕西、四川、云南、贵州、湖北。4—6月剥取，刮去粗皮，堆置"发汗"至内皮呈紫褐色，晒干。生用或盐水炙用。本品气微，味微苦。以皮厚、块大、去净粗皮、断面丝多、内表面暗紫色者为佳。

【别名】思仙，木绵，扯丝皮，丝棉皮。

【性味】味甘，性温。

【归经与趋势】归心、血管，肝，肾、膀胱、子宫。杜仲甘补、温通，趋势温柔，向外、向上，补肾强体、固涩下焦、升清降浊、舒筋壮骨、延缓衰老，至中焦疏肝，达上焦强心；以补肾壮骨为主，多用于肾虚腰痛。

【化学成分】本品主要含杜仲胶、杜仲苷、松脂醇二葡萄糖苷、桃叶珊瑚苷、鞣质、黄酮类化合物等。

【功效】温补肝肾，增强体质，延缓衰老，促进代谢，舒筋壮骨，通痹止痛，益气强心，通络安神，疏肝化浊，止血安胎，利尿祛湿。

【药理概括】抗衰老，降血压，强心，扩张血管，降血脂，镇静，镇痛，抗炎，抑制子宫收缩，增强免疫功能，利尿，促进成骨样细胞增殖、调节骨代谢，抗骨质疏松，缩瞳，升高血糖，保肝，增高糖皮质激素水平，抗疲劳，抗应激，促进代谢，止血，抑菌，抗病毒，防霉。

【辨证施治提纲】（一）证：肝肾不足，腰膝酸痛，筋骨无力，头晕目眩，肝肾亏虚，妊娠漏血，胎动不安。（二）病：高血压病，风湿性关节炎，腰腿痛，胎动不安。

【剂量与用法】药典剂量：6～9 g。常规剂量：6～12 g。大剂量：12～15 g。水煎服。研末或入丸散吞服时酌减。浸酒内服、外用适量。杜仲无毒，在常规剂量内没有不适反应，长期服用或大剂量使用也没有明显不良反应。

【注意事项】炒用破坏其胶质有利于有效成分煎出，故比生用效果好。本品为温补之品，阴虚火旺者慎用。

【论述】杜仲有显著而持久的降压作用，持续2～3小时，并呈"快速耐受"现象；煎剂作用强于酊剂，炒杜仲作用较生杜仲为大。杜仲小剂量时对心脏先兴奋，后略呈抑制；

低浓度时扩张血管，高浓度则相反。杜仲能增强垂体—肾上腺皮质功能，能提高体内肾上腺皮质激素，有促性腺功能，具有性激素样作用；杜仲有促进肝糖原堆积及血糖增高的作用，并可提高血浆皮质醇的含量，能兴奋肾上腺皮质功能。

杜仲能促进骨髓基质细胞增殖及向成骨细胞分化，利于骨折愈合，对骨质疏松症有预防或延缓发生的作用。杜仲抑制中枢神经系统，生、炒杜仲均有明显的镇静、镇痛及抗炎作用。杜仲水提取物能提高肾阳虚患者的肛温、游泳时间、自主活动、睾丸和精囊腺指数等；杜仲对子宫的收缩有抑制作用。

杜仲有抗脂质过氧化作用，可促进人体皮肤、骨骼肌肉中蛋白质胶原的合成和分解，促进代谢，预防衰老。杜仲可促进凝血，有止血作用。此外，杜仲还具有保肝、抗应激、降血脂、抗肿瘤、抗病毒、抗紫外线损伤等作用。

杜仲的传统功效是补肝肾、强筋骨、安胎；主治肝肾不足，腰膝酸痛，筋骨无力，头晕目眩，肝肾亏虚，妊娠漏血，胎动不安。药理研究发现其许多新功效：抗衰老，降血压，强心，镇痛抗炎，抑制子宫收缩，促进成骨样细胞增殖，抗骨质疏松，保肝，增高糖皮质激素水平，抗应激，止血等；开发了抗衰老、降血压，抑制子宫收缩，抗骨质疏松，保肝，抗应激，止血等方面的治疗前景。

续断（《神农本草经》）

【来源】本品为川续断科植物川续断的干燥根。主产于湖北、四川、湖南、贵州。秋季采挖，除去根和须根，用微火烘至半干，堆置"发汗"至内部变绿色时，再烘干。切厚片，生用或酒炙、盐炙用。本品气微香，味苦、微甜而后涩。以条粗、质软、内呈黑绿色者为佳。

【别名】山萝卜根，黑老鸭头，川续断。

【性味】味苦、辛，性微温。

【归经与趋势】归脑、血管，肝，肾、子宫。续断辛散、苦燥、温通，趋势温柔，向外、向上，自下补肾强体、延缓衰老、舒筋壮骨、止漏安胎，直上脑府、健脑益智；续断专入肝肾，以补肾、壮骨为主。

【化学成分】本品主要含有三萜皂苷类成分，还含黄酮类、甾醇、挥发油等。

【功效】温补肝肾，增强体质，延缓衰老，健脑益智，舒筋壮骨，通痹止痛，续折疗伤，止漏安胎。

【药理概括】抑制宫缩，促进骨损伤愈合，止血，镇痛，适应原样作用，促进免疫功能，抗炎，抗衰老，抗氧化，增强记忆，抑菌，抗维生素 E 缺乏症，抗骨质疏松，杀阴道毛滴虫。

【辨证施治提纲】（一）证：肝肾不足、腰膝酸软、风湿痹痛，跌扑损伤、筋伤骨折，肝肾不足、崩漏经多、胎漏下血、胎动不安。（二）病：先兆流产，习惯性流产，腰椎骨质增生。

【剂量与用法】药典剂量：9～15 g。常规剂量：9～15 g。大剂量：15～30 g。水煎服。研末或入丸散吞服时酌减。浸酒内服、外用适量。续断无毒，在常规剂量内没有不适反应，长期服用或大剂量使用也没有明显不良反应。

【注意事项】续断大剂量使用时，味很苦，可能有胃部不适和恶心反应。

【论述】川续断对未孕或妊娠子宫皆有显著的抑制收缩作用。续断水煎液能提高耐缺氧能力和耐寒能力，延长负重游泳持续时间，促进巨噬细胞吞噬功能。续断有增强记忆、耐缺氧和抗衰老作用。续断醇提液能明显促进成骨细胞的增殖，有明显的促进骨损伤愈合的作用，具有抗骨质疏松作用，机理是续断能增加骨折断端毛细血管的开放量，改善局部血液循环，促进血肿的吸收、机化，促进软骨细胞增生，加速各型胶原的合成，改善胶原的结构和排列，从量和质两个方面影响骨折愈合中胶原的合成，促进骨折愈合；也有止血、抗炎、镇痛作用。续断具有抗氧化、抗维生素E缺乏症作用。

续断的传统功效是补肝肾、强筋骨、续折伤、止崩漏；主治肝肾不足、腰膝酸软、风湿痹痛，跌扑损伤、筋伤骨折，肝肾不足、崩漏经多、胎漏下血、胎动不安。药理研究发现其许多新功效：抑制宫缩，促进骨损伤愈合，止血，适应原样作用，抗衰老，增强记忆，抗维生素E缺乏症，抗骨质疏松等；开发了促进骨损伤愈合，适应原样作用，抗衰老，增强记忆，抗维生素E缺乏症，抗骨质疏松等方面的治疗前景。

肉苁蓉（《神农本草经》）

【来源】本品为列当科植物肉苁蓉或管花肉苁蓉的干燥带鳞叶的肉质茎。主产于内蒙古、新疆、甘肃。春季苗刚出土时或秋季冻土之前采挖，除去茎尖。切段，晒干。切厚片，生用或酒炖（或酒蒸）用。本品气微，味甜、微苦。以条粗壮、密被鳞片、色棕褐、质柔润者为佳。

【别名】地精，大芸，苁蓉。

【性味】味甘、咸，性温。

【归经与趋势】归肾、膀胱，肝，肠，心、脑、血管。肉苁蓉甘温助阳、质润滋养、咸以入肾，趋势温柔和缓，向外、向上，升清降浊，能补肾阳、益精血、增强体质、延缓衰老，又可通利二便，自下而上，疏肝、促进代谢，通脉养心，健脑益智；肉苁蓉温而不燥，滋润却不腻，为补养、调理之佳品。

【化学成分】本品主要含甜菜碱、麦角甾醇、胡萝卜苷、三十烷醇、甘露醇以及多种微量元素等成分。

【功效】补肾兴阳，增强体质，延缓衰老，健脑益智，益精养血，调内分泌，疏肝护肾，通络养心，润肠通便。

【药理概括】增强免疫功能，抗氧化，抗衰老，扩冠增流、保护心肌损伤，利尿，雄激素样作用，调整内分泌功能、促进孕激素分泌，抗凋亡，通便，促进和改善神经递质含量恢复正常，增强记忆，保肝，强壮作用，保肾，抗辐射。

【辨证施治提纲】（一）证：肾阳不足，精血亏虚，阳痿不孕，腰膝酸软，筋骨无力，肠燥便秘。（二）病：习惯性便秘，老年性多尿症，功能性子宫出血，更年期综合征，主脉赫依病。

【剂量与用法】药典剂量：6～9 g。常规剂量：6～12 g。大剂量：15～30 g。水煎服。研末或入丸散吞服时酌减。浸酒内服、外用适量。肉苁蓉无毒，在常规剂量内没有不适反应，长期服用或大剂量使用也没有明显不良反应。

【注意事项】本品能助阳、滑肠，故阴虚火旺及大便溏泄者不宜服用。

【论述】肉苁蓉能促进和改善神经递质含量恢复正常。肉苁蓉有激活肾上腺、释放皮质激素的作用，可增强下丘脑—垂体—卵巢的促黄体功能，提高垂体对 LRH 的反应性及卵巢对 LH 的反应性，而不影响自然生殖周期的内分泌平衡；肉苁蓉有雌激素样作用，能促进垂体功能，促进卵巢孕激素分泌。

肉苁蓉能促进唾液分泌，可增加肝脏 DNA 的合成，促进 RNA 合成，提高蛋白质的核酸代谢；肉苁蓉有促进生长发育的作用，抗衰老、抗氧化，能显著抑制脑、肝、心、肾、睾丸组织匀浆过氧化脂质的生成，并呈良好的量效关系，有延年益寿作用；也能延缓皮肤衰老。

肉苁蓉能增加精囊、前列腺等副性器官的重量，并改善性功能，有雄激素样作用。肉苁蓉有增强免疫作用。肉苁蓉有保肝作用，对肝脾核酸含量下降和升高有调整作用。肉苁蓉有抗心肌缺血、抗动脉粥样硬化和降压作用。肉苁蓉能显著提高小肠推进度，增强肠蠕动，缩短通便时间，有促进排便的作用。肉苁蓉明显增加排出尿量，减少残余尿量，改善排尿功能；能降低血中尿素氮含量。肉苁蓉可使体重显著增加，耐缺氧、耐疲劳能力提高，显示强壮作用。

肉苁蓉的传统功效是补肾阳、益精血、润肠通便；主治肾阳不足，精血亏虚，阳痿不孕，腰膝酸软，筋骨无力，肠燥便秘。药理研究发现其许多新功效：增强免疫功能，抗衰老，扩冠增流，利尿，雄激素样作用，调整内分泌功能、促进孕激素分泌，通便，促进和改善神经递质含量恢复正常，增强记忆，保肝，强壮，保肾等；开发了抗衰老，扩冠增流，雄激素样作用，调整内分泌功能、促进孕激素分泌，促进和改善神经递质含量恢复正常，增强记忆，强壮等方面的治疗前景。

锁阳（《本草衍义补遗》）

【来源】本品为锁阳科植物锁阳的干燥肉质茎。主产于内蒙古、甘肃、新疆。春季采挖，除去花序，切段，晒干。切薄片，生用。本品气微，味甘而涩。以个肥大、色红、坚实、断面粉性、不显筋脉者为佳。

【别名】锈铁棒，不老药。

【性味】味甘，性温。

【归经与趋势】归肝，肾，大肠。锁阳甘温质润，趋势温柔和缓，向上、向外，升清降浊，以入肾经、补肾阳、益精血、润肠通便为主；锁阳温而不燥，滋润却不腻，为补养、调理之佳品。

【化学成分】本品主要含三萜皂苷、花色苷、鞣质、淀粉、蛋白质、脂肪、还原糖、挥发油等。

【功效】补肾兴阳，增强体质，延缓衰老，益精补血，强心养心，活血散结，温中健胃，润肠通便。

【药理概括】通便，抗溃疡，促进免疫，雄激素样作用，强心，降压，增加心肌血流量，耐缺氧，抗疲劳，抗应激，抑制血小板聚集，抗衰老，改善微循环，促进粒系祖细胞生长，提高血红蛋白，抗癌，促进唾液分泌，抑制艾滋病病毒。

【辨证施治提纲】（一）证：肾阳不足、精血亏虚、腰膝痿软、阳痿滑精，肠燥便秘。（二）病：原发性血小板减少性紫癜，习惯性便秘，冠心病。

【剂量与用法】药典剂量：5～9 g。常规剂量：3～9 g。大剂量：12～15 g。水煎服。研末或入丸散吞服时酌减。浸酒内服、外用适量。锁阳无毒，在常规剂量内没有不适反应，长期服用或大剂量使用也没有明显不良反应。

【注意事项】锁阳在常规剂量内服用，很容易上火；阴虚阳亢、脾虚泄泻、实热便秘均忌服。

【论述】锁阳含有性激素成分，锁阳含锌量比较高，锁阳具有促进性成熟的作用，盐锁阳对睾丸、附睾及包皮腺的功能有显著促进作用，而锁阳则有抑制雄性性腺发育，降低雄性激素水平的作用，且对糖皮质激素具有双向调节作用。锁阳对免疫功能有明显的促进作用。锁阳对糖皮质激素有双向调节作用。

锁阳能兴奋肠管，显著增强小肠的肠蠕动，且能明显缩短通便时间；但是在高浓度下或直接食用锁阳时，可能引起肠管运动功能紊乱，甚至出现便秘。锁阳水煎剂能显著抑制应激性溃疡。锁阳有防治骨质疏松、抗氧化、抗应激、耐缺氧、抗疲劳、抗衰老的作用。锁阳有抑制艾滋病病毒的作用。

锁阳的传统功效是补肾阳、益精血，润肠通便；主治肾阳不足、精血亏虚、腰膝痿软、阳痿滑精，肠燥便秘。药理研究发现其许多新功效：通便，抗溃疡，促进免疫，雄激素样作用，强心，增加心肌血流量，抗应激，抑制血小板聚集，抗衰老，促进粒系祖细胞生长，提高血红蛋白含量，促进唾液分泌等；开发了雄激素样作用，强心，增加心肌血流量，抗应激，抑制血小板聚集，抗衰老，促进粒系祖细胞生长，提高血红蛋白含量，促进唾液分泌等方面的治疗前景。

补骨脂（《药性论》）

【来源】本品为豆科植物补骨脂的干燥成熟果实。主产于河南、四川、安徽、陕西。秋季果实成熟时采收果序，晒干，搓出果实，除去杂质。生用，或盐水炙用。本品气香，味辛、微苦。以粒大、色黑、饱满、坚实、无杂质者为佳。

【别名】婆固脂，破故纸，黑故子，胡故子。

【性味】味辛、苦，性温。

【归经与趋势】归肾、子宫，心、脑、血管，肝、肠。补骨脂辛散、苦燥、温通，趋势温燥，向上、向外，能温阳补肾、固涩下焦，中焦承接、疏肝、温散寒凝，热气温煦上焦、宣肺平喘、强心养心。

【化学成分】本品主要含补骨脂素和异补骨脂素等香豆素类；黄芪苷等黄酮类；补骨脂酚等单萜酚类成分。

【功效】温阳补肾，延缓衰老，固精缩尿，强心养心，生血止血，消肿散结，通络安神，疏肝护肾，纳气平喘，温脾止泻；外用消风祛斑。

【药理概括】扩冠增流，强心，诱导肝药酶作用，保肝，护肾，抑制肠功能亢进，松弛子宫，催眠，促进粒系祖细胞生长、升高白细胞，雌激素样作用，激活酪氨酸酶，降低淋巴细胞转化率，抗排斥作用，增强免疫功能，抗衰老，强力抗癌，细胞毒样作用，抗突变，光敏作用，广谱抑菌，抑真菌，止血，杀虫作用，抗早孕。

【辨证施治提纲】（一）证：肾阳不足、阳痿不孕、腰膝冷痛，肾虚遗精滑精，遗尿尿频，肾虚作喘，脾肾阳虚、五更泄泻，白癜风，斑秃。（二）病：寻常疣，慢性湿疹，汗斑，银屑病，白癜风，子宫出血，阴道滴虫，白细胞减少症，慢性支气管炎，鸡眼，慢性原发性血小板减少性紫癜。

【剂量与用法】药典剂量：6～9 g。常规剂量：6～12 g。不宜大剂量使用。水煎服。研末或入丸散吞服时酌减。浸酒内服、外用适量。补骨脂无毒，在常规剂量内没有不适反应，长期服用也没有明显不良反应。

【注意事项】妊娠禁忌。本品性质温燥，能伤阴助火，故阴虚火旺及大便秘结者忌服。大剂量使用会引起肾功能损害。

【论述】补骨脂具有明显的扩张冠脉作用，显著增加冠脉血流量；加强心肌收缩力，对抗心力衰竭。补骨脂具有肝药酶的诱导作用，有保肝作用，并能增加药物从肾脏清除速度，肾小球滤过率增加，加快药物在体内的代谢转化及向体外清除的过程，可使血清肌酐明显降低。

补骨脂粗制剂有致光敏作用，内服或局部用药后，可使皮肤对紫外线敏感，容易出现色素沉着，严重时可发生红肿和水疱；补骨脂对酪氨酸酶有明显的激活作用，使黑色素生成的速度与数量增加，恢复白斑的皮肤颜色，达到治疗白癜风的目的。

补骨脂对成骨细胞的增殖有显著促进作用；补骨脂抗骨质疏松的作用与其增加成骨细胞的数量和促进成骨细胞的增殖能力有关。补骨脂中的多种成分均有抗肿瘤作用，对肉瘤细胞有高效杀灭作用，显示强大的抗癌活性。补骨脂有抗良性前列腺增生作用，能使增生的前列腺体积缩小，重量减轻，组织学增生程度减轻。补骨脂有明显的抗着床、抗早孕作用；可引起动情期变化，使其子宫重量明显增加，有较强的雌激素样作用。

补骨脂是通过调节神经和血液系统，促进骨髓造血，增强免疫和内分泌功能，从而发挥抗衰老作用。补骨脂对粒系祖细胞的生长有促进作用，可使白细胞升高。补骨脂能缩短出血时间，减少出血量，对多种出血都有效。补骨脂可增强免疫功能。补骨脂兴奋肠管，松弛子宫肌，舒张支气管平滑肌。补骨脂有细胞毒样作用，具有溶血活性。补骨脂对多种细菌有抑制和杀灭作用。补骨脂可以杀灭猪囊尾蚴虫和阴道滴虫。

补骨脂的传统功效是补肾壮阳、固精缩尿、纳气平喘，温脾止泻；外用可消风祛斑；主治肾阳不足、阳痿不孕、腰膝冷痛、肾虚遗精滑精、遗尿尿频、肾虚作喘、脾肾阳虚、五更泄泻、白癜风、斑秃。药理研究发现其许多新功效：扩冠增流、强心、保肝、抑制肠功能亢进、松弛子宫、催眠、促进粒系祖细胞生长、雌激素样作用、激活酪氨酸酶、增强免疫功能、抗衰老、强力抗癌、光敏作用、广谱抑菌、止血等；开发了心、脑、血管、促进粒系祖细胞生长、雌激素样作用、抗衰老、强力抗癌、光敏作用、广谱抑菌、止血等方面的治疗前景。

益智仁（《本草拾遗》）

【来源】本品为姜科植物益智的干燥成熟果实。主产于海南、广东。夏秋间果实由绿变红时采收，晒干或低温干燥。除去外壳，生用或盐水炙用，用时捣碎。本品有特异香气，味辛、微苦。以粒大、饱满、气味浓者为佳。

【别名】益智，益智子。

【性味】味辛，性温。

【归经与趋势】归脾、胃、肠，心、脑、血管，肾、膀胱。益智仁辛散、温通，趋势温燥，向上、向外，温阳暖肾、固涩下焦，温运中、上焦，升清健脑、安神益智。

【化学成分】本品主要含挥发油，还含庚烷衍生物类成分、微量元素、维生素、氨基酸、脂肪酸等。

【功效】暖肾固精缩尿，养血强体延年，温脾止泻摄唾，安神健脑益智，通络强心养胃，化浊散结止痛，祛风止痒护肤。

【药理概括】抑制回肠收缩，抑制前列腺素合成，强心，钙拮抗作用，抗癌，镇痛，镇静，抗溃疡，抗痴呆，促进学习记忆，抗利尿，抗过敏，抗应激作用。

【辨证施治提纲】（一）证：肾虚遗尿，小便频数，遗精白浊，脾寒泄泻，腹中冷痛，口多垂涎。（二）病：小儿流涎，功能性尿失禁，慢性肠炎，前列腺肥大。

【剂量与用法】药典剂量：3～9 g。常规剂量：3～9 g。大剂量：12～30 g。水煎服。研末或入丸散吞服时酌减。浸酒内服、外用适量。益智仁无毒，在常规剂量内没有不适反应，长期服用或大剂量使用也没有明显不良反应。

【注意事项】益智仁性质温燥，能伤阴助火，故阴虚火旺及大便秘结者慎用。

【论述】益智仁醇提物具有抑制前列腺素的作用，前列腺素具有抗黄体作用，前列腺素能使孕酮的产生和分泌减少，并引起子宫和妊娠子宫的强烈收缩而导致流产；利用益智仁抑制前列腺素，而对抗子宫收缩，从而能起到治疗胎漏下血的效果。益智仁生品醇提液及盐炙品醇提液均能显著拮抗因乙酰胆碱兴奋膀胱逼尿肌 M 受体而引起的收缩反应，而有显著的抗利尿作用。

益智仁对白细胞减少有防治作用，并可抑制细胞异常性繁殖，具有提高机体免疫功能的作用；益智仁可提高脑组织能量代谢，可改善脑老化和增强记忆，其机制与抗氧化作用有关。益智仁有增强左心房收缩力的活性，有强心作用。益智仁水提液有较强的抗疲劳能力和抗高温能力；益智仁对胃损伤有明显的保护作用。益智仁还具有中枢抑制、镇痛、免疫抑制、抗过敏、抗癌、抗应激、延缓衰老、消除自由基等作用。

益智仁的传统功效是暖肾固精缩尿，温脾止泻摄唾；主治肾虚遗尿、小便频数、遗精白浊、脾寒泄泻、腹中冷痛、口多垂涎。药理研究发现其许多新功效：抑制回肠收缩，强心，抗癌，镇痛，镇静，抗溃疡，抗痴呆，促进学习记忆，抗利尿等；开发了强心、抗癌、抗痴呆，促进学习记忆方面的治疗前景。

菟丝子（《神农本草经》）

【来源】本品为旋花科植物南方菟丝子或菟丝子的干燥成熟种子。我国大部分地区均产。秋季果实成熟时采收植株，晒干，打下种子，除去杂质，洗净，干燥。生用或盐水炙用。本品气微，味淡。以色灰黄、颗粒饱满者为佳。

【别名】菟丝实。

【性味】味辛、甘，性平。

【归经与趋势】归肾、膀胱、子宫，肝，肠，心、脑、血管。菟丝子辛散润燥、甘缓补益，趋势平和，向上、向外，补益下焦、兴阳、生精、缩尿、止泻、调冲任、延缓衰老，疏通中焦、暖肝、养血、明目，温运上焦、强心、宁心、养心，升清健脑、益智；菟丝子平补阴阳，不燥不腻，为调养佳品。

【化学成分】本品主要含胆甾醇、菜油甾醇、β-谷甾醇、豆甾醇、三萜酸类、树脂、糖类、皂苷类、淀粉等。

【功效】补肾兴阳，生血养精，增强体质，延缓衰老，健脑益智，通络强心，宁心养心，疏肝活血，聪耳明目，固精缩尿，涩肠止泻；外用消风祛斑。

【药理概括】明目、延缓白内障形成，壮阳作用，雌激素样作用，抗癌，强心，减慢心率，保护心肌缺血，降压，调整内分泌、增加下丘脑—垂体—卵巢促黄体功能，兴奋子宫，增强免疫，抑菌，延迟发育成熟，促进粒系祖细胞生长、有造血功能，体外心脏保护作用，抗突变，保肝，抗氧化，抗衰老，改善学习记忆功能，营养神经作用，抑肠止泻。

【辨证施治提纲】（一）证：肝肾不足、腰膝酸软、阳痿遗精、遗尿尿频，肝肾不足、目昏耳鸣，脾肾虚泻。（二）病：精子畸形，慢性前列腺炎，幼小子宫，白内障，慢性支气管炎，白癜风。

【剂量与用法】药典剂量：6～12 g。常规剂量：6～12 g。大剂量：15～30 g。水煎服。研末或入丸散吞服时酌减。浸酒内服、外用适量。菟丝子无毒，在常规剂量内没有不适反应，长期服用或大剂量使用也没有明显不良反应。

【注意事项】妊娠禁忌。

【论述】菟丝子对丘脑—垂体—性腺轴功能有兴奋作用，对阳虚有治疗作用，能明显增强交配次数，能够显著提高精子的运动速度，显著提高精子的毛细管穿透性，显著提高精子活力指数；菟丝子也有雌激素样作用，能使垂体、卵巢、子宫重量增加，使阴道上皮角化。菟丝子可抑制非酶糖基化反应，减少自由基生成，具有一定的抗氧化、抗衰老作用。菟丝子能使幼年生长期延长。菟丝子可显著改善脑缺血所致的记忆障碍，其作用机制也与抗氧化有关。菟丝子具有一定的神经营养作用。

菟丝子能增强心脏收缩力，使振幅加强，心率减慢，并改善缺血心脏血流动力学，增加冠脉血流量，减少冠脉阻力，从而使缺血心肌供血量增加，保护心肌缺血；菟丝子能使冠状静脉窦血氧含量提高，心肌能量消耗下降，冠状静脉—动脉血氧差减小。

菟丝子降低胆固醇，抑制血小板聚集，软化血管，降低血压。菟丝子可减轻骨髓循环障碍，使造血功能改善，对粒系祖细胞的生长有促进作用。菟丝子对已孕、未孕子宫均有兴奋作用，可引起节律性收缩，但张力并不增加。菟丝子能抑制肠运动。菟丝子能延缓半乳糖性白内障的发展，并有一定的治疗作用。

菟丝子的传统功效是补益肝肾、固精缩尿，安胎，明目，止泻；外用消风祛斑。主治肝肾不足、腰膝酸软、阳痿遗精、遗尿尿频，肾虚胎漏、胎动不安，肝肾不足、目昏耳鸣，脾肾虚泻，白癜风。药理研究发现其许多新功效：延缓白内障形成、壮阳，雌激素样作用，抗癌，强心，保护心肌缺血，调整内分泌，增强免疫，促进粒系祖细胞生长、有造血功能，保肝，抗衰老，改善学习记忆功能，止泻等；开发了心、脑、血管，延缓白内障形成，壮阳，雌激素样作用，强心，保护心肌缺血，调整内分泌，造血功能，抗衰老，改善学习记忆功能等方面的治疗前景。

沙苑子（《本草衍义》）

【来源】本品为豆科植物扁茎黄芪的干燥成熟种子。主产于陕西、河北。秋末冬初果实成熟尚未开裂时采割植株，晒干，打下种子，除去杂质，晒干。生用或盐水炙用。本品气微，味淡，嚼之有豆腥味。以颗粒饱满、色绿褐者为佳。

【别名】沙苑蒺藜，白蒺藜，潼蒺藜，沙蒺藜。

【性味】味甘，性温。

【归经与趋势】归肝，肾、膀胱，心、脑、血管。沙苑子甘补、温通，趋势柔和，向外、向上，温阳补肾、促进生长、固涩下焦，温运中焦、疏肝活血、化浊散结，提升清阳、安神健脑；沙苑子甘温补益，不燥不腻，兼具涩性，为调养佳品。

【化学成分】本品主要含有氨基酸、多肽、蛋白质、酚类、鞣质、甾醇和三萜类成分、生物碱、沙苑子苷等黄酮类成分。

【功效】补肾助阳，增强体质，延缓衰老，疏肝散结，活血祛瘀，促进生长，化浊通络，安神健脑，通痹止痛，固精缩尿。

【药理概括】降血压，降血脂，降低全血黏度，抑制中枢，抗炎，镇痛，增强免疫功能，增加体重，促进生长，保肝、抗肝纤维化，抑心，扩张血管，增加脑血流量，抑制血小板聚集，抗衰老，耐寒冷，抗疲劳，抗利尿，抗肿瘤。

【辨证施治提纲】（一）证：肾虚腰痛、遗精早泄、遗尿尿频、白浊带下，肝肾不足，头晕目眩、目暗昏花。（二）病：肝硬化，前列腺增生症，白内障。

【剂量与用法】药典剂量：9～15 g。常规剂量：9～15 g。大剂量：15～30 g。水煎服。研末或入丸散吞服时酌减。浸酒内服、外用适量。沙苑子无毒，在常规剂量内没有不适反应，长期服用或大剂量使用也没有明显不良反应。

【注意事项】本品为温补固涩之品，阴虚火旺及小便不利者忌服。

【论述】沙苑子有明显的降血压作用，小剂量时血压即有明显下降，伴随心率减慢；大剂量给药血压明显下降，且持续30分钟。沙苑子能降低血清胆固醇、甘油三酯，升高高密度脂蛋白胆固醇，改善血液流变学各种异常变化，抑制血小板聚集。

沙苑子能增强机体的非特异性和特异性免疫功能。沙苑子可明显减轻肝组织损伤，抗肝纤维化，显著提高肝细胞活性，促进肝细胞增殖。沙苑子抑制中枢，有抗炎、镇痛作用。沙苑子还有抗癌、耐寒冷、抗疲劳、延缓衰老、抗辐射、抗利尿等作用。

沙苑子的传统功效是补肾助阳、固精缩尿、养肝明目；主治肾虚腰痛、遗精早泄、遗尿尿频、白浊带下，肝肾不足、头晕目眩、目暗昏花。药理研究发现其许多新功效：降血压，降血脂，降低全血黏度，抑制中枢，抗炎镇痛，增强免疫功能，促进生长，保肝、抗肝纤维化，增加脑血流量，抗衰老，适应原样作用，抗利尿，抗肿瘤等；开发了脑、血管，促进生长，保肝、抗肝纤维化，抗衰老，适应原样作用等方面的治疗前景。

蛤蚧（《雷公炮炙论》）

【来源】本品为壁虎科动物蛤蚧的干燥体。主产于广西、广东，进口蛤蚧主产于越南。全年均可捕捉，除去内脏，拭净，用竹片撑开，使全体扁平顺直，低温干燥。除去鳞片及头、足，切成小块，生用或酒制用。本品气腥，味微咸。以体大、肥壮、尾全、不破碎者为佳。

【别名】对蛤蚧，仙蟾，大壁虎。

【性味】味咸，性平。

【归经与趋势】归肺，肾。蛤蚧咸平，趋势和缓，质润不燥，专入肺肾，助肾阳、益精血，补肺气、定喘咳。

【化学成分】本品主要含蛋白质、脂肪、丰富的微量元素和氨基酸。

【功效】补肾兴阳，生精养血，增强体质，化浊散结，延缓衰老，纳气定喘，益肺止咳。

【药理概括】抗炎，平喘，镇咳，雌、雄激素样作用，抗应激作用，抗衰老，降血糖，增加体重，促进造血机能，增强免疫功能，促肾上腺皮质激素样作用，抗肿瘤，耐缺氧，抗疲劳。

【辨证施治提纲】（一）证：肺肾不足，虚喘气促，劳嗽咳血，肾虚阳痿、遗精。（二）病：慢性气管炎，性功能障碍，无精子症，荨麻疹。

【剂量与用法】药典剂量：3～6 g。常规剂量：0.6～0.9 g。一般不大剂量使用。多研末或入丸散吞服。浸酒内服、外用适量。蛤蚧无毒，在常规剂量内没有不适反应，长期服用也没有明显不良反应。

【注意事项】风寒或实热咳喘者忌服。

【论述】蛤蚧能松弛气管平滑肌，有较强的平喘作用。蛤蚧具有增强网状内皮系统功能的属性和非特异性免疫增强作用。蛤蚧的水溶性和脂溶性乙醇提取物均可促进胸腺萎缩，还能降低肾上腺内维生素C含量，表现为促肾上腺皮质激素样作用。蛤蚧水溶性的部分则只能使雄性的睾丸增重，表现为雄激素样作用；脂溶性的部分则对雌性的子宫及雄性的睾丸都有增重作用。蛤蚧提取物对遭受低温、高温、缺氧等应激刺激有明显保护作用。此外，还具有平喘、抗炎、降低血糖、抗肿瘤及延缓衰老等作用。

蛤蚧的传统功效是补肺益肾、纳气定喘、助阳益精；主治肺肾不足，虚喘气促，劳嗽咳血，肾虚阳痿、遗精。药理研究发现其许多新功效：平喘，镇咳，雌、雄激素样作用，抗应激作用，抗衰老，促进造血机能，增强免疫功能，促肾上腺皮质激素样等；开发了雌、雄激素样作用，抗应激作用，抗衰老，促进造血机能方面的治疗前景。

核桃仁（《开宝本草》）

【来源】本品为胡桃科植物胡桃的干燥成熟种子。主产于陕西、山西、河北、东北、内蒙古。秋季果实成熟时采收，除去肉质果皮，晒干，再除去核壳和木质隔膜。生用。本品气微，味甘，种皮味涩、微苦。以色黄、个大、饱满、油多者为佳。

【别名】胡桃仁，胡桃肉，核桃。

【性味】味甘，性温。

【归经与趋势】归肾、膀胱，肺，脑，肠。核桃仁甘温质润，趋势和缓，温润通利，能补肾、疏肝、温肺、健脑、润肠、溶石。

【化学成分】本品主要含脂肪油、蛋白质、碳水化合物、钙、磷等。

【功效】补肾益精，健脑益智，延缓衰老，疏肝温肺，平喘止咳，祛风止痒，润肠通便，利尿溶石。

【药理概括】抗氧化，抗衰老，健脑益智，溶石，镇咳，解痉平喘，抗炎，抗过敏，保肝，增强免疫功能，抑菌，杀灭钩端螺旋体。

【辨证施治提纲】（一）证：肾阳不足，腰膝酸软，阳痿遗精，小便频数，肺肾不足，虚寒喘嗽，肠燥便秘。（二）病：肾结石，腰肌劳损，慢性气管炎，习惯性便秘。

【剂量与用法】药典剂量：6～9 g。常规剂量：9～30 g。大剂量：30～60 g。直接食用。水煎服。研末或入丸散吞服时酌减。浸酒内服、外用适量。核桃仁无毒，在常规剂量内没有不适反应，长期服用或大剂量使用也没有明显不良反应。

【注意事项】阴虚火旺、痰热咳嗽及便溏者不宜服用。

【论述】核桃仁有抗氧化、抗衰老作用，与清除体内有害自由基有关。核桃仁有健脑益智作用，能改善学习和记忆功能。对尿路结石，核桃仁能促进磷酸盐镁铵结石溶解；用药数日后，结石缩小变软，分解在尿液中呈乳白色，能一次或多次排出，使症状消失。核桃仁有镇咳作用，也有解痉作用，对支气管痉挛有拮抗作用。核桃仁对皮炎、湿疹等炎症有消炎作用，能抑制渗出物的分泌；核桃仁脂肪油外用，对牙本质过敏有一定抗过敏治疗作用。含胡桃油的混合脂肪饮食，可使体重快速增长，并能使人血白蛋白增加，而血胆固醇水平升高则较慢，它可能影响胆固醇的体内合成及其氧化排泄。核桃仁对肝损伤有保护作用。核桃仁能增强免疫功能。

核桃仁的传统功效是补肾，温肺，润肠；主治肾阳不足，腰膝酸软，阳痿遗精，小便频数，肺肾不足，虚寒喘嗽，肠燥便秘。药理研究发现其有抗衰老，健脑益智，溶石，镇咳，解痉平喘，抗炎，保肝，增强免疫功能等作用。核桃仁的功效，古今差别不大。

冬虫夏草（《本草从新》）

【来源】本品为麦角菌科真菌冬虫夏草菌寄生在蝙蝠蛾科昆虫幼虫上的子座和幼虫尸体的干燥复合体。主产于四川、西藏、青海。夏初子座出土、孢子未发散时挖取，晒至六七成干，除去似纤维状的附着物及杂质，晒干或低温干燥。生用。本品气微腥，味微苦。以完整、虫体丰满肥大、外色红亮、内色白、子座短者为佳。

【别名】虫草，冬虫草，夏草菌。

【性味】味甘，性平。

【归经与趋势】归肾，肝，肺、卫、皮肤，心、脑、血管。虫草甘平，趋势平和，四散敷布，濡润全身；自下而上，补肾兴阳、生精养血、增强体质、延缓衰老，疏肝散结，益肺止咳、化痰平喘，宁心养心，入脑健脑、安神镇惊；虫草柔顺质润，为平补调养之仙品。

【化学成分】本品主要含有蛋白质、多种氨基酸、脂肪、粗纤维、糖、维生素及钙、钾、铬、镍、锰、铁、铜、锌等元素。

【功效】补肾兴阳，生精养血，增强体质，延缓衰老，安神镇惊，通络健脑，宁心养心，益肺止咳，化痰平喘，疏肝散结，活血护肾，祛风止痒。

【药理概括】提高免疫功能，抗肿瘤，减慢心率，降低冠脉、脑及外周血管阻力，增加冠脉血流量，降压，耐缺氧，升高肾血管阻力、减少肾血流量，降低股动脉血管阻力，保护肝损伤，抗肝纤维化，防治肾损伤、促进肾小管再生修复，镇静催眠，抗惊厥，抗衰老，抗应激，抗疲劳，雄激素样作用，扩张支气管，镇咳，祛痰，平喘，促进和增强肾上腺皮质激素的合成与分泌，抗炎，促进造血，兴奋回肠，升高低血糖，抗过敏，抗内毒素，抗烟碱、抗流涎，抑菌。

【辨证施治提纲】（一）证：肾虚精亏，阳痿遗精，腰膝酸痛，久咳虚喘，劳嗽咯血，干咳痰黏。（二）病：肾衰竭，性功能低下症，心律失常，肺心病呼吸衰竭，慢性肝炎，肝纤维化。

【剂量与用法】药典剂量：3～9 g。常规剂量1～3 g。一般不大剂量使用。直接食用。水煎服。研末或入丸散吞服时酌减。浸酒内服，外用适量。虫草无毒，在常规剂量内没有不适反应，长期服用或大剂量使用也没有明显不良反应。

【注意事项】虫草类制剂偶有胃肠不适、皮疹等不良反应。

【论述】虫草可使心率减慢，心排血量和冠脉流量增加，保护心肌损伤。虫草能补充必要氨基酸和促进蛋白质代谢，纠正脂质代谢紊乱，调节钙磷代谢，调节免疫功能，改善贫血状态等；以防治肾损伤、促进肾小管再生修复；可减少蛋白尿，提高血清锌含量，降低铜/锌比值，使血尿明显好转。冬虫夏草有平喘、镇咳、祛痰作用，临床用于慢阻肺、肺间质病、老年反复呼吸道感染。虫草有一定的雄性激素样作用。

虫草具有显著的促生血作用。虫草对免疫性肝损伤有较好的保护作用。虫草有耐缺氧、抗心肌缺血作用。冬虫夏草增强肾上腺皮质激素的合成与分泌、提高细胞免疫、抗炎等作用以及抑制血栓形成、降血脂、抗衰老、抗癌、抗菌、抗病毒、抗放射、促进造血、兴奋回肠、升高低血糖、抗内毒素、抗烟碱、抗流涎等作用。

虫草的传统功效是补肾益肺、止血化痰；主治肾虚精亏，阳痿遗精，腰膝酸痛，久咳虚喘，劳嗽咯血，干咳痰黏。药理研究发现其许多新功效：提高免疫功能，抗肿瘤，降低冠脉、脑及外周血管阻力，保护肝损伤、抗肝纤维化，防治肾损伤、促进肾小管再生修复，抗惊厥，抗衰老，抗应激，雄激素样作用，镇咳祛痰平喘，促进和增强肾上腺皮质激素的合成与分泌，促进造血等；开发了心、脑、血管，抗衰老，抗应激，雄激素样作用，保护肝损伤、抗肝纤维化，防治肾损伤、促进肾小管再生修复，促进造血等多方面的治疗前景。

葫芦巴（《嘉祐本草》）

【来源】本品为豆科植物葫芦巴的干燥成熟种子。主产于河南、甘肃、四川、安徽。夏季果实成熟时采割植株，晒干，打下种子，除去杂质。生用，或盐水炙用，或捣碎用。本品气味香，味微苦。以个大、饱满、坚硬者为佳。

【别名】苦豆，苦草。

【性味】味苦，性温。

【归经与趋势】归肾，肝，心。葫芦巴苦燥、温通，祛湿燥烈，功专温阳、散寒、燥湿、通络。

【化学成分】本品主要含龙胆宁碱、番木瓜碱、胆碱、葫芦巴碱以及皂苷、脂肪油、蛋白质、糖类及维生素 B1 等。

【功效】温肾助阳，散寒止痛，化浊通络，强心利尿，疏肝散结，养胃催乳，祛湿护肾。

【药理概括】降血糖、改善葡萄糖耐量，降血压，降血脂，保肝，兴奋子宫，抗白血病，强心，保肾，降尿素氮和肌酐，抗生育，催乳，抗雄激素样活性，抗溃疡，利尿，驱肠线虫。

【辨证施治提纲】（一）证：肾阳不足，下焦虚冷，阳痿滑泄，精冷囊湿，小腹冷痛，寒疝腹痛，寒湿脚气，足膝冷痛。（二）病：糖尿病，肾病综合征。

【剂量与用法】药典剂量：5～10 g。常规剂量：5～10 g。大剂量：15～20 g。水煎服。研末或入丸散吞服时酌减。浸酒内服，外用适量。葫芦巴无毒，在常规剂量内没有不适反应，长期服用或大剂量使用也没有明显不良反应。

【注意事项】妊娠禁忌。葫芦巴对人畜无毒，可以长期服用。但葫芦巴含香豆素类成分，能干扰肝素、华法林等药物的吸收，故正在使用上述西药的患者应停服葫芦巴以免影响药效。葫芦巴如一次摄入量太多，服食者的小便会出现糖浆气味，只要停服或减量，这一现象就会消失。番木瓜碱对中枢神经有麻痹作用，中毒末期可因呼吸麻痹而死亡。

【论述】葫芦巴具有显著降血糖作用，其机制可能与减少胃排空、升高血清胰岛素水平，抑制小肠对葡萄糖的吸收有关。葫芦巴能抑制胆汁酸盐的吸收，减少肝内循环，从而降低血清胆固醇的浓度，能降血脂、降酶保肝、显著减少肝脏中沉积的脂质，对酒精性脂肪肝有治疗作用。葫芦巴能够抑制胃酸分泌，并且能够提高胃黏膜的抗氧化能力从而降低黏膜损伤。

葫芦巴使精液量及精子活力明显下降，睾丸、附睾、前列腺和精囊的重量明显下降，有抗生育和抗雄激素作用。葫芦巴对淋巴细胞白血病有显著抗癌活性。葫芦巴能抑制肠管和气管平滑肌，对子宫小剂量兴奋、大量使之麻痹。葫芦巴油含催乳成分，但无任何性激素作用。葫芦巴有显著的利尿和降压作用。此外，还具有抗肿瘤、强心、刺激毛发生长等作用。

葫芦巴的传统功效是温肾助阳、祛寒止痛；主治肾阳不足，下焦虚冷，阳痿滑泄，精冷囊湿，小腹冷痛，寒疝腹痛，寒湿脚气，足膝冷痛。药理研究发现其有降血糖、改善葡萄糖耐量，降血脂，保肝，强心，降尿素氮和肌酐，催乳，抗雄激素样活性，利尿等作用；开发了降血糖、改善葡萄糖耐量，保肝，强心，降尿素氮和肌酐，催乳，抗雄激素样活性等方面的治疗前景。

韭菜子（《名医别录》）

【来源】本品为百合科植物韭菜的干燥成熟种子。全国各地均产。秋季果实成熟时采收果序，晒干，搓出种子，除去杂质。生用或盐水炙用。本品气特异，味微辛。以粒饱满、色黑者为佳。

【别名】起阳籽，韭子。

【性味】味辛、甘，性温。

【归经与趋势】归肝，肾。韭菜子辛散、甘补、温通，趋势呈补而兼涩，能固精止遗、缩尿止带。

【化学成分】本品主要含生物碱、皂苷、硫化物、苷类物质、蛋白质、维生素C等。

【功效】温补肝肾，增强体质，延缓衰老。

【药理概括】抗高温，抗低温，抗氧化，抗衰老，提高免疫功能，扩张血管，兴奋子宫。

【辨证施治提纲】（一）证：肝肾亏虚，腰膝酸痛，阳痿遗精，遗尿尿频，白浊带下。（二）病：腰椎骨质增生，前列腺炎。

【剂量与用法】药典剂量：3～9 g。常规剂量：3～12 g。大剂量：15～30 g。水煎服。研末或入丸散吞服时酌减。浸酒内服、外用适量。韭菜子无毒，在常规剂量内没有不适反应，长期服用或大剂量使用也没有明显不良反应。

【注意事项】妊娠禁忌。过大剂量使用，能使人内火增大，阴虚火旺者慎用。

【论述】韭菜子皂苷能刺激胃黏膜反射性引起呼吸道黏膜纤毛运动，显示祛痰作用。韭菜子有抗高温、抗低温、抗氧化、抗衰老、提高免疫功能的作用。韭菜子有轻度扩张血管作用，对心脏先抑制，后兴奋。韭菜子对子宫有兴奋作用。韭菜子有抗菌作用。

韭菜子的传统功效是温补肝肾、壮阳固精；主治肝肾亏虚，腰膝酸痛，阳痿遗精，遗尿尿频，白浊带下。药理研究发现其有抗高温，抗低温，抗衰老，提高免疫功能，兴奋子宫等作用。韭菜子的功效，古今差别不大。

阳起石（《神农本草经》）

【来源】本品为硅酸盐类矿物焦闪石族透闪石，主含含水硅酸钙。主产于湖北、河南、山西。全年均可采挖。去净泥土、杂质。黄酒淬过，碾细末用。本品气无，味淡。以色淡绿、有光泽、质松软者为佳。

【别名】白石，羊起石，阳石，起阳石。

【性味】味咸，性温。

【归经与趋势】归肾、子宫。阳起石咸温，趋势以专入肾经，功专温肾兴阳。

【化学成分】本品主要成分是含水硅酸钙。

【功效】温肾兴阳。

【药理概括】兴奋性机能。

【辨证施治提纲】（一）证：肾阳亏虚、阳痿不举、宫冷不孕。（二）病：性功能障碍。

【剂量与用法】药典剂量：3～6 g。常规剂量：3～9 g。大剂量：15～30 g。水煎服。研末或入丸散吞服时酌减。浸酒内服、外用适量。阳起石无毒，在常规剂量内没有不适反应，长期服用或大剂量使用也没有明显不良反应。

【注意事项】阴虚火旺者忌用。不宜过大剂量久服。

【论述】阳起石具有兴奋性机能的作用。

阳起石的传统功效是温肾壮阳，主治肾阳亏虚、阳痿不举、宫冷不孕。药理研究发现其有兴奋性机能作用。阳起石的功效，古今无差别。

紫石英（《神农本草经》）

【来源】本品为氟化物类矿物萤石族萤石，主含氟化钙。主产于山西、甘肃。采挖后，除去杂石。砸成碎块，生用或煅用。本品气微，味淡。以色紫、有光泽者为佳。

【别名】氟石，萤石。

【性味】味甘，性温。

【归经与趋势】归肾，脑，肺。紫石英甘温，趋势入肾暖宫，调冲任。

【化学成分】本品主要含氟化钙，纯品含钙51.2%，氟48.8%及氧化铁等。

【功效】温肾暖宫，提神醒脑，温肺平喘。

【药理概括】兴奋中枢神经，促进卵巢分泌。

【辨证施治提纲】（一）证：肾阳亏虚、宫冷不孕、崩漏带下，惊悸不安、失眠多梦，虚寒咳喘。（二）病：不孕不育症，慢性气管炎，失眠。

【剂量与用法】药典剂量：9～15 g。常规剂量：9～15 g。大剂量：15～30 g。水煎服，先煎。研末或入丸散吞服时酌减。浸酒内服、外用适量。紫石英无毒，在常规剂量内没有不适反应，长期服用或大剂量使用也没有明显不良反应。

【注意事项】阴虚火旺、肺热咳喘者忌用。

【论述】紫石英有兴奋中枢神经，促进卵巢分泌的作用。

紫石英的传统功效是温肾暖宫、镇心安神、温肺平喘；主治肾阳亏虚、宫冷不孕、崩漏带下，惊悸不安、失眠多梦，虚寒咳喘。药理研究发现其有兴奋中枢神经、促进卵巢分泌作用。紫石英的功效，古今差别不大。

海狗肾（《药性论》）

【来源】本品为海狗科动物海狗或海豹科动物海豹的雄性外生殖器，又名腽肭脐。海狗分布于北太平洋，偶见于我国的黄海及东海；海豹分布于欧洲大西洋沿岸和北太平洋沿岸，我国见于渤海湾内沿海地区。春季冰裂时捕捉割取，干燥。洗净，切段或片，干燥，滑石粉炒后用。以形粗长，质油润，半透明，无腥臭者为佳。

【别名】腽肭脐。

【性味】味咸，性热。

【归经与趋势】归肾经。海狗肾咸热，趋势雄壮，功专补肾兴阳。

【化学成分】本品主要含有雄性激素、蛋白质及脂肪等。

【功效】暖肾兴阳，益精补髓，延缓衰老。

【药理概括】延缓衰老，提高血清睾酮含量，促进精子的生成与发育。

【辨证施治提纲】（一）证：肾阳亏虚、阳痿精冷、精少不育，肾阳衰微，心腹冷痛。（二）病：性功能障碍，前列腺炎，不孕不育症。

【剂量与用法】药典剂量：3～10 g。常规剂量：3～10 g。大剂量：10～20 g。水煎服。研末或入丸散吞服，每次1～3 g，每日2～3次。浸酒内服，外用适量。海狗肾无毒，在常规剂量内没有不适反应，长期服用或大剂量使用也没有明显不良反应。

【注意事项】阴虚火旺及骨蒸劳嗽等忌用。

【论述】海狗肾具有显著的延缓衰老作用，机理是通过提高机体内源性抗氧化酶活性，降低体内过氧化水平，从而达到抗衰老的作用。海狗肾有雄性激素样作用，能提高血清睾酮含量，改善睾丸间质细胞的功能状态，促进精子的发生与发育。

海狗肾的传统功效是暖肾壮阳、益精补髓；主治肾阳亏虚、阳痿精冷、精少不育，肾阳衰微、心腹冷痛。药理研究发现其有延缓衰老，提高血清睾酮含量，促进精子的生成与发育等作用。海狗肾的功效，古今差别不大。

海马（《本草拾遗》）

【来源】本品为海龙科动物线纹海马、刺海马、大海马、三斑海马或小海马的干燥体。生产于广东、福建、台湾。夏、秋二季捕捞，洗净，晒干；或除去皮膜和内脏，晒干。用时捏碎或研粉。本品气微腥，味微咸。以个大、色黄白、头尾齐全者为佳。

【别名】对海马，大海马，水马。

【性味】味甘、咸，性温。

【归经与趋势】归肝，肾。海马甘补、温通、咸入血分，趋势雄壮，功专补肾兴阳、活血散结。

【化学成分】本品主要含有大量的镁和钙，其次为锌、铁、锶、锰，以及少量的钴、镍和镉。

【功效】温肾兴阳，增强体质，延缓衰老，活血祛瘀，散结消肿。

【药理概括】雌、雄激素样作用，抗衰老，抗疲劳，增强免疫功能，抗血栓，抗肿瘤，抗损伤，耐高、低温，抗炎。

【辨证施治提纲】（一）证：肾虚阳痿，遗精遗尿，肾虚作喘，癥瘕积聚，跌仆损伤，痈肿疔疮。（二）病：脑功能减退，性功能减退，类风湿关节炎，蛇伤创口溃烂。

【剂量与用法】药典剂量：3～9 g。常规剂量：3～9 g。不大剂量使用。水煎服。研末或入丸散吞服，每次 1～3 g，每日 2～3 次。浸酒内服、外用适量。海马无毒，在常规剂量内没有不适反应，长期服用也没有明显不良反应。

【注意事项】孕妇及阴虚火旺者不宜服用。

【论述】海马可延长正常雌性的动情期，并使子宫及卵巢重量增加；海马也有雄激素样作用，能明显增加精液囊和前列腺及睾丸重量，增加血浆睾酮含量。海马能延长缺氧状况下的存活时间，延长游泳时间，显示了较好的抗应激能力；在降低过氧化脂质含量等方面均有显著作用，有一定的抗衰老作用。海马有抗血栓形成作用。海马有增强免疫、抗肿瘤作用。

海马的传统功效是温肾壮阳、散结消肿；主治肾虚阳痿，遗精遗尿，肾虚作喘，癥瘕积聚，跌仆损伤，痈肿疔疮。药理研究发现其有雌、雄激素样作用，抗衰老，抗疲劳，增强免疫功能，抗血栓，抗肿瘤，抗损伤，耐高、低温等作用。海马的功效，古今差别不大。

哈蟆油（《神农本草经》）

【来源】本品为蛙科动物中国林蛙雌蛙的输卵管，经采制干燥而得。又名哈士蟆油，俗称蛤蟆油。主产于黑龙江、吉林、辽宁。本品气腥，味微甘，嚼之有黏滑感。以色黄白、有光泽、片大肥厚、表面不带皮膜者为佳。

【别名】田鸡油，蛤蟆油，哈士蟆油。

【性味】味甘、咸，性平。

【归经与趋势】归肺，肾。蛤蟆油甘补、咸入血，趋势呈柔中带刚，入肺肾二经，功专补肾兴阳、养阴润肺。

【化学成分】本品主要含睾酮、孕酮、雌二醇、色氨酸、赖氨酸、蛋氨酸、亮氨酸、维生素 A、维生素 E 及金属元素 K、Na、Mg 等。

【功效】补肾兴阳，益精生髓，增强体质，延缓衰老，养阴润肺，止咳祛痰，活血化浊。

【药理概括】抗衰老、抗氧化，促进发育，促进性功能，抗疲劳，防辐射，降血脂，抑制血小板聚集，增强免疫功能，镇咳，祛痰，调节运动失调，耐缺氧，耐寒、耐高温。

【辨证施治提纲】（一）证：病后体虚、神疲乏力，心悸失眠，盗汗，痨嗽咳血。（二）病：顽固性剥苔，性功能减退，慢性气管炎。

【剂量与用法】药典剂量：3～6 g。常规剂量：3～6 g。不大剂量使用。水煎服。研末或入丸散吞服，每次1～3 g，每日2～3次。浸酒内服、外用适量。蛤蟆油无毒，在常规剂量内没有不适反应，长期服用也没有明显不良反应。

【注意事项】本品毒性小，安全范围大。

【论述】蛤蟆油有较好的强壮作用，其脂溶性成分有促进性成熟的作用，也具有抗疲劳及抗衰老作用。蛤蟆油能增强机体免疫机能及应激能力。蛤蟆油对高脂血症有调整作用，可明显抑制血小板聚集。蛤蟆油有抗运动失调的能力。蛤蟆油有镇咳祛痰作用。

蛤蟆油的传统功效是补肾益精、养阴润肺；主治病后体虚、神疲乏力，心悸失眠，盗汗，痨嗽咳血。药理研究发现其有抗衰老，促进发育，促进性功能，抗疲劳，抑制血小板聚集，增强免疫功能，镇咳祛痰，耐寒、耐高温等作用。蛤蟆油的功效，古今差别不大。

第三节　补血药

本类药物大多甘温质润，主入心肝血分。具有补血的功效，主治血虚证，症见面色苍白或萎黄，唇爪苍白，眩晕耳鸣，心悸怔忡，失眠健忘，或月经愆期，量少色淡，甚则闭经，舌淡脉细等。有的兼能滋养肝肾，也可用治肝肾精血亏虚所致的眩晕耳鸣，腰膝酸软，须发早白等。

使用补血药常配伍补气药，即所谓"有形之血不能自生，生于无形之气"。若兼见阴虚者，可配补阴药或选用兼有补阴作用的补血药；脾为气血生化之源，脾的运化功能衰弱，补血药就不能充分发挥作用，故应适当配伍健运脾胃之品。

补血药多滋腻黏滞，故脾虚湿阻，气滞食少者慎用。必要时，可配伍化湿、行气、消食药，以助运化。

当归（《神农本草经》）

【来源】本品为伞形科植物当归的干燥根。主产于甘肃。秋末采挖，除去须根及泥沙，待水分稍蒸发后，捆成小把，上棚，用烟火缓缓熏干。切薄片，生用或酒炙用。本品有浓郁的香气，味甘、辛、微苦。以质柔、切面黄白色、气香浓郁者为佳。

【别名】秦归，云归，干归。

【性味】味甘、辛，性温。

【归经与趋势】归肝、胆、肾、子宫，心、脑、血管，肺、卫、皮肤，脾、胃、肠。

当归甘补、辛散、温通，趋势温润，向外、向上，四散敷布，八方疏通；自下而上，温肾命、益精血、强体质、调冲任，中焦承接、疏肝散结、促排利胆、升清降浊，温运上焦、通络利肺、调和营卫、宁心养心、化浊祛瘀，润泽清空、开灌健脑、安神益智；当归甘温质润，为血药之王，补血调养之圣品。

【化学成分】本品主要含 β-蒎烯、α-蒎烯、莰烯等中性油成分。含对-甲基苯甲醇、5-甲氧基-2，3-二甲苯酚等酸性油成分、有机酸、糖类、维生素、氨基酸等。

【功效】补血活血，温肾益精，增强体质，延缓衰老，宁心养心，通络润肺，化浊祛瘀，升清健脑，安神益智，疏肝散结，利胆解痉，促进代谢，祛湿护肾，调理冲任，润肠通便，祛风止痒，通痹止痛。

【药理概括】降低心肌兴奋性，抗心律失常，增加冠脉血流量，改善心肌缺血，降低心肌耗氧量和增加输氧能力，增强蛋白激酶C活性，缩小心肌梗死面积，保护心肌缺血再灌注损伤，降低肺动脉压，改善肺循环，扩张血管，减少外周血管阻力，降血压，降血脂，降血糖，抑制主动脉平滑肌细胞增殖，抗动脉粥样硬化，降低血小板聚集，抗血栓形成，改善脑循环，保护急性脑缺血缺氧，抑制神经细胞凋亡，改善学习记忆功能，阻止脑梗死面积扩大，从多个环节增强免疫功能，抗变态反应，促进造血功能，双向性调节子宫运动，抗辐射，平喘，解痉，抗炎，镇痛，镇静，抑菌，保护肝损伤、抗肝纤维化，利胆，保肾，抗肿瘤，抗氧化、抗衰老，强壮作用，抗缺氧，抗维生素E缺乏。

【辨证施治提纲】（一）证：血虚萎黄，眩晕心悸，血虚、血瘀之月经不调，经闭痛经，虚寒腹痛，风湿痹痛，跌扑损伤，痈疽疮疡，血虚肠燥便秘。（二）病：心律失常，缺血性中风，脑动脉硬化，偏头痛，糖尿病，突发性耳聋，血栓闭塞性脉管炎，痛经，阴道出血，慢性前列腺炎，上消化道疾病，肝炎，肩周炎，腰腿痛，银屑病，带状疱疹，阳痿，黄褐斑。

【剂量与用法】药典剂量：6～12 g。常规剂量：6～12 g。大剂量：15～30 g。水煎服。研末或入丸散吞服时酌减。浸酒内服，外用适量。当归无毒，在常规剂量内没有不适反应，长期服用或大剂量使用也没有明显不良反应。

【注意事项】妊娠禁忌。当归不良反应小，但有出血倾向及妇女月经过多者应慎用。湿盛中满、大便泄泻者忌服。个别患者有轻微的皮肤瘙痒、胃部不适等反应，穴位注射会有过敏和全身反应。

【论述】当归含有兴奋子宫和抑制子宫平滑肌的两种成分，挥发油能对抗肾上腺素垂体后叶激素或组织胺对子宫的兴奋作用，水或醇溶性非挥发性物质对子宫有兴奋作用，醇溶性物质比水溶性物质作用强。当归对子宫呈双向调节作用，兴奋或是抑制取决于子宫的机能状态，这是当归治疗痛经、催产及崩中漏下的药理学基础。

当归浸膏有扩张冠脉、改善微循环、增加冠脉血流量的作用，其中性油对实验性心肌缺血亦有明显保护作用。当归水浸液能显著促进血红蛋白、红细胞、白细胞的生成，对多功能造血干细胞有促进增殖作用，主要有效成分为当归多糖。当归及其阿魏酸钠能抗血小板聚集，有明显的抗血栓作用。

当归有降血脂作用，对主动脉病变有一定保护作用。当归对特异性免疫和非特异性免疫都有促进作用；当归也有抗变态反应作用。当归能松弛气管平滑肌，对肠平滑肌痉挛有解痉作用。当归对肝损伤有保护作用，可使炎症反应明显减轻，血清转氨酶稍下降；对肝硬化，可使肝组织胶原量减少，硬化程度减轻；有一定的促进肝再生作用。当归对胆汁分泌有明显促进作用，并能增加胆汁中固体物及胆酸的排泄量。

当归阿魏酸钠有保肾作用，能使肾病变减轻，尿蛋白减少。当归含有抗炎、抑制炎症后期肉芽组织增生作用的成分。当归有抗脂质过氧化、抗缺氧、抗衰老、抗辐射、抗损伤作用。当归有强壮作用，能促进核酸代谢而增强蛋白质的合成，有显著抗疲劳和增强耐缺氧能力的作用。当归有降血糖、抗肿瘤、抗菌、抗维生素E缺乏等作用。

当归的传统功效是补血活血、调经止痛、润肠通便；主治血虚萎黄，眩晕心悸，血虚、血瘀之月经不调，经闭痛经，虚寒腹痛，风湿痹痛，跌扑损伤，痈疽疮疡，血虚肠燥便秘。药理研究发现其许多新功效：抗心律失常，增加冠脉血流量，改善肺循环，降血脂，抑制主动脉平滑肌细胞增殖，抗血栓形成，改善脑循环，改善学习记忆功能，从多个环节增强免疫功能，抗变态反应，促进造血功能，双向性调节子宫运动，解痉，抗炎镇痛，保护肝损伤、抗肝纤维化，利胆，保肾，抗衰老，强壮作用，抗维生素E缺乏等作用；开发了心、脑、血管，肺，肝，肾等重要脏器的治疗前景。

熟地黄（《本草拾遗》）

【来源】本品为生地黄的炮制品。取生地黄，照酒炖法炖至酒吸尽，取出，晾晒至外皮黏液稍干时，切厚片或块，干燥，即得。或照酒蒸法蒸至黑润，取出，晒至约八成干，切厚片或块，干燥，即得。本品气微，味甜。以块肥大、断面乌黑色、味甜者为佳。

【别名】熟地。

【性味】味甘，性微温。

【归经与趋势】归肾、膀胱，肝，心、脑、血管。熟地甘温、质沉，趋势阴柔滋腻，向上、向外，主入肾经，坐镇地府，大补五脏真阴，补血滋阴、温肾益精、增强体质、延缓衰老，敷布中焦、疏肝解郁、升清降浊，上焦如雾、温润心田，填髓脑府、安神益智；熟地甘温滋润，入肝肾善于滋补阴血，为治疗肝肾阴虚证之要药。

【化学成分】本品主要含梓醇、地黄素、甘露醇、维生素A类物质、糖类及氨基酸等。

【功效】补血滋阴，益精填髓，温肾壮腰，增强体质，延缓衰老，活血祛瘀，强心利尿，安神益智，疏肝解郁，化浊散结。

【药理概括】强心，降压，增强免疫功能，抗氧化、抗衰老，抗甲状腺功能亢进，保肾、抗肾病，增强红细胞膜稳定性，补血，抗血栓形成，保护肝损伤，改善学习记忆功能，抗肿瘤，抑制中枢，抗焦虑，促进粒细胞生长，抗溃疡，抑制脂肪分解，抑制上皮细胞增生，降低血中睾酮含量，利尿，抗炎，促进肾上腺皮质功能，促性腺功能。

【辨证施治提纲】（一）证：血虚萎黄，心悸怔忡，月经不调，崩漏下血，肝肾阴虚，腰膝酸软，骨蒸潮热，盗汗遗精，内热消渴，肝肾不足，精血亏虚，眩晕耳鸣，须发早白。（二）病：泛发性神经性皮炎，再生障碍性贫血，心功能不全。

【剂量与用法】药典剂量：9～15 g。常规剂量：9～15 g。大剂量：15～30 g。水煎服。研末或入丸散吞服时酌减。浸酒内服，外用适量。熟地无毒，在常规剂量内没有不适反应，长期服用或大剂量使用也没有明显不良反应。

【注意事项】本品性质黏腻，有碍消化，大剂量使用可致胃排空减慢，体力和耐寒能力下降，进食量明显减少，排稀便；凡气滞痰多、脘腹胀痛、食少者用时需注意。重用久服宜与陈皮、砂仁等同用，以免黏腻碍胃。

【论述】熟地对心脏显示正性肌力作用，有轻度降压作用，并可提高脑啡肽含量和降低心肌羟脯氨酸浓度，这对防治心血管损害是有利的。熟地有抗血栓形成作用。熟地能刺激骨髓，对粒细胞的生长有促进作用，能促进失血性贫血者红细胞、血红蛋白、白细胞的恢复，能升高血小板。

地黄煎剂具有对抗地塞米松对垂体—肾上腺皮质系统的抑制作用，并能促进肾上腺皮质激素的合成。熟地能促进骨髓干细胞和淋巴细胞增生，有增强免疫功能的作用。熟地有抑制中枢、抗焦虑作用。熟地能降低血中睾酮含量。

熟地多糖具有较好的滋阴作用，可使阴虚型耐缺氧能力明显提高，促进阴虚型肝糖原的合成。熟地有保肾作用，能改善肾功能、利尿和降低肾性高血压。熟地有抗溃疡作用，能抑制胃液量、总酸度和总酸排出量。熟地有防治骨质疏松作用。熟地能抑制上皮细胞有丝分裂，为治疗银屑病的机制。熟地有抗衰老、抗焦虑、改善学习记忆、抗肿瘤、促进粒细胞生长、抑制脂肪分解、利尿、抗炎等作用。

熟地的传统功效是补血滋阴、益精填髓；主治血虚萎黄，心悸怔忡，月经不调，崩漏下血，肝肾阴虚，腰膝酸软，骨蒸潮热，盗汗遗精，内热消渴，肝肾不足，精血亏虚，眩晕耳鸣，须发早白。药理研究发现其许多新功效：强心，增强免疫功能，抗衰老，抗肾病，补血，抗血栓形成，保护肝损伤，改善学习记忆功能，抑制中枢，抗焦虑，降低血中睾酮含量，利尿，促进肾上腺皮质功能等；开发了心、脑、血管，抗衰老，抗肾病，补血，抗血栓形成，保护肝损伤，改善学习记忆功能，抗焦虑等方面的治疗前景。

白芍（《神农本草经》）

【来源】本品为毛茛科植物芍药的干燥根。主产于浙江、安徽。夏秋二季采挖，洗净，除去头尾和细根，置沸水中煮后除去外皮或去皮后再煮，晒干。切薄片，生用、清炒用或酒炙用。本品气微，味微苦、酸。以质坚实、类白色、粉性足者为佳。

【别名】白芍药，金芍药。

【性味】味苦、酸，性微寒。

【归经与趋势】归肾、子宫，肝，肺、卫、皮肤，心、脑、血管，胃、肠、胰。白芍酸敛、苦降、寒清热，趋势呈在下酸收、在上敛降、中间疏通，在下焦补肾敛阴、增强体质、养血调经，中焦承接、疏肝解郁、护胃理胰、整肠解痉，在上焦宣肺、调和营卫，入心养心，敛降脑府、健脑益智、安神镇惊；白芍柔中带刚，酸敛中兼疏通，补益中兼降泄，乃清补药中之佳品。

【化学成分】本品主要含芍药苷、牡丹酚、苯甲酰芍药苷，还含芍药内酯苷、苯甲酸等。此外，还含挥发油、脂肪油、树脂糖、淀粉、黏液质、蛋白质和三萜类成分等。

【功效】补肾敛阴，增强体质，延缓衰老，疏肝解郁，化浊散结，健脑益智，安神镇惊，宁心养心，养血调经，和营解表，通痹止痛，祛风止痒，护肾理胰，整肠解痉。

【药理概括】抗炎，镇痛，解热，保肝，治疗自身免疫性肝炎，抗肝纤维化，强壮作用，增强记忆，抗抑郁，双向免疫调节作用，抗变态反应，双向调节下丘脑—垂体—肾上腺轴，镇静，抗惊厥，扩张血管，降压，减慢心率，扩冠增流，抗心肌缺血，耐缺氧，保护脑缺血，护肾，抗癌细胞增殖，抗氧化、抗衰老，调节钙浓度，调节血脂，泻下，抑制胃肠道收缩反应，解痉，抑制子宫收缩反应，抑制胰淀粉酶活力，诱生干扰素、抗病毒，抑菌，抑真菌。

【辨证施治提纲】（一）证：血虚萎黄，月经不调，崩漏，自汗，盗汗，胁肋脘腹疼痛，四肢挛急疼痛，肝阳上亢，头痛眩晕。（二）病：颈椎骨质增生症，肠神经症，急性胰腺炎，三叉神经痛，免疫功能异常，乙型病毒性肝炎，肩周炎，冠心病，崩漏，腓肠肌痉挛，痢疾，顽固性呃逆。

【剂量与用法】药典剂量：6～15 g。常规剂量：6～15 g。大剂量：15～30 g。水煎服。研末或入丸散吞服时酌减。浸酒内服、外用适量。白芍无毒，在常规剂量内没有不适反应，长期服用或大剂量使用也没有明显不良反应。

【注意事项】不宜与藜芦同用。白芍过大剂量使用，偶有恶心、腹胀、腹泻等反应。

【论述】白芍能增强巨噬细胞的吞噬功能，有免疫调节作用，对急性炎症水肿有明显抑制作用，对肉芽肿有抑制增生作用，可使处于低下状态的细胞免疫功能恢复正常；白芍的抗炎作用对多发性关节炎有明显的防治意义。

白芍有显著的镇静、镇痛、解热降温作用，也有一定的抗惊厥作用。干扰素具有广谱抗病毒活性，而白芍能诱生干扰素。白芍对肠管过度兴奋引起的收缩有抑制作用，对胃肠道电运动有抑制作用，对子宫平滑肌有抑制作用，白芍的解痉作用，与甘草合用有协同性；白芍苷对由于紧张刺激而诱发的消化道溃疡有明显抑制作用。

白芍对肝损伤有保护作用。白芍能扩张冠状动脉，增加冠脉血流量，保护心肌缺血；白芍能抑制血小板聚集，降低血压。白芍能明显改善脑电活动，可降低脑钙、钠、水含量，对脑缺血有保护作用。白芍总苷可以降低血清肌酐、尿素氮和尿蛋白，提高血清总蛋白含量。

白芍有强壮作用，耐缺氧，抗氧化，抗疲劳，增强应激能力。白芍能增强记忆功能，有抗抑郁活性。白芍能调节内分泌功能，能双向调节下丘脑—垂体—肾上腺轴功能。白芍还有抗变态反应、调节血脂、抑菌、抑制胰淀粉酶活性、抑制癌细胞增殖等作用。

白芍的传统功效是养血调经、敛阴止汗、柔肝止痛、平抑肝阳；主治血虚萎黄，月经不调，崩漏，自汗，盗汗，胁肋脘腹疼痛，四肢挛急疼痛，肝阳上亢，头痛眩晕。药理研究发现其许多新功效：抗炎镇痛，解热，保肝、抗肝纤维化，强壮作用，增强记忆，抗抑郁，抗变态反应，双向调节下丘脑—垂体—肾上腺轴，镇静，抗惊厥，扩冠增流，保护脑缺血，护肾，抗衰老，调节血脂，解痉，抑制子宫收缩反应，抑制胰淀粉酶活力，诱生干扰素、抗病毒等；开发了心、脑、血管，保肝、抗肝纤维化，强壮作用，增强记忆，抗抑郁，护肾等多方面的治疗前景。

阿胶（《神农本草经》）

【来源】本品为马科动物驴的干燥皮或鲜皮经煎煮、浓缩制成的固体胶。主产于山东。捣成碎块用，或照烫法用蛤粉或蒲黄烫至成阿胶珠用。本品气微，味微甘。以乌黑、断面光亮、质脆、味甘者为佳。

【别名】驴皮胶，傅致胶，盆覆胶。

【性味】味甘，性平。

【归经与趋势】归肺、卫、皮肤，心、脑、血管，肝，脾，肾、子宫。阿胶甘平、质黏，趋势柔润，为血肉有情之品，能滋养五脏，并生肌、舒筋、壮骨，乃补血调养要药。

【化学成分】主要含骨胶原，经水解后得到多种氨基酸：赖氨酸、精氨酸、组氨酸、胱氨酸、色氨酸、苏氨酸、丝氨酸、谷氨酸、脯氨酸、甘氨酸、丙氨酸、羟脯氨酸、天门冬氨酸等。

【功效】补血止血，滋阴润燥，补肾生精，增强体质，健脑益智，运脾生肌，舒筋壮骨，利肺平喘，养心回阳。

【药理概括】补血作用，止血，抗休克，保护肺损伤，平喘，防治进行性营养性肌变性症，促进钙吸收、有正钙平衡作用，耐缺氧，耐寒冷，抗疲劳，抗辐射，提高免疫功能，增强记忆，抑制血管通透性，预衬人工血管，抗癌，促进骨愈合，抗炎。

【辨证施治提纲】（一）证：血虚萎黄，眩晕心悸，肌痿无力，吐血尿血，便血崩漏，妊娠胎漏，热病伤阴、心烦不眠，虚风内动、手足瘛疭，肺燥咳嗽，劳嗽咯血。（二）病：流行性出血热休克，再生障碍性贫血，先兆流产，手足搐搦，小儿缺铁性贫血，破溃性颈淋巴结核。

【剂量与用法】药典剂量：3～9 g。常规剂量：9～15 g。大剂量：15～30 g。烊化兑服。润肺宜蛤粉炒，止血宜蒲黄炒。阿胶无毒，在常规剂量内没有不适反应，长期服用或大剂量使用也没有明显不良反应。

【注意事项】本品黏腻，有碍消化，故脾胃虚弱者慎用。阿胶能升高肌酐、尿素，所以，慢性肾病、痛风患者忌用；自身免疫性疾病慎用。

【论述】阿胶对骨髓造血系统的造血功能有促进和保护作用，有很好的补血功能，疗效优于铁剂；阿胶能促进血小板增多，也有止血作用，起到防渗漏的作用。阿胶能改善微循环，抑制血管通透性，保护肺损伤，对血管有扩容作用，从而达到抗休克的作用。

阿胶能提高耐缺氧、耐寒冷、耐疲劳和抗辐射的能力。阿胶能防治进行性营养性肌变性症，早期服用，瘫痪症状可减轻或消失，同时能使尿中下降了的肌酐系数和升高了的肌酸系数都逐渐复常，肌细胞的蜕变和肌纤维的消失亦得到改善，出现肌细胞再生和正常肌纤维。

阿胶能促进钙吸收，有正钙平衡作用，口服阿胶者血钙浓度有轻度增高，但凝血时间没有明显变化。阿胶可加强巨核细胞的聚集及增强其活性，并可促进软骨细胞、成骨细胞的增殖及合成活性，加快软骨内骨化，促进骨愈合。阿胶对肾炎有一定的治疗作用，机理是提高了血浆白蛋白，升高了胶体渗透压，从而产生利尿消肿的效果；阿胶不能降低蛋白尿，并能增加血中肌酐、尿素氮的含量。阿胶还有提高体液免疫功能、抗血栓、平喘、抗炎、抗肿瘤、增强记忆等作用。

阿胶的传统功效是补血、止血、滋阴润燥；主治血虚萎黄，眩晕心悸，肌萎无力，吐血尿血，便血崩漏，妊娠胎漏，热病伤阴、心烦不眠，虚风内动、手足瘛疭，肺燥咳嗽，劳嗽咯血。药理研究发现其许多新功效：补血止血，抗休克，保护肺损伤，防治进行性营养性肌变性症，促进钙吸收，有正钙平衡作用，抗疲劳，提高免疫功能，增强记忆，促进骨愈合等；开发了心、脑、血管，保护肺损伤，防治进行性营养性肌变性症，促进钙吸收，抗疲劳，促进骨愈合等方面的治疗前景。

何首乌（《日华子本草》）

【来源】本品为蓼科植物何首乌的干燥块根。主产于河南、湖北、广东、广西、贵州。秋、冬二季叶枯萎时采挖，削去两端，洗净，个大的切成块，干燥，切厚片或块，称生何首乌；取生何首乌片或块，照炖法或蒸法，用黑豆汁拌匀，炖或蒸至内外均呈棕褐色，晒至半干，切片，干燥，称制何首乌。生何首乌气微，味微苦而甘涩，以切面有云锦状花纹、粉性足者为佳；制何首乌气微，味微甘而苦涩，以质坚硬，断面角质样，棕褐色或黑色者为佳。

【别名】地精，赤敛，首乌。

【性味】味苦、甘、涩，性微温。

【归经与趋势】归肝，肾，心、血管，肠。何首乌苦、甘、涩，微温；制何首乌趋势呈专入肝肾经，功善补肝肾、益精血、乌须发、强筋骨，兼能收敛，不寒、不燥、不腻，为滋补良药；生何首乌趋势呈解毒，消痈，润肠通便之功，以疏通、散结为主。

【化学成分】生何首乌主要含二苯乙烯苷类、蒽醌类化合物，主要成分为大黄素、大黄酚、大黄素甲醚和2，3，5，4'-四羟基二苯乙烯-2-0-β-D-葡萄糖苷，还含卵磷脂、粗脂肪等；制首乌除含上述成分外，还含炮制过程中产生的糖的美拉德反应产物2，3-二氢-3，5-二羟基-6-甲基-4氢一吡喃-4-酮、3，5-二羟基-2-甲基-4氢-吡喃-4一酮、5-羟甲基糠醛、琥珀酸等。

【功效】制何首乌：温补肝肾，益精养血，生发乌发，舒筋壮骨，延缓衰老，化浊降脂，宁心养心，通痹止痛。生何首乌：解毒消痈，截疟润肠。

【药理概括】抗衰老作用，增加机体免疫力，促进肾上腺皮质系统功能，促进造血细胞功能，减慢心率，增加冠脉血流量，抗心肌缺血，降血脂，保肝，广谱抑菌，抗遗传损伤，抗寒冷，镇痛，抗炎，抗骨质疏松，促进毛发细胞新生。

【辨证施治提纲】（一）证：血虚萎黄，眩晕耳鸣，须发早白，腰膝酸软，肢体麻木，崩漏带下，高脂血症，疮痈，瘰疬，风疹瘙痒，久疟体虚，肠燥便秘。（二）病：精神分裂症，失眠，白发，减肥，小儿遗尿症。

【剂量与用法】药典剂量：制何首乌6～12 g，生何首乌3～6 g。常规剂量：制何首乌6～12 g，生何首乌15～30 g。大剂量：制何首乌15～30 g。水煎服。研末或入丸散吞服时酌减。浸酒内服，外用适量。何首乌无毒，在常规剂量内没有不适反应，长期服用或大剂量使用也没有明显不良反应。

【注意事项】何首乌的毒性与其炮制关系密切，制首乌毒性甚小，生首乌则有一定毒性。不良反应主要为消化道反应，大部分病例出现大便稀薄，少数患者伴有轻微腹痛、恶心、呕吐、肢体麻木感、皮疹瘙痒、发热、双膝酸痛、口干苦和肝损害等。

【论述】何首乌通过多方面显示有抗衰老作用：保护超氧化物歧化酶、降低血浆中过氧化脂质，从而增加体内抗氧化剂的含量或提高活性，加速体内超氧化物的清除；可通过对脑中单胺氧化酶活性的抑制，利于增加脑内去甲肾上腺素和多巴胺的含量，影响中枢神经递质的含量，从而调节中枢神经活动，延缓大脑的衰老；何首乌可增强老年DNA损伤的修复能力，有显著延长老年人寿命的作用，并增强记忆，对抗阿尔茨海默病。

制何首乌不仅能提高腹腔巨噬细胞的吞噬功能，增强机体的非特异性免疫功能，而且还能增强机体的T、B淋巴细胞功能，使机体特异性免疫功能增强。何首乌这种能增强机体免疫功能的作用，特别是增强依赖胸腺的T细胞的功能也是反映其有抗衰老作用的佐证。

何首乌富含卵磷脂，这是构成神经组织，尤其是脑的主要成分，也是血细胞及其他细胞膜的重要组成成分，故有促进血细胞新生的作用；对骨髓造血干细胞、骨髓粒、单系祖细胞、红系祖细胞以及外周网织红细胞都有良性影响；说明何首乌对造血系统的影响比较全面。何首乌能骤减神经时值，促进神经兴奋，增加肌肉时值，使肌肉麻痹。

何首乌能舒张血管，减慢心率，剂量加大作用更明显；何首乌能降低血脂，抑制血小板聚集，减少动脉粥样硬化斑块的形成和脂质沉淀。何首乌能兴奋肾上腺皮质系统功能。何首乌对脂肪肝和肝功能损害、肝脏过氧化脂质含量上升、血清谷丙转氨酶及谷草转氨酶升高等均有显著的对抗作用，还能使血清游离脂肪酸及肝脏过氧化脂质含量显著下降。

何首乌可通过增强ALP活性，抑制骨胶原、骨钙、骨磷的丢失，从而防治骨质疏松。何首乌有降血糖作用。何首乌能促进毛发细胞新生。生何首乌有促进肠管运动和轻度泻下的作用。何首乌还有抗氧化，抗炎，镇痛，抗癌，抗诱变，抑制平滑肌增生，抗寒等作用。何首乌有广谱抗菌作用，有一定的抗病毒作用。

何首乌的传统功效：制何首乌，补肝肾，益精血，乌须发，强筋骨，化浊降脂。生何首乌，解毒，消痈，截疟，润肠通便。主治血虚萎黄，眩晕耳鸣，须发早白，腰膝酸软，肢体麻木，崩漏带下，高脂血症，疮痈，瘰疬，风疹瘙痒，久疟体虚，肠燥便秘。药理研究发现其许多新功效：抗衰老，增加机体免疫功能，促进肾上腺皮质系统功能，促进造血细胞功能，增加冠脉血流量，降血脂，保肝，广谱抑菌，抗寒冷，镇痛抗炎，抗骨质疏松，促进毛发细胞新生等；开发了抗衰老，促进造血、降血脂，扩冠增流，抗骨质疏松等方面的治疗前景。

龙眼肉（《神农本草经》）

【来源】本品为无患子科植物龙眼的假种皮。主产于广东、广西、福建。夏、秋二季采收成熟果实，干燥，除去壳、核，晒至干爽不黏。生用。本品气微香，味甜。以肉厚、片大、色棕黄、味甜者为佳。

【别名】益智，蜜脾，龙眼干。

【性味】味甘，性温。

【归经与趋势】归心，脾。龙眼肉甘温，趋势专入心、脾经，能补心脾、益气血、安神，既不滋腻，又不壅滞，为滋补良药。

【化学成分】本品主要含葡萄糖、蔗糖等糖类，还含蛋白质，脂肪以及维生素 B1、B2、P、C 等成分。

【功效】补益心脾，养血润燥，解郁安神，增强体质，延缓衰老，促进生长。

【药理概括】增强机体非特异性抵抗力，抗自由基作用，抗衰老，增强免疫功能，抗焦虑，镇静，促进生长发育，影响垂体—性腺轴的内分泌机能，补血，抑菌，抗癌，抗突变。

【辨证施治提纲】（一）证：气血不足，心悸怔忡，健忘失眠，血虚萎黄。（二）病：滋补，抑郁症，贫血，褥疮。

【剂量与用法】药典剂量：9～15 g。常规剂量：3～9 g。大剂量：9～15 g。水煎服。研末或入丸散吞服时酌减。浸酒内服，外用适量。龙眼肉无毒，在常规剂量内没有不适反应，长期服用或大剂量使用也没有明显不良反应。

【注意事项】龙眼肉温热，个别人在常规剂量内即有热感反应。多食桂圆，会升火，感到燥热、口干、咽痛、便秘、齿浮、牙肿、出血、毛囊炎、痤疮、口腔溃疡等；故湿盛中满或有停饮、痰、火者忌服。龙眼肉是高糖食品，糖尿患者不宜食用。产后妇女大量食用龙眼，会导致乳汁明显减少，子宫恢复不好，失血较多等症状，不利于身体健康。

【论述】龙眼肉有一定的抗自由基作用及提高细胞功能的作用，有抗衰老作用。龙眼肉可延长常压耐缺氧存活时间，减少低温下死亡率。龙眼肉有促进生长发育、非特异性免疫增强作用及补血、镇静等作用。龙眼肉有抗焦虑作用，其活性物质为腺苷酸。龙眼肉可显著降低雌性血清中催乳素 PRL、雌二醇 E2 及睾酮 T 的含量，增加其卵泡刺激素 FSH、孕酮 P 的含量，说明龙眼肉能明显影响垂体—性腺轴的内分泌机能。龙眼肉还有抗应激、抗菌等作用。

龙眼肉的传统功效是补益心脾、养血安神；主治气血不足，心悸怔忡，健忘失眠，血虚萎黄。药理研究发现其有抗衰老，增强免疫功能，抗焦虑，镇静，促进生长发育，影响垂体—性腺轴的内分泌机能，补血等作用。龙眼肉的功效，古今差别不大。

第四节　补阴药

本类药物药性大多味甘性寒凉质润，具有滋养阴液、生津润燥之功效，兼能清热，主治阴虚津亏证。补阴包括补肺阴、补胃（脾）阴、补肝阴、补肾阴、补心阴等，分别主治肺阴虚、胃（脾）阴虚、肝阴虚、肾阴虚、心阴虚证。阴虚证主要表现为：一是阴液不足，不能滋润脏腑组织，出现皮肤、咽喉、口鼻、眼目干燥或肠燥便秘。二是阴虚生内热，出现午后潮热、盗汗、五心烦热、两颧发红；或阴虚阳亢，出现头晕目眩。不同脏腑的阴虚证还各有其症状：肺阴虚，可见干咳少痰、咯血或声音嘶哑。胃阴虚，可见口干咽燥、胃脘隐痛、饥不欲食，或脘痞不舒，或干呕呃逆等。脾阴虚大多是脾之气阴两虚，可见食纳减少、食后腹胀、便秘、唇干少津、干呕、呃逆、舌干苔少等。肝阴虚可见头晕耳鸣、两目干涩，或肢麻痉挛、爪甲不荣等。肾阴虚可见头晕目眩、耳鸣耳聋、牙齿松动、腰膝酸痛、遗精等。心阴虚可见心悸怔忡、失眠多梦等。

使用本类药物治疗热邪伤阴或阴虚内热证，常与清热药配伍，以利阴液的固护或阴虚内热的消除。用于不同脏腑的阴虚证，还应针对各种阴虚证的不同见证，分别配伍止咳化痰、降逆和中、润肠通便、健脾消食、平肝、固精、安神等类药物，以标本兼顾。如阴虚兼血虚或气虚者，又需与补血药或补气药同用。

本类药大多有一定滋腻性，故脾胃虚弱，痰湿内阻，腹满便溏者慎用。

北沙参（《本草汇言》）

【来源】本品为伞形科植物珊瑚菜的干燥根。主产于山东、河北、辽宁。春、秋二季采挖，除去须根，洗净，稍晾，置沸水中烫后，除去外皮，干燥，或洗净直接干燥。切段，生用。本品气特异，味微甘。以根条粗细均匀、质地坚实、去净栓皮、色黄白者为佳。

【别名】海沙参，银条参，北条参。

【性味】味甘、微苦，性微寒。

【归经与趋势】归肺、卫、皮肤，胃，心、血管。北沙参甘润微苦微寒，趋势专入上、中焦，养阴宣肺、清热解表、祛痰平喘，入心宫补心气、促血运，下中焦益胃生津、提水气涵肝木。

【化学成分】本品主要含多糖、香豆素、香豆素苷、聚炔、黄酮、脂肪酸等成分。

【功效】养阴清肺，祛痰平喘，清热解表，祛风止痒，补气强心，益胃生津，滋水涵肝。

【药理概括】祛痰，平喘，调节免疫功能，抗溃疡，解热，镇痛，抗过敏，强心，升压，保肝，抗突变，抑真菌。

【辨证施治提纲】（一）证：肺热燥咳，阴虚劳嗽痰血，胃阴不足，热病津伤，咽干口渴。（二）病：红斑性狼疮，白塞综合征，慢性肾炎蛋白尿和氮质血症。

【剂量与用法】药典剂量：4.5～9 g。常规剂量：6～12 g。大剂量：15～30 g。水煎服。研末或入丸散吞服时酌减。浸酒内服，外用适量。北沙参无毒，在常规剂量内没有不适反应，长期服用或大剂量使用也没有明显不良反应。

【注意事项】不宜与藜芦同用。偶有过敏反应，可发生过敏性皮炎。过大剂量会引起滑肠。

【论述】北沙参多糖有抑制体液、细胞免疫作用，对血清抗体产生有显著增强作用。北沙参50%甲醇提取液对酪氨酸酶的活性有明显抑制作用。北沙参乙醇提取物对急性肝损伤有保护作用。北沙参有强心和升高血压作用。北沙参有明显的祛痰作用，也有平喘作用。北沙参多糖对胃溃疡有保护和抑制作用，能使胃酸和胃蛋白酶明显地降低。香豆素及聚炔类具有抗菌、抗真菌、镇静、解热、镇痛作用。北沙参水提液对多种癌细胞具有抑制作用。北沙参水提、醇提液有明显的抗突变作用。线型呋喃香豆素，具有明显的抗促癌作用，其中欧前胡素和异欧前胡素的抑制作用最强。

北沙参的传统功效是养阴清肺、益胃生津；主治肺热燥咳，阴虚劳嗽痰血，胃阴不足，热病津伤，咽干口渴。药理研究发现其有祛痰平喘，抗溃疡，解热镇痛，强心升压、保肝等作用；开发了抗溃疡，解热镇痛，强心升压，保肝等方面的治疗前景。

南沙参（《神农本草经》）

【来源】本品为桔梗科植物轮叶沙参或沙参的干燥根。主产于安徽、浙江、江苏、贵州。春、秋二季采挖，除去须根，洗后趁鲜刮去粗皮，洗净，干燥。切厚片，生用。本品气微，味微甘。以根粗大、饱满、无外皮、色黄白者为佳。

【别名】沙参，白河参，泡参。

【性味】甘，微寒。

【归经与趋势】归肺、卫、皮肤，肝，胃，心、脑、血管。南沙参甘润微寒，趋势清降，向外、向下，凉润清空、清脑益智，养阴宣肺、化痰止咳，益气强心、活血祛风，雾露敷布中焦、滋肝、益胃。

【化学成分】本品主要含三萜类成分：羽扇豆烯酮，蒲公英萜酮；甾醇类成分：β-谷甾醇棕榈酸酯等。还含生物碱类、黄酮类、多糖、鞣质等。

【功效】养阴清肺，益胃生津，化痰止咳，活血祛风，益气强心，滋水涵肝，健脑益智，延缓衰老。

【药理概括】强心，改善血液流变性，抑真菌，镇咳，祛痰，防护免疫器官辐射损伤，增强免疫，抗辐射，保肝，抗衰老，改善学习记忆功能，抗突变，抗炎。

【辨证施治提纲】（一）证：肺热燥咳，阴虚劳嗽，干咳痰黏，胃阴不足，食少呕吐，气阴不足，烦热口干。（二）病：冠心病，心肌炎，慢性气管炎，产后无乳。

【剂量与用法】药典剂量，9～15 g。常规剂量，9～15 g。大剂量，15～30 g。水煎服。研末或入丸散吞服时酌减。浸酒内服，外用适量。南沙参无毒，在常规剂量内没有不适反应，长期服用或大剂量使用也没有明显不良反应。

【注意事项】不宜与藜芦同用。过大剂量会引起滑肠。

【论述】南沙参有镇咳、祛痰作用，较紫菀弱，但持续时间较长；机制是由于所含的皂苷刺激胃黏膜感受器而反射性地引起迷走神经中枢兴奋，增加气管或支气管的分泌。南沙参有明显强心作用，可使心脏振幅增大。南沙参能明显改善血液的黏性和易凝的倾向，可使红细胞解聚，有明显的活血作用。

南沙参多糖具有抗辐射、延缓衰老、提高记忆、抗肝损伤及清除自由基的作用。南沙参水提取物具有抗炎作用。南沙参水提取物和多糖具有免疫调节作用，并有一定的抗肿瘤作用。

南沙参的传统功效是养阴清肺、益胃生津，化痰、益气；主治肺热燥咳，阴虚劳嗽，干咳痰黏，胃阴不足，食少呕吐，气阴不足，烦热口干。药理研究发现其许多新功效：强心，改善血液流变性，镇咳祛痰，增强免疫，保肝，抗衰老，改善学习记忆功能，抗炎等；开发了强心，保肝，抗衰老，改善学习记忆功能等方面的治疗前景。

百合（《神农本草经》）

【来源】本品为百合科植物卷丹、百合，或细叶百合的干燥肉质鳞叶。主产于湖南、湖北、江苏、浙江、安徽。秋季采挖，洗净，剥取鳞叶，置沸水中略烫，干燥，生用或蜜炙用。本品气微，味微苦。以鳞瓣均匀肉厚、筋少、质坚、色白、味微苦者为佳。

【别名】白百合，百合蒜，白花白合。

【性味】味甘，性寒。

【归经与趋势】归心、脑、血管，肺、卫、皮肤，肾。百合甘寒，趋势平和，清润上焦、滋补下焦，向外、向下，润肺宣降，清心安神，滋液入水府、补肾强体、延缓衰老；百合甘寒养阴，性质平和，为清补和食疗之佳品。

【化学成分】本品主要含甾体皂苷类成分：岷江百合苷 A、D，26-0-β-D-吡喃葡萄糖基-奴阿皂苷元-3-0-α-L-吡喃鼠李糖基-（1→2）-β-D-吡喃葡萄糖苷，百合皂苷，去乙酰百合皂苷等。还含糖及少量秋水仙碱。

【功效】滋阴补肾，增强体质，延缓衰老，生津润肺，降气平喘，止咳祛痰，清心安神，化浊散结，祛风止痒。

【药理概括】抗氧化，抗衰老，滋补强壮，镇咳，祛痰，平喘，催眠，抗疲劳，耐缺氧，升高外周白细胞，抑制迟发型过敏反应，保护肾上腺皮质功能，降血糖，抗癌。

【辨证施治提纲】（一）证：阴虚燥咳，劳嗽咳血，虚烦惊悸，失眠多梦，精神恍惚。（二）病：改善左室舒张功能，咳嗽，咯血，失眠，支气管扩张症，胃脘痛，消化道溃疡，萎缩性胃炎，军团菌病，糖尿病，更年期综合征，老年抑郁症，带状疱疹，痤疮，外用止血，脓疡疮痈。

【剂量与用法】药典剂量，6～12 g。常规剂量，9～15 g。大剂量，15～30 g。水煎服。煮食。研末或入丸散吞服时酌减。浸酒内服、外用适量。百合无毒，在常规剂量内没有不适反应，长期服用或大剂量使用也没有明显不良反应。清心安神宜生用，润肺止咳宜蜜炙用。

【注意事项】百合过大剂量使用，偶有不良反应，表现为头晕、全身乏力、心烦心悸、面色潮红、全身蚁走感等。

【论述】生品和蜜炙百合水提液均有镇咳和明显的祛痰作用，百合也有抗组胺和平喘作用。百合水提液有镇静、抗缺氧和抗疲劳作用。百合有明显的保护肾上腺皮质系统功能和抗过敏作用。百合多糖还能抗氧化，提高免疫功能，降低四氧嘧啶致高血糖模型的血糖。百合乙醇提取物、乙酸乙酯提取物抑制藤黄微球菌、金黄色葡萄球菌、大肠杆菌、黄霉菌、粪肠球菌、绿脓杆菌；百合鳞茎提取物抑制革兰阳性菌活性高于革兰阴性菌。

百合的传统功效是养阴润肺、清心安神；主治阴虚燥咳，劳嗽咳血，虚烦惊悸，失眠多梦，精神恍惚。药理研究发现其许多新功效：抗衰老，滋补强壮，镇咳祛痰，平喘，催眠，抗疲劳，耐缺氧，升高外周白细胞，抑制迟发型过敏反应，保护肾上腺皮质功能，降血糖，抗癌等；开发了抗衰老、滋补强壮，升高外周白细胞，抑制迟发性过敏反应，保护肾上腺皮质功能，降血糖等方面的治疗前景。

麦冬（《神农本草经》）

【来源】本品为百合科植物麦冬的干燥块根。主产于浙江、四川。夏季采挖，洗净，反复暴晒、堆置，至七八成干，除去须根，干燥。生用。本品气微香，味甘、微苦。以肥大、淡黄白色、半透明、嚼之有黏性者为佳。

【别名】麦门冬，沿阶草。

【性味】味甘、微苦，性微寒。

【归经与趋势】归心、血管，肺、卫、皮肤，胃、肠。麦冬甘寒养阴，趋势清爽、凉润、通降，主入心、肺、胃，偏爱心田、补气强心、回阳救逆、活血通脉、宁心养心；麦冬甘柔凉润，乃清补心宫之仙品。

【化学成分】本品主要含皂苷类成分：麦冬皂苷 B、D 等；高异黄酮类成分：甲基麦冬黄烷酮 A、B；还含多种氨基酸、微量元素，维生素 A 样物质，多糖等成分。

【功效】养阴润肺，止咳平喘，益胃生津，补气强心，熄火回阳，活血通脉，宁心养心，增强体质，延缓衰老。

【药理概括】提高耐缺氧能力，抗疲劳，减慢心率、抗心律失常，改善心脏血流动力，促进心肌供血，增强心肌收缩力，降低心肌氧耗量、增加心肌能量供给、保护心肌细胞，缩小心肌梗死范围，抗休克，止咳，平喘，降血糖，抗过敏，促进免疫，清除自由基，保护胃黏膜损伤，促进腺体分泌，抑菌，抗突变，保护生殖细胞遗传物质，对抗白细胞下降，促进粒系血细胞生长。

【辨证施治提纲】（一）证：肺燥干咳，阴虚劳嗽，喉痹咽痛，胃阴不足，津伤口渴，内热消渴，肠燥便秘，心阴虚及温病热扰心营，心烦失眠。（二）病：冠心病，干燥综合征。

【剂量与用法】药典剂量：6～12 g。常规剂量：6～12 g。大剂量：15～30 g。水煎服。研末或入丸散吞服时酌减。浸酒内服，外用适量。麦冬无毒，在常规剂量内没有不适反应，长期服用或大剂量使用也没有明显不良反应。

【注意事项】麦冬与其他含黏液质的养阴药相似，不良反应有腹胀、嗳气、大便增多等消化道症状，停药后会消失。

【论述】麦冬有明显的中枢抑制作用，能镇静、催眠、抗惊厥。麦冬能增强网状内皮系统吞噬能力，升高外周白细胞。麦冬多糖可以促进体液免疫和细胞免疫，并诱生多种细胞因子，通过增强免疫功能发挥抗癌作用。麦冬多糖对脑缺血损伤有抗缺氧保护作用。麦冬能增强垂体肾上腺皮质系统作用，提高机体适应性。

麦冬总皂苷有抗心律失常的作用，并能改善心肌收缩力，改善左心室功能与抗休克作用。麦冬多糖和总皂苷有降血糖作用，麦冬皂苷具有明显的抗炎活性。麦冬对胃黏膜损伤有保护作用，麦冬多糖对萎缩性胃炎有一定的治疗作用，主要是与改善胃黏膜的血液循环、抑制炎性反应、促进组织细胞增生有关。麦冬对生殖细胞遗传物质有保护作用。麦冬有镇咳、祛痰、平喘作用。麦冬有促进腺体分泌的作用。麦冬水煎液还有抗过敏、抗疲劳、促进粒系血细胞生长、清除自由基、抗白细胞下降、改善血液流变性和抗凝血的作用。

麦冬的传统功效是养阴润肺、益胃生津、清心除烦；主治肺燥干咳，阴虚劳嗽，喉痹咽痛，胃阴不足，津伤口渴，内热消渴，肠燥便秘，心阴虚及温病热扰心营，心烦失眠。药理研究发现其许多新功效：提高耐缺氧能力，抗疲劳，抗心律失常，改善心脏血流动力，增强心肌收缩力，增加心肌能量供给，抗休克，止咳平喘，降血糖，抗过敏，促进免疫，清除自由基，保护胃黏膜损伤，促进腺体分泌等；开发了多方面治疗心血管疾病的药用价值。

天冬（《神农本草经》）

【来源】本品为百合科植物天冬的干燥块根。主产于贵州、四川、云南、广西。秋、冬二季采挖，洗净，除去茎基和须根，置沸水中煮或蒸至透心，趁热除去外皮，洗净，干燥。切薄片，生用。本品气微，味甜、微苦。以肥大、致密、黄白色、半透明者为佳。

【别名】天门冬，多子婆。

【性味】味甘、苦，性寒。

【归经与趋势】归肺、卫、皮肤，肾、心、血管，胃、肠。天冬甘润苦寒，趋势阴柔滋腻，向外、向下，清补三焦，润肺降气、平喘止咳，凉通心宫、强心养心，达中焦疏肝散结、益胃增液，抵下焦入肾、滋阴润燥。

【化学成分】本品主要含有甾体皂苷类成分：天冬呋甾醇寡糖苷 Asp-IV、Asp-V、Asp-VI，甲基原薯蓣皂苷，伪原薯蓣皂苷等；寡糖和多糖：寡糖I～VI，天冬多糖A-D；氨基酸：瓜氨酸，天冬酰胺，丝氨酸，苏氨酸等。

【功效】滋阴润燥，延缓衰老，清肺生津，降气平喘，止咳祛痰，益胃增液，活血化浊，强心养心，疏肝散结。

【药理概括】抗衰老，抗肿瘤，抑制免疫，降血糖，强心，抗心肌缺血，抑制血小板聚集，祛痰，镇咳，平喘，抗肝纤维化，保护胃黏膜，促进胃肠腺体分泌，抑菌，抑真菌，杀灭蚊、蝇幼虫。

【辨证施治提纲】（一）证：肺燥干咳，顿咳痰黏，劳嗽咳血，肾阴亏虚，腰膝酸痛，骨蒸潮热，内热消渴，热病伤津，咽干口渴，肠燥便秘。（二）病：乳房肿瘤，恶性淋巴瘤，扩张宫颈，慢性气管炎。

【剂量与用法】药典剂量：6～12 g。常规剂量：6～12 g。大剂量：15～30 g。水煎服。研末或入丸散吞服时酌减。浸酒内服，外用适量。天冬无毒，在常规剂量内没有不适反应，长期服用或大剂量使用也没有明显不良反应。

【注意事项】天冬与其他含黏液质的养阴药相似，不良反应有腹胀、嗳气、大便增多等消化道症状，故脾胃虚寒，食少便溏及外感风寒咳嗽者忌服。

【论述】天冬有镇咳、祛痰、平喘作用。天冬可使外周血管明显扩张，血压下降，心肌收缩力加强，心率减慢，尿量增加，有明显的强心作用，也有明显的抗心肌缺血作用，能缩小心肌梗死范围。天冬提取物有降血糖作用。天冬能抑制体液免疫，抑制抗体的形成。天冬有保护胃黏膜的作用，天冬黏液质能促进胃肠腺体分泌。

天冬水煎液、乙醇提取物和多糖成分均能延缓衰老，有较强的抑制脂质过氧化，提高自由基代谢相关酶的活性的作用。其水煎液增强体液、细胞免疫和抗肿瘤作用。皂苷类成分具有抗血小板凝聚作用，其中螺甾皂苷有比较强的抗真菌活性，总呋皂苷有抗肝纤维化活性。

天冬煎剂体外试验对炭疽杆菌、甲型和乙型溶血性链球菌、白喉杆菌、白色葡萄球菌、念珠菌、絮状表皮癣菌、白色隐球菌、石膏样小孢子菌、毛癣菌、枯草杆菌均有不同程度的抑菌作用。

天冬的传统功效是养阴润燥、清肺生津；主治肺燥干咳，顿咳痰黏，劳嗽咳血，肾阴亏虚，腰膝酸痛，骨蒸潮热，内热消渴，热病伤津，咽干口渴，肠燥便秘。药理研究发现其许多新功效：抗衰老，抗肿瘤，降血糖，强心，抗心肌缺血，抑制血小板聚集，祛痰镇咳，平喘，抗肝纤维化，保护胃黏膜，促进胃肠腺体分泌等；开发了抗衰老，心、血管，抗肝纤维化，保护胃黏膜，促进胃肠腺体分泌等方面的治疗前景。

石斛（《神农本草经》）

【来源】本品为兰科植物金钗石斛、鼓槌石斛或流苏石斛的栽培品及其同属植物近似种的新鲜或干燥茎。主产于广西、贵州、云南、湖北。全年均可采收，鲜用者除去根和泥沙；干用者采收后，除去杂质，用开水略烫或烘软，再边搓边烘晒，至叶鞘搓净，干燥。切段，生用或鲜用。本品气微，味微苦而回甜，嚼之有黏性。以色金黄、有光泽、质柔韧者为佳。

【别名】杜兰，吊兰。

【性味】味甘，性微寒。

【归经与趋势】归脾、胃、肠、肺、卫、皮肤，心、血管，肝，肾、子宫。石斛甘寒质润，趋势向下、向外，能滋养五脏，清润三焦；自上焦、润肺降气、提肾水而宁心火，坐镇中宫、运脾健胃、生津增液、养肝明目，入肾滋阴、延年益寿；石斛阴柔和缓，能生津润燥而不碍胃，为清补之佳品。

【化学成分】金钗石斛主要含有生物碱类成分：石斛碱，石斛酮碱，石斛酚等；鼓槌石斛主要含菲类成分：鼓槌菲，毛兰菲等；联苄类成分：毛兰素、鼓槌联苄等；流苏石斛主要含菲类成分：流苏菲、毛兰菲等。

【功效】运脾健胃，生津增液，滋阴清热，润肺降气，提水宁心，活血祛瘀，延缓衰老，扶正祛邪，化浊散结，养肝明目，通痹止痛。

【药理概括】促进腺体分泌，促进胃液分泌、助消化，调节肠管运动、通便，增强机体免疫力，抗氧化、延缓衰老，抑制白内障，降血糖，抗肿瘤，改善甲亢的虚弱症状，促进唾液分泌，抗血小板聚集，降低血黏度，抗血栓，收缩子宫，解热、镇痛、消炎，抑心，降压，抑制呼吸。

【辨证施治提纲】（一）证：热病津伤，口干烦渴，胃阴不足，食少干呕，病后虚热不退，肾阴亏虚，目暗不明，筋骨痿软，阴虚火旺，骨蒸劳热。（二）病：慢性胃炎，白内障，干燥综合征，增强免疫力及抗衰老，肺结核。

【剂量与用法】药典剂量：6～12 g。常规剂量：6～12 g。大剂量：15～30 g。水煎服。

研末或入丸散吞服时酌减。浸酒内服，外用适量。石斛无毒，在常规剂量内没有不适反应，长期服用或大剂量使用也没有明显不良反应。

【注意事项】妊娠禁忌。石斛能敛邪，故温热病不宜早用；又能助湿，若湿温热尚未化燥伤津者忌服。石斛与其他含黏液质的养阴药相似，不良反应有腹胀、大便增多等消化道症状，故脾胃虚寒，食少便溏者慎用。石斛毒性很低，但过大剂量使用会中毒，可引起惊厥。

【论述】金钗石斛有解热、消炎作用，用于胆囊炎之高热，有迅速退热的功效。石斛含大量黏液质，能促进唾液、胃液、肠液分泌，因而能改善口干、软化大便、增加食欲，即中医讲的养胃阴、生津液。石斛水煎液能促进胃酸的分泌和增加胃蛋白酶排出量，能助消化；石斛可兴奋肠管，调节胃肠功能，有通便作用，但若大剂量使用，反使肠肌麻痹。石斛水煎液能降低白内障晶状体的浑浊度，金钗石斛总生物碱能逆转白内障晶状体浑浊度。金钗石斛多糖具有直接促进淋巴细胞有丝分裂的作用。鼓槌石斛和金钗石斛中的多种成分对肿瘤有抑制作用。金钗石斛的醇提物有降低全血黏度、抑制血栓形成的作用。石斛大剂量可抑制心脏，降低血压，抑制呼吸，并引起子宫收缩。石斛还有降血糖、抗氧化等作用。

石斛的传统功效是益胃生津、滋阴清热；主治热病津伤，口干烦渴，胃阴不足，食少干呕，病后虚热不退，肾阴亏虚，目暗不明，筋骨痿软，阴虚火旺，骨蒸劳热。药理研究发现其许多新功效：促进腺体分泌，促进胃液分泌、助消化，调节肠管运动、通便，增强机体免疫力，延缓衰老，抑制白内障，降血糖，抗肿瘤，抗血小板聚集，抗血栓，解热镇痛等；开发了促进腺体分泌，促进胃液分泌、助消化，调节肠管运动、通便，增强机体免疫力，延缓衰老，抑制白内障等方面的治疗前景。

玉竹（《神农本草经》）

【来源】本品为百合科植物玉竹的干燥根茎。主产于湖南、湖北、江苏、浙江。秋季采挖，除去须根，洗净，晒至柔软后，反复揉搓、晾晒至无硬心，晒干；或蒸透后，揉至半透明，晒干。切厚片或段，生用。本品气微，味甘，嚼之发黏。以条长、肉肥、色黄白、光泽柔润者为佳。

【别名】葳蕤，萎蕤，尾参，玉参。

【性味】味甘，性微寒。

【归经与趋势】归肺、卫、皮肤，心、血管，胃、肠、肾、子宫。玉竹甘寒质润，趋势向下、向外，能滋养三焦，主入心宫。

【化学成分】本品主要含多糖：玉竹黏多糖、玉竹果聚糖A-D；甾类成分：黄精螺甾醇苷体皂苷 POb，POc，PO1，P02，PO3，PO4，PO5，β-谷甾醇-3-0-β-D-吡喃葡萄糖苷，黄精呋甾醇苷等；还有铃兰苦苷、铃兰苷等。

【功效】养阴润燥，延缓衰老，生津增液，强心养心，化浊散结，通络护肾。

【药理概括】强心，保护急性心肌缺血，扩张血管，降压，降血脂，抗动脉粥样硬化，降血糖，抗肿瘤，抑制酪氨酸酶，调节肠管运动，刺激子宫收缩，抑制子宫内膜细胞增生，抗糖尿病肾病，耐缺氧，增强免疫，抗氧化，抗衰老，抗内毒素。

【辨证施治提纲】（一）证：肺阴不足，燥热咳嗽，胃阴不足，咽干口渴，内热消渴。（二）病：心力衰竭，支气管炎，高脂血症，皮下出血，斑疹，糖尿病肾病。

【剂量与用法】药典剂量：6～12 g。常规剂量：6～12 g。大剂量：15～30 g。水煎服。研末或入丸散吞服时酌减。浸酒内服，外用适量。玉竹无毒，在常规剂量内没有不适反应，长期服用或大剂量使用也没有明显不良反应。

【注意事项】妊娠禁忌。玉竹过大剂量使用，会引起滑肠和食欲不振。

【论述】玉竹小剂量有强心作用，大剂量可使心搏停止。玉竹能降血脂，缓解动脉粥样斑块形成，使外周血管和冠脉扩张，延长耐缺氧时间，并有类似肾上腺皮质激素样作用。玉竹能降低血糖，降低血清糖化血红蛋白组分，抑制糖皮质糖基化终产物形成，改善肾脏病理改变。玉竹多糖具有抗氧化作用，通过提高超氧化物歧化酶活性，增强其对自由基的清除能力，抑制脂质过氧化，降低丙二醛，减轻对机体组织的损伤，延缓衰老。

玉竹多糖能够增强巨噬细胞的吞噬机能，提高吞噬指数和吞噬率，从而提高免疫功能。甾体皂苷有增强体液免疫及吞噬功能的作用。玉竹对子宫有缓和的兴奋作用，可使肠管活动增强。玉竹乙醇提取物能明显提高酪氨酸酶的活性，促进黑色素合成，有望成为治疗白癜风的天然药物。玉竹能抑制子宫内膜细胞增生，对抗子宫内膜异位症。玉竹还能抑制结核分枝杆菌生长。

玉竹的传统功效是养阴润燥、生津止渴；主治肺阴不足，燥热咳嗽，胃阴不足，咽干口渴，内热消渴。药理研究发现其许多新功效：强心，保护急性心肌缺血，降血脂，抗动脉粥样硬化，降血糖，调节肠管运动，抑制子宫内膜细胞增生，增强免疫，抗衰老等；开发了心、血管方面的治疗前景。

黄精（《名医别录》）

【来源】本品为百合科植物滇黄精、黄精或多花黄精的干燥根茎。按形状不同，习称大黄精、鸡头黄精、姜形黄精。主产于贵州、湖南、湖北、四川、安徽。春、秋二季采挖，除去须根，洗净置沸水中略烫或蒸至透心，干燥。本品气微，味甜，嚼之有黏性。切厚片，生用，或照酒炖法、酒蒸法制用。以块大、肥润、色黄、断面透明者为佳。

【别名】鸡头黄精，老虎姜，姜形黄精。

【性味】味甘，性平。

【归经与趋势】归心、脑、血管，脾、胃、肺、卫、皮肤，肝、肾。黄精甘平，趋势阴柔滋润，向上、向外，润三焦、滋五脏；滋阴补肾、益精养血，疏肝、运脾、升清降浊、祛湿散结，养阴润肺、和营调卫，运气强心、化浊通脉，精微入颅、健脑益智；黄精柔润和缓，不寒不热，气阴双补，五脏兼益，为平补调养之上品。

【化学成分】本品主要含有多糖：黄精低聚糖 A、B、C 等；皂苷类成分：黄精皂苷 A、B，薯蓣皂苷，毛地黄糖苷等；黄酮类成分：芹菜黄素等。

【功效】滋阴补肾，益精养血，增强体质，延缓衰老，扶正祛邪，强心养心，健脑益智，化浊通络，运脾润肺，疏肝散结，护肤增白。

【药理概括】降血压，增强心肌收缩力，心率加快，增加冠脉血流量，降血脂，减轻动脉粥样硬化，抗氧化、抗衰老，降血糖，抑制肾上腺皮质功能，提高免疫功能，促进 DNA、RNA 和蛋白质的合成，保护脑缺血再灌注损伤，增强学习记忆，降低环核苷酸含量，抗肿瘤，抑制酪氨酸酶，抗应激，抑菌，抑真菌，抗病毒。

【辨证施治提纲】（一）证：脾胃气虚，体倦乏力，胃阴不足，口干食少，肺虚燥咳，劳嗽咳血，精血不足，腰膝酸软，须发早白，内热消渴。（二）病：冠心病，病态窦房结综合征，高脂血症，缺血性中风，糖尿病，植物神经功能失调，头痛，流行性出血热，肺结核，慢性支气管炎，百日咳，慢性迁延性肝炎，癣菌病，白细胞减少症，药物性耳毒性，阳痿，先兆流产，风湿腰痛，皮质醇增多症。

【剂量与用法】药典剂量：9～15 g。常规剂量：9～15 g。大剂量：15～30 g。水煎服。研末或入丸散吞服时酌减。浸酒内服，外用适量。黄精无毒，在常规剂量内没有不适反应，长期服用或大剂量使用也没有明显不良反应。

【注意事项】有滑肠便稀反应，对慢性腹泻患者应慎用。

【论述】黄精的多种制剂有降低血压作用，能使心脏收缩力增强，心率加快，显著增加冠脉血流量。黄精能降血脂，减轻动脉粥样硬化，并能降低血压。黄精能明显降低心肌脂褐素的含量和提高肝脏中 SOD 活性，具有很强的抗氧化活性。黄精可引起血糖暂时性增高，随后降低，可显著对抗肾上腺素所引起的血糖升高，前者可能是由于黄精中含有碳水化合物所致。黄精具有抑制肾上腺皮质功能的作用，对肾上腺皮质功能亢进所引起的脂肪、糖代谢紊乱有一定的改善作用，可治疗皮质醇增多症。

黄精能提高机体的免疫功能和促进 DNA、RNA 和蛋白质的合成，能提高骨髓造血机能，对白细胞下降有明显的升高作用，能增强红细胞膜 Na、K、–ATP 酶的活性，能使 cGMP/CAMP 比值升高。黄精能降低血浆 cAMP 和 cGMP 的含量。黄精有抗应激作用，可增强体力和抗高温能力，有抗衰老和延长寿命作用。黄精能抑制酪氨酸酶，对皮肤有增白作用。黄精有抑菌作用，对多种真菌有抑制作用，对腺病毒和疱疹病毒有抑制作用。

黄精的传统功效是补气养阴、健脾、润肺、益肾；主治脾胃气虚，体倦乏力，胃阴不足，口干食少，肺虚燥咳，劳嗽咳血，精血不足，腰膝酸软，须发早白，内热消渴。药理研究发现其许多新功效：增强心肌收缩力，增加冠脉血流量，降血脂，减轻动脉粥样硬化，抗衰老，降血糖，提高免疫功能，促进 DNA、RNA 和蛋白质的合成，保护脑缺血再灌注损伤，抗肿瘤，抑制酪氨酸酶，抗应激等；开发了心、脑、血管，抗衰老，降血糖，抗肿瘤，抑制酪氨酸酶，抗应激等方面的治疗前景。

枸杞子（《神农本草经》）

【来源】本品为茄科植物宁夏枸杞的干燥成熟果实。主产于宁夏。夏、秋二季果实呈红色时采收，热风烘干，除去果梗，或晾至皮皱后，晒干，除去果梗。生用。本品气微，微甜。以粒大、色红、肉厚、质柔润、籽少、味甜者为佳。

【别名】枸杞果，枸奶子，枸杞。

【性味】味甘，性平。

【归经与趋势】归肾、子宫，肝，心，脑，血管，肺，卫、皮肤。枸杞子甘平质润，趋势平和，向外、向上，自下而上，滋阴补肾、益精养血、刺激生长、增强体质、延缓衰老、中焦承接、疏肝明目、整肠祛脂，化浊散结，温润上焦、助肺宣发、调和营卫、扶正护肤、滋养心宫、宁心养心、升清脑府、健脑益智；枸杞子和缓温润，乃平补调养、食疗之佳品。

【化学成分】本品主要含枸杞子多糖；生物碱类成分：甜菜碱，莨菪亭等。

【功效】滋阴补肾，益精养血，刺激生长，增强体质，延缓衰老，疏肝明目，健脑益智，化浊散结，宁心养心，祛脂疏壅，护肤美容。

【药理概括】保护视神经，增强免疫功能，保肝，降血脂，减肥，降血糖，抗应激，抗衰老，降压，抑心，兴奋肠道，营养保护滋养层细胞，防辐射，促进造血细胞增生，调节神经内分泌网络，抗疲劳，抗心肌细胞自由基损伤，抑菌，兴奋子宫，生长刺激，抗肿瘤，保护细胞内遗传物质，保护生殖系统，促智、增强记忆，抑制脂褐素积累。

【辨证施治提纲】（一）证：肝肾阴虚，精血不足，腰膝酸痛，眩晕耳鸣，阳痿遗精，内热消渴，血虚萎黄，目昏不明。（二）病：老年保健，皮肤病，慢性肝脏疾病，高脂血症，口干症，糖尿病视网膜病变，萎缩性胃炎，眼科疾病。

【剂量与用法】药典剂量：6～12 g。常规剂量：6～12 g。大剂量：15～30 g。水煎服。直接食用。研末或入丸散吞服时酌减。浸酒内服，外用适量。枸杞子无毒，在常规剂量内没有不适反应，长期服用或大剂量使用也没有明显不良反应。

【注意事项】妊娠禁忌。

【论述】枸杞能显著提高机体的非特异性免疫功能，枸杞多糖能提高巨噬细胞的吞噬能力，水煎剂能明显增加空斑形成细胞的数量，对细胞免疫功能和体液免疫功能均具有调节作用。枸杞子能明显抑制过氧化脂质的生成，清除过量的自由基，调节脂质代谢，耐缺氧，抗疲劳，有延缓衰老的作用。枸杞子对某些遗传毒物所诱发的遗传损伤有明显的保护作用。枸杞子可促进骨髓造血干细胞增殖，显著增加白细胞数量。

枸杞子对糖尿病有明显的免疫调节效应，能增加胰岛素敏感性，提高糖耐量，增加肝糖原储备，有显著而持久的降血糖作用。枸杞多糖具有良好的降血脂作用，可通过机体的能量代谢达到降脂减肥的目的。枸杞多糖对肝损伤有保护作用，机制是通过阻止内质网的损伤, 促进蛋白质合成及解毒作用, 恢复肝细胞功能, 并促进肝细胞再生。枸杞子能保护视神经而有明目作用。

枸杞多糖对生殖系统有保护作用, 可能是通过抗氧化作用及调节下丘脑—垂体—性腺轴实现的; 能减轻高温引起的生精细胞损伤, 并促进睾丸生殖细胞正常发育。枸杞子可增加子宫的收缩频率, 增强张力及强度。枸杞子对生长有刺激作用。枸杞子还有抗肿瘤、抗诱变、抗辐射、降血压、促智、抑制脂褐素的积累等作用。枸杞子浸出液对金黄色葡萄球菌等17种细菌有较强的抑菌作用。

枸杞子的传统功效是滋补肝肾、益精明目; 主治肝肾阴虚, 精血不足, 腰膝酸痛, 眩晕耳鸣, 阳痿遗精, 内热消渴, 血虚萎黄, 目昏不明。药理研究发现其许多新功效: 保护视神经, 增强免疫功能, 保肝, 降血脂, 降血糖, 抗应激, 抗衰老, 促进造血细胞增生, 调节神经内分泌, 抗心肌细胞自由基损伤, 生长刺激作用, 抗肿瘤, 保护生殖系统, 促智, 抑制脂褐素积累等; 开发了保护视神经, 降血脂, 降血糖, 抗应激, 抗衰老, 促进造血细胞增生, 调节神经内分泌, 生长刺激作用, 保护生殖系统, 促智等方面的治疗前景。

墨旱莲 (《新修本草》)

【来源】本品为菊科植物鳢肠的干燥地上部分。主产于江苏、浙江、江西、湖北、广东。花开时采割, 晒干。切段, 生用。本品气微, 味微咸。以色绿、无杂质者为佳。

【别名】旱莲草, 水旱莲, 墨汁草。

【性味】甘、酸, 寒。

【归经与趋势】归肾, 肝, 心, 肺。旱莲草甘补、酸敛、寒清热, 趋势凉润, 主入肝肾经, 功专滋补肝肾, 凉血止血。

【化学成分】主要含黄酮类成分: 槲皮素, 木犀草素, 芹菜素等; 香豆素类成分: 蟛蜞菊内酯, 去甲蟛蜞菊内酯等; 三萜类成分: 刺囊酸, 齐墩果酸, 旱莲苷A、B、C等; 还有生物碱及含硫化合物等。

【功效】滋阴补肾, 延缓衰老, 生发乌发, 疏肝解毒, 通痹止痛, 通络养心, 凉血止血。

【药理概括】抗炎, 镇痛, 保肝, 提高免疫功能, 止血, 抑菌, 升高外周白细胞, 抗诱变, 耐缺氧, 抗自由基、延缓衰老, 增加冠脉血流量、改善心肌缺血, 保护染色体损伤, 促进毛发生长、乌发。

【辨证施治提纲】(一) 证: 肝肾阴虚, 牙齿松动, 须发早白, 眩晕耳鸣, 腰膝酸软, 阴虚血热吐血、衄血、尿血、血痢、崩漏下血, 外伤出血。(二) 病: 出血症, 药物性溶血, 急性黄疸型肝炎, 冠心病, 退热, 头痛, 乳痈, 蛋白尿, 稻田皮炎, 痢疾, 驱蛔虫, 脚癣, 湿疹, 斑秃, 扁平疣。

【剂量与用法】药典剂量: 6～12 g。常规剂量: 6～12 g。大剂量: 15～30 g。水煎服。

研末或入丸散吞服时酌减。浸酒内服，外用适量。旱莲草无毒，在常规剂量内没有不适反应，长期服用或大剂量使用也没有明显不良反应。

【注意事项】旱莲草氯含量较高，如用量过大可致血氯增高，对于高氯性酸中毒患者慎用。

【论述】旱莲草能缩短凝血酶原时间、升高血小板和纤维蛋白原，有止血作用。旱莲草能提高机体非特异性免疫功能。旱莲草能消除氧自由基以抑制5-脂氧酶，保护染色体，保肝，促进肝细胞的再生。旱莲草增加冠状动脉流量，改善心肌缺血。旱莲草可使表皮基底层含黑色素颗粒细胞增多，在防治白癜风方面有较好前景。旱莲草还有抗炎、镇痛、促进毛发生长、乌发、抗菌、抗阿米巴原虫、抗癌等作用。

旱莲草的传统功效是滋补肝肾、凉血止血；主治肝肾阴虚，牙齿松动，须发早白，眩晕耳鸣，腰膝酸软，阴虚血热吐血、衄血、尿血、血痢、崩漏下血，外伤出血。药理研究发现其有抗炎、保肝，提高免疫功能，止血，延缓衰老，增加冠脉血流量等作用。旱莲草的功效，古今差别不大。

女贞子（《神农本草经》）

【来源】本品为木犀科植物女贞的干燥成熟果实。主产于浙江、江苏、湖北、湖南、江西。冬季果实成熟时采收，除去枝叶，稍蒸或置沸水中略烫后，干燥，或直接干燥。生用，或照酒炖法、酒蒸法制用。本品气微，味甘、微苦涩。以粒大、饱满、色紫黑、质坚实者为佳。

【别名】冬青子，女贞实，白蜡树子。

【性味】味甘、苦，性凉。

【归经与趋势】归肝，肾，心、血管，肺、卫、皮肤。女贞子甘补、苦燥、凉润，趋势平和，主入肝经，敷布三焦，滋养五脏；滋阴补肾、益精养血，坐镇中宫、汲提肾水、养肝疏肝，助肺宣发、扶正祛邪，宁心养心、化浊通络；女贞子和缓凉润，为清补药中之上品。

【化学成分】本品主要含三萜类成分：齐墩果酸，乙酰齐墩果酸，熊果酸等；环烯醚萜苷类成分：女贞苷，特女贞苷等；黄酮类成分：外消旋圣草素，右旋花旗松素，槲皮素等；脂肪酸类成分：棕榈酸，硬脂酸等；还含挥发油、多糖等。

【功效】滋阴补肾，益精养血，增强体质，扶正祛邪，延缓衰老，生发乌发，疏肝明目，宁心养心，化浊散结，祛风止痒。

【药理概括】显著增强免疫功能，保护染色体损伤，抗骨髓抑制、促进造血功能，降低过氧化脂质，升高肝超氧化物歧化酶活性，升高白细胞，抑心，增加冠脉血流量，改善心肌缺血，提高合成促肾上腺皮质激素，降血脂，抗动脉粥样硬化，降低动脉壁胆固醇含量，降血糖，护肝降酶，抗炎，抑菌，抗疲劳，抗衰老，耐缺氧，抗癌，促毛囊生长，降眼压，激素性双向调节作用，抑制变态反应，促进黑素细胞增殖。

【辨证施治提纲】（一）证：肝肾阴虚，眩晕耳鸣，腰膝酸软，须发早白，目暗不明，内热消渴，骨蒸潮热。（二）病：白细胞减少症，冠心病，肝炎，高脂血症，糖尿病，眼部疾病，呼吸道感染，肿瘤，急性菌痢，复发性口疮，烧伤。

【剂量与用法】药典剂量：6～12 g。常规剂量：6～12 g。大剂量：15～30 g。水煎服。研末或入丸散吞服时酌减。浸酒内服，外用适量。女贞子无毒，在常规剂量内没有不适反应，长期服用或大剂量使用也没有明显不良反应。

【注意事项】女贞子过大剂量使用，会有不良反应，表现为口干、头晕、轻微腹痛等。

【论述】女贞子对异常的免疫功能有双向调节作用；女贞子有抗过敏活性，又能抑制变态反应。女贞子煎剂、女贞子素、齐墩果酸均有良好的降血糖、降血脂作用。女贞子有升高白细胞、抗血小板聚集、抗血栓形成、促进造血机能。女贞子的各种制剂，均有明显的护肝降酶作用。女贞子中既有雌激素样，也有雄激素样的物质存在，即具有激素样双向调节作用。女贞子能改善雌激素缺乏所引起的钙失衡状态，增强酪氨酸酶的活性和黑色素的合成能力。女贞子有明显的抗炎作用。齐墩果酸具有广谱抗菌作用，对金黄色葡萄球菌、溶血性链球菌等多种细菌都有抑制作用。

女贞子的传统功效是滋补肝肾、明目乌发；主治肝肾阴虚，眩晕耳鸣，腰膝酸软，须发早白，目暗不明，内热消渴，骨蒸潮热。药理研究发现其许多新功效：显著增强免疫功能，促进造血功能，增加冠脉血流量，提高合成促肾上腺皮质激素的能力，降血脂，抗动脉粥样硬化，降血糖，护肝降酶，抗炎，抗疲劳，抗衰老，抗癌，促毛囊生长，降眼压，激素性双向调节作用，抑制变态反应等；开发了心、血管，显著增强免疫功能，促进造血功能，降血糖，护肝降酶，抗炎，抗疲劳，抗衰老等多方面的治疗前景。

桑葚（《新修本草》）

【来源】本品为桑科植物桑的干燥果穗。主产于江苏、浙江、湖南、四川。4—6月果实变红时采收，晒干，或略蒸后晒干。生用。本品气微，味微酸而甜。以个大、色暗紫、肉厚者为佳。

【别名】桑仁，桑果，桑葚子，桑实。

【性味】味甘、酸，性寒。

【归经与趋势】归脾，肝，肾。桑葚甘补、酸敛、寒清热，趋势阴柔滋腻，水曰润下，偏于中、下焦，主入肝、肾经，功专滋阴补肾，疏肝养肝；桑葚富含汁液，为清补、食疗之佳品。

【化学成分】本品主要含黄酮类成分：矢车菊—葡萄糖苷，矢车菊—芸香糖苷；脂肪酸类成分：亚油酸，油酸，硬脂酸等；挥发油：桉油精，香叶醇等。还含有机酸类、胡萝卜素、糖类、维生素等。

【功效】滋阴补肾，益精造血，增强体质，延缓衰老，扶正祛邪，疏肝养肝，生津增液，运脾健胃，化浊散结，润肠通便。

【药理概括】增强细胞免疫，促进淋巴细胞转化，促进 T 淋巴细胞成熟，促进体液免疫功能，增加免疫器官重量，促进造血细胞生长、促进造血功能，抗诱变、抗癌、降血脂，强壮作用，抗氧化，延缓衰老，补充胃液、助消化，增强肠蠕动，保肝降酶，抗病毒。

【辨证施治提纲】（一）证：肝肾阴虚，眩晕耳鸣，心悸失眠，须发早白，津伤口渴，内热消渴，肠燥便秘。（二）病：再生障碍性贫血，血虚头晕、耳鸣、消渴，高血压，老年便秘，失眠，阴虚证，眼病。

【剂量与用法】药典剂量：9～15 g。常规剂量：9～15 g。大剂量：15～30 g。水煎服。研末或入丸散吞服时酌减。浸酒内服、外用适量。桑葚无毒，在常规剂量内没有不适反应，长期服用或大剂量使用也没有明显不良反应。

【注意事项】桑葚过大剂量会有不良反应，表现为出血性肠炎，过敏反应。桑葚入汤、丸、散之类制剂应用，极少见有不良反应。但桑葚生食或鲜食过量却可导致呕吐、腹痛，呈阵发性加剧，烦躁、神志恍惚、消化道出血，可见大便呈暗红果酱色，严重者昏迷，血压下降，甚至死亡。

【论述】桑葚能抗氧化、抗疲劳，使人精力旺盛，能延缓衰老。桑葚能提高全血和肝谷甘肽过氧化物酶、过氧化氢酶活性，增强超氧化物歧化酶活性，减少心肌脂褐素、过氧化脂质，提高皮肤中羟脯氨酸含量。桑葚有中度促进淋巴细胞转化的作用，能促进 T 细胞成熟，从而使衰老的 T 细胞功能得到恢复，有免疫增强功能。桑葚能降低胆固醇、低密度脂蛋白、三酰甘油及致动脉硬化指数，升高高密度脂蛋白和抗动脉硬化指数。

桑葚在胃中能补充胃液的缺乏，可增强胃的消化力；进入肠内能刺激肠黏膜，使肠液分泌增多，肠蠕动增强。桑葚能促进粒系祖细胞生长，有促进造血功能的作用。桑葚液还有防止环磷酰胺所致白细胞减少，降低其诱发骨髓微核率和染色体畸变率的作用。

桑葚的传统功效是滋阴补血、生津润燥；主治肝肾阴虚，眩晕耳鸣，心悸失眠，须发早白，津伤口渴，内热消渴，肠燥便秘。药理研究发现其许多新功效：增强细胞免疫，促进造血功能，抗癌，降血脂，强壮作用，延缓衰老，抗疲劳，补充胃液、助消化，保肝降酶等；开发了增强细胞免疫，促进造血功能，降血脂，强壮，延缓衰老，补充胃液、助消化，保肝降酶等方面的治疗前景。

黑芝麻（《神农本草经》）

【来源】本品为芝麻科植物芝麻的干燥成熟种子。主产于山东、河南、湖北、四川。秋季果实成熟时采割植株，晒干，打下种子，除去杂质，再晒干。生用或炒用，用时捣碎。本品气微，味甘，有油香气。以个大色黑、饱满、无杂质者为佳。

【别名】黑脂麻，胡麻，油麻。

【性味】味甘，性平。

【归经与趋势】归肝，肾，大肠。黑芝麻甘平，趋势阴柔和顺，主入中、下焦，功专滋阴补肾，化浊通络；黑芝麻富含油脂，为滋补调养、食疗之佳品。

【化学成分】本品主要含脂肪酸类成分：油酸，亚油酸，棕榈酸，花生酸等；还含芝麻素、芝麻酚、β-谷甾醇、植物蛋白等。

【功效】滋阴补肾，益精养血，舒筋壮骨，延缓衰老，化浊通络，润燥滑肠。

【药理概括】延缓衰老，消炎，降血糖，降血脂，抗动脉粥样硬化，通便，抗骨质疏松，兴奋子宫，抑制肾上腺皮质系统功能，促凝血。

【辨证施治提纲】（一）证：精血亏虚，头晕眼花，耳鸣耳聋，须发早白，病后脱发。（二）病：糖尿病，血小板减少性紫癜，慢性鼻炎，产后缺乳，蛋白尿，便秘，呃逆，瘰疬，脱发，利胆排石，白癜风。

【剂量与用法】药典剂量：9～15 g。常规剂量：9～15 g。大剂量：15～30 g。水煎服。炒熟直接食用。研末或入丸散吞服时酌减。外用适量。黑芝麻无毒，在常规剂量内没有不适反应，长期服用或大剂量使用也没有明显不良反应。

【注意事项】妊娠禁忌。过大剂量使用会产生毒性，可引起绞痛、震颤、呼吸困难、胀气、咳嗽、湿疹、脱毛及瘙痒等。

【论述】黑芝麻能有效降低过氧化脂质含量，增加老年人的胸腺重量及胸腺核糖核酸和肝蛋白的含量，并有明显的耐低温、耐高温、耐缺氧作用，有抗衰老作用，尚有养生健身之功。黑芝麻所含亚油酸可降低血中胆固醇含量，减轻主动脉病变，软化血管，有防治动脉硬化作用。黑芝麻可使实验动物的肾上腺皮质功能受到某种程度的抑制。黑芝麻可降低血糖，并增加肝脏及肌肉中糖原含量，但大剂量下可使糖原含量下降。黑芝麻油涂布于皮肤黏膜，能减轻对皮肤黏膜的刺激，有促进炎症恢复的作用。黑芝麻能抗骨质疏松，兴奋子宫。黑芝麻所含脂肪油能滑肠通便。

黑芝麻的传统功效是补肝肾、益精血、润肠燥；主治精血亏虚，头晕眼花，耳鸣耳聋，须发早白，病后脱发。药理研究发现其许多新功效：延缓衰老，降血糖，降血脂，抗动脉粥样硬化，通便，壮骨等；开发了延缓衰老、降血脂、抗动脉粥样硬化、壮骨等方面的治疗作用。

龟甲（《神农本草经》）

【来源】本品为龟科动物乌龟的背甲及腹甲。主产于湖北、湖南、江苏、浙江、安徽。全年均可捕捉，以秋、冬二季为多，捕捉后杀死，或用沸水烫死，剥取背甲和腹甲，除去残肉，晒干。生用，或砂烫后醋淬用，用时捣碎。本品气微腥，味微咸。以块大、完整、无残肉者为佳。

【别名】龟壳，龟板，龟下甲，元武板，龟低甲。

【性味】味咸、甘，性微寒。

【归经与趋势】归肝，肾，心。龟板甘补、咸入肾、寒清热，趋势主入下焦，坐镇水府，功专滋阴潜阳、益肾壮骨、滋通任脉、生髓健脑；龟板为血肉有情之品，能滋阴补肾，促生长，潜阳，壮骨，安神，乃清补调养阵中之仙骨。

【化学成分】本品主要含角蛋白及骨胶原蛋白；胆甾醇类成分：胆固醇，胆甾醇-4-烯-3-酮，十二碳烯酸胆甾醇酯；氨基酸：天冬氨酸，苏氨酸，精氨酸等。

【功效】滋阴潜阳，益肾壮骨，促进生长，养血填精，安神健脑，固经止崩。

【药理概括】解热，促进生长发育，抗骨质疏松，促进核酸合成，提高免疫功能，抗肿瘤，兴奋子宫，纠正阴虚证机体状态，耐缺氧，催眠，保护脑损伤，降低血清铜，促进骨髓干细胞增殖。

【辨证施治提纲】（一）证：阴虚潮热，骨蒸盗汗，阴虚阳亢，头晕目眩，虚风内动，肾虚筋骨萎软，囟门不合，阴血亏虚，惊悸，失眠，健忘，阴虚血热，崩漏经多。（二）病：脑动脉硬化症，颈椎病，特发性精子减少症，肺结核之骨蒸热、潮热、盗汗，阴虚型慢性肾炎，神经衰弱，慢性疮疡，崩漏带下，小儿脱肛。

【剂量与用法】药典剂量：9～24 g。常规剂量：9～15 g。大剂量：15～30 g。水煎服，先煎。研末或入丸散吞服时酌减。浸酒内服、外用适量。龟板无毒，在常规剂量内没有不适反应，长期服用或大剂量使用也没有明显不良反应。龟板经砂烫醋淬后，更容易煎出有效成分，并除去腥气，便于服用。

【注意事项】妊娠禁忌。脾胃虚寒者慎用。过大剂量会引起腹泻。

【论述】龟板对能量代谢有双向调节作用，能双向调节肝脾的核酸合成代谢，对亢进的核酸代谢可使之降低，低下的核酸代谢可使之升高。阴虚体质的细胞氧化过程加速，产热增加，基础代谢升高，蛋白分解代谢加速，龟甲煎剂可使上述改变被明显抑制，并使其恢复至正常，上下龟甲作用相似。

龟板对阴虚体质患者能降低耗氧量，并延长耐缺氧时间；龟甲能有效减弱甲亢阴虚型的甲状腺功能，表现为降低血清中T3、T4的含量，使萎缩的甲状腺恢复生长，减慢心率，提高痛阈，降低整体耗氧量，升高血糖，降低血浆黏度；还可减少饮水量，增加尿量，使体重增加。

龟甲能降低甲状腺及肾上腺皮质功能，促进肾上腺生长，增加肾上腺重量，降低血浆皮质醇及尿17-羟类固醇含量，能增加生殖腺包括睾丸、子宫、前列腺、精囊腺的重量，促进生长发育，还能兴奋子宫，加强收缩。

龟甲能提高细胞免疫和体液免疫功能，能增强网状内皮系统的吞噬功能，能对抗免疫抑制剂对细胞免疫的抑制作用，并能对白细胞下降有保护作用，能增强免疫抑制状态下的脾和胸腺的重量和功能，使淋转率和血清升高。

龟甲能提高超氧化物歧化酶的含量，使细胞生长旺盛，有抗氧化、延缓衰老的作用。

龟甲对缺血性脑损伤有保护作用，可减轻局灶性脑缺血神经损伤症状，对局灶性脑缺血后神经干细胞有促进增殖作用；龟甲还有抗骨质疏松和抗脊髓损伤的作用。龟甲可使上升的血清铜含量下降。龟甲能促进骨髓间充质干细胞的增殖。龟甲还能抗凝血、增加冠脉流量和提高耐缺氧能力，并有解热、补血、镇静的作用。

龟甲的传统功效是滋阴潜阳、益肾强骨、养血补心、固经止崩；主治阴虚潮热，骨蒸盗汗，阴虚阳亢，头晕目眩，虚风内动，肾虚筋骨萎软，囟门不合，阴血亏虚，惊悸，失眠，健忘，阴虚血热，崩漏经多。药理研究发现其许多新功效：促进生长发育，抗骨质疏松，提高免疫功能，兴奋子宫，纠正阴虚证机体状态，催眠，保护脑损伤，促进骨髓干细胞增殖等；开发了促进生长发育、抗骨质疏松、保护脑损伤、兴奋子宫等方面的治疗前景。

鳖甲（《神农本草经》）

【来源】本品为鳖科动物鳖的背甲。主产于湖北、湖南、安徽、江苏、浙江。全年均可捕捉，以秋、冬二季为多，捕捉后杀死，置沸水中烫至背甲上的硬皮能剥落时，取出，剥取背甲，除去残肉，晒干。生用，或砂烫后醋淬用，用时捣碎。本品气微腥，味淡。以块大、完整、无残肉者为佳。

【别名】甲鱼壳，团鱼甲，王八壳，中华鳖甲，鳖盖子。

【性味】味咸，性微寒。

【归经与趋势】归肝，肾。鳖甲咸寒，趋势主入肝肾经，功专滋阴潜阳，补肾强体，疏肝散结。鳖甲为血肉有情之品，乃治阴虚发热之要药。

【化学成分】本品主要含角蛋白、骨胶原蛋白、维生素、氨基酸、多糖等，还含有钙、铁、镉等元素。

【功效】滋阴潜阳，补肾强体，养血疏肝，退热除蒸，软坚散结。

【药理概括】改善阴虚证体质，抑制结缔组织增生，抗肝纤维化，增加血红蛋白含量，升高白细胞，增强免疫功能，抗癌，抗突变，抗辐射损伤，耐缺氧，抗疲劳，耐寒。

【辨证施治提纲】（一）证：阴虚发热、骨蒸劳热，阴虚阳亢、头晕目眩，虚风内动、手足瘛疭，经闭，癥瘕，久疟疟母。（二）病：肿瘤，肝硬化，肝脾肿大，红斑狼疮，紫癜，肺部疾病，低热，盗汗，崩漏，慢性疮疡，腰痛，男性不育症，银屑病。

【剂量与用法】药典剂量：9～24 g。常规剂量：9～15 g。大剂量：15～30 g。水煎服，先煎。研末或入丸散吞服时酌减。浸酒内服、外用适量。鳖甲无毒，在常规剂量内没有不适反应，长期服用或大剂量使用也没有明显不良反应。鳖甲经砂烫醋淬后，更容易煎出有效成分，并除去腥气，便于服用。

【注意事项】鳖甲和甲鱼的蛋白质不易消化，对原有胃肠道疾病的患者，会产生食欲减退，腹胀，大便恶臭、不成形的不适反应，故脾胃虚寒者慎用。鳖甲可发生过敏反应，表现为胸闷、烦躁、瘙痒、风疹块、腹痛、虚汗淋漓，甚至休克。

【论述】鳖甲对甲亢型阴虚证出现的体重减轻、饮水量增多、血浆、血糖、血清总胆固醇、血浆cAMP水平升高等阴虚证有明显的抑制作用。鳖甲能抑制结缔组织增生。鳖甲能增强免疫功能，增强自然杀伤细胞活性，增强巨噬细胞吞噬功能。能防止细胞突变，具有抗肿瘤作用。

鳖甲能促进造血功能，提高血红蛋白含量。鳖甲有抗肝损伤作用，保护肝功能，降低胆固醇、甘油三酯、血清透明质酸、血清磷酸酶和丙二醛含量，升高超氧化物歧化酶、谷胱甘肽过氧化物酶活性，并能抗肝纤维化。另外鳖甲还能增加骨密度和股骨钙含量，并有抗疲劳和补血作用。

鳖甲的传统功效是滋阴潜阳、退热除蒸、软坚散结；主治阴虚发热、骨蒸劳热，阴虚阳亢、头晕目眩，虚风内动、手足瘛疭，经闭，癥瘕，久疟疟母。药理研究发现其许多新功效：改善阴虚证体质，抑制结缔组织增生，抗肝纤维化，增加血红蛋白含量，增强免疫功能，抗癌，抗疲劳等；开发了抑制结缔组织增生、抗肝纤维化、增加血红蛋白含量、抗疲劳等方面的治疗前景。

第十八章　收涩药

凡以收敛固涩为主要功效，常用以治疗各种滑脱病症的药物，称为收涩药，又称固涩药。

本类药物味多酸涩，性温或平，主入肺、脾、肾、大肠经。具有收敛固涩之功，以敛耗散、固滑脱，即陈藏器所谓"涩可固脱"，李时珍所谓"脱则故而不收，故用酸涩药，以敛其耗散"之意。本类药物分别具有固表止汗、敛肺止咳、涩肠止泻、固精缩尿、收敛止血、收涩止带等作用。

收涩药主要用于久病体虚、正气不固、脏腑功能衰退所致的自汗、盗汗、久咳虚喘、久泻久痢、遗精滑精、遗尿尿频、崩漏不止、带下不止等滑脱不禁的病症。

滑脱病症的根本原因是正气虚弱，故应用收涩药治疗乃属于治病之标，因此临床应用本类药时，须与相应的补益药配伍，以标本兼顾。如治气虚自汗、阴虚盗汗者，则分别配伍补气药、补阴药；脾肾阳虚之久泻不止者，应配伍温补脾肾药；肾虚遗精滑精、遗尿尿频者，当配伍补肾药；冲任不固、崩漏不止者，当配伍补肝肾、固冲任药；肺肾虚损，久咳虚喘者，宜配伍补肺益肾、纳气平喘药等。总之，应根据具体症候，寻求根本，适当配伍，标本兼治，才能收到较好的疗效。

收涩药性涩敛邪，故凡表邪未解，湿热所致之泻痢、带下，血热出血，以及郁热未清者，均不宜用，误用有"闭门留寇"之弊。但某些收涩药除收涩作用之外，兼有清湿热、解毒等功效，则又当分别对待。

收涩药根据其药性及临床应用的不同，可分为固表止汗药、敛肺涩肠药、固精缩尿止带药三类。但某些药物具有多种功用，临床应用应全面考虑。

现代药理研究表明，本类药物多含大量鞣质。鞣质味涩，是收敛作用的主要成分，有止泻、止血，使分泌细胞干燥、减少分泌的作用。此外，尚有抑菌、消炎、防腐、吸收肠内有毒物质等作用。

第一节　固表止汗药

本类药物性味多甘平、性收敛。肺主皮毛，司汗孔开合；汗为心之液，故其多入肺、心二经。能行肌表，调节卫分，顾护腠理而有固表止汗之功。临床常用于气虚肌表不固，腠理疏松，津液外泄而自汗；阴虚不能制阳，阳热迫津外泄而盗汗。

本类药物治疗自汗，当配补气固表药同用；治疗盗汗，宜配滋阴除蒸药同用，以治病求本。凡实邪所致汗出，应以祛邪为主，非本类药物所宜。

麻黄根（《本草经集注》）

【来源】本品为麻黄科植物草麻黄或中麻黄的干燥根和根茎。主产于山西、河北、甘肃、内蒙古、新疆。秋末采挖，除去残茎、须根和泥沙，干燥。切厚片，生用。本品气微，味微苦。以质硬、外皮色红棕、切面色黄白者为佳。

【别名】苦椿菜。

【性味】味甘、涩，性平。

【归经与趋势】归心，肺。麻黄根甘、涩，趋势入肺经、实卫气、固腠理、闭毛窍，为敛肺固表止汗之要药。

【化学成分】本品主要含生物碱：麻黄根碱A、B、C、D及阿魏酰组胺等多种成分。尚含有麻黄根素A，麻黄双黄酮A、B、C、D等。

【功效】固表止汗。

【药理概括】降压，止汗，抑心，扩张血管，收缩子宫。

【辨证施治提纲】（一）证：自汗，盗汗。（二）病：植物神经功能紊乱。

【剂量与用法】药典剂量：3～9 g。常规剂量：3～9 g。不宜大剂量使用。水煎服。研末或入丸散吞服时酌减。外用适量。麻黄根无毒，在常规剂量内没有不适反应，长期服用也没有明显不良反应。

【注意事项】妊娠禁忌。有表邪者忌用。

【论述】麻黄根所含生物碱能抑制低热和烟碱所致的发汗。可使心收缩减弱，对末梢血管有扩张作用，对肠管、子宫等平滑肌呈收缩作用。麻黄根甲醇提取物能降低血压，但麻黄碱有升压作用。

麻黄根的传统功效是固表止汗，主治自汗，盗汗。药理研究发现其有降压、止汗、抑心、扩张血管、收缩子宫等作用。麻黄根的功效，古今差别不大。

第二节　敛肺涩肠药

本类药物酸涩收敛，主入肺经或大肠经。分别具有敛肺止咳喘、涩肠止泻痢的作用。前者主要用于肺虚喘咳，久治不愈或肺肾两虚，摄纳无权的虚喘证；后者用于大肠虚寒不能固摄或脾肾虚寒所致的久泻、久痢。

本类药物治久咳虚喘者，如为肺虚，则加补肺益气药；如为肾虚，则加补肾纳气药同用。治久泻、久痢兼脾肾阳虚者，则配温补脾肾药；若兼气虚下陷者，则宜配补气升提药；若兼脾胃气虚者，则配补益脾胃药。

本类药酸涩收敛。属敛肺止咳之品，对痰多壅肺所致的咳喘不宜用；属涩肠止泻之品，对泻痢初起，邪气方盛，或伤食腹泻者不宜用。

五味子（《神农本草经》）

【来源】本品为木兰科植物五味子或华中五味子的干燥成熟果实。前者习称北五味子，主产于辽宁、吉林；后者习称南五味子，主产于西南及长江流域以南各省。秋季果实成熟时采摘，晒干或蒸后晒干，除去果梗和杂质。生用，或照醋蒸法蒸至黑色、干燥后用，用时捣碎。本品果肉气微，味酸；种子破碎后有香气，味辛、微苦。以粒大、色红、肉厚、有光泽、显油润者为佳。

【别名】北五味子，南五味子。

【性味】味酸、甘，性温。

【归经与趋势】归肺、卫、皮肤，心、脑、血管，肝、胆，脾、胃、肠，肾、膀胱、子宫。五味子甘补、酸敛、温通，趋势温润，向外、向上，下极和外表以收敛为主：固精、缩尿、涩肠、提宫、止汗，中路自下而上以升发疏泄为主：补肾生精、益气养血、增强体质，汲提肾水，坐镇中宫、疏肝利胆、解毒养肝、运脾润肺，温润上焦、助肺宣降、止咳祛痰、和营调卫、扶正祛邪，入心强心、宁心养心，上脑健脑、安神益智。五味子甘温质润，阴阳双补，气血兼益，滋补中能收涩，酸敛中可疏泄，乃温润滋养阵中之上品。

【化学成分】本品主要含挥发油、有机酸、鞣质、维生素、糖及树脂等。挥发油中的主要成分为五味子素。

【功效】补肾生精，增强体质，聪耳明目，延缓衰老，疏肝解毒，促进代谢，利胆护胃，升清健脑，安神益智，强心通络，宁心养心，益气养血，运脾润肺，和营调卫，止咳祛痰，收敛固涩。

【药理概括】多途径抗肝损伤，促进肝再生，增强肝脏解毒功能，促进肝脏蛋白质和糖原合成，利胆，抗氧自由基损害，保护心、脑、神经细胞、血细胞、血管内皮细胞，抗衰老，抑制中枢，改善神经系统功能，增强眼耳和皮肤功能，调节免疫，耐缺氧，升高白细胞，扩张血管，增加冠脉血流量，强心，减慢心率，保护心肌，双向调节血压，兴奋呼吸，改善呼吸衰竭，镇咳，祛痰，抗溃疡，抑制胃及回肠收缩，强壮作用，抗应激，兴奋子宫，抗生育，防龋齿，增强肾上腺皮质功能，抑菌，抑真菌，抗病毒，杀蛔虫。

【辨证施治提纲】（一）证：久咳虚喘，梦遗滑精，遗尿尿频，久泻不止，自汗，盗汗，津伤口渴，内热消渴，心悸失眠。（二）病：神经衰弱，精神分裂症，慢性肝炎，克山病，难产，痢疾，视力减退，重度哮喘。

【剂量与用法】药典剂量：2～6 g。常规剂量：3～9 g。大剂量：9～15 g。水煎服。研末或入丸散吞服时酌减。浸酒内服，外用适量。五味子无毒，在常规剂量内没有不适反应，长期服用或大剂量使用也没有明显不良反应。

【注意事项】妊娠禁忌。凡表邪未解，内有实热，咳嗽初起，麻疹初期，均不宜用。过大剂量使用会出现活动减少、萎靡不振、呼吸困难、共济失调等症。

【论述】五味子能改善神经系统功能，能增强大脑皮质的兴奋和抑制过程，使之趋于平衡，可改善人的智力活动，提高工作效率，并有抗疲劳作用。五味子有明显的镇静作用，尚有一定的镇痛作用。五味子能增强肾上腺皮质功能。五味子可提高正常人和眼病患者的视力，并扩大视野；对听力有提高作用，还可提高皮肤感受器的辨别能力。

五味子多途径抗肝损伤，促进肝细胞再生，增强肝脏解毒功能，促进肝脏蛋白质和糖原合成；促进肝糖原异生，并改善机体对糖的利用。五味子扩张血管，增加冠脉血流量，强心，减慢心率，保护心肌，双向调节血压。五味子对呼吸系统有兴奋作用，有镇咳和祛痰的作用。

五味子有与人参相似的适应原样作用，有抗疲劳作用，能增强机体对非特异性刺激的防御能力。五味子能增加细胞免疫功能，使脑、肝、脾脏等组织的超氧化物歧化酶（SOD）活性明显增强，降低丙二醛（MDA）含量，对肝、肾、心、脑匀浆脂质过氧化物的生成有明显的抑制作用，还可增强体内自身抗氧化酶活性，抑制MDA生成的作用强于维生素E，故具有提高免疫、抗氧化、抗痴呆、抗衰老的作用。

五味子可使雄性睾丸的精原细胞及各级精原细胞数均有不同程度的增加，其细胞质内的核糖核酸含量增加，对生殖细胞内酶活性有较明显的增强和调节作用；使雌性卵巢各级卵细胞数也有不同程度的增多，并增加排卵，增加卵胞群细胞内核糖核酸含量。五味子的多种制剂对未孕子宫、妊娠子宫和产后子宫均有加强节律性收缩的作用，其作用性质与催产素相似，对滞产妇阵缩微弱或过期妊娠，五味子可促使分娩。五味子具有抑制胃酸，抑制溃疡的作用，有促进胃肠道吸收的作用。五味子具有胆囊收缩，促进胆汁分泌，而有利胆作用。五味子有杀蛔虫的作用。

五味子的传统功效是收敛固涩、益气生津、补肾宁心；主治久咳虚喘，梦遗滑精，遗尿尿频，久泻不止，自汗，盗汗，津伤口渴，内热消渴，心悸失眠。药理研究发现其许多新功效：多途径抗肝损伤，增强肝脏解毒功能，利胆，抗氧自由基损害，保护心、脑、神经细胞，抗衰老，抑制中枢，改善神经系统功能，增加冠脉血流量，强心，保护心肌，双向调节血压，兴奋呼吸，镇咳祛痰，强壮作用，抗应激，兴奋子宫，增强肾上腺皮质功能等；开发了心、脑、血管，多途径抗肝损伤，增强肝脏解毒功能，利胆，抗衰老，强壮作用等多方面的治疗前景。

乌梅（《神农本草经》）

【来源】本品为蔷薇科植物梅的干燥近成熟果实。主产于四川、浙江、福建。夏季果实近成熟时采收，低温烘干后闷至色变黑。生用，去核用，或炒炭用。本品气微，味极酸。以个大、肉厚、色黑、柔润、味极酸者为佳。

【别名】梅实，熏梅，橘梅肉。

【性味】味酸、涩，性平。

【归经与趋势】归肝、胆，胃、肠，肺、卫、皮肤，肾、子宫。乌梅酸、涩，趋势酸极，展现四大作用：酸涩收敛、止咳、止泻、止血、杀精、缩宫堕胎，生津增液、止烦渴，利胆、安蛔止痛、和胃止呕，解毒、活血、祛风、抗衰老。

【化学成分】本品主要含柠檬酸、苹果酸、琥珀酸、酒石酸、碳水化合物、谷甾醇、蜡样物质及齐墩果酸样物质。

【功效】益气敛肺，疏肝利胆，健胃消食，理气涩肠，生津增液，安蛔止痛，延缓衰老，祛风止痒，化浊散结，解毒活血，收宫堕胎。

【药理概括】麻醉蛔虫、刺激蛔虫后退，调整肠运动，弛缓奥氏括约肌，增加胆汁分泌、并使胆汁趋于酸性，增进食欲，广谱抗菌，抑真菌，抗过敏，抗疲劳，抗辐射，抗衰老，抗肿瘤，抑制变异原性作用，增强免疫功能，杀精子作用，止泻，改善血液循环，调节脂代谢，兴奋子宫，抗生育，解毒。

【辨证施治提纲】（一）证：肺虚久咳，久泻久痢，虚热消渴，蛔厥呕吐腹痛。（二）病：胆道蛔虫病，钩虫病及血吸虫病，消化道疾病，心血管疾病，神经、精神系统疾病，病毒性肝炎，男性不育症，儿科疾病，外科疾病，妇科疾病，五官科疾病，皮肤科疾病，放射性肺炎，气管炎，肺心病，痉症，疼痛症，更年期综合征，糖尿病，过敏性疾病，膀胱结石，前列腺肥大。

【剂量与用法】药典剂量：6～12 g。常规剂量：6～12 g。大剂量：15～30 g。水煎服。研末或入丸散吞服时酌减。浸酒内服、外用适量。乌梅无毒，在常规剂量内没有不适反应，长期服用或大剂量使用也没有明显不良反应。捣烂或炒炭研末外敷。止泻止血宜炒炭用。

【注意事项】妊娠禁忌。外有表邪或内有实热积滞者均不宜服。过大剂量使用可产生上腹不适、恶心、呕吐等反应；多食对牙齿有损害；胃酸过多者及妇女经期、产前产后不宜服用。

【论述】乌梅有轻度收缩胆囊作用，弛缓奥氏括约肌，能促进胆汁分泌，并使胆汁趋于酸性，减少和防止胆道感染；并有利于胆道蛔虫的排出。乌梅对蛔虫的活动有抑制作用，能麻醉蛔虫、刺激蛔虫回缩后退。乌梅有显著的整肠作用，能抑制肠管的运动，消除炎症；同时又有收缩肠壁作用，因而可用于治疗腹泻。乌梅有增进食欲，刺激唾液腺、胃腺分泌消化液，促进消化，促使碳化合物代谢的作用。

乌梅对过敏性休克及组胺性休克有对抗作用，但对组胺性哮喘无对抗作用。乌梅能增强机体免疫功能。乌梅对氧自由基有很强的清除能力，有抗衰老作用。乌梅防止乳酸和肌肉蛋白质结合，避免细胞及血管硬化。乌梅可使体液保持弱碱性，使血液中的酸性有毒物质分解以改善血液循环。

乌梅对子宫平滑肌有兴奋作用，妊娠子宫对其尤为敏感，并有明显的抗着床、抗早孕作用；乌梅有较强的杀精子作用，使精子的运动能力明显减弱，可阻抑精子穿透宫颈黏液。

乌梅水煎剂在体外对多种致病性细菌及皮肤真菌有抑制作用。乌梅有抑制变异原性作用，可抑制黄曲霉素。乌梅有解毒作用，其所含琥珀酸是重金属及巴比妥类药物中毒的解毒剂，所含枸橼酸可做碱中毒的解毒剂。

乌梅的传统功效是敛肺、涩肠、生津、安蛔；主治肺虚久咳，久泻久痢，虚热消渴，蛔厥呕吐腹痛。药理研究发现其许多新功效：麻醉蛔虫、刺激蛔虫后退，调整肠运动，弛缓奥氏括约肌，增加胆汁分泌，广谱抗菌，抗过敏，抗疲劳，抗衰老，增强免疫功能，杀精子，止泻，改善血液循环，兴奋子宫，解毒等作用；开发了刺激蛔虫后退，调整肠运动，弛缓奥氏括约肌，广谱抗菌，抗过敏，抗疲劳，抗衰老，杀精子，止泻，兴奋子宫，解毒等方面的治疗前景。

五倍子（《本草拾遗》）

【来源】本品为漆树科植物盐肤木、青麸杨或红麸杨叶上的虫瘿，主要由五倍子蚜寄生而形成。主产于四川、贵州、陕西、河南、湖北。秋季采摘，置沸水中略煮或蒸至表面呈灰色，杀死蚜虫，取出，干燥。按外形不同，分为肚倍、角倍。生用。本品气特异，味涩。以个大，完整，壁厚，色灰褐色者为佳。

【别名】倍子，百虫，木附子。

【性味】味酸、涩，性寒。

【归经与趋势】归肺、卫、皮肤，胃、肠，肝，肾。五倍子酸涩、性寒，趋势以收敛、清降为主。

【化学成分】本品主要含五倍子鞣质、没食子酸、树脂、蜡质、淀粉、单宁酸、癸酸、月桂酸、油酸、亚麻酸等。

【功效】敛肺降火，涩肠止泻，固精止遗，敛汗止血，疏肝化浊，生肌护胃，祛湿解毒，延缓衰老，收湿敛疮。

【药理概括】收敛作用，抗溃疡，止泻，解毒，杀精子作用，保肝，降血糖，抗氧化，抗衰老，抑菌，抗病毒。

【辨证施治提纲】（一）证：肺虚久咳，肺热痰嗽，久泻久痢，自汗，盗汗，遗精，滑精，崩漏，便血痔血，外伤出血，痈肿疮毒，皮肤湿烂。（二）病：消化道出血，咯血，拔牙创面出血，口腔溃疡，肠炎，结肠炎，胃下垂，直肠脱垂，久痢久泻，便血，痔血，痔疮，宫颈糜烂，盗汗，疮疖，癣症，湿疹，瘢痕增生，蜂窝织炎，消渴症，婴幼儿腹泻，皮肤感染性溃疡，食管癌，外伤，灼伤，甲状腺肿，睾丸鞘膜积液，早泄，遗精，放射性直肠炎，白喉，夜啼，小儿汗，疣，蛋白尿，鼻腔溃疡。

【剂量与用法】药典剂量：3～6 g。常规剂量：1.5～9 g。一般不宜大剂量使用。水煎服。研末或入丸散吞服时酌减。浸酒内服、外用适量，研末外敷或煎汤熏洗。五倍子无毒，在常规剂量内没有不适反应，剂量稍大可能有恶心、便秘和胃不适反应，长期服用或大剂量使用可能会损害肝脏。

【注意事项】鞣酸的收敛作用可减少肠道的分泌液，减轻炎症；如果鞣酸过早使用，则细菌和毒素不易排泄，会加重炎症。鞣酸沉淀蛋白质的作用，少量凝固在肠道碱性环境中蛋白质可以重新释出，而对人体影响不大。如果鞣酸食用过多，如浓茶等，会影响蛋白质的吸收。更大量可引起刺激、腐蚀，空腹时可引起胃痛、恶心、呕吐、腹泻或便秘。黏膜或创伤表面若吸收鞣酸过量，可致肝小叶中心坏死。鞣酸进入体内后，几乎全被分解为焙酸与焦焙酸，极大量则可引起灶性肝细胞坏死。

【论述】五倍子所含鞣质能与蛋白质结合生成不溶于水的大分子沉淀物，皮肤、黏膜、溃疡面接触鞣质后，其组织蛋白质即被凝固，形成一层被膜而呈收敛作用；同时小血管也被压迫收缩，血液凝结而具止血功效；腺细胞的蛋白质被凝固引起分泌抑制，产生黏膜干燥；神经末梢蛋白质的沉淀，可呈微弱的局部麻醉现象。五倍子与若干金属、生物碱苷类形成不溶性化合物，因而可用作解毒剂；五倍子中的水解鞣质还有降低肾衰患者血液中的尿毒素含量的作用。五倍子有保肝和明显的抗氧化、抗衰老作用。五倍子对小肠有收敛作用，可减轻肠道炎症，制止腹泻。此外，尚有抗溃疡、降血糖、抑菌、抗病毒作用。

五倍子的传统功效是敛肺降火、涩肠止泻，敛汗，固精止遗，止血，收湿敛疮；主治肺虚久咳，肺热咳嗽，久泻久痢，自汗，盗汗，遗精，滑精，崩漏，便血痔血，外伤出血，痈肿疮毒，皮肤湿烂。药理研究发现其有收敛作用，抗溃疡，止泻，解毒，杀精子，保肝，降血糖，抗衰老等作用。五倍子的功效，古今差别不大。

罂粟壳（《本草发挥》）

【来源】本品为罂粟科植物罂粟的干燥成熟果壳。主产于甘肃。秋季将成熟果实或已割取浆汁后的成熟果实摘下，破开，除去种子和枝梗，干燥。切丝、生用或蜜炙、醋炙用。

【别名】鸦片壳，粟壳。

【性味】味酸、涩，性平；有毒。

【归经与趋势】归肺，大肠，肾。罂粟壳酸、涩，趋势迅猛、易成瘾，能敛上、涩下、中疏通。

【化学成分】本品主要含多种生物碱，如吗啡、可待因、那可汀、那碎因、罂粟碱、罂粟壳碱等，另含有多糖、内消旋肌醇、赤藓醇等。

【功效】敛肺止咳，涩肠止泻，解痉止痛。

【药理概括】止咳，抑制呼吸中枢，成瘾性，止泻，平滑肌解痉，镇痛，催眠，扩张血管。

【辨证施治提纲】（一）证：肺虚久咳，久泻久痢，脱肛，脘腹疼痛，筋骨疼痛。（二）病：慢性胃肠炎，小儿腹泻，烫伤，癌症疼痛，阳痿，脑栓塞。

【剂量与用法】药典剂量：3～6 g。常规剂量：3～9 g。一般不宜大剂量使用。水煎服。研末或入丸散吞服时酌减。浸酒内服、外用适量。罂粟壳无毒，在常规剂量内没有不适反应，剂量稍大可引起头晕、恶心、便秘等不适反应，长期服用会产生耐药。止咳宜蜜炙用，止泻、止痛宜醋炒用。

【注意事项】本品易成瘾，不宜常服。孕妇及儿童禁用。运动员慎用。咳嗽或泄泻初起邪实者忌用。大剂量时会导致支气管痉挛及血压下降。

【论述】罂粟壳所含的吗啡、可待因等有显著的镇咳作用，对呼吸中枢有高度选择性的抑制作用，治疗剂量对呼吸无抑制作用，大剂量则对呼吸有兴奋作用。

罂粟壳能使胃肠道及其括约肌的张力提高，消化液分泌减少，便意迟钝而起到止泻作用。罂粟壳能直接松弛胃肠道、胆管等的平滑肌，对肠痉挛有拮抗作用。

吗啡能选择性地抑制大脑皮质痛觉区及间脑对刺激的总和功能，因而能在不影响感觉及在清醒的条件下减轻或消除疼痛，镇痛作用很强。吗啡还具有催眠作用；另一个特点是能引起快感，可导致耐受性和使人成瘾。

罂粟碱有松弛血管平滑肌的作用，能扩张冠状动脉、脑和肺动脉，以及外周血管。大剂量能抑制心肌，使传导系统受阻，延长心脏的不应期。

罂粟壳的传统功效是敛肺、涩肠、止痛；主治肺虚久咳，久泻久痢，脱肛，脘腹疼痛，筋骨疼痛。药理研究发现其有止咳，抑制呼吸中枢，成瘾性，止泻，平滑肌解痉，镇痛、催眠等作用；虽有强大的止咳、止泻作用，但因归属违禁品，临床已无法使用。罂粟壳的功效，古今差别不大。

诃子（《药性论》）

【来源】本品为使君子科植物诃子或绒毛诃子的干燥成熟果实。主产于云南。秋、冬二季果实成熟时采收，除去杂质，晒干。生用或煨用。若用果肉，则去核。本品气微，味酸涩后甜。以表面黄棕色，微皱，有光泽，肉厚者为佳。

【别名】诃黎勒，诃黎，随风子。

【性味】味苦、酸、涩，性平。

【归经与趋势】归肺，肠，心、血管，肝。诃子酸涩、苦燥，趋势和缓，能敛上、涩下、中燥湿、散结、疏通。

【化学成分】本品主要含大量鞣质（可达20%～40%），其主要成分为诃子酸、原诃子酸等。尚含诃子素、鞣酸酶、番泻苷A等。

【功效】涩肠止泻，敛肺止咳，降火利咽，化浊通络，强心养心，疏肝散结，解痉止痛。

【药理概括】收敛止泻，抑菌，抑真菌，护肝，保护白细胞，平滑肌解痉作用，抗肿瘤，抗氧化，强心，调节血脂，抗动脉粥样硬化，抗心绞痛，抗病毒。

【辨证施治提纲】（一）证：久泻久痢，便血脱肛，肺虚喘咳，久嗽不止，咽痛音哑。（二）病：大叶性肺炎，细菌性痢疾，婴幼儿腹泻，胃痉挛，慢性咽喉炎，慢性甲沟炎，慢性溃疡性结肠炎，激惹结肠综合征，肛肠疾病，声带息肉，乙肝，牛皮癣。

【剂量与用法】药典剂量：3～9 g。常规剂量：3～9 g。不宜大剂量使用。水煎服。研末或入丸散吞服时酌减。外用适量。诃子无毒，在常规剂量内没有不适反应，反复使用会使人大便不畅难解。涩肠止泻宜煨用，敛肺清热、利咽开音宜生用。

【注意事项】凡外有表邪、内有湿热积滞者忌用。

【论述】诃子所含鞣质有收敛、止泻作用，除鞣质外，还含有致泻成分，故与大黄相似，先致泻而后收敛。从干果中用80%乙醇提得的诃子素，对平滑肌有罂粟碱样的解痉作用。诃子有明显的强心作用，能调节血脂，减少冠状动脉中脂肪堆积物，增加血流量和抗动脉粥样硬化，抗心绞痛、减少心肌梗死发作次数。诃子能对抗急性肝损伤，并对白细胞DNA损伤有保护作用。诃子具有抗菌作用，用盐酸、乙醚提取的乙醇提取物具有更强的抗菌及抗真菌作用。

诃子的传统功效是涩肠止泻、敛肺止咳、降火利咽；主治久泻久痢，便血脱肛，肺虚喘咳，久嗽不止，咽痛音哑。药理研究发现其有收敛止泻、护肝、平滑肌解痉作用，抗肿瘤，强心，调节血脂，抗动脉粥样硬化，抗病毒等作用；开发了心、血管，平滑肌解痉等方面的治疗价值。

石榴皮（《名医别录》）

【来源】本品为石榴科植物石榴的干燥果皮。主产于陕西、四川、湖南。秋季果实成熟时收集果皮，晒干。切块，生用或炒炭用。本品气微，味苦涩。以皮厚，色红棕者为佳。

【别名】石榴壳，酸石榴皮，西榴皮。

【性味】味酸、涩，性温。

【归经与趋势】归脾、胃、肠，胆，肺、卫、皮肤。石榴皮酸、涩，温通，趋势向外、向上，涩敛下焦及血分，温通、疏散中、上焦和肺、卫、皮肤。

【化学成分】石榴果皮含鞣质10.4%～21.3%，还含石榴皮碱、伪石榴皮碱、异石榴皮碱、N-甲基异石榴皮、没食子酸、苹果酸、熊果酸、异槲皮苷、树脂、甘露醇，糖等。

【功效】运脾健胃，化浊通络，祛风解表，收敛止血，杀虫利胆，涩肠止泻。

【药理概括】杀灭绦虫，广谱抑菌，广谱抑真菌，抑制流感病毒，抗生育，兴奋脊髓，促进血液凝固，收缩小血管，强力杀灭阴道滴虫，降血糖，改善消化机能、制酸、促消化，增强胃蛋白酶活性，促进胆汁分泌，增强小肠蠕动，抑制幽门螺杆菌，降血脂，抗氧化。

【辨证施治提纲】（一）证：久泻，久痢，脱肛，便血，崩漏，带下，虫积腹痛。（二）病：阿米巴痢疾，细菌性痢疾，腹泻，胃及十二指肠溃疡，烧烫伤，宫颈炎，多种慢性炎症，化脓性中耳炎，肠热综合征，溃疡性结肠炎，肠虫病，银屑病，足癣感染，臁疮，预防稻田性皮炎，脱肛，内痔，黄水疮，牛皮癣，便血，吐血，衄血。

【剂量与用法】药典剂量：3～9 g。常规剂量：6～12 g。不宜大剂量使用。水煎服。研末或入丸散吞服时酌减。外用适量。石榴皮无毒，在常规剂量内没有不适反应，长期使用或大剂量使用会使人大便不畅难解。止血多炒炭用。

【注意事项】妊娠禁忌。石榴皮口服对胃肠道有刺激性,大量服用对人体有一定毒性。石榴皮对视神经有特殊毒性。石榴皮对呼吸中枢有抑制作用,对骨骼肌有箭毒样作用;主要中毒症状是运动障碍及呼吸麻痹,呼吸中枢麻痹是中毒死亡的直接原因。不良反应有恶心、呕吐、腹痛、腹泻等胃肠道反应,亦有引起头痛、头晕、耳鸣、视觉障碍、嗜睡、腓肠肌痉挛等全身症状,但一般无须停药,短期内即可消失。若发生石榴皮碱中毒,则能引起发热、头晕、视物模糊、蚁走感、恶心、呕吐,甚至可致弱视及腓肠肌痉挛,全身搐搦而招致虚脱,应及时对症处理。

【论述】石榴皮所含鞣质,具有收敛作用。石榴皮对恒温动物的脊髓有兴奋作用,能引起痉挛,大剂量使运动神经末梢麻痹,终因呼吸中枢麻痹而死亡;因此石榴皮对中枢的主要作用为先兴奋后抑制,对横纹肌先强直后麻痹。盐酸石榴碱对绦虫有杀灭作用。雌性服石榴果皮粉,能兴奋子宫,可减少受孕率。石榴皮有降血脂、抗氧化作用。果皮煎剂有广谱抑菌作用,对流感病毒有强大的抑制作用,还有抗生殖器疱疹病毒的作用。石榴皮能抑制幽门螺杆菌。

石榴皮的传统功效是涩肠止泻、止血、杀虫;主治久泻,久痢,脱肛,便血,崩漏,带下,虫积腹痛。药理研究发现其有杀虫,广谱抑菌,广谱抑真菌,抑制流感病毒,促进血液凝固,强力杀灭阴道滴虫,改善消化机能、制酸、促消化,增强胃蛋白酶活性,促进胆汁分泌等作用;开发了广谱抑菌,抑制流感病毒,促进血液凝固,强力杀灭阴道滴虫,改善消化机能、制酸、促消化,增强胃蛋白酶活性,促进胆汁分泌等方面的治疗前景。

肉豆蔻(《药性论》)

【来源】本品为肉豆蔻科植物肉豆蔻的干燥种仁。主产于马来西亚、印度尼西亚、斯里兰卡,我国广东、广西、云南亦有栽培。冬、春二季果实成熟时采收,除去皮壳后,干燥。生用,或麸皮煨制去油用,用时捣碎。本品气香浓烈,味辛。以个大,体重,坚实,香气浓者为佳。

【别名】豆蔻,肉果,玉果。

【性味】味辛,性温。

【归经与趋势】归脾、胃、肠,肝,心、脑、血管。肉豆蔻辛散、温通,能固涩下焦、温运、疏通中焦、安定上焦。

【化学成分】肉豆蔻含挥发油5%~15%。另含肉豆蔻醚、丁香酚,异丁香酚及多种萜烯类化合物。

【功效】温中行气,涩肠止泻,安神宁心,通痹止痛,活血养肝。

【药理概括】兴奋胃肠机能,止泻,抑菌,抑真菌,护肝,抑制中枢神经系统,催眠,麻醉与致幻作用,抗炎,镇痛,减慢心率,降血脂,抗血小板聚集,抗氧化,抗肿瘤。

【辨证施治提纲】（一）证：脾胃虚寒，久泻不止，胃寒气滞，脘腹胀痛，食少呕吐。（二）病：慢性结肠炎，消化不良。

【剂量与用法】药典剂量：3～9 g。常规剂量：3～12 g。不宜大剂量使用。水煎服。研末或入丸散吞服时酌减。浸酒内服，外用适量。肉豆蔻有小毒，在常规剂量内就可能有胃肠不适反应，长期服用或大剂量使用会引起中毒和肝功能异常。肉豆蔻内服须煨制去油用。人服肉豆蔻粉7.5 g以上可引起眩晕、谵妄、昏睡等症状。

【注意事项】肉豆蔻醚有致畸作用，妊娠禁忌。肉豆蔻的药理作用和毒性主要表现在挥发油部分，关键取决于量，其中以肉豆蔻醚的药理活性最强。肉豆蔻挥发油麻醉剂量可引起肝脂肪变性，随后可引起死亡。肉豆蔻服用过量可产生昏迷、瞳孔散大及惊厥等。

【论述】肉豆蔻所含挥发油，少量能促进胃液的分泌及胃肠蠕动，而有开胃和促进食欲的作用，并有轻度制酵作用而产生消胀止痛的功效；肉豆蔻炮制后，脂肪油减少，滑肠作用减弱；但大量服用则对胃肠机能有抑制作用，且有较显著的麻醉作用。

肉豆蔻挥发油对中枢神经系统有明显的抑制作用，可引起步态不稳、呼吸变慢、瞳孔散大，随之导致睡眠，量大则可引起反射消失，具有麻醉作用；肉豆蔻对正常人有致幻作用。

肉豆蔻醚对人的大脑有轻度兴奋作用，而肉豆蔻粉则引起血管运动紊乱、心动过速、体温降低、无唾液、瞳孔缩小、情绪不稳、孤独感和智力活动障碍等。

肉豆蔻提取物对心脏的急、慢性效应：用提取物急性处理时，可引起剂量依赖性的窦性心动过速，房室传导速度加快，而慢性给药则可引起窦性心动过缓，振幅降低。

肉豆蔻及肉豆蔻醚能增强色胺的作用，体内外试验均对单胺氧化酶有中度的抑制作用。肉豆蔻对子宫癌及皮肤乳头状瘤有抑制作用。

肉豆蔻的传统功效是温中行气、涩肠止泻；主治脾胃虚寒，久泻不止，胃寒气滞，脘腹胀痛，食少呕吐。药理研究发现其有兴奋胃肠机能，止泻，护肝，抑制中枢神经系统，抗炎镇痛，降血脂，抗肿瘤等作用。肉豆蔻的功效，古今差别不大。

赤石脂（《神农本草经》）

【来源】本品为硅酸盐类矿物多水高岭石族多水高岭石，主含四水硅酸铝，主产于山西、河南、江苏、陕西。采挖后，除去杂石。打碎或研细粉，生用或加醋煅用。本品具黏土气，味淡。以色红，光滑，细腻，吸水性强者为佳。

【别名】红土，赤土，红高岭。

【性味】味甘、酸、涩，性温。

【归经与趋势】归肠、胃，子宫，皮肤。赤石脂酸涩、性温，趋势以收敛为主，兼燥湿。

【化学成分】本品主要含含水硅酸铝，尚含相当多的氧化铁等物质。

【功效】涩肠止泻，收敛止血，生肌敛疮。

【药理概括】吸附及止泻作用，抗炎，止血作用。

【辨证施治提纲】（一）证：久泻久痢，大便出血，崩漏带下，疮疡久溃不敛，湿疮脓水浸淫。（二）病：慢性结肠炎，胃溃疡。

【剂量与用法】药典剂量：9～12 g。常规剂量：9～15 g。大剂量：15～30 g。水煎服，先煎。研末或入丸散吞服时酌减。外用适量。赤石脂无毒，在常规剂量内没有不适反应，长期服用也没有明显不良反应。大剂量使用时部分患者有胃不适、恶心反应。

【注意事项】不宜与肉桂同用。孕妇慎用。湿热积滞泻痢者忌服。

【论述】赤石脂有吸附作用，内服能吸附消化道内的有毒物质、细菌毒素及代谢产物，减少对肠道黏膜的刺激，而呈止泻作用。赤石脂对胃肠黏膜有保护作用，能制止胃肠道出血，显著缩短血浆再钙化时间，赤石脂既能止血，又能祛瘀，属于祛瘀止血药。赤石脂研末外用有吸湿性，能使创面皮肤干燥，防止细菌生长，减轻炎症，促进溃疡愈合。

赤石脂的传统功效是涩肠止泻、收敛止血、生肌敛疮；主治久泻久痢，大便出血，崩漏带下，疮疡久溃不敛，湿疮脓水浸淫。药理研究发现其有吸附及止泻作用，抗炎、止血等作用。赤石脂的功效，古今差别不大。

禹余粮（《神农本草经》）

【来源】本品为氢氧化物类矿物褐铁矿，主含碱式氧化铁。主产于河南、江苏。采挖后，除去杂石。生用，或加醋煅用。本品气微，味淡。以红棕色，断面显层纹者为佳。

【别名】禹粮石，白禹粮，太一禹余粮。

【性味】味甘、涩，性微寒。

【归经与趋势】归胃、大肠。禹余粮甘涩，趋势以收敛、固涩为主。

【化学成分】化学成分本品含氧化铁及磷酸盐，尚有少量铝、钙、镁、钾、磷等元素和黏土杂质。

【功效】涩肠止泻，收敛止血，扶正散结，延缓衰老。

【药理概括】酶激活剂及抗衰老作用，提高免疫功能，止泻，止血，抗肿瘤。

【辨证施治提纲】（一）证：久泻，久痢，便血，崩漏，带下清稀。（二）病：子宫功能性出血，子宫脱垂，慢性结肠炎。

【剂量与用法】药典剂量：9～15 g。常规剂量：9～15 g。大剂量：15～30 g。水煎服，先煎。研末或入丸散吞服时酌减。外用适量。禹余粮无毒，在常规剂量内一般不会有不适反应，大剂量使用会有明显的胃不舒、恶心反应，长期服用没有明显不良反应。

【注意事项】孕妇慎用。湿热积滞泻痢者忌服。禹余粮常夹杂有毒物质，应慎用。

【论述】禹余粮所含铁、钙为人体必需的微量元素。铁是人体血液中交换和输送氧的一种元素，又是生物体内多种氧化还原反应酶的激活剂。钙是精氨酸酶、脯氨酸肽酶、丙酮酸羧酶、RNA多聚酶和超氧化物歧化酶的组成部分。镁离子还能激活酶参与人体氧化磷酸化过程，与抗衰老有关。

禹余粮的生品、煅品、醋品水煎液对肠道内的细菌、细菌产生的毒素、有毒物质及食物异常发酵产物和炎症渗出物有吸附作用；对发炎的胃肠黏膜有保护作用，因而有助于止泻。禹余粮能明显缩短凝血时间和出血时间，因而有止血作用。禹余粮能促进胸腺增生，有提高细胞免疫功能作用。

禹余粮的传统功效是涩肠止泻、收敛止血；主治久泻，久痢，便血，崩漏，带下清稀。药理研究发现其有酶激活剂及抗衰老作用，提高免疫功能，止泻，止血，抗肿瘤等作用。禹余粮的功效，古今差别不大。

第三节　固精缩尿止带药

本类药物酸涩收敛，主入肾、膀胱经。具有固精、缩尿、止带作用。某些药物甘温还兼有补肾之功。适用于肾虚不固所致的遗精滑精、遗尿尿频、带下清稀等证，常与补肾药配伍同用，宜标本兼治。

本类药酸涩收敛，对外邪内侵，湿热下注所致的遗精、尿频等不宜用。

山茱萸（《神农本草经》）

【来源】本品为山茱萸科植物山茱萸的干燥成熟果肉。主产于河南、浙江。秋末冬初果皮变红时采收果实，用文火烘或置沸水中略烫，及时挤出果核，干燥。除去杂质和残留果核。山萸肉生用，或取净山萸肉照酒炖法、酒蒸法制用。本品气微，味酸、涩、微苦。以肉肥厚，色紫红，油润柔软者为佳。

【别名】山萸肉，药枣，枣皮。

【性味】味酸、涩，性微温。

【归经与趋势】归肾、膀胱、子宫，肝，胃，心、脑、血管，肺、卫、皮肤。山茱萸酸、涩，微温；趋势威猛，向上、向外，固涩下焦、大补元气、回阳救逆、温肾壮骨、益精养血、调理冲任、增强体质，中焦承接、升清降浊、疏肝泌乳、运脾健胃，温运上焦、助肺宣发、调卫和营、扶正祛邪，元气奉君、入宫救驾、活血通络、运气强心、宁心养心、启泵回阳，余威洞开脑府、安神益智；山茱萸酸涩仅是本能，可贵之处却是大补元气，能助人参、附子回阳救逆。

【化学成分】果实含山茱萸苷、乌索酸、莫罗忍冬苷、7-0-甲基莫罗忍冬苷、獐牙菜苦素、番木鳖苷。此外，还有没食子酸、苹果酸、酒石酸、原维生素A，以及皂苷、鞣质等。

【功效】大补元气，回阳救逆，温肾壮骨，益精养血，增强体质，扶正祛邪，延缓衰老，安神益智，运气强心，活血通络，宁心养心，疏肝泌乳，健胃化浊，调理冲任，收涩固脱。

【药理概括】调节免疫功能，降血糖、改善糖尿病慢性并发症，强心、增加心肌收缩力、提高心脏工作效率，抑制血小板聚集，降低全血黏度，升高血压，抗休克，抗心律失常，抑菌，广谱抑真菌，抗流感病毒，抗炎，抗氧化、抗衰老，保肝，抗艾滋病，补血，升高血红蛋白含量，促白细胞增加，耐缺氧，改善记忆力，增强体力，抗辐射，提高精子活力，兴奋子宫，促进子宫发育，促进乳汁分泌，镇痛，镇静，益智，抗骨质疏松，降温，健胃，抗癌。

【辨证施治提纲】（一）证：肝肾亏虚，眩晕耳鸣，腰膝酸痛，阳痿，遗精滑精，遗尿尿频，月经过多，崩漏带下，大汗虚脱，内热消渴。（二）病：糖尿病及其并发症，肾脏疾病，慢性腰腿痛，中风后遗症，心绞痛，荨麻疹，视网膜出血，眼睑抽搐症，尿失禁，前列腺增生症，贫血，阿尔茨海默病，骨质疏松症，颈椎病，低血压，多汗症，慢性支气管炎，心动过速，脑梗死。

【剂量与用法】药典剂量：6～12 g。常规剂量：6～12 g。大剂量：15～30 g。水煎服。研末或入丸散吞服时酌减。浸酒内服、外用适量。山茱萸无毒，在常规剂量内没有不适反应，长期服用或大剂量使用也没有明显不良反应。

【注意事项】妊娠禁忌。

【论述】山茱萸能降低血脂和血糖，能显著降低糖尿病患者的进食量和饮水量，显著降低进食后的血糖水平，升高进食后血浆胰岛素水平，促进胰岛增生；山茱萸对糖尿病肾病变及糖尿病血管并发症均有良好的保护作用。

山茱萸有很好的抗衰老、抗氧化作用，近年来对衰老的研究揭示，肾虚是其主要原因之一，而抗氧化作用是抗衰老的重要指标和途径；山茱萸可明显增加血红蛋白的含量，对白细胞下降有非常显著的治疗作用，对于因化疗及放射疗法引起的白细胞下降，有使其升高的作用。山茱萸可明显增强体力和抗疲劳能力，提高缺氧耐受力和记忆力。

山茱萸能增强心肌收缩、提高心脏效率，扩张外周血管，明显增强心脏泵血功能，能使血压升高，具有抗休克作用，也有十分明显的抗心律失常作用。山茱萸能抑制血小板聚集，抗血栓形成。

山茱萸对免疫反应有双向调节作用，在低浓度时对非特异性免疫功能有增强作用，而高浓度时则有抑制作用；又有抗过敏、抗变态反应作用。山茱萸有抗肝损害作用。

山茱萸对骨代谢和骨密度有良性调整作用。山茱萸有较弱的兴奋副交感神经作用。山茱萸所含鞣质有收敛作用。山茱萸有明显的抗炎作用。山茱萸有益智作用。山茱萸尚有解痉、抑菌、抗流感病毒、抗癌、利尿等作用。

山茱萸的传统功效是补益肝肾、收涩固脱；主治肝肾亏虚，眩晕耳鸣，腰膝酸痛，阳痿，遗精滑精，遗尿尿频，月经过多，崩漏带下，大汗虚脱，内热消渴。药理研究发现其许多新功效：强心、增加心肌收缩力、提高心脏工作效率，升高血压，抗休克，抗心律失常，抗衰老，保肝，补血、升高血红蛋白含量、促白细胞增加，抗疲劳，改善记忆力，提高精子活力，兴奋子宫、促进子宫发育，促进乳汁分泌，镇静，益智，抗骨质疏松等；开发了心、脑、血管，抗衰老，保肝，补血，强壮，提高精子活力，兴奋子宫、促进子宫发育，促进乳汁分泌，益智，抗骨质疏松等多方面的治疗前景。

覆盆子（《名医别录》）

【来源】本品为蔷薇科植物华东覆盆子的干燥果实。主产于浙江、福建、湖北。夏初果实由绿变绿黄时采收，除去梗、叶，置沸水中略烫或略蒸，取出，干燥。生用。本品气微，味微酸涩。以个大，饱满，色黄绿者为佳。

【别名】覆盆，小托盘。

【性味】味甘、酸，性温。

【归经与趋势】归肝，脑，肾、膀胱、子宫。覆盆子甘补、酸涩、温通，趋势温和，向上、向外，专理下焦、中焦，固涩下焦、温阳补肾，中焦疏肝、促进代谢、化浊散结，清气上巅、健脑益智。

【化学成分】本品主要含有机酸、糖类及少量维生素C，果实中还含有三萜成分、覆盆子酸、鞣花酸和β-谷甾醇。

【功效】补肾兴阳，增强体质，延缓衰老，固精缩尿，健脑益智，疏肝明目，化浊散结。

【药理概括】抗氧化，抗衰老，改善学习记忆能力，增强免疫，调节糖脂代谢、降糖、减肥，抗诱变、抑制肿瘤，降血压，雌、雄激素样作用，抗疲劳，抗HBV病毒，保肝，抑菌。

【辨证施治提纲】（一）证：肾虚不固，遗精滑精，遗尿尿频，阳痿早泄，肝肾不足，目暗昏花。（二）病：前列腺肥大，白内障。

【剂量与用法】药典剂量：6～12 g。常规剂量：6～12 g。一般不大剂量使用。水煎服。研末或入丸散吞服时酌减。浸酒内服、外用适量。覆盆子无毒，在常规剂量内没有不适反应，长期服用也没有明显不良反应。

【注意事项】阴虚火旺，膀胱蕴热而小便短涩者忌用。

【论述】覆盆子能增强下丘脑—垂体—性腺轴功能，能升高睾酮水平，也有雌激素样作用，有延缓衰老作用，能改善学习记忆能力。覆盆子能够改善糖尿患者的糖代谢，抑制蛋白质非酶糖基化反应，改善肾血流量，使糖尿病的血肌酐、血清尿素氮均得到显著抑制。覆盆子能够降低血糖，改善肝功能，抑制炎症反应。覆盆子能够降低肥胖者的体重。

　　覆盆子的传统功效是益肾固精缩尿、养肝明目；主治肾虚不固，遗精滑精，遗尿尿频，阳痿早泄，肝肾不足，目暗昏花。药理研究发现其有抗衰老，改善学习记忆能力，调节糖脂代谢、降糖、减肥，抗诱变、抑制肿瘤，雌、雄激素样作用，抗疲劳，保肝等作用；开发了改善学习记忆能力，调节糖脂代谢、降糖、减肥，抗诱变、抑制肿瘤，雌、雄激素样作用，抗疲劳等方面的治疗前景。

桑螵蛸（《神农本草经》）

【来源】本品为螳螂科昆虫大刀螂、小刀螂或巨斧螳螂的干燥卵鞘。以上三种分别习称团螵蛸、长螵蛸、黑螵蛸。全国大部分地区均产。深秋至次春采集，除去杂质，蒸至虫卵死，干燥。用时剪碎。本品气微腥，味淡或微咸。以完整，色黄褐，卵未孵化者为佳。

【别名】桑蛸，猴包儿，螳螂壳，螳螂子。

【性味】味甘、咸，性平。

【归经与趋势】归肝，肾。桑螵蛸甘补，趋势呈咸入肾，功专补肾兴阳，固精缩尿。

【化学成分】本品主要含蛋白质、脂肪、粗纤维，并有铁、钙及胡萝卜素样的色素。另外，团螵蛸外层与内层均含有17种氨基酸、7种磷脂成分。

【功效】补肾兴阳，增强体质，延缓衰老，固精缩尿。

【药理概括】耐缺氧，抗疲劳，增强免疫功能，雄激素样作用，抗氧化，抗利尿。

【辨证施治提纲】（一）证：肾虚不固，遗精滑精，遗尿尿频，小便白浊，肾虚阳痿。（二）病：前列腺肥大，功能性尿失禁。

【剂量与用法】药典剂量：5～9 g。常规剂量：3～12 g。一般不大剂量使用。水煎服。研末或入丸散吞服时酌减。浸酒内服、外用适量。桑螵蛸无毒，在常规剂量内没有不适反应，长期服用也没有明显不良反应。

【注意事项】本品助阳固涩，故阴虚火旺，膀胱蕴热而小便频数者忌用。

【论述】桑螵蛸能增加胸腺脏器指数，增加脾脏重量指数，说明对免疫功能有增强作用。本药具有轻微抗利尿及敛汗作用。桑螵蛸具有促进消化液分泌；降低血糖、血脂及抑制癌症的作用。桑螵蛸能明显提高生殖腺体的重量，有促进生殖能力的作用。

桑螵蛸的传统功效是固精缩尿、补肾助阳；主治肾虚不固，遗精滑精，遗尿尿频，小便白浊，肾虚阳痿。药理研究发现其有抗疲劳、增强免疫功能，雄激素样作用，抗氧化，抗利尿等作用。桑螵蛸的功效，古今差别不大。

金樱子（《雷公炮炙论》）

【来源】本品为蔷薇科植物金樱子的干燥成熟果实。主产于四川、湖南、广东、江西。10—11月果实成熟变红时采收，干燥，除去毛、刺、核用。本品气微，味甘、微涩。以个大，色红黄者为佳。

【别名】山石榴，刺梨子，棠球子。

【性味】味酸、甘、涩，性平。

【归经与趋势】归肾、膀胱、脾、胃、肠、肺、卫、皮肤。金樱子甘补、酸敛，趋势向外、向上，偏于下、中焦和肌表，固涩下焦、固精、缩尿、止泻、止带，中焦运脾升清、调和营卫、祛风固表。

【化学成分】本品主要含苹果酸、枸橼酸（柠檬酸）、鞣酸及树脂，尚含皂苷、维生素。

【功效】补肾固精，延缓衰老，运脾健胃，化浊通络，祛风解表，燥湿护肾，止汗缩尿，固崩止带，涩肠止泻。

【药理概括】抗动脉粥样硬化，收敛、止泻、止汗，促进胃液分泌，抗衰老，抗氧化，保肾，抗利尿，抑制肠平滑肌收缩，广谱抑菌，抑真菌，强效广谱抑制流感病毒。

【辨证施治提纲】（一）证：遗精滑精，遗尿尿频，崩漏带下，久泻，久痢。（二）病：上呼吸道感染，烧烫伤，直肠脱垂，妇科疾病，早泄，阳痿，慢性肾炎，尿蛋白，糖尿病肾病。

【剂量与用法】药典剂量：6～12 g。常规剂量：9～15 g。大剂量：15～30 g。水煎服。研末或入丸散吞服时酌减。浸酒内服、外用适量。金樱子无毒，在常规剂量内没有不适反应，长期服用或大剂量使用也没有明显不良反应。

【注意事项】本品功专收涩，故邪气实者不宜使用。

【论述】金樱子含有较多的鞣质，与黏膜、创面等部位接触后，能沉淀或凝固局部的蛋白质，从而在表面形成较为致密的保护层，有助于局部创面愈合或保护局部免受刺激。这种收敛作用还可使空腔脏器黏膜表面的润滑性降低，内容物通过时较为滞涩，同时由于含有多量鞣质，又可使肠壁神经末梢蛋白质沉淀易成微弱的局麻作用，对肠内容物的刺激不敏感而加强止泻作用。金樱子能促进胃液分泌，助消化的作用。

金樱子具有显著降血脂、抗动脉粥样硬化作用。金樱子对尿频有治疗作用，可减少排尿次数，增加每次排尿量。金樱子能对抗肠平滑肌、膀胱平滑肌的痉挛性收缩。金樱子对糖尿病患者的肾脏有保护作用。金樱子对于多种流感病毒均有很强的抑制作用。金樱子煎液对金黄色葡萄球菌、大肠杆菌、绿脓杆菌、破伤风杆菌、钩端螺旋体均有抑制作用。

金樱子的传统功效是固精缩尿、固崩止带、涩肠止泻；主治遗精滑精，遗尿尿频，崩漏带下，久泻，久痢。药理研究发现其有收敛、止泻、止汗，促进胃液分泌，抗衰老，保肾，抗利尿，广谱抑菌，抑真菌，强效广谱抑制流感病毒等作用；开发了止泻、止汗，促进胃液分泌，抗衰老，抗利尿，广谱抑菌，强效广谱抑制流感病毒等方面的治疗前景。

海螵蛸（《神农本草经》）

【来源】本品为乌贼科动物无针乌贼或金乌贼的干燥内壳。主产于浙江、江苏、广东、福建。收集乌贼鱼的骨状内壳，洗净，干燥，砸成小块，生用。本品气微腥，味微咸。以色白者为佳。

【别名】乌贼骨，墨鱼骨，乌贼鱼骨，墨斗鱼骨。

【性味】味咸、涩，性温。

【归经与趋势】归脾、胃、肝、肾。海螵蛸涩敛、咸入肾、温通，趋势以收敛固涩为主：收敛止血、涩精止带、制酸止痛、收湿敛疮，兼温通：补肾壮骨、续筋接骨。

【化学成分】本品主要含碳酸钙87.3%～91.75%，壳角质，黏液质。尚含多种微量元素，其中含大量的钙，少量钠、锶、镁、铁以及微量硅、铝、钛、锰、钡、铜。

【功效】收敛止血，涩精止带，制酸止痛，收湿敛疮，续筋接骨。

【药理概括】抗胃溃疡，接骨作用，收敛止血，抗辐射，抑制小肠运动，抗肿瘤。

【辨证施治提纲】（一）证：吐血衄血，崩漏便血，外伤出血，遗精滑精，赤白带下，胃痛吞酸，湿疹湿疮，溃疡不敛。（二）病：胃及十二指肠溃疡，出血性疾病，用于胃肠造影，疮疡，湿疹，溃疡久不愈合出血，遗精，带下症，疟疾，哮喘，褥疮，收敛止泻，溃疡性结肠炎，治骨刺，沙眼滤泡性结膜炎，汗斑。

【剂量与用法】药典剂量：5～9 g。常规剂量：6～12 g。大剂量：12～15 g。药材质地轻，一般不宜大剂量使用。水煎服。研末或入丸散吞服时酌减。浸酒内服、外用适量。海螵蛸无毒，在常规剂量内没有不适反应，长期服用或大剂量使用也没有明显不良反应。

【注意事项】海螵蛸所含碳酸钙不易被吸收，长期内服可引起胃结石。

【论述】海螵蛸中所含的碳酸钙能中和胃酸，改变胃内容物pH值，降低胃蛋白酶活性，促进溃疡面愈合；另外，其所含腔质与胃中有机质和胃液作用后，可在溃疡面上形成保护膜，使出血趋于凝固，有制酸止痛作用，抗溃疡作用明显。

海螵蛸有明显促进骨缺损修复作用，尤以陈年海螵蛸作用最为明显，具有接骨效能；海螵蛸具有良好的组织相容性以及良好的成骨支架作用；海螵蛸尚有促进骨折愈合作用，缩短骨折愈合时间，能促进纤维细胞和成骨细胞增生与骨化。

海螵蛸所含碳酸钙成分对肠黏膜有收敛作用，故能止泻止血，对溃疡病及其引起的出血、穿孔等均有较好的疗效；外用对皮肤、黏膜能收敛止血，皮肤伤口出血撒上海螵蛸粉能立即止血。此外，海螵蛸有抗肿瘤、抗放射作用。

海螵蛸的传统功效是收敛止血、涩精止带、制酸止痛、收湿敛疮；主治吐血衄血，崩漏便血，外伤出血，遗精滑精，赤白带下，胃痛吞酸，湿疹湿疮，溃疡不敛。药理研究发现其有抗胃溃疡，接骨作用，收敛止血等作用；开发了补肾壮骨、续筋接骨的治疗价值。

莲子（《神农本草经》）

【来源】本品为睡莲科植物莲的干燥成熟种子。主产于湖南、福建、江苏、浙江。秋季果实成熟时采割莲房，取出果实，除去果皮，干燥。去心，生用。本品气微，味甘、微涩。以个大、饱满者为佳。

【别名】莲实，莲蓬子，胡莲子，红莲米，莲子肉。

【性味】味甘、涩，性平。

【归经与趋势】归脾，肾，心。莲子甘补、涩收，趋势以健脾、补肾、固涩为主。

【化学成分】主要含淀粉、蛋白质、脂肪、碳水化合物、多聚糖、脂肪酸等，还含有黄酮化合物以及锌、硒等多种矿物质。

【功效】补脾止泻，燥湿止带，益肾涩精，宁心安神，化浊散结，延缓衰老。

【药理概括】抗氧化，抗衰老，增强免疫力，抗癌，降血糖，降血压，抗心律不齐。

【辨证施治提纲】（一）证：脾虚泄泻，带下，肾虚遗精滑精，遗尿尿频，虚烦，心悸，失眠。（二）病：小儿遗尿，血尿，前列腺炎，消渴，糖尿病肾病，声带结节，久泻，乳糜尿，肝硬化腹水，带下，遗精，心悸失眠。

【剂量与用法】药典剂量：6～15 g。常规剂量：6～15 g。大剂量：15～30 g。水煎服。研末或入丸散吞服时酌减。浸酒内服、外用适量。莲子无毒，在常规剂量内没有不适反应，长期服用或大剂量使用也没有明显不良反应。

【注意事项】莲子过大剂量使用会饱胀难消化。

【论述】莲子多酚能较好地清除氧自由基，具有延缓衰老作用。莲子多糖能增强机体免疫功能。莲子能降低血糖。莲子有降血压作用，也有对抗心律不齐的作用。

莲子的传统功效是补脾止泻、止带，益肾涩精，养心安神；主治脾虚泄泻，带下，肾虚遗精滑精，遗尿尿频，虚烦，心悸，失眠。药理研究发现其有抗衰老，增强免疫力，抗癌、降血糖、降血压，抗心律不齐等作用。莲子的功效，古今差别不大。

芡实（《神农本草经》）

【来源】本品为睡莲科植物芡的干燥成熟种仁。主产于江苏、山东、湖南、湖北、四川。秋末冬初采收成熟果实，除去果皮，取出种子，洗净，再除去硬壳（外种皮），晒干。生用或麸炒用。本品气微，味淡。以颗粒饱满，断面色白，粉性足者为佳。

【别名】鸡头果，鸡头实，刀芡实，黄实。

【性味】味甘、涩，性平。

【归经与趋势】归脾，肾。芡实甘补、涩收，趋势以健脾、补肾、固涩为主。

【化学成分】本品主要含淀粉、蛋白质、脂肪、碳水化合物、钙、磷、铁、硫胺素、核黄素、尼古酸、抗坏血酸等。

【功效】益肾固精，延缓衰老，补脾止泻，除湿止带。

【药理概括】抗氧化，抗衰老，收敛作用，增强小肠吸收功能，抑制蛋白尿。

【辨证施治提纲】（一）证：肾虚遗精滑精，遗尿尿频，脾虚久泄，白浊，带下。（二）病：慢性肠炎，蛋白尿，前列腺炎。

【剂量与用法】药典剂量：9～15 g。常规剂量：9～30 g。大剂量：30～60 g。水煎服。煮食。研末或入丸散吞服时酌减。浸酒内服、外用适量。芡实无毒，在常规剂量内没有不适反应，长期服用或大剂量使用也没有明显不良反应。

【注意事项】本品毒性小，安全范围大。

【论述】芡实有抗氧化、抗衰老作用。芡实具有增强小肠吸收功能的作用。芡实具有收敛、滋养作用。芡实能消除蛋白尿、改善肾功能。芡实能增加血清中胡萝卜素的含量。

芡实的传统功效是益肾固精、补脾止泻、除湿止带；主治肾虚遗精滑精，遗尿尿频，脾虚久泻，白浊，带下。药理研究发现其有抗衰老、收敛作用，增强小肠吸收功能，抑制蛋白尿等作用。芡实的功效，古今差别不大。

刺猬皮（《神农本草经》）

【来源】本品为刺猬科动物刺猬的干燥外皮。全国大部分地区均产。全年可捕捉。将皮剥下，阴干。切片，炒用。本品具特殊腥臭气。以肉质刮净，刺毛整洁者为佳。

【别名】猬皮，仙人衣。

【性味】味苦、涩，性平。

【归经与趋势】归肾，胃、大肠。刺猬皮苦泄、涩收，趋势呈固涩下焦，疏通中焦。

【化学成分】上层的刺，由角蛋白所组成，为主要成分。下层的真皮层，主要由胶原与其他蛋白质如弹性硬蛋白之类和脂肪等组成。

【功效】固精缩尿，收敛止血，和中镇吐，解痉止痛。

【药理概括】镇痛，收敛止血，抑制胃液分泌、降低消化能力，松弛胃肌肉、解痉，镇吐。

【辨证施治提纲】（一）证：遗精滑精，遗尿尿频，便血痔血，胃痛呕吐。（二）病：前列腺肥大，小面积烫伤。

【剂量与用法】药典剂量：3～9 g。常规剂量：3～9 g。不宜大剂量使用。水煎服。研末服1.5～3 g。入丸散吞服。浸酒内服、外用适量。刺猬皮无毒，在常规剂量内没有不适反应，长期服用也没有明显不良反应。

【注意事项】本品毒性小，安全范围大。

【论述】刺猬皮具有镇痛与收敛止血作用，内服可产生类似吗啡及可待因的效果，能显著提高痛阈，有镇痛作用。刺猬皮可抑制胃液分泌，降低消化能力，松弛胃肌肉，有解痉镇吐作用。

刺猬皮的传统功效是固精缩尿、收敛止血、化瘀止痛；主治遗精滑精，遗尿尿频，便血痔血，胃痛呕吐。药理研究发现其有镇痛，收敛止血，抑制胃液分泌、降低消化能力，松弛胃肌肉、解痉，镇吐等作用。刺猬皮的功效，古今差别不大。

椿皮（《新修本草》）

【来源】本品为苦木科植物臭椿的干燥根皮或干皮。主产于浙江、江苏、湖北、河北。全年均可剥取，晒干，或刮去粗皮晒干。切丝或段，生用或麸炒用。本品气微，味苦。以皮厚，无粗皮，色黄白者为佳。

【别名】椿根皮，樗白皮，臭椿皮，苦椿皮。

【性味】味苦、涩，性寒。

【归经与趋势】归大肠、胃，肝。椿皮涩收、苦泄、寒清热，趋势呈固涩下焦，疏通中焦。

【化学成分】根皮含川楝素、鞣质、赭朴酚，根及树干含苦木素，树皮含臭椿苦酮、臭椿苦内酯、乙酰臭椿苦内酯、苦木素、新苦木苦素等。

【功效】清热燥湿，护胃整肠，收涩止带，止泻止血。

【药理概括】抗肿瘤，抑菌，双向调节免疫功能，抗溃疡，兴奋肠平滑肌，收敛作用，止泻，止血，抗炎。

【辨证施治提纲】（一）证：赤白带下，久泻久痢，湿热泻痢，崩漏经多，便血痔血。（二）病：肛裂，结肠炎。

【剂量与用法】药典剂量：3～9 g。常规剂量：3～12 g。一般不大剂量使用。水煎服。研末或入丸散吞服时酌减。浸酒内服，外用适量。椿根皮有小毒。在常规剂量内水煎服可能有胃不适反应，剂量过大可能有恶心反应。

【注意事项】苦楝素有肝毒性，椿根皮因含量小，大多数患者不受影响。长期服用或大剂量服用对于有慢性肝病的人，受影响的可能性还是会有的。

【论述】椿皮所含鞣质具有收敛作用，有一定止血作用，且能改善曲张痔静脉团的血液循环及血管壁的营养状况，使血管壁弹性增强，坚韧度增高，用治便血、痔出血有效。椿皮对溃疡病有一定的治疗作用。椿皮有抗菌、抗原虫及抗肿瘤作用。椿皮煎剂在体外对福氏痢疾杆菌、宋氏痢疾杆菌和大肠杆菌有抑制作用，臭椿酮对阿米巴原虫有强烈的抑制作用。

椿皮的传统功效是清热燥湿，收涩止带，止泻，止血；主治赤白带下，久泻久痢，湿热泻痢，崩漏经多，便血痔血。药理研究发现其有抗肿瘤，双向调节免疫功能，抗溃疡，兴奋肠平滑肌，收敛作用，止泻，止血等作用。椿皮的功效，古今差别不大。

鸡冠花（《滇南本草》）

【来源】本品为苋科植物鸡冠花的干燥花序。全国大部分地区均产。秋季花盛开时采收，晒干。切段，生用或炒炭用。本品气微，味淡。以朵大而扁，色泽鲜明者为佳。

【别名】鸡公花，鸡冠头，鸡骨子花。

【性味】味甘、涩，性凉。

【归经与趋势】归肝，大肠。鸡冠花涩收、甘补，趋势呈补肾固涩下焦，疏通中焦和肌表。

【化学成分】花含山柰苷、苋菜红苷、松醇及多量硝酸钾。黄色花序中含微量苋菜红苷，红色花序中主要含苋菜红苷。

【功效】补肾壮骨，扶正祛邪。延缓衰老，化浊通络，疏肝散结，收敛止血，止带杀虫，护胃止痢，祛风止痒。

【药理概括】杀阴道滴虫，止血，抗脂质过氧化，调节骨代谢，预防骨质疏松，增强耐受力，防止动脉粥样硬化，增强免疫，保肝，抗肿瘤，抗衰老，降压，降血脂，降血糖，抗溃疡，抗病毒，抗过敏，中期引产。

【辨证施治提纲】（一）证：吐血，崩漏，便血，痔血，赤白带下，久痢不止，赤白下痢。（二）病：痔疮，溃疡性结肠炎。

【剂量与用法】药典剂量：6～12 g。常规剂量：6～12 g。不宜更大剂量使用。水煎服。研末或入丸散吞服时酌减。浸酒内服，外用适量。鸡冠花无毒，在常规剂量内没有不适反应，长期服用也没有明显不良反应。

【注意事项】妊娠禁忌。

【论述】鸡冠花注射液宫腔内给药有明显中期引产作用。鸡冠花煎剂对人阴道毛滴虫有良好的杀灭作用。鸡冠花可有效增强机体特异和非特异性免疫功能，对免疫损伤有恢复和保护作用。

鸡冠花具有全面增强机体抗氧化能力、清除自由基而起到抗衰老作用，抗衰老作用与剂量呈正相关。鸡冠花可调节体内锌、铜、铁、钙的代谢，降低血脂，显著改善肝损伤。鸡冠花对血钙有一定的调节作用，可促进骨的形成，降低骨钙的吸收，对骨质疏松的骨质代谢有明显的促进作用，能延缓或减轻骨质疏松的发生。

鸡冠花的传统功效是收敛止血、止带、止痢；主治吐血，崩漏，便血，痔血，赤白带下，久痢不止，赤白下痢。药理研究发现其许多新功效：杀阴道滴虫，止血，调节骨代谢，预防骨质疏松，增强耐受力，防止动脉粥样硬化，增强免疫，保肝，抗肿瘤，抗衰老，降压，降血脂，降血糖，抗溃疡，抗病毒，抗过敏等；开发了调节骨代谢，预防骨质疏松，增强耐受力，防止动脉粥样硬化，保肝，抗肿瘤，抗衰老，降压，降血脂，降血糖，抗溃疡，抗病毒，抗过敏等方面的治疗前景。

第十九章 涌吐药

凡以促使呕吐为主要功效，常用以治疗毒物、宿食、痰涎等停滞在胃脘或胸膈以上所致病症的药物，称为涌吐药，也称催吐药。

本类药物味多酸苦，归胃经，具有涌吐毒物、宿食、痰涎的作用。适用于误食毒物，停留胃中，未被吸收；或宿食停滞不化，尚未入肠，胃脘胀痛；或痰涎壅盛，阻于胸膈或咽喉，呼吸急促；或痰浊上涌，蒙蔽清窍，癫痫发狂等证。涌吐药物的运用，属于"八法"中的吐法，旨在因势利导，驱邪外出，以达到治疗疾病的目的。

涌吐药作用强烈，且多具毒性，易伤胃损正，故仅适用于形证俱实者。为了确保临床用药的安全、有效，宜采用"小量渐增"的使用方法，切忌骤用大量，同时要注意"中病即止"，只可暂投，不可连服或久服，谨防中毒或涌吐太过，导致不良后果。若用药后不吐或未达到必要的呕吐程度，可饮热开水以助药力，或用翎毛探喉以助涌吐。若药后呕吐不止，应立即停药，并积极采取措施，及时抢救。

吐后应适当休息，不宜马上进食。待胃肠功能恢复后，再进流质或易消化的食物，以养胃气，忌食油腻辛辣及不易消化之物。凡年老体弱、小儿、妇女胎前产后，以及素患失血、头晕、心悸、劳嗽喘咳等，均当忌用。

因本类药物作用峻猛，药后患者反应强烈而痛苦不堪，故现代临床已少用。

现代药理研究表明，本类药物具有催吐的作用，主要是通过刺激胃黏膜的感受器，反射性地引起呕吐中枢兴奋。

常山（《神农本草经》）

【来源】本品为虎耳草科植物常山的干燥根。主产于四川、贵州。秋季采挖，除去须根，洗净，晒干。切薄片，生用或炒用。本品气微，味苦。以切面黄白色、味苦者为佳。

【别名】互草，鸡骨常山，黄常山。

【性味】味苦、辛，性寒；有毒。

【归经与趋势】归肺、卫、皮肤，胃、肠，肝，心。常山辛开、苦泄，趋势向上、向外，能引吐胸中痰饮。

【化学成分】本品主要含常山碱甲、乙、丙，三者为互变异构体，是抗疟的有效成分，总称常山碱。另含常山次碱、4-喹唑酮及伞形花内酯等。

【功效】涌吐痰涎，杀虫截疟，辛凉解表。

【药理概括】抗疟，抗阿米巴，抗阴道毛滴虫，解热，抑心，降压，抑制肠平滑肌，兴奋子宫，刺激胃肠道、催吐，抑制流感病毒。

【辨证施治提纲】（一）证：痰饮停聚，胸膈痞塞，疟疾。（二）病：蓝氏贾第鞭毛虫病，上呼吸道感染，心律失常。

【剂量与用法】药典剂量：5～9 g。常规剂量：5～9 g。不宜大剂量使用。水煎服。涌吐可生用，截疟宜酒制用。治疗疟疾宜在寒热发作前半天至2小时服用。常山有毒，在常规剂量内即有明显的消化道反应。

【注意事项】妊娠禁忌。本品有催吐副作用，用量不宜过大。不良反应有恶心、呕吐，过量会引起中毒，表现为恶心、呕吐、腹泻、腹痛、便血、精神不振、全身不适、面色苍白、四肢冰凉、脉搏细弱，肝肾损害，甚至引起死亡。常山的治疗剂量和中毒剂量相近。

【论述】常山水煎剂及醇提液对疟疾有效，其中常山碱甲的疗效相当于奎宁，常山碱丙抗疟作用最强，约为奎宁的100倍，常山碱乙次之；常山碱甲、乙、丙还能通过刺激胃肠的迷走神经与交感神经末梢而反射性地引起呕吐；此外，本品还有降压、兴奋子宫、抗肿瘤、抗流感病毒、抗阿米巴原虫、消炎、解热、促进伤口愈合等作用。

常山的传统功效是涌吐痰涎、截疟；主治痰饮停聚，胸膈痞塞，疟疾。药理研究发现其有抗疟、解热，刺激胃肠道、催吐，抑制流感病毒等作用。常山的功效，古今差别不大。

瓜蒂（《神农本草经》）

【来源】本品为葫芦科植物甜瓜的干燥果蒂。全国各地均产。夏季果熟时采摘果蒂，阴干。生用或炒用。本品味苦。以色黄褐、味苦者为佳。

【别名】甜瓜蒂，香瓜蒂。

【性味】味苦，性寒；有毒。

【归经与趋势】归胃、肠，肝。瓜蒂苦寒，趋势涌泻，可致上吐、下泻。

【化学成分】主要含葫芦素B、E（即甜瓜素或甜瓜毒素）、D、异葫芦素B、葫芦素B苷和喷瓜素。其中以葫芦素B的含量最高（1.4%），其次为葫芦素B苷。

【功效】涌吐痰食，祛湿退黄，疏肝散结，泻下通便。

【药理概括】保肝，增强免疫功能，催吐，抗肿瘤，降压，抑心，减慢心率，增强肠蠕动、泻下。

【辨证施治提纲】（一）证：风痰、宿食停滞，食物中毒的催吐，湿热黄疸。（二）病：肝炎，原发性肝癌，戒酒。

【剂量与用法】药典剂量：2.5～5 g。常规剂量：2.5～5 g。不宜大剂量使用。水煎服。入丸散服，每次0.3～1 g。外用适量。研末吹鼻，待鼻中流出黄水即可停药。瓜蒂有小毒，在常规剂量内就可能有纳呆、恶心甚至呕吐等不适反应，长期服用没有明显的不良反应。大剂量使用有可能引起呼吸中枢麻痹而死亡。

【注意事项】孕妇、体虚、吐血、咯血、胃弱及上部无实邪者忌用。甜瓜蒂可致强烈呕吐，最后因呼吸麻痹而死亡。口服甜瓜蒂30个以上，可引起中毒和死亡。

【论述】瓜蒂能刺激胃感觉神经，反射地兴奋呕吐中枢而致吐。对肝脏的病理损害有保护作用，能增强细胞免疫功能。瓜蒂还有抗肿瘤、降压、抑制心肌收缩力、减慢心率、退黄疸、治疗慢性乙型肝炎及肝硬化等作用。

瓜蒂的传统功效是涌吐痰食、祛湿退黄；主治风痰、宿食停滞，食物中毒的催吐，湿热黄疸。药理研究发现其有保肝，增强免疫功能，催吐，抗肿瘤，增强肠蠕动、泻下等作用。瓜蒂的功效，古今差别不大。

胆矾（《神农本草经》）

【来源】本品为三斜晶系胆矾的矿石，主含含水硫酸铜。主产于云南、山西。全年均可采收。研末或煅后研末用。本品无臭，味涩。以块大，色深蓝，半透明者为佳。

【别名】石胆，君胆，黑石，鸭嘴胆矾，翠胆矾，蓝矾。

【性味】味酸、涩、辛，性寒；有毒。

【归经与趋势】归肝、胆。胆矾味酸而辛，趋势呈其性上行，具有涌吐作用。

【化学成分】本品主要含含水硫酸铜。

【功效】涌吐痰涎，解毒收湿，祛腐蚀疮。

【药理概括】催吐，利胆，腐蚀作用。

【辨证施治提纲】（一）证：风痰壅塞，喉痹，癫痫，误食毒物，风眼赤烂，口疮，牙疳，胬肉，疮疡不溃。（二）病：皮肤病。

【剂量与用法】药典剂量：0.3～0.6 g。常规剂量：0.3～0.6 g。温水化服。外用适量，研末撒或调敷，或以水溶化后外洗。胆矾有毒，在常规剂量内即有明显的不良反应。

【注意事项】妊娠禁忌。成年人口服胆矾10～15 g可致死。胆矾是多亲和性毒物，可作用于全身各系统，首先，对口腔、胃肠道有强烈的刺激作用，可引起局部黏膜充血、水肿、糜烂；对心、肝、肾有直接的毒性作用；对中枢神经系统亦有很强的亲和力。此外，胆矾还能引起急性溶血性贫血。

【论述】胆矾内服后能刺激胃壁神经，引起反射性呕吐，但刺激性太强会损伤黏膜，一般不采用。胆矾能明显促进胆汁分泌。胆矾外用与蛋白质结合，生成不溶性蛋白质化合物而沉淀，故胆矾浓溶液对局部黏膜具有腐蚀作用，可退翳。此外，胆矾对化脓性球菌、肠道伤寒、副伤寒、痢疾杆菌和沙门氏菌等均有较强的抑制作用。

胆矾的传统功效是涌吐痰涎、解毒收湿、祛腐蚀疮；主治风痰壅塞，喉痹，癫痫，误食毒物，风眼赤烂，口疮，牙疳，胬肉，疮疡不溃。药理研究发现其有催吐、利胆、腐蚀等作用。胆矾的功效，古今差别不大。

藜芦 (《神农本草经》)

【来源】本品为百合科植物黑藜芦的干燥根茎。主产于山西、河北、河南、山东、辽宁。夏季抽花葶前采挖，除去叶，洗净晒干或开水浸烫后晒干，切段，生用。本品气微，味苦、辛，有刺喉感；粉末有强烈的催嚏性。以根粗坚实，断面粉性者为佳。

【别名】黑藜芦，山葱，

【性味】味苦、辛，性寒；有毒。

【归经与趋势】归肺，肝，胃。藜芦辛开、苦泄，趋势峻猛，其性上涌，催吐作用强。

【化学成分】本品主要含原藜芦碱、藜芦碱、伪藜芦碱、秋水仙碱、藜芦酰棋盘花碱等生物碱。

【功效】涌吐风痰，杀虫止痒。

【药理概括】催吐，降压，抗真菌，杀蛆灭蝇。

【辨证施治提纲】(一) 证：中风、癫痫、喉痹、误食毒物，疥癣，白秃，头虱，体虱。(二) 病：外用于皮肤病。

【剂量与用法】药典剂量：0.3～0.6 g。常规剂量：0.3～0.6 g。不宜大剂量使用。入丸散，温水送服以催吐；外用适量，研末，油调涂。藜芦有毒，在常规剂量内即有明显的不良反应。

【注意事项】本品有毒，临床应用不良反应较多，最常见为恶心、呕吐，有时可引起心律不齐、低血压；治疗量与中毒量接近，一般中毒反应表现为舌及咽喉部有针刺样感觉，上腹部及胸骨后有烧灼疼痛感，流涎，恶心，呕吐，腹泻，血性大便，呃逆，头痛，眩晕，出汗等，也可出现口周麻木，口及手指刺痛，以及头、颈、肩部温热感。严重者可出现便血，血压下降，呼吸抑制，谵语，肌肉抽搐，昏迷及全身痉挛，心律不齐及心率显著减慢，最后因呼吸、心跳停止而死亡。外用中毒可出现皮肤及黏膜灼痛、喷嚏及流泪等。

【论述】藜芦是常用的催吐药，藜芦碱对黏膜有强烈的刺激作用，吹入鼻内可引起喷嚏和咳嗽，口服可致恶心呕吐，有明显的催吐作用。藜芦具有降压作用，无急速耐受现象，降压的同时伴有心率减慢、呼吸抑制或暂停。藜芦对结核菌有抑制作用，经加温后，虽毒性显著降低，但对结核菌抑制力不变，对结核病有效。藜芦水浸剂对多种皮肤真菌均有不同程度的抑制作用。藜芦对家蝇有强大的毒杀效力。

藜芦的传统功效是涌吐风痰、杀虫；主治中风，癫痫，喉痹，误食毒物，疥癣，白秃，头虱，体虱。药理研究发现其有催吐、抗真菌、杀蛆灭蝇等作用。藜芦的功效，古今差别不大。

第二十章 攻毒杀虫止痒药

凡以攻毒疗疮，杀虫止痒为主要功效的药物，称为攻毒杀虫止痒药。

本类药物大多有毒，以外用为主，兼可内服。具有攻毒疗疮，解毒杀虫，燥湿止痒的功效。主要适用于外科、皮肤科、五官科病症，如痈肿疔毒，疥癣，湿疹湿疮，聤耳，梅毒，虫、蛇咬伤等。

本类药物的外用方法因病因药而异，如研末外撒，或煎汤洗渍及热敷、浴泡、含漱，或用油脂、水调敷，或制成软膏涂抹，或做成药捻、栓剂栓塞等。

本类药物内服使用时，宜作丸散剂用，使其缓慢溶解吸收，且便于掌握剂量。本类药物多具不同程度的毒性，所谓"攻毒"即有以毒制毒之意，无论外用或内服，均应严格掌握剂量及用法，不可过量或持续使用，以防发生不良反应。制剂时应严格遵守炮制和制剂法度，以降低毒性而确保用药安全。

现代药理研究证明，本类药物大都具有杀菌消炎作用，可杀灭细菌、真菌、疥虫、螨虫、滴虫等。且在局部外用后能形成薄膜以保护创面，减轻炎症反应与刺激；部分药物有收敛作用，能凝固表面蛋白质，收缩局部血管，减少充血与渗出，促进伤口愈合。

雄黄（《神农本草经》）

【来源】本品为硫化物类矿物雄黄族雄黄，主含：二硫化二砷。主产于湖南、湖北、贵州。采挖后，除去杂质。照水飞法水飞晾干。生用，切忌火假。本品微有特异的臭气，味淡。以色红，有光泽者为佳。

【别名】明雄黄，雄黄精，黄金石，天阳石，鸡冠石。

【性味】味辛，性温；有毒。

【归经与趋势】归肺、卫、皮肤，肝。雄黄辛散、温通，趋势以皮肤为主，多外用。

【化学成分】本品主要含二硫化二砷。约含砷75%，硫24.5%，尚含少量铝、铁、钙、镁、硅等元素。

【功效】解毒散结，燥湿祛痰，通痹止痛，杀虫截疟。

【药理概括】诱导白血病细胞凋亡，诱导血细胞凋亡，诱导肿瘤细胞凋亡，抑菌，提高免疫，镇痛，抗炎，致突变，堕胎。

【辨证施治提纲】（一）证：痈肿疔疮，湿疹疥癣，蛇虫咬伤，虫积腹痛，惊痫，疟疾。（二）病：白血病，支气管哮喘，气管炎，皮肤病，流行性腮腺炎，腋臭，红细胞增多症，癌症疼痛，痈肿疔疮，湿疹疥癣，蛇虫咬伤，虫积腹痛，惊痫。

【剂量与用法】药典剂量：0.05～0.1 g。常规剂量：0.05～0.1 g。不宜大剂量使用。入丸散用；严格控制用量。外用适量，熏涂患处；外用时不宜大面积涂擦，不可长期应用。

【注意事项】妊娠禁忌。内服宜慎，不可久用。雄黄有毒性，可引起血细胞形态学改变和凋亡；可使肾铜水平升高，造成雄黄肾脏毒性之一。雄黄因含砷而毒性较大，砷是一种全身原浆毒物，可以影响酶的活性，从而干扰细胞代谢，引起血管、肝、肾、大脑、神经、胃肠等组织器官的损害。

雄黄服用过量可引起中毒，长期服用也可造成慢性蓄积性砷中毒。亚砷离子可致局部细胞坏死，易损害心肌，可导致循环衰竭，产生休克，还可造成肝肾损害，抑制延髓的呼吸中枢。本品遇热易分解成三氧化二砷，毒性更强，故使用本品时切忌火煅。

【论述】雄黄可通过诱导肿瘤细胞凋亡，抑制细胞DNA合成，增强机体的细胞免疫功能等多种途径发挥其抗肿瘤作用。砷化物可引起妊娠畸胎或死胎。雄黄体外对金黄色葡萄球菌有杀灭作用，提高浓度也能杀灭大肠杆菌。1%雄黄可抑制人型、牛型结核分枝杆菌。其水浸剂对堇色毛癣菌等多种致病性皮肤真菌有不同程度抑制作用。此外，雄黄可抗血吸虫及疟原虫。

雄黄的传统功效是解毒杀虫、燥湿祛痰、截疟；主治痈肿疔疮，湿疹疥癣，蛇虫咬伤，虫积腹痛，惊痫，疟疾。药理研究发现其有促使白血病细胞凋亡，促使肿瘤细胞凋亡，提高免疫，镇痛抗炎等作用。雄黄的功效，古今差别不大。

硫黄（《神农本草经》）

【来源】本品为自然元素类矿物硫族自然硫。主产于山西、河南、山东、湖南。采挖后，加热熔化，除去杂质；或用含硫矿物经加工制得。敲成碎块，生用；或与豆腐同煮，至豆腐显黑绿色时，取出，漂净，阴干后用。本品有特异的臭气，味淡。以色黄，光亮，质松脆者为佳。

【别名】石硫黄，光明硫黄，黄硇砂，昆仑黄，黄牙。

【性味】味酸，性温；有毒。

【归经与趋势】归肾，胃、肠、肺、卫、皮肤，脑。硫黄酸敛、温通，趋势呈向外走皮肤、祛风、疗疮，向下宣肺降气、助阳通便。

【化学成分】硫黄主要含硫，另杂有砷、硒、碲等成分。

【功效】外用：解毒疗疮，祛风燥湿，杀虫止痒；内服：助阳通便，止咳祛痰。

【药理概括】抗炎，镇咳，祛痰，杀菌、杀疥虫，泻下，抑制中枢，溶解角质及脱毛，抗变态反应。

【辨证施治提纲】（一）证：疥癣，秃疮，湿疹，阴疽恶疮，阳痿足冷，虚喘冷哮，虚寒便秘。（二）病：慢性气管炎，咳喘症，高血压，疥疮，红皮病，湿疹，阳痿，慢性肾炎，尿毒症。

【剂量与用法】药典剂量：1.5～3 g。常规剂量：1.5～3 g。不宜大剂量使用。炮制后入丸散服。外用适量，研末油调涂敷于患处。硫黄有毒，内服宜慎。

【注意事项】硫黄对胃肠道黏膜有刺激作用，可产生硫化氢，如吸收入血后，即成为硫化高铁血红蛋白，引起组织缺氧，特别是中枢神经系统缺氧，还可直接麻痹中枢神经细胞。

硫黄临床中毒量为 $10\sim20$ g，中毒表现为乏力、头痛、头晕、耳鸣心悸、气短、恶心呕吐、腹痛泄泻，甚则便血，意识模糊，瞳孔缩小，对光反射迟钝，昏迷以至死亡。空气中硫化氢浓度过高，可直接麻痹中枢神经细胞而导致死亡。

【论述】硫与皮肤接触，在体温下产生硫化氢，可杀灭疥虫。由于微生物或上皮细胞的作用，氧化成五硫黄酸，而具有杀菌和杀霉菌的作用。硫化物尚能溶解角质及脱毛；硫黄局部应用对皮肤有溶解角质、软化表皮及脱毛的作用，可用于某些皮肤病。本品对实验性支气管炎有一定的镇咳消炎作用，能使慢性炎症细胞浸润减轻，并可促进支气管分泌物增加而祛痰。硫黄有镇静作用。硫黄在肠内形成硫化氢，刺激肠壁增加蠕动而缓泻。硫黄对甲醛性"关节炎"呈现明显的治疗效果。

硫黄的传统功效是外用解毒疗疮、杀虫止痒，内服补火助阳通便。主治疥癣，秃疮，湿疹，阴疽恶疮，阳痿足冷，虚喘冷哮，虚寒便秘。药理研究发现其有抗炎镇咳祛痰，杀疥虫，泻下，抑制中枢，溶解角质及脱毛，抗变态反应等作用。硫黄的功效，古今差别不大。

白矾（《神农本草经》）

【来源】本品为硫酸盐类矿物明矾石经加工提炼而成。主含含水硫酸铝钾。主产于甘肃、山西、湖北、安徽、浙江。全年均可采挖，将采得的明矾石用水溶解，滤过，滤液加热浓缩，放冷后所得结晶即为白矾。捣碎生用，或煅用。煅后称枯矾。本品气微，味酸、微甘而极涩。以块大，无色透明者为佳。

【别名】矾石，明矾，雪矾，云母矾，生矾。

【性味】味酸、涩，性寒。

【归经与趋势】归肺、卫、皮肤，胃、肠，脑。白矾酸涩、性寒，趋势峻猛，泄气损正，以外用为主。

【化学成分】本品主要含含水硫酸铝钾，枯矾为脱水白矾。

【功效】外用解毒杀虫，燥湿止痒；内服止血止泻，祛除风痰。

【药理概括】镇痛，抗惊厥，降血脂，抗早孕，降低记忆能力，广谱抗菌，抑真菌，抗阴道滴虫，引起肠道菌群失调，催吐，收敛作用，外用止汗、止血、硬化皮肤、凝固蛋白。

【辨证施治提纲】（一）证：湿疹，疥癣，脱肛，痔疮，聤耳流脓，疮疡，便血，衄血，崩漏，久泻久痢，癫痫发狂。（二）病：内痔，脱肛，子宫脱垂，出血，慢性中耳炎，小儿流涎，鼻息肉，肝炎，鞘膜积液，胃及十二指肠溃疡。

【剂量与用法】药典剂量：0.6～1.5 g。常规剂量：0.6～1.5 g。不宜大剂量使用。入丸散剂。外用适量，研末敷或化水洗患处。白矾有毒，内服宜慎。

【注意事项】妊娠禁忌。大剂量白矾刺激性很大，可引起口腔喉头烧伤、呕吐、腹泻、虚脱甚至死亡。

【论述】白矾能强力凝固蛋白质，低浓度有收敛、消炎作用，临床可用作消炎、止血、止汗、止泻和硬化剂。白矾有止血作用。白矾损伤海马组织细胞，可降低学习和记忆能力。白矾有抗早孕作用。白矾能刺激胃黏膜而引起反射性呕吐。

白矾广谱抗菌，对多种革兰阳性球菌和阴性杆菌、某些厌氧菌、皮肤癣菌、白念珠菌均有不同程度抑制作用，对绿脓杆菌、大肠杆菌、金黄色葡萄球菌抑制明显；高浓度明矾液对结核分枝杆菌有抑制作用，白矾可明显抗阴道滴虫。

白矾的传统功效是外用解毒杀虫、燥湿止痒，内服止血止泻、祛除风痰；主治湿疹，疥癣，脱肛，痔疮，聤耳流脓，疮疡，便血，衄血，崩漏，久泻久痢，癫痫发狂。药理研究发现其有镇痛、抗惊厥、降血脂、广谱抗菌，抑真菌，抗阴道滴虫，外用止汗、止血、硬化皮肤、凝固蛋白等作用。白矾的功效，古今差别不大。

蛇床子（《神农本草经》）

【来源】本品为伞形科植物蛇床的干燥成熟果实。全国大部分地区均产。夏、秋二季果实成熟时采收，除去杂质，晒干。生用。本品气香，味辛凉、有麻舌感。以颗粒饱满，灰黄色，香气浓者为佳。

【别名】蛇床实，野胡萝卜子，野茴香。

【性味】味辛、苦，性温。有小毒。

【归经与趋势】归肾，肺、卫、皮肤，心、脑、血管。蛇床子辛散、苦燥、温通，趋势温燥，向上、向外，在下焦温肾兴阳、舒筋壮骨，上焦温养心肺、平喘祛痰、宁心养心，外走皮腠燥湿祛风、通痹止痛、杀虫止痒。

【化学成分】果实含挥发油1.3%，已从油中分得27个成分。还含香豆素类等成分，如蛇床明素，花椒毒素等。种子含香柑内酯、欧山芹素及食用白芷素。

【功效】温肾兴阳，舒筋壮骨，延缓衰老，安神益智，宁心养心，通络益肺，平喘祛痰，燥湿祛风，通痹止痛，杀虫止痒。

【药理概括】扩张支气管、增加肺灌流量、解痉平喘，祛痰，提高免疫力，抑制过敏反应，抗氧化、延缓脑和肝的衰老，降低胆固醇，抗心律失常、防治室颤，抑心，降低外周阻力、降压，广谱抑菌，广谱抑真菌，抗流感病毒，杀灭阴道滴虫，类性激素样作用，局麻作用，催眠，抗诱变性，抑制中枢神经系统，耐缺氧，促进学习记忆，镇痛，抗骨质疏松症，抑制子宫肌收缩，抗炎。

【辨证施治提纲】（一）证：阴痒，疥癣，湿疹瘙痒，寒湿带下，湿痹腰痛，肾虚阳痿，宫冷不孕。（二）病：外阴部硬化性萎缩性苔藓，宫颈糜烂，不育不孕症，手足癣，银屑病，哮喘，支气管炎，隐匿性肾炎，外阴白色病，疥疮，蛔虫病。

【剂量与用法】药典剂量：3～9 g。常规剂量：3～9 g。大剂量：12～15 g。水煎服。研末或入丸散吞服时酌减。浸酒内服、外用适量，多煎汤熏洗，或研末调敷。蛇床子无毒，在常规剂量内没有不适反应。蛇床子煎药时药气浓烈，剂量过大会有内热感，或有恶心不适反应。

【注意事项】阴虚火旺或下焦有湿热者不宜内服。蛇床子大量服用会中毒，表现为口舌发麻，恶心呕吐，或头晕、心悸、出汗、胸闷等症状。

【论述】蛇床子有钙拮抗作用，能抑制心脏，松弛血管平滑肌，有明显的抗心律失常作用。蛇床子可影响脑内胆碱酯酶活性及延缓细胞老化，能促进学习记忆功能，也有镇静、催眠作用。

蛇床子具有保护和增强腺垂体—肾上腺皮质轴的功能，可对抗"甲减"，并改善"阳虚"症状；蛇床子有雌激素样作用，能增加子宫及卵巢重量，也有雄激素样作用，可增加前列腺、精囊、肛提肌重量，提高性功能。蛇床子通过增加成骨细胞数量，促进细胞胶原蛋白及ALP的合成而促进成骨作用，可防治骨质疏松症。

蛇床子有较强的抗变态反应作用，能抑制皮肤过敏反应；尚有较强的支气管扩张、祛痰和平喘作用，作用强于氨茶碱。蛇床子对急性和慢性炎症均有抗炎作用。蛇床子素有广谱抗菌作用，可抗皮肤真菌和霉菌，蛇床子流浸膏体外能杀灭阴道滴虫。蛇床子还有增强免疫、抗炎、局麻、抗诱变等作用。

蛇床子的传统功效是燥湿祛风、杀虫止痒、温肾壮阳；主治阴痒，疥癣，湿疹瘙痒，寒湿带下，湿痹腰痛，肾虚阳痿，宫冷不孕。药理研究发现其许多新功效：增加肺灌流量、解痉平喘、祛痰，提高免疫力，抑制过敏反应，延缓脑和肝的衰老，降低胆固醇，抗心律失常、防治室颤，广谱抑菌、抑真菌，抗流感病毒，杀灭阴道滴虫，类性激素样作用，抑制中枢神经系统，促进学习记忆，抗骨质疏松症，抑制子宫肌收缩等；开发了增加肺灌流量、解痉平喘，延缓脑和肝的衰老，抗心律失常、防治室颤，抗骨质疏松症，广谱抑菌、抑真菌，抗流感病毒等方面的治疗前景。

土荆皮（《本草纲目拾遗》）

【来源】本品为松科植物金钱松的干燥根皮或近根树皮。主产于浙江、安徽、江苏。多为栽培。夏季剥取，晒干。切丝，生用。本品气微，味苦而涩。以色红棕者为佳。

【别名】土槿皮，金钱松皮，荆树皮。

【性味】味辛，性温；有毒。

【归经与趋势】归肺、卫、皮肤，胆，子宫。土荆皮辛散、温通，趋势以皮肤为主。

【化学成分】根皮含土荆皮酸、β-谷甾醇、鞣质、挥发油、多糖等。

【功效】杀虫，疗癣，止痒。

【药理概括】广谱抑真菌，止血，抗生育，致胆囊硬化。

【辨证施治提纲】（一）证：体癣、手足癣、头癣。（二）病：疥疮，湿疹，皮炎，皮肤瘙痒。

【剂量与用法】外用适量，醋或酒浸涂擦，或研末调涂患处。

【注意事项】本品有毒，只供外用，不可内服。土荆皮含有毒性成分土荆皮乙酸和土荆皮甲酸，主要对胃肠道有较强的刺激作用，甚至可致休克；中毒时主要表现为呕吐、腹泻、便血、头晕，甚至烦躁不安，大汗淋漓，面色苍白等。

【论述】土荆皮有机酸和醇浸膏，对我国常见的10种致病性皮肤真菌和白念珠菌均有一定抗菌作用。土荆皮乙酸能抗癌细胞、抗早孕、抑制卵子受精，尚可抗中孕，但抗着床作用不明显。土荆皮醇提物和制成的止血粉，实验均有良好的止血作用。高浓度土荆皮酊能破坏胆囊黏膜，引起胆囊壁的慢性炎症和纤维机化，使胆囊最终自截；但对邻近肝组织无明显损害。

土荆皮的传统功效是杀虫，疗癣，止痒；主治体癣，手足癣，头癣，疥疮，湿疹，皮炎，皮肤瘙痒。药理研究发现其有广谱抑真菌、止血等作用。土荆皮的功效，古今差别不大。

蜂房（《神农本草经》）

【来源】本品为胡蜂科昆虫果马蜂、日本长脚胡蜂或异腹胡蜂的巢。全国大部分地区均产。秋、冬二季采收，晒干，或略蒸，除去死蜂死蛹，晒干。剪块，生用。本品气微，味辛淡。以色灰白，体轻，稍有弹性者为佳。

【别名】露蜂房，马蜂窝，蜂巢，野蜂窝。

【性味】味甘，性平。

【归经与趋势】归心、血管，肺、卫、皮肤，胃、肠。蜂房甘平、质轻，趋势峻猛，性善走窜，能攻毒杀虫，攻坚破积，内服、外用均可。

【化学成分】本品主要含挥发油（露蜂房油）、蜂蜡、树脂、蛋白质、铁、钙等，另含多种糖类，维生素和无机盐等。

【功效】攻毒杀虫，扶正散结，祛风止痛，强心利尿，护胃滑肠，化浊止血。

【药理概括】抗炎，抑菌，抑真菌，强心，降压，促凝血，止血，扩张血管，降血脂，利尿，镇痛，降低体温，抗肿瘤，抗溃疡，促进胃肠蠕动、致泻，提高免疫功能，局麻作用。

【辨证施治提纲】（一）证：疮疡肿毒，乳痈，瘰疬，癌肿，皮肤顽癣，鹅掌风，牙痛，风湿痹痛。（二）病：关节炎，皮肤炎症。

【剂量与用法】药典剂量：3～5 g。常规剂量：3～9 g。不宜大剂量使用。水煎服。研末或入丸散吞服时酌减。浸酒内服、外用适量，研末油调敷于患处，或煎水漱口，或洗患处。蜂房有小毒。在常规剂量内水煎服可能会引起胃部不适等反应，不宜长期服用。

【注意事项】蜂房中有昆虫黄蜂之蛹，有异性蛋白，容易使人过敏。临床发现有患者服用后当天就发生过敏性皮疹，据报道有个别患者发生过敏性休克反应。

【论述】蜂房有明显的抗炎作用，对急性和慢性炎症均能抑制，主要对慢性疼痛有镇痛作用。蜂房水提取物能明显促进血栓形成，并能增加血小板的黏附率，其丙醇和醇醚提取物均有显著促凝血作用。蜂房有强心作用，可扩张血管，降压。蜂房有明显的抗溃疡作用，机理与改善局部血液循环，促进组织再生修复，抑制胃酸分泌，影响交感—肾上腺髓质系统等多种因素有关。蜂房能促进胃肠平滑肌蠕动，并有轻泻作用。蜂房有麻醉镇静作用。蜂房油可驱蛔虫、绦虫。蜂房还有增强免疫功能、降血脂、抗癌、利尿、抑菌的作用。

蜂房的传统功效是攻毒杀虫、祛风止痛；主治疮疡肿毒，乳痈，瘰疬，癌肿，皮肤顽癣，鹅掌风，牙痛，风湿痹痛。药理研究发现其有抗炎，抑真菌，强心，止血，降血脂，利尿，镇痛，抗肿瘤，抗溃疡，促进胃肠蠕动、致泻，提高免疫功能等作用；开发了强心、抗肿瘤、促进胃肠蠕动、抗炎，抑真菌等方面的治疗价值。

樟脑（《本草品汇精要》）

【来源】本品为樟科植物樟的干枝、叶及根部经加工提取制得的结晶。主产于长江以南地区及西南地区，以台湾地区产量最大、质量最佳。多在9—12月砍伐老树，锯劈成碎片，置蒸馏器中进行蒸馏，冷却后即得粗制樟脑，再经升华精制而得精制樟脑。本品有刺激性，特臭，味初辛、后清凉。

【别名】油脑，树脑，潮脑，脑冰，樟丹，韶脑。

【性味】味辛，性热；有毒。

【归经与趋势】归心、脑，肺、卫、皮肤。樟脑辛热，趋势燥烈，辛香走窜，有开窍醒神之功，外用能杀虫止痒。

【化学成分】本品主要含1、7、7-三甲基二环庚烷-2-酮，为一种双环萜酮物质。

【功效】除湿杀虫，温散止痛，提神醒脑，开窍辟秽。

【药理概括】兴奋中枢神经系统，强心，升压，兴奋呼吸中枢，祛风，祛痰，局麻作用，止痛，止痒，抑真菌，解热。

【辨证施治提纲】（一）证：疥癣瘙痒，湿疮溃烂，跌打伤痛，牙痛，痧胀腹痛、吐泻神昏。（二）病：冻疮，面神经麻痹，乳牙牙髓失活。

【剂量与用法】药典剂量：0.1～0.2 g。常规剂量：0.1～0.2 g。不宜大剂量使用。入散剂或用酒溶化服。外用适量，研末撒布或调敷。

【注意事项】妊娠禁忌。樟脑有毒，内服宜慎，并应控制剂量，以免中毒。樟脑可穿过胎盘，故孕妇忌服。外用偶可引起接触性皮炎，应避免接触眼睛或其他黏膜，头皮等皮肤破损处不宜擦用。樟脑酚也可引起局部过敏和过敏性休克。

樟脑表现为明显的生殖细胞毒性，误服樟脑制剂可引起中毒，内服 0.5～1.0 g 可引起眩晕、头痛、温热感乃至兴奋、谵妄等症状。服 2.0 g 以上者在短暂的中枢抑制后，即转为大脑皮质的兴奋，导致癫痫样痉挛，最后因呼吸衰竭而死亡。

【论述】樟脑涂擦皮肤有温和的刺激和防腐作用，且因刺激皮肤冷觉感受器而有清凉感，呈现微弱的局麻作用，继而有麻木感，可止痛、止痒，并消除炎症；临床用于关节痛与肌肉痛。

樟脑对于胃肠道黏膜有缓和的刺激作用，适量内服可使胃肠道感觉温暖舒适，内服樟脑制剂可刺激肠黏膜反射性增加肠蠕动，具有祛风作用；剂量过大则致恶心呕吐。樟脑口服有祛风和轻微祛痰作用。樟脑可兴奋中枢神经系统，尤其对高级中枢神经兴奋明显，大剂量可引起癫痫样惊厥。樟脑在体内的水溶性代谢产物氧化樟脑，有明显的强心、升压和兴奋呼吸作用。

樟脑的传统功效是除湿杀虫、温散止痛、开窍辟秽；主治疥癣瘙痒，湿疮溃烂，跌打伤痛，牙痛，痧胀腹痛、吐泻神昏。药理研究发现其有兴奋中枢神经系统，强心，升压，兴奋呼吸中枢，祛风，祛痰，止痛、止痒，抑真菌等作用；开发了兴奋中枢神经系统，强心、升压，兴奋呼吸中枢等方面的治疗价值。

蟾酥（《药性本草》）

【来源】本品为蟾蜍科动物中华大蟾蜍或黑眶蟾蜍的干燥分泌物。主产于山东、河北、江苏、浙江。多于夏、秋二季捕捉蟾蜍，洗净，挤取耳后腺及皮肤腺的白色浆液，加工，干燥，捣碎，加白酒浸渍，时常搅动至呈稠膏状，干燥，粉碎，即成蟾酥粉。本品气微腥，味初甜而后有持久的麻辣感，粉末嗅之作嚏。以色红棕，断面角质状，半透明者为佳。

【别名】蟾蜍眉脂，蛤蟆酥，蛤蟆浆。

【性味】味辛，性温；有毒。

【归经与趋势】归心、脑、血管，肺，肝，肠，肾、膀胱、子宫。蟾酥辛散、温通，趋势以上焦心、肺为中心，补气强心、回阳救逆、开窍醒神、活血补血、通络养心、益肺平喘、止咳祛痰。

【化学成分】本品主要含蟾蜍毒素类，如蟾毒、蟾毒配基脂肪酸酯、蟾毒配基硫酸酯等，蟾毒配基类，蟾毒色胺类，以及其他化合物，如多糖类、有机酸、氨基酸、肽类、肾上腺素等。

【功效】补气强心，回阳救逆，开窍醒神，活血补血，通络养心，益肺平喘，止咳祛痰，解毒散结，通痹止痛，疏肝整肠，紧宫利尿。

【药理概括】强心，升压，抗休克，抗凝血，扩冠增流，改善微循环，增加心肌供氧，减轻弥漫性血管内凝血发生，兴奋呼吸，镇痛，局部麻醉，抗炎，抗肿瘤，增强免疫功能，收缩小肠，收缩子宫，促进造血功能，升高白细胞，抗辐射，镇咳，祛痰，平喘，利尿，抑制汗腺和唾液腺分泌，抗过敏，抑制血小板数，抑制肝脏出血性坏死灶的形成。

【辨证施治提纲】（一）证：痈疽疔疮，咽喉肿痛，牙痛，中暑神昏，痧胀腹痛吐泻。（二）病：呼吸与循环衰竭，病态窦房结综合征，肿瘤，麻醉，口腔炎症，呼吸道感染，肺结核，化脓性感染，急性肩周炎。

【剂量与用法】药典剂量：0.015～0.03 g。常规剂量：0.015～0.03 g。不宜大剂量使用。多入丸散用。外用适量。蟾酥有毒。在常规剂量内水煎服即可有恶心、胃不适反应，长期服用可能有心脏积累中毒的反应。大剂量服用会引起心脏中毒，蟾酥应严格控制剂量。

【注意事项】蟾酥有毒，内服切勿过量。蟾酥能收缩子宫而引起流产，孕妇忌用。蟾蜍、蟾皮均有小毒。在常规剂量内水煎服即可有恶心、胃不适反应，长期服用可能有心脏积累中毒的反应，大剂量服用会引起心脏中毒。蟾酥外用不可入目。蟾酥中毒可出现头晕、胸闷不安、心悸、口唇和四肢发麻，或上腹不适、恶心、呕吐；蟾酥主要对心脏有毒性，中毒时刺激迷走神经和直接损害心肌，引起心率缓慢，心律不齐，甚至产生房室传导阻滞及心室颤动，最后导致心力衰竭而死亡。

【论述】蟾酥具有洋地黄样强心作用，蟾酥小剂量可加强心脏的收缩力，大剂量则有麻醉效应，可使心搏变慢，继之心律不齐，房室传导阻滞，最后心脏停于收缩期。蟾酥对血栓性冠状血管狭窄引起的心肌梗死等缺血性心肌循环障碍，能增加心肌营养性血流量，改善微循环，增加心肌供氧。蟾酥强心甾体对血管平滑肌与心脏一样具有收缩力增强的作用，伴随着强心作用而引起血压上升。

蟾酥对骨髓造血细胞有促进增殖和分化作用，使骨髓多能干细胞、粒系祖细胞、红系祖细胞的产量明显上升，能促进造血功能。蟾酥能抑制血小板聚集和抑制血栓形成。

蟾酥兴奋大脑皮质和呼吸中枢，有抗炎、镇痛、局部麻醉及镇咳、祛痰、平喘作用。蟾酥对横纹肌和平滑肌有兴奋作用，能抗疲劳并兴奋肠管、子宫和输尿管。蟾酥有抑制汗腺、唾液腺分泌，抑制由肾上腺素引起的甲状腺腺苷酸环化酶的活化作用，有胰岛素样促进糖原生成，抑制乳酸产生及对抗去甲肾上腺素的脂肪分解等作用。蟾毒内酯类和华蟾素均有抗肿瘤作用，并能增强免疫、升高白细胞、抗放射线。

蟾酥的传统功效是解毒、止痛，开窍醒神；主治痈疽疔疮，咽喉肿痛，牙痛，中暑神昏，痧胀腹痛吐泻。药理研究发现其许多新功效：强心，升压，抗休克，扩冠增流，减轻弥漫性血管内凝血发生，兴奋呼吸，抗肿瘤，促进造血功能，镇咳祛痰，平喘，利尿，抑制汗腺和唾液腺分泌等作用；开发了心、血管，兴奋呼吸等方面的治疗前景。

大蒜（《名医别录》）

【来源】本品为百合科植物大蒜的鳞茎。全国各地均有生产。夏季叶枯时采挖，除去须根和泥沙，通风晾晒至外皮干燥。生用。本品气特异，味辛辣，具有刺激性。

【别名】胡蒜，独头蒜。

【性味】味辛，性温。

【归经与趋势】归脾、胃、肠，肺、卫、皮肤，心、脑、血管。大蒜辛散、温通，趋势辛味浓烈，能四散敷布，八方温通，上、下、内、外，行解毒消肿、杀虫祛邪、活血通络、化浊散结之能；亦为食疗佳品。

【化学成分】本品主要有大蒜油（挥发油，主要成分为大蒜辣素）、大蒜素，硫化亚磺酸脂类，S-烷（烯）-L-半胱氨酸衍生物，γ-L-谷氨酸多肽，苷类，多糖，脂类及多种酶等。

【功效】解毒消肿，通络健脑，活血养心，化浊散结，延缓衰老，杀虫祛邪，燥湿止痢。

【药理概括】广谱抗菌，抑真菌，广谱抗病毒，杀灭阴道滴虫，抑制幽门螺杆菌，阻断亚硝胺的合成、预防食管癌，多途径抑癌瘤生长，抗血小板聚集，降血脂，抗肝毒，抗氧化，激活人体免疫功能，降血糖，改善心脑血管功能，保护血管内皮细胞，扩张脑膜血管、改善脑膜微循环，保护脑缺血性损伤。

【辨证施治提纲】（一）证：痈肿疮疡，疥癣，肺痨，顿咳，痢疾，泄泻，蛲虫病，钩虫病。（二）病：高脂血症，动脉粥样硬化，萎缩性胃炎，结核性疾病，脑膜炎，肺炎，百日咳，急性乳腺炎，痢疾，婴儿腹泻，急性肾炎，皮肤科疾病，耳穴麻醉，霉菌性败血症，顽固性咯血，滑膜炎，蜈蚣咬伤，艾滋病，传染性肝炎，前列腺炎，尿路感染，急性阑尾炎，慢性铅中毒，维生素B1缺乏症。

【剂量与用法】药典剂量：4.5～9 g。常规剂量：9～15 g。大剂量：15～30 g。水煎服。直接食用。外用适量，捣烂外敷，或切片外擦，或隔蒜灸。大蒜无毒，性温热，进食生大蒜能使人胃有烧灼感，长期食用会使人内火增大，目糊。有慢性胃肠道炎症和溃疡的人，慎食大蒜。

【注意事项】大蒜毒性甚低，但局部刺激性强，肾脏患者慎用。外用可引起皮肤发红、灼热甚至起泡，故不可敷之过久。阴虚火旺及有目、舌、喉、口齿诸疾者不宜服用。孕妇忌灌肠用。过多摄入大蒜可引起红细胞溶解而出现贫血。

【论述】大蒜被称为天然广谱抗生素，有较强的广谱抗菌作用，对多种球菌、杆菌、真菌和病毒等均有抑制和杀灭作用，对恙虫热立克次体、阴道滴虫、阿米巴原虫等，均有不同程度抑杀作用。抗菌作用紫皮蒜优于白皮蒜，鲜品强于干品。

大蒜有广谱抗肿瘤作用，能抗多种肿瘤、抗突变和阻断亚硝酸胺合成，机理是通过阻滞癌细胞DNA的合成和复制，以抑制癌细胞的增殖。

大蒜可降低胆固醇和甘油三酯，能抑制血小板聚集，增加纤维蛋白的溶解活性，防治动脉粥样硬化。大蒜有较强的清除自由基与抗氧化作用。大蒜有明显的降血糖作用。

大蒜能促进胃液分泌，促进对维生素B族的吸收，增进食欲，并可护肝。大蒜素对人的精子具有抑制作用，可兴奋子宫，并能加强雌二醇对子宫的兴奋作用。大蒜能改善慢性铅中毒症状。大蒜能促进海马神经元功能，延缓大脑退化，提升学习记忆效应，并且有抗抑郁作用。大蒜有抗炎作用，能抑制肉芽增生。

　　大蒜的传统功效是解毒消肿、杀虫、止痢；主治痈肿疮疡，疥癣，肺痨，顿咳，痢疾，泄泻，蛲虫病，钩虫病。药理研究发现其许多新功效：广谱抗菌、抑真菌，广谱抗病毒，抑制幽门螺杆菌，阻断亚硝胺的合成、预防食管癌，多途径抑癌瘤生长，降血脂，抗肝毒，抗氧化，激活人体免疫功能，降血糖，改善心脑血管功能，保护脑缺血性损伤等；开发了心、脑、血管，广谱抗菌、抑真菌，广谱抗病毒，多途径抑癌瘤生长，抗肝毒，抗氧化，激活人体免疫功能，降血糖等多方面的治疗前景。

第二十一章　拔毒化腐生肌药

凡以拔毒化腐、生肌敛疮为主要功效的药物，称为拔毒化腐生肌药。

本类药物多具毒性，以外用为主，具有拔毒化腐排脓，收湿生肌敛疮的功效，主要适用于痈疽疮疡溃后脓出不畅，或溃后腐肉不去，新肉难生，伤口难以生肌愈合之证，以及癌肿，梅毒。部分药物还可用于湿疹瘙痒，咽喉肿痛，口舌生疮，目赤翳障等症。

本类药物的外用方法，可根据病情和用途而定，如研末外撒，加油脂、水调敷，或制成药捻，或外用膏药敷贴，或点眼、吹喉、滴耳等。

本类药物多为矿石类，且多具毒性，故使用时应严格控制剂量和用法，外用也不可过量或持续使用，有些药不宜在头面及黏膜上使用，以防发生不良反应。其中含砷、汞、铅等重金属类的药物毒副作用甚强，更应严加注意。使用时，应严格遵守炮制规范及制剂法度，以确保临床用药安全。

现代药理研究证明，本类药物对多种细菌及皮肤真菌有抑制作用，有些则具防腐，收敛，保护和促进伤口愈合作用。

红粉（《外科大成》）

【来源】本品为红氧化汞。以水银、火硝、白矾为原料加工而成的红色升华物。主产于河北、湖北、湖南、江苏。研细粉用。本品气微。以色红，块片不碎，有光泽者为佳。

【别名】升药、灵药、三白丹、三仙散、小升丹、三仙丹、升丹。

【性味】味辛，性热；有大毒。

【归经与趋势】归肺、皮肤，脾、肌肉。红粉辛热，趋势毒烈，以皮肤为主，为外科要药。

【化学成分】本品主要含氧化汞。

【功效】拔毒，除脓，去腐，生肌。

【药理概括】抗菌，防腐止痒，促进伤口愈合。

【辨证施治提纲】（一）证：痈疽疔疮，梅毒下疳，一切恶疮，肉暗紫黑，腐肉不去，窦道瘘管，脓水淋漓，久不收口。（二）病：梅毒，溃疡性皮肤病。

【剂量与用法】外用适量。研极细粉单用或与其他药味配制成散剂或制成药捻。

【注意事项】妊娠禁忌。本品有大毒，只能外用，不可内服。外用亦不宜久用。长期、大剂量、大面积涂擦含红粉的制剂，可导致汞中毒。局部可引起接触性皮炎，患者可见头昏、头痛、失眠、多梦、情绪激动或抑郁，流涎、口腔黏膜充血、溃疡、牙龈肿胀、出血、口臭、牙龈萎缩、牙齿松动脱落，肌肉震颤，甚至导致肝、肾功能的损害。

【论述】红粉在体外对金黄色葡萄球菌、乙型溶血性链球菌、绿脓杆菌、大肠杆菌等有较强的杀菌作用。可促进和改善创面微循环，减少微血栓，增加创面营养和血液供应，有利于创面愈合。

红粉的传统功效是拔毒、除脓、去腐，生肌；主治痈疽疔疮，梅毒下疳，一切恶疮，肉暗紫黑，腐肉不去，窦道瘘管，脓水淋漓，久不收口。药理研究发现其有抗菌、防腐止痒，促进伤口愈合等作用。红粉的功效，古今差别不大。

轻粉（《本草拾遗》）

【来源】本品为水银、白矾、食盐等经升华法炼制而成的氯化亚汞。主产于湖南、湖北、云南。研细末用。本品气微。以色白，片大，质轻，明亮有光泽者为佳。

【别名】水银粉，腻粉，汞粉，峭粉，扫盆。

【性味】味辛，性寒；有毒。

【归经与趋势】归皮肤，肠，膀胱。轻粉辛寒，趋势毒烈，以皮肤为主，多外用。

【化学成分】本品主要含氯化亚汞。

【功效】外用杀虫，攻毒，敛疮；内服祛痰消积，逐水通便。

【药理概括】泻下作用，广谱抗菌，广谱抑真菌，抗梅毒螺旋体，利尿。

【辨证施治提纲】（一）证：疥疮，顽癣，臁疮，梅毒，疮疡，湿疹，痰涎积滞，水肿鼓胀，二便不利。（二）病：显性梅毒，神经性皮炎，中耳炎，酒糟鼻，腋臭，银屑病，宫颈糜烂，皮肤缺损合并感染，烧伤，慢性溃疡，鼻泪管阻塞，尖锐湿疣。

【剂量与用法】药典剂量：内服每次 0.1～0.2 g，1 日 1～2 次，多入丸剂或装胶囊服，服后漱口。外用适量，研末掺敷患处。

【注意事项】妊娠禁忌。本品有毒，急性中毒的致死量为 5～10 g，多作外用，不可过量，内服宜慎。

急性中毒者可见肾肿大，皮质增厚，肾小管上皮肿大坏死，表现为急性腐蚀性胃肠炎、坏死性肾病、周围循环衰竭。口服中毒者，口中有金属味及辛辣感，黏膜红肿，口渴呕吐，呕吐物呈血糊样，继则泻血便，尿少，呼吸困难，虚脱或中毒性肾病，甚则死亡。慢性中毒者以神经衰弱综合征为主，口中有金属味，流涎，牙龈肿胀出血，牙龈松动脱落，牙根部牙龈上有黑色汞线，常有恶心、呕吐、无食欲、腹痛腹泻等还可见汞毒性震颤，呈对称性，紧张时加重。

【论述】轻粉对多种革兰阳性、阴性菌及致病性皮肤真菌均有良好的抑菌效果。轻粉在肠内变为可溶性汞盐，能刺激肠壁引起肠蠕动增强，刺激肠液分泌而产生泻下作用。轻粉对梅毒螺旋体不能直接杀灭，且抑制作用微弱，但可增强人体抗病能力，使梅毒病损的皮疹消退，肿大的淋巴结缩小。轻粉被吸收后，二价汞离子可与肾小管细胞中所含的巯基酶结合，抑制酶的活性，影响其吸收功能，故有利尿作用。

轻粉的传统功效是外用杀虫、攻毒、敛疮，内服祛痰消积、逐水通便。主治疥疮，顽癣，瘰疬，梅毒，疮疡，湿疹，痰涎积滞，水肿鼓胀，二便不利。药理研究发现其有泻下、广谱抗菌、广谱抑真菌、抗梅毒螺旋体、利尿等作用。轻粉的功效，古今差别不大。

砒石（《日华子本草》）

【来源】本品为矿物砷化的矿石，或由毒砂（硫砷铁矿）、雄黄等含砷矿物的加工品，也称信石。主产于江西、湖南、广东、贵州。药材分白砒（白信石）与红砒（红信石）两种，二者三氧化二砷的含量均在96%以上，但前者更纯，后者尚含少量硫化砷等红色矿物质。药用以红砒为主。砒石升华的精制品即砒霜。本品气无，烧之有蒜样臭气。白砒以块状，色白，有晶莹直纹，无渣者为佳。红砒以块状，色红润，有晶莹直纹，无渣者为佳。

【别名】信石，红砒，白砒。

【性味】味辛，性大热；有毒。

【归经与趋势】归肺、皮肤，脾，肝。砒石辛热，趋势毒烈，以皮肤为主，多外用。

【化学成分】白砒和砒霜主要成分为三氧化二砷，红砒尚含少量硫化砷等。

【功效】外用攻毒杀虫，蚀疮去腐；内服祛痰平喘，攻毒抑癌。

【药理概括】广泛抗癌作用，杀虫，促进骨髓造血，加强同化作用，抗哮喘，腐蚀作用。

【辨证施治提纲】（一）证：恶疮，瘰疬，顽癣，牙疳，痔疮，寒痰哮喘，癌肿。（二）病：慢性气管炎，精神病，结核病，花斑癣，疟疾。

【剂量与用法】外用适量，研末撒敷，宜作复方散剂或入膏药、药捻用。内服宜入丸、散，每次0.002～0.004 g。

【注意事项】本品剧毒，内服宜慎；外用亦应注意，以防局部吸收中毒。不可作酒剂服。孕妇禁服。不宜与水银同用。

本品能抑制巯基酶，严重干扰组织代谢，可见肝脂变，肝小叶中心坏死，心、肝、肾和肠充血，上皮细胞坏死，毛细血管扩张等中毒现象。

口服砒霜5～50 mg即可中毒，致死量为20～200 mg。砒石对皮肤及黏膜有极强腐蚀性。急性中毒潜伏期为30分钟至1小时，中毒轻者出现眼睑肿胀、眼花、皮肤发红等；重者口咽干燥、灼热、难吞咽，剧烈呕吐、淘米水样腹泻、腹痛、蛋白尿、血尿、眩晕、头痛、发绀、晕厥、昏睡、血压下降、惊厥、麻痹而死亡。死亡多发生在中毒后24小时至数天内。

【论述】砒石有杀灭微生物、疟原虫及阿米巴原虫的作用。对多种肿瘤有抑制作用：抑制白血病、肝癌、胃癌、肺癌、胰腺癌；砒石对肿瘤细胞的抑制作用主要是通过促进细胞凋亡来实现的。小量砒石可促进蛋白质合成，活跃骨髓造血机能，促使红细胞及血色素新生。砒石有抗组织胺及平喘作用。砒石对皮肤、黏膜有强烈腐蚀作用。

砒石长期少量吸收可使同化作用加强，促使蛋白质合成，脂肪组织增厚，皮肤营养改善，加速骨骼生长，使骨髓造血功能活跃，促使红细胞和血红蛋白新生。此作用原理并非积极地增进机体代谢，而是通过少量的砒石抑制氧化引起同化的增强而产生。

砒石的传统功效是外用攻毒杀虫、蚀疮去腐，内服祛痰平喘、攻毒抑癌。主治恶疮，瘰疬，顽癣，牙疳，痔疮，寒痰哮喘，癌肿。药理研究发现其有广泛抗癌作用，杀虫，促进骨髓造血，加强同化作用，抗哮喘，腐蚀等作用。砒石的功效，古今差别不大。

铅丹（《神农本草经》）

【来源】本品为纯铅经加工制成的氧化物，也称红丹。主要含四氧化三铅。主产于河南、广东、福建。研细粉用。以细腻光滑、色橙红、无粗粒者为佳。

【别名】黄丹，红丹，广丹，东丹，陶丹。

【性味】味辛、咸，性寒；有毒。

【归经与趋势】归肺、皮肤，脾，肝。铅丹辛咸性寒，趋势毒烈，以皮肤为主，多外用。

【化学成分】本品主要含四氧化三铅，尚含铅的其他氧化物。

【功效】外用拔毒生肌，杀虫止痒；内服坠痰镇惊。

【药理概括】抗癌，灭菌，杀寄生虫，制止黏液分泌，止血。

【辨证施治提纲】（一）证：疮疡溃烂，湿疹瘙痒，疥癣，惊痫癫狂，心神不宁。（二）病：湿疹，手足癣，鸡眼，疣。

【剂量与用法】药典剂量：0.3～0.6 g。内服多入丸、散。外用适量，研末撒布或熬膏贴敷。

【注意事项】本品有毒，用之不当可引起铅中毒，宜慎用；不可持续使用以防蓄积中毒。孕妇禁用。铅是一种多亲和性毒物，进入血液后，可引起代谢过程的高度障碍，损害全身各个系统，尤以造血、神经、消化和心血管系统最为显著。

人一次服用量大于15 g铅丹时，可出现急性中毒；每天口服不到2 mg铅丹，连用数周可出现慢性中毒。急性中毒以消化道和神经系统症状为主，此外，尚可见中毒性肝炎、中毒性肾病、贫血、脱水、酸中毒、电解质紊乱及循环衰竭等。慢性中毒者，有神经衰弱症候群及多发性神经炎。

【论述】铅丹为原生质毒，能抑制癌细胞的生长。铅丹能直接杀灭细菌、寄生虫，并有凝固蛋白质，抑制黏液分泌，止血等作用。

铅丹的传统功效是外用拔毒生肌，杀虫止痒；内服坠痰镇惊。主治疮疡溃烂，湿疹瘙痒，疥癣，惊痫癫狂，心神不宁。药理研究发现其有抗癌，杀寄生虫，制止黏液分泌，止血等作用。铅丹的功效，古今差别不大。

炉甘石（《本草品汇精要》）

【来源】本品为碳酸盐类矿物方解石族菱锌矿，主含碳酸锌。主产于广西、湖南、四川。采挖后，洗净，晒干，除去杂石。打碎，生用，或明煅后水飞用。本品气微，味微涩。以块大、色白或色淡红、体轻浮者为佳。

【别名】甘石，卢甘石，羊肝石，浮水甘石，异极石。

【性味】味甘，性平。

【归经与趋势】归皮肤，肝，脾。炉甘石甘平，趋势燥敛，以皮肤为主，多外用。

【化学成分】本品主要成分为碳酸锌，尚含少量氧化钙、氧化铁、氧化镁、氧化锰等。煅炉甘石的主要成分是氧化锌。

【功效】解毒明目退翳，收湿止痒敛疮。

【药理概括】防腐，收敛，抑菌，增强创伤组织的再生和修复能力，调节免疫。

【辨证施治提纲】（一）证：目赤肿痛，睑弦赤烂，翳膜遮睛，胬肉攀睛，溃疡不敛，脓水淋漓，湿疮瘙痒。（二）病：口腔溃疡，烧伤，眼疾，疮疡。

【剂量与用法】外用适量。本品专供外用，不作内服。

【注意事项】炉甘石中铅、镉含量较高，可使蛋白质沉淀，影响酶体系和脑中糖的代谢，严重时可导致脑组织缺氧，产生脑损伤。误服对胃肠道有刺激作用，出现头晕、恶心、腹泻等，呕吐物呈紫蓝色，大便带血；严重者呼吸急促、血压升高、抽搐、昏迷甚至休克。本品长期应用可导致蓄积中毒。

【论述】炉甘石所含的碳酸锌不溶于水，外用能部分吸收创面的分泌液，有防腐、收敛、消炎、止痒及保护创面的作用，外用有抑菌作用。

炉甘石的传统功效是解毒明目退翳，收湿止痒敛疮；主治目赤肿痛，睑弦赤烂，翳膜遮睛，胬肉攀睛，溃疡不敛，脓水淋漓，湿疮瘙痒。药理研究发现其有防腐、收敛、增强创伤组织的再生和修复等作用。炉甘石的功效，古今差别不大。

硼砂（《日华子本草》）

【来源】本品为天然矿物硼砂经精制而成的结晶。主含水四硼酸钠。主产于青海、西藏、云南、四川。采挖后，除去杂质，捣碎。生用或煅用。本品气微，味微咸、后微辛凉。

【别名】月石，盆砂。

【性味】味甘，咸；性凉。

【归经与趋势】归肺、皮肤，心。硼砂性凉清热、味甘解毒、咸能软坚，趋势凉润，以皮肤为主，多外用。

【化学成分】本品主要成分为含水四硼酸钠，另含少量铅、铝、铜、钙、铁、镁、硅等杂质。

【功效】外用清热解毒，内服清肺化痰，安神镇惊。

【药理概括】降低氟毒性，抑菌，抑真菌，抗惊厥，抗癫痫，防腐，保护皮肤黏膜。

【辨证施治提纲】（一）证：咽喉肿痛，口舌生疮，目赤翳障，痰热咳嗽。（二）病：癫痫，霉菌性阴道炎。

【剂量与用法】外用适量，研极细末干撒或调敷于患处；或化水含漱，咽喉肿痛者，可与黄芪、玄参、瓜蒌等同用。

【注意事项】本品以外用为主，内服宜慎。

【论述】硼砂体外对多种革兰阳性与阴性菌、浅部皮肤真菌及白念珠菌有不同程度抑制作用，并略有防腐作用。对皮肤和黏膜还有收敛和保护作用。有抗惊厥作用。能减轻氟对机体的损害，减少氟在骨骼中的沉积，缓解氟中毒。

硼砂的传统功效是外用清热解毒，内服清肺化痰；主治咽喉肿痛，口舌生疮，目赤翳障，痰热咳嗽。药理研究发现其有降低氟毒性，抑真菌，抗惊厥，抗癫痫，防腐，保护皮肤黏膜等作用。硼砂的功效，古今差别不大。

名方赏析

破格救心汤

1. 方剂组成

附子30～100～200 g，干姜60 g，炙甘草60 g，高丽参10～30 g（另煎浓汁兑服），山萸净肉60～120 g，生龙牡粉、活磁石粉各30 g，麝香0.5 g（分次冲服）。

2. 煎服方法

病势缓者，加冷水2000毫升，文火煮取1000毫升，分5次服，2小时1次，日夜连服1～2剂；病势危急者，开水武火急煎，随煎、随喂，或鼻饲给药，24小时内，不分昼夜，频频喂服1～3剂。

3. 原方注解

本方脱胎于《伤寒论》四逆汤类方、四逆汤衍生方，参附龙牡救逆汤及张锡纯氏来复汤，破格重用附子、山萸肉加麝香而成。方中四逆汤为中医学强心主剂，临床应用1700余年，救治心衰，疗效卓著。心衰患者，病情错综复杂，不但阳气衰微，而且阴液内竭，故加人参，成为四逆加入参汤，大补元气，滋阴和阳，益气生津，使本方更加完善。

附子为强心主将，当心衰垂危，患者全身功能衰竭，五脏六腑表里三焦，已被重重阴寒所困，生死存亡，系于一发之际，阳回则生，阳去则死；非破格重用附子纯阳之品的大辛大热之性，不以雷霆万钧之力，不能斩关夺门，破阴回阳，而挽垂绝之生命。

本方中炙甘草一味，更具神奇妙用。伤寒四逆汤原方，炙甘草是生附子的两倍，足证仲景当时充分认识到附子的毒性与解毒的措施，甘草既能解附子的剧毒，蜜炙之后，又具扶正作用。而在破格重用附子100 g以上时，炙甘草60 g已足以监制附子的毒性，不必多虑。张锡纯《医学衷中参西录》中创立"来复汤"，张氏认为："凡人元气之脱，皆脱在肝。故人虚极者，其肝风必先动，肝风动，即元气欲脱之兆也。"张氏盛赞"萸肉救脱之功，较参、术、芪更胜。盖萸肉之性，不独补肝也，凡人身阴阳气血将散者皆能敛之"。故"山萸肉为救脱第一要药"。于破棒人参四逆汤中重加山萸肉、生龙牡，再加活磁石、廉香，遂成破格救心汤方。方中，尤以山萸肉一味，"大能收敛元气，固涩滑脱，收涩之中，兼具条畅之性。故又通利九窍，流通血脉，敛正气而不敛邪气"，用之，可助附子固守已复之阳，挽五脏气血之脱失。而龙牡二药，为固肾摄精、收敛元气要药；活磁石吸纳上下，维系阴阳；麝香，急救醒神要药，开中有补，对一切脑危象有斩关夺门、辟秽开窍之功。

破格救心汤增强了仲景先师四逆汤类方回阳救逆的功效。破格重用附子、山萸肉后，使本方发生质变。麝香、龙牡、磁石的增入，更使本方具备了扶正固脱，活血化瘀，开窍醒脑，复苏高级神经功能，从而救治呼吸循环衰竭，纠正全身衰竭状态，确有起死回生的神奇功效。

本方可挽垂绝之阳，救暴脱之阴。据古医古献记载，凡内、外、妇、儿各科危重急症，或大吐大泻，或吐衄便血，妇女血崩，或外感寒温，大汗不止，或久病气血耗伤殆尽……导致阴竭阳亡，元气暴脱，心衰休克，生命垂危，症见冷汗淋漓，四肢冰冷，面色㿠白或萎黄、灰败，唇、舌、指甲青紫，口鼻气冷，喘息抬肩，口开目闭，二便失禁，神志昏迷，气息奄奄，脉象沉微迟弱，一分钟50次以下，或散乱如丝，雀啄屋漏，或脉如潮涌壶沸，数急无伦，一分钟120～240次以上，以及古代医籍所载心、肝、脾、肺、肾五脏绝症和七怪脉绝脉等必死之症，现代医学放弃抢救的垂死患者，凡心跳未停、一息尚存者，急投本方，1小时起死回生，3小时脱离险境，一昼夜转危为安。

应用本方，要严格遵循中医学辨证论治法则，胆大心细，谨守病机，准确判断病势，脉证合参，诸症若见一端即宜急服。参考古医文献，凡亡阳竭阴之端倪初露，隐性心衰的典型症状出现，如动则喘急、胸闷，常于睡中憋醒，畏寒肢冷，时时思睡，夜尿多，以及无痛性心肌梗死之倦怠乏力，胸憋自汗等，急投本方平剂；亡阳竭阴之格局已成，急投本方中剂；垂死状态，急投本方大剂。服药方法，急症急治，不分昼夜，按时连服，以保证血药浓度，有效挽救患者生命，极重症24小时连服3剂。

4.新法赏析

李可，现代无冕之王，创立"破格救心汤"，对中医急诊有重大贡献。

该方有三大特点：

第一，能源充足：方中参、附、姜、草、萸肉，均超常规、大剂量使用，特别是附子大辛大热，趋势峻猛，能补火提气，强心通脉，回阳救逆；干姜辛热，趋势温和，能强心通脉，回阳救逆；人参味甘微苦、微温，趋势威猛、柔中带刚，大补元气，增益先天，回阳强心；山茱萸酸、涩，微温；趋势威猛，大补元气，回阳救逆，运气强心，入宫救驾；麝香辛散、温通，趋势峻猛，能启发元阳、补肾提气、催动生机，开窍醒神。方剂组成中，药味少而分量特重，且多为单刀直入的猛药，因此可以理解为能源充足。

第二，动力巨大：附子、人参、山萸肉、炙甘草、龙骨、牡蛎，皆能固涩下焦、防止底漏，阳气才能借力发力；附子、人参、山萸肉，趋势峻猛，大补元气、元阳，三者具升发之性，起于下焦，补火提气；上至中焦，遇暖土温中、健脾益气之干姜、炙甘草，加持承接；先、后天之气，凭肝之疏泄、脾主升清，用麝香温通开窍，入主心宫，回阳救逆。该方煎汤入口后，三焦畅通，脏腑温暖，先后天协调，元阳元气持续发力，故曰动力巨大。

第三，保驾护航得力：本方先用固涩药，塞住下焦底漏，以保障阳气能循三焦通道上行；附子与甘草、干姜同用，可明显降低毒性；乌头碱水解后变为苯甲酰乌头胺，继续水解则生成乌头原碱，其毒性为乌头碱的1/2000，所以水煎和久煎，均能降低附子的毒性；麝香温通开窍，引导阳气，入宫救驾；生龙牡、活磁石，震摄欲亡之浮阳，且可消敛附子之壮火威猛上冲，又能安神定志，防止心神脱失；多层莲花护身，既可补火提气、回阳救逆，又无中毒伤身之虞。

休克是指机体在严重失血、失液、感染、创伤等强烈致病因子的作用下，有效循环血量急剧减少，组织血液灌流量严重不足，引起细胞缺血、缺氧，以致各重要生命器官的功能、代谢障碍和结构损害的急性全身性危重病理过程。全身组织微循环灌注量急剧减少、细胞受损是休克发生的主要特征。心为"君主之官",心泵失灵,则亡阳失神,所以,救心即救命。

破格救心汤,用提气固涩之参、附、萸肉、炙草、龙牡,先塞下极,勿使漏气;再用参、附、萸肉大补元阳、元气,然后借道下焦;姜、草温土、益气,配合中焦承接;肝疏脾升,元阳之气入上焦,敷布心肺,麝香开关通窍助力,入宫救驾;三石镇摄浮阳,并使神守舍;全方固塞下极,不使底漏,在上震摄、不使浮阳外越,不使心神脱失,元阳、元气借三焦发力,又用麝香通关开道,引入心宫,回阳救逆。故为救急良方。

后 记

中医是国粹之一，几千年来为人民的健康和繁衍做出了巨大的贡献，在优美的历史画卷中，被《黄帝内经》《黄帝八十一难经》《神农本草经》《伤寒杂病论》，扁鹊、张仲景、华佗、李时珍等关键的经典和人物镶嵌点缀得如星河浩瀚。然而，目前中医药的发展甚是窘困，基础理论停滞不前，中药与方剂因循守旧，很难适应现代社会环境下的疾病谱。

幸有国家政策的大力支持和现代科学技术的介入，给中医药的发展带来了前所未有的好机遇。从1923年开始，陈克恢教授自美国留学回国后，在北京协和医学院药理系，对当归、麻黄进行药理研究，开启了中药学现代研究的新纪元。自此后，许多医药科技工作者，对常用中药的药理与临床应用，进行了大量的研究，并取得显著成果。

本人酷爱中医药，尚有志于发展中医药，首倡中医五诊法：望、闻、问、切、器，借助现代科技手段，将辨证施治关口提前，再运用中药的现代研究成果进行诊治，力争实现真正意义上的"治未病"。

工作之余，本人反复研读阴健主编的《中药现代研究与临床应用》（1~3卷），郑占虎主编的《中药现代研究与应用》（1~6卷），王本祥主编的《现代中药药理与临床》，周秋丽主编的《现代中药基础研究与临床》，梅全喜主编的《现代中药药理与临床应用手册》，沈丕安主编的《现代中药药理与临床应用》（上、下册）等著作，并结合个人从事中医诊疗四十多年的临床经验，在中医的辨证施治原则指导下，创建新型方剂，对常见病、疑难杂症作出准确推断，给出医疗方剂，取得良好临床效果，并总结归纳成果，写成了方剂专著《中医散剂兵阵》。

正是因为有了现代中药理论和临床疗效的支持，遂产生了对传统《中药学》进行更新换代的构想，就此汇编了这本书，以期对中医药的发展，提供新思路。

这本书收集、总结了常用中药几乎所有的科研成果和临床使用经验，可供中医临床工作者阅读、借鉴，也唤醒广大中医爱好者，要使用科学、发展的观点，去重新认识现代中医药。